Cirurgia Ortopédica

Revisão e Preparação para Concursos e Provas

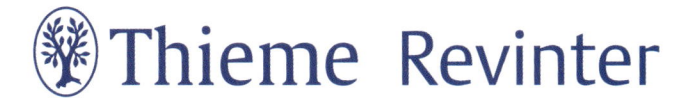

Thieme Revinter

Cirurgia Ortopédica

Revisão e Preparação para Concursos e Provas

Robin N. Kamal, MD
Assistant Professor
Chase Hand and Upper Limb Center
Department of Orthopaedic Surgery
Stanford University
Palo Alto, California

Arnold-Peter Weiss, MD
R. Scot Sellers Scholar of Hand Surgery
Vice Chairman and Professor of Orthopaedics
Warren Alpert Medical School of Brown University
Rhode Island Hospital
Providence, Rhode Island

Com 433 figuras

Thieme
Rio de Janeiro • Stuttgart • New York • Delhi

Dados Internacionais de Catalogação na Publicação (CIP)

K15c
Kamal, Robin N.
　　Cirurgia Ortopédica: Revisão e Preparação para Concursos e Provas / Robin N. Kamal & Arnold-Peter Weiss; tradução de Edianez Chimello & Mônica Regina Brito. – 1. Ed. – Rio de Janeiro – RJ: Thieme Revinter Publicações, 2018.
　　560 p.: il; 21,3 x 27,7 cm.
　　Título Original: *Comprehensive Board Review in Orthopaedic Surgery*
　　Inclui Índice Remissivo
　　ISBN 978-85-5465-054-4
　　1. Procedimentos Ortopédicos. I. Título.

CDD: 616.7
CDU: 617.3

Tradução:
EDIANEZ CHIMELLO (Caps. 0 a 4)
Tradutora Especializada na Área da Saúde, SP
MÔNICA REGINA BRITO (Caps. 5 a 12)
Médica Veterinária, Tradutora Especializada na Área da Saúde, SP

Revisão Técnica:
VINÍCIUS MAGNO DA ROCHA
Cirurgião de Coluna no Hospital Universitário Gaffrée e Guinle, RJ
Coordenador do Programa de Residência Médica em Ortopedia e Traumatologia da Universidade Federal do Estado do
Rio de Janeiro (Unirio)
Professor Colaborador na Cadeira de Ortopedia do Curso de Medicina da Unirio
Membro Titular da Sociedade Brasileira de Ortopedia e Traumatologia (SBOT)
Membro Titular da Sociedade Brasileira de Cirurgia da Coluna Vertebral (SBC)
Membro Titular da Associação Médica Brasileira (AMB)
Especialização em Ortopedia e Traumatologia pelo Instituto Nacional de Traumatologia e Ortopedia, RJ
Especialização em Cirurgia da Coluna Vertebral pelo Instituto Nacional de Traumatologia e Ortopedia, RJ

Nota: O conhecimento médico está em constante evolução. À medida que a pesquisa e a experiência clínica ampliam o nosso saber, pode ser necessário alterar os métodos de tratamento e medicação. Os autores e editores deste material consultaram fontes tidas como confiáveis, a fim de fornecer informações completas e de acordo com os padrões aceitos no momento da publicação. No entanto, em vista da possibilidade de erro humano por parte dos autores, dos editores ou da casa editorial que traz à luz este trabalho, ou ainda de alterações no conhecimento médico, nem os autores, nem os editores, nem a casa editorial, nem qualquer outra parte que se tenha envolvido na elaboração deste material garantem que as informações aqui contidas sejam totalmente precisas ou completas; tampouco se responsabilizam por quaisquer erros ou omissões ou pelos resultados obtidos em consequência do uso de tais informações. É aconselhável que os leitores confirmem em outras fontes as informações aqui contidas. Sugere-se, por exemplo, que verifiquem a bula de cada medicamento que pretendam administrar, a fim de certificar-se de que as informações contidas nesta publicação são precisas e de que não houve mudanças na dose recomendada ou nas contraindicações. Esta recomendação é especialmente importante no caso de medicamentos novos ou pouco utilizados. Alguns dos nomes de produtos, patentes e *design* a que nos referimos neste livro são, na verdade, marcas registradas ou nomes protegidos pela legislação referente à propriedade intelectual, ainda que nem sempre o texto faça menção específica a esse fato. Portanto, a ocorrência de um nome sem a designação de sua propriedade não deve ser interpretada como uma indicação, por parte da editora, de que ele se encontra em domínio público.

Título original:
Comprehensive Board Review in Orthopaedic Surgery
Copyright © 2017 by Thieme Medical Publishers, Inc.
ISBN 978-1-60406-904-4

© 2018 Thieme Revinter Publicações Ltda.
Rua do Matoso, 170, Tijuca
20270-135, Rio de Janeiro – RJ, Brasil
http://www.ThiemeRevinter.com.br

Thieme Medical Publishers
http://www.thieme.com
Capa: Thieme Revinter Publicações

Impresso no Brasil por Zit Editora e Gráfica Ltda.
5 4 3 2 1
ISBN 978-85-5465-054-4

Todos os direitos reservados. Nenhuma parte desta publicação poderá ser reproduzida ou transmitida por nenhum meio, impresso, eletrônico ou mecânico, incluindo fotocópia, gravação ou qualquer outro tipo de sistema de armazenamento e transmissão de informação, sem prévia autorização por escrito.

Sumário

Prefácio vii
Agradecimentos ix
Colaboradores xi

1 Ciências Básicas 1
Raymond Hsu ▪ *Matthew E. Deren* ▪ *Richard M. Terek*

2 Oncologia e Patologia Musculoesquelética 39
Amanda Fantry ▪ *Alan Schiller* ▪ *Robin N. Kamal* ▪ *Richard M. Terek*

3 Trauma 83
Melissa A. Christino ▪ *Peter Kaveh Mansuripur* ▪ *Roman Hayda*

4 Pediatria 133
Philip McClure ▪ *Josh Vaughn* ▪ *Craig Eberson*

5 Coluna Vertebral 177
Matthew McDonnell ▪ *Alan H. Daniels* ▪ *Mark A. Palumbo*

6 Reconstrução de Joelho e Quadril em Adultos 218
Scott Ritterman ▪ *John Froehlich* ▪ *Matthew Miller*

7 Lesões Esportivas do Ombro, Cotovelo e Membros Superiores 264
Stacey Elisa Gallacher ▪ *Andrew Green*

8 Medicina Desportiva – Lesões dos Membros 318
Stephen Klinge ▪ *Gregory A. Sawyer* ▪ *Paul Fadale*

9 Mão e Microvasculatura 349
Eric Cohen ▪ *Byung J. Lee* ▪ *Arnold-Peter Weiss*

10 Pé e Tornozelo 431
Craig R. Lareau ▪ *Jason T. Bariteau* ▪ *Christopher W. DiGiovanni*

11 Amputações e Reabilitação 495
Todd Borenstein ▪ *Gregory R. Waryasz* ▪ *Roman Hayda*

12 Biomecânica e Bioestatística 518
Gregory R. Waryasz ▪ *Michael J. Rainbow*

Índice Remissivo 537

Prefácio

A preparação para o "*Orthopaedics In-Training Exam*" (OITE) e a aprovação na primeira parte do "*American Board of Orthopaedic Surgery*" (ABOS) continuam sendo desafiadoras, com provas apresentando taxas de reprovação superiores a 20%. Da mesma forma, a cirurgia ortopédica continua sendo uma das especialidades mais competitivas para um estudante de medicina. Embora seu escopo continue a se expandir diariamente, as informações fundamentais exigidas para aprovação nas eletivas ortopédicas ou nos exames da especialidade, tais como o OITE ou o "*ABOS Maintenance of Certification*" permanecem amplamente inalteradas. Criamos este livro para o estudante de medicina, para o residente em ortopedia ou para o cirurgião praticante como revisão abrangente, embora sucinta, dos fundamentos da cirurgia ortopédica. O conteúdo do livro baseia-se em informações que já apareceram anteriormente em provas de ortopedia, que já foram discutidas no centro cirúrgico ou que já tenham sido consideradas altamente relevantes em avaliações. Ponderamos o conteúdo deste trabalho para enfatizar aqueles assuntos que são frequentemente exigidos ou sobre os quais perguntas são feitas com frequência no centro cirúrgico. A metade do material e dos conceitos encontrados no livro foi abordada anteriormente em um exame ortopédico e a outra metade é composta de informações fundamentais para o campo da cirurgia ortopédica.

Os capítulos são separados por subespecialidade e as informações são fornecidas com marcadores fáceis de ler, permitindo ao usuário organizar, sintetizar e memorizar essas informações com facilidade. O sombreado é usado para destacar dicas para os testes e para a prática clínica, e as figuras são usadas especificamente para ajudar o leitor a compreender e memorizar conceitos difíceis. A anatomia foi peculiarmente ilustrada e descrita em cada capítulo da subespecialidade para permitir que o leitor memorize com mais facilidade a estrutura e a função do sistema musculoesquelético normal ou doente. O livro contém as informações necessárias para o estudante de medicina que se prepara para uma eletiva ortopédica, ao mesmo tempo que inclui detalhes necessários para responder às perguntas específicas da residência em ortopedia, ou ainda para o cirurgião que se prepara para enfrentar o OITE, a primeira parte do ABOS ou os exames do "*ABOS Maintenance of Certification*".

Gostaríamos de agradecer aos colaboradores. Todos estiveram muito próximos à preparação desta obra e estão muito familiarizados com seu conteúdo essencial e com as dicas relacionadas.

Robin N. Kamal, MD
Arnold-Peter Weiss, MD

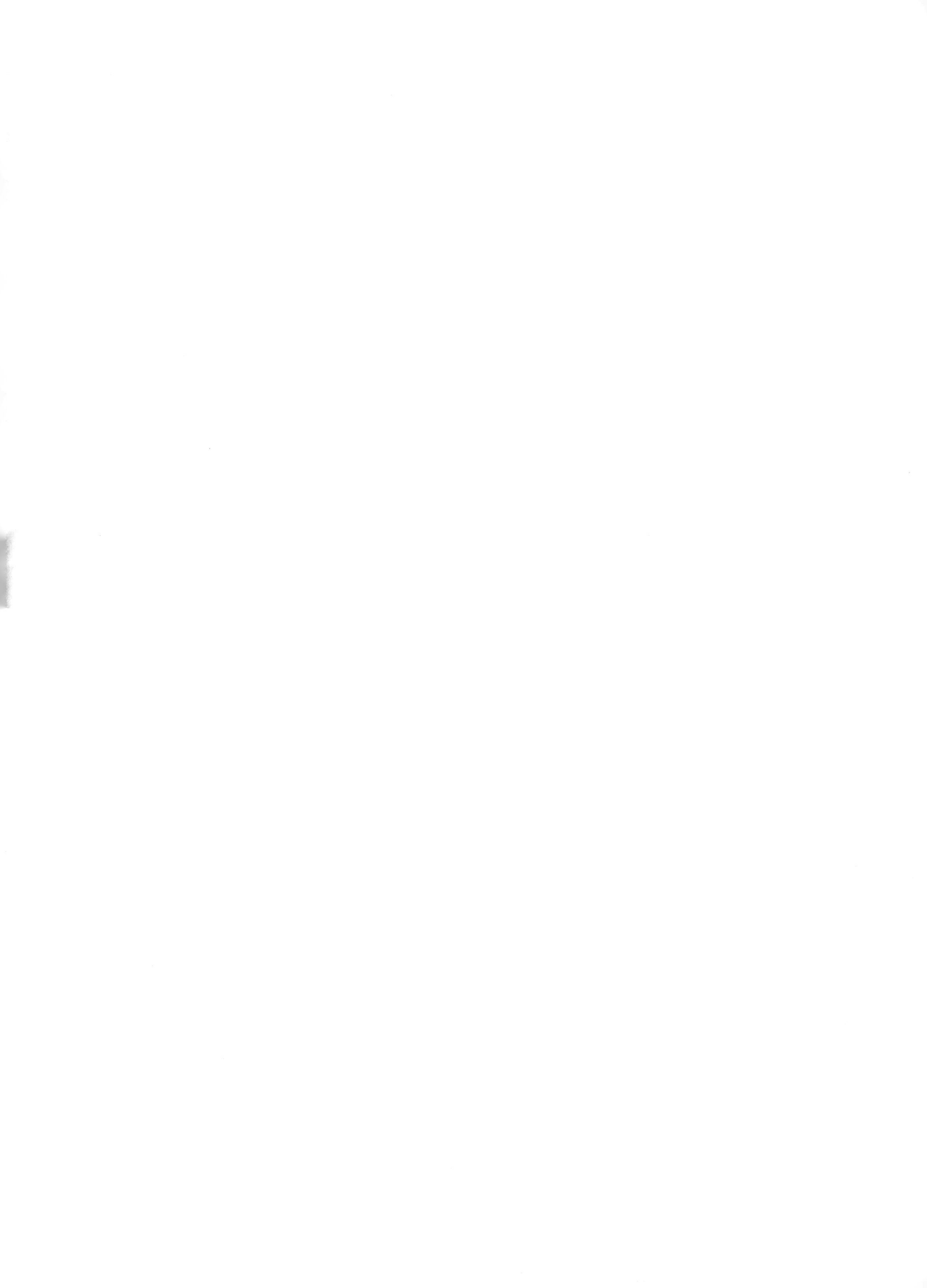

Agradecimentos

Esta revisão demonstra a dedicação e o comprometimento do Departamento de Ortopedia da Universidade de Brown com o ensino. Ela não teria sido possível sem o suporte do meu mentor e amigo Peter Weiss. Agradeço aos meus pais e irmãos Arif, Afrin, Jennifer, Sana, Nimah e Daanish pelo estímulo e orientação, e, por último, a minha esposa Fahmeedah. Serei eternamente grato por seu suporte firme e incondicional, dia após dia.

Robin N. Kamal, MD

Escrever ou editar um livro é um trabalho árduo. Felizmente, para mim, Rob Kamal foi meu parceiro nesse projeto. Ele realmente fez o mais pesado e dedicou-se a maior parte das incontáveis horas exigidas para apresentar um livro útil e eficiente. Embora ele seja cerca de duas décadas mais novo que eu, sua habilidade em sintetizar e executar foi madura. Obrigado, Rob.

A equipe editorial da Thieme trabalhou incansavelmente para captar a visão necessária para um produto efetivo. Isso nem sempre é um trabalho fácil. Sem ela o resultado não teria sido o mesmo.

Por fim, minha esposa e meus cinco filhos. Eles sofreram durante os incontáveis projetos de publicação por não ser fácil compreender a recompensa. Eles apenas sabem que ensinar é a minha felicidade. Sou grato.

Arnold-Peter Weiss, MD

Colaboradores

Jason T. Bariteau, MD
Assistant Professor
Department of Orthopedics
Emory University School of Medicine
Atlanta, Georgia

Todd Borenstein, MD
Department of Orthopaedics
Warren Alpert Medical School of Brown University
Providence, Rhode Island

Melissa A. Christino, MD
Children's Orthopedics of Atlanta
Atlanta, Georgia

Eric Cohen, MD
Department of Orthopaedics
Warren Alpert Medical School of Brown University
Providence, Rhode Island

Alan H. Daniels, MD
Assistant Professor
Department of Orthopaedics
Warren Alpert Medical School of Brown University
Providence, Rhode Island

Matthew E. Deren, MD
Department of Orthopaedics
Warren Alpert Medical School of Brown University
Providence, Rhode Island

Christopher W. DiGiovanni, MD
Visiting Professor of Orthopaedics
Harvard Medical School
Massachusetts General Hospital
Boston, Massachusetts

Craig Eberson, MD
Associate Professor and Division Chief
Pediatric Orthopedics and Scoliosis
Hasbro Children's Hospital
Program Director, Orthopedic Residency
Warren Alpert Medical School of Brown University
Providence, Rhode Island

Paul Fadale, MD
Professor and Chief of Sports Medicine
Department of Orthopaedic Surgery
Warren Alpert Medical School of Brown University
Rhode Island Hospital
Providence, Rhode Island

Amanda Fantry, MD
Department of Orthopaedics
Warren Alpert Medical School of Brown University
Providence, Rhode Island

John Froehlich, MD, MBA
Associate Clinical Professor
Director
Joint Replacement Center
Miriam Hospital
Warren Alpert Medical School of Brown University
Providence, Rhode Island

Stacey Elisa Gallacher, MD
St. Luke's University Health Network
East Stroudsburg, Pennsylvania

Andrew Green, MD
Associate Professor
Chief
Division of Shoulder and Elbow Surgery
Warren Alpert Medical School of Brown University
Providence, Rhode Island

Roman Hayda, MD
Co-Director, Division of Orthopedic Trauma
Associate Professor
Warren Alpert Medical School of Brown University
Providence, Rhode Island

Raymond Hsu, MD
Department of Orthopaedics
Warren Alpert Medical School of Brown University
Providence, Rhode Island

Robin N. Kamal, MD
Assistant Professor
Chase Hand and Upper Limb Center
Department of Orthopaedic Surgery
Stanford University
Palo Alto, California

Stephen Klinge, MD
Farmington, Connecticut

Craig R. Lareau, MD
New England Orthopedic Surgeons
Springfield, Massachusetts

Byung J. Lee, MD
Irving Orthopedics and Sports Medicine
Irving, Texas

Peter Kaveh Mansuripur, MD
Department of Orthopaedics
Warren Alpert Medical School of Brown University
Providence, Rhode Island

Philip McClure, MD
Texas Scottish Rite Hospital for Children
Department of Orthopedic Surgery
Dallas, Texas

Matthew McDonnell, MD
Clinical Assistant Professor
Department of Orthopaedic Surgery
Rutgers University-Robert Wood Johnson Medical School
Somerset, New Jersey

Matthew Miller, MD
Clinical Assistant Professor
Orthopaedic Surgery
Stanford School of Medicine
Los Gatos, California

Mark A. Palumbo, MD
Associate Professor
Department of Orthopaedic Surgery
Chief, Division of Spine Surgery
Warren Alpert Medical School of Brown University
Providence, Rhode Island

Michael J. Rainbow, PhD
Assistant Professor
Mechanical & Materials Engineering
Queen's University
Kingston, Ontario
Canada

Scott Ritterman, MD
Department of Orthopaedics
Warren Alpert Medical School of Brown University
Providence, Rhode Island

Gregory A. Sawyer, MD
Orthopedic Surgery
Falmouth, Maine

Alan Schiller, MD
Chairman and Professor, Department of Pathology
John A. Burns School of Medicine
University of Hawaii
Honolulu, Hawaii

Richard M. Terek, MD
Associate Professor
Department of Orthopaedics
Warren Alpert Medical School of Brown University
Rhode Island Hospital
Providence, Rhode Island

Josh Vaughn, MD
Department of Orthopedic Surgery
Brown University/Rhode Island Hospital
Providence, Rhode Island

Gregory R. Waryasz, MD
Department of Orthopaedics
Warren Alpert Medical School of Brown University
Providence, Rhode Island

Arnold-Peter Weiss, MD
R. Scot Sellers Scholar of Hand Surgery
Vice Chairman and Professor of Orthopaedics
Warren Alpert Medical School of Brown University
Rhode Island Hospital
Providence, Rhode Island

Cirurgia Ortopédica

Revisão e Preparação para Concursos e Provas

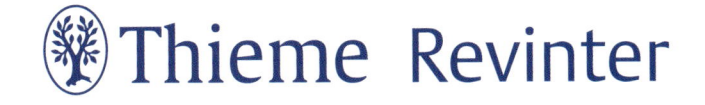

Thieme Revinter

1

Ciências Básicas

Raymond Hsu ▪ *Matthew E. Deren* ▪ *Richard M. Terek*

I. Fisiologia dos Ossos e das Articulações

1. Tipos de célula (**Tabela 1.1, Fig. 1.1**)
   - Osteoblastos
     a. Originam-se da linhagem mesenquimal; produzem colágeno tipo I; produzem fosfatase alcalina
     b. Via da Wnt/β-catenina: a proteína Wnt adere e ativa a proteína associada ao receptor de lipoproteína (LRP) 5/6 na superfície da célula e ativa uma cascata intracelular envolvendo a translocação da β-catenina para dentro do núcleo, para ativar a transcrição de genes que controlam a diferenciação de osteoblastos
     c. Runx2 (Cbfa1) e Osx: fatores de transcrição exigidos para diferenciação de células primordiais do mesênquima em osteoblastos
     d. Secretam o receptor ativador do fator nuclear *kappa* B ligante (RANKL) e o fator estimulador de colônia de macrófagos (MCSF) para ativar osteoclastos
     e. São estimulados por estrógenos e 1,25-(OH)2-vitamina D; produzem osteocalcina
     f. São inibidos por glicocorticoides, prostaglandinas, leptina, hormônio paratireóideo (PTH)
   - Osteoclastos
     a. Originam-se da linhagem de monócitos/macrófagos
     b. Usam enzimas lisossômicas, incluindo a catepsina K, metaloproteinase de matriz e a anidrase carbônica para reabsorção óssea
       ○ A anidrase carbônica produz íons de hidrogênio que são bombeados para a borda em escova
     c. São inibidos diretamente pela calcitonina
     d. São responsáveis pela absorção patológica de osso no mieloma múltiplo e na doença metastática
     e. São estimulados pela interleucina-1 (IL-1) e RANKL
   - Osteócitos
     a. Originam-se como osteoblastos que se tornam aprisionados na matriz
     b. 90% das células em esqueleto maduro
     c. Os canalículos apresentam junções comunicantes para comunicação entre osteócitos
     d. São estimulados por calcitonina, inibidos por PTH
2. Matriz óssea
   - 60-70% inorgânica: força de compressão; 25-30% orgânica: força de tensão (90% de colágeno); 5-8% de água
   - Osteocalcina: produzida por osteoblastos maduros, marcador específico do fenótipo e da diferenciação de osteoblastos, envolvida na homeostasia de cálcio. Seus níveis crescem com o aumento da densidade mineral óssea durante o tratamento da osteoporose

Tabela 1.1 Tipos de Células Ósseas

Tipo de Célula	Origem	Papel	Hormônios Importantes
Osteoprogenitor	Células primordiais mesenquimatosas	– ↓Strain/↑O_2 → osteoblastos – Strain intermediário/↓O_2 → cartilagem – ↑Strain → tecido fibroso	
Osteoblastos	Células primordiais mesenquimatosas	– Formam osso: sintetizam a matriz óssea – Sintetizam RANKL	– Runx2 direciona MSC para se tornarem osteoblastos (Cbfa1/Runx2 é fator de transcrição essencial) – PTH: estimula osteoclasto por segundo mensageiro pela ativação de adenilil ciclase – Estrogênio: ↑ produção óssea, ↓ reabsorção – Prostaglandinas: ativam adenilil ciclase – Glicocorticoides: inibem proteína, DNA e síntese de colágeno – 1,25$(OH)_2$ Vit D_3: produção de matriz, fosfatase alcalina e proteína óssea – Osteocalcina expressa por osteoblastos maduros
Osteoclastos	Células hematopoiéticas em linhagem de macrófagos	Borda em escova: reabsorção de osso (catepsina K, anidrase carbônica)	– RANKL: estimula osteoclastos maduros a ↑ da reabsorção óssea – Calcitonina: inibe a reabsorção óssea – Osteoprotegerina (OPG): adere a RANKL para inibir reabsorção IL-1: ↑ reabsorção óssea IL-10: ↓ reabsorção óssea Vitronectina: receptor ajuda na ligação de osteoclastos ao osso
Osteócitos	Células primordiais mesenquimatosas (antigos osteoblastos)	– Mantém osso – Maioria das células – Controla cálcio extracelular e homeostasia de fosfato	– Calcitonina: estimulação – PTH: inibição

Abreviações: IL, interleucina; MSC, células primordiais mesenquimatosas; PTH, hormônio paratireóideo; RANKL, receptor ativador do fator nuclear *kappa* B ligante.

- Osteonectina: glicoproteína de adesão ao cálcio produzida por plaquetas e osteoblastos
- A mineralização ocorre porque os cristais formam uma malha nas zonas ocas entre as fibrilas de colágeno. A formação do núcleo crítico exige a maior energia possível nesse processo

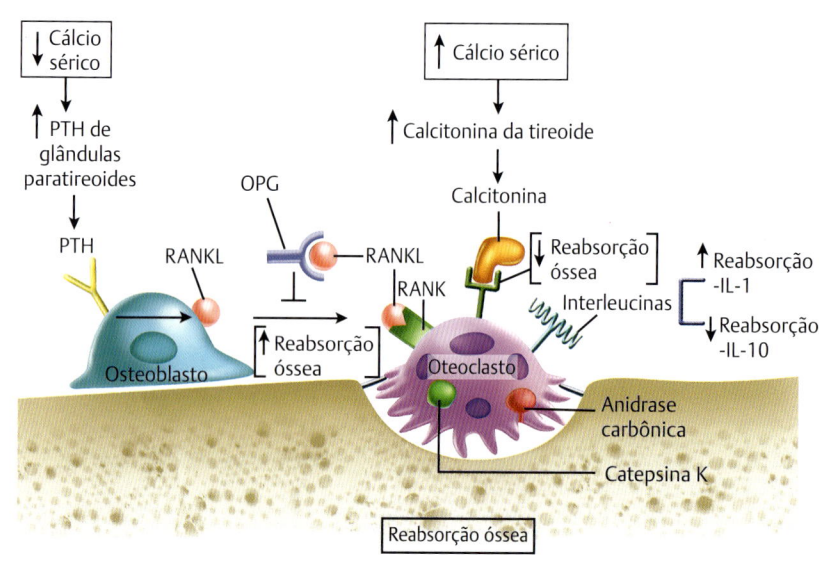

Fig. 1.1 Ativadores e inibidores de osteoblastos e osteoclastos. IL, interleucina; OPG, osteoprotegerina; PTH, hormônio paratireóideo; RANK, receptor ativador do fator nuclear *kappa* B; RANKL, receptor ativador do fator nuclear *kappa* B ligante.

3. Tipos de ossos (**Fig. 1.2**)
   - Lamelar: normal, maduro, cortical ou esponjoso
     a. Cortical
        - A maior parte do esqueleto
        - Módulo de Young mais alto
        - Conexão de canais harvesianos

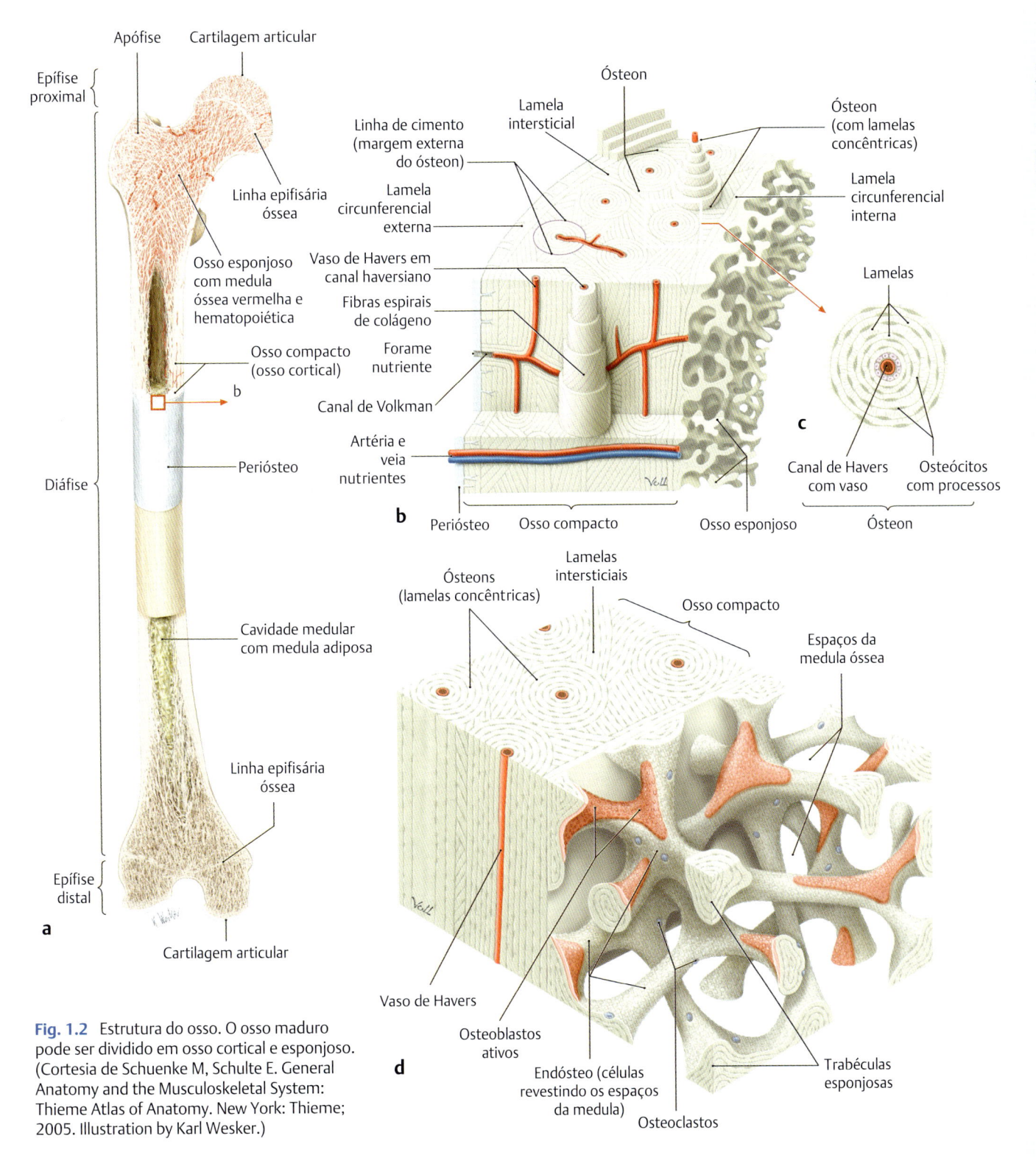

Fig. 1.2 Estrutura do osso. O osso maduro pode ser dividido em osso cortical e esponjoso. (Cortesia de Schuenke M, Schulte E. General Anatomy and the Musculoskeletal System: Thieme Atlas of Anatomy. New York: Thieme; 2005. Illustration by Karl Wesker.)

- Linhas de cimento = borda externa do ósteon
    - ♦ Lamelas intersticiais conectam os ósteons
    b. Esponjoso
    - Giro mais alto
    - Menor densidade
    - Modelado ao longo das linhas de tensão
        - ♦ **Lei de Wolff: a forma acompanha a função e o osso responde à tensão aumentando a formação**
- Tecido: aleatório; patológico ou imaturo
- **A biópsia do calo da fratura pode ser confundida com osteossarcoma, pois ambos produzem tecido ósseo**
4. Suprimento sanguíneo ao osso (dois fornecedores)
    - Artérias nutrícias: atravessam os córtices pelo forame nutriente, surgem das artérias principais, alimentam os dois terços do córtex; sistema de alta pressão
    - Periósteo: capilares alimentando o terço externo do córtex; sistema de baixa pressão
    - Suprimento sanguíneo metafisário-epifisário
        a. **Placa de crescimento alimentada pela artéria pericondral (nutrícia) e artéria epifisária (alimentando a zona proliferativa da fise)**
5. Formação do osso (três tipos)
    - **Endocondral: modelo de cartilagem substituído por osso**
        a. Ocorre em calos de fraturas não rígidas, na fise e na formação de ossos longos
        - Associada ao colágeno tipo X
        - Sox-9: gene essencial para regulação de condrogênese, expresso logo no início da ossificação endocondral
    - **Intramembranosa: células-tronco mesenquimais se diferenciam em osteoblastos para formar ossos**
        a. Ocorre na formação de ossos planos (crânio, clavícula), na cicatrização de fraturas reparadas com estabilidade semirrígida (plaqueamento) e na osteogênese de distração
    - **Aposicional: deposição de osso novo sobre osso preexistente na remodelação óssea e no alargamento periosteal (criando aumento da espessura)**
6. Fise (**Fig. 1.3**)
    - Zonas de fise:
        a. Reserva/repouso: coordena a organização e o desenvolvimento condrócitos, marcada por matriz abundante e inatividade celular
        b. Proliferativa: crescimento longitudinal de células, tensão alta de oxigênio e cálcio ionizado, retículo endoplasmático significativo originário do metabolismo aeróbico
        c. Hipertrófica: células dilatadas, matriz calcificada, rica em fosfatase alcalina e colágeno tipo X
        d. Maturação: cartilagem mineralizada removida, formação de osso esponjoso primário
    - **Sulco/zona de Ranvier: periferia da fise responsável pelo crescimento aposicional de osso, fornecendo estabilidade estrutural nos primeiros dois anos de vida**
    - Anel pericondral de La Croix: faixa fibrosa e espessa cercando e fornecendo estabilidade à fise
    - **Acondroplasia: afeta a zona proliferativa**
    - **Gigantismo: afeta a zona proliferativa pela ação do hormônio do crescimento**

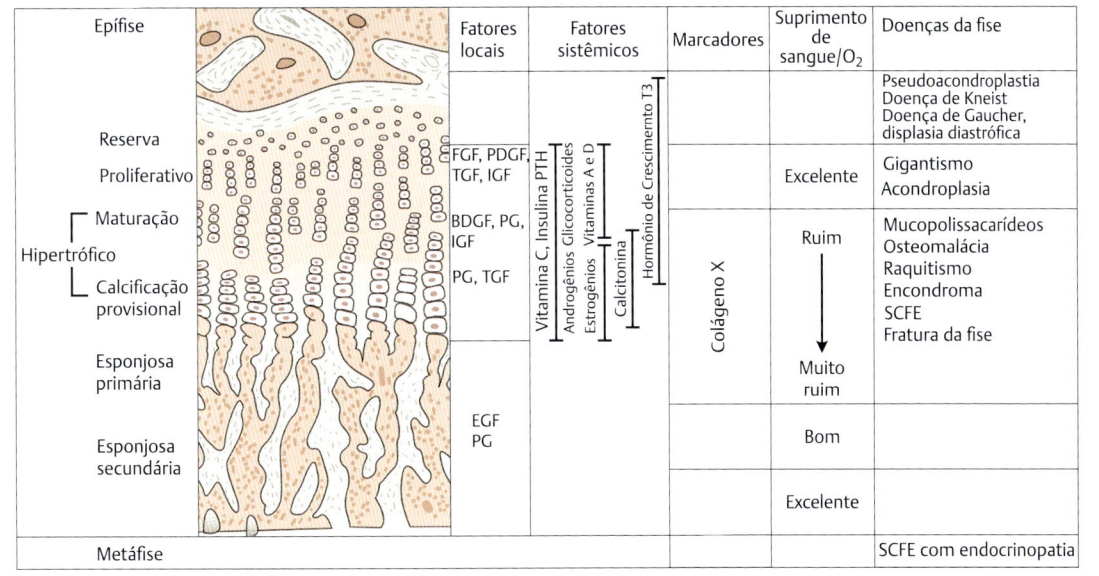

Zonas	Fatores locais	Fatores sistêmicos	Marcadores	Suprimento de sangue/O_2	Doenças da fise
Epífise					
Reserva	FGF, PDGF, TGF, IGF	Vitamina C, Insulina PTH; Androgênios Glicocorticoides Estrogênios Vitaminas A e D; Calcitonina; Hormônio de Crescimento T3	Colágeno X		Pseudoacondroplastia Doença de Kneist Doença de Gaucher, displasia diastrófica
Proliferativo				Excelente	Gigantismo Acondroplasia
Maturação (Hipertrófico)	BDGF, PG, IGF			Ruim ↓ Muito ruim	Mucopolissacarídeos Osteomalácia Raquitismo Encondroma SCFE Fratura da fise
Calcificação provisional	PG, TGF				
Esponjosa primária					
Esponjosa secundária	EGF PG			Bom	
				Excelente	
Metáfise					SCFE com endocrinopatia

Fig. 1.3 Zonas da fise. BDGF, fator de crescimento derivado do osso; EGF, fator de crescimento epidérmico; FGF, fator de crescimento de fibroblastos; IGF, fator de crescimento semelhante à insulina; PDGF, fator de crescimento derivado de plaquetas; PG, prostaglandina; SCFE, epífise deslizada da cabeça do fêmur; TGF, fator de crescimento e transformação. (Cortesia de Schuenke M, Schulte E. General Anatomy and the Musculoskeletal System: Thieme Atlas of Anatomy. New York: Thieme; 2005. Illustration by Marcus Voll.)

- **As fraturas da fise ocorrem na zona de calcificação provisional na zona hipertrófica**
7. Consolidação da fratura
   - Tipos de consolidação (dependentes da rigidez/estiramento)
     a. Primária ("cones de corte", remodelação haversiana)
        ○ Exige contato e estabilidade absoluta (placas de compressão)
     b. Consolidação intramembranosa (formação direta de osso, sem intermediários)
        ○ Fixação semirrígida (placas bloqueadas, hastes intramedulares)
     c. Consolidação endocondral (cartilagem intermediária e, a seguir, formação do osso)
        ○ Fixação não rígida (imobilização, fixação externa)
        ○ Hastes intramedulares: combinação de endocondral e intramembranosa com base na estabilidade e no contato ósseo
     d. Em geral, a fixação menos rígida está associada à maior formação de calos (endocondral)
   - Estágios de consolidação da fratura
     a. Reativo/inflamatório (24-72 horas)
        ○ O hematoma fornece uma fonte de fatores de crescimento e fibroblastos, e de precursores mesenquimais de osteoblastos
        ○ **A inibição da ciclo-oxigenase 2 (COX-2) em camundongos e coelhos aumenta o tempo de consolidação**
     b. Reparo (duas semanas)
        ○ A formação do calo, seu tipo e volume dependem da extensão da imobilização
        ○ Fixação não rígida: a formação inicial de calo não rígido de fibroblastos seguidos por condroblastos (colágeno tipo II e, então, colágeno tipo I). O colágeno tipo X é produzido por condrócitos hipertróficos como a matriz que sofrerá calcificação endocondral
        ○ Fixação rígida: remodelação mínima do calo, principalmente haversiana
        ○ A privação de proteína em ratos limita a formação de calos
     c. Remodelação (7 anos)
        ○ Lei de Wolff: remodelação em resposta à tensão mecânica

- **Mecanismo piezoelétrico**
  - **O lado da compressão fica negativamente carregado, estimulando a atividade dos osteoblastos**
  - **O lado da tensão fica positivamente carregado, estimulando a atividade dos osteoclastos (parte superior de "t" = +)**

8. Tratamentos biológicos de fraturas
   - Proteínas morfogênicas do osso (BMPs)
     a. Proteínas extracelulares que pertencem à família do fator-β de crescimento e transformação (TGF-β) e atuam se ligando aos receptores de superfície de serina-treonina cinase, que, por sua vez, ativam moléculas de sinalização intracelular denominadas SMADs
        - **BMP-2: usada para tratar fraturas agudas abertas da tíbia**
        - **BMP-7: usada para tratar pseudoartroses da tíbia**
   - Tabagismo/nicotina reduzem o fluxo de sangue e a qualidade do calo ósseo, aumentando o tempo de consolidação e o risco de pseudoartrose
   - O estímulo por ultrassom pulsado de baixa intensidade (LIPUS) produz nanomovimento para estimular a formação de osso
     a. Onda pulsada de 30 mW/cm^2 a 1 kHz
     b. Aumenta o cálcio intracelular, aumentando a síntese de proteoglicanos
     c. Reduz o tempo para a união em fraturas da diáfise radial, do rádio distal, do escafoide e da tíbia tratadas conservadoramente
     d. Não demonstrou benefício para diáfises da tíbia com fixação intramedular
   - O estímulo de acoplamento capacitivo (CC) usa eletrodos com corrente alternante para criar um campo elétrico e estimular a formação de osso
     a. Estimula a translocação de cálcio da transmembrana por meio dos canais de cálcio ligados à voltagem
     b. O cálcio ativa a calmodulina e regula, ascendentemente, as citocinas para a formação de osso
   - A estimulação de corrente direta reduz a concentração local de oxigênio e aumenta o pH do tecido local, reduzindo a atividade dos osteoclastos e aumentando a atividade dos osteoblastos
   - Tratamento de pseudoartroses
     a. Hipertrófica: biologia adequada, imobilização inadequada
     - Tratamento: aumentar a estabilidade mecânica (p. ex., utilização de placas de compressão em fraturas previamente submetidas a reparo intramedular)
     b. Atrófica: biologia inadequada
     - Tratamento: remoção da área de fibrose, reestabilização e enxertia óssea/BMP

9. Enxertos ósseos
   - Propriedades:
     a. Osteocondutiva: fornece armação estrutural para o crescimento ósseo
     b. Osteoindutiva: contém fatores de crescimento que estimulam o crescimento ósseo
     c. Osteogênica: contém células que produzem osso (osteoblastos ou células primordiais do mesênquima)
   - Autoenxerto: osteocondutor, osteoindutivo e osteogênico
     a. Padrão-ouro
     b. Esponjoso: menos integridade estrutural, mais osteocondutor, incorporação rápida por substituição gradual
     c. Cortical: mais suporte estrutural, incorporação lenta ao remodelar o sistema haversiano (cones de corte)
        - Inclui enxertos ósseos vascularizados
     d. Enxerto ósseo da crista ilíaca: a coleta anterior tem taxa mais alta de complicação que a coleta posterior (pode ser esponjosa ou cortical)

- e. A taxa de alargamento intramedular do fêmur equivale ao autoenxerto esponjoso da crista ilíaca
- f. Aspirado de medula óssea: somente outra fonte osteogênica
- Aloenxertos: osteocondutores (osteocondutor depende do processamento)
  - a. A antigenicidade depende das glicoproteínas da superfície celular e das macromoléculas da matriz
  - b. Fresco, usado para defeitos osteocondrais
  - c. Aloenxerto volumoso congelado usado em reconstrução de tumor e artroplastia de revisão
    - Certa quantidade de osteoindução
    - Imunogenicidade mais alta e risco aumentado de transmissão de doenças
  - d. Liofilizado muito mais comum
    - Osteocondutor, sem osteocondução, mas imunogenicidade reduzida/doença
    - Menos impacções até rigidez máxima comparado com fresco congelado; portanto, possivelmente, mais eficiente em termos mecânicos
  - e. Triagem rotineira para HIV, hepatite B, hepatite C e sífilis
  - f. Risco de transmissão (estimado da transmissão pelo sangue)
    - HIV: 1:1.000.000-1.500.000
    - **Hepatite C: 1:100.000**
    - Hepatite B: 1:50.000-60.000
  - g. Aloenxerto estrutural maciço do córtex
    - Somente as extremidades são incorporadas por substituição gradual ("cones de corte")
    - Pode, por fim, ser encapsulado por calo, mas grande parte do enxerto permanece avascular
    - Fraturas de esforço ocorrem em cerca de 25% (sem remodelação)
  - h. Aloenxerto de cartilagem
    - Arquitetura da cartilagem mantida pelos primeiros 2-3 anos
    - Enxerto de cartilagem permanece completamente acelular
    - Um pano de fibrocartilagem do hospedeiro pode-se formar sobre o enxerto
  - i. Matriz óssea desmineralizada: produzida por extração de ácido
    - Remoção de componente inorgânico expõe proteínas mais osteoindutoras, mas a eficácia das proteínas é também parcialmente perdida no processamento
- Sintéticos: somente osteocondutores
  - a. Fosfato de cálcio e sulfato de cálcio
    - Força de compressão elevada
    - Propriedades baixas de tensão/desvio/torção
    - Fosfato de cálcio: reabsorção muito lenta (1 ano), formato de cimento disponível, popular para suporte subcondral de fraturas
    - Sulfato de cálcio: reabsorção rápida (4-12 semanas), essencialmente gesso de Paris, pode causar aumento da drenagem serosa de incisões cirúrgicas
  - b. Subconjuntos de fosfato de cálcio
    - Fosfato tricálcico
      - ◆ Reabsorção mais rápida, força menor de compressão e mais fraco que hidroxiapatita
      - ◆ Parcialmente convertido para hidroxiapatita
    - **Hidroxiapatita: $Ca_{10}(PO_4)_6(OH)_2$**
      - ◆ Preparação de cerâmica muito resistente à reabsorção
      - ◆ Pode ser convertida a partir de carbonato de cálcio (coral marinho)

- A preparação porosa permite a neovascularização e o crescimento de oposição de osso novo
- Reabsorvido por células gigantes de corpos estranhos

10. Metabolismo ósseo
    - Homeostasia de cálcio (**Fig. 1.4**)
        a. Exigências para ingestão de Ca (**Tabela 1.2**)
        b. Calcitonina: inibe diretamente os osteoclastos, reduz cálcio sérico
    - Efeitos e interações hormonais
        a. Estrogênio
            - **Hormônio mais importante para massa óssea de pico nas mulheres**
            - Inibe a absorção óssea e aumenta a formação de osso

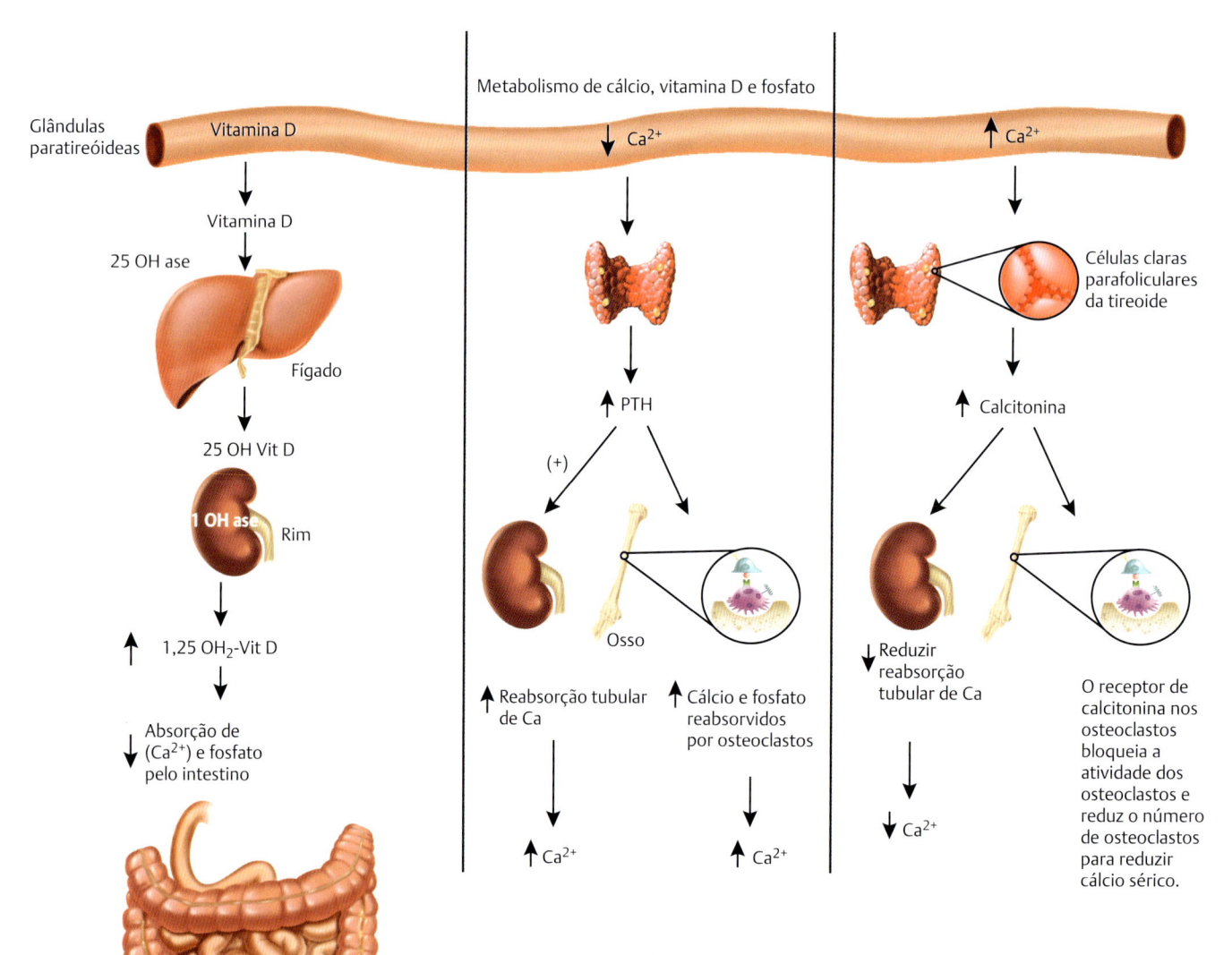

Fig. 1.4 O metabolismo e a homeostase de cálcio, fosfato e vitamina D são uma interação de hormônio paratireóideo (PTH), calcitonina, vitamina D e cálcio (Ca^{2+}). O cálcio sérico baixo estimula a glândula paratireoide a liberar PTH, o que aumenta a reabsorção renal de cálcio, faz com que os osteoblastos ativem osteoclastos por meio do receptor ativador do fator nuclear *kappa* B ligante (RANKL) e aumenta a produção renal de vitamina D 1,25-(OH)2, resultando no aumento da absorção intestinal de cálcio. A vitamina D é metabolizada pela enzima de hepatócitos 25-hidroxilase para vitamina D 25-(OH), que é metabolizada nos rins por 1α-hidroxilase para ativar vitamina D 1,25(OH)2.

Tabela 1.2 Exigências Recomendadas de Consumo Diário de Cálcio

Idade	Homem	Mulher	Gestante
0–6 meses	200 mg	200 mg	
7–12 meses	260 mg	260 mg	
1–3 anos	700 mg	700 mg	
4–8 anos	1.000 mg	1.000 mg	
9–13 anos	1.300 mg	1.300 mg	
14–18 anos	1.300 mg	1.300 mg	1.300 mg
19–50 anos	1.000 mg	1.000 mg	1.000 mg
51–70 anos	1.000 mg	1.200 mg	
71+ anos	1.000 mg	1.200 mg	

Fonte: Reproduzido do National Institutes of Health (NIH) Dietary Fact Sheets (nih.gov).

- Risco associado reduzido de doença cardíaca e risco aumentado de câncer endometrial e de mama
b. Corticosteroides
- Reduzem a absorção intestinal de cálcio, aumentam a perda óssea (reduzem a formação de osso a partir da inibição da síntese de colágeno de osteoblastos)
c. Hormônios da tireoide
- Tiroxina: doses elevadas podem resultar em osteoporose
- Afeta o crescimento da fise ao aumentar o crescimento de condrócitos, síntese do colágeno X e fosfatase alcalina; aumenta a proliferação e a hipertrofia da placa de crescimento
d. Hormônio de crescimento
- Fator-I de crescimento semelhante à insulina (IGF-I) induz crescimento linear ao engendrar proliferação na fise
- Tipos de sinalização do fator de crescimento
a. Autócrino: afeta a mesma célula que produziu o fator de crescimento
b. Parácrino: afeta células adjacentes
c. Endócrino: afeta as células em sítios distantes
11. Doença metabólica do osso (**Tabela 1.3**)
- Câncer/metástase
- As células do tumor produzem proteína associada ao hormônio paratireóideo (PTHrP), interleucinas, proteína inflamatória de macrófagos (MIP), fator alfa de necrose tumoral (TNF-α), prostaglandina E_2 (PGE_2) para ativar a produção osteoblástica de RANKL, ou produzir RANKL diretamente. A proporção aumentada de RANKL/osteoprotegerina (OPG) ativa os osteoclastos
- A reabsorção óssea por osteoclastos libera TGF-β da matriz óssea, alimentando novamente as células tumorais para liberar mais PTHrP (levando ao aumento da lise)
- Hipertireoidismo
a. Causa hipercalcemia pela produção aumentada de calcitonina pelas células claras parafoliculares da tireoide, que reduz a atividade e o número de osteoclastos, resultando em aumento do cálcio sérico
- Toxicidade por vitamina D
a. A ingestão em excesso de vitamina D leva ao aumento da 25(OH)-vitamina D sérica, com aumento subsequente da absorção intestinal de cálcio, resultando em hipercalcemia
b. Tratamento: ingestão correta de vitamina D
- Hipoparatireoidismo
a. A produção diminuída de PTH pelas células principais da paratireoide leva à redução do cálcio sérico, aumento do fosfato e redução dos níveis de 1,25-(OH)2-vitamina D

Tabela 1.3 Doenças Metabólicas dos Ossos

Doença	Ca Sérico	Fosf Sérico	Vit D 25(OH)	Vit D 1,25(OH)2	Cálcio na Urina	PTH	Fosf. Alc.
Hiperparatireoidismo primário	↑	= ou ↓	=	= ou ↑	↑	↑	= ou ↑
Malignidade/metástase	↑	= ou ↑	=	= ou ↓	↑	= ou ↓	= ou ↑
Raquitismo/osteomalácia							
– Deficiência de vitamina D	↓ ou =	↓	↓	↓	↓	↑	↑
– Deficiência de cálcio	↓ ou =	↓	=	= ou ↑	↓	↑	↑
– Deficiência de fosfato	=	↓	=	↑↑	=	=	↑
Raquitismo hereditário dependente de Vitamina D	↓	↓	= ou ↑	↓↓ (tipo 1) ↑↑ (tipo 2)	↓	↑	↑
Hipofosfatasia	↑	↑↑	=	=		=	↓↓
Osteodistrofia renal							
– Giro ósseo alto	= ou ↓	↑↑	=	↓		↑↑	↑
– Giro ósseo baixo	= ou ↑	= ou ↑	=	↓		= ou ↑	↑
Osteopenia/osteoporose	=	=	= ou ↓	= ou ↓	= ou ↑		
Hipertireoidismo	↑						
Toxicidade por vitamina D	↑	= ou ↑	↑↑	=	↑	= ou ↓	= ou ↑
Hipoparatireoidismo	↓	↑	=	↓	↓	↓	=
Pseudo-hipoparatireoidismo	↓	↑	=	↓	↓	= ou ↑	=
Osteodistrofia hereditária de Albright	=	↓↓	=	=	= ou ↑	=	↑
Hipertireoidismo	↑	=	=	=	↑	= ou ↓	=

Abreviações: Alc, alcalina; Ca, cálcio; Fosf, fosfatase; PTH, hormônio paratireóideo; Vit, vitamina.

   b. Tratamento: suplementação de cálcio e de vitamina D
- Pseudo-hipoparatireoidismo
  a. Transtorno genético de receptor não eficaz de PTH causando níveis normais a elevados de PTH
- Osteodistrofia hereditária de Albright
  a. Uma forma de pseudo-hipoparatireoidismo em decorrência do gene materno *GNAS1* defeituoso resultando em: exostoses, quarto e quinto metacarpos e metatarsos curtos, braquidactilia, obesidade, inteligência diminuída e baixa estatura
- Raquitismo/osteomalácia por deficiência de vitamina D
  a. Raquitismo: crianças com fises abertas
     ○ Placas de crescimento alargadas pelo acúmulo de osteoide não mineralizado e cartilagem
     ○ **Causa alargamento anterior das costelas (rosário raquítico)**
  b. Osteomalácia: adultos com placas de crescimento fechadas
  c. Mecanismo: deficiência dietética de vitamina D, levando à redução de absorção intestinal de cálcio
  d. Resulta em PTH aumentado, reabsorção óssea aumentada (fosfatase alcalina)
  e. Nível baixo a normal de cálcio sérico, fosfato baixo, vitamina D baixa
  f. Tratamento: 5.000 UI de vitamina D diariamente
- Hiperparatireoidismo primário
  a. A alteração observada é o PTH aumentado, como no caso de um adenoma paratireóideo
  b. O acúmulo de tecido fibroso nas metáfises pode imitar as placas de crescimento alargadas do raquitismo
  c. Erosões ao redor da placa de crescimento
  d. Tumor marrom do hiperparatireoidismo

- Hiperparatireoidismo secundário (osteodistrofia renal)
  a. A patologia primária é a insuficiência renal
     - A incapacidade de converter vitamina D_3 em calcitrol ativo leva à hipocalcemia e à osteomalácia
     - Falha na excreção adequada de fosfato, levando à retenção de fosfato relacionada com a uremia
  b. Formas insolúveis de fosfato de cálcio, removendo o cálcio da circulação
  c. Cálcio sérico baixo/fosfato sérico alto causam hiperparatireoidismo secundário
  d. Dois tipos:
     - *Turnover* ósseo elevado: PTH aumentado, hiperplasia paratireóidea, levando à osteíte cística; continua após correção da doença renal
     - *Turnover* ósseo baixo: comum em diálise, PTH baixo e baixa formação de osso (protuberância frontal, *genu varum*, dilatação metafisária)
  e. Coluna vertebral de "Rugger jersey": esclerose das placas terminais das vértebras observada na radiografia
- Osteogênese imperfeita
  a. Mutação em colágeno tipo 1 (genes *COL1A1* ou *COL1A2*)
  b. Defeitos auditivos, esclera azulada, fraturas, escoliose, má dentição
  c. Fraturas da apófise do olécrano são relativamente comuns
  d. Os bifosfonatos reduzem a dor óssea e a incidência de fraturas, aumentam a densidade óssea e a função em geral
- Raquitismo hereditário dependente de vitamina D
  a. Genética: recessiva autossômica
  b. Tipo I: mutação de perda de função no gene 25-hidroxivitamina D hidroxilase [níveis reduzidos de 1,25-(OH)2-vitamina D]
  c. Tipo II: receptor intracelular defeituoso para 1,25-(OH)2-vitamina D_3 [níveis aumentados de 1,25-(OH)2-vitamina D_3]
  d. Cálcio e fósforo séricos reduzidos, PTH aumentado, fosfatase alcalina aumentada
- Raquitismo hipofosfatêmico (resistente à vitamina D) ligado ao X
  a. Genética: dominante ligado ao X
  b. Mecanismo: gene *PHEX* com mutação (cromossomo X) causando inabilidade dos túbulos renais proximais para reabsorver fosfato (diabetes por fosfato)
  c. Fósforo sérico baixo, fosfatase alcalina elevada, níveis de PTH normais, níveis de cálcio baixos ou normais
  d. Tratamento: altas doses de vitamina D_3
- Osteomalácia oncogênica
  a. Os tumores mesenquimais produzem o fator-23 de crescimento de fibroblastos (FGF-23) ou fosfatonina, que inibe a reabsorção de fosfato e aumenta a excreção nos túbulos renais proximais
- Hipofosfatasia
  a. Genética: recessiva autossômica
  b. Mecanismo: defeito em isoenzima de fosfatase alcalina não específica para tecidos, levando a níveis reduzidos de fosfatase alcalina e hipomineralização
  c. Diagnóstico por fosfoetanolamina urinária elevada
- Osteoporose
  a. Doença progressiva crônica associada à baixa massa óssea e força óssea reduzida
  b. Genética: polimorfismos múltiplos associados em genes, incluindo: receptor de calcitonina, receptor-1 de estrogênio, receptor de vitamina D, cadeia-α de colágeno tipo 1, IL-1, IL-10, IGF-II, TGF-β, TNF-α, receptor 2 de TNF

c. Estrutura óssea com o envelhecimento:
   - Perda de densidade nos ossos corticais e esponjosos, porém, maior nesses últimos (trabéculas finas, interconexões reduzidas)
   - Redução da espessura cortical e aumento do diâmetro do canal medular em ossos longos
   - O estrogênio é o hormônio mais importante para massa óssea de pico, que ocorre, geralmente, entre os 16 e 25 anos de idade
d. Densidade mineral óssea (BMD):
   - Verificação por absorcitometria com raios X de dupla energia (DEXA): determina a densidade óssea (definida como desvios-padrão) no quadril e na coluna lombar
   - Recomendada para todas as mulheres a partir dos 65 anos e para todos os homens a partir dos 70 anos
   - O T-escore é comparado a indivíduos sadios de 25 anos, do mesmo sexo e etnia (idade óssea de pico)
     - Osteopenia: T-escore entre -1 e -2,5
     - Osteoporose: T-escore ≤ -2,5
   - O Z-escore é comparado a indivíduos da mesma idade, sexo e etnia
     - Para diagnóstico de doenças metabólicas dos ossos
   - A osteoartrite pode elevar, falsamente, os valores da BMD espinal
e. Conduta após fratura por fragilidade:
   - Densitometria óssea, níveis de vitamina D 25-OH, níveis de cálcio
   - Investigação metabólica minuciosa e acompanhamento clínico da osteoporose
f. História de qualquer fratura por fragilidade (coluna, quadril ou punho)
   - Melhor preditor de futuras fraturas (melhor que o nível de vitamina D, T-escore, história familiar ou outros fatores de risco)
   - Fraturas do corpo vertebral
     - Melhor preditor de futuras fraturas do corpo vertebral (em comparação com fraturas do quadril e do punho)
     - Mortalidade geral mais alta que a reconhecida anteriormente
     - Mortalidade geral duas vezes maior que aquela dos controles
     - Aumento maior no risco de mortalidade maior nos homens que nas mulheres e nos mais jovens
g. Escore FRAX (ferramenta de avaliação de risco de fratura)
   - Desenvolvido pela Organização Mundial da Saúde (WHO)
   - Cálculo do risco clínico de fratura, usando-se BMD no colo do fêmur, índice de massa corporal (BMI), tabagismo ativo, história de fratura de quadril nos pais e história pessoal anterior de fratura antes dos 50 anos
   - Não usar BMD para a coluna vertebral
h. Medicamentos que aumentam o risco de osteoporose:
   - Corticosteroides orais
   - Terapia de privação de androgênio, inibidores da aromatase
   - Inibidores da protease
   - Inibidores seletivos de reabsorção de serotonina, antiepilépticos elevadores de prolactina (carbamazepina, fenitoína, ácido valproico)
i. Tratamentos dietéticos:
   - Ingestão diária de cálcio para tratamento/prevenção de osteoporose: 1.000-1.500 mg (iniciando-se desde os 9 anos de idade) (somente mulheres amamentando precisam de mais: 2.000 mg/dia)
   - Ingestão diária de vitamina D para adultos acima dos 50 anos: 1.000 unidades
     - Com o envelhecimento, ingestão dietética reduzida, conversão reduzida pela pele e conversão reduzida nos rins
   - Dieta enriquecida com proteínas

j. Tratamentos farmacológicos:
   - Bifosfonatos (seção dedicada a seguir)
   - Teriparatida (Forteo) (sequência recombinante de aminoácido 1-34 no terminus-N do hormônio paratireóideo)
     - Ativação de osteoblastos que liberam RANKL e IL-6 para ativar os osteoclastos
     - Uso intermitente: aumenta o acoplamento de osteoblastos para a reabsorção osteoclástica, formação óssea em rede (uso por um período máximo de 2 anos)
     - Uso contínuo: reabsorção óssea líquida
   - Calcitonina: inibe osteoclastos diretamente
   - Denosumab: anticorpo monoclonal anti-RANKL
- Toxicidade por chumbo
  a. Armazenado nos ossos e liberado lentamente durante décadas
  b. Inibe o peptídeo relacionado com o hormônio paratireóideo (PTHrP), causando redução na densidade mineral óssea
- Osteopetrose: número e função anormais de osteoclastos
  a. Giro ósseo reduzido e remodelação (fraturas, deformidade em frasco de Erlenmeyer)
  b. Genes *CLCN7* e *TC1RG1*
- Escorbuto: deficiência de vitamina C, exigida para ligação cruzada durante a síntese de colágeno
  a. Sangramento dos capilares frágeis
  b. Placa de crescimento afetada principalmente na zona de ossificação
  c. As radiografias mostram faixa densa na junção da metáfise com a fise: linha branca de Frankel
- Fibrodisplasia ossificante progressiva (FOP): caracterizada pela formação espontânea maciça de osso heterotópico
  a. Transdução alterada de sinal BMP-4
  b. O diagnóstico é clínico: biópsia piora o processo

12. Ossificação heterotópica
    - Formação de osso em tecido extraesquelético
    - Fatores de risco: tempo prolongado de ventilação, lesão cerebral, lesão da medula espinal, comprometimento neurológico, queimaduras, lesão explosiva e amputação por meio da zona de lesão
    - **Profilaxia: irradiação com 700 cG ou indometacina 25 mg oral três vezes ao dia durante 6 semanas**

13. Bifosfonatos
    - Análogos de pirofosfato que inibem a reabsorção de osteoclastos dos ossos
    - Acumulam-se em altas concentrações nos ossos em razão da afinidade por cristais de hidroxiapatita, a seguir são captados por osteoclastos
    - Contêm nitrogênio
      a. Alendronato/Fosamax, pamidronato/Aredia, risedronato/Actonel, zoledronato/Zometa
      b. **Inibem a farnesil difosfato sintase (FPPS), prevenindo a prenilação proteica de trifosfatases de guanosina pequenas (GTPases) na via sintética de colesterol**
         - Inibem também a geranilgeranil difosfato sintase (GGPPS) e undercaprenol difosfato sintase (UPPS)
    - Não contêm nitrogênio
      a. Etidronato/Didronel, clodronato, tiludronato
      b. A forma metabolizada substitui o pirofosfato terminal de adenosina trifosfato (ATP), que forma um análogo que compete com ATP e causa apoptose de osteoclastos

- Indicações: osteoporose, história de fraturas por fragilidade, osteogênese imperfeita, doença de Paget, doença metastática dos ossos, hiperfosfatasia idiopática, necrose avascular
- Resultados para osteoporose:
  a. Fraturas vertebrais: redução de 65% após 1 ano e redução de 40% após 3 anos
  b. Fraturas não vertebrais: 40% de redução após 3 anos
- Metabolismo:
  a. Absorção gastrintestinal (GI) mínima (recomendação: ingerir 1 hora antes da refeição)
  b. Excretados pelos rins
- Complicações:
  a. Reação subtrocantérica por esforço e fraturas:
    ○ Sintomas: dor na parte lateral da coxa
    ○ Investigação por imagens: espessamento cortical lateral, bico, "linha negra temida" (fratura de esforço)
    ○ Tratamento: interrupção do bifosfonato, investigação contralateral por imagens, considerar fixação intramedular profilática para fratura iminente
  b. Osteonecrose da mandíbula
  c. Índices de fusão reduzidos em cirurgias de artrodese da coluna vertebral
  d. Osso semelhante ao da osteopetrose quando usado em crianças

14. Articulação
    - Cartilagem articular (**Fig. 1.5**)
      a. Zona profunda: maior concentração de proteoglicanos e menor concentração de água
      b. Concentrações gerais: água > colágeno > proteoglicano > proteínas não colagenosas > condrócitos
      c. Colágeno orientado paralelo em zona superficial e perpendicular na zona calcificada
      d. 65-80% de água
        ○ **A água, efetivamente, protege a matriz contra a compressão**
      e. Alterações da osteoartrite na cartilagem *versus* alterações no envelhecimento (**Tabela 1.4**)
      f. Proteoglicanos: 10-15% de peso úmido, estrutura viscoelástica com estrutura molecular semelhante a uma escova de duas camadas (**Fig.1.6**)
        ○ Hialuronato: um açúcar complexo que compõe o núcleo
        ○ Agrecano: principal proteoglicano em cartilagem, se agrega no ácido hialurônico com proteínas de ligação
        ○ Cadeias de glicosaminoglicanos: anexo ao agrecano do núcleo
          ♦ Sulfato de condroitina e sulfato de ceratina
          ♦ A glicosamina serve como substrato para a formação de sulfato de condroitina
          ♦ Aumenta no joelho com exercícios moderados
    - Efeitos do envelhecimento:
      a. Síntese reduzida de proteoglicano e água
      b. Número reduzido de condrócitos
      c. Sulfato de ceratina aumenta até os 30 anos, depois se estabiliza
      d. Redução do sulfato de condroitina
    - Tipos de colágeno no corpo:
      a. Tipo I: forma principal em tendões, ossos e meniscos
      b. Tipo II: principal colágeno da cartilagem articular
        ○ Muito estável, meia-vida superior a 25 anos
        ○ Os adultos possuem índice de apenas 5% de síntese em cartilagem articular em comparação com os adolescentes

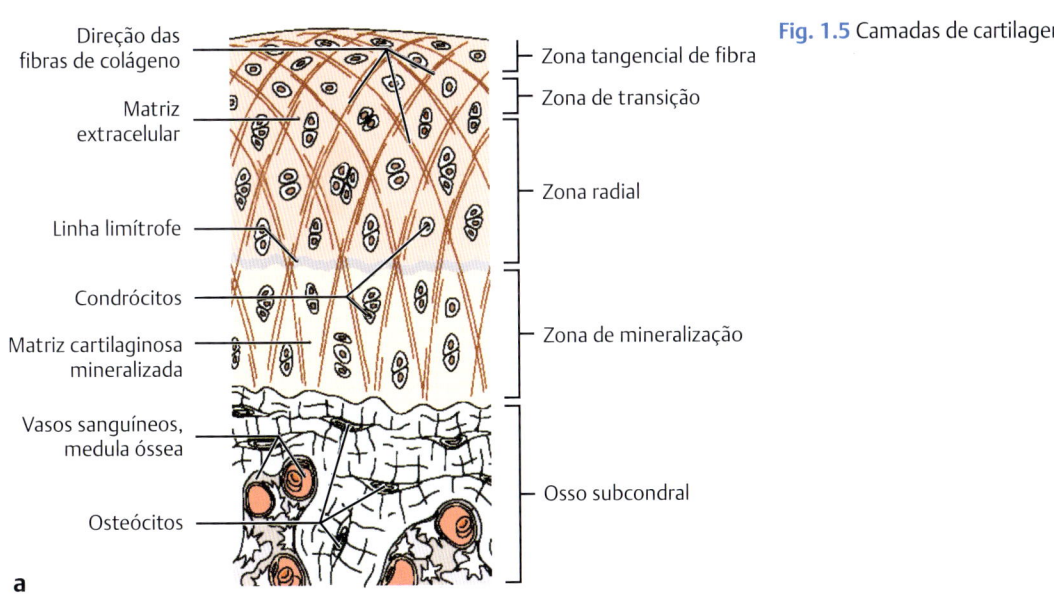

Fig. 1.5 Camadas de cartilagem articular.

a) Diagrama com legendas:
- Direção das fibras de colágeno
- Matriz extracelular
- Linha limítrofe
- Condrócitos
- Matriz cartilaginosa mineralizada
- Vasos sanguíneos, medula óssea
- Osteócitos
- Zona tangencial de fibra
- Zona de transição
- Zona radial
- Zona de mineralização
- Osso subcondral

b) Camadas de cartilagem articular

	Zona	Direção	Concentrada	Características especiais	Cicatrização
	Deslizamento	Tangencial	– Col II – Fibras de colágeno	Conversão mais alta de fibras de colágeno Células progenitoras de cartilagem articular	Limitada porque articular
	Transicional	Oblíqua		Compressão	
	Radial	Vertical		Compressão	
	Marca limítrofe	Tangencial		Divisão de fonte nutricional para condrócitos	
	Mineralização (calcificada)		Condrócitos hipertróficos + Col X	Âncora	Fibrocartilagem de modificação MSCs (células primordiais do mesênquima)
	Osso subcondral				

Tabela 1.4 Alterações em Concentrações de Cartilagem Articular

	Envelhecimento	Osteoartrite (OA)
Teor de água	↓	↑
Teor de proteoglicanos	↓	↓
Teor de colágeno	=	Concentração relativa em razão da perda de proteoglicanos ↓ em OA grave
Síntese de proteoglicanos	=	↑
Degradação de proteoglicanos	↓	↑↑
Sulfato de condroitina	↓	↑
Sulfato de ceratina	↑	↓
Densidade de condrócitos	↓	Mais aumento transitório que redução

c. Tipo III: cicatrização precoce do tendão (também na pele e vasos)
   d. Tipo IV: membranas basais
   e. Tipo X: condrócitos hipertróficos; ossificação encondral, ossificação heterotópica, osteoartrite precoce e tumores cartilaginosos calcificados
   f. A cartilagem articular também contém os tipos V, VI, IX
- Condrócitos
   a. Localizados em lacunas em matriz de cartilagem
   b. 2% do volume total da cartilagem articular do adulto
   c. SOX-9: fator de transcrição essencial em diferenciação de condrócitos
- Tipos de lubrificação
   a. Lubrificação elasto-hidrodinâmica: função de fluido assim como de superfície sob carga compressiva
      - Deformação elástica da superfície articular combinada com película fina de fluido separando as superfícies durante o movimento
      - Mecanismo predominante durante função articular dinâmica
   b. Lubrificação de limites: principalmente uma função das superfícies
      - Superfície de apoio amplamente não deformável sem película contínua de fluido (parte das superfícies está em contato direto)
      - Mecanismo quando iniciado a partir do repouso ou com movimento lento
      - Lubricina, encontrada em zona de cartilagem superficial, considerada como exercendo papel importante
      - Proteína de zona superficial: estrutura primária similar à da lubricina, mas com modificações pós-translacionais diferentes
   c. Outros:
      - Hidrodinâmico: película fina de fluido separa completamente as superfícies durante o movimento, mas (diferentemente da lubrificação elasto-hidrodinâmica) não há deformação elástica das superfícies
      - Varredura: similar à lubrificação elasto-hidrodinâmica, mas o fluido varre para fora da superfície (cartilagem) com carga e separa as superfícies por pressão hidrostática
      - Película de fluido lubrificante: a camada de fluido é lentamente espremida por entre as superfícies
- Cicatrização da cartilagem
   a. Superior à zona de transição: limitada em razão da cartilagem avascular
   b. Inferior à zona de transição: a fibrocartilagem produzida por células primordiais do mesênquima da medula à medida que a laceração envolve osso subcondral – a teoria por trás da condroplastia por microfratura e abrasão
- Sinóvia
   a. Tecido conjuntivo vascularizado sem membrana de base funciona para permitir troca de nutrientes da articulação
   b. Fluido sinovial
      - Combinação de ultrafiltrado de plasma do sangue e fluido produzido por células sinoviais
      - Contém ácido hialurônico, lubricina, proteinases e colagenases
      - Fornece nutrição por difusão
      - A viscosidade do fluido não newtoniano não é constante aumenta à medida que a taxa de cisalhamento diminui
   c. Célula sinovial tipo A: papel fagocitário
   d. Célula sinovial tipo B: célula semelhante a fibroblasto que produz fluido sinovial

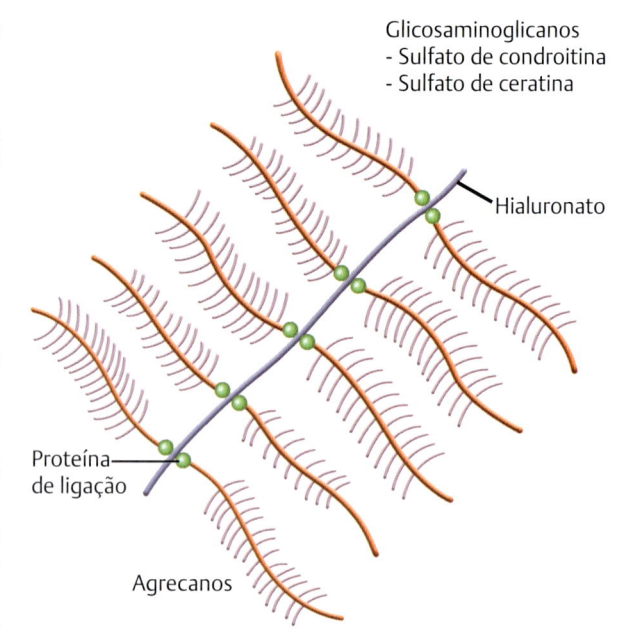

Fig. 1.6 A estrutura de proteoglicanos incluindo hialuronato, agrecanos e glicosaminoglicanos.

Tabela 1.5 Artrite Inflamatória e Não Inflamatória

	Cont. WBC	Glicose	Cor	Viscosidade	Corante Gram
Não inflamatória	200/mm^3, 25% PMNs	Igual ao soro	Transparente, cor de palha	Alta	Negativo
Inflamatória	2.000-75.000/mm^3, 50% PMNs	Reduzida se comparada com soro	Amarelo-verde, nebulosa	Baixa	Negativo
Séptica	> 80.000/mm^3, 75% PMNs	Baixa	Opaca	Baixa	Positivo

Abreviações: PMN, células polimorfonucleares; WBC, leucócitos.

15. Artrites inflamatórias *versus* não inflamatórias (**Tabela 1.5**)
    - Não inflamatória
        a. Osteoartrite (OA)
            - Redução de proteoglicanos, aumento da quantidade de água, módulo de compressão mais baixo e permeabilidade mais alta
            - Na OA precoce, o colágeno tipo X está aumentado na zona profunda
            - A ligação genética foi descoberta em certas moléculas, incluindo colágeno tipo IX e agrecanase ADAMTS-5 (uma desintegrina e metaloproteinase com motivos de trombospondina)
            - Com o tempo, a glicação passiva da cartilagem articular endurece e degrada o colágeno, desempenhando um papel na OA
        b. Neuropática (Charcot)
            - Causas: diabetes melito, siringomielia, hanseníase, neurossífilis, mielomeningocele
            - Trauma recorrente de perda de propriocepção e de sensação
            - **Diabetes: causa mais comum no geral**
            - **Siringomielia: causa mais comum na extremidade superior**
        c. Hemofilia
            - Hemofilia A (deficiência do fator VIII) e B (deficiência do fator IX)
            - Recessiva ligada ao X
            - A hemartrose repetida causa sinovite, destruição da cartilagem e escara sinovial densa
            - Tratamento: tratamento do fator, sinovectomia, substituição total da articulação
    - Inflamatória
        a. Artrite reumatoide
            - Fator reumatoide: anticorpo de imunoglobulina M autoimune (IgM) contra IgG, que forma complexos que se depositam nos tecidos; não específico, pode estar elevado em outras condições autoimunes
            - Associado ao antígeno leucocitário humano (HLA)-DR4 e HLA-DW4
            - Pode apresentar carga viral aumentada do vírus de Epstein-Barr em razão da habilidade prejudicada de controlar a infecção
            - Radiografia caracterizada por erosões periarticulares e osteopenia
            - A patologia mostra hiperplasia sinovial, vascularidade aumentada e linfócitos abundantes com neutrófilos raros. O pano, por si mesmo, não possui linfócitos
            - Tratamento:
                * Primeira linha: corticosteroides em doses baixas
                * Segunda linha: fármacos antirreumáticos modificadores da doença (DMARDs) (**Tabela 1.6**)
                * Medicamentos anti-TNF (etanecerpte, adalimumabe) deverão ser suspensos 4 semanas antes da cirurgia planejada, por causa do risco de infecção
                * Metotrexato combinado com tetraciclina é mais efetivo que metotrexato isolado

Tabela 1.6 Drogas Antirreumáticas Modificadoras de Doença (DMARDs)

Metotrexato	Análogo de folato	Anti-inflamatório, antineovascularização combinada com tetraciclinas (atividade anticolagenase)
Sulfassalazina		Mecanismo desconhecido
Hidroxicloroquina		Bloqueia atividade de receptor tipo-toll
Leflunomida		Inibe a síntese da pirimidina
Etanercept	Antagonista de TNF (receptor de chamariz)	
Adalimumabe	Antagonista de TNF (anticorpo contra receptor)	
Infliximabe	Antagonista de TNF (anticorpo contra receptor)	
Golimumabe	Antagonista de TNF (anticorpo contra receptor)	
Certolizumabe	Antagonista de TNF (anticorpo contra receptor)	
Rituximabe	Anticorpo de CD20	Inibe as células B
Abatacept	Adere CD80 e CD86	Inibe as células B
Tocilizumabe	Inibidor do receptor de IL-6 (anticorpo contra receptor)	
Anakinra	Antagonista do receptor de IL-1	

Abreviações: IL, interleucina; TNF, fator de necrose tumoral.

    b. Lúpus eritematoso sistêmico
- Doença inflamatória crônica, com frequência HLA-DR3 e anticorpo antinuclear (ANA) positivo
- Mais comum nas mulheres afro-americanas
- Sintomas: erupção malar em distribuição "em borboleta", poliartrite, nefrite, pancitopenia
- Tratamento: corticosteroides, possivelmente DMARDs

    c. Polimialgia reumática
- Quadro inflamatório causando rigidez e dor no ombro e na cintura pélvica
- Taxa elevada de sedimentação de eritrócitos (ESR), anemia
- Associada à arterite temporal, que pode causar cegueira, se não tratada; exige biópsia
- Tratamento: corticosteroides

    d. Espondiloartropatias soronegativas
- Título de fator reumatoide negativo e HLA-B27 positivo
- Inclui espondilite anquilosante, artrite psoriática e síndrome de Reiter (artrite reativa), artrite enteropática (doença de Crohn e colite ulcerativa)

    e. Espondilite anquilosante
- Positiva para HLA-B27
- Sacroileíte bilateral, dor no quadril, deformidade cifótica rígida da coluna vertebral e uveíte
- Achados radiográficos: esclerose das articulações sacroilíacas, enquadramento das vértebras e sindesmófitos vertebrais
- Tratamento: fármacos anti-inflamatórios não esteroidais (NSAIDs), fisioterapia, artroplastia total do quadril (THA) e correção da deformidade da coluna

    f. Psoriática
- HLA-B27 positivo em cerca de metade dos pacientes
- Placas psoriáticas, ênteses, dactilite (dedos de salsicha), tendonite, fascite plantar, depressões nas unhas
- Tratamento: DMARDs, possível intervenção cirúrgica, se houver insuficiência incluindo artrodese, artroplastia ou osteotomia

    g. Síndrome de Reiter (artrite reativa)
- Artrite oligoarticular, conjuntivite, uretrite

- HLA-B27 em 80-90%
- Tratamento: ainti-inflamatórios não esteroidais, fisioterapia
  h. Deposição de cristais
  - Gota
    - Cristais de urato monossódico: negativamente birrefringentes, cristais em formato de agulha
    - Deposição nas articulações, causando inflamação e dor, mais comum na primeira articulação metatarsofalângica
    - Achados radiográficos: poliartropatia assimétrica, erosões bem definidas com margens escleróticas, bordas ósseas sobrepostas, tofos
    - Tratamento: NSAIDs orais (indometacina), alopurinol ou colchicina para tratamento crônico
    - Indicações para desbridamento cirúrgico: falha do tratamento não operatório
  - Pseudogota
    - Deposição de pirofosfato de cálcio (CPPD); positivamente birrefringente, cristais romboides
    - Associada à condrocalcinose
    - Meniscos calcificados e complexo triangular de fibrocartilagem (TFCC)
  - Ocronose: causada por alcaptonúria, transtorno do metabolismo de fenilalanina e de tirosina, causando formação de ácido homogentísico
    - Deposição de ácido homogentísico em articulações e coluna, causando revestimento escuro na cartilagem e artrite
    - Urina escura da excreção de ácido homogentísico

II. Fisiologia de Partes Moles

1. Músculo esquelético
   - Arquitetura do corpo do músculo
     a. O epimísio cerca os feixes musculares
     b. O perimísio cerca os fascículos musculares
     c. O endomísio cerca as fibras individuais
   - Corpo muscular > fascículos > fibras (células do mioblasto) > miofibrilas > sarcômero
   - Sarcômero: unidade contrátil básica, margeada por linhas Z (**Fig. 1.7**)
     a. Miosina, filamento espesso que se contrai
     b. Actina, filamento fino com pontos de ancoragem para miosina
     c. Faixa H: somente filamentos espessos (miosina)
     d. Linha M: anexo de filamentos espessos
     e. Faixa I: somente filamentos finos (actina)
     f. Linha Z: anexo de filamentos finos
     g. Faixa A: comprimento total de filamento espesso, se sobrepõe às extremidades de filamento fino
   - Sequência do estímulo muscular, do neurônio motor até a contração muscular propriamente dita
     a. O potencial de ação viaja para o axônio descendente e despolariza a placa final motora do neurônio motor
     b. A despolarização causa a liberação de acetilcolina das vesículas pré-sinápticas para a fenda sináptica
        - **Injeções de botulina A bloqueiam a liberação de acetilcolina pré-sináptica**
     c. A acetilcolina adere ao receptor na membrana muscular, causando despolarização das células musculares, incluindo o retículo sarcoplasmático
        - A miastenia grave é causada por anticorpos que bloqueiam os receptores de acetilcolina

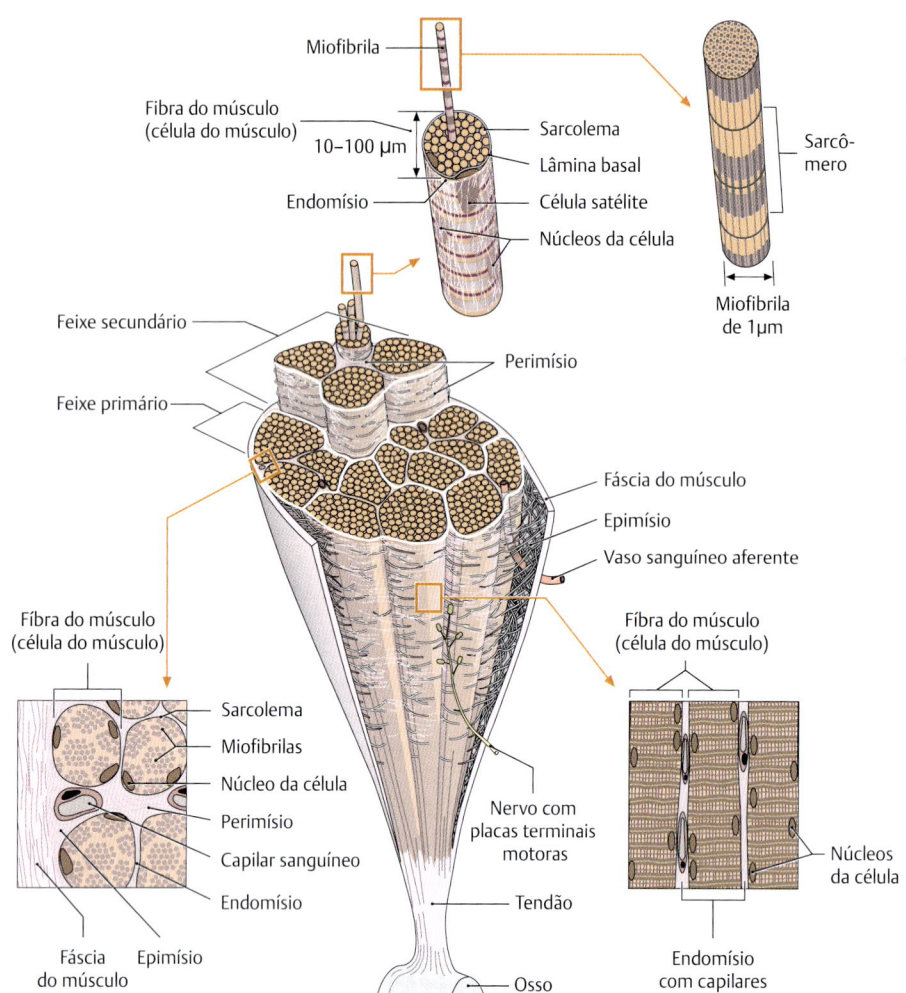

Fig. 1.7 Estrutura do músculo. O músculo consiste em subunidades básicas combinadas para formar unidades maiores, começando pelo sarcômero e, então, por miofibrilas, fibras, fascículos e, finalmente, corpo muscular. O endomísio cerca as fibras individuais, o perimísio cerca os fascículos e o epimísio cerca os feixes musculares. (**a**: Cortesia de Schuenke M, Schulte E. General Anatomy and the Musculoskeletal System: Thieme Atlas of Anatomy. New York: Thieme; 2005, Illustration by Marcus Voll.)

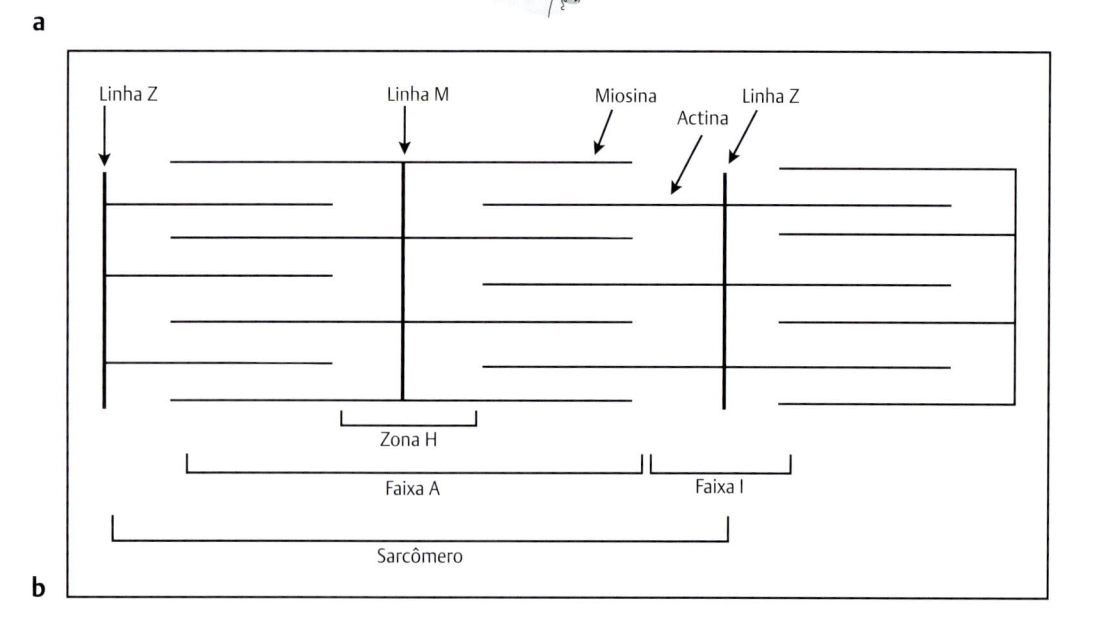

- Agentes despolarizantes paralíticos (p. ex., succinilcolina) aderem aos receptores de acetilcolina, causando despolarização temporária
- Agentes não despolarizantes paralíticos (p. ex., curare) inibem, competitivamente, o receptor de acetilcolina
  d. A despolarização causa a liberação de cálcio do retículo sarcoplasmático no citoplasma, incluindo túbulos-t ou transversos
  e. O cálcio adere à troponina nos filamentos de actina, o que causa alteração de estrutura em tropomiosina, expondo o sítio de adesão da miosina na actina
  f. A miosina adere a sítios de adesão na actina de modo repetitivo, causando contração
     - O *rigor mortis* é causado por falta de ATP, que é necessária à liberação em cada sítio
     - **O músculo em estiramento excessivo é incapaz de gerar tensão máxima por causa da sobreposição reduzida de actina e miosina**
- Tipos de contração muscular
  a. Isotônica: tensão muscular constante
  b. Isométrica: extensão muscular constante
  c. Isocinética: velocidade constante
  d. Concêntrica: encurtamento muscular
  e. Excêntrica: estiramento muscular
     - A maneira mais eficiente de reforçar o músculo; risco mais alto de laceração/lesão
  f. Pliométrica: taxa rápida de contrações
- Tipos de fibra muscular
  a. Tipo 1 (vermelha, torção lenta, oxidativa lenta)
     - Contração lenta, baixa potência, resistente à fadiga, aeróbia
     - Unidade motora pequena, densidade capilar alta
     - Executa atividades de resistência, postura/equilíbrio: primeira a ser perdida sem reabilitação
  b. Tipo 2A (branca, torção rápida, glicolítica oxidativa rápida)
     - Contração rápida, potência elevada, fatigável, mistura anaeróbia/aeróbia
     - Unidade motora de tamanho médio, alta densidade capilar
  c. Tipo 2B (glicolítica rápida)
     - Contração rápida, potência alta, maioria fatigável, anaeróbia
     - Unidade motora grande, baixa densidade capilar
  d. Tipo 2 (em geral): atividades de alta intensidade e curta duração, arrancada
- Sistemas químicos de energia
  a. Aeróbio: ciclo de Krebs e fosforilação oxidativa
     - Atividade de duração mais longa
  b. Anaeróbio: sistema de ácido láctico
     - Atividade de 20-120 segundos
  c. ATP: sistema de fosfato de creatinina (sistema de fosfogênio)
     - Atividade inferior a 20 segundos
     - Base para suplementação de fosfato de creatinina
- Endócrino
  a. Insulina: anabólico
  b. Glucagon: catabólico
- Força de contração muscular
  a. Ditado, principalmente, por área de músculo de corte cruzado
  b. Extensão muscular (quantidade estirada) afeta a força de contração por meio da curva de Blix

c. O tipo de fibra muscular afeta, principalmente, a duração e a velocidade da contração, não da força
- Tipos de exercício/treinamento
   a. Treinamento de corrida/força: recrutamento de unidade motora, hiperplasia e hipertrofia de fibras do tipo 2B
   b. Treinamento de resistência: aumento na densidade capilar do músculo e hipertrofia de fibras do tipo 1
- Lesões musculares
   a. Contusão e irritabilidade: células mononucleadas residentes liberam sinais para causar influxo maciço de neutrófilos que, por sua vez, liberam citocinas inflamatórias e radicais livres. Os macrófagos seguem para desbridamento de fagocitose
   b. Distensões: ocorrem mais frequentemente na junção miotendinosa e com carga excêntrica

2. Sistema nervoso (ver Capítulo 9)
   - Arquitetura do nervo (**Fig. 1.8**)
      a. Epineuro: cerca o nervo
      b. Perineuro: cobre o fascículo neural, fornece força de tensão e previne a lesão do edema ao limitar a difusão
      c. Endoneuro: cobre cada fibra (axônio neural, célula de Schwann e bainha de mielina)
   - Doença de Charcot-Marie-Tooth (CMT): neuropatia motora e sensorial progressiva
      a. Notável pelos pés com *cavo varu* resultante da fraqueza dos nervos tibial anterior e fibular curto
      b. Tipo I: desmielinização, detectável por velocidades de condução neural
      c. Tipo II: axonopatia, alteração mínima à velocidade de condução neural
   - Tipos de receptores sensoriais
      a. Discos de Merkel: receptores cutâneos de pele de adaptação lenta que detectam pressão uniforme e vibração de baixa frequência, mais bem avaliados por discriminação estática de dois pontos
      b. Corpúsculos de Meissner: receptores cutâneos de pele de adaptação rápida que são altamente sensíveis ao toque

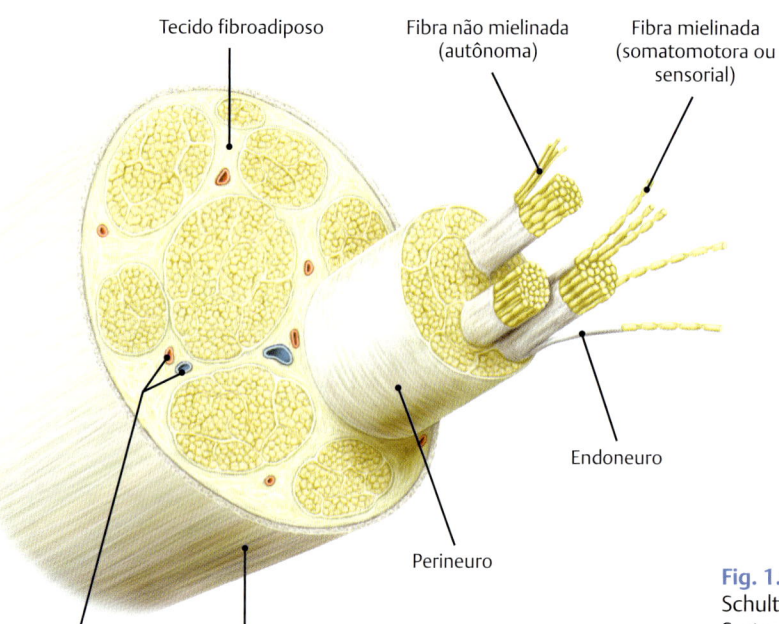

Fig. 1.8 Estrutura do nervo. (Cortesia de Schuenke M, Schulte E. General Anatomy and the Musculoskeletal System: Thieme Atlas of Anatomy. New York: Thieme; 2005, Illustration by Marcus Voll.)

- c. Terminais de Ruffini: receptores subcutâneos de adaptação lenta que detectam estiramento da pele
- d. Corpúsculos de Pacini: receptores subcutâneos grandes e ovoides que detectam vibrações de alta frequência e endentações rápidas
- e. Terminais livres dos nervos: dor
- Lesão do nervo (Classificação de Seddon)
  - a. Neurapraxia (primeiro grau): bloqueio de condução reversível sem ruptura axonal, bom prognóstico
  - b. Axonotmese (segundo grau): ruptura de axônio e bainha de mielina, mas o epineuro permanece intacto, prognóstico justo
  - c. Neurotmese (terceiro grau): ruptura completa incluindo epineuro, prognóstico ruim, pode haver benefício com reparo cirúrgico
- Degeneração walleriana: degeneração de axônio distal e bainha de mielina após lesões de segundo ou terceiro graus
- Síndromes de compressão crônica
  - a. Caracterizadas por proliferação de células de Schwann e apoptose
  - b. Sem patologia axonal primária, sem degeneração walleriana
- Reparo e regeneração de nervos
  - a. Potencial regenerativo em restaurar a função motora após reparo com enxerto dependente da extensão do nervo
    - Radial, musculocutâneo e femoral mais favoráveis
    - Mediano, ulnar e tibial moderados
    - Fibular menos favorável
- A deficiência de vitamina B12 causa neuropatia sensorial periférica
- Velocidade de condução neural (NCV): detectar velocidade de impulso ao longo do axônio
  - a. Mede latência motora distal, latência sensorial distal e velocidade de condução
- Eletromiografia (EMG): detectar potencial elétrico em células musculares ativadas
  - a. Mede fibrilações, ondas agudas, recrutamento motor e atividade muscular de inserção

3. Tendões/ligamentos
   - Principalmente colágeno tipo I
   - Colágeno tipo III descoberto em cicatrização precoce
   - Inserção direta – quatro zonas:
     - a. Zona 1: ligamento/tendão (colágeno tipo I)
     - b. Zona 2: fibrocartilagem (principalmente colágenos tipo II e III)
     - c. Zona 3: fibrocartilagem calcificada (colágenos tipo II e X)
     - d. Zona 4: osso (colágeno tipo I)
   - Inserção indireta (mais comum): fibras superficiais se inserem no periósteo e fibras profundas se inserem diretamente no osso via fibras de Sharpey
   - Anisotrópicos, pois as propriedades mecânicas variam de acordo com a direção da carga
   - A imobilização resulta em redução do peso, rigidez e potência do tendão
   - Plasma rico em plaquetas: não há consenso sobre eficácia
     - a. O cloreto de cálcio é usado para ativar plaquetas e liberar fatores de crescimento

III. Biologia Básica

1. Células
   - DNA: bases são ATGC, sempre com filamento duplo, encontrado no núcleo
   - RNA: bases são AUGC, podem ter filamento único ou duplo, encontrado no núcleo ou citoplasma

- Quatro fases do ciclo celular
  a. G1: Crescimento inicial/fase de intervalo, células diploides
  b. S: replicação e síntese de DNA, células tetraploides
  c. G2: segunda fase de intervalo, células tetraploides
  d. M: mitose
2. Ferramentas de biologia molecular
   - Análise citogenética: detectar número de cromossomos, translocações e rearranjos
   - *Southern blot*: detectar a presença e o número de um gene de DNA específico
   - *Northern blot*: detectar a presença e o número de RNAs mensageiros (mRNAs)
   - ***Western blot:* detectar a proteína e o estado de fosforilação**
   - Ensaio imunológico enzimático (ELISA): detecta a presença de uma proteína usando anticorpos; mais sensível que *Western blot*
   - Citometria de fluxo: classificar células com base nos marcadores de superfície celular ou na fase de ciclo celular
   - Reação da cadeia da polimerase (PCR): usada para detectar presença de uma sequência de DNA pela amplificação da sequência usando *primers* específicos e polimerase do DNA
   - Transcrição reversa (RT)-PCR: mRNA reverso transcrito para DNA complementar (cDNA), que pode, então, ser amplificado com PCR para determinar a expressão do gene
     a. RT-PCR em tempo real: mais sensível, pode ser feito, quantitativamente, para medir a expressão de gene (mRNA) relativa a um gene de manutenção
   - Plasmídios: DNA circular, extracromossômico, que se replica independentemente e pode ser usado para introduzir genes em uma célula
3. Câncer
   - Oncogenes
     a. Gene para proteínas que estimulam o crescimento
     b. Proto-oncogenes são a versão normal do tipo selvagem de um oncogene que não causa câncer, a menos que sofra mutação ou expressão exagerada
   - Genes supressores de tumor
     a. Restringem o crescimento porque regulam o ciclo celular (p. ex., p53, Rb)
   - Moléculas tumorais importantes
     a. E-caderina, molécula de adesão celular (CAM): reduzida em células tumorais para permitir liberação na corrente sanguínea
     b. Integrina, também CAM: nas células tumorais permitem adesão à matriz
     c. Metaloproteinases da matriz (MMPs): permitem invasão de membrana de base
     d. Glicoproteína CD44: citocina de superfície celular que permite ligação às membranas de base subendotelial
     e. Fator de crescimento endotelial vascular (VEGF): induz a angiogênese
     f. Ligante 12 de quimiocina (CXCL12): produzido por células do estroma de medula óssea, atua como alvo para certas células tumorais que preferem formar metástases para os ossos
     g. Gene 1 de resistência a multidrogas (*MDR1*): códigos para p-glicoproteína de membrana, uma bomba de efluxo associada à resistência a agentes hidrofílicos de quimioterapia
     h. TNF-α: produzido por células tumorais para induzir osteoblastos a produzirem RANKL
     i. RANKL: produzido por células tumorais diretamente ou por osteoblastos para ativar osteoclastos
     j. TGF-β: quando liberado da matriz óssea por osteoclastos, atua como *feedback* positivo para ativar mais ainda as células do tumor
4. Imunologia
   - Resposta imune inata

a. Sistema de complemento
   b. Envolvida em fratura, lesão e reação de corpo estranho; alvo de medicamentos anti-inflamatórios
   c. Defesa inicial contra infecções
- Resposta imune mediada pela célula
   a. Células apresentando antígenos mostram o antígeno para a célula T por meio de receptores do principal complexo de histocompatibilidade, que ativa a célula T
- Resposta imune mediada por anticorpo humoral
   a. IgG mais abundante (produzida geralmente também em mieloma múltiplo)
   b. IgM aparece primeiro no soro após exposição ao antígeno
   c. IgA encontrada em secreções como: muco, lágrimas, saliva
   d. IgE proeminente em reações alérgicas e funções antiparasitárias
   e. IgD papel obscuro
- Reações de hipersensibilidade
   a. Tipo I (anafilática imediata) mediada por IgE
   b. Tipo II (dependente de anticorpo, citotóxica) mediada por IgM e IgG
   c. Tipo III (complexo imune) mediada por anticorpos de IgG e IgM ligados ao antígeno e depositados em tecidos do hospedeiro
   d. Tipo IV (retardado) – ocorre após 2-3 dias e pode representar resposta a implantes ortopédicos de metal

5. Genética
   - Herança mendeliana **(Fig. 1.9)**
   - Dominante autossômica (AD): um alelo sofre mutação ou está ausente para expressar fenótipo; afeta igualmente os dois gêneros; não pula gerações
   - Recessiva autossômica (AR): precisa dos dois alelos com mutação ou ausentes para expressar fenótipo, afeta igualmente os dois gêneros, pode pular gerações; pais não afetados podem ter prole afetada
   - Ligada ao X: afeta meninos nascidos de mães portadoras da doença, não pula gerações (a menos que não sejam meninos)

Dominante autossômica

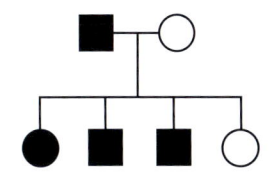

– Afeta homens e mulheres; um só alelo para herdar a doença

Recessiva ligada ao X

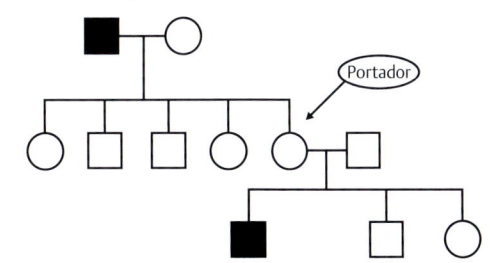

Recessiva autossômica

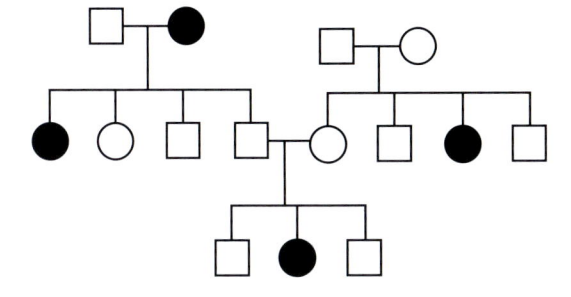

– Dois alelos são necessários para expressar a doença, mas o sujeito pode ser portador com uma cópia do gene
– Pode pular gerações

Fig. 1.9 Exemplos de *pedigrees* demonstrando padrões diferentes de herança.

- **Antecipação: ocorre em doenças hereditárias nas quais a doença se apresenta mais cedo e mais gravemente em prole afetada que em seus pais**
    a. Exemplo: doença de Huntington: CAG se repete no cromossomo 4
- **Impressão genômica: a doença depende do genitor que fornece o gene**
    a. Angelman: gene defeituoso materno (riso sardônico, tremor, epilepsia)
    b. Prader-Willi: gene defeituoso paterno (hipotonia, obesidade, hiperfagia, hipogonadismo)
- Verificação pré-natal realizada por análise citogênica de cromossomos para avaliar quanto a número e qualidade
- Doenças genéticas usualmente verificadas (**Tabela 1.7**)
    a. Acondroplasia [AD, receptor 3 de FGF (FGFR-3), inibição de condrócitos]
        ○ Aumento no ganho de função na atividade da tirosina cinase inibindo a diferenciação de condrócitos em zona de proliferação
        ○ Nanismo rizomélico (proximal), *genu varum*, estenose do forame magno, cifose e estenose da coluna vertebral
    b. Displasia diastrófica [AR, gene *SLC26A2*, transportador de sulfato na displasia diastrófica (DTDST)]
        ○ Grupos de sulfato reduzidos nos proteoglicanos em cartilagem, causando defeitos
        ○ Orelha em formato de couve-flor, traqueomalácia, polegar de caroneiro abduzido, sinfalangia (rigidez dos dedos), cifose cervical
    c. Displasia cleidocraniana (AD, *CBFA1/Runx2*, diferenciação de osteoblasto)
        ○ Displasia de ossos da linha média formada por ossificação intramembranosa: crânio, clavículas
    d. Condrodisplasia metafisária de Schmid (colágeno tipo X, ossificação encondral)
        ○ Membros curtos e abaulamento das pernas agravados pela deambulação
    e. Síndrome de Apert (AD, FGFR-2, atividade aumentada de osteoblastos)
        ○ Craniossinostose e sindactilia
    f. Displasia epifisária múltipla [AD, proteína oligomérica de matriz de cartilagem (COMP)]
        ○ Baixa estatura, ossificação epifisária irregular, osteoartrite de início precoce
    g. Pseudoacondroplasia (AD, COMP)
        ○ Baixa estatura, epífises fragmentadas, artrite precoce

Tabela 1.7 Herança de Doenças Ortopédicas Usualmente Testadas

Recessiva Autossômica	Dominante Autossômica	Dominante Ligada ao X	Recessiva Ligada ao X
Osteogênese imperfeita (tipos II e III)	Sindactilia/polidactilia	Raquitismo hipofosfatêmico	Distrofia muscular de Duchenne
Células falciformes	Síndrome de Marfan	Discondrostose de Leri-Weill	Distrofia muscular de Becker
Doença de Gaucher	Acondroplasia		Síndrome de Hunter
Ataxia de Friedreich	Síndrome de Ehlers-Danlos		Hemofilia
Displasia diastrófica	Osteogênese imperfeita (tipos I e IV)		Displasia espondiloepifisária (SED)
Atrofia muscular espinal	Disostose cleidocraniana		
Hipofosfatasia	Exostose múltipla hereditária		
Osteopetrose maligna infantil	Disfasia epifisária múltipla		
	Condrodisplasia metafisária de Schmid e Jansen		
	Displasia de Kniest		
	Hipertermia maligna		
	Osteocondromatose		
	Osteopetrose tardia moderada		

- h. Mucopolissacaridose (armazenamento lisossômico)
    - Síndrome de Hunter (R ligado ao X, excreção de sulfato de dermatano e de sulfato de heparano na urina)
    - Síndrome de Hurler (AR, α-L-iduronidase, excreção de sulfato de dermatano e de sulfato de heparano na urina)
    - Síndrome de Morquio (AR, armazenamento lisossômico, excreção de sulfato de queratan na urina)
- i. Doença de Gaucher (AR, glicocerebrosidase-β, armazenamento lisossômico, armazenamento de lipídios)
    - Acúmulo de cerebrosidase nas células
    - Dor óssea, hepatosplenomegalia
    - Osteopenia, trabéculas *"moth-eaten"* ("roído de traça")
    - Necrose avascular da cabeça do fêmur
    - Deformidade em frasco de Erlenmeyer do fêmur distal
- j. Neurofibromatose [NF; AD, NF1 (cromossomo 17) codifica neurofibromina, um gene supressor de tumor; NF2 (cromossomo 22)]
    - Manchas café com leite, neurofibromas, sardas axilares ou inguinais, glioma óptico, nódulos de Lisch (hamartomas da íris)
    - Escoliose, abaulamento tibial anterolateral e pseudoartrose e tumores ósseos
    - 5-13% de risco (durante a vida) de tumor maligno da bainha de nervo periférico para NF1
- k. Exostoses hereditárias múltiplas [AD, exostose 1 (EXT1) e EXT2/EXT3]
    - **Doença mais agressiva e maior risco de malignidade com EXT1**
- l. Charcot-Marie-Tooth tipo 1 (CMT 1) (AD, cromossomo 1 ou 17, desmielinização)
    - Neuropatia motora e sensorial progressiva
    - Fraqueza dos músculos inervados pelo nervo fibular: tibial anterior e fibular curto; causa deformidade em *cavo varo* nos pés

6. Embriologia
   - Desenvolvimento de membros
       - a. Crista ectodérmica apical (AER)
           - Orienta o crescimento proximal/distal do mesoderma subjacente
           - Orienta a apoptose interdigital
           - A lesão vascular congênita causa ausência transversa completa do membro
       - b. Zona de atividade polarizante (ZPA): parte do mesoderma
           - Gene hedgehog sônico (*Shh*) direciona tanto a padronização anterior-posterior, como a radioulnar (elevada atividade dorsal)
       - c. Outros genes
           - Genes homeobox (*Hox*) em mesoderma orientam anterior-posterior
           - Genes *Wnt* em crista ectodérmica não apical (AER) orientam dorsal-ventral (atividade dorsal mais alta)
   - Desenvolvimento da coluna vertebral
       - a. Somitos: 52 estruturas mesodérmicas pareadas que se desenvolvem em sentido craniocaudal ao redor do notocórdio e do tubo neural
       - b. Camadas de somitos
           - Esclerótomo: forma corpos vertebrais e fibrose do anel (formas de núcleo pulposo do notocórdio)
           - Miótomo: forma músculo
           - Dermátomo: forma pele
       - c. Atividade do gene
           - Genes *Hox* direcionam a somatização

- *Shh* produzido pela notocorda, induz o desenvolvimento dos tecidos circunjacentes, sendo mais ativo ventralmente
- *Wnt* mais ativo dorsalmente (o mesmo que nos membros)

IV. Doença Infecciosa

1. Artrite séptica
   - Pediátrica
     a. Risco mais alto em razão da lentificação do fluxo sanguíneo na metáfise, podendo, então, invadir a articulação
     b. O *Staphilococcus aureus* é o mais comum em todos os grupos etários
     c. Recém-nascido aos 3 meses
        - *S. aureus*, estreptococos do grupo B, *Neisseria gonorrhoeae* e enterobactérias
        - Tratamento: nafcilina, oxacilina ou vancomicina [se houver preocupação quanto ao *S. aureus* resistente à meticilina (MRSA)], com cefalosporina de terceira geração
        - Culturas de sangue geralmente positivas
     d. Crianças
        - *S. aureus, Streptococcus pneumonia*, estreptococos do grupo A e *Haemophilus influenzae*
        - Tratamento: vancomicina e cefalosporina de terceira geração
   - Adolescente/adulto
     a. Risco mais alto com artrite reumatoide, uso de fármacos intravenosos
     b. *S. aureus, N. gonorrhoeae* (se sexualmente ativo), estreptococos, bacilos Gram-negativos
     c. Tratamento: vancomicina com cefalosporina de terceira geração
        - Se o corante de Gram mostrar somente cocos Gram-positivos, substituir cefalosporina por fluoroquinolona
   - Tratamento:
     a. Adequar os antibióticos aos resultados das culturas (sanguínea ou sinovial)
     b. Desbridamento cirúrgico (aberto ou artroscópico) ou aspiração diária
2. Osteomielite hematogênica aguda: da sedimentação vascular
   - Pediátrica
     a. Recém-nascido a 3 meses
        - Mesmas bactérias que para articulação séptica, mas sem *N. gonorrhoeae*
        - Tratamento: mesma cobertura que para articulação séptica e culturas sanguíneas quase sempre positivas
     b. Crianças
        - *S. aureus* e estreptococos do grupo A
        - Tratamento: nafcilina, oxacilina ou vancomicina (cefalosporina de terceira geração só é necessária se houver suspeita de bacilos Gram-negativos)
   - Adulto
     a. *S. aureus* mais comum
     b. Tratamento: nafcilina, oxacilina ou vancomicina
   - **Sequestro: osso necrótico avascular**
   - **Invólucro: osso sadio do periósteo que separa o sequestro**
   - Tratamento
     a. Adequar os antibióticos aos resultados das culturas sanguínea ou de secreções (aspiração ou drenagem)
     b. Desbridamento, se abscesso ou sem melhora com antibióticos

3. Osteomielite direta aguda: de sítio direto de ferimento aberto/fratura/cirurgia
   - S. aureus, Pseudomonas aeruginosa, bacilos Gram-negativos, mas com frequência polimicrobiano em paciente imunocomprometido
   - Tratamento: vancomicina empírica e cefalosporina de terceira geração até recebimento dos resultados da cultura
4. Osteomielite subaguda
   - Diferentemente da osteomielite aguda, não há sinais sistêmicos, sinais locais mínimos e contagem de leucócitos (WBC) e culturas de sangue geralmente normais
   - Abscesso de Brodie: mais frequente em metáfise de fêmur ou tíbia
   - Tratamento: drenagem cirúrgica e antibióticos (geralmente para S. aureus)
5. Osteomielite crônica
   - Geralmente caracterizada por infecção oculta com rubores agudos, resultando de osteomielite aguda não percebida ou tratada inadequadamente
   - Classificação de Cierny
     a. Tipo anatômico
        - Estádio 1: medular
        - Estádio 2: superficial
        - Estádio 3: localizado
        - Estádio 4: difuso
     b. Tipo fisiológico
        - A: hospedeiro normal
        - B: comprometido sistemicamente (Bs), hospedeiro localmente comprometido (Bl)
        - C: para o hospedeiro, o tratamento é pior do que a infecção
   - S. aureus, P. aeruginosa, enterobactérias
   - Tratamento: exige desbridamento profundo e antibióticos intravenosos orientados pelos resultados da cultura (não exige cobertura empírica antes da cultura)
6. Infecções específicas testadas (**Tabela 1.8**)
   - **Osteomielite e artrite séptica na anemia falciforme**
     a. ***Salmonella* mais característica**
     b. ***Staphylococcus* mais comum**
   - Fascite necrosante
     a. Inchaço, dor desproporcional ao exame, crepitação, bolhas, drenagem purulenta, sepse

Tabela 1.8 Exigências de Meio de Cultura para Bactérias Diferentes

Organismo	Meio de Cultura
Staphylococcus aureus	Sangue
Streptococcus	Sangue
Kingella kingae	Sangue
Mycobacterium tuberculosis	Lowenstein Jensen
Mycobacterium avium	Lowenstein Jensen ou Middlebrook
Neisseria	Thayer-Martin
Escherichia coli	Luria Bertani
Haemophilus	Sangue
Actinobacillus	Sangue
Cardiobacterium	Sangue
Eikenella	Sangue
Propionibacterium acnes	Sangue (estendido, 14-21 dias)

b. O diabetes é o fator de risco mais comum, mas metade dos casos ocorre em pacientes sadios

  c. Mais comumente polimicrobiana

  d. Estreptococos hemolíticos-β do Grupo A mais comuns, em pacientes de outra forma sadios

  e. Tratamento: desbridamento de volta ao tecido sadio, antibióticos, reanimação

- Mordidas

  a. Mordida humana associada ao *Eikenella corrodens*

  b. Mordida de gato associada ao *Pasteurella multocida*
  - Arranhadura do gato por *Bartonella henselae*, associada à adenopatia epitroclear

  c. Mordida do carrapato (*Ixodes dammini* ou *Ixodes pacificus*) associada ao *Borrelia burgdorferi* na doença de Lyme

- Raiva: saliva de animais raivosos

  a. Tratamento: infiltrar imunoglobulina ao redor da mordida com o restante injetado via intramuscular (IM) e vacina IM (5 doses durante 4 semanas)

  b. Mordida de cão ou gato sadios: observar o animal por 10 dias e se surgirem sintomas, iniciar tratamento

  c. Mordida de cão ou gato com suspeita de raiva: iniciar tratamento

  d. Mordidas de animais selvagens associados à raiva (morcegos, guaxinins, raposas): iniciar tratamento

- Ferimentos perfurantes no pé (por meio de grude no sapato): *P. aeruginosa*
- Uso de medicamentos intravenosos: MRSA, *P. aeruginosa*
- Diálise renal: *S. aureus*
- Exposição marinha: água de marisco e de salmão associada a *Vibrio vulnificus*, tratar com cefalosporina de terceira geração; também *Mycobacterium marinum*
- Malignidade intestinal e hematológica: associada à infecção por *Clostridium septicum*
- Cuidados de saúde relacionados com a exposição por agulha contaminada

  a. HIV: risco de 0,3%

  b. Hepatite C: risco de 3%

  c. Hepatite B: risco de 30%

7. Profilaxia antibiótica

- Profilaxia perioperatória (controversa)

  a. Prática geral: fornecer cobertura de 24 horas em pacientes com implantes, enxerto ósseo ou dissecção extensa

  b. Sem evidência de apoio ao uso além da primeira dose pré-operatória

- Profilaxia dentária após artroplastia articular total (também controversa)

  a. Recomendações prévias:
  - 2 g de amoxicilina ou cefalexina 1 hora antes do procedimento
  - Se alergia à penicilina, 600 mg de clindamicina
  - Nos primeiros 2 anos após a cirurgia para todos os pacientes
  - Vitalícia, se paciente imunocomprometido ou suscetível, incluindo artropatia inflamatória, diabetes e infecção articular anterior

  b. Recomendações atuais da American Academy of Orthopaedic Surgeons/American Dental Association (AAOS/ADA)
  - Considerar mudança da profilaxia dentária (potência: limitada)
  - Manter boa higiene oral (potência: consenso)

- Fraturas abertas

a. Tratamentos indicados: profilaxia antibiótica imediata e desbridamento cirúrgico adequado precoce (prazo não definido)
   b. **Classificação de Gustilo e Anderson**
      - **Graus I e II: cefalosporina de primeira geração**
      - **Grau III: adicionar aminoglicosídeo (embora sem literatura)**
      - **Contaminação fecal ou em área rural: adicionar penicilina**
   c. Vacina contra tétano se 3 ou mais vacinas no passado (séries completas), mas a última dose há mais de 3 anos. Vacina de tétano e imunoglobulina se menos de 3 doses no passado (séries incompletas)
   d. Sem evidência para o uso de antibióticos em solução de irrigação ou lavagem pulsátil de alta pressão
- Pós-esplenectomia
   a. Vacinas: pneumocócica, meningocócica grupo C e *H. influenzae* tipo B
   b. Profilaxia antibiótica vitalícia (controversa)
8. Antibiótico específico (mecanismo de ação, cobertura, complicações)
   - Penicilinas (penicilina, ampicilina, nafcilina, piperacilina)
      a. Bactericidas, inibem a transpeptidase envolvida na síntese da parede celular
      b. Tratamento: cobertura para Gram-positivos (piperacilina para Gram-negativos)
      c. Complicações: reação de hipersensibilidade, anemia hemolítica
      d. Resistência: gene *mecA*, encontrado em MRSA, fornece resistência aos antibióticos β-lactâmicos
   - Cefalosporinas
      a. Mesmo mecanismo e reação alérgica das penicilinas
      b. Primeira geração (cefazolina, cefalexina): Gram-positiva
      c. Segunda geração (cefoxitina): mais Gram-negativa
      d. Terceira geração (ceftriaxona, cefepima): Gram-negativa, menos Gram-positiva
   - Vancomicina
      a. Bactericida/bacteriostática, inibe a síntese da parede celular (ligação cruzada)
      b. Tratamento: Gram-positivo, MRSA, *Clostridium difficile*
      c. Complicações: síndrome do homem vermelho, ototoxicidade, nefrotoxicidade
      d. Quando misturada com polimetilmetacrilato, o volume máximo é de 5% por peso ou 2 g em 40 g de cimento antes de afetar as propriedades mecânicas do cimento
   - Aminoglicosídeos (gentamicina, tobramicina)
      a. Bactericidas, aderem irreversivelmente ao ribossomo (subunidade 30 s)
      b. Tratamento: Gram-negativo e polimicrobiano
      c. Complicações: ototoxicidade (auditiva e vestibular), nefrotoxicidade
   - Tetraciclinas (tetraciclina, doxiciclina, minociclina)
      a. Bacteriostáticas, bloqueiam RNA de transferência (tRNA) do ribossomo (subunidade 30 s)
      b. Tratamento: *Rickettsia, Micoplasma*, doença de Lyme
      c. Complicações: hepatotoxicidade, impedem o crescimento, descoloração dos dentes
   - Macrolídeos (eritromicina, azitromicina, claritromicina)
      a. Bacteriostáticos: adesão reversível ao ribossomo (subunidade 50 s)
      b. Tratamento: Gram-positivo
      c. Complicações: ototoxicidade
   - Clindamicina
      a. Bacteriostática, adere ao ribossomo (subunidade 50 s)
      b. Tratamento: Gram-positivo

c. Classe separada dos macrolídeos, mas com alguma resistência cruzada, determinada por teste de zona-D (o teste positivo denota resistência à eritromicina e resistência induzível à clindomicina)
- Linezolida
  a. Bactericida/bacteriostático, adere ao ribossomo [RNA ribossômico 23S (rRNA) de subunidade 50s]
  b. Tratamento: Gram-positivo resistente
  c. Complicações: inibidor da monoamina-oxidase (MAOI) e pode induzir a síndrome da serotonina: tratada com benzodiazepinas
- Fluoroquinolonas (ciprofloxacina, levofloxacina)
  a. Bactericidas, inibem a girase de DNA, inibindo o desenrolamento do DNA para permitir a replicação
  b. Tratamento: Gram-negativo, alguns Gram-positivos
  c. Equivalente em formulações intravenosas e orais
  d. Complicações: risco de ruptura de tendões, preocupação quanto à erosão de cartilagem em pacientes pediátricos, tóxico para condrócitos em modelo animal
- Rifampina
  a. Bactericida, inibe a polimerase de RNA, transcrição de RNA
  b. Tratamento: para estafilococos e tuberculose
  c. Complicações: hepatotoxicidade
  d. A estrutura lipofílica permite alta penetração celular, efetiva em conjunto com outros antibióticos
  e. Desenvolvimento rápido da resistência, quando usado isoladamente
  f. Usado com frequência para *S. aureus* em conjunto com outro antibiótico na presença de equipamento
- Trimetoprim/sulfametoxazol
  a. Bacteriostático, inibe o metabolismo do folato
  b. Tratamento: flora urinária, Gram-negativos, MRSA
  c. Complicações: anemia, trombocitopenia
- Bacitracina
  a. Bactericida
  b. Tratamento: bactérias Gram-positivas, especialmente *S. aureus*
  c. Somente uso tópico, sistemicamente tóxico
9. Mecanismos de resistência antibiótica
- A betalactamase hidrolisa betalactâmicos (resistência à penicilina, ampicilina)
- A mutação *mecA* altera a proteína alvo de adesão à penicilina (PBPa) para ter baixa afinidade com penicilinas (resistência de MRSA a todas as penicilinas)
- Permeabilidade alterada da parede celular (tetraciclinas, quinolonas, trimetoprim, penicilinas)
- Bombas de efluxo (eritromicina e tetraciclina)
- Subunidades de peptidoglicanos alteradas (vancomicina)

V. Complicações Perioperatórias

1. Trombose venosa profunda (DVT)/embolia pulmonar (PE)
- Mecanismo
  a. Tríade de Virchow – estado de hipercoagulação, estase venosa, lesão endotelial – aumenta o risco de episódios tromboembólicos
  b. Tromboplastina liberada após dano às paredes dos vasos endoteliais; ativa a via extrínseca de coagulação, o fator VII, levando, por fim, à conversão de fibrinogênio para fibrina e formação de coágulos

- c. Fatores de risco: DVT/PE prévias, estados de hipercoagulabilidade (fator V de Leiden, mutação do gene da protrombina, deficiência da proteína C/S, deficiência da antitrombina III (ATIII), anticorpos de fosfolipídios: anticoagulante de lúpus, câncer, níveis elevados de homocisteína)
- Profilaxia
  - a. Recomendações da AAOS 2013 para artroplastia total da articulação
    - Ultrassonografia pós-operatória para triagem de DVT não é recomendada
    - Suspender medicamentos antiplaquetários antes da cirurgia
    - Agentes farmacológicos ou dispositivos de compressão mecânica deverão ser usados rotineiramente
    - Não há recomendação específica contra ou a favor de agentes farmacológicos específicos
    - Pacientes com episódio tromboembólico anterior deverão receber profilaxia tanto farmacológica quanto mecânica
    - Pacientes com transtorno de sangramento ou doença hepática ativa deverão receber profilaxia mecânica
    - Mobilização precoce
    - Sem evidência clara para filtros da veia cava inferior (IVC) em pacientes com contraindicação para profilaxia farmacológica
  - b. Recomendações do American College of Chest Physicians em 2012
    - Para artropatia total da articulação, heparina, heparina de baixo peso molecular (LMWH), fondaparinux, apixabana, dabigratana, rivaroxabana, Coumadin, aspirina ou dispositivo de compressão mecânica
    - Para cirurgia para fratura de quadril, heparina, LMWH, fondaparinux, Coumadin, aspirina ou dispositivo de compressão mecânica
    - A LMWH deverá ser suspensa 12 horas antes da cirurgia e iniciada 12 horas após
    - A LMWH é o agente farmacológico preferido [THA e artroplastia total do joelho (TKA)]
    - A profilaxia deverá ser conduzida por 35 dias após a cirurgia
    - Para o paciente internado, recomenda-se um agente farmacológico e um dispositivo mecânico
    - Para pacientes com alto risco de sangramento, recomenda-se somente o dispositivo mecânico ou nenhuma profilaxia
    - Para lesões distais ao joelho e artroplastia do joelho não se recomenda profilaxia farmacológica
    - Da mesma forma que para a AAOS, o filtro para IVC não será necessário se houver contraindicações para profilaxia farmacológica, e não há papel para a triagem de rotina para DVT
  - c. Só profilaxia farmacológica: risco de sangramento de grande porte se sangramento GI recente, derrame hemorrágico recente ou transtorno de sangramento
- Anticoagulantes específicos **(Fig. 1.10)**
  - a. Coumadin (warfarina)
    - Não inibe diretamente a vitamina K, que atua como cofator na carboxilação de fatores de coagulação
    - Atua inibindo a vitamina K 2,3-epóxido-redutase, enzima que reduz o epóxido de vitamina K oxidado em hidroquinona de vitamina K ativa
    - Afeta os fatores de coagulação dependentes de vitamina K (II, VII, IX, X, proteína C e S). Mnemônico: 2 (II) + 7 (VII) = 9 (IX) mais um = 10 (X)
    - Se houver deficiência de proteína C ou S, haverá hipercoagulabilidade temporária com o início do tratamento
    - **Necrose de pele induzida por warfarina: redução rápida em proteína C causa estado de hipercoagulabilidade com trombos de fibrina se formando em vasos cutâneos**
    - Vitamina K dada para reverter ação de Coumadin

Fig. 1.10 A cascata normal de coagulação com vias intrínsecas e extrínsecas.

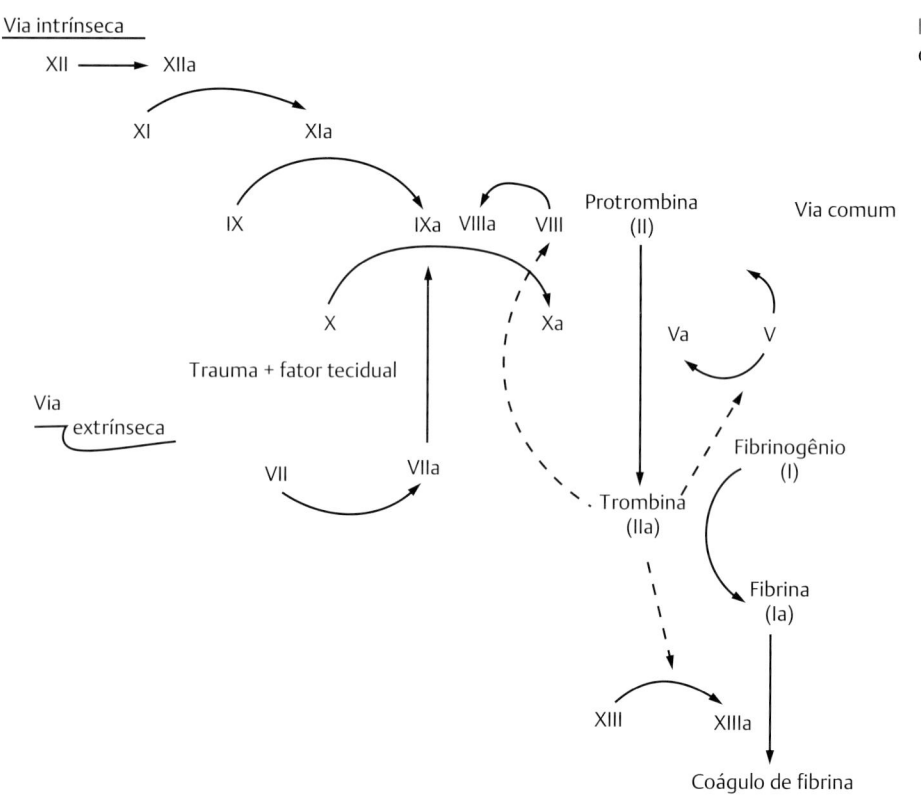

   b. Heparina
      - Aumenta a atividade da antitrombina III, que, então, inibe o fator Xa (primariamente) e IIa
      - LMWH (enoxaparina): risco aumentado (semelhante ao do Coumadin) de hematoma pós-operatório, hematoma retroperineal e complicações do ferimento, em comparação com aspirina, clopidogrel ou dispositivos de compressão mecânica
      - **Protamina: neutraliza heparina/LMWH, formando composto estável**
   c. Fondaparinux (Arixtra): mecanismo similar ao da heparina, mas complexo com antitrombina III visa, especificamente, Xa
   d. Rivaroxabana (Xarelto): inibidor direto do fator Xa, sem antídoto
   e. Aspirina
      - Inibição irreversível da formação de tromboxano A_2, levando à agregação reduzida de plaquetas
   f. Gingko e ginseng inibem as plaquetas, aumentando o sangramento e o hematoma pós-operatórios
   g. Hirudina: inibe a trombina
- Exame minucioso de embolia pulmonar
   a. Sintomas: dor na panturrilha, febre, taquipneia, taquicardia (sintoma mais comum)
   b. Sinais: Hipóxia ($Pao_2 < 80$ mmHg), hipocapnia ($Paco_2 < 35$ mmHg), gradiente A-a elevado (> 20 mmHg). Oximetria de pulso não confiável comparada com valores de gases do sangue arterial, pois a hiperventilação pode manter os valores de oximetria de pulso normais
   c. Ultrassonografia venosa duplex: é o teste mais sensível e específico para DVT

d. Tomografia computadorizada (CT) helicoidal do tórax: estudo de primeira linha de investigação por imagens para identificação de PE
- Dispositivos de compressão pneumática
   a. **Aumentam o fluxo sanguíneo venoso, reduzem a conformidade venosa**
   b. **Reforçam a fibrinólise derivada do endotélio**
2. Embolia gordurosa
   - A gordura embólica da medula danifica o endotélio dos leitos capilares dos pulmões
   - Fatores de risco: fratura de ossos longos, osteossíntese intramedular, artroplastia de quadril e de joelho, guias intramedulares de alinhamento de corte para artroplastia, pressurização de canal femoral com cimento
   - Sinais: taquicardia, taquipneia, hipoxemia, estado mental alterado, petéquias axilares e subconjuntivais, insuficiência respiratória, síndrome da angústia respiratória aguda (ARDS)
   - Investigação por imagens: angiografia por CT normal
   - Tratamento: de suporte
   - Prevenção: estabilização precoce da fratura
3. Cicatrização de ferimento (Capítulo 10)
   - Sistema de graduação de Wagner para úlceras diabéticas dos pés
      a. Grau 0: pele intacta
      b. Grau 1: úlcera superficial
      c. Grau 2: úlcera profunda com ligamentos expostos, tendão, cápsula ou fáscia profunda sem abscesso ou osteomielite
      d. Grau 3: úlcera profunda com abscesso ou osteomielite
      e. Grau 4: gangrena localizada
      f. Grau 5: gangrena extensa
   - Prognosticadores negativos de cicatrização:
      a. Oxigênio transcutâneo < 30-40 mmHg
      b. Índice braquial do tornozelo < 0,5
      c. Albumina < 3 g/dL
      d. Contagem total de linfócitos, < 1.500/mm^3
   - Terapia hiperbárica com oxigênio
      a. Gradiente de oxigênio aumentado para maior difusão
      b. Para tratamento adjunto de gangrena gasosa, lesão por esmagamento, síndrome do compartimento, fascite necrosante, osteomielite crônica, queimaduras e enxertos
      c. Contraindicações: pneumotórax, quimioterapia ou radioterapia em andamento, bleomicina, doença pulmonar obstrutiva crônica e dispositivos médicos implantados e sensíveis à pressão (p. ex., bomba de insulina, marca-passo)

VI. Anestesia/Controle da Dor

1. Questões/Complicações de Anestesia
   - O óxido nitroso, usado como agente de indução, cruza do sangue para o intestino e causa distensão abdominal gasosa
      a. Deverá ser evitado em casos que exijam fluoroscopia da coluna lombar ou da pelve
2. Anestésicos locais: bloqueiam a fase de despolarização de potenciais de ação neuronal
      a. Amidas (lidocaína/Xilocaína, bupivacaína/Marcaína™)
      b. Ésteres (procaína/Novocaína, aminobenzoato de etila/Benzocaína)
   - Infusões intra-articulares de lidocaína têm sido relacionadas com a ocorrência de condrólise, especialmente no ombro

- Bloqueio interescalênico: visa o plexo braquial entre os músculos escalenos anterior e médio
    a. A complicação mais comum é a neuropatia sensorial
- Bloqueio supraclavicular: visa o plexo braquial superior à clavícula
    a. As complicações incluem pneumotórax
3. Narcóticos
    - Em pacientes obesos, os narcóticos intravenosos deverão ser dosados pelo peso corporal ideal e não pelo peso corporal real para dosagem segura e apropriada
4. Drogas anti-inflamatórias não esteroidais (NSAIDs) (**Fig. 1.11**)
    - Inibem a ciclo-oxigenase-1 expressa constitutivamente (COX-1) e a COX-2 induzível
        a. Tanto COX-1 quanto COX-2 convertem ácido araquidônico em prostaglandinas
        b. COX-1 expressa como gene de manutenção por todo o corpo:
            ○ Proteção da mucosa gástrica
            ○ Vasodilatação de arteríolas renais aferentes
            ○ Agregação de plaquetas
        c. COX-2 não expressa na maioria das células, mas elevada em casos de inflamação
    - Indicações: dor, febre, ossificação heterotópica
    - Contraindicações: doença renal, úlceras gástricas, insuficiência cardíaca congestiva
    - Tipos:
        a. Inibidores de COX (ibuprofeno, naproxeno)
            ○ Inibição reversível de COX-1 e COX-2
        b. Aspirina
            ○ Inibição irreversível de COX (corrente ascendente de tromboxano A_2)
        c. Inibidores seletivos de COX-2 (celecoxibe/Celebrex)
            ○ Poupa a atividade de COX-1 no estômago, rins e plaquetas
            ○ Preocupação específica para toxicidade cardíaca
    - Complicações:
        a. Insuficiência renal, úlceras gástricas, inibição de plaquetas, exacerbação da insuficiência cardíaca congestiva
        b. **O sangramento gástrico é uma questão especial por causa da combinação de aumento de úlceras gástricas e redução da atividade plaquetária**
        c. A regulação descendente de COX-2 em camundongos mostrou atrasar a ossificação endocondral de cicatrização da fratura, mas não há estudos de conformidade em seres humanos
        d. **Aumenta o risco de não união em fusão espinal posterior**
5. Acetaminofen (**Fig. 1.10**)
    - Inibe a produção de prostaglandina E_2 por meio da IL-1β, sem efeito sobre a ciclo-oxigenase
6. **Corticosteroides (Fig. 1.10)**
    - Inibem a fosfolipase A_2 ao inibir a formação de ácido araquidônico (atuam à montante dos NSAIDs)
    - Induzem a osteoporose ao inibirem os osteoblastos, ativarem os osteoclastos e causarem hiperparatireoidismo secundário
    - **Complicações das injeções: dor, sangramento, rubor local, alterações na pigmentação da pele, atrofia adiposa, rubor facial, açúcares elevados no sangue**
7. Iontoforese: a corrente direta guia íons e medicamentos para dentro dos tecidos profundos

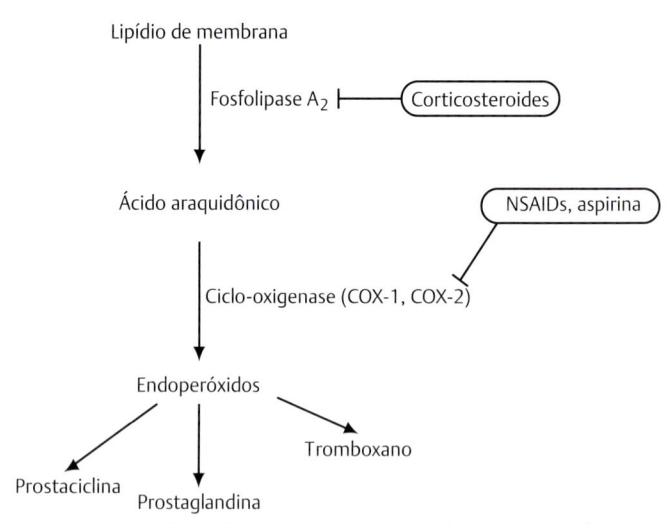

Fig. 1.11 A via de ácido araquidônico com o sítio de efeitos de corticosteroides e de medicamentos anti-inflamatórios não esteroidais. NSAID, fármaco anti-inflamatório não esteroidal.

VII. Investigações por Imagens

1. Medicina nuclear
   - Varredura óssea com fosfato de Tecnécio-99m: inicialmente no sangue e depois depositado no osso
     a. Primeira fase: imediata; fluxo sanguíneo no sistema arterial
     b. Segunda fase: 30 minutos, acúmulo de sangue, distribuição na vasculatura
     c. Terceira fase: 4 horas, acúmulo no osso
     d. Detecta infecção, fraturas ocultas, tumor, enfraquecimento da artroplastia, necrose avascular
   - Varredura óssea direcionada para leucócitos (índio-111 ou tecnécio-99m)
     a. Detecta infecções
2. Investigação por imagens de ressonância magnética (MRI)
   - **Ponderada em T1**
     a. A gordura aparece brilhante
     b. Elevada proporção sinal:ruído; boa para definição anatômica
   - **Ponderada em T2**
     a. A água é brilhante (líquido cefalorraquidiano, sangue, tumor de partes moles)
     b. O melhor contraste para a patologia (edema)
   - Contraste com gadolínio
     a. Realça o edema em imagens ponderadas em T1
   - Potência do campo
     a. 3.0 tesla (T) tem 9 vezes a potência de campo de uma máquina ponderada em T1,5
     b. A potência mais alta do campo leva à maior proporção sinal:ruído
     c. 3,0 T não faz diferença em sensibilidade ou especificidade para lacerações do ligamento cruzado anterior (ACL) ou do menisco em comparação com 1,5 T

VIII. Estudos Clínicos

1. Tipos de estudos
   - Estudo clínico randomizado e controlado (RCT): os indivíduos são divididos aleatoriamente em grupos de controle e experimental; reduz o viés de seleção, reduz os confundidores e permite que o estudo seja mascarado (cego)
     a. RCT duplo-cego: paciente e médico/avaliador cegos para o grupo de tratamento; para estudo cirúrgico precisaria de cirurgia simulada
   - Estudo de caso-controle: indivíduos e controles são selecionados com base em serem ou não portadores de doença e os fatores de risco são examinados retrospectivamente; produz estatísticas por razão de possibilidades (OR)
   - Estudo de coortes: acompanha os sujeitos (prospectiva ou retrospectivamente) após episódio especial; produz estatísticas de risco relativo (RR)
   - Série de casos: revisão retrospectiva de resultados de uma série de pacientes com uma doença ou quadro especiais
2. Tipos de viés
   - Cruzado: pacientes de um braço de tratamento mudam para o outro braço de tratamento sendo testado
   - Período de intervalo: tempo entre duas terapias em um estudo cruzado permitem que a primeira terapia "esfrie"
   - Reconvocação: probabilidade diferente de testar sujeitos em exposições de reconvocação
   - Detecção: atenção mais cuidadosa aos resultados em um grupo, comparado com outros grupos de tratamento
   - Seleção: em decorrência de seleção não apropriada de sujeitos nos grupos de tratamento, deve ser evitada por RCT

3. Níveis de evidência
   - **Nível 1: RCT de alta qualidade; metanálise**
   - **Nível 2: RCTs com menos qualidade: RCTs desmascarados, inadequadamente randomizados, com acompanhamento inferior a 80%; estudos prospectivos de coortes (com exposição ou tratamento iniciando-se após o início do estudo)**
   - **Nível 3: estudos retrospectivos de coortes e de caso-controle**
   - **Nível 4: série de casos**
   - **Nível 5: relatórios de caso, opinião de especialistas, evidência anedótica**
4. Outros fatores
   - Força: importante para assegurar que o estudo tenha pacientes suficientes para ser clinicamente relevante e detectar diferenças estatisticamente significativas em resultados
   - Intenção de tratar: análise de resultados com base em randomização ou designação original; elimina o viés de cruzamento, porém, é mais difícil demonstrar uma diferença entre grupos
   - Critérios de inclusão/exclusão
     a. Critérios estritos: mais homogêneo, porém, menos generalizável
     b. Critérios menos rigorosos: menos homogêneo, porém, mais generalizável

2

Oncologia e Patologia Musculoesquelética

Amanda Fantry ▪ *Alan Schiller* ▪ *Robin N. Kamal* ▪ *Richard M. Terek*

I. Avaliação e Estadiamento

A. Avaliação de Lesões Ósseas (Fig. 2.1)

1. A biópsia deverá ser realizada pelo cirurgião encarregado do tratamento, no centro do sarcoma
2. A razão comum para o encaminhamento ao oncologista ortopédico é a excisão incompleta de um sarcoma não conhecido. Lesões suspeitas deverão sempre ser encaminhadas a um cirurgião, em um centro oncológico
3. Independentemente de ser uma lesão primária conhecida, uma lesão nova sem diagnóstico prévio de doença óssea metastática deverá ser submetida à biópsia

B. Avaliação de Sarcomas de Partes Moles

Consultar a seção sobre Tumores de Partes Moles, a seguir

C. Estadiamento

Estágio é o fator prognóstico mais importante para a sobrevida

1. Estadiamento de Enneking para tumores ósseos malignos (**Tabela 2.1**)
2. Estadiamento de Enneking para tumores ósseos benignos
    - Estágio 1: latente [fibroma não ossificante (NOF), encondroma]
    - Estágio 2: ativo [cisto ósseo aneurismático (ABC)/cisto ósseo unicameral (UBC), condroblastoma]
    - Estádio 3: agressivo (tumor ósseo de células gigantes)
3. Estadiamento do American Joint Committee on Cancer (AJCC) para tumores ósseos malignos (**Tabela 2.2**)
    - O estádio é o fator prognóstico mais importante para a sobrevida
    - A presença ou ausência de doença metastática tem impacto mais significativo na sobrevida a longo prazo de um sarcoma ósseo primário
4. Estadiamento do AJCC para sarcomas de partes moles (**Tabela 2.3**)

D. Tratamento

1. A meta é remover a lesão com risco mínimo de recorrência

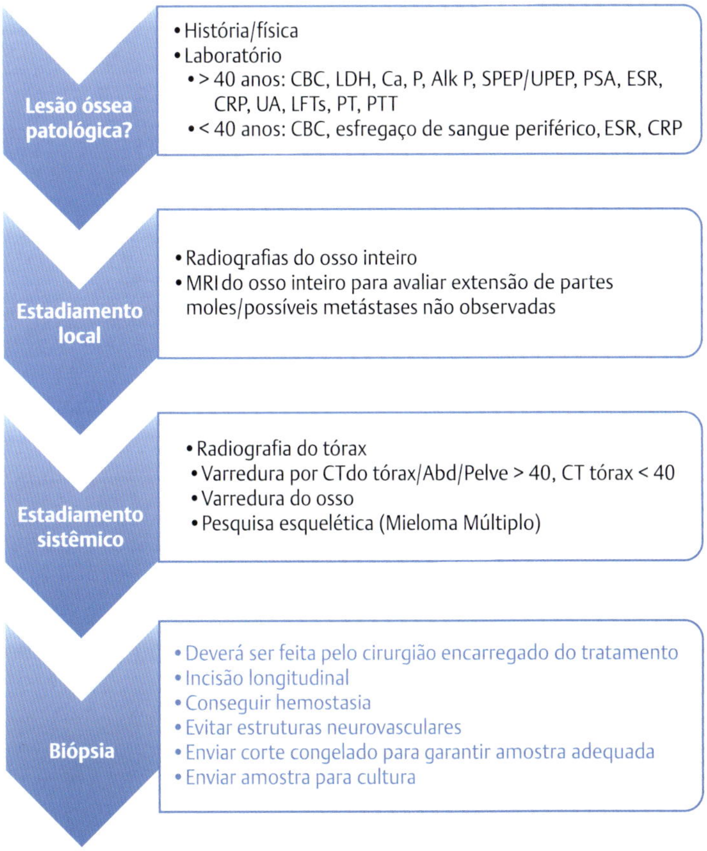

Lesão óssea patológica?
- História/física
- Laboratório
  - > 40 anos: CBC, LDH, Ca, P, Alk P, SPEP/UPEP, PSA, ESR, CRP, UA, LFTs, PT, PTT
  - < 40 anos: CBC, esfregaço de sangue periférico, ESR, CRP

Estadiamento local
- Radiografias do osso inteiro
- MRI do osso inteiro para avaliar extensão de partes moles/possíveis metástases não observadas

Estadiamento sistêmico
- Radiografia do tórax
- Varredura por CT do tórax/Abd/Pelve > 40, CT tórax < 40
- Varredura do osso
- Pesquisa esquelética (Mieloma Múltiplo)

Biópsia
- Deverá ser feita pelo cirurgião encarregado do tratamento
- Incisão longitudinal
- Conseguir hemostasia
- Evitar estruturas neurovasculares
- Enviar corte congelado para garantir amostra adequada
- Enviar amostra para cultura

Fig. 2.1 Exame minucioso de lesão óssea. Abd, abdome; Alk P, fosfatase alcalina; Ca, cálcio; CBC, hemograma completo; CRP, proteína C-reativa; CT, tomografia computadorizada; ESR, velocidade de hemossedimentação; LDH, lactato desidrogenase; LFT, teste de função hepática; MRI, investigação por imagens de ressonância magnética; P, fósforo; PSA, antígeno prostático específico; PT, tempo de protrombina; PTT, tempo de tromboplastina parcial; SPEP, eletroforese proteica do soro; UA, urinálise; UPEP, eletroforese proteica da urina.

Tabela 2.1 Sistema de Enneking para Estadiar Tumores Ósseos Malignos

Estádio	Descrição
IA	Baixo grau, intracompartimental (sem envolvimento de partes moles)
IB	Baixo grau, extracompartimental (penetração do córtex)
IIA	Alto grau, intracompartimental
IIB	Alto grau, extracompartimental
IIIA	Metástase, intracompartimental
IIIB	Metástase, extracompartimental

Obs.: Baixo grau: bem ou moderadamente diferenciado. Alto grau: mal diferenciado.

- Controle local *versus* amputação: devem ser iguais em resultados e o membro remanescente deve ser funcional
- Critérios para amputação:
    a. Impossibilidade de se obter margem cirúrgica adequada
    b. Morbidade inaceitavelmente alta
    c. Membro resultante não funcional
    d. Crescimento contínuo do tumor
    e. O tumor envolve os principais feixes neurovasculares (relativo)
        - O envolvimento do nervo ciático não precisa de amputação, pois a paralisia equilibrada pode ser tratada com órteses

2. Margens cirúrgicas (**Fig. 2.2**)
    - Intralesional: dentro do tumor
    - Marginal: através da zona reativa ao redor do tumor
    - Ampla: manguito de tecido normal ao redor
    - Radical: remoção do compartimento por inteiro
3. Terapia adjuvante
    - Quimioterapia: com múltiplos agentes para sarcoma osteogênico e sarcoma de Ewing com sobrevida melhorada e salvamento do membro
        a. Mecanismo de quimioterapia: indução de apoptose
        b. Para ambos os sarcomas osteogênico e de Ewing, quimioterapia pré-operatória seguida por reestadiamento, cirurgia e, então, quimioterapia adicional
        c. A quimioterapia é controversa para sarcomas de partes moles
        d. Agentes comuns de quimioterapia (**Tabela 2.4**)
    - Radiação: usada para sarcoma de Ewing, linfoma, mieloma, doença metastática dos ossos e sarcoma de partes moles
        a. Riscos e benefícios da radiação pré-operatória *versus* pós-operatória para sarcoma

Tabela 2.2 Sistema do American Joint Committee on Cancer (AJCC) para Estadiar Tumores Ósseos Malignos

Estádio	Descrição
IA	Baixo grau, < 8 cm
IB	Baixo grau, > 8 cm
IIA	Alto grau, < 8 cm
IIB	Alto grau, > 8 cm
III	Tumor descontínuo: lesões perdidas (qualquer grau)
IVA	Metástase para os pulmões (qualquer grau)
IVB	Metástase para linfonodos regionais, ou para outro sítio distante (qualquer grau)

Obs.: Baixo grau: bem ou moderadamente diferenciado. Alto grau: mal diferenciado.

Tabela 2.3 Sistema do American Joint Committee on Cancer (AJCC) para Estadiar Sarcomas de Partes Moles

Estádio	Descrição
IA	Baixo grau, < 5 cm
IB	Baixo grau, > 5 cm
IIA	Alto grau, < 5 cm
IIB	Alto grau, > 5 cm
III	Metástase para linfonodos regionais (qualquer grau)
IV	Metástase distante (qualquer grau)

Obs.: Os tumores são estadiados como T1 (< 5 cm na dimensão maior) ou T2 (> 5 cm na dimensão maior). O tumor é ainda qualificado como T1a/T2a (tumor superficial) ou T1b/T2b (tumor subfascial).

- Radiação pré-operatória
  - Benefícios: exige dose menor que a pós-operatória (50 Gy), edema ao redor diminuído, formação de cápsula ao redor do tumor
  - Riscos: cicatrização retardada do ferimento, complicações do ferimento (30%), infecção
- Radiação pós-operatória
  - Riscos: fibrose, fraturas, rigidez articular, complicações na cicatrização da ferida, necessidade de dose mais alta de radiação (66 Gy) para campos de tratamento mais amplos
b. Fatores de risco para fratura patológica após radioterapia: sexo feminino, dose mais alta de radiação (> 60 Gy), idade > 60 anos, ordenha periosteal durante a excisão do tumor

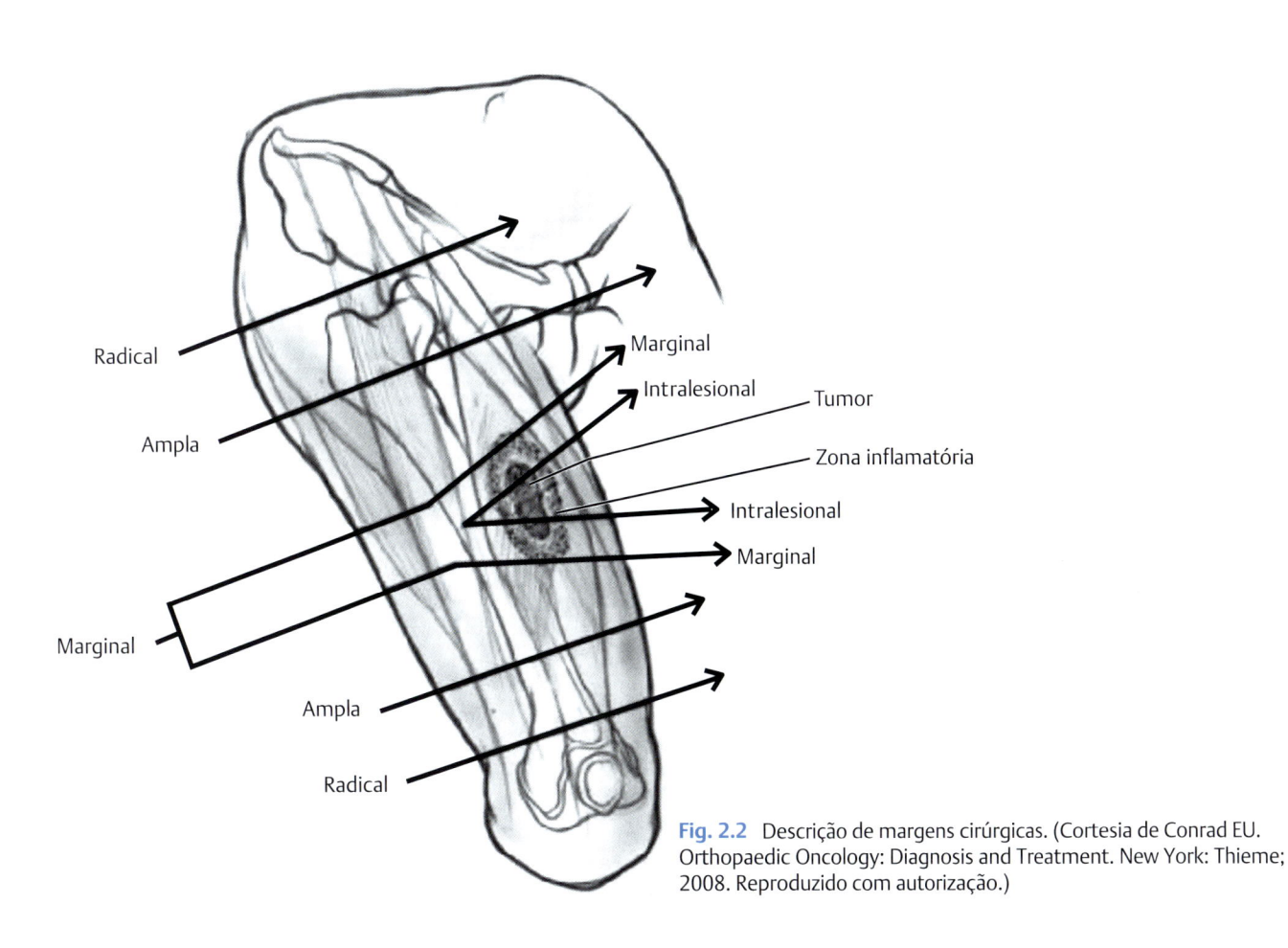

Fig. 2.2 Descrição de margens cirúrgicas. (Cortesia de Conrad EU. Orthopaedic Oncology: Diagnosis and Treatment. New York: Thieme; 2008. Reproduzido com autorização.)

Tabela 2.4 Agentes Quimioterápicos Comuns

Fármaco	Mecanismo de Ação	Toxicidade	Tumor
Adriamicina/doxorrubicina	Bloqueia a síntese de DNA/RNA ao inibir a topoisomerase II	Cardiotoxicidade	Sarcoma osteogênico
Cisplatina	Ligação cruzada de DNA; interrompe a ligação covalente	Nefrotoxicidade, ototoxicidade, neurotoxicidade	Sarcoma osteogênico
Metotrexato	Inibe a di-hidrofolato redutase	Estomatite ulcerativa, leucopenia, cistite	Sarcoma osteogênico
Ifosfamida	Agente alquilante de DNA	Nefrotoxicidade, encefalopatia	Sarcoma osteogênico e sarcoma de Ewing
Vincristina	Alquiloide de vinca; rompe a montagem de microtúbulos	Neuropatia periférica	Sarcoma de Ewing
Etoposida	Inibidor da topoisomerase II	Supressão da medula óssea	Sarcoma de Ewing
Ciclofosfamida	Agente alquilante de DNA	Mielossupressão, cistite hemorrágica	Sarcoma de Ewing
Actinomicina	Inibidor de transcrição	Supressão de medula óssea	Sarcoma de Ewing

c. O sarcoma associado à radiação ocorre, usualmente, mais de 5 anos após a terapia no campo do tratamento com radiação, com histologia diferente daquela da lesão inicial

E. Translocações Cromossômicas (Tabela 2.5)

Tabela 2.5 Translocações Cromossômicas Tumorais Comuns

Tumor	Translocação/Gene
Sarcoma de Ewing	t(11:22); *EWS, FLI1*
Sarcoma de células claras	t(12:22); *EWS, ATF1*
Lipossarcoma mixoide	t(12:16); *CHOP, TLS*
Rabdomiossarcoma alveolar	t(2:13); *PAX3*
Sarcoma sinovial	t(X:18); *SYT, SSX*
Cisto ósseo aneurismático	*USP6*

II. Osso

A. Tumores Benignos Produtores de Osso

1. Osteoma osteoide (**Figs. 2.3, 2.4 e 2.5**)

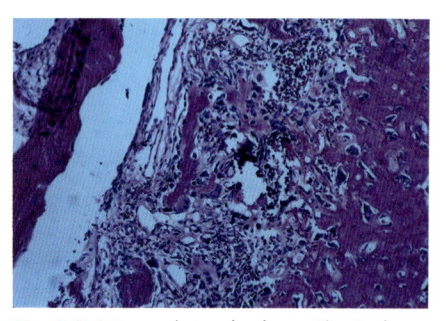

Fig. 2.3 Microscópica de alta potência do *nidus* mostrando atividade osteoblástica com vaso sanguíneo e células gigantes ocasionais. (Cortesia de Conrad, EU Orthopaedic Oncology: Diagnosis and Treatment. New York: Thieme: 2008. Reproduzido com autorização.)

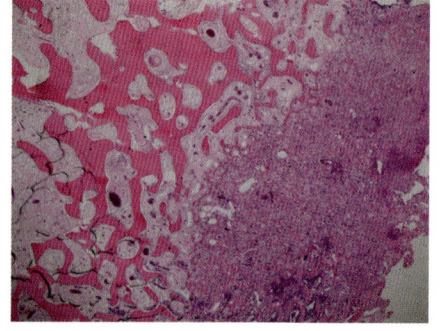

Fig. 2.4 Osteoma osteoide. Microscópica de baixa potência com o *nidus* (*direita*) e o osso reativo e resíduos do córtex (*esquerda*).

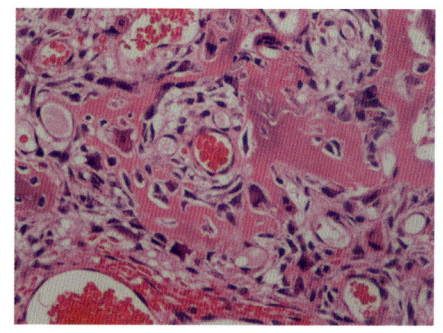

Fig. 2.5 Em microscopia de alta potência, o *nidus* apresenta padrão desorganizado de osso tecido com borda osteoblástica proeminente ou paliçada e estroma fibrovascular benigno. Presença de vários osteoclastos grandes.

- Demografia: pacientes jovens (5-30 anos), proporção homem:mulher = 2:1
- Apresentação: dor crescente, piora à noite
- Dores aliviadas com drogas anti-inflamatórias não esteroidais (NSAIDs)/aspirina
- **O tumor libera prostaglandinas, de modo que nesse tumor os NSAIDs só aliviam a dor**
- Sítios: fêmur proximal, diáfise tibial, elementos posteriores da coluna vertebral
  a. Pode causar escoliose: lesão no centro da concavidade da curva
- Imagens: a tomografia computadorizada (CT) é superior à investigação por ressonância magnética (MRI): *nidus* do osso cercado por osso reativo
  a. Quente na varredura óssea
  b. *Nidus* sempre < 1-1,5 cm
- Histologia: suturas osteoides finas, trabéculas imaturas; borda fibrovascular ao redor do *nidus*
- Tratamento: ablação por radiofrequência (RFA), observação/NSAIDs ou excisão aberta
  a. RFA contraindicada para lesões nos dedos secundárias ao risco de necrose térmica e dano aos feixes neurovasculares
- Prognóstico: geralmente autolimitado a 3-5 anos

2. Osteoblastoma (**Figs. 2.6, 2.7, 2.8 e 2.9**)
- Demografia: jovens (10-30 anos), proporção homem:mulher = 2:1
- Superior a 2 cm
- **Lesão "big brother" do osteoma osteoide**
- Apresentação: dor constante e embotada não aliviada por NSAIDs
- Sítios: elementos posteriores da coluna vertebral, úmero proximal, fêmur, tíbia, quadril e mandíbula
  a. Pode ser blástica ou lítica

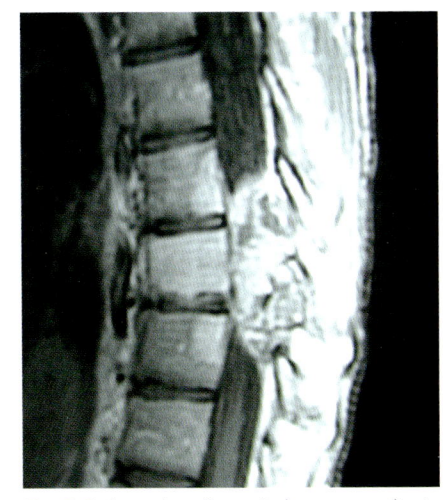

Fig. 2.6 Investigação sagital por ressonância magnética (MRI) de uma lesão com pedículo em T10. (Cortesia de Conrad EU. Orthopaedic Oncology: Diagnosis and Treatment. New York: Thieme: 2008. Reproduzido com autorização.)

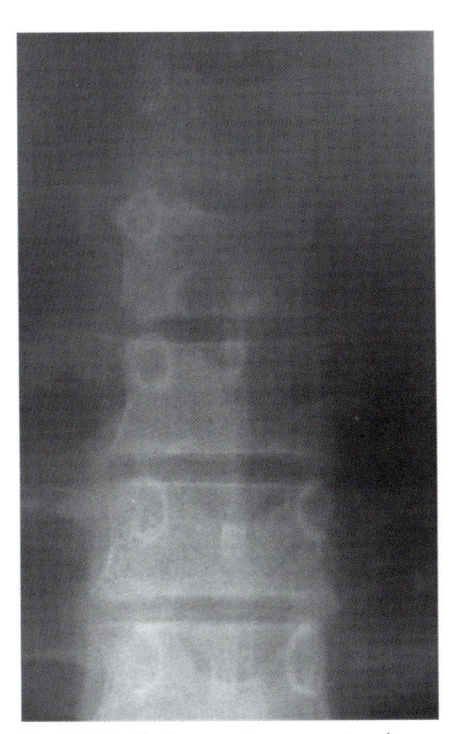

Fig. 2.7 Pedículo ausente em menina de 12 anos. (Cortesia de Conrad EU. Orthopaedic Oncology: Diagnosis and Treatment. New York: Thieme: 2008. Reproduzido com autorização.)

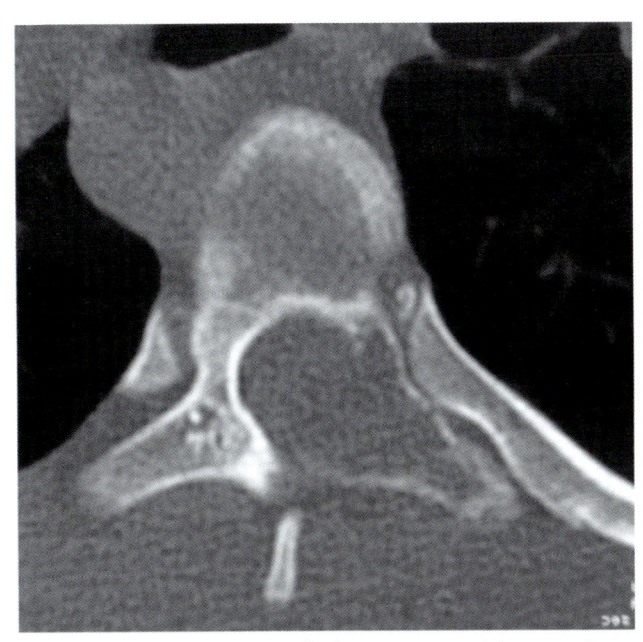

Fig. 2.8 Lesão cística com pedículo em T10 em adolescente de 12 anos. (Cortesia de Conrad EU. Orthopaedic Oncology: Diagnosis and Treatment. New York: Thieme: 2008. Reproduzido com autorização.)

- **Tumores do corpo vertebral: mieloma múltiplo, cordoma, osteossarcoma, tumor ósseo de células gigantes (sacro), granuloma eosinofílico, hamangioma, sarcoma de Ewing**
- **Tumores dos elementos posteriores da coluna vertebral: osteoma osteoide, osteoblastoma, ABC**
- Imagens: lesão radiolucente, tamanho superior a 2 cm, dois terços geralmente com base no córtex, bem marginada; quente na varredura óssea
- Diferencial: osteossarcoma, ABC, osteoma osteoide, osteomielite
- Histologia: similar à do osteoma osteoide, porém, menos organizada: osteoide irregular com estroma fibrovascular e células gigantes
- **A presença de osteoide normal, produzindo osteoblastos, diferencia o osteoblastoma do osteossarcoma, no qual células malignas produzem osteoides**
- Tratamento: curetagem e enxertia óssea

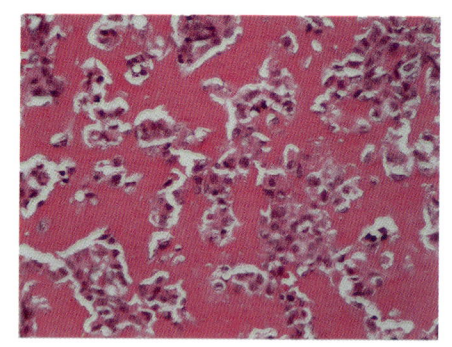

Fig. 2.9 Osteoblastoma com arranjo caótico do tecido ósseo, osteoblastos proeminentes e células brandas sem mitoses.

3. Miosite ossificante (**Figs. 2.10, 2.11 e 2.12**)
   - Processo reativo geralmente causado por trauma e caracterizado por proliferação de fibroblastos, cartilagem e osso dentro do músculo
   - Demografia: 15-35 anos, predominância masculina
   - Apresentação: dor, inchaço, amplitude de movimento reduzida, aumento no tamanho por vários meses
   - Sítios: músculos ao redor das diáfises dos ossos longos (quadríceps, braquial, músculos glúteos)
   - Imagens: mineralização periférica com área central brilhante, não anexa ao osso; no início pode ser somente uma reação periosteal
     a. Diagnóstico diferencial: osteossarcoma extraesquelético ou parosteal
   - **Miosite ossificante: mineraliza de fora para dentro com osso maduro inicialmente na periferia da lesão; oposto ao osteossarcoma, que mineraliza de dentro para fora**
   - **Miosite ossificante (MO): maduro de fora para dentro**
   - Histologia: osso tecido em padrão zonal com osso maduro na periferia e tecido fibroso imaturo no centro; pode ser confundido com osteossarcoma

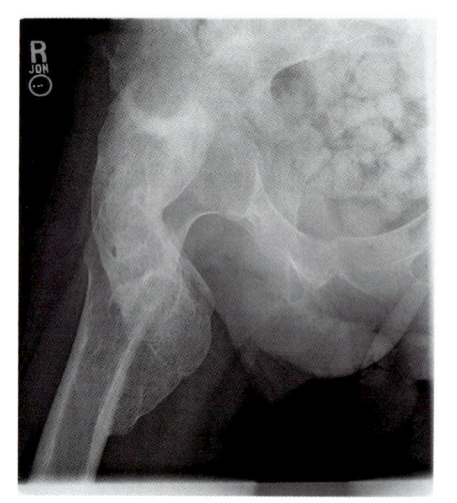

Fig. 2.10 Miosite ossificante densa em paciente de 22 anos com lesão craniana. (Cortesia de Conrad EU. Orthopaedic Oncology: Diagnosis and Treatment. New York: Thieme; 2008. Reproduzido com autorização.)

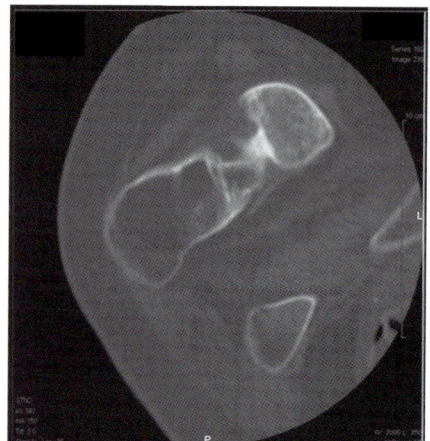

Fig. 2.11 Tomografia computadorizada (CT) da coxa proximal em paciente de 22 anos. (Cortesia de Conrad EU. Orthopaedic Oncology: Diagnosis and Treatment. New York: Thieme; 2008. Reproduzido com autorização.)

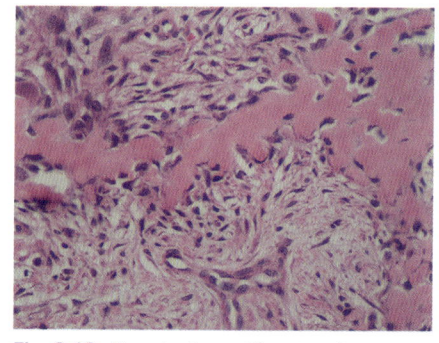

Fig. 2.12 Na miosite ossificante, observa-se, no centro, osso tecido e tecido fibrovascular abundante. Essa zona (osso periférico bem definido e osso tecido central mal definido) é característica dessa doença.

- Tratamento: observação, repetir radiografias; pode ser excisado quando a lesão estiver madura (em geral, 6-12 meses)
4. Melorreostose **(Fig. 2.13)**
    - Transtorno raro de formação de novo osso periosteal na superfície de múltiplos ossos
    - Demografia: descoberto antes dos 40 anos
    - Apresentação: dor significativa, arco de movimento (ROM) reduzido
    - Sítios: ossos longos, pés
    - Imagens: "cera de vela pingando" com aparência ondulada, pode envolver a articulação
    - Tratamento: pode-se excisar áreas hiperostóticas para melhorar ROM ou observar-se assintomático

B. Lesões Ósseas Reativas Benignas

1. Cisto ósseo aneurismático **(Tabela 2.6, Figs. 2.14, 2.15 e 2.16)**
    - Lesão óssea benigna, localmente agressiva
    - Pode ser primária ou associada a outros tumores [tumor de células gigantes (GCT), condroblastoma, fibroma condromixoide, displasia fibrosa (FD)]
    - Genética: regulação para cima de protease específica para ubiquitina (USP)-6
    - Demografia: antes dos 20 anos
    - Apresentação: dor, inchaço
    - Sítios: fêmur distal, tíbia proximal, pelve, elementos posteriores da coluna vertebral (25%)
    - Imagens: área excêntrica, lítica e expansível de destruição em metáfise, geralmente com borda de osso novo cercando a lesão
        a. Expande-se mais amplamente que a fise
        b. MRI: níveis de fluido-fluido
        c. Diferencial: UBC, osteossarcoma telangiectático
    - Histologia: espaços cavernosos preenchidos com sangue, sem revestimento endotelial, células gigantes positivas, septações
    - **Deve-se avaliar a histologia para diferenciar de osteossarcoma telangiectásico**
    - Tratamento: curetagem, enxertia óssea
    - Risco de recorrência
    - Fatores que levam ao risco aumentado de recorrência: juventude, fises abertas, estadiamento alto, margem positiva à época da excisão
2. Cisto ósseo unicameral **(Tabela 2.6, Figs. 2.17 e 2.18)**
    - Demografia: antes dos 20 anos
    - Apresentação: dor, geralmente após fratura por trauma menor

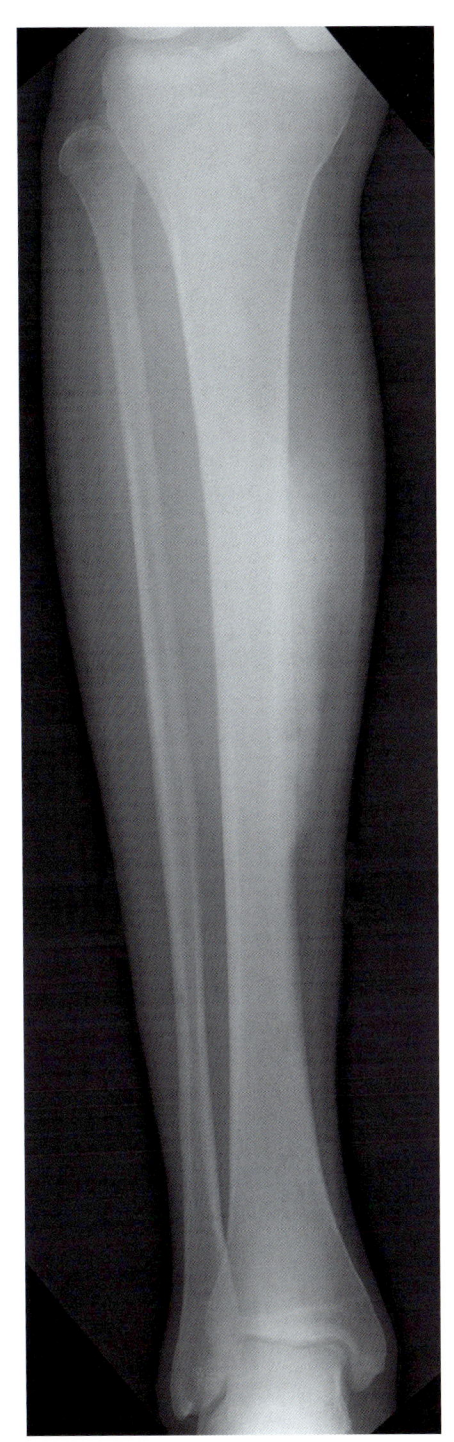

Fig. 2.13 Melorreostose. Radiografia mostrando osso espesso e ondulado, coerente com melorreostose.

Tabela 2.6 Cisto Ósseo Aneurismático *versus* Cisto Ósseo Unicameral

	Cisto Ósseo Aneurismático	**Cisto Ósseo Unicameral**
Apresentação	Dor, inchaço	Fratura patológica
Local	Fêmur distal, tíbia proximal, pelve, elementos posteriores da coluna	Úmero proximal, fêmur proximal
Investigação por imagens	Lesão lítica metafisária, mais ampla que a fise MRI: níveis de fluido-fluido	Lesão lítica, metafisária, inferior à largura da fise Sinal de fragmento caído
Tratamento	Curetagem, enxerto ósseo	Metilprednisolona Curetagem/enxerto ósseo (fêmur proximal)

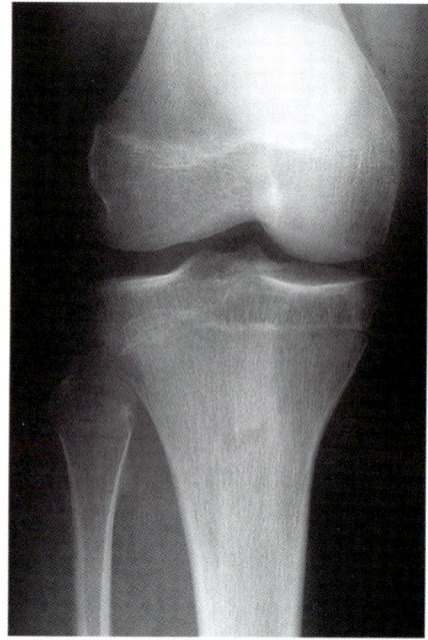

Fig. 2.14 Lesão cortical sutil da tíbia em menino de 16 anos. (Cortesia de Conrad EU. Orthopaedic Oncology: Diagnosis and Treatment. New York: Thieme: 2008. Reproduzido com autorização.)

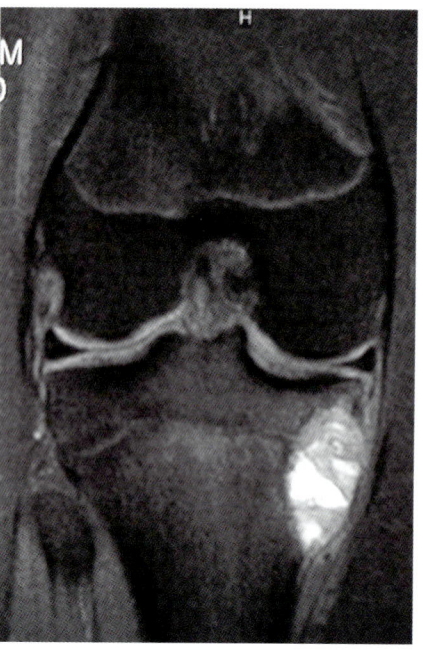

Fig. 2.15 MRI Coronal mostrando septações e níveis de fluido-fluido. (Cortesia de Conrad EU. Orthopaedic Oncology: Diagnosis and Treatment. New York: Thieme: 2008. Reproduzido com autorização.)

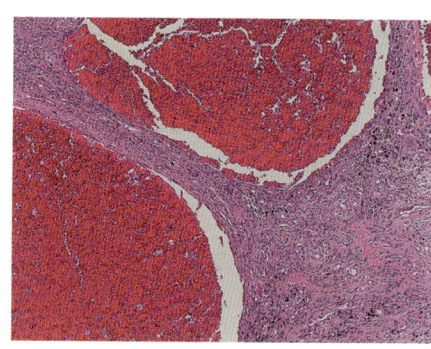

Fig. 2.16 Cisto ósseo aneurismático (ABC) composto de grandes espaços preenchidos com sangue cercados por tecido fibroso, geralmente com espículas ósseas. Os espaços não são revestidos com células endoteliais, que são observadas em estruturas vasculares.

- **É comum a descoberta de UBC após fratura do úmero proximal na lesão por lançamento**
- Sítios: úmero proximal mais comum, depois fêmur proximal, tíbia distal e ossos tarsais do pé
- Imagens: lesão lítica com expansão cística simétrica, afinamento dos córtices, osso não mais largo que a fise
   a. Sinal de folha caída: patognomônico para UBC (fragmentos ósseos dispersos em cavidade cística)
   b. Ativo (o cisto encosta na placa fisária) *versus* latente (o osso normal circunjacente)
- Histologia: revestimento fino e fibroso (tecido fibroso, células gigantes, hemossiderina)
- Tratamento: observação, curetagem/enxerto ósseo, aspiração e injeção: acetato de metilprednisolona, medula óssea, enxerto ósseo sintético. Aspirar e injetar somente após cicatrização da fratura patológica. Existe risco de recorrência com qualquer tratamento

C. Tumores Malignos Produtores de Osso

1. Osteossarcoma intramedular de alto grau (**Figs. 2.19, 2.20, 2.21, 2.22, 2.23, 2.24 e 2.25**)
   - Variantes de alto grau, grau intermediário e baixo grau
      a. Variantes de alto grau: osteoblástico, fibroblástico [diferenciar de histiocitoma fibroso maligno (MFH)], condroblástico (diferenciar de condrossarcoma), telangiectásico (diferenciar de ABC), de células pequenas (diferenciar de sarcoma de Ewing), rico em células gigantes (diferenciar de tumor ósseo de células gigantes)
      b. Sem diferença no prognóstico entre variantes de alto grau
      c. Todos os graus podem representar lesões intramedulares ou de superfície

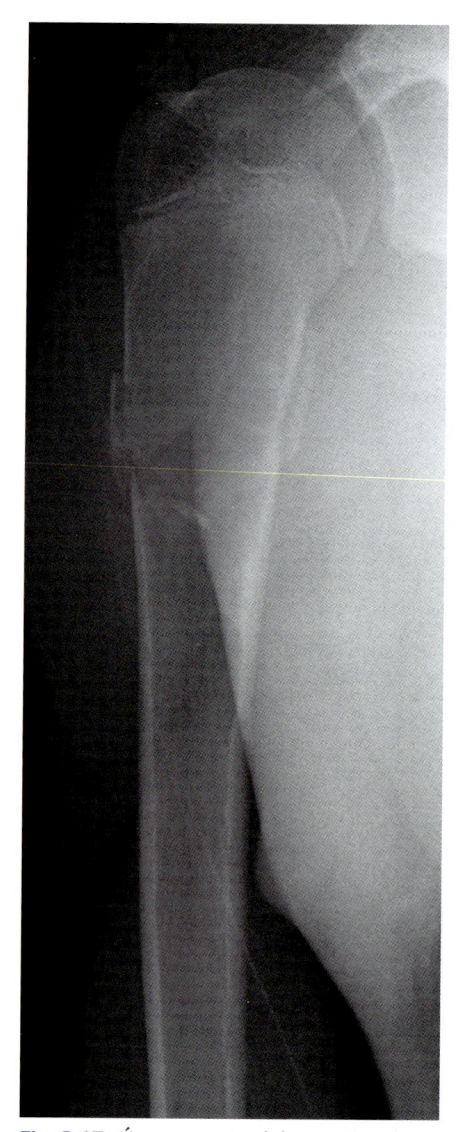

Fig. 2.17 Úmero proximal demonstrando uma fratura em cisto brilhante e bem marginado na metáfise.

- **É o sarcoma ósseo primário mais comum**
- Demografia: bimodal; afeta pacientes jovens (10-20 anos) e pacientes mais idosos (malignização da doença de Paget); proporção homem:mulher = 1,5:1
- Genética: associado ao retinoblastoma (Rb) e a mutações em p53 (síndrome de Li-Fraumeni)
- Riscos: antes da radiação, doença de Paget
- Apresentação: dor, massa
- Sítios: fêmur distal > tíbia proximal > úmero proximal
- Estadiamento: estádio mais comum: IIB (75%): alto grau, extracompartimental
    a. 10-20% com metástases (estádio III)
- Imagens: aparência mista (lítica e blástica), originando-se no canal medular ou a aparência clássica de lesão "raios de sol" (escura nas bordas e clareando para o centro com cores que se mesclam e ficando alaranjada). Triângulo de Codman
    a. MRI: extensão para partes moles, ignorar metástases (2-3%)
    b. Diferencial: osteomielite, sarcoma de Ewing
- Histologia: células fusiformes malignas formando osteoides em trabéculas existentes com figuras mitóticas, pleomorfismo; pode ter células gigantes ou cartilagem
- Exame minucioso: radiografias planas (lítico ou blástico), CT do tórax, MRI do osso total (ignorar metástases), laboratórios
- Tratamento: quimioterapia neoadjuvante (Adriamicina/doxorrubicina, metotrexato, cisplatina, ifosfamida), ressecção cirúrgica ampla, quimioterapia adjuvante
- **Fármacos de quimioterapia induzem apoptose entre as fases G1 e S do ciclo celular**
- Sobrevida: 60-70%
    a. Fatores prognósticos desfavoráveis: idade inferior a 14 anos, fosfatase alcalina elevada, volume do tumor superior a 200 mL, quimioterapia com dois fármacos, margens inadequadas, resposta histológica insatisfatória à radiação, +p-glicoproteína
    b. Metástase: principalmente nos pulmões e, em seguida, nos ossos
    c. A presença de metástase óssea à distância tem prognóstico ruim, equivalente ao de metástase de pulmão

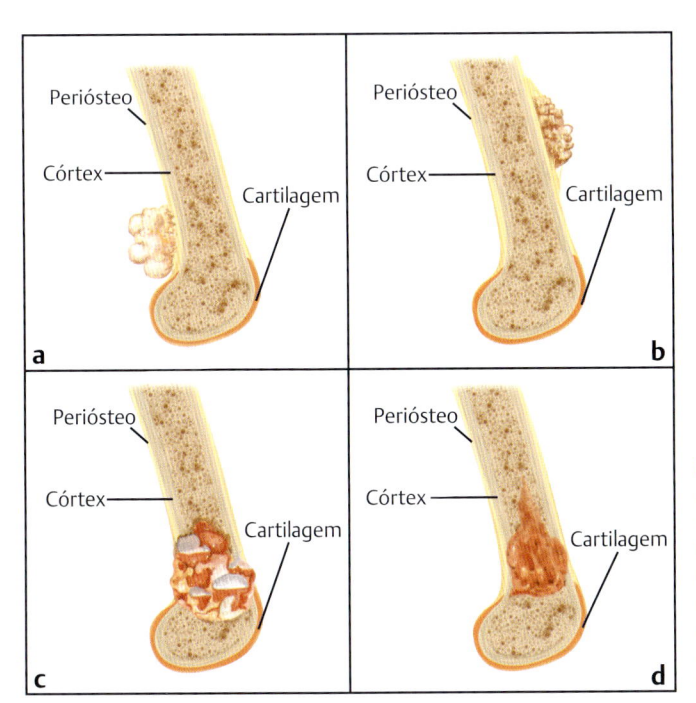

Fig. 2.18 Cisto ósseo unicameral (UBC) com revestimento fino de tecido fibroso e alguns vasos. Geralmente não há produção de osso reativo como visto em um ABC.

Fig. 2.19 **(a)** O osteossarcoma parosteral surge da superfície do osso (geralmente do fêmur posterior). **(b)** O osteossarcoma periosteal surge da superfície com mineralização e padrão em "raios de sol". **(c)** O osteossarcoma telangiectático surge da metáfise como massa lítica, com áreas de hemorragia que criam níveis de fluido-fluido na investigação por imagens. **(d)** O osteossarcoma intramedular de alto grau é o sarcoma primário mais comum dos ossos e surge do canal intramedular como lesão lítica e blástica com destruição cortical e massa de partes moles.

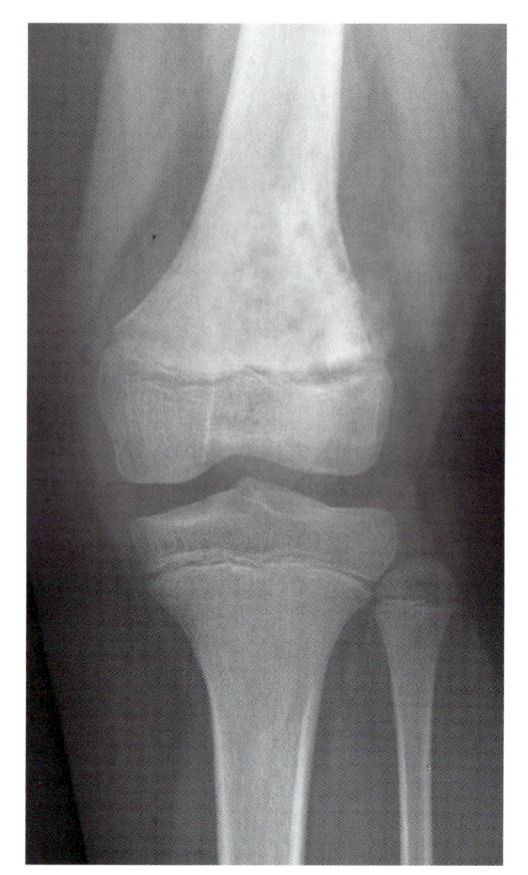

Fig. 2.20 Osteossarcoma intramedular. Radiografia anteroposterior (AP) demonstrando lesão lítica e blástica do fêmur distal com a sugestão de massa de partes moles.

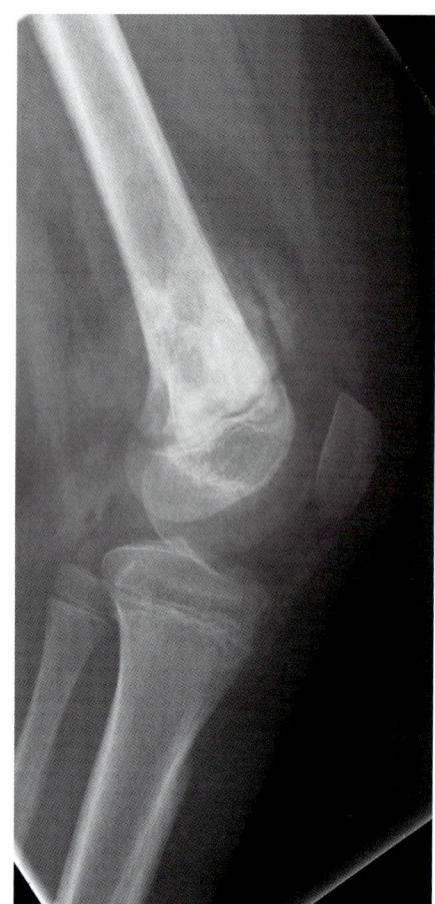

Fig. 2.21 Radiografia lateral da lesão da Fig. 2.20.

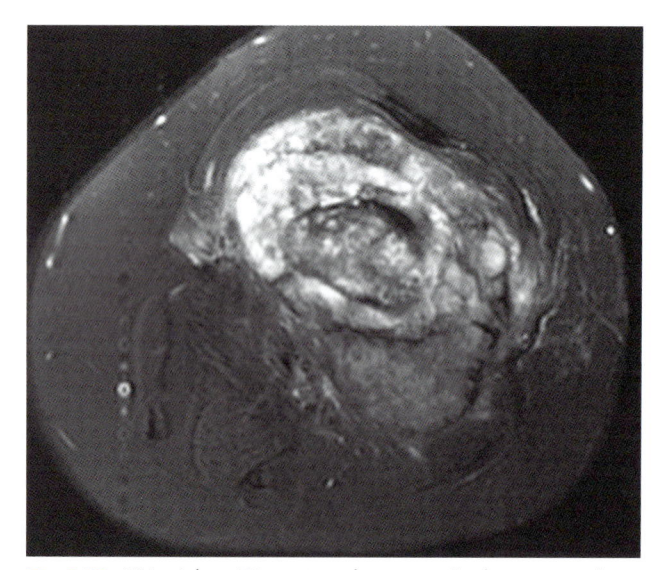

Fig. 2.22 RM axial em T2 mostrando a extensão de partes moles da lesão intramedular da Fig. 2.20.

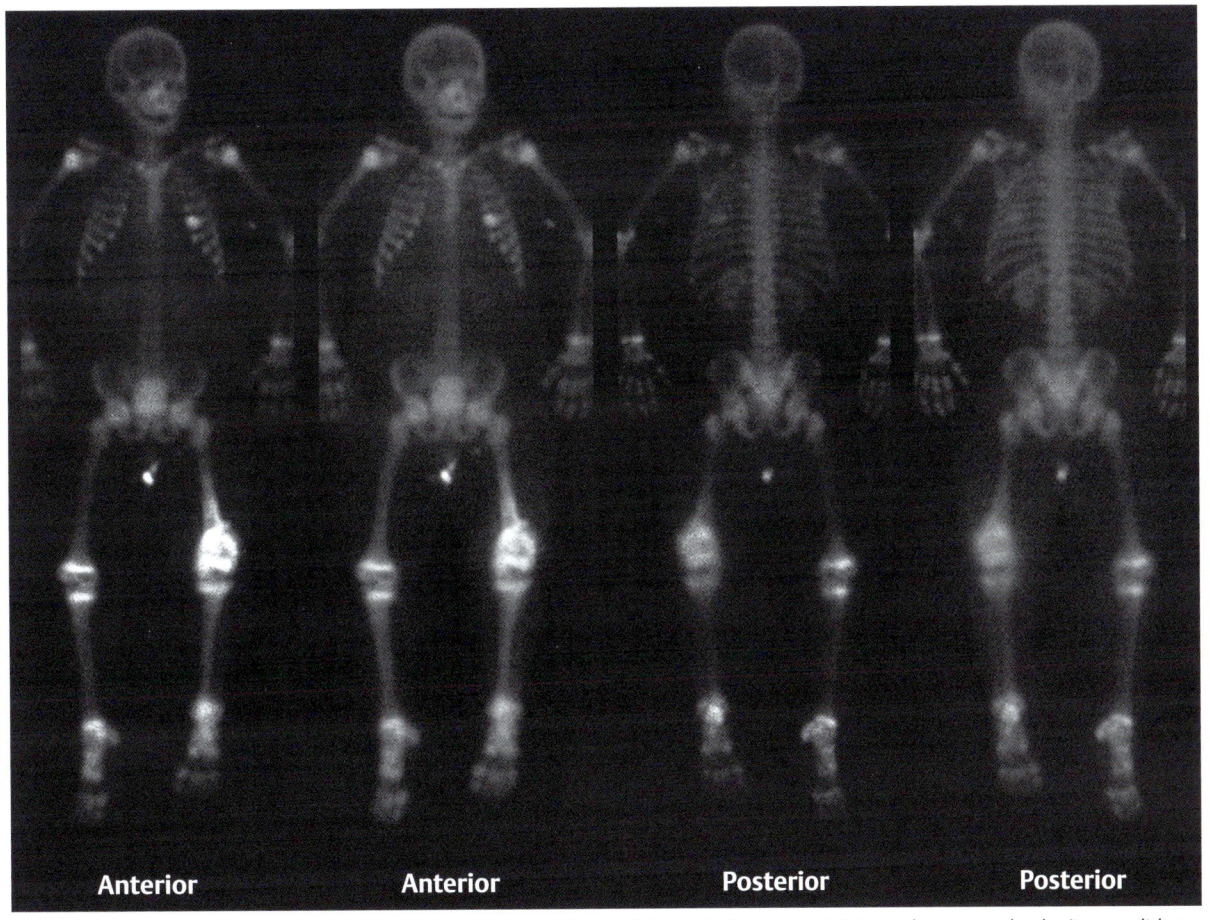

Fig. 2.23 Varredura óssea mostrando sinal aumentado no fêmur distal da lesão da Fig. 2.20; usada para avaliar lesões perdidas ou doença metastática.

2. Osteossarcoma telangiectásico (**Figs. 2.26** e **2.27**)
   - Variante rara de osteossarcoma, contendo espaços cavernosos preenchidos com sangue
   - Demografia: 10-30 anos
   - Sítios: joelho, fêmur proximal, úmero proximal – o mesmo que ABC
   - Imagens: destrutivo, lesão lítica; a MRI demonstra lesões de fluido-fluido
     a. Diferencial: ABC

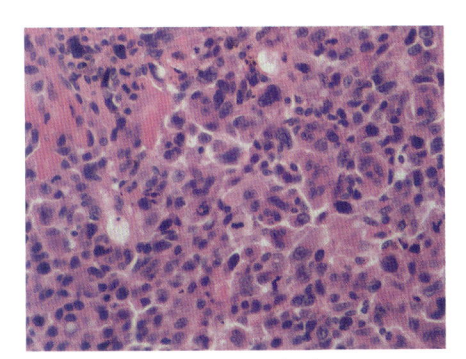

Fig. 2.24 Osteossarcoma de alto grau composto de células pleomórficas com núcleos hipercromáticos produzindo trabéculas ósseas tecidas.

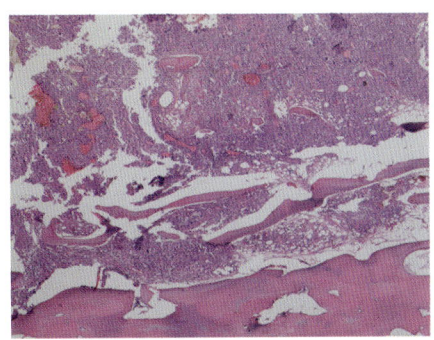

Fig. 2.25 Osteossarcoma, baixa resolução, substituindo a cavidade da medula e estendendo-se para os espaços vasculares do córtex. Resíduos de trabéculas ósseas lamelares da medula são vistos dentro do tumor.

Diferenciação de ABC
- Histologia: poucos elementos celulares, cheio de sangue ("bolsa de sangue"); septos com sarcoma de alto grau, células pleomórficas e mitoses múltiplas
- Tratamento: quimioterapia neoadjuvante, ressecção ampla, quimioterapia adjuvante

3. Osteossarcoma parosteal
   - Osteossarcoma de superfície de baixo grau; raramente pode se transformar em lesão desdiferenciada de alto grau
   - Genética: pode apresentar cromossomos anulares supranumerários
   - Demografia: 20-30 anos, predominância feminina
   - Apresentação: indolor ou obtuso, dor crônica e inchaço
   - Sítios: metáfise do fêmur distal posterior (80%), tíbia proximal, úmero proximal
   - Imagens: massa ossificada e lobulada, surgindo do córtex sem invasão cortical ou medular (75%) e densidade central, "aparência de aprisionado"; 25% com invasão intramedular
   - **Na investigação por imagens, o osteossarcoma parosteal aparece como massa óssea presa no fêmur**
      a. "Sinal do anel": plano de clivagem entre porções do tumor e córtex de osso
      b. Quente na cintilografia óssea
      c. Diferencial: miosite ossificante, osteocondroma
   - Histologia: trabéculas regularmente arrumadas com células fusiformes atípicas e estroma brando invadindo o músculo esquelético na periferia do tumor
      a. Osteossarcoma parosteal de alto grau desdiferenciado visto com área de células fusiformes altamente celulares
   - **Tratamento: ressecção ampla, sem quimioterapia se de baixo grau (o osteossarcoma parosteal de baixo grau não exige quimioterapia)**
      a. Se de alto grau, quimioterapia neoadjuvante, excisão cirúrgica ampla, quimioterapia adjuvante

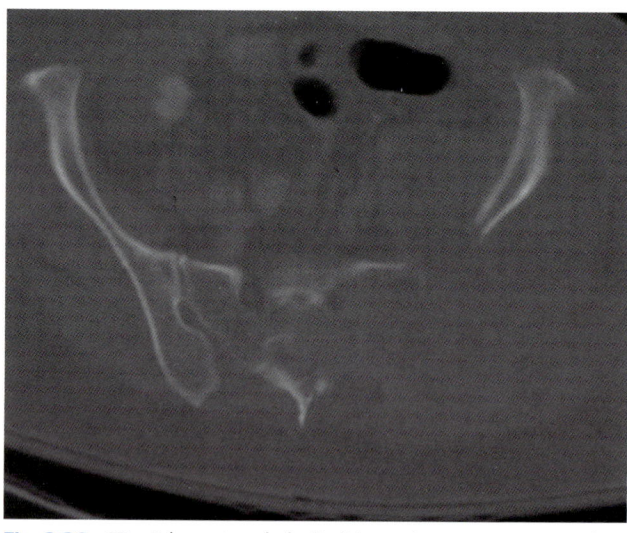

Fig. 2.26 CT axial mostrando lesão lítica e destrutiva encontrada em osteossarcoma telangiectásico.

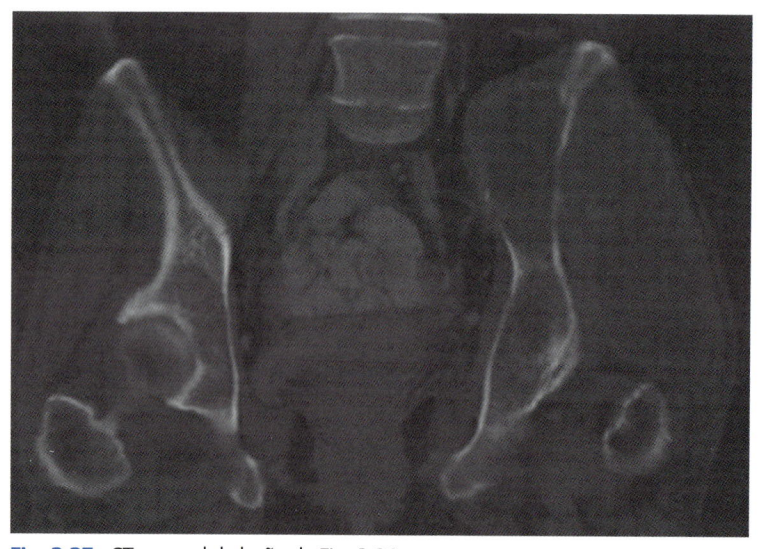

Fig. 2.27 CT coronal da lesão da Fig. 2.26.

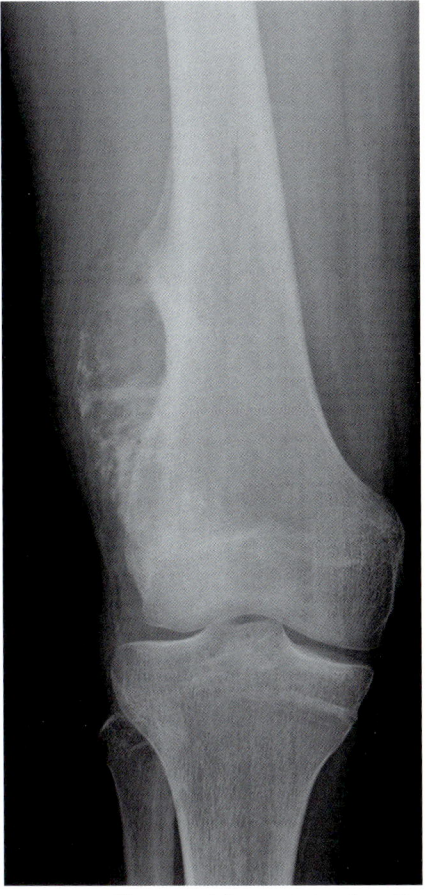

Fig. 2.28 Clássico padrão em "raios de sol" com espículas de formação de osso em crescimento irradiado.

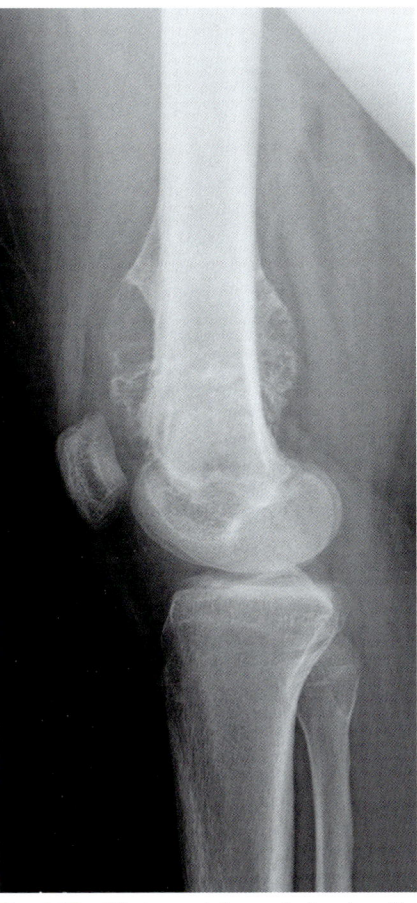

Fig. 2.29 Clássico padrão em "raios de sol" com espículas de formação de osso em crescimento irradiado.

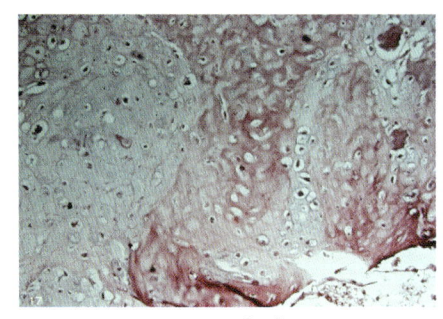

Fig. 2.30 Fotomicrografia de osteossarcoma demonstrando matriz condroide. (Cortesia de Conrad EU. Orthopaedic Oncology: Diagnosis and Treatment. New York: Thieme: 2008. Reproduzido com autorização.)

4. Osteossarcoma periosteal (**Figs. 2.28, 2.29, 2.30**)
   - Demografia: 10-20 anos de idade
   - Apresentação: dor
   - Sítios: diáfises de ossos longos (fêmur/tíbia)
   - Imagens: lesão "raios de sol" causando depressão cortical
   - Histologia: geralmente de alto grau, matriz condroblástica, osteoide
   - Tratamento: quimioterapia neoadjuvante, ressecção ampla, quimioterapia adjuvante

D. Lesões Benignas Produtoras de Cartilagem

1. Condroma periosteal
   - Tumor benigno de cartilagem na superfície do osso
   - Sítios: 50% úmero proximal, fêmur
   - Imagens: lesão excêntrica, baseada no córtex e erodindo o córtex subjacente, produzindo um defeito semelhante a um pires
     a. Diagnóstico diferencial: osteocondroma (mas sem pedículo) ou miosite ossificante
   - Histologia: matriz condroide e lacunas com condrócitos múltiplos
   - Tratamento: excisão marginal, incluindo córtex subjacente
2. Encondroma (**Figs. 2.31, 2.32, 2.33, 2.34**)
   - Lesão de cartilagem benigna em cavidade medular

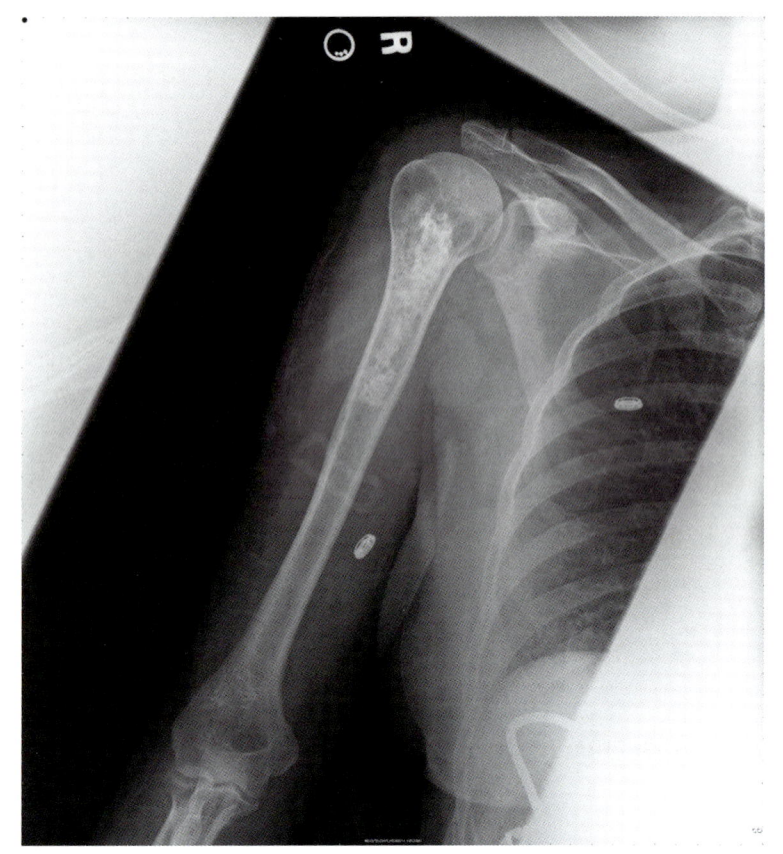

Fig. 2.31 Lesão densa calcificada do úmero proximal (encondroma). (Cortesia de Conrad EU. Orthopaedic Oncology: Diagnosis and Treatment. New York: Thieme: 2008. Reproduzido com autorização.)

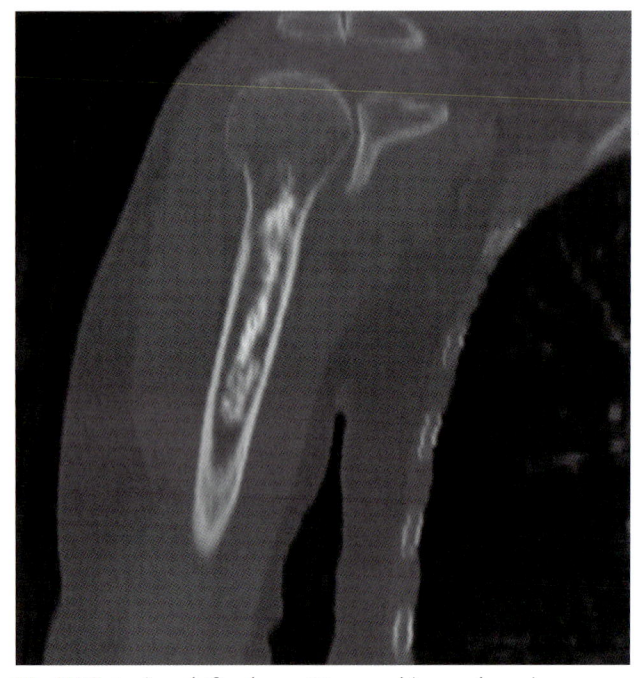

Fig. 2.32 Lesão calcificada em CT coronal (encondroma). (Cortesia de Conrad EU. Orthopaedic Oncology: Diagnosis and Treatment. New York: Thieme: 2008. Reproduzido com autorização.)

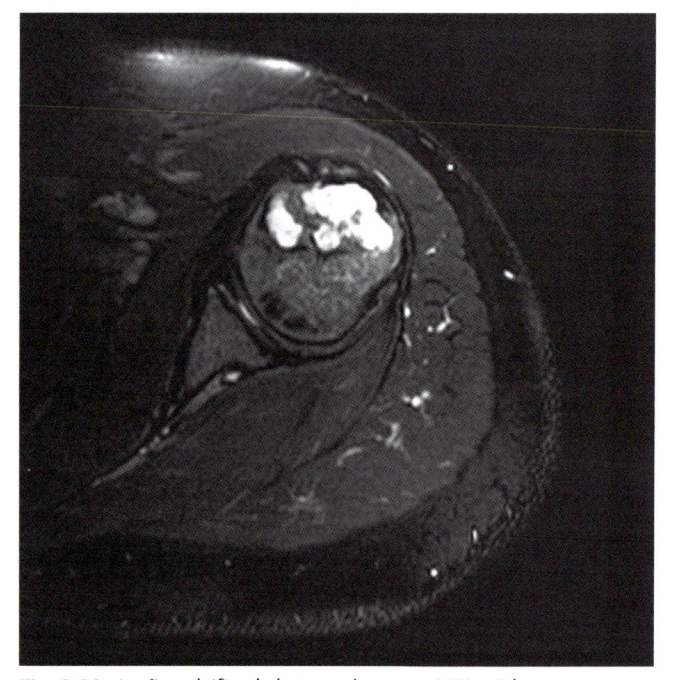

Fig. 2.33 Lesão calcificada heterogênea em MRI axial (encondroma). (Cortesia de Conrad EU. Orthopaedic Oncology: Diagnosis and Treatment. New York: Thieme: 2008. Reproduzido com autorização.)

- Demografia: após os 20 anos
- Apresentação: incidental, indolor; pode-se apresentar como fratura patológica, como no metacarpo/falange
- Sítios; diáfise e metáfise na mão, úmero proximal metafisário, fêmur distal
- **Lesão esquelética benigna mais comum na mão**
- Imagens: lesões medulares brilhantes e bem definidas com aparência calcificada pontilhada/manchada, calcificação de pipoca
    a. Pode-se expandir, córtex fino (comum)
    b. Diferencial: condrossarcoma de baixo grau, infarto ósseo ("fumaça de chaminé")
    c. Presente em 3% das MRIs do joelho
- Histologia: lóbulos de cartilagem hialina maduros e por medula normal, hipocelular
- Tratamento: observação com radiografias em série (mais comum)
    a. Curetagem e enxertia somente após cicatrização da fratura patológica ou antes da ocorrência da fratura, se observada incidentalmente na radiografia (na mão)
    b. Encondromas da mão geralmente tratados com cirurgia depois da fratura, para prevenir fraturas de repetição **(Fig. 2.35)**
- Síndromes
    a. de Ollier: encondromas múltiplos, particularmente unilaterais, 30% de risco de malignidade durante a vida
    b. de Maffucci: encondromas múltiplos, hemangiomas de partes moles associados, risco aumentado de malignidades viscerais, 100% de risco de transformação para condrossarcoma

3. Osteocondroma **(Figs. 2.36, 2.37, 2.38)**
- Lesões benignas de superfície (35% de lesões benignas), geralmente associadas a inserções de tendão
- Pode ser único ou múltiplo (exostose múltipla hereditária)
- Demografia: 10-30 anos de idade
- Apresentação: incidental ou álgica (se houver bursa sobreposta, tendão irritante, cápsula articular)
- Sítios: metafisário - joelho, fêmur proximal, úmero proximal
- Imagens: lesão de superfície com córtex da lesão e córtex subjacente contínuo com a cavidade medular
    a. Séssil *versus* pedunculado
    b. A capa de cartilagem cresce distante da fise
    c. Seu crescimento cessa com a maturidade do esqueleto
    d. Obter MRI ou CT para avaliar espessura da capa cartilaginosa e a presença de massa de partes moles se houver suspeita de condrossarcoma em um adulto com lesão crescente

Varredura por CT demonstrará que a lesão é contínua à cavidade medular

- Histologia: semelhante à do encondroma
    a. Se capa de cartilagem superior a 2 cm, há preocupação sobre a malignização para condrossarcoma
    b. Capa de cartilagem hialina com osso cortical e trabecular, incluindo pedículo, ossificação endocondral
- Tratamento: observação (assintomático) *versus* excisão (irritação de partes moles)
    a. Nova mudança na dor deverá ser examinada detalhadamente para tratar a preocupação sobre a conversão para condrossarcoma (solicitar MRI)

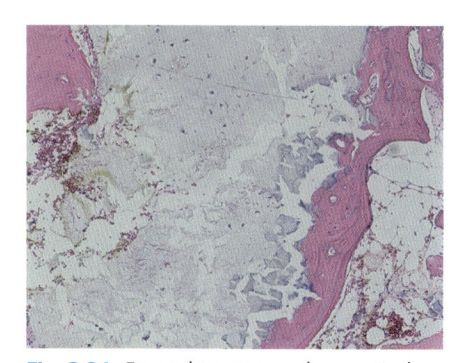

Fig. 2.34 Encondroma tocando a cortical. Não há invasão ao osso, mas uma borda "empurrando" o osso. [Histo 4.2 (100×).]

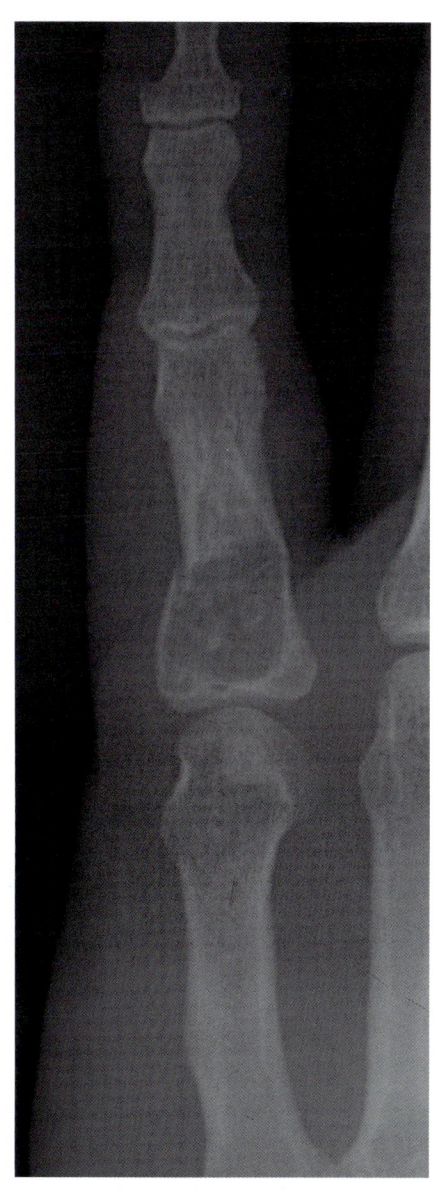

Fig. 2.35 (Figura de Encondroma). Fratura por um encondroma da falange proximal.

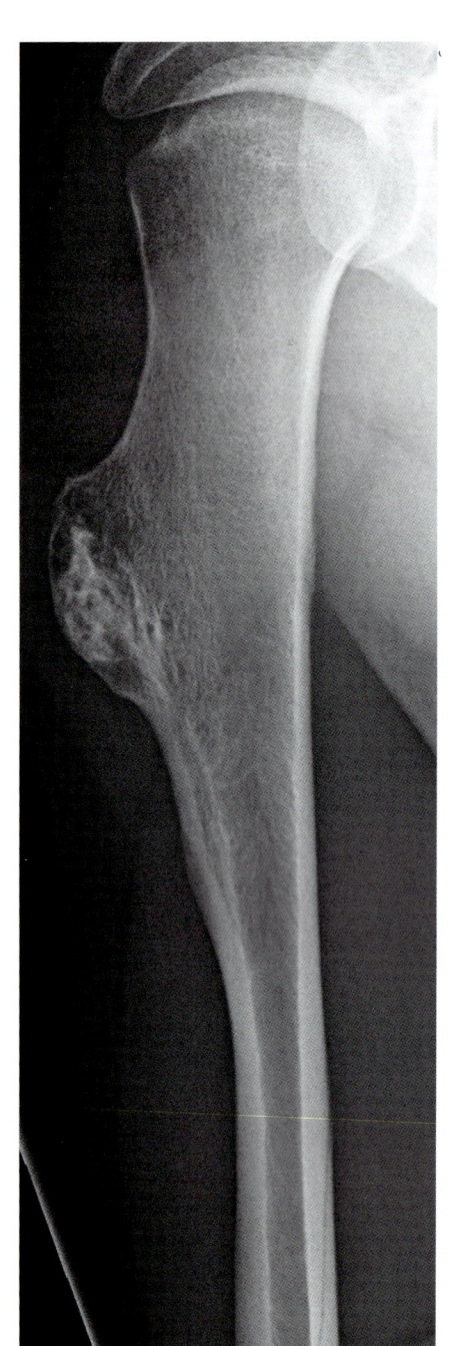

Fig. 2.36 (Figura Osteocondroma 1) Lesão de superfície parecendo benigna e estendendo-se a partir da cavidade medular do úmero.

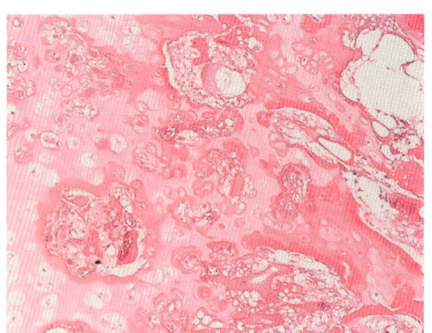

Fig. 2.37 A porção profunda da capa de cartilagem de um osteocondroma com ossificação endocondral e deposição de osso tecido na superfície de núcleos de cartilagem. Esse campo é idêntico àquele de uma placa de crescimento epifisário normal porque a capa de cartilagem é, na realidade, uma placa de crescimento epifisário deslocada. [Histo 80.1 (400×).]

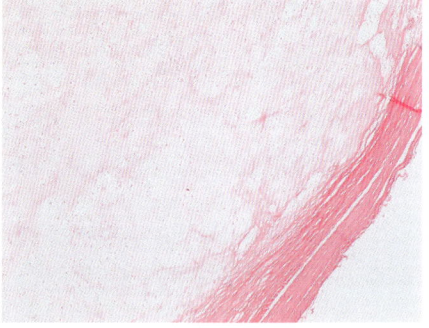

Fig. 2.38 A capa de cartilagem de um osteocondroma é coberta pelo pericôndrio colagenoso denso. Histologicamente, as duas características diagnósticas são: a presença do pericôndrio cobrindo a capa de cartilagem hialina e a comunicação direta do pedículo ósseo com o espaço da medula do osso genitor. Não há córtex separando as duas. [Histo 80.11 (40×).]

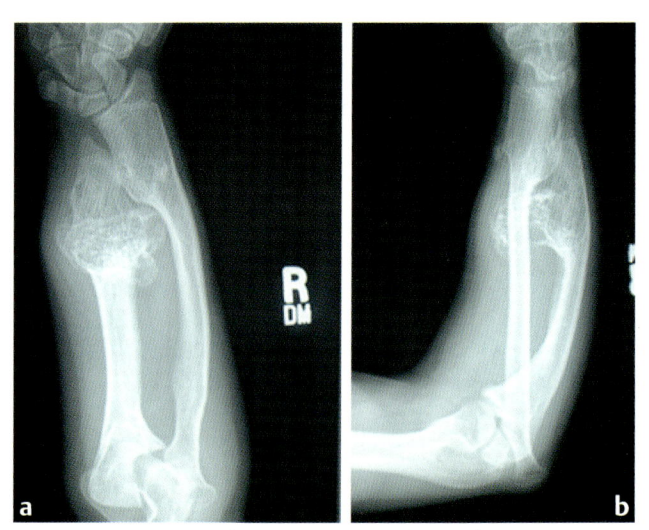

Fig. 2.39 (a) Radiografia anteroposterior do antebraço mostrando uma lesão exofítica típica com encurtamento ulnar clássico e abaulamento radial secundário. **(b)** Projeção lateral do antebraço mostrando exostose significativa estendendo-se para o compartimento flexor volar. (Cortesia de Conrad EU. Orthopaedic Oncology: Diagnosis and Treatment. New York: Thieme; 2008. Reproduzida com autorização).

Síndrome

a. Exostose múltipla hereditária (**Fig. 2.39**)
   - Gene: *EXT1, EXT2, EXT3*, dominante autossômico
     ♦ A mutação afeta condrócitos pré-hipertróficos da placa de crescimento
   - 5 a 10% desenvolvem condrossarcoma secundário, *EXIT1* > *EXIT2*
   - Principalmente lesões sésseis grandes
   - Pode causar deformidades esqueléticas progressivas, incluindo baixa estatura, discrepâncias no compri-

mento dos membros, deformidade valga ou de joelho e tornozelo, assimetria da cintura peitoral e pélvica, curvatura do rádio com desvio ulnar, subluxação da articulação radiocapitelar
    - Alargamento metafisário
4. Proliferação osteocondromatosa parosteal bizarra (BPOP) (tumor de Nora)
   - Ossificação heterotópica reativa
   - Demografia: após 20 anos de idade, mesma proporção homem:mulher
   - Sítios: mãos ou pés
   - Imagens: massa óssea com margens bem definidas, pode ser pedunculada
   - Histologia: cartilagem, fibroblastos bizarros, osso desorganizado
   - Tratamento: ressecção de margem ampla, pode recorrer no local
5. Condroblastoma (**Figs. 2.40, 2.41, 2.42**)
   - Tumor de cartilagem, benigno e agressivo
   - Genética: mutação em histona específica 3.3 (também tumores ósseos de células gigantes); possíveis anormalidades cromossômicas nos cromossomos 5 e 8
   - Demografia: segunda década de vida; proporção homem:mulher = 2:1
   - Apresentação: massa moderadamente dolorida e aumentando em tamanho
   - Sítios: epífise do fêmur distal, tíbia proximal, úmero proximal (tumor de Codman), cabeça do fêmur, cartilagem trirradiada; presente também nas apófises
   - Imagens: região central de destruição óssea com borda fina de osso esclerótico ao redor e edema
     a. Tipicamente epifisário, mas pode se estender para metafisário
     b. Diferencial: tumor de células gigantes, osteomielite, condrossarcoma de células claras
   - Histologia: condroblastos poligonais com células gigantes multinucleadas dispersas, calcificação em fio de galinha, "padrão de pavimentação", núcleos em semente de café
     a. Células mononucleares S100+ coloração
   - Tratamento: curetagem e enxertia óssea; 2% de risco de metástase para os pulmões
6. Fibroma condromixoide (**Figs. 2.43 e 2.44**)
   - Tumor de cartilagem benigno e raro contendo elementos condroides, fibromatoides e mixoides

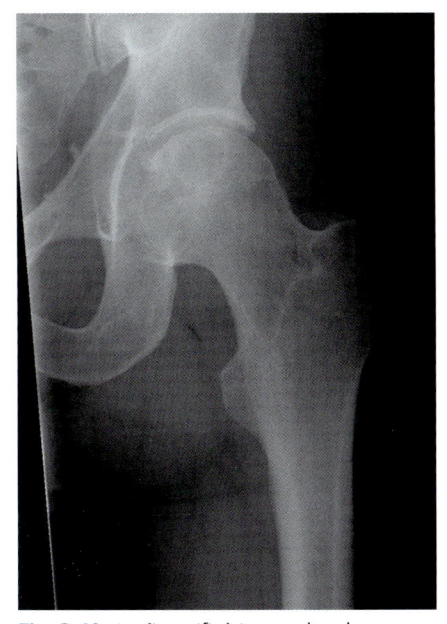

Fig. 2.40 Lesão epifisária com borda circundante de osso esclerótico.

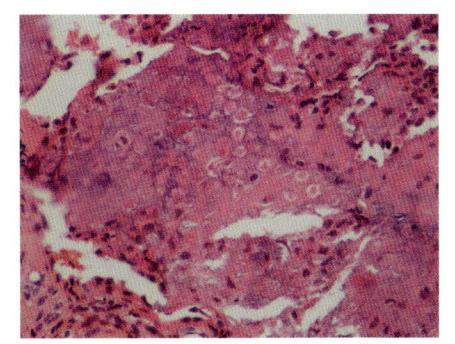

Fig. 2.41 Condroblastoma com calcificação individual de células produzindo o padrão de treliça ou fio de galinha.

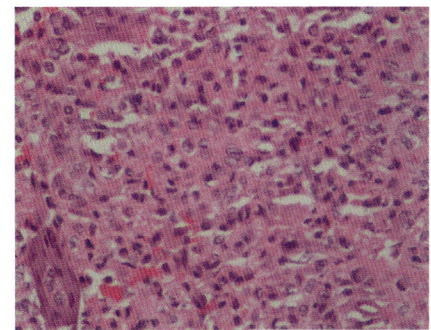

Fig. 2.42 Condroblastoma com células ovais ou redondas com margens citoplasmáticas satisfatórias.

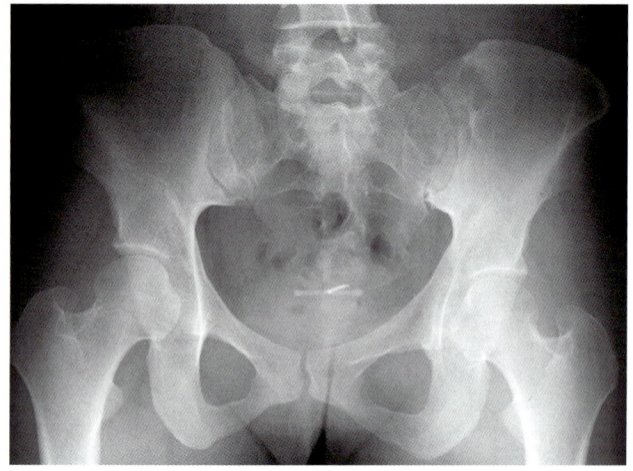

Fig. 2.43 Lesão destrutiva no ílio com borda denteada.

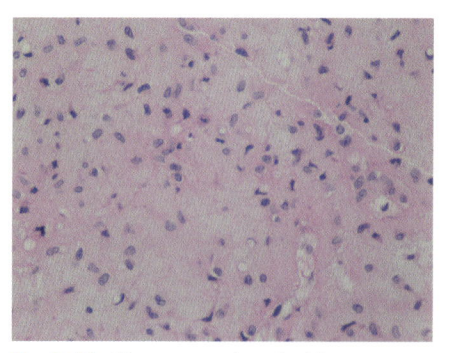

Fig. 2.44 Fibroma condromixoide com células estreladas, cada uma com um núcleo pequeno e único embebido em matriz levemente bolhosa com vascularização escassa. Ausência de cartilagem hialina.

- Demografia: 20-30 anos de idade
- Apresentação: dor/inchaço
- Sítios: ossos longos (tíbia), pelve, fêmur distal, pés
- Imagens: lesão radiolucente, destrutiva e excêntrica em metáfise
  a. Afinamento e expansão do córtex com borda entalhada
  b. Diferencial: ABC
- Histologia: células de aparência estrelada com núcleos hipercromáticos em lóbulos, lóbulos condroide, fibromatoide e mixoide
- Tratamento: curetagem e enxertia óssea; risco de recorrência entre 10 e 25%

E. Lesões Malignas Produtoras de Cartilagem

1. Condrossarcoma (Figs. 2.45, 2.46, 2.47)

   Para lesões em pacientes com mais de 40 anos, considerar doença metastática, mieloma múltiplo, linfoma, condrossarcoma e MFH/sarcoma pleomórfico indiferenciado (UPS)

   - Tumor de cartilagem produtor de osso; pode ser primário ou secundário
   - Demografia: adultos idosos (> 50 anos), predominância masculina
   - Apresentação: dor ou massa; a dor pode diferenciar condrossarcoma de baixo grau de encondroma
   - Risco para condrossarcoma secundário: osteocondromas múltiplos hereditários, doença de Ollier (30%), doença de Maffucci (100%)
   - Sítios: pelve, fêmur proximal, coluna vertebral, escápula
     a. Condrossarcoma de células claras: epífise de ossos longos, mais usualmente no fêmur proximal, úmero proximal (Fig. 2.48)
   - Imagens: lesão lítica, córtex espessado e expandido com tortuosidade endosteal em mais de dois terços da espessura cortical, mineralização coerente com a cartilagem; "anéis e arcos" em lesões de baixo grau; lesões de alto grau com aumento da destruição cortical e massa de partes moles na MRI; edema ósseo na imagem em recuperação com inversão em tempo curto (STIR)
     a. Condrossarcoma de células claras: lesão redonda, bem definida e quase sempre confundida com condroblastoma; pode ocorrer em adultos mais jovens
     b. **Condrossarcoma de células claras e condroblastoma são lesões epifisárias**

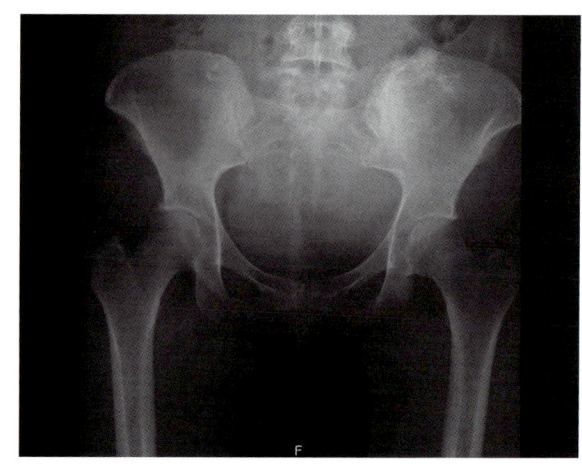

Fig. 2.45 Radiografia mostrando grande lesão pélvica calcificada. (Cortesia de Conrad EU. Orthopaedic Oncology: Diagnosis and Treatment. New York: Thieme; 2008. Reproduzido com autorização.)

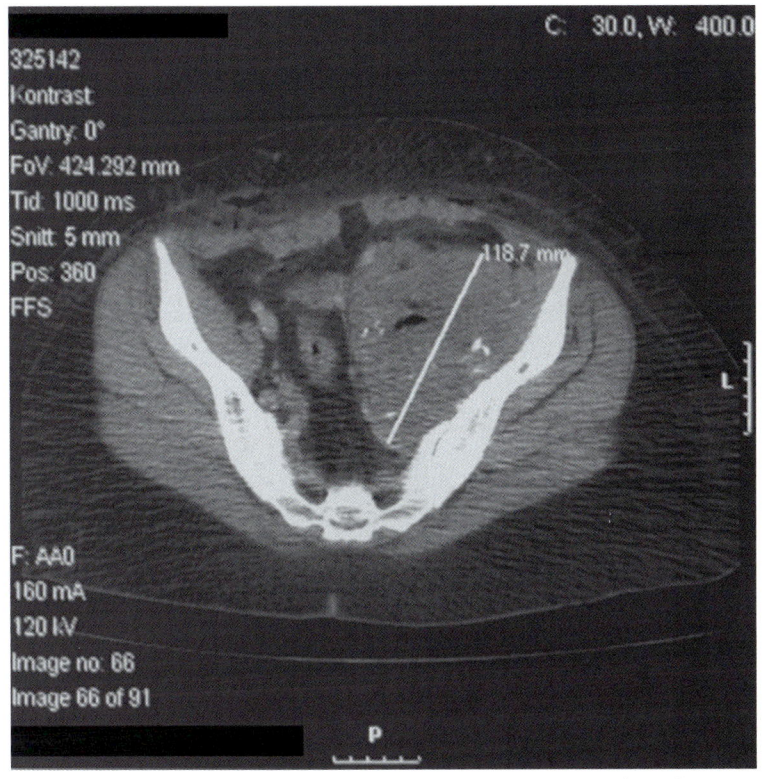

Fig. 2.46 Tumor pélvico à esquerda com grande extensão intrapélvica de partes moles. (Cortesia de Conrad EU. Orthopaedic Oncology: Diagnosis and Treatment. New York: Thieme; 2008. Reproduzido com autorização.)

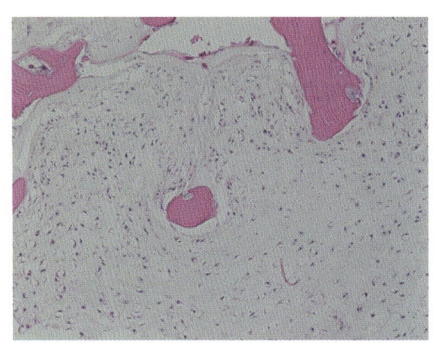

Fig. 2.47 Condrossarcoma com cartilagem hialina cercando e aprisionando trabéculas de osso lamelar morto. Esse padrão infiltrativo é característico do condrossarcoma.

- Histologia: condrócitos pleomórficos dilatados com celularidade aumentada, figuras mitóticas, células múltiplas por lacuna, alterações mixoides
    a. Condrossarcoma de células claras: condrócitos com citoplasma vacuolado claro em matriz condroide
- Tratamento: curetagem de extremidade em grau 1; graus 2/3 – sem indicação de quimioterapia ou radiação, exige excisão ampla
    a. Todas as lesões pélvicas, incluindo as de baixo grau, exigem ressecção
    b. Índice de recorrência relacionado com a atividade de telomerase aumentada e margens positivas
2. Condrossarcoma desdiferenciado (**Figs. 2.49 e 2.50**)
    - Sobrevida de 5 anos: 5-10%
    - A maioria representa lesão de cartilagem maligna
    - 50% com fratura patológica
    - Apresentação: dor
    - Sítios: distal, fêmur proximal, úmero proximal
    - Histologia: sarcomas de alto grau (UPS, fibrossarcoma, osteossarcoma) adjacentes à lesão de cartilagem de baixo grau ou benigna
    - Tratamento: quimioterapia, ressecção, quimioterapia, embora controverso

F. Lesões Ósseas Fibrosas e Histiocíticas
1. Defeito fibroso metafisário/fibroma não ossificante (NOF) (**Figs. 2.51 e 2.52**)
    - Lesão esquelética comum relacionada com ossificação defeituosa

    Defeito fibroso metafisário/NOF é encontrado geralmente por acaso no exame radiográfico detalhado após lesão não associada a esse quadro

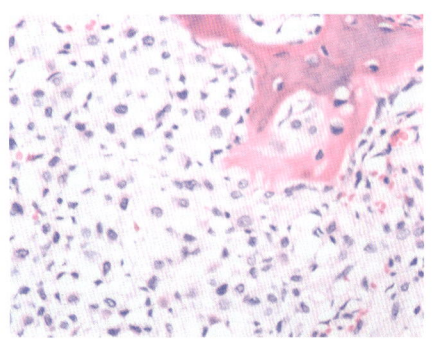

Fig. 2.48 Condrossarcoma de células claras com grandes células redondas preenchendo o espaço medular, cada uma com citoplasma transparente e núcleo redondo. Presença de vasos grandes com paredes finas. Existe sempre um condrossarcoma de baixo grau padrão ou convencional presente em outras partes do tumor, mas as células diagnósticas são os focos de condrócitos com citoplasma transparente contendo glicogênio e colorindo positivamente para a proteína S100. Com frequência osso tecido é misturado a zonas de células claras.

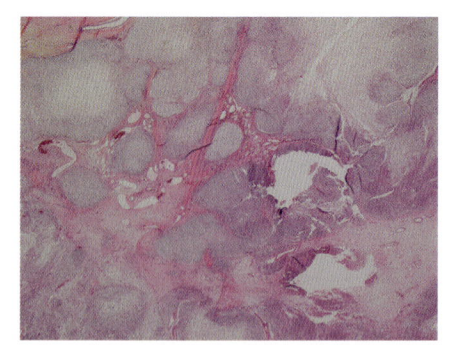

Fig. 2.49 Condrossarcoma desdiferenciado com lóbulos de cartilagem bem definida e áreas de células tumorais de alto grau sem diferenciação discernível de cartilagem.

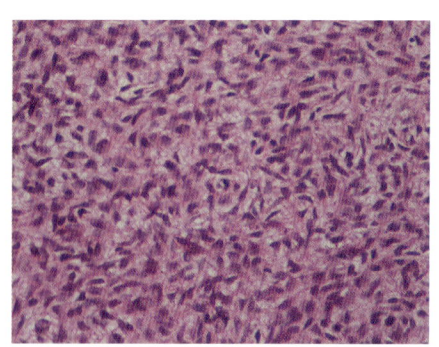

Fig. 2.50 Condrossarcoma desdiferenciado com foco de fuso pleomórfico e células redondas sem diferenciação de cartilagem.

- Demografia: pacientes jovens (5-15 anos)
- Sítios: fêmur distal, tíbia distal, tíbia proximal
- Apresentação: fratura ocasional incidental
- Imagens: lesão metafisária brilhante, excêntrica e cercada por borda esclerótica denteada; o córtex pode estar expandido e afinado
- Histologia: feixes espiralados, células gigantes, hemossiderina
- Tratamento: observação ou curetagem/enxerto ósseo (se houver risco de fratura patológica)
    a. As lesões ossificam na maturidade esquelética e regridem
2. Fibroma desmoplástico
    - Raro, baixo grau, agressivo (equivalente a desmoides de partes moles); origem provável: miofibroblastos
    - Demografia: 10-30 anos de idade
    - Genética: foram informados: perda de 5q21-22, perda de 4p, rearranjo de 12q12-13, trissomia 8, trissomia 20 relatada
    - Imagens: lesão lítica localizada no centro em metáfise
    - Histologia: colágeno abundante, fibroblastos maduros, sem atipia celular
    - Tratamento: ressecção ampla, curetagem agressiva, alto índice de recorrência local
3. Histiocitoma ósseo fibroso maligno/fibrossarcoma
    - Tumor maligno com proliferação de células com qualidade histiocística, sem produção de osteoides
    - MFH e fibrossarcoma hoje considerados como a mesma entidade
    - Demografia: 20-80 anos, mais comum nos homens
    - Apresentação: dor, inchaço, claudicação; pode haver febre, leucocitose, hipoglicemia
    - Sítios: metafisário, fêmur distal, tíbia proximal, fêmur proximal, ílio, úmero proximal
    - Imagens: lítico ou lítico/blástico misto
    a. Diferencial: metástases, todos os tumores ósseos malignos
    - Histologia: proliferação de células com qualidade histiocística e núcleos indentados, citoplasma abundante, grandes nucléolos, células gigantes, aparência estoriforme, padrão de espinha de peixe
    - Tratamento: o mesmo que para osteossarcoma: excisão ampla e radiação, com ou sem quimioterapia (alto grau)
    - Metástase: pulmão e ossos

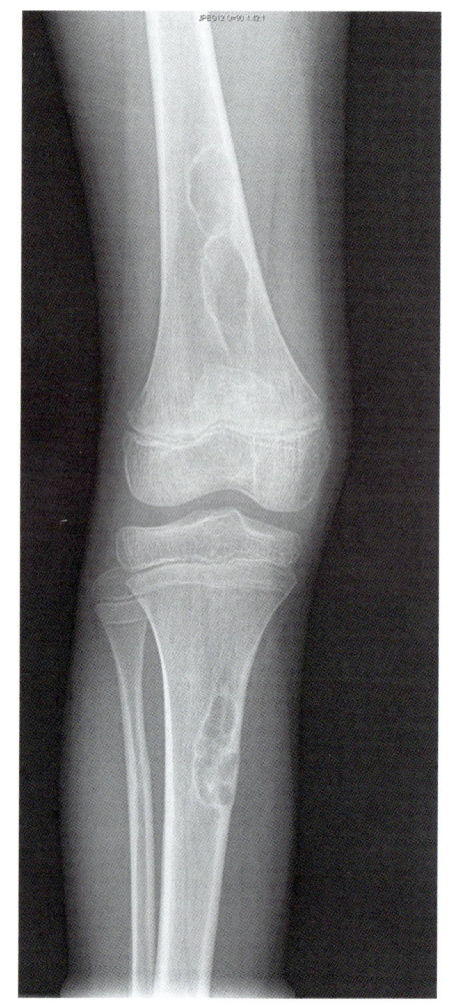

Fig. 2.51 Lesões "císticas" excêntricas da tíbia femoral e proximal. (Cortesia de Conrad EU. Orthopaedic Oncology: Diagnosis and Treatment. New York: Thieme; 2008. Reproduzido com autorização.)

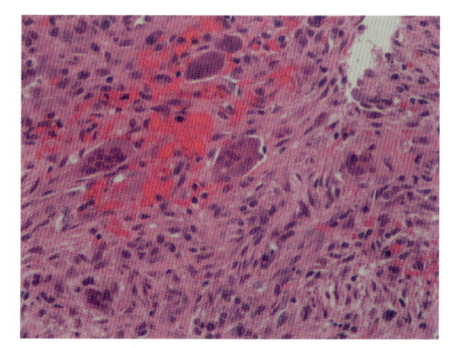

Fig. 2.52 Fibroma não ossificante com foco de células gigantes semelhantes a osteoclastos e alguns linfócitos em uma área de hemorragia.

G. Lesões Ósseas Semelhantes a Tumor

1. Histiocitose de células de Langerhans (**Figs. 2.53, 2.54, 2.55**)
   - Chamado de granuloma eosinofílico (EG) quando no osso
   - Proliferação de células de Langerhans do sistema dendrítico
   - Demografia: antes dos 30 anos, proporção homem:mulher = 2:1
   - Apresentação: dor, inchaço
   - Sítios: mais comum nos ossos longos, crânio, costelas, clavícula, escápula, vértebras; geralmente causa vértebra plana (idade 2-6 anos)

     a. **Vértebra plana única: EG, sarcoma de Ewing, ABC, osteomielite**

     b. **Vértebra plana múltipla: mucopolissacaridose, doença de Gaucher, osteogênese imperfeita (OI), linfoma, doença metastática**
   - Imagens: lesão lítica com margens bem definidas; afinamento do córtex com reação periosteal

     a. Diferencial: osteomielite, sarcoma de Ewing, leucemia
   - Histologia: proliferação de células de Langerhans com núcleos indentados como sementes de café, geralmente eosinófilos em grande quantidade, células gigantes

     a. Microscópia eletrônica (EM): grânulos de Birbeck (raquete de tênis)

     b. Corante CD1A positivo, S100+
   - Tratamento: tipicamente autolimitante, mas pode-se usar acetato de metilprednisolona injetável, curetagem/enxerto ósseo; pode-se usar molde para vértebra plana; radiação para compressão da medula espinal/sintomas neurológicos
   - **Os esteroides podem ser usados para tratar UBC e EG**
   - Síndromes (*continuum* de EG):

     a. Doença de Hand-Schuller-Christian
       - Lesões ósseas múltiplas e envolvimento visceral
       - **Tríade clássica: diabetes insípido (envolvimento da hipófise), exoftalmia, lesões líticas (geralmente do crânio)**

     b. Letterer-Siwe: histiocitose fulminante e fatal

2. Doença de Paget (**Fig. 2.56**)
   - Transtorno caracterizado por remodelagem anormal do osso, causada por disfunção osteoclástica
   - Genética: dominante autossômica (40%)
   - Demografia: depois dos 50 anos
   - Apresentação: dor, insuficiência elevada do débito cardíaco (raro)

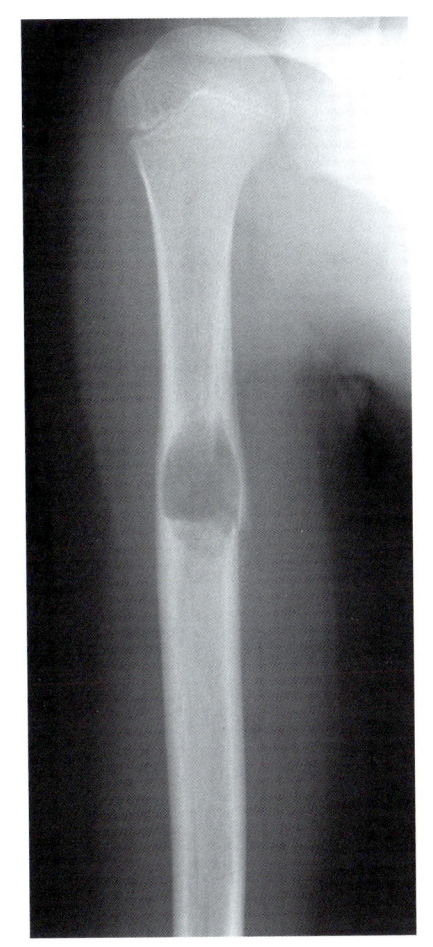

Fig. 2.53 Lesão diafisária cística em paciente com 10 anos de idade. (Cortesia de Conrad EU. Orthopaedic Oncology: Diagnosis and Treatment. New York: Thieme; 2008. Reproduzido com autorização.)

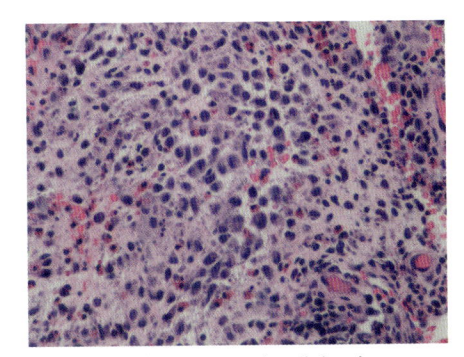

Fig. 2.54 A histiocitose de células de Langerhans (LCH) é uma lesão celular composta de grandes histiócitos em forma de rim como célula de fundo, com agregações de eosinófilos, leucócitos e linfócitos. A célula diagnóstica é o histiócito.

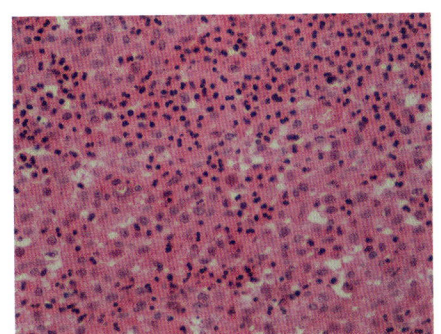

Fig. 2.55 Histiocitose de células de Langerhans (LCH) com eosinófilos proeminentes e um fundo de histiócitos.

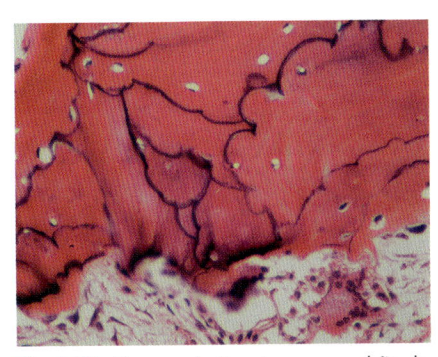

Fig. 2.56 Doença de Paget com o padrão de mosaico de osso lamelar causado pelo arranjo anormal de unidades de lamelas unidas juntas ao longo de linhas proeminentes de cimento.

- Sítios: monostótico ou poliostótico; fêmur, pelve, tíbia, crânio, coluna vertebral
- Laboratório: hidroxiprolina elevada, N- e α-C-telopeptídeos urinários aumentados, fosfatase alcalina elevada
- Imagens: trabéculas grosseiras (aparência blástica do osso), córtex espessado, dilatação do osso; deformidade em cajado de pastor do fêmur proximal, arqueamento da tíbia
  a. Três estádios radiográficos da doença: lítico, misto, esclerótico
  b. Varredura óssea: captação aumentada
  c. MRI: trabéculas espessadas com sinal de medula normal
- Histologia: trabéculas largas e irregulares, linhas de cimento proeminentes, osteoclastos, tecido vascular fibroso
- Tratamento: bifosfonatos (reduzem a atividade de osteoclastos), calcitonina
- Risco de 1% de degeneração maligna para sarcoma dentro da lesão de Paget
  a. Início abrupto de dor e inchaço, massa de partes moles

Novo início de dor requer exame minucioso para possível transformação maligna

  b. Tratamento: cirurgia + quimioterapia ou radiação paliativa
  c. Sobrevida de 5 anos: menos de 5%
3. Calcinose tumoral
   - Transtorno raro, etiologia incerta envolvendo disfunção do metabolismo do fosfato
   - Demografia: afrodescendentes, mulheres
   - Associada a defeitos metabólicos, transtornos vasculares de colágeno, trauma
   - Apresentação: massa de crescimento lento
   - Sítios: lesões de partes moles bem demarcadas sobre as superfícies extensoras de grandes articulações: tipicamente quadril, cotovelo, ombro, pé e punho
   - Histologia: resíduos calcificados e loculados em estroma fibroso
   - Tratamento: remoção cirúrgica se sintomático; risco de recorrência
4. Poços de herniação sinovial
   - Simulador de tumor
   - Comum em colisão femoroacetabular

H. Displasia Fibrosa, Displasia Osteofibrosa, Adamantinoma

1. Displasia fibrosa (**Figs. 2.57, 2.58, 2.59**)
   - Anormalidade de desenvolvimento monostótica ou poliostótica
   - Insuficiência de produção de osso lamelar normal
   - Genética: ativação de mutação da proteína de superfície GSα; adenosina monofosfato cíclico aumentada (cAMP)
     a. Expressão elevada do fator-23 de crescimento de fibroblastos (FGF-23)
   - Demografia: antes dos 30 anos, predominância feminina
   - Apresentação: assintomática, incidental, ocasionalmente dolorida
   - Sítios: qualquer osso, mais comum no fêmur proximal
   - Imagens: lesão lítica central em diáfise ou metáfise, vidro moído
     a. Pode causar a deformidade em cajado de pastor no fêmur proximal
     b. A displasia fibrosa parece similar ao osteossarcoma de baixo grau ou osteomielite, mas todos têm histologia significativamente diferente
   - Histologia: fibroblastos abundantes, trabéculas de osteoides e de ossos dentro de estroma fibroso sem borda osteoblástica (*rimming*) (diferenciar de displasia osteofibrosa)
     a. "Sopa de letras", fragmentos ósseos desorganizados

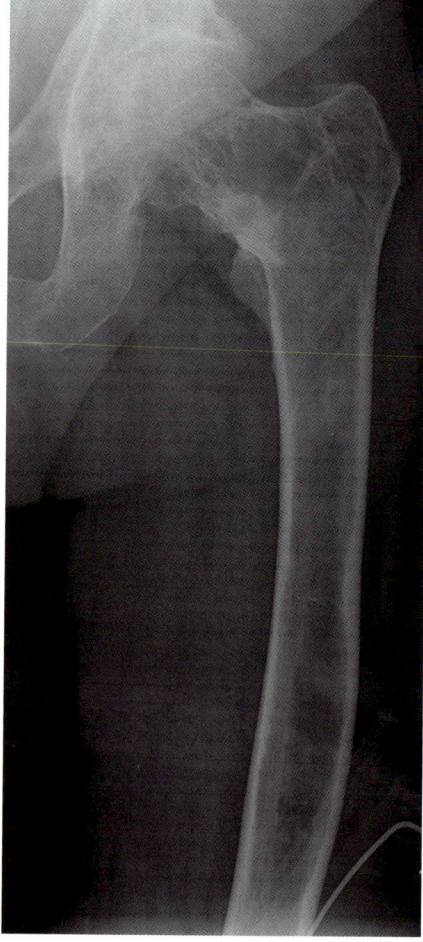

Fig. 2.57 Lesão cística clássica do fêmur proximal com aparência de vidro moído e deformidade vara causando deformidade em "cajado de pastor".

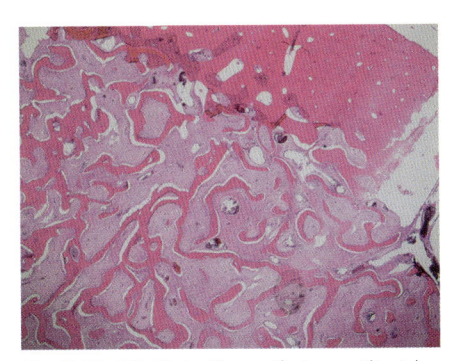

Fig. 2.58 Displasia fibrosa (baixa potência) substituindo toda a cavidade da medula e poupando o córtex. Podem ser observadas espículas irregulares e curvilíneas de osso tecido embutidas em tecido fibroso.

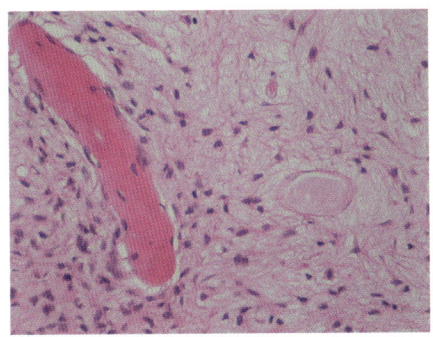

Fig. 2.59 Displasia fibrosa com espículas de osso tecido, sem borda osteoblástica, embutida em tecido fibrovascular.

- Tratamento: observação ou fixação interna se dolorida, patológica ou fratura iminente, deformidade
    a. Bifosfonatos mostraram reduzir a dor associada a lesões esqueléticas
    b. Deve-se usar aloenxertos corticais ou esponjosos para fixação porque o osso autógeno será transformado para FD
- **Os bifosfonatos são usados para tratamento de displasia fibrosa, doença metastática, mieloma múltiplo e doença de Paget**
- Menos de 1% de transformação maligna
- Síndromes:
    a. McCune-Albright: manchas café com leite (irregulares como as margens do Maine), displasia fibrosa poliostótica, anormalidades endócrinas (puberdade precoce)
    b. Mazabraud: displasia fibrosa poliostótica com mixomas intramusculares

2. Displasia osteofibrosa (**Figs. 2.60** e **2.61**)
   - Demografia: antes dos 10 anos, predominância masculina
   - Apresentação: inchaço indolor na tíbia anterior
   - Sítios: córtex tibial anterior
   - Imagens: lesão lítica excêntrica da tíbia anterior, bem definida, geralmente com expansão cortical
       a. Com frequência leva ao arqueamento, pode causar fratura patológica
   - Histologia: estroma de tecido fibroso, osteoide, células gigantes, borda osteoblástica
   - Tratamento: a regressão é típica, pode exigir moldes; pode recorrer se removido antes da maturidade esquelética

3. Adamantinoma (**Figs. 2.62** e **2.63**)
   - Tumor maligno raro, baixo grau
   - Demografia: adultos jovens (> 20 anos)
   - Apresentação: dor insidiosa (meses a anos)
   - Sítios: mais comum na tíbia anterior, pode afetar outros ossos longos
       a. Diagnóstico diferencial: displasia osteofibrosa; diferenciação por histologia, pois localização e radiologia são similares
   - Imagens: defeitos brilhantes múltiplos, agudamente circunscritos, ossos escleróticos, aparência de "bolha de sabão"
   - Histologia: ninhos de células epiteliais em estroma benigno com padrão glandular/de paliçada
       a. Antígeno de membrana epitelial (EMA) e ceratina positiva

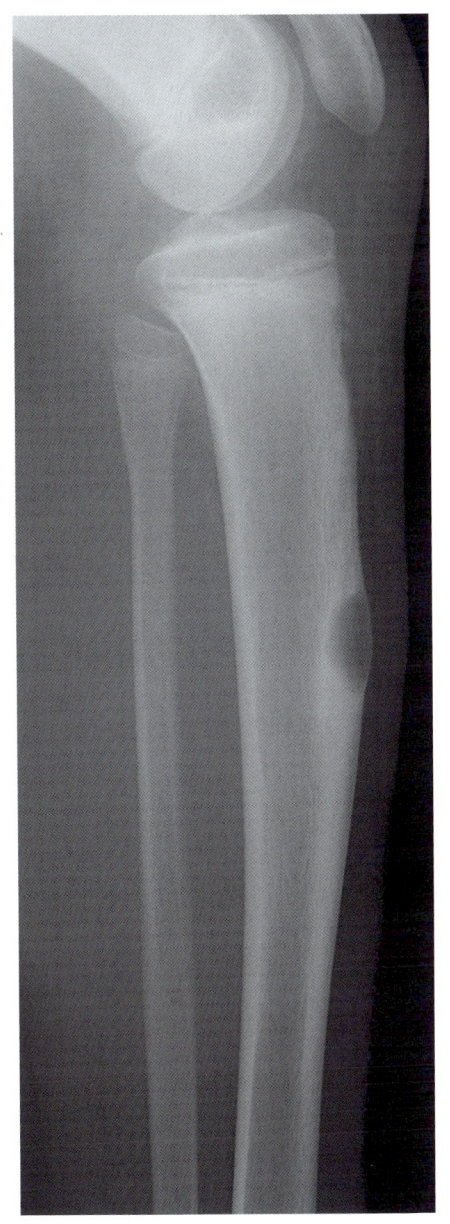

Fig. 2.60 Lesão lítica excêntrica da tíbia anterior observada na displasia osteofibrosa.

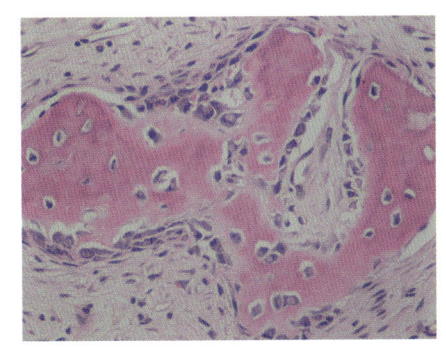

Fig. 2.61 Displasia osteofibrosa com espículas irregulares de osso tecido cercadas ou margeadas por osteoblastos proeminentes.

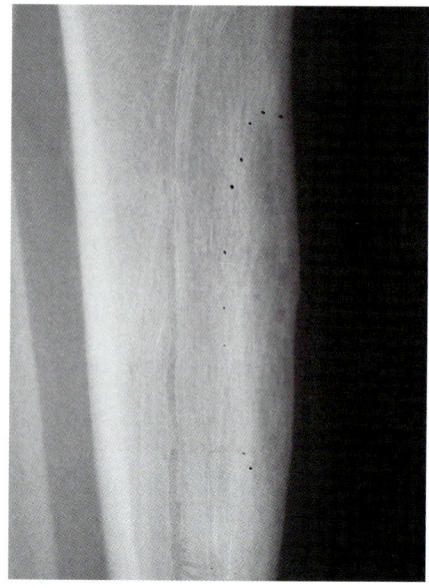

Fig. 2.62 Lesão sutil do córtex tibial proximal anterior. (Cortesia de Conrad EU. Orthopaedic Oncology: Diagnosis and Treatment. New York: Thieme; 2008. Reproduzido com autorização.)

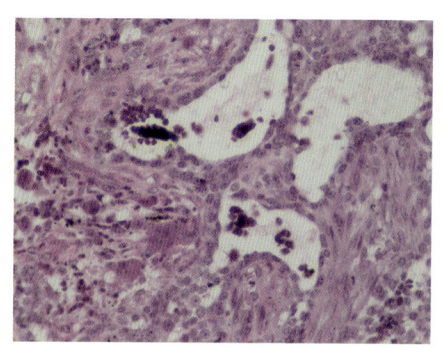

Fig. 2.63 Adamantinoma do osso longo com ninhos e ilhas de células epiteliais.

- Tratamento: ressecção ampla, risco de metástase (2-3%); não sensível à quimioterapia ou radioterapia

I. Tumores Hematopoiéticos

1. linfoma (**Figs. 2.64, 2.65, 2.66**)
   - Proliferação de linfócitos B ou T se apresentando, geralmente, como doença nodal que pode formar metástases para o esqueleto; raramente um linfoma primário de osso
   - Focos metastáticos primários ou em associação a outros sítios ósseos
   - Mais comum: linfoma de células B não de Hodgkin
   - Demografia: todas as idades, mais comum entre 35 e 55 anos, predominância masculina
   - Apresentação: dor, massa de partes moles, fratura patológica, sintomas-B: febre, perda de peso, suores noturnos; pode apresentar sintomas neurológicos provenientes de metástases espinais
   - Exame minucioso: biópsia de medula óssea, CT do tórax/abdome/pelve, biópsia óssea se a lesão óssea for primária
   - Sítios: fêmur distal, tíbia proximal, pelve, fêmur proximal, vértebras, cintura do ombro
   - Imagens: destruição do osso, aparência mosqueada, geralmente com formação reativa de osso e córtex espessado; quente na varredura óssea
      a. Diagnóstico diferencial: doença metastática, mieloma, osteomielite
   - Histologia: infiltrado celular misto com células azuis redondas de vários formatos e tamanhos
      a. Imuno-histoquímica: CD20+, CD45+, CD99-, antígeno leucocitário comum (LCA)
   - Tratamento: quimioterapia (ciclofosfamida, doxorrubicina, prednisona, vincristina), ± radiação
   - Prognóstico: linfoma primário de osso com melhor prognóstico que o do envolvimento secundário

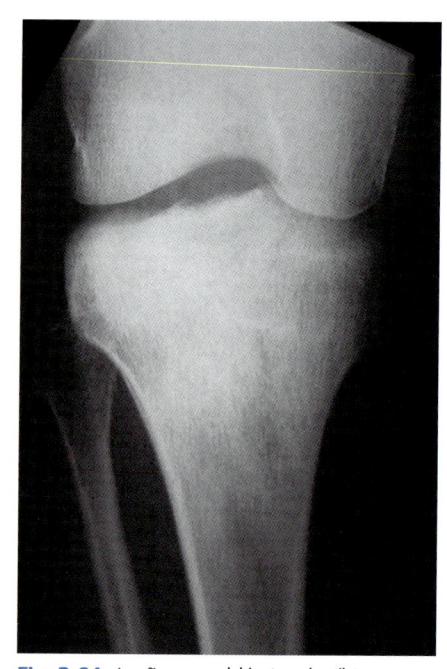

Fig. 2.64 Lesão osteoblástica da tíbia proximal em paciente com 46 anos. (Cortesia de Conrad EU. Orthopaedic Oncology: Diagnosis and Treatment. New York: Thieme; 2008. Reproduzido com autorização.)

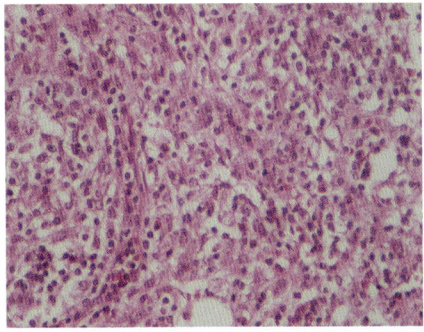

Fig. 2.66 O linfoma de Hodgkin é composto por histiócitos atípicos ou brandos misturados com linfócitos, células do plasma e células grandes com núcleo bilobado, chamadas de células de Reed-Sternberg.

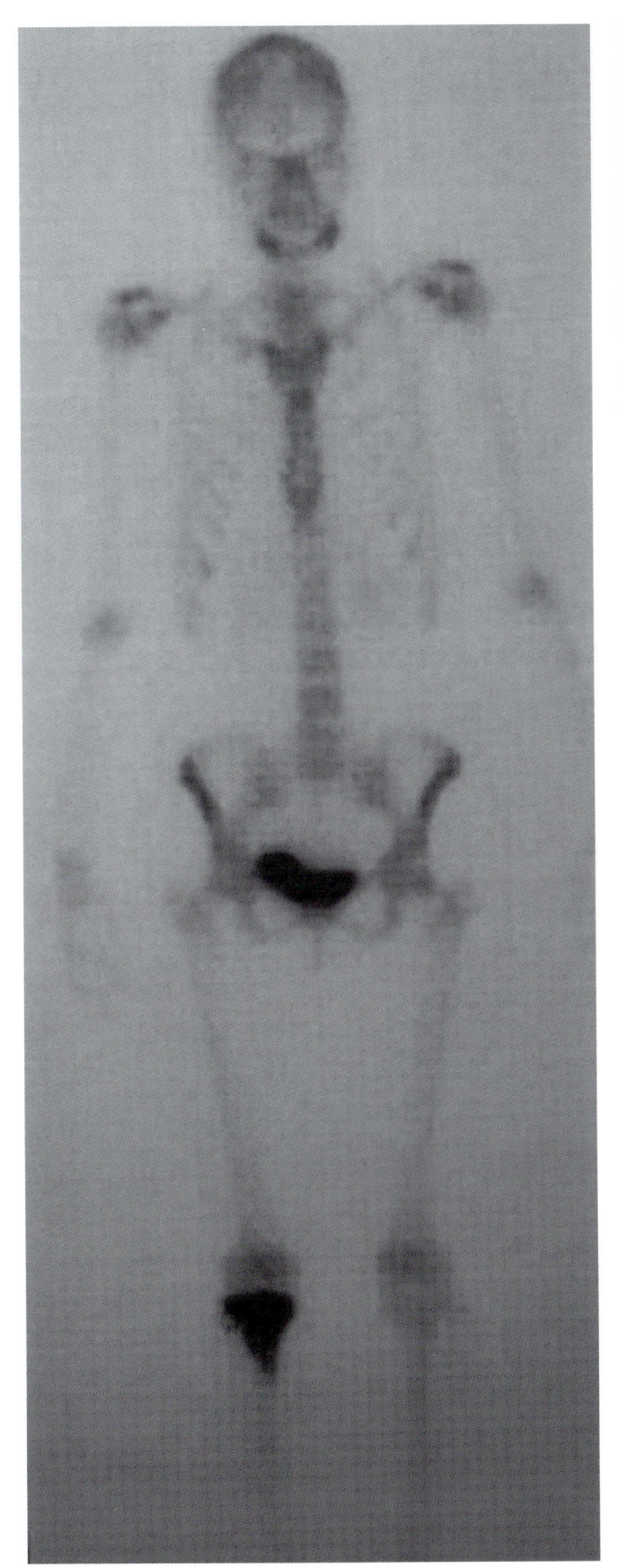

Fig. 2.65 Varredura óssea. (Cortesia de Conrad EU. Orthopaedic Oncology: Diagnosis and Treatment. New York: Thieme; 2008. Reproduzido com autorização.)

2. Mieloma múltiplo (**Figs. 2.67 e 2.68**)
   - Transtorno maligno de células do plasma no qual as células plasmáticas produzem imunoglobulinas
   - **É o tumor ósseo maligno primário mais comum**
   - Demografia: 50-80 anos, predominância masculina; proporção negros:brancos = 2:1
   - Apresentação: dor nos ossos (coluna/costelas), fratura patológica, fadiga
   - Laboratório: eletroforese proteica do soro (SPEP)/eletroforese proteica da urina (UPEP), hipercalcemia (33%), creatinina elevada (Cr) (50%), anemia normocrômica e normocítica, velocidade de hemossedimentação (ESR) elevada
     a. Urina: proteínas de Bence Jones
        - **A proteína de Bence Jones é uma medida das cadeias leves de imunoglobulina na urina**
     b. UPEP: imunoglobulina monoclonal de cadeia leve
   - Imagens: lesões líticas mais frequentes no crânio, coluna vertebral, ossos longos contendo células plasmáticas
     a. Varredura óssea negativa (30%) quando a resposta osteoblástica for mínima
   - Histologia: folhas de células plasmáticas com núcleo excêntrico ("face de relógio") e zona clara perinuclear (zona clara de Hoffa)
     a. CD38+
   - Tratamento: bifosfonatos para controlar a atividade de osteoclastos, reduzir a dor, reduzir o risco de fratura; quimioterapia, radiação (para sintomas neurológicos e alívio da dor)
   - Sobrevida: 10% aos 10 anos
3. Plasmacitoma solitário
   - Deve ser diferenciado do mieloma múltiplo (prognóstico mais favorável na forma solitária)
   - Imagens: lesão solitária lítica
     a. Lesão solitária lítica em oposição a lesões múltiplas vistas em mieloma múltiplo
   - Laboratório: contagem de plasmócitos de medula óssea em 10% ou menos, SPEP/UPEP negativas
   - 50-75% dos casos progredirão para mieloma múltiplo
   - Tratamento: radiação
4. Mieloma osteosclerótico
   - Lesões ósseas associadas à polineuropatia inflamatória desmielinizante crônica (CIDP)
   - Primeiro sintomas sensoriais, depois motores, disseminação distal a proximal
   - Indolor
   - **Síndrome POEMS: polineuropatia, organomegalia, endocrinopatia, pico monoclonal, alterações na pele**
   - Tratamento: quimioterapia, radiação, plasmaférese. Os sintomas neurológicos podem não melhorar

J. Tumores Vasculares

1. Hemangioma (**Fig. 2.69**)
   - Tumor ósseo vascular benigno
   - Sítios: corpos vertebrais e ossos craniofaciais
   - Imagens:
     a. Coluna vertebral: destruição lítica, estriações verticais ou aparência de favo de mel; vértebras com aparência de "barras de prisão"
     b. MRI: lesão heterogênea com numerosos vasos e infiltração adiposa; "bolsa de vermes"; sinal aumentado em T1 sugestivo de gordura na lesão

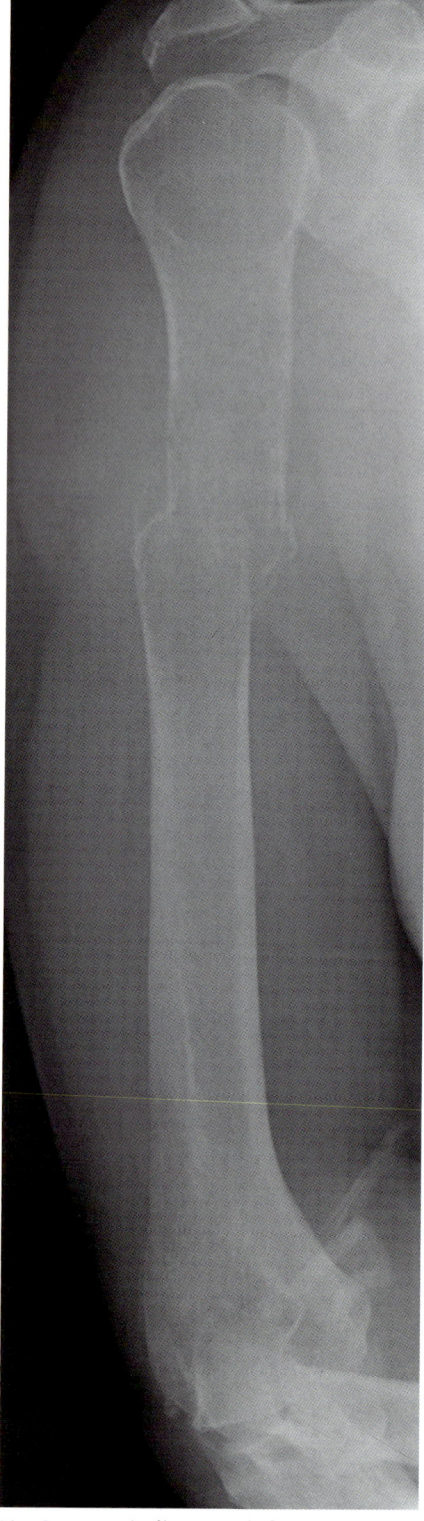

Fig. 2.67 Lesão lítica em diáfise umeral. A biópsia confirmou mieloma múltiplo.

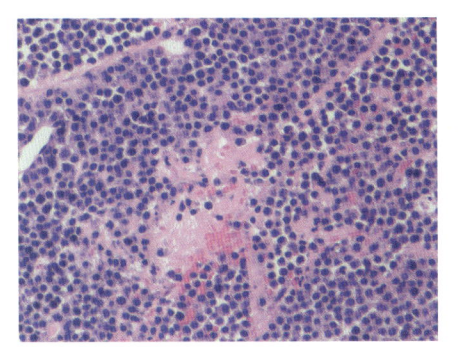

Fig. 2.68 Mieloma com placas de células plasmáticas do tumor substituindo o espaço da medula. Algumas dessas células possuem dois núcleos.

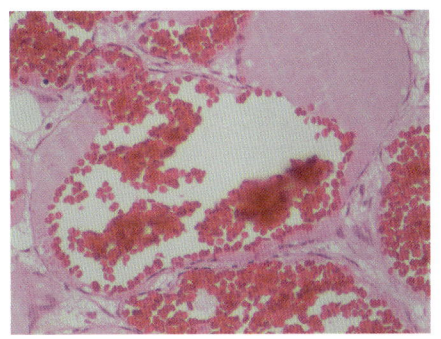

Fig. 2.69 Hemangioma do osso com vasos de paredes finas e espaços revestidos de endotélio com falta de casacos musculares na parede do vaso.

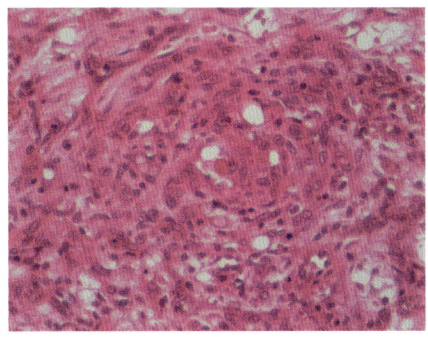

Fig. 2.70 Hemangiossarcoma com pleomorfismo extenso de células endoteliais.

- Histologia: lesões cavernosas com vasos de paredes finas
- Tratamento: observação, curetagem e enxerto ósseo (se a lesão for acessível), radiação em dose baixa se inacessível

2. Hemangioendotelioma/hemangiossarcoma (**Fig. 2.70**)
   - Tumor ósseo vascular maligno raro
   - Demografia: todos os grupos etários
   - Apresentação: dor
   - Sítios: envolvimento multifocal do mesmo membro (30%)
   - Imagens: lesão lítica oval, sem formação de osso reativo
   - Histologia: espaços vasculares, diferenciação variada
   - Tratamento: radiação (baixo grau) *versus* ressecção ampla e radiação (alto grau)

K. Lesões Ósseas da Notocorda

1. Cordoma (**Figs. 2.71, 2.72, 2.73**)
   - Tumor ósseo maligno que se origina de restos primitivos da notocorda, ocorrendo na coluna vertebral
   - Demografia: após 40 anos, proporção homem:mulher = 3:1
   - Apresentação: dor lombar ou sacral, tipicamente sem déficit neurológico, mas com sintomas intestinais e da bexiga
   - Sítios: 50% sacrococcígeo, 30% esfeno-occipital; 50% podem ser identificados no exame retal
   - Imagens: massa de partes moles anterior à linha média e envolvimento do sacro na MRI
      a. Diferencial: condrossarcoma, mieloma múltiplo, doença metastática, tumor de células gigantes, linfoma
   - Histologia: células fisalíferas (patognomônicas) contendo vacúolos e aparência bolhosa ao citoplasma
   - **Reconhecer a aparência histológica de células fisalíferas, pois elas são patognomônicas para cordoma**
      a. S100+
   - Tratamento: ressecção ampla, com ou sem radiação para recidiva local, margens positivas, tumor inoperável; índice muito alto de recidiva local
   - Metástase: para os pulmões em 30-50%
   - Sobrevida: 25-50%

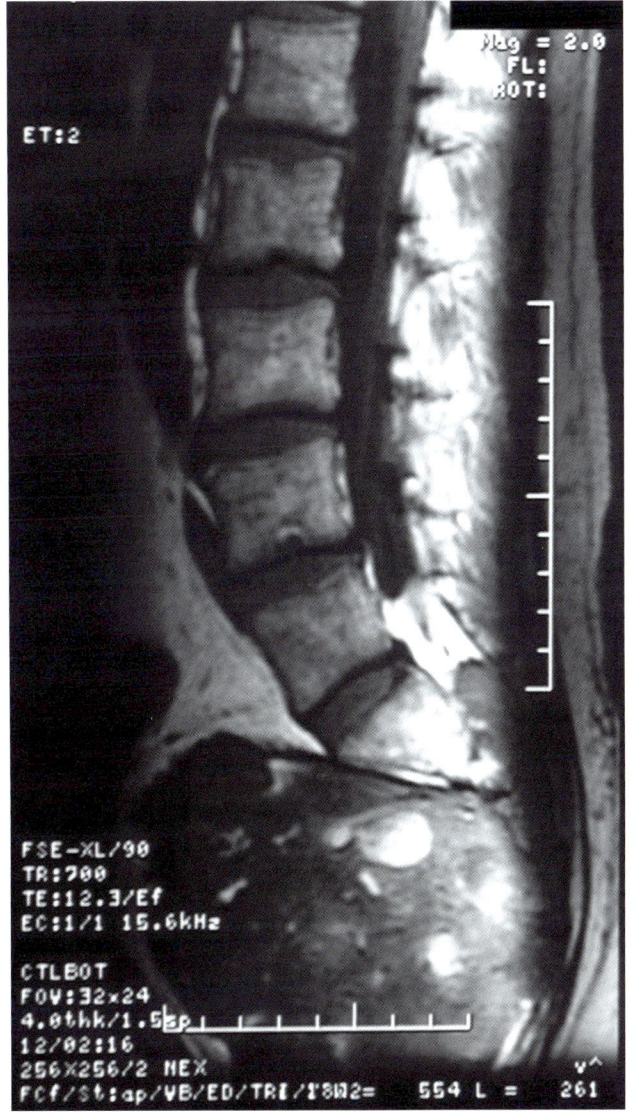

Fig. 2.71 MRI sagital mostrando lesão grande com extensão para S1 e interior do espaço epidural. (Cortesia de Conrad EU. Orthopaedic Oncology: Diagnosis and Treatment. New York: Thieme; 2008. Reproduzido com autorização.)

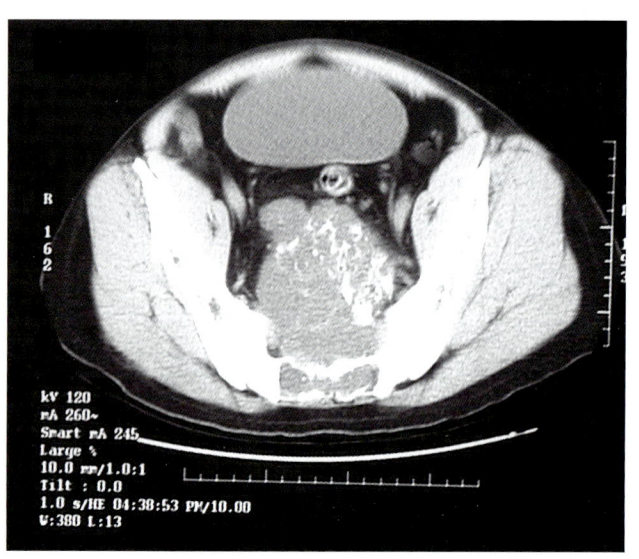

Fig. 2.72 CT de um grande tumor central de S1. (Cortesia de Conrad EU. Orthopaedic Oncology: Diagnosis and Treatment. New York: Thieme; 2008. Reproduzido com autorização.)

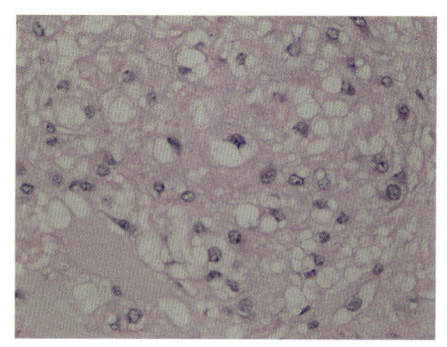

Fig. 2.73 Cordoma com células grandes características e citoplasma bolhoso (células fisalíferas) embutido em matriz de transparente a *pink*.

L. Tumores de Origem Desconhecida

1. Doença óssea metastática (**Figs. 2.74** e **2.75**)
   - **A lesão lítica ocorre mais usualmente após os 40 anos**
   - **Cinco carcinomas com probabilidade de metástase para os ossos: mama, pulmão, tireoide, rim, próstata; mnemônico: sanduíche BLT e Kosher Pickle**
   - **Metástases para células renais sofrem embolização arterial antes da cirurgia**
   - **Hipercalcemia: câncer de mama, mieloma múltiplo, linfoma**
   - Demografia: após 40 anos
   - Apresentação: dor crescente e progressiva, sintomas constitucionais, câncer primário conhecido
   - Estudos de laboratório (**Fig. 2.1**): hemograma completo (CBC), painel metabólico básico, lactato desidrogenase (LDH), fosfatase alcalina, urinálise; pode pedir marcadores tumorais específicos, como o antígeno prostático específico (PSA), o antígeno carcinoembrionário (CEA) para cólon/pâncreas, antígeno de câncer (CA)-125 para ovário
   - Sítios: pelve, corpos vertebrais, costelas, cinturas proximais dos membros
      a. Localização mais comum de fratura patológica: fêmur proximal
      b. Sítio mais comum de metástase: coluna vertebral, mais usualmente a torácica; poupa os discos intervertebrais
      c. Metástase distal aos cotovelos e joelhos: mais frequentemente do pulmão
      d. Fratura de avulsão do trocânter menor indica fratura iminente do colo do fêmur
   - Metástase para o pulmão: MFH, sarcoma sinovial, GCT, condroblastoma
   - Patogênese:
      a. Plexo venoso de Batson
         ○ Fluxo venoso da mama, pulmão, próstata, rim, tireoide para o plexo venoso vertebral

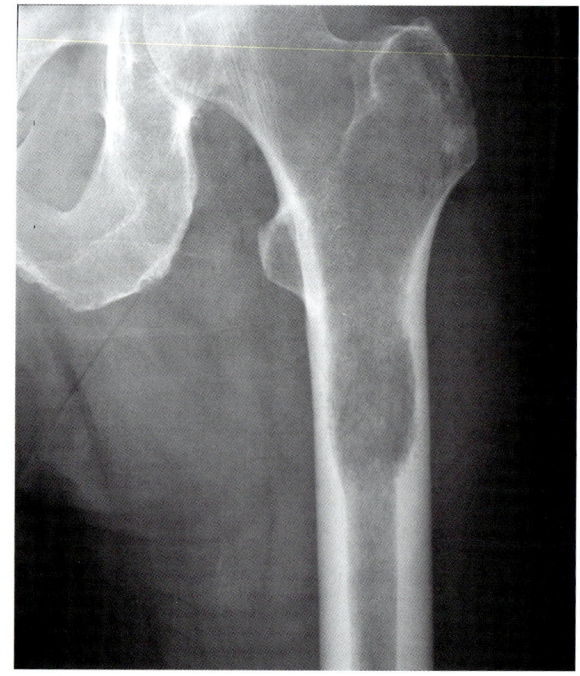

Fig. 2.74 Lesão "lítica" central do fêmur proximal. (Cortesia de Conrad EU. Orthopaedic Oncology: Diagnosis and Treatment. New York: Thieme; 2008. Reproduzido com autorização.)

b. Proteína relacionada com o hormônio paratireóideo (PTHrP): produzida por células do tumor, ativa o receptor ativador do fator nuclear *kappa* B ligante (RANKL), regula osteoclastos para cima
   ○ Liberação do fator β de crescimento e transformação (TGF-β) e de cálcio (Ca) com destruição óssea; estimula as células tumorais a liberarem mais PTHrP
- Imagens: lesão destrutiva (lítica, lítica mista/formadora de osso, esclerótica)
   a. Lítica: pulmão, tireoide, rim, trato gastrintestinal (GI)
   b. Blástica: próstata, bexiga
   c. Osteolítica/osteoblástica mista: mama
   d. Diagnóstico diferencial: mieloma múltiplo, linfoma, sarcoma de Paget, hiperparatiroidismo, tumor ósseo primário
   e. Doença metastática lítica oculta com fonte desconhecida após varredura óssea e CT do tórax/abdome/pelve, com mais probabilidade de ser um câncer de pulmão oculto ou adenocarcinoma com primário desconhecido
- Histologia: células epiteliais em estroma fibroso
- Tratamento:
   a. Se houver preocupação de que a lesão seja patológica, biópsia primeiro. Não alargar ou estabilizar a lesão sem um diagnóstico. Se um câncer primário conhecido se apresentar com lesão lítica, a biópsia será obrigatória para comprovar metástase, a menos que o paciente tenha lesões ósseas metastáticas conhecidas
   b. Bifosfonatos (pamidronato, ácido zoledônico) para controle da dor e para reduzir episódios ósseos
   c. Lesão metastática isolada do osso: considerar ressecção ampla com ou sem radiação, especialmente carcinoma de células renais e lesões do fêmur proximal
   d. Lesões ósseas metastáticas múltiplas: tratar com fixação interna se risco de fratura iminente, com ou sem radiação
   e. Critérios para fratura iminente:
      ○ Destruição cortical superior a 50%, localização subtrocantérica, mais de 50-75% de destruição metafisária, dor após radiação, dor com suporte de peso
      ○ Critérios de Mirel (**Tabela 2.7**): considerar fixação profilática
   f. Objetivos da fixação profilática: limitar a dor, minimizar a hospitalização, melhorar a qualidade de vida
- Prognóstico: metástases de câncer de pulmão levam à expectativa de vida mínima; pulmão < renal < mama < próstata < tireoide

2. Tumor de células gigantes (GCT) (**Figs. 2.76, 2.77, 2.78**)
- Tumor ósseo agressivo, mas benigno de células mononucleares
- Demografia: 30-50 anos (incomum com fises abertas), predominância feminina
- Apresentação: dor, inchaço
- Sítios: epífises e metáfises de ossos longos; 50% ao redor do joelho, corpo vertebral, sacro, rádio distal
- **Lado radial do rádio distal para GCT. Se lado ulnar, considerar osteossarcoma telangiectático (OS)**

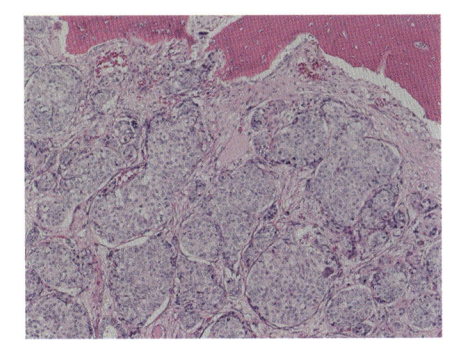

Fig. 2.75 Carcinoma metastático arrumado em ninhos cercados por punhados de tecido fibrovascular.

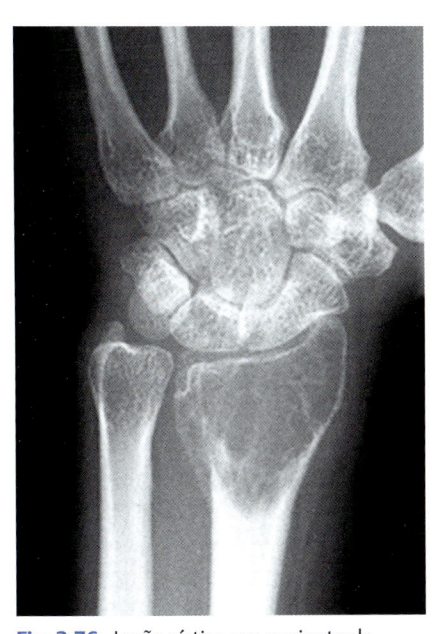

Fig. 2.76 Lesão cística em paciente de 39 anos. (Cortesia de Conrad EU. Orthopaedic Oncology: Diagnosis and Treatment. New York: Thieme; 2008. Reproduzido com autorização.)

Tabela 2.7 Critérios de Mirel para Fixação Profilática de Fratura Iminente

Escore	1	2	3
Sítio	Membro superior	Membro inferior	Peritrocantérica
Dor	Leve	Moderada	Intensa
Lesão	Blástica	Mista	Lítica
Tamanho (envolvimento cortical)	< 1/3	1/3 – 2/3	> 2/3

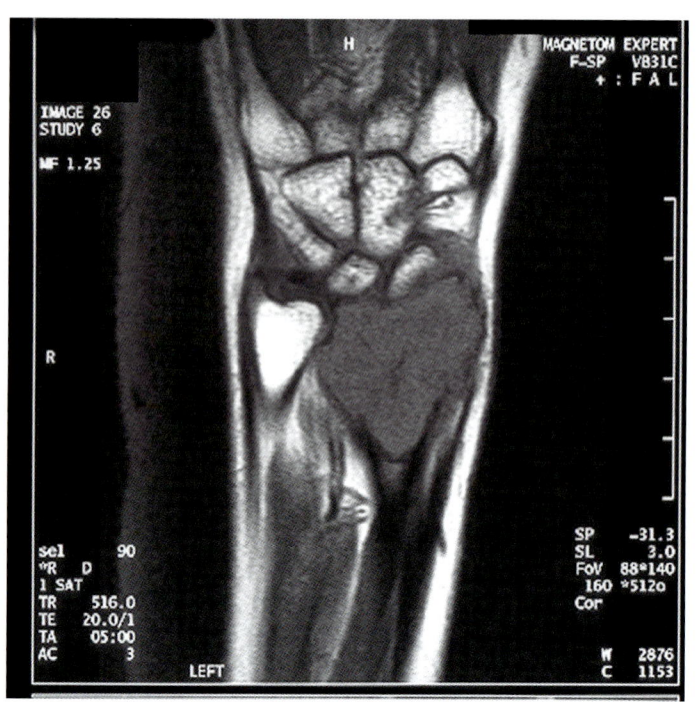

Fig. 2.77 MRI coronal mostrando "contenção" óssea. (Cortesia de Conrad EU. Orthopaedic Oncology: Diagnosis and Treatment. New York: Thieme; 2008. Reproduzido com autorização.)

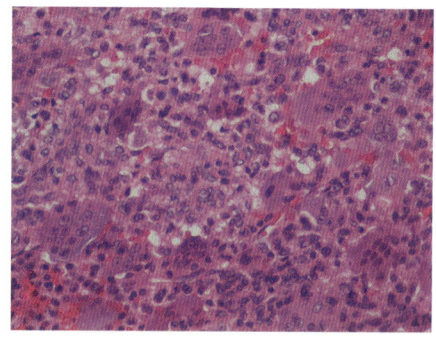

Fig. 2.78 Tumor de células gigantes com os três achados característicos de células mononucleares ovais ou redondas, distribuição aleatória de células gigantes e similaridade dos núcleos das células mononucleares com os núcleos das células gigantes.

- Imagens: lesão lítica, excêntrica e destrutiva em metáfise que se estende para a epífise, bem demarcada e sem esclerose
    a. Quente na varredura óssea
    b. Às vezes, a MRI mostra ruptura cortical com massa de partes moles
- Histologia: placa de células gigantes e proliferação de células redondas/ovais/formato fusiforme
    a. As células do estroma são neoplásticas
- Mecanismo: ativação de osteoclastos por células do tumor
- Tratamento: curetagem com enxertia (metilmetacrilato (MMA) ou enxerto ósseo), com ou sem terapia adjuvante (fenol, nitrogênio líquido, peróxido de hidrogênio, água esterilizada); 10% de risco de recorrência
- Metástase:
- **2-5% de risco de metástase para os pulmões**
    a. Fatores de risco para metástase: recidiva local, localização em rádio distal, fêmur proximal, sacro, imunossupressão
- Maligno: primário (sarcoma em GCT), secundário (após radiação para GCT, 3-50 anos após o tratamento)
- **Tumores benignos que podem criar metástases para os pulmões: condroblastoma e tumor de células gigantes**

3. Sarcoma de Ewing (**Figs. 2.79** e **2.80**)
    - Tumor neuroectodérmico primitivo (PNET) contendo pequenas células azuis
    - Demografia: 5-25 anos, predominância masculina
    - **Segundo sarcoma ósseo mais comum**
    - **Se antes dos 5 anos de idade, considerar leucemia, neuroblastoma; se idade superior a 30 anos, considerar linfoma *versus* metástase**
    - Genética: translocação cromossômica: t(11;22); proteína de fusão: EWS-FLI1
    - Apresentação: dor, febre

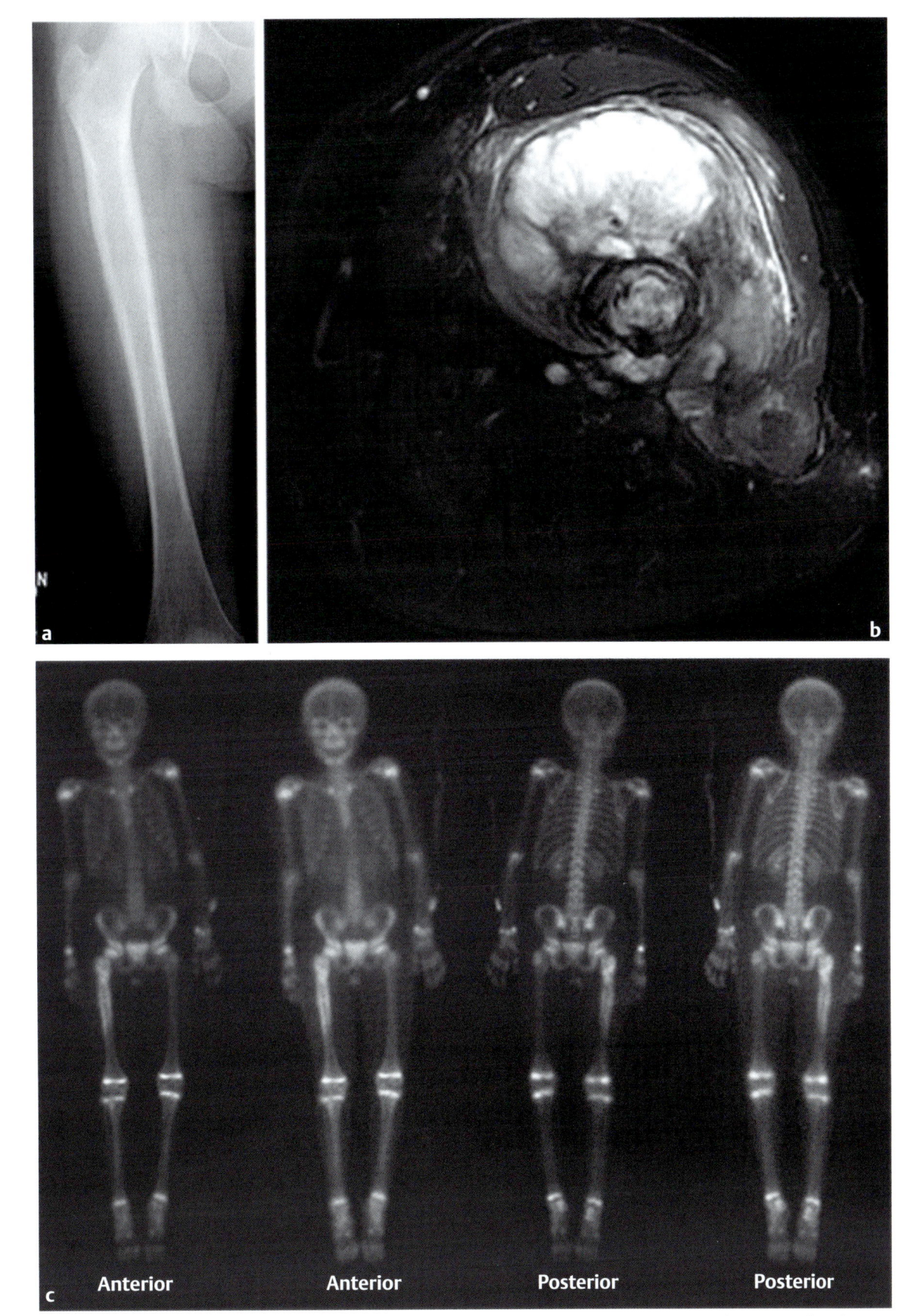

Fig. 2.79 (a) Radiografias mostrando lesão permeável na diáfise de um fêmur. A reação periosteal mostra padrão de "casca de cebola" que é clássico para o sarcoma de Ewing. Ewing 2. (b) MRI axial em T2 demonstrando a grande massa de partes moles associada a essa lesão. Ewing 3. (c) Varredura óssea mostrando captação no fêmur.

- Sítios: ossos chatos – pelve/escápula; ossos longos – metáfise ou diáfise
- Laboratório: ESR aumentado, LDH aumentada, leucocitose, anemia
- Imagens: lesão destrutiva em metáfise ou diáfise com formação de osso lítica ou variável
- **Pode ter pele com aparência de casca de cebola com periósteo descolado do osso em múltiplas camadas**
  a. MRI: massa de partes moles
- Histologia: placa de células azuis redondas e pequenas, pseudorrosetas (rosetas verdadeiras: neuroblastoma)
  a. Imuno-histoquímica: CD99 positivo, corante de vimentina positivo, PAS positivo, reticulina negativa, MIC-2 positivo
- **A histologia do linfoma se assemelha à do sarcoma de Ewing; entretanto, o linfoma é CD34+ (LCA) e CD99-, enquanto Ewing é CD99+ e CD34- (LCA)**
- Exame minucioso: exige biópsia da medula óssea para metástase de medula (o pior prognóstico), CT do tórax, varredura óssea
- Tratamento: quimioterapia (vincristina, doxorrubicina, ciclofosfamida, dactinomicina), ± radiação, ± ressecção; uso de radiação vem diminuindo por causa do risco de sarcoma secundário
  a. Pode irradiar se tumor for não ressecável, margens positivas
- Fatores prognósticos ruins: localização na coluna vertebral/pelve, superior a 100 cm^3, resposta insatisfatória à quimioterapia (inferior a 90% de necrose), LDH elevada, metástase não pulmonar, mutação p53
- Sobrevida: 65-70% com envolvimento de extremidade isolada; sobrevida de 5 anos com doença metastática inferior a 20%

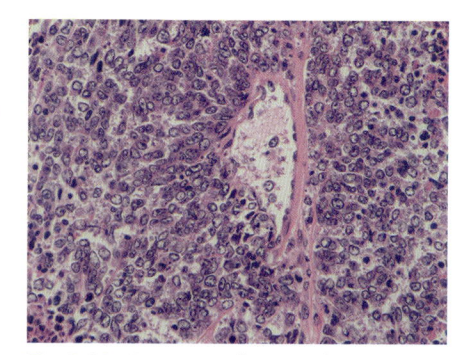

Fig. 2.80 O sarcoma de Ewing é composto por placas de pequenas células ovais azuladas com pouco ou nenhum citoplasma (núcleos nus), que cercam um vaso central. As mitoses não são proeminentes.

M. Outros

1. Osteomielite (**Figs. 2.81** e **2.82**)
   - **A osteomielite pode-se disfarçar como qualquer tumor, de modo que os médicos devem, sempre, ter isso em mente ao considerarem o diagnóstico diferencial**
   - Apresentação: dor, febre, drenagem sinusal
   - Invólucro: (osso reativo ao redor da necrose) e sequestro (necrose)
   - Risco de infecção crônica e seio sofrendo transformação para carcinoma de células escamosas
   - Laboratório: ESR e proteína C-reativa (CRP) elevadas
   - Histologia: células polimorfonucleares e de plasma
   - **Úlcera de Marjolin: carcinoma de células escamosas desenvolvido em pacientes com cicatrizes de queimaduras ou osteomielite crônica com formação de fístulas**

2. Osteomielite multifocal de cultura negativa
   - Considerada como doença inflamatória do osso
   - Etiologia: desconhecida
   - Exame minucioso: culturas negativas
   - Tratamento: fármacos anti-inflamatórios

3. Osteopetrose
   - Doença metabólica do osso caracterizada por insuficiência de reabsorção osteoclástica, com formação de osso denso e perda de cavidade medular
   - Genética: recessiva autossômica (infantil ou fatal nos primeiros anos de vida) ou dominante autossômica (AD)
     a. AD: associada a defeitos em anidrase II carbônica, subunidade $\alpha 3$ da bomba vacuolar de prótons ou canal 7 de cloreto
   - Apresentação: fratura, anemia, perda auditiva

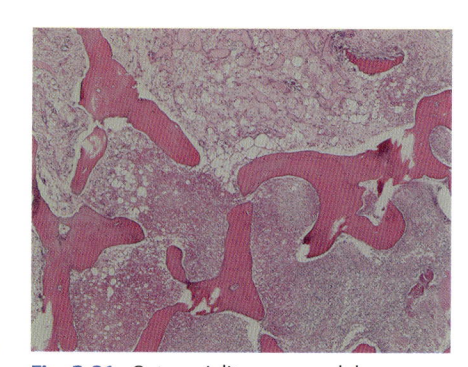

Fig. 2.81 Osteomielite com medula substituída por células inflamatórias. Presença de grandes áreas de necrose (*metade superior, rosa*) e osso lamelar necrótico.

- Imagens: aumento simétrico em massa óssea com osso espessado e falta de cavidade medular e metáfises alargadas (deformidade em frasco de Erlenmeyer)
- Histologia: osteoclastos inativos
- Tratamento: interferon gama-1β (forma dominante autossômica), transplante de medula óssea, altas doses de calcitrol (para a forma recessiva autossômica)

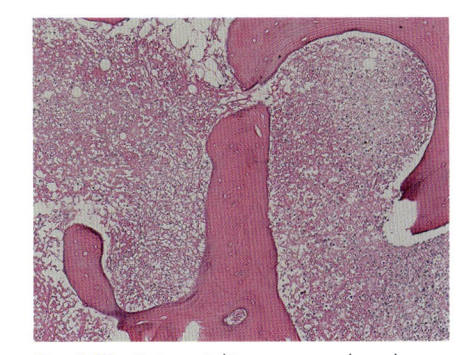

Fig. 2.82 Osteomielite com osso lamelar morto (lacunas de osteócitos vazias) chamado de sequestro cercado de pus.

III. Tumores de Partes Moles

A. Introdução: Benigno *versus* Maligno

1. Sarcoma: tumores malignos de origem mesenquimatosa
   - Demografia: antes dos 15 anos, 15%; 15-55 anos, 45%; > 55 anos, 40%; predominância masculina
   - Apresentação: massa crescente de partes moles, indolor ou dolorida
   - Exame minucioso: radiografias, MRI para definir anatomia e caracterizar a lesão, CT do tórax para metástase, CT do tórax/abdome/pelve para lipossarcoma
     a. Qualquer massa grande, profunda e heterogênea na MRI nas extremidades deve passar por biópsia (assumir sarcoma); pode-se usar agulha ou biópsia aberta
   - Estadiamento: estadiamento de sarcoma de partes moles da AJCC (**Tabela 2.3**)
   - Imagens: MRI: sinal baixo em T1, brilhante em T2, heterogêneo
   - Tratamento:
     a. Cirurgia: ressecção ampla
     b. Radioterapia para grau alto (pré-operatória, perioperatória, braquiterapia). A radiação reduz o risco de recorrência local, mas não aumenta a sobrevida geral
        ○ Braquiterapia: cateteres flexíveis colocados diretamente no leito do tumor, carregados com radiação para 48-96 horas
     c. Tumores superficiais de qualquer grau ou sarcoma de baixo grau com possibilidade de sofrerem ressecção ampla podem dispensar a radiação
   - O resultado depende, principalmente, do estádio inicial do tumor
   - Fatores prognósticos desfavoráveis: metástases, alto grau, superior a 5 cm (aumento da recorrência), localização sob a fáscia profunda
   - Metástase
     a. Os sarcomas costumam formar metástases mais para os pulmões (segundo sítio mais comum: linfonodos). Deve-se realizar a ressecção de metástases do pulmão sempre que possível
     b. Rabdomiossarcoma, sarcoma de células claras, sarcoma sinovial, sarcoma epitelioide, metástase linfática de angiossarcoma; pode precisar de biópsia de nodo sentinela
     c. Sarcomas com metástases linfáticas: acrônimo SCARE: sarcoma Sinovial, sarcoma de células Claras, Angiossarcoma, Rabdomiossarcoma, sarcoma Epitelioide

B. Tumores de Partes Moles de Origem Fibrogênica

1. Fibroma aponeurótico calcificante
   - Demografia: 3-30 anos
   - Apresentação: massa indolor de crescimento lento
   - Sítios: mãos e pés
   - Imagens: massa fraca com pontilhado
   - Histologia: tumor fibroso, calcificação central e formação de cartilagem
   - Tratamento: excisão local (50% de risco de recorrência), resolve-se com a maturidade
2. Fibromatose (**Fig. 2.83**)
   - Lesão fibrosa agressiva benigna

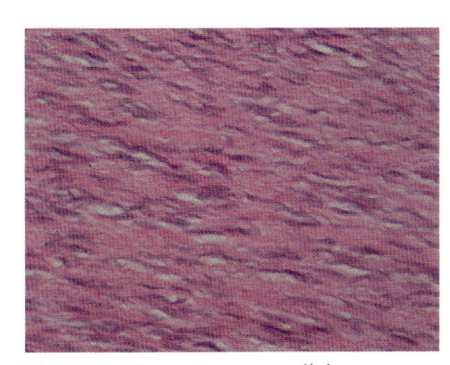

Fig. 2.83 Fibromatose com células fusiformes brandas e onduladas. Ausência de pleomorfismo ou de mitoses.

- Demografia: da puberdade aos 40 anos, predominância feminina
- Sítios: extremidades proximais ou tronco (tumor desmoide extra-abdominal)
- Apresentação: massa profunda e firme causando pouca ou nenhuma dor
- Imagens: isointensa a hipointensa na MRI, realce significativo com gadolínio
- Histologia: infiltra-se no tecido local normal, células fusiformes cercadas por colágeno abundante sem contato célula-célula
- Tratamento: ressecção ampla; recorrência frequente; radiação adjuvante pode prevenir recorrência se a excisão for marginal

3. Tumor desmoide extra-abdominal (**Fig. 2.84**)
    - É o principal tumor benigno de partes moles de invasão local; neoplasma fibroso
    - Demografia: 15-40 anos, predominância feminina
    - Tumores desmoides na família com outras fibromatoses incluindo a contratura de Dupuytren e a doença de Ledderhose (contratura da palma e da fáscia plantar, respectivamente)
    - Apresentação: massa pétrea à palpação; pode haver múltiplos tumores na mesma extremidade
    - Sítios: 50% extra-abdominal, 50% abdominal
    - Imagens: infiltrativo nos músculos, sinal baixo em T1, intensidade média em T2; realce com gadolínio
    - Histologia: fibroblastos bem diferenciados, colágeno abundante, infiltrando tecidos adjacentes
        a. Imuno-histoquímica: receptor β de estrogênio positivo
    - Tratamento: ressecção ampla se possível, radiação para prevenir recorrência. Observação é uma opção, pois a taxa de recidiva é alta. Pode-se usar quimioterapia, NSAIDs ou tamoxifeno para lesões não operáveis ou recorrentes
        a. Síndrome de Gardner: polipose adenomatosa familiar com risco aumentado em 10.000 vezes para tumor desmoide

4. Fascite nodular
    - Reação reativa comum, autolimitada, geralmente confundida com neoplasma fibroso maligno
    - Demografia: idade 20-40 anos, mesma proporção homem:mulher
    - Apresentação: massa dolorida com expansão rápida, em geral, 1-2 cm
    - Sítios: 50% extremidade superior
    - Imagens: MRI: tipicamente superficial, nodular com extensão ao longo dos planos fasciais; realce com gadolínio
    - Histologia: fibroblastos gordurosos organizados em feixes/fascículos curtos e irregulares, rede reticular densa
    - Tratamento: excisão, marginal

5. Elastofibroma
    - **Se a MRI mostrar lesão escapular, considerar sempre elastofibroma no diferencial**
    - Processo reativo incomum, semelhante ao de um tumor
    - Demografia: 60-80 anos, predominância feminina
    - Apresentação: quase sempre assintomático, pode apresentar escápula com estalidos
    - Sítios: entre escápula e parede torácica profundo para a parede inferior da escápula, 10% bilateral
    - Imagens: sinal misto em T1 e T2
    - Histologia: fibras elásticas com aparência de contas
        a. Coloração positiva para elastina
    - Tratamento: observação ou excisão se sintomático

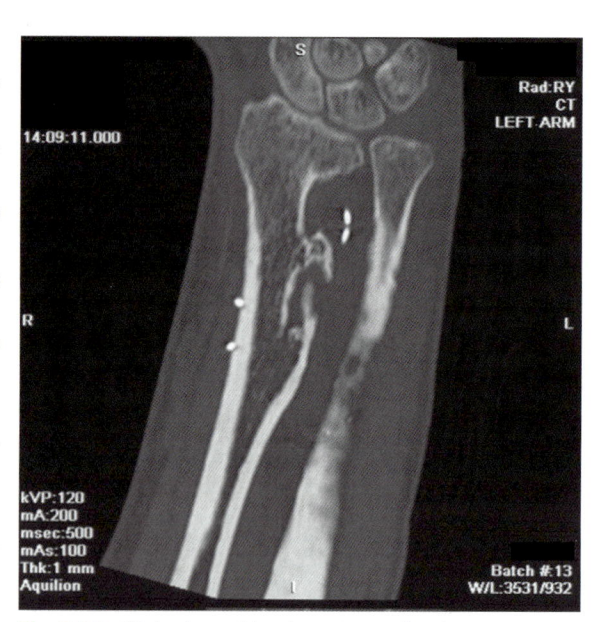

Fig. 2.84 CT de desmoides de partes moles do antebraço/punho distal erodindo para o interior do rádio e ulna adjacentes. (Cortesia de Conrad EU. Orthopaedic Oncology: Diagnosis and Treatment. New York: Thieme; 2008. Reproduzido com autorização.)

6. Histiocitoma fibroso maligno (MFH)/sarcoma pleomórfico indiferenciado (UPS) (Fig. 2.85)
   - MFH e UPS de partes moles hoje considerados como a mesma entidade
   - Sarcoma de fibroblastos de partes moles
   - Demografia: 30-80 anos, predominância masculina
   - Apresentação: massa indolor de crescimento lento
   - Sítios: em qualquer local do corpo
   - Imagens: lesão metafisária lítica; MRI: sinal baixo em T1, alto em T2
     a. Diagnóstico diferencial: sarcoma pleomórfico indiferenciado (PUS)
   - Histologia: padrão de crescimento fasciculado com células fusiformes, fibras de colágeno entrelaçadas, padrão em espinha de peixe
   - Tratamento: ressecção de margem ampla, radiação (quando tumor superior a 5 cm)
   - Metástase: 50% de lesões de alto grau formarão metástase
7. Dermatofibrossarcoma protuberante
   - Tumor cutâneo nodular raro
   - Demografia: precoce até a vida adulta média, pico aos 30 anos, predominância masculina
   - Apresentação: massa de crescimento lento, porém progressivo; placas rosadas ou de cercadas, no início, por pele telangiectática; pode progredir para ulceração
   - Sítios: pé, extremidades superiores/inferiores
   - Imagens: MRI ajuda a determinar a profundidade da lesão
   - Histologia: fibroblastos uniformes em padrão estoriforme ao redor de vasculatura imperceptível
   - Tratamento: ressecção de margem ampla; tendência à recidiva local

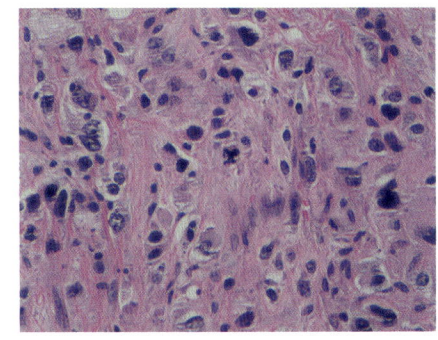

Fig. 2.85 Sarcoma pleomórfico de alta potência e não diferenciado (UPS) no osso; entretanto, o primário de partes moles pode ter histologia idêntica. O tumor é composto de redemoinhos de células fusiformes pleomórficas com células gigantes do tumor dispersas, núcleos hipercromáticos, mitoses abundantes e produção de colágeno.

C. Tumores de Partes Moles de Origem Lipogênica

1. Lipoma (Fig. 2.86)
   - **O lipoma responde por 50% dos neoplasmas de partes moles**
   - Tumores benignos comuns de gordura, ocorrem subcutaneamente, intra e intermusculares
   - Demografia: 40-60 anos, predominância masculina
   - Apresentação: massa indolor, longa duração, pode mostrar lesões múltiplas, sensação de "plenitude"
   - Sítios:
     a. Lipomas superficiais: porção superior das costas, ombros, braços, nádegas, coxa proximal
     b. Lipomas profundos: tipicamente maiores, fixos, intramusculares; localizados na coxa, ombro, panturrilha
   - Imagens: lesão radiolucente em partes moles
     a. MRI: lesão bem demarcada, sinal idêntico para gordura (brilhante em T1, moderado em T2); sinal baixo em sequências de supressão de gordura; na presença de septações, pode ser lipoma atípico ou lipossarcoma

   Sinal baixo em sequências de supressão de gordura sem septações diferencia o lipoma do lipossarcoma

   - Histologia: células adiposas maduras, vascularidade moderada, geralmente com cápsula
   - Tratamento: observação se assintomático. Se dolorido ou aumentando de tamanho, excisão com ressecção marginal. Pode considerar biópsia se septações aumentadas na MRI
   - Variações
     a. Lipoma de células fusiformes:
        ○ Demografia: homens entre 45 e 65 anos
        ○ Apresentação: nódulo firme, indolor e solitário

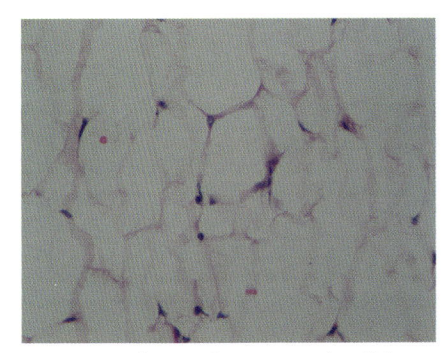

Fig. 2.86 O lipoma é composto de células adiposas maduras (lipócitos) com cada núcleo celular empurrado para a periferia, criando o formato de um anel de sinal.

- Histologia: mistura de células adiposas e células fusiformes com matriz mucoide
- Tratamento: excisão com ressecção marginal
b. Lipoma pleomórfico
- Demografia: pacientes de meia-idade
- Apresentação: massa de crescimento lento
- Histologia: lipócitos, células fusiformes, células gigantes bizarras
- **Pode ser confundido com lipossarcoma**
- Tratamento: excisão com ressecção marginal
c. Angiolipoma
- Apresentação: pequenos nódulos em extremidade superior que são muito doloridos quando palpados
- **O único lipoma que é dolorido na palpação**
- Imagens: nódulo pequeno e gorduroso ou de aparência normal
- Histologia: células adiposas maduras, vasos em arborização
- Tratamento: excisão com ressecção marginal
d. Lipoma atípico
- Malignidade de baixo grau de adipócitos maduros com atipia focal
- Demografia: 40-60 anos
- Sítios: geralmente nos membros inferiores
- Imagens: aparece semelhante ao lipoma, pode ter número aumentado de septações
- Histologia: atipia citológica de lipoblastos
- Tratamento: excisão com ressecção marginal

2. Lipossarcoma (**Figs. 2.87, 2.88, 2.89**)
   - Demografia: 50-80 anos, predominância masculina
   - Sítios: geralmente tumor profundo
   - Apresentação: massa de crescimento lento, predominante nas extremidades inferiores
   - Baixo grau (bem diferenciado) *versus* grau intermediário (mixoide) *versus* alto grau (desdiferenciado, células redondas, pleomórfico)
     a. **A metástase ocorre nas frequências a seguir, com base no grau:**
        - **Baixo grau: < 10%**

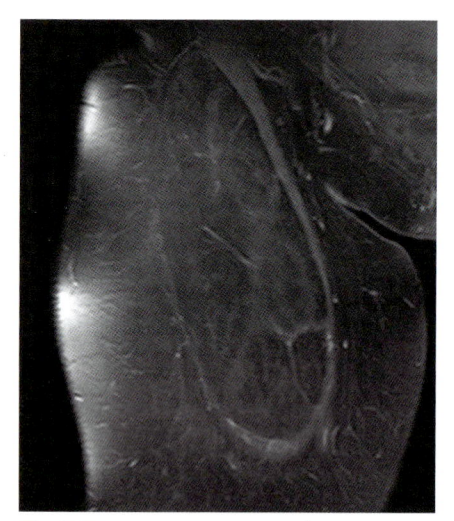

Fig. 2.87 MRI em T1 mostrando tumor adiposo profundo com septações.

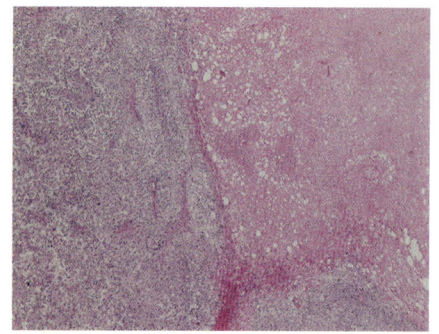

Fig. 2.88 Lipossarcoma com grandes áreas de necrose (*rosa*) e células vacuoladas e dispersas em áreas viáveis e necróticas.

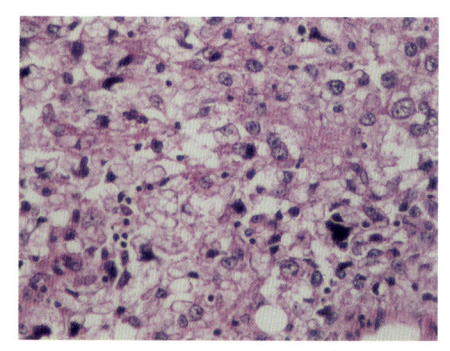

Fig. 2.89 Lipossarcoma com células grandes vacuoladas ou bolhosas deformando e denteando as bordas nucleares (lipoblastos). Essas células são características de lipossarcoma. Muitas células do tumor são pleomórficas.

- Intermediário: 10-30%
- Alto grau: > 50%
- Tipo mais comum: mixoide (50%)
    a. Translocação: t(12;16)
    b. Idade: 40 anos
    c. Pode formar metástase para o abdome: exige CT tórax/abdome/pelve
- Imagens: massa de partes moles na radiografia; pode haver focos de calcificação se bem diferenciado
    a. MRI: massa heterogênea, escura em T1, brilhante em T2; permanece brilhante nas sequências com supressão de gordura
    b. **No lipossarcoma mixoide a CT do abdome/pelve deve ser obrigatória para monitorar metástases**
- Histologia:
    a. Mixoide: proliferação de lipoblastos, matriz mixoide com rede entrelaçada de pequenos vasos, diferenciando-se do mixoma
    b. Células redondas: mal diferenciado, células redondas pequenas
    c. Pleomórfico: alto grau, aparência pleomórfica, lipoblastos gigantes
    d. Desdiferenciado: sarcoma de alto grau adjacente ao lipoma
- Tratamento: ressecção cirúrgica ampla, radiação
- Metástase: aumento de metástases pulmonares com tumor em grau mais alto

D. Tumores de Partes Moles de Origem Neural
Esses tumores podem-se apresentar com sintomas neurológicos

1. Neurilemoma (schawnnoma benigno) **(Figs. 2.90 e 2.91)**
   - Tumor benigno da bainha neural, composto de células de Schawnn, com cápsula verdadeira de epineuro
   - Demografia: 20-50 anos, mesma predominância homem:mulher
   - Apresentação: massa assintomática, pode aumentar/diminuir de tamanho; pode causar sinal de Tinel positivo
   - Sítios: superfícies flexoras, cabeça/pescoço, pelve
   - Imagens: MRI: massa excêntrica surgindo de nervo periférico ou massa indeterminada de partes moles; sinal baixo em T1, alto em T2, realçado com gadolínio
       a. Sinal do cordão: atenuação do nervo superior e inferior ao tumor
       b. Diagnóstico diferencial: neurofibroma
   - Histologia:
       a. Antoni A: células fusiformes compactas com paliçada, corpos de Verocay
       b. Antoni B: matriz aleatória, menos ordenada e celular, grandes vasos com espaçamento irregular
       c. S100+
   - Tratamento: observação ou excisão marginal deixando o nervo intacto

2. Neurofibroma **(Fig. 2.92)**
   - Tumor neural benigno envolvendo múltiplos tipos celulares
   - Demografia: 20-40 anos, mesma predominância homem:mulher
   - Apresentação: superficial, crescimento lento; pode ser solitário ou múltiplo, ter sinal de Tinel positivo, ser extremamente dolorido e causar parestesias
   - Imagens: sinal baixo em T1, alto em T2 com lesão em formato de halteres que pode expandir o forame neural
   - Histologia: feixes entrelaçados de células alongadas em feixes de colágeno tecidos
       a. Pode ser S100+

Fig. 2.90 Neurilemoma (*schwannoma*) como visualizado neste campo de baixa potência tem áreas de Antoni A (*direita*) e B (*esquerda*). Os focos de Antoni A apresentam células fusiformes densas, geralmente com paliçada (corpos de Verocay), enquanto os focos de Antoni B são células fusiformes arranjadas frouxamente, com histiócitos abundantes e vasos sanguíneos com paredes espessas.

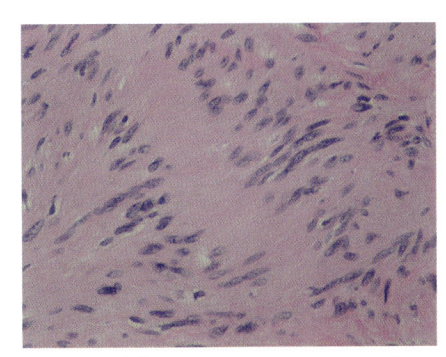

Fig. 2.91 *Schwannoma* com um corpo de Verocay e células fusiformes em paliçada.

- Tratamento: excisão com margem marginal ou citorredução, com preservação de fascículos neurais
- Síndrome: neurofibromatose (NF) – neurofibromas múltiplos
  a. Dominante autossômica, NF1 (cromossomo 17)
  b. Manchas café com leite
  c. Nódulos de Lisch (hamartoma na íris)
  d. Glioma óptico
  e. Sardas axilares
  f. Anormalidades esqueléticas variáveis (NOF, escoliose, abaulamento anterolateral da tíbia)
  g. 5-30% sofrem transformação maligna para tumor maligno da bainha de nervo periférico (MPNST): dor e aumento de tamanho

3. Neurofibrossarcoma/MPNST (**Figs. 2.93** e **2.94**)
   - Sarcoma surgindo de novo de nervo periférico ou neurofibroma
   - Demografia: 30-55 anos se surgindo de nervo periférico solitário, 20-40 anos se surgindo de NF
   - 50% dos casos associados ao NF1
   - Apresentação: dilatação rápida ou lenta de massa de partes moles, com ou sem dor
   - Sítios: surge tipicamente de grandes nervos (ciático, plexo braquial)
   - Imagens: aparência fusiforme no nervo, baixa intensidade em T1, alta intensidade em T2
   - Histologia: lembra um fibrossarcoma com células fusiformes e núcleo tecido
     a. S100 positivo, negativo para ceratina
   - Tratamento: ressecção cirúrgica ampla (incluindo nervo), radiação

4. Tumor Glômico (**Fig. 2.95**)
   - Tumor benigno do corpo do glomo
   - Demografia: 20-40 anos, mesma predominância homem = mulher

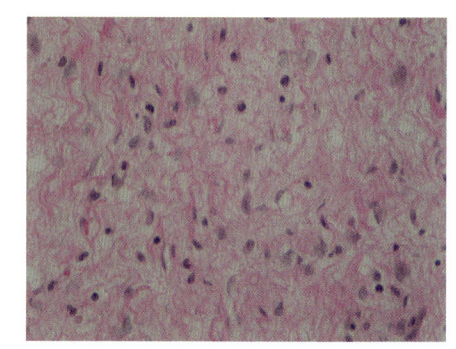

Fig. 2.92 Neurofibroma com células finas, curvas e alongadas, algumas em formato de vírgula, e colágeno. Ausência de mitoses.

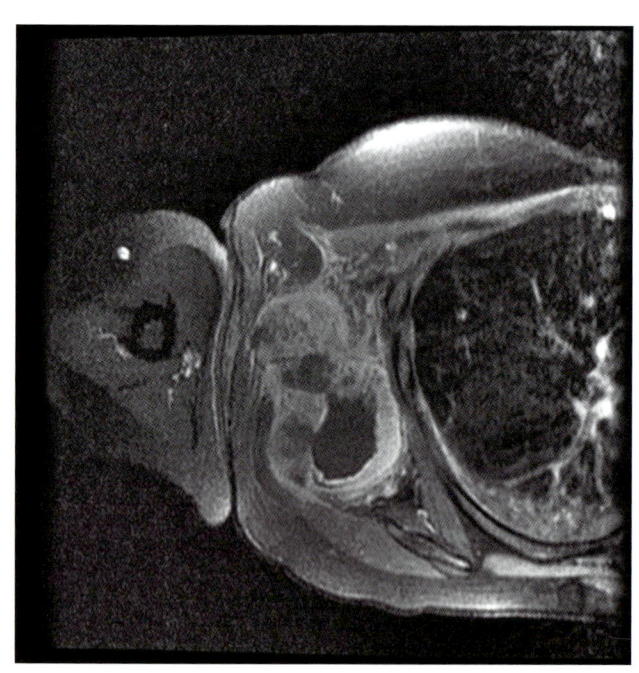

Fig. 2.93 MRI de grande tumor axilar de partes moles com necrose central óbvia. (Cortesia de Conrad EU. Orthopaedic Oncology: Diagnosis and Treatment. New York: Thieme; 2008. Reproduzido com autorização.)

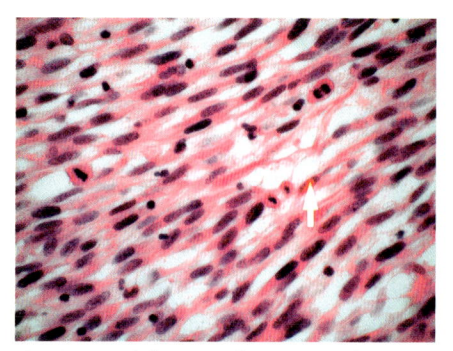

Fig. 2.94 Núcleos picnóticos e em divisão com células de Antoni típicos de tumor maligno da bainha de nervo periférico (MPNST) (*seta*). (Cortesia de Conrad EU. Orthopaedic Oncology: Diagnosis and Treatment. New York: Thieme; 2008. Reproduzido com autorização.)

- Apresentação: massa pequena (menos de 1 cm), geralmente subungueal na placa proximal da unha; pode causar anormalidades da unha; tipicamente dolorida (geralmente mancha muito específica na placa da unha ou ponta do dedo, sensível ao frio; 10% múltipla; pode ter matiz "azulada" no sítio do tumor na placa da unha

Se o paciente se apresentar com lesão azulada na ponta da unha que seja dolorida à palpação, deve-se sempre pensar em tumor glômico

- Imagens: mais bem identificado na MRI (mas o exame de imagem não é necessário)
- Histologia: pequeno nódulo azul na patologia em bruto; vasos e células do glomo em estroma hialino ou mixoide; corante periódico de ácido de Schiff (PAS) positivo
- Tratamento: excisão marginal

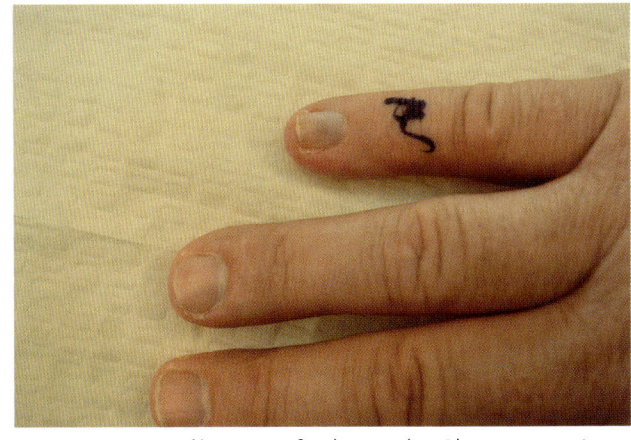

Fig. 2.95 Tumor glômico, profundo na unha. Observar o matiz azulado.

E. Tumores de Músculo de Partes Moles

1. Leiomiossarcoma (**Fig. 2.96**)
   - Apresentação: pequeno nódulo ou grande massa de extremidade
   - Baixo ou alto grau
   - Histologia: positivo para vimentina, actina, desmina
   - Tratamento: quimioterapia, ressecção
2. Rabdomiossarcoma (**Fig. 2.97**)
   - Sarcoma de origem mesenquimal
   - O sarcoma de partes moles mais comum em crianças (menos de 10 anos)
   - **Bebês e crianças: rabdomiossarcoma embrionário**
   - **Adolescentes/adultos jovens: rabdomiossarcoma alveolar**
   - **O rabdomiossarcoma é o sarcoma de partes moles mais comum; o osteossarcoma é o tumor ósseo mais comum em crianças**
   - Subtipos: embrionário, alveolar, botrioide, pleomórfico (adultos)
     a. Subtipo mais comum: embrionário
     b. Genética: rabdomiossarcoma alveolar t(2;13)
   - Demografia: primeira e segunda décadas, predominância masculina
   - Apresentação: 15% ocorrem nas extremidades, crescimento rápido típico, indolor
   - Imagens: indeterminado, sinal baixo em T1, alto em T2

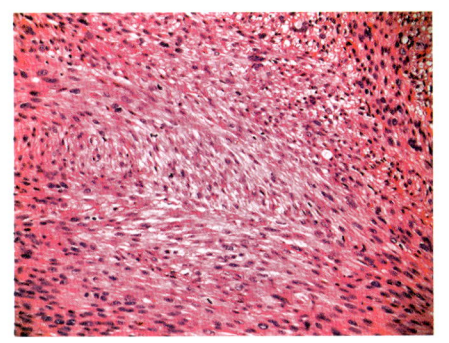

Fig. 2.96 Células fusiformes mixoides e eosinofílicas em feixes, típicas de leiossarcomas. (Cortesia de Conrad EU. Orthopaedic Oncology: Diagnosis and Treatment. New York: Thieme; 2008. Reproduzido com autorização.)

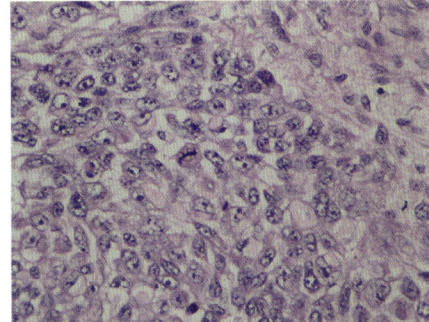

Fig. 2.97 Rabdomiossarcoma com células fusiformes e redondas de tumor pleomórfico e mitoses dispersas.

- Histologia: células fusiformes em feixes paralelos, células gigantes, células em forma de raquete; rabdomioblastos implicam em estriações cruzadas dentro das células do tumor
    a. Positivo para corantes de desmina, mioglobina
- Tratamento: quimioterapia, ressecção, radiação (para lesões não ressecáveis ou com margens positivas); quimioterapia não eficaz no subtipo pleomórfico em adultos
- **O rabdomiossarcoma é um dos poucos sarcomas no qual a quimioterapia é eficaz**
- Metástase: para linfonodos regionais e medula óssea; biópsia de nodo sentinela exigida como parte do estadiamento

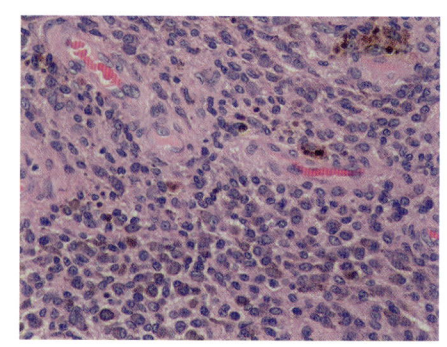

Fig. 2.98 Sinovite vilonodular pigmentada (PVNS) com pigmento proeminente de hemossiderina em algumas células do tumor. A célula diagnóstica é célula redonda ou oval do revestimento sinovial neoplástico.

F. Tumores de Partes Moles de Tecido Sinovial

1. Gânglio
    - Extravasamento do revestimento sinovial de articulação adjacente
    - Sítios: punho, pé, joelho; na articulação interfalângica distal (DIP) dos dedos é secundário à osteoartrite e chamado de cisto mucoso
    - Preenchido com material gelatinoso mucoide
    - Imagens: sinal baixo em T1, brilhante em T2, não realça
    - Tratamento: ressecção marginal se o tratamento conservador falhar. Na articulação DIP, exige remoção do cisto mucoso com desbridamento de osteófitos

2. Sinovite vilonodular pigmentada (PVNS) (**Fig. 2.98**)
    - Quadro reativo caracterizado por proliferação exuberante de vilosidades e nódulos sinoviais
        a. Subtipos localizados ou difusos
    - Demografia: 30-50 anos, mesma predominância homem:mulher
    - Apresentação: dor, inchaço, hemartrose atraumática recorrente
    - Sítios: joelho (mais comum), quadril, ombro, tornozelo; joelho anterior é o sítio mais comum da forma localizada
    - Imagens: achados nodulares anteriores e posteriores (intra ou extracapsular) no joelho
        a. MRI: hipointensa em T1 e T2 por causa da deposição significativa de hemossiderina
    - Artroscopia: frondes sinoviais vermelhas profundas, deposição de hemossiderina
    - Histologia: vilosidades altamente vasculares, células sinoviais hiperplásicas gordas, células gigantes coradas com hemossiderina, células inflamatórias crônicas
        a. **Análoga ao tumor de células gigantes da bainha do tendão em local extra-articular com a mesma histologia**
    - Tratamento:
        a. Localizado: excisão
        b. Difuso: sinovectomia completa (artroscópica ou aberta)
        c. Recorrência comum

3. Tumor de células gigantes da bainha do tendão (**Fig. 2.99**)
    - Tumores nodulares amarelos/marrons ao longo das bainhas dos tendões
    - **A massa sólida de partes moles mais comum nas mãos**
    - Apresentação: massa firme e indolor; frequentemente fora da "linha média" dos dedos
    - Localização: mãos e pés
    - Histologia: lobulado na patologia, com zonas moderadamente celulares (placas de células poligonais), zonas hipocelulares, células gigantes multinucleadas, células de xantoma, histiócitos contendo hemossiderina em abundância
    - Tratamento: excisão marginal; recorrência comum

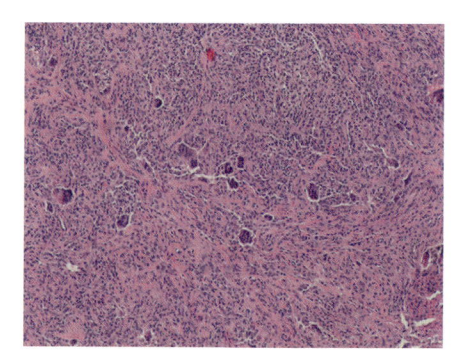

Fig. 2.99 Tumor de células gigantes da sinóvia ou da bainha de tendão, localizado, com faixas de colágeno proeminentes, células gigantes multinucleadas do tipo osteoclástico, geralmente agregadas ao redor da hemorragia e células sinoviais do tumor de fundo.

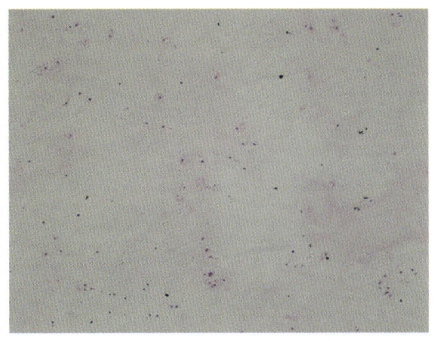

Fig. 2.101 Condromatose sinovial com formação de cartilagem hialina benigna. Cada condrócito tem um núcleo semelhante a um ponto com pouco ou nenhum aspecto atípico.

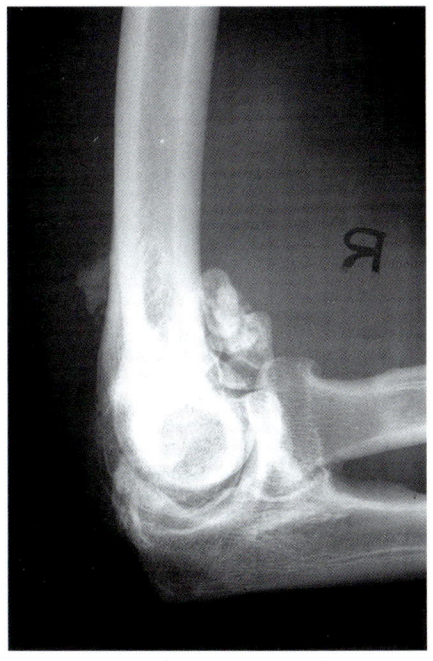

Fig. 2.100 Condromatose sinovial com calcificações de partes moles. (Cortesia de Conrad EU. Orthopaedic Oncology: Diagnosis and Treatment. New York: Thieme; 2008. Reproduzido com autorização.)

4. Condromatose sinovial (**Figs. 2.100 e 2.101**)
   - Transtorno proliferativo sinovial que ocorre nas articulações ou bursa
   - Demografia: 30-50 anos, proporção homem:mulher = 2:1
   - Apresentação: dor nas articulações, rigidez, inchaço
   - Sítios: joelho (mais comum), quadril, ombro, cotovelo, tornozelo
   - Imagens: calcificações finas e pontilhadas ou corpos soltos calcificados
     a. CT demonstra múltiplos corpos soltos
     b. Pode causar destruição da articulação
   - Histologia: nódulos discretos de cartilagem hialina metaplástica sofrendo ossificação da periferia para dentro
   - Tratamento: sintomático, remoção de corpos soltos, sinovectomia
5. Sarcoma sinovial (**Figs. 2.102, 2.103, 2.104**)
   - Tumor de alto grau, significativamente maligno
   - **Não surge da sinóvia e é, geralmente, extra-articular**
   - **O sarcoma mais comum do pé**
   - Genética: t(X:18); produtos de fusão de genes: SYT-SSX1 e SYT-SSX2
   - Demografia: 15-40 anos
   - Apresentação: crescimento lento ou dilatação rápida; dor
   - Sítios: mais comum no joelho, depois pé, ombro, braço, cotovelo
   - Imagens: calcificação ou ossificação na lesão (25%), contorno irregular
     a. MRI: aparência típica de sarcoma (sinal baixo em T1, alto em T2), áreas de formação de cisto (20%)
   - Histologia: população bifásica de componentes de células epiteliais (glândulas/ninhos) e fusiformes com diferenciação glandular ou monofásica
     a. Positivo para ceratina, antígeno de membrana epitelial e vimentina
   - Tratamento: ressecção ampla de margem, radiação, com ou sem quimioterapia

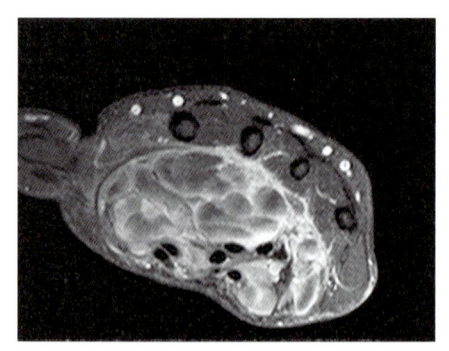

Fig. 2.102 MRI axial da porção média da mão mostrando massa extensa. (Cortesia de Conrad EU. Orthopaedic Oncology: Diagnosis and Treatment. New York: Thieme; 2008. Reproduzido com autorização.)

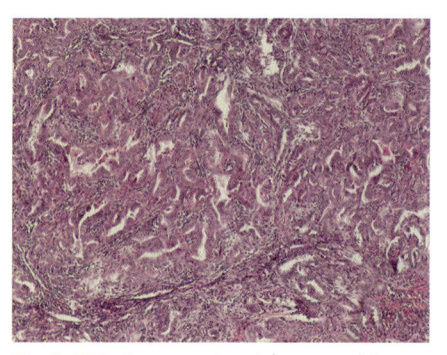

Fig. 2.103 Sarcoma sinovial com padrão bifásico; áreas semelhantes a glândulas e áreas fusiformes.

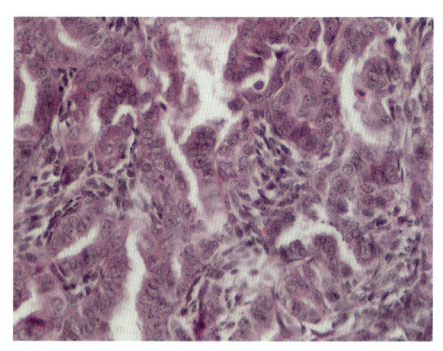

Fig. 2.104 Um sarcoma sinovial bifásico com área fusiforme e área semelhante à glândula. Nesse campo todas as células são malignas.

- **Tamanho e sobrevida do paciente**
  - a. < 5 cm: 100% de sobrevida
  - b. 5-10 cm: 75% de sobrevida
  - c. 10 cm: 20% de sobrevida
- Metástase: 30-60% dos casos, risco aumentado se tumor > 5-10 cm; metástases para os linfonodos

G. Tumores de Partes Moles de Origem Vascular

1. Hemangioma (**Figs. 2.105 e 2.106**)
   - Tumor vascular benigno ocorrendo em tecidos profundos
   - Demografia: crianças e adultos, geralmente antes dos 30 anos
   - Apresentação: dor, opressão, inchaço se grande, varia em tamanho com a atividade e posição
   - Sítios: cutâneo, subcutâneo ou intramuscular
   - Imagens: partes moles: flebólitos (radiografias planas); intraósseos: lesão lítica com trabéculas grosseiras, comum em corpo vertebral
   - Histologia: lúmens/vasos múltiplos, sem pleomorfismo celular
   - Tratamento: NSAIDs, meias de compressão, modificação da atividade, enfaixamento/embolização vascular

2. Angiossarcoma (**Fig. 2.107**)
   - Altamente maligno, infiltrativo
   - Apresentação: dor, alterações da pele de cobertura
   - Histologia: lembra o endotélio dos vasos sanguíneos, positivo para CD31
   - Imagens: lesões excêntricas, puramente líticas, metafisárias e diafisárias com calcificações; MRI recomendada para avaliar invasão de partes moles
   - Tratamento: ressecção cirúrgica ampla com alto risco de recorrência; pode exigir amputação
   - Metástase: metástases pulmonares comuns
   - **Lesões com calcificações: angiossarcoma, hemangioma, sarcoma sinovial, sarcoma epitelioide, calcinose tumoral**

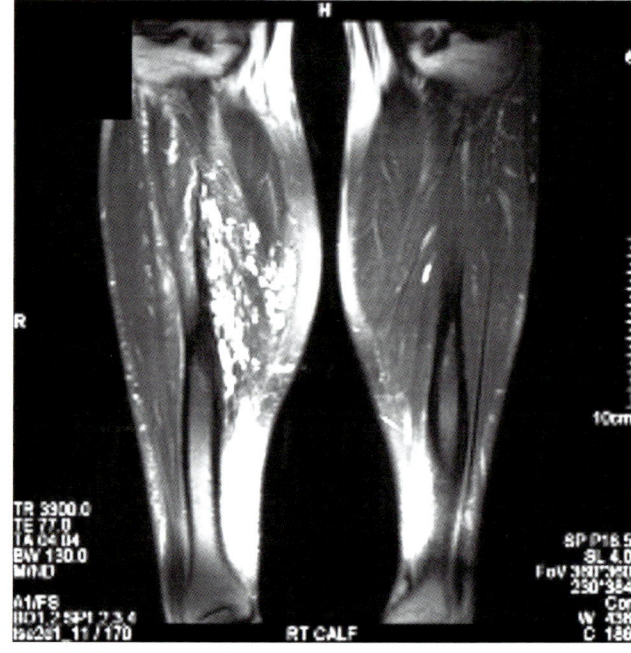

Fig. 2.105 MRI coronal de massa de partes moles anterior-medial. (Cortesia de Conrad EU. Orthopaedic Oncology: Diagnosis and Treatment. New York: Thieme; 2008. Reproduzido com autorização.)

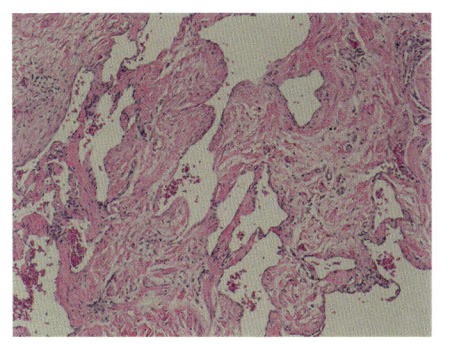

Fig. 2.106 Hemangioma com espaços endoteliais formando canais vasculares desorganizados.

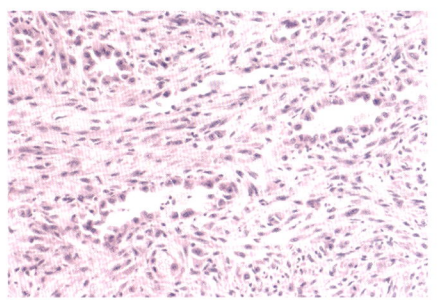

Fig. 2.107 Células ovoides observadas com citoplasma eosinofílico. (Cortesia de Conrad EU. Orthopaedic Oncology: Diagnosis and Treatment. New York: Thieme; 2008. Reproduzido com autorização.)

H. Outras Lesões de Partes Moles

1. Sarcoma epitelioide
   - Quase sempre confundido com um processo granulomatoso benigno
   - Demografia: adultos jovens (10-35 anos), predominância masculina
   - Apresentação: massa pequena, de crescimento lento; indolor, mas pode ulcerar se superficial
     a. Diagnóstico diferencial: nódulo reumatoide, granuloma
   - Sítios: extremidade superior (mão, antebraço, dedos), nádega/coxa, joelho, pé; massa multinodular
   - **É o sarcoma mais comum da mão**
   - Imagens: pode apresentar calcificação na lesão
     a. MRI: nódulo ao longo da bainha do tendão; sinal baixo em T1, alto em T2
   - Histologia: células ovoides a poligonais, citoplasma eosinofílico, necrose central em padrão granulomatoso
     a. Coloração positiva para ceratina, vimentina, CD34
   - Tratamento: ressecção com margem ampla, radiação; pode exigir biópsia de nodo sentinela; frequentemente excisado com margens inadequadas após diagnóstico incorreto
   - Metástase: para linfonodos
   - Prognóstico: ruim
2. Sarcoma de células claras
   - Sarcoma de partes moles com habilidade distinta de produzir melanina
   - Genética: translocação de cromossomo 12:22
   - Demografia: adultos jovens (20-40 anos), predominância feminina
   - Apresentação: massa de crescimento lento associada a tendões ou aponeuroses
   - Sítios: pé e tornozelo, depois joelho, coxa e mão
   - Imagens: não específicas, pode aparecer como nodular na MRI
   - Histologia: ninhos ou fascículos compactos ou células fusiformes/redondas com citoplasma claro, células gigantes
     a. Coloração positiva para melanina, S-100, HMB45
   - Tratamento: ressecção com margem ampla, radiação
   - Metástases: pulmões
   - Prognóstico: ruim com metástase pulmonar
3. Sarcoma alveolar de partes moles
   - Demografia: 15-35 anos
   - Apresentação: massa indolor de crescimento lento

- Sítio: coxa anterior
- Histologia: trabéculas densas e fibrosas dividindo o tumor em arranjo semelhante a um ninho; células grandes e redondas com um ou mais núcleos vesiculares
    a. Translocação: t(X;17)
- Tratamento: ressecção cirúrgica com margem ampla, radiação

3

Trauma

Melissa A. Christino ▪ Peter Kaveh Mansuripur ▪ Roman Hayda

I. Princípios Gerais de Traumatismo

1. Abordagem inicial: vias aéreas, respiração, circulação (ABCs)
2. Choque
   - Classes I-IV de choque hemorrágico (**Tabela 3.1**)
   - Pacientes com choque hemorrágico compensado apresentam hipoperfusão relativa com perfusão preferencial para o coração e o cérebro; eles podem apresentar frequência cardíaca/pressão arterial e débito urinário normais, mas estão em risco aumentado de resposta inflamatória sistêmica
   - Neurogênico
     a. Hipotensão combinada com bradicardia
   - Séptico: a etiologia é uma queda na resistência vascular sistêmica em razão de inflamação orientada pela infecção
     a. Hipotensão, taquicardia, febre
3. Reanimação
   - **Infusão contínua de 3 a 4 vezes a perda sanguínea estimada; se a resposta for inadequada, transfusão na proporção de 1:1:1 de plasma/plaquetas/concentrado de hemácias (PRBCs)**
   - Interleucina-6 (IL-6) associada à resposta inflamatória sistêmica após traumatismo/lesão musculosquelética e se relaciona com gravidade e consequências da lesão
   - Parâmetros finais: déficit de base (normal -2 a 2), lactato (normal < 2,5), pH intramucosal gástrico (normal > 7,3, indica oxigenação normal de tecidos) são os melhores indicadores prognósticos do *status* da reanimação, risco de morte e insuficiência de múltiplos órgãos; o tempo que se leva para corrigir esses parâmetros pode dar o prognóstico da reanimação
   - **O déficit de base é o melhor prognosticador da reanimação nas primeiras 6 horas após a lesão**
   - Hipotermia inferior a 35°C está associada à mortalidade aumentada em pacientes com traumatismo
4. Sistemas de classificação do traumatismo
   - Classificação de Gravidade da Lesão (ISS): calculada como a soma dos quadrados dos três escores mais altos da Escala Abreviada de Lesões (AIS) de seis regiões do corpo; escore superior a 18 é considerado como politraumatismo; mortalidade correlacionada com idade e escore mais alto
   - Escore Revisado de Traumatismo: calculado a partir da pressão arterial sistólica (SBP), frequência respiratória (RR) e Escala de Coma de Glasgow (GCS)
   - Escore de Gravidade de Traumatismo e Lesão (TRISS): calcula a probabilidade de sobrevivência combinando os escores anteriores e ponderando por idade (< 55 anos melhor prognóstico, ≥ 55 pior prognóstico) e mecanismo (pior prognóstico para traumatismo fechado, melhor prognóstico para traumatismo penetrante)
5. Controle de danos ortopédicos (DCO)
   - Técnica de fixação externa de lesões ósseas no paciente politraumatizado

Tabela 3.1 Estágios de Choque Hemorrágico

Classe	Perda Sanguínea	MS	UOP	Cardíaco	Outros
I	< 15%	Ansiedade	Normal	Normal	
II	15-30%	Confusão	Reduzido	PP Taquicardia	RR Taquipneia
III	30-40%	Irritabilidade	Reduzido	Hipotensivo	
IV	> 40%	Letargia	Mínimo	Hipotensivo	

Abreviações: MS, estado mental; PP, frequência de pulso; RR, frequência cardíaca; UOP, débito urinário.

- Surto inflamatório 2-5 dias após o traumatismo em pacientes politraumatizados; a cirurgia nesse período pode levar ao fenômeno de "segundo golpe" e aumento do risco da síndrome da angústia respiratória aguda (ARDS); se o paciente não puder ser adequadamente reanimado para tratamento definitivo nas primeiras 12-24 horas, a DCO restringirá a cirurgia aos procedimentos de salvamento da vida e do membro
- Considerar nos casos de: ISS > 40, ISS > 20 com traumatismo torácico, lesões múltiplas com traumatismo pélvico/abdominal grave e choque hemorrágico, fraturas femorais bilaterais, contusão pulmonar observada em radiografias, hipotermia inferior a 35°C e traumatismo craniano
- A fixação externa para estabilização aguda de fraturas de ossos longos pode reduzir a carga inflamatória geral e levar à menor insuficiência de múltiplos órgãos e à ARDS do que se o paciente ficasse sem tratamento
- Traumatismo craniano: não representa contraindicação para osteossíntese intramedular aguda (IMN) de fraturas de ossos longos; não há piora da GCS em pacientes com osteossíntese anterior, desde que não haja hipotensão ou hipóxia durante a operação

6. Síndrome do compartimento:
   - **Lembrar-se dos cinco P's: dor (*pain*) fora de proporção para a lesão, parestesias, palidez, dor (*pain*) com estiramento passivo, ausência de pulsação**
   - Diagnóstico clínico com o uso de medidas objetivas para ajudar no diagnóstico; dano permanente ao músculo e nervo pode ocorrer dentro de 6 horas
   - Mecanismo: lesão fechada de partes moles na extremidade associada à fratura, especialmente na extremidade inferior (tíbia)
   - Apresentação: o sintoma mais confiável é a dor fora de proporção em relação à lesão; o sinal mais confiável é a dor no estiramento passivo; compressão externa, compromisso vascular
   - Diagnóstico: diagnóstico clínico; monitoramento por agulha da pressão do compartimento pode ajudar no diagnóstico; medida objetiva de pressão intracompartimental, resultado positivo se:
     a. Diferença entre pressão arterial diastólica e pressão de compartimento (Delta P) < 30 mmHg; corolário para pressão de perfusão para tecidos
     b. Pressão de compartimento absoluta > 30 mmHg
   - **O monitoramento de pressão é usado como adjunto; a síndrome de compartimento é um diagnóstico clínico**
   - Tratamento: fasciotomia para reduzir pressão intracompartimental para melhorar a perfusão; fechamento retardado

7. Fraturas abertas
   - Classificação de fraturas abertas da AO/OTA: avalia cinco áreas quanto ao grau de lesão:
     a. Pele
        - Bordas que se aproximam
        - Bordas que não se aproximam
        - Desenluvamento extensivo
     b. Músculo
        - Necrose muscular não significativa

- Perda parcial de músculo
- Unidade muscular cortada ou morta com perda de função
c. Arterial
- Sem ruptura de vaso de grande porte
- Lesão de vaso sem isquemia
- Lesão de vaso com isquemia
d. Contaminação
- Contaminação mínima
- Contaminação superficial
- Contaminação embutida em músculo ou osso
e. Perda óssea
- Nenhuma
- Perda óssea, mas com contato remanescente entre as extremidades ósseas
- Perda óssea segmentar
- Classificação de Gustilo e Anderson: a energia do mecanismo é mais importante que o tamanho do ferimento, mas é mais difícil de quantificar. Exemplo: a fratura cominutiva da diáfise do fêmur é tipo III, independentemente do tamanho do ferimento
  a. Tipo I: ferimento < 1 cm
  b. Tipo II: ferimento entre 1–10 cm
  c. Tipo IIIA: ferimento > 10 cm ou cominuição significativa ou remoção periosteal
  d. Tipo IIIB: exige cobertura com retalho (melhores resultados e menor índice de infecção com cobertura precoce; objetivo < 7 dias)
    - Opções de cobertura em fraturas da tíbia:
      ♦ Terço proximal: transferência de retalho do gastrocnêmio ou de tecido livre
      ♦ Terço médio: transferência de retalho do sóleo ou de tecido livre
      ♦ Terço distal: transferência de [retalho] fasciocutâneo ou de tecido livre
      ♦ O risco de infecção na cobertura de fratura aberta da tíbia do Tipo IIIB está relacionado com o ritmo da cobertura de partes moles
  e. Tipo IIIC: lesão vascular associada exigindo reparo, independentemente do tamanho do ferimento
- Tratamento:
  a. Desbridamento: remoção de contaminantes e de tecido desvitalizado
    - Melhor técnica de irrigação em lesões abertas: soro fisiológico, gravidade de fluxo baixo
  b. Antibióticos: tempo para a primeira dose é indicador importante de prognóstico de infecção
      ♦ Cefalosporina de primeira geração para tipos I e II, adicionar aminoglicosídeo para tipo III, adicionar penicilina para ferimentos/contaminação pesada; profilaxia contra tétano para qualquer ferimento
- Salvamento *versus* amputação de membro: o fator mais importante no sucesso de salvamento de membro em fraturas abertas da tíbia é a extensão da lesão de partes moles, enquanto o nível de amputação é determinado pelas partes moles disponíveis para a cobertura
- Estudo LEAP (*Lower Extremity Assessment Project*): compara amputação ao salvamento de membro; os prognosticadores mais importantes da satisfação do paciente aos 2 anos após a lesão incluem a habilidade de retorno ao trabalho, ausência de depressão, maior velocidade de caminhada e dor reduzida
- Escores SIP (*Sickness Impact Profile*) e índice de retorno ao trabalho não foram significativamente diferentes entre os grupos aos 2 anos; a autoeficácia (definida como a crença de alguém na própria habilidade de ter sucesso; parte do SIP), assim como o apoio social considerados como os dois prognosticadores mais importantes em ambos os grupos

8. Complicações gerais de fraturas
- Trombose venosa profunda (DVT): 5% desenvolvem êmbolo pulmonar
- Êmbolo gorduroso: pode ocorrer à época da fratura, da redução ou durante a instrumentação intramedular; manifesta-se, geralmente, em 48-72 horas após a lesão

a. Apresentação: hipóxia (PaO$_2$ < 60 mmHg), taquicardia, erupção de petéquias
b. Tratamento: cuidados pulmonares de suporte
- Pseudoartrose
  a. Definições
     - Retardo de consolidação: fratura não cicatrizada completamente dentro do prazo usual (varia com o tipo e a localização)
     - Pseudoartrose: sem evidência radiográfica de cicatrização durante 3 meses após a união esperada ou falta de progressão da cicatrização ou sem cicatrização após 6 meses
  b. Classificação (**Fig. 3.1**)
     - Hipertrófica: biologia adequada, estabilidade inadequada
     - Oligotrófica: biologia adequada, fratura deslocada (ou seja, com separação excessiva durante a osteossíntese)
     - Atrófica: biologia comprometida (vascularidade) estabilidade adequada
     - Infectada
  c. Tratamento
     - Hipertrófico: estabilização melhorada (molde/reforço *vs.* operação)
     - Oligotrófico: reduz deslocamento/interposição
     - Atrófico: aumenta a biologia [enxerto ósseo, proteína morfogênica do osso (BMP), estimulação óssea, enxerto vascularizado]
       ♦ Materiais de enxerto ósseo (Capítulo 1)
     - Infectado: tratamento da infecção com ou sem remoção imediata do implante ou, tardiamente, após a consolidação
- Perda de osso segmentar
  a. Opções de tratamento: transporte ósseo (Ilizarov, estrutura espacial), enxerto de interposição vascularizado (tamanho do defeito superior a 10 cm), enxerto não vascularizado
     - Técnica de Masquelet: uma opção para grandes defeitos nos quais o cimento ósseo é interposto no defeito durante 4-6 semanas, enquanto uma pseudomembrana biologicamente ativa é induzida e, então, o cimento é removido e o autoenxerto esponjoso é colocado em 4 ou 6 semanas
  b. Os fatores de crescimento demonstraram estar na concentração mais alta na membrana por volta de 4 semanas
- Ossificação heterotópica (comum ao redor do acetábulo/cotovelo)
  a. Fatores de risco: dano muscular extenso, lesão craniana
  b. Profilaxia dentro de 72 horas após a cirurgia
     - Indometacina: 75 mg/dia durante 4-6 semanas
     - Radiação: dose única de 700 cGy (rad)
- Infecção/osteomielite
  a. Apresentação: dor, febre, ferimento com drenagem, eritema, edema, incapacidade de andar
  b. Diagnóstico: taxa de sedimentação de eritrócitos (ESR) e proteína C reativa (CRP) elevadas; na radiografia, a região lítica é vista com frequência cercada de osso esclerótico; perda óssea
     - Sequestro: osso necrótico que serve como ninho para a infecção
     - Invólucro: osso novo ao redor de uma área de osso necrótico
     - CRP aumenta dentro de 6 horas, tem pico em 2-3 dias, normaliza-se em 5-21 dias; ESR tem pico nos dias 4-11, permanece elevada por mais tempo (até 90 dias) em casos sem infecção; ambas são marcadores não específicos de infecção/inflamação
  c. Tratamento: a irrigação com sabão de Castela (aditivo de sabão líquido não esterilizado) é tão efetiva quanto a irrigação com bacitracina em termos de infecção pós-operatória e cicatrização de fratura e implica em menos problemas com a cicatrização do ferimento

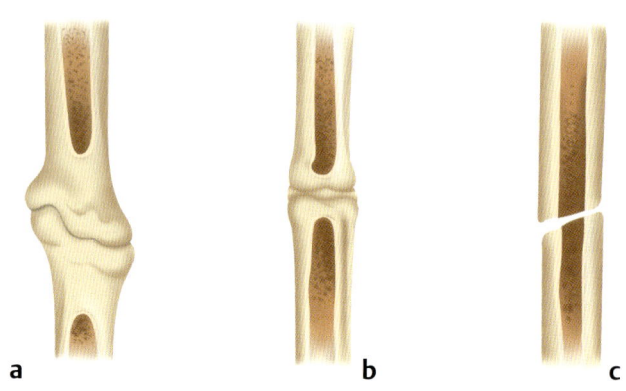

Fig. 3.1 Tipos de não união. **(a)** Hipertrófica (aparência de arco). **(b)** Oligotrófica. **(c)** Atrófica.

- Antibióticos intravenosos (IV) a longo prazo: podem exigir desbridamentos múltiplos e remoção de qualquer aparelho; amputação para infecção não controlada
9. Ferimentos por arma de fogo
   - Alta energia: rifles de caça, armas de assalto, disparos à queima-roupa – tratados como fraturas abertas
   - Baixa energia: armas curtas – tratados como fraturas fechadas, com antibióticos e cuidados com o ferimento, a menos que a deformidade e a instabilidade exijam cirurgia
10. Biomecânica das fraturas
    - Padrão da fratura com base na direção da carga de energia (**Fig. 3.2**)
    - Distensão: alteração no intervalo da fratura/extensão total do intervalo da fratura (delta L/L)
    - Estabilidade absoluta (*strain* < 2%): fixação rígida, plaqueamento de compressão, parafuso interfragmentário
      a. Sem movimento no sítio da fratura: leva à cicatrização óssea primária; sem formação de calo
    - Estabilidade relativa (*strain* entre 2-10%): osteossíntese intramedular, plaqueamento com ponte
      a. Micromovimento no sítio da fratura; leva à cicatrização óssea secundária; formação de calo
    - A fixação que leva à *strain* variando de 11 a 20% leva à união fibrosa
    - A fixação que leva à *strain* superior a 20% resulta em não união e pseudoartrose
11. Biomecânica da fixação (**Fig. 3.3**)
    - Fixação externa: a maior influência na rigidez do construto é o diâmetro do pino; outros fatores que aumentam a rigidez: disseminação dos pinos ("perto-perto-longe-longe"), a distância da barra ao osso, o número da barra, o pino fora do plano; estruturas circulares são mais estáveis que a estrutura uniplanar, com fios tensionados a 90° dando a melhor estabilidade angular e de torção
    - Parafusos interfragmentários
      a. Compressão interfragmentária, estabilidade absoluta; placa de neutralização para proteger o parafuso contra a torção
    - Placa de compressão
      a. Formato pré-inclinado a convexo para eliminar o espaço no lado oposto da fratura no córtex

MODO DE CARGA

1 Tensão 2 Compressão 3 Torção 4 Inclinação

TIPO DE FRATURA

Transversa Oblíqua Espiral Borboleta

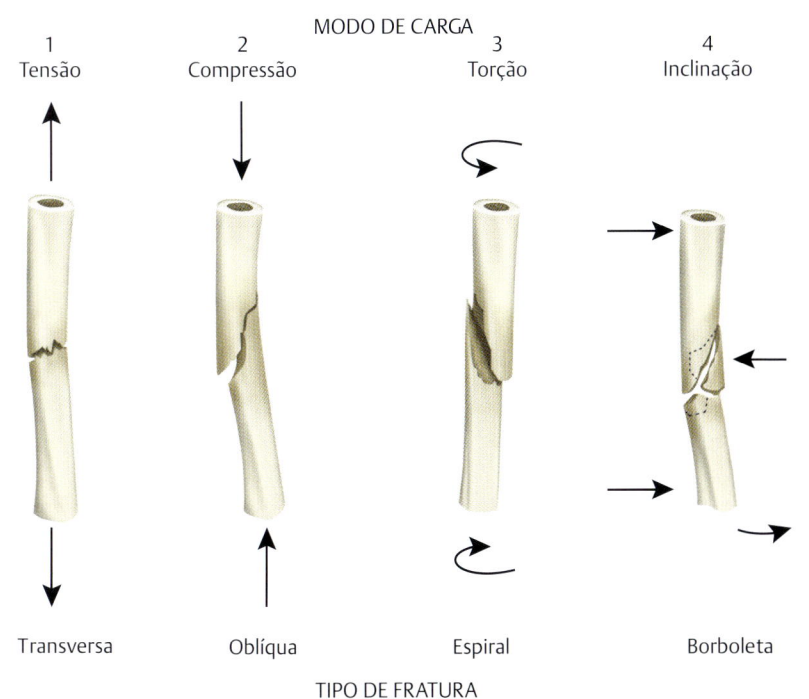

Fig. 3.2 O tipo da fratura é fundamentado na direção da carga de energia. 1, uma fratura transversa é criada quando o osso falha na tensão (fratura da patela, por exemplo). 2, na compressão, uma carga axial cria uma fratura oblíqua de 45 graus para o eixo. 3, uma vez que o osso é mais forte em compressão que em tensão, quando uma carga transversa (golpe direto) ou de inclinação é aplicada, o osso primeiro falha em tensão e depois na compressão; existe um fragmento em borboleta no lado de compressão da fratura. 4, em uma carga de energia ou cria-se uma fratura espiral de 45 graus em direção ao eixo longo.

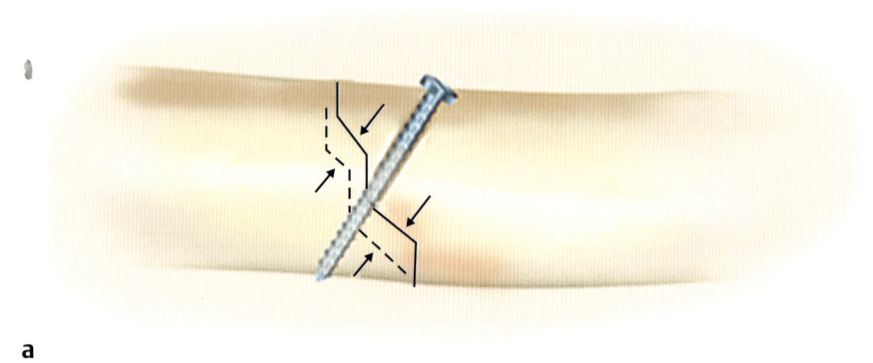

Fig. 3.3 Técnicas de fixação. **(a)** Parafuso interfragmentário. Observar a fresagem exagerada próximo ao córtex e a cabeça côncava do parafuso. O ângulo do parafuso bissecta o ângulo entre as linhas normais para a superfície óssea e o plano da fratura. **(b)** Placa de compressão. Um parafuso neutro (*1*) é colocado primeiro central, formando uma axila entre a placa e o fragmento proximal; um parafuso de compressão (*2*) é colocado no fragmento distal no aspecto distal do orifício. **(c)** Uma placa em ponte abarcando a área de cominuição. A fixação é realizada longe da fratura para proteger a biologia.

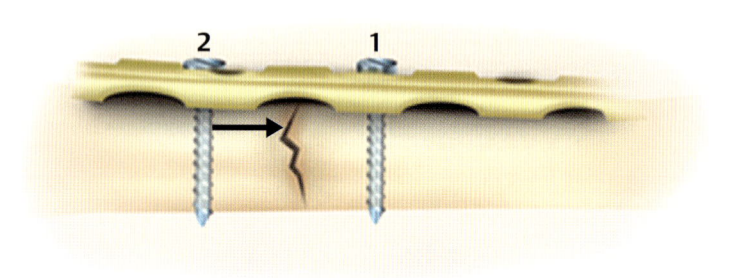

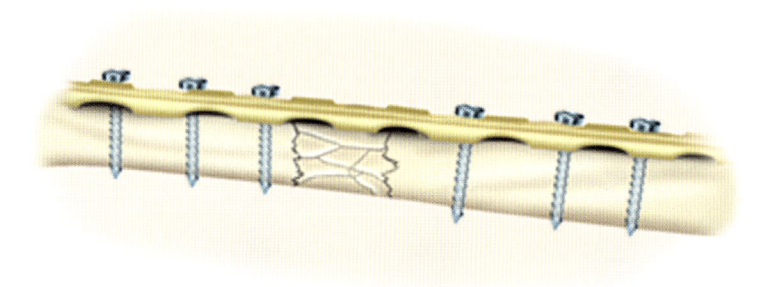

    b. Ordem dos parafusos: neutro, de compressão, interfragmentário; a construção mais forte é o parafuso interfragmentário através da placa
    c. Estabilidade absoluta
- Placa em ponte
    a. Fraturas cominutivas, não união hipertrófica
    b. Estabilidade relativa
    c. Placa submuscular: respeita a fratura e a biologia de partes moles
- Placa de bloqueio
    a. Construção de ângulo fixo: estabilidade absoluta
    b. Fraturas metafisárias curtas, osso osteoporótico
    c. No osso osteoporótico, placas híbridas com parafusos bloqueados e não bloqueados, uma construção biomecânica mais rígida exige a colocação de pelo menos três parafusos bloqueados de cada lado da fratura. Se um parafuso bloqueado for colocado entre a fratura e um parafuso não bloqueado, o parafuso bloqueado servirá para proteger o parafuso não bloqueado (colocar um parafuso bloqueado de cada lado, o mais próximo da fratura)

d. Placas bloqueadas não fornecem suporte de contraforte quando usadas em modo de bloqueio puro
- Hastes intramedulares
   a. Estabilidade relativa
   b. Rigidez da haste proporcional ao raio de corte cruzado da haste elevado à 3ª potência (r^3) em inclinação e raio à quarta potência (r^4) em torção
   c. Raio de curvatura: menos que anatômico para ajuste melhorado da interferência
      ○ Má combinação pode induzir a fratura
      ○ Um raio de curvatura maior corre o risco de violar o córtex anterior em fraturas de fêmur
   d. A haste com raio maior de curvatura é mais reta que aquela com raio de curvatura menor; portanto, ela tem menos "arco" e pode violar o córtex anterior em um fêmur, por exemplo

II. Extremidade Superior

1. Ombro
   - Luxação esternoclavicular (SC)
      a. Apresentação: dor e inchaço localizados na articulação SC; em luxações posteriores, pode se apresentar com taquipneia, disfagia e estridor
      b. Lesões associadas: compressão de estruturas torácicas em 30% das luxações posteriores
      c. Investigação por imagens: a radiografia demonstra inclinação cefálica de 40 graus para avaliar a direção da luxação (visualização por acaso); em geral, a TC é solicitada para identificar compressão de vaso ou da traqueia
         ○ **Inclinação cefálica das radiografias de medial a lateral: 40 graus para SC (por acaso), 30 graus para clavícula e 10 graus para acromioclavicular (AC) (visualização de Zanca)**
      d. Patologia: luxação na clavícula, anterior ou posterior no esterno
      e. Tratamento
         ○ Conservador: luxações anteriores, embora se possa tentar a redução fechada; luxações crônicas (com mais de 3 semanas) e em frouxidão ligamentar
         ○ Cirúrgico: luxações posteriores, redução fechada ou aberta na sala de operações (OR) com cirurgião torácico disponível
   - Fraturas da clavícula
      a. Mecanismo: queda sobre a extremidade superior ou lesão direta ao ombro
      b. Lesões associadas: fraturas de costela, raramente lesão do plexo braquial
         ○ As fraturas abertas da clavícula são de alta energia e estão associadas a traumatismo craniano fechado, lesões pulmonares ou fraturas da coluna vertebral
      c. Investigação por imagens: radiografias oblíquas AP e em 30 graus em sentido craniano
      d. Classificação por localização: medial, no meio (mais comum), no terço distal
      e. Tratamento (fraturas na região do meio da clavícula)
         ○ Conservador: cicatrização equivalente em tipoia *versus* imobilização em oito, maior incidência de compressão do nervo contralateral com reforço na imobilização em oito; o tratamento fechado de fraturas médio-distais com luxação leva à redução (20%) de potência e de resistência, com índice mais alto de pseudoartrose
         ○ Cirúrgico: fraturas abertas, lesão vascular, comprometimento da pele por causa do deslocamento da fratura, terço médio com deslocamento total (100%) ou encurtamento superior a 2 cm
      f. Consequências: a fixação de fraturas deslocadas da clavícula leva à redução de pseudoartrose/consolidação viciosa e tem consequências funcionais melhores em até 1 ano, em comparação com o tratamento conservador

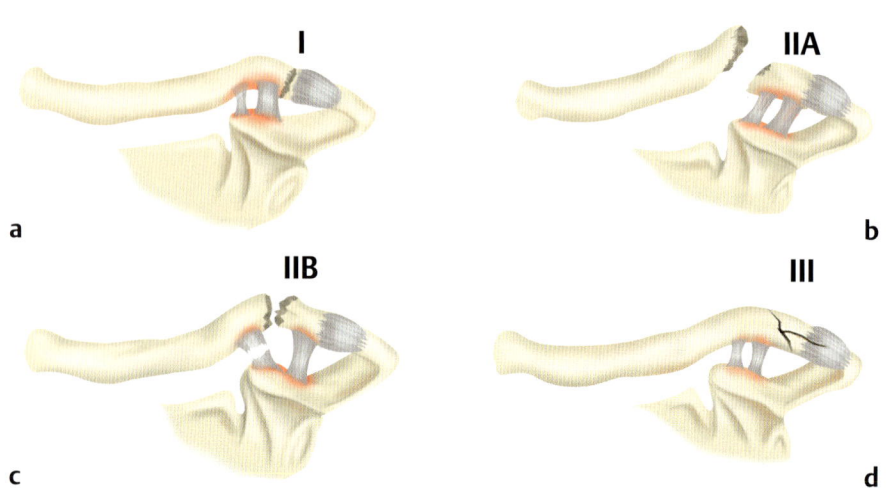

Fig. 3.4 Fraturas da clavícula distal. **(a)** Tipo I: fratura entre os ligamentos coracoclavicular (CC) e acromioclavicular (AC), não deslocada. **(b)** Tipo IIA: fratura proximal aos ligamentos CC, deslocada. **(c)** Tipo IIB, fratura entre os ligamentos conoide e trapezoide com conoide lacerado, deslocada. **(d)** Tipo III, fratura que se estende para a articulação AC.

  g. Fraturas do terço distal da clavícula (**Fig. 3.4**)
      - Tipo I: não deslocada: entre ligamentos coracoclavicular (CC) e AC
      - Tipo IIA: deslocada; conoide e trapezoide anexos ao fragmento distal; alto índice de pseudoartrose
      - Tipo IIB: deslocada; conoide lacerado, trapezoide anexo ao fragmento distal; alto índice de pseudoartrose
      - Tipo III: a fratura se estende para a articulação AC
      - Tratamento: indicações semelhantes às das fraturas da região média da clavícula; abertas, deslocadas ou estendendo-se para a articulação AC
      - Consequências: a fixação leva a índices reduzidos de pseudoartrose/retardo de consolição; entretanto, a pseudoartrose pode ser clinicamente assintomática, sem os efeitos sobre a função
- Luxações acromioclaviculares (AC)
    a. Classificadas por magnitude e direção do deslocamento, determinadas por envolvimento dos ligamentos CC e AC
    b. Tipos I-IV (**Fig. 3.5**)
    c. Investigação por imagens: radiografia, visualização de Zanca (10 graus em direção ao crânio, 50% de penetrância)
    d. Tratamento:
      - **Luxações AC dos Tipos I, II e III são tratadas de modo conservador**
      - Tipos I e II: tipoia
      - Tipo III: a tipoia é o tratamento preferido; alguns já sugeriram a cirurgia em atletas e trabalhadores (Weaver-Dunn)
      - Tipos IV a VI: cirurgia
- Fraturas da escápula
    a. Mecanismo: alta energia; queda de altura, acidente automotivo, colisão de motocicleta
    b. Lesões associadas: politraumatismo; traumatismo craniano, hemo/pneumotórax, fratura de costela/esterno, lesão ao plexo braquial
    c. Investigação por imagens: radiografia anteroposterior (AP) do tórax, radiografias AP/lateral do ombro, tomografia computadorizada (CT), visualização da incisura de Stryker (coracoide)
    d. Classificação anatômica de fraturas de Zdravkovic e Damholt:
      - Tipo I: corpo
      - Tipo II: coracoide e acrômio
      - Tipo III: colo escapular e glenoide
    e. Tratamento:
      - Conservador: fratura isolada do corpo escapular e fraturas minimamente deslocadas do colo do glenoide: tipoia e arco de movimento (ROM) precoce

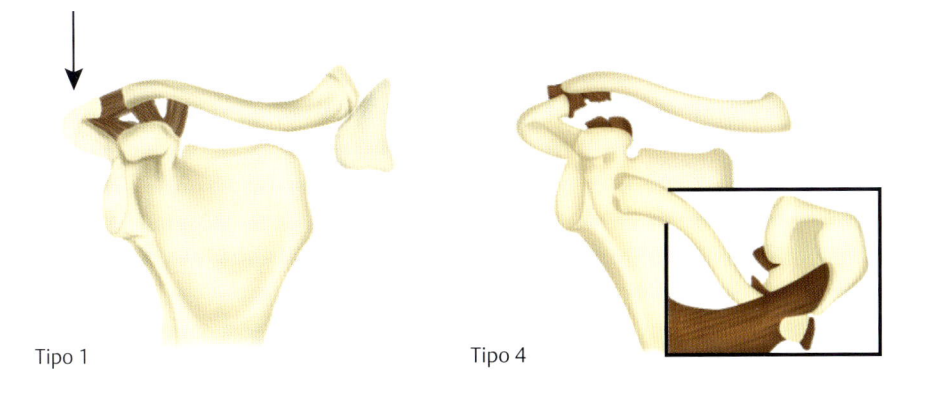

Fig. 3.5 Lesões do complexo do ligamento acromioclavicular (AC) tipos I a VI. Tipo I: Entorse AC. Tipo II: laceração AC, entorse CC. Tipo III: laceração AC/CC, deslocamento superior inferior a 100%. Tipo IV: clavícula posterior, às vezes botoeiras, trapézio. Tipo V: Clavícula com deslocamento superior a 100%. Tipo VI: Clavícula inferior, capturada por baixo de tendão conjunto.

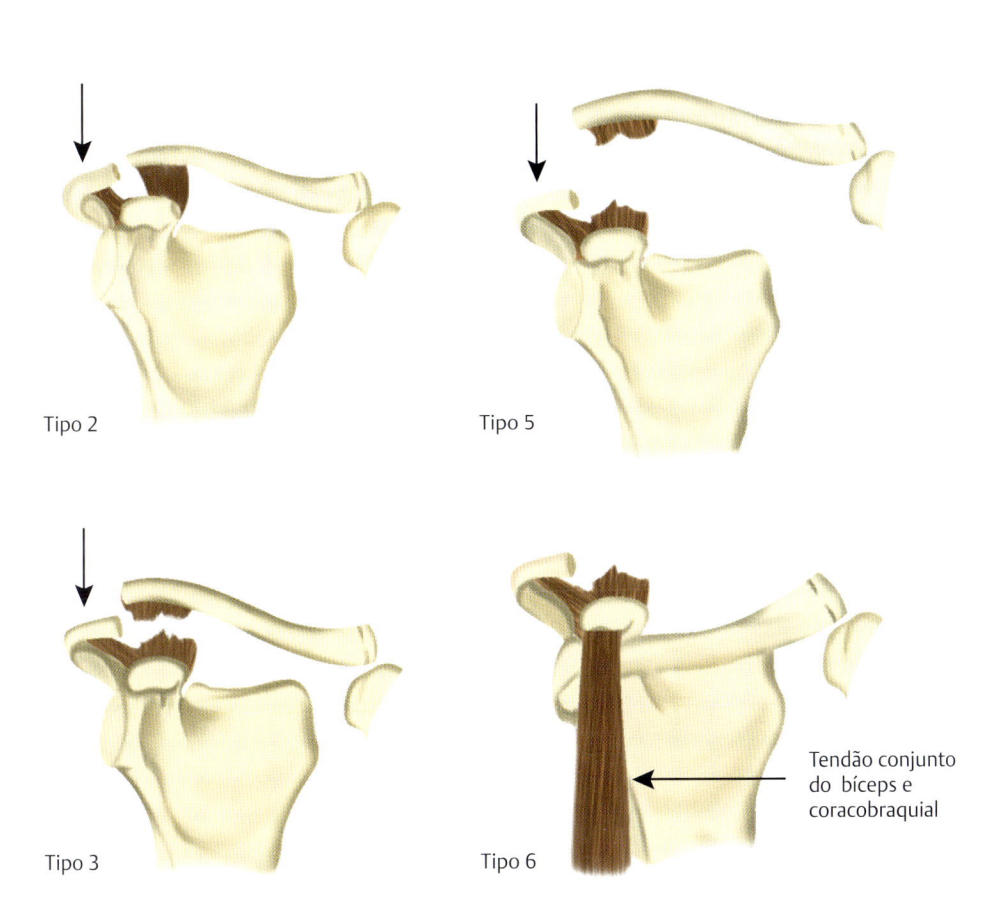

Tipo 1

Tipo 4

Tipo 2

Tipo 5

Tipo 3

Tipo 6

Tendão conjunto do bíceps e coracobraquial

- ○ Indicações operatórias: instabilidade da cabeça do úmero, fratura da borda do glenoide envolvendo mais de 25% da superfície articular, fratura da fossa do glenoide com mais de 3-5 mm de deslocamento, deslocamento anterior/medial significativo do colo do glenoide (mais de 1 cm) ou angulação superior a 40 graus; alguns sugerem lesão tanto da escápula quanto da clavícula (ruptura dupla do complexo de suspensão superior do ombro)
- ○ Tratamento: fixação por abordagem posterior através do intervalo entre o infraespinal e o redondo menor; a abordagem de Judet eleva todo o infraespinal para abordagem subinfraespinal **(Fig. 3.6)**
  f. Complicações: nervo e artéria supraescapulares e artéria circunflexa escapular em risco durante abordagem posterior
- Dissociação escapulotorácica: deslocamento lateral da escápula superior a 1 cm na radiografia AP comparada com o processo espinhoso (a varredura axial por CT também pode ser usada)
  a. Elevada incidência de lesão do plexo braquial e vascular (subclávia)
  b. 10% de mortalidade, 90% de lesão neurológica

c. Tratamento contingente ao sucesso do reparo vascular
d. Amputação em casos graves

2. Fratura do úmero proximal
   - Mecanismo: queda com trauma direto sobre o membro superior
   - Investigação por imagens: série de ombro para traumatismo (radiografias: AP, axilar lateral e Y escapular)
   - Classificação de Neer (**Fig. 3.7**)
     a. Fraturas em uma a quatro partes: partes separadas definidas pelo deslocamento – angulação de 45 graus ou deslocamento de 1 cm (5 mm para a tuberosidade maior)
     b. Partes: cabeça, diáfise, tuberosidades maior e menor
   - Tratamento
     a. Fratura em uma parte: nenhuma parte está deslocada
        - Tratamento: tipoia e ROM precoce
        - A idade prognostica o resultado no tratamento conservador de fraturas deslocadas
     b. Fratura em duas partes: uma parte deslocada
        - Tratamento: osteossíntese percutânea ou redução aberta e fixação interna (ORIF)
     c. Fratura em três partes: duas partes deslocadas
        - Tratamento: ORIF (jovens) ou hemiartroplastia ou artroplastia reversa total do ombro (idosos); bons resultados com índices baixos de necrose avascular (AVN) em ORIF de fraturas impactadas do *valgus*
     d. Quatro partes com ou sem fratura craniana aguda: três partes deslocadas
        - Tratamento: ORIF (jovens) ou hemiartroplastia ou artroplastia reversa total do ombro (idosos)
        - Na hemiartroplastia, a inserção do tendão do peitoral maior é o melhor marcador para avaliar a altura e a versão da prótese; o aspecto superior do tendão fica 5,6 cm distais ao topo da cabeça do úmero
   - Complicações:
     a. A complicação mais comum após ORIF é a penetração de um parafuso de superfície articular (15-30%)
   - A hemiartroplastia ou a artroplastia total reversa do ombro (nos idosos) é o procedimento de salvamento escolhido; artroplastia total do ombro (TSA) se o glenoide estiver danificado
        - Índice de corte diminuído com o uso de parafuso calcar inferomedial
     b. AVN da cabeça do úmero
        - Prognosticadores de AVN: fraturas em quatro partes com dobra medial rompida, deslocamento angular (superior a 45 graus), deslocamento de tuberosidade superior a 10 mm, luxação glenoumeral, componentes de divisão de cabeça
        - **O calcar medial posterior com 8 mm anexo ao segmento articular é um bom indicador prognóstico para a vascularização da cabeça (via artéria circunflexa umeral posterior)**
     c. Complicações: nervo axilar, nervo musculocutâneo e veia cefálica em risco; nervo axilar em risco maior durante abordagem anterolateral ao ombro *versus* deltopeitoral (em geral surge anteriormente, a 5 cm distais ao aspecto lateral do acrômio)

3. Luxação glenoumeral (Capítulo 7)
   - Mecanismo: traumatismo direto/indireto, convulsões/eletrocussão (luxações posteriores)

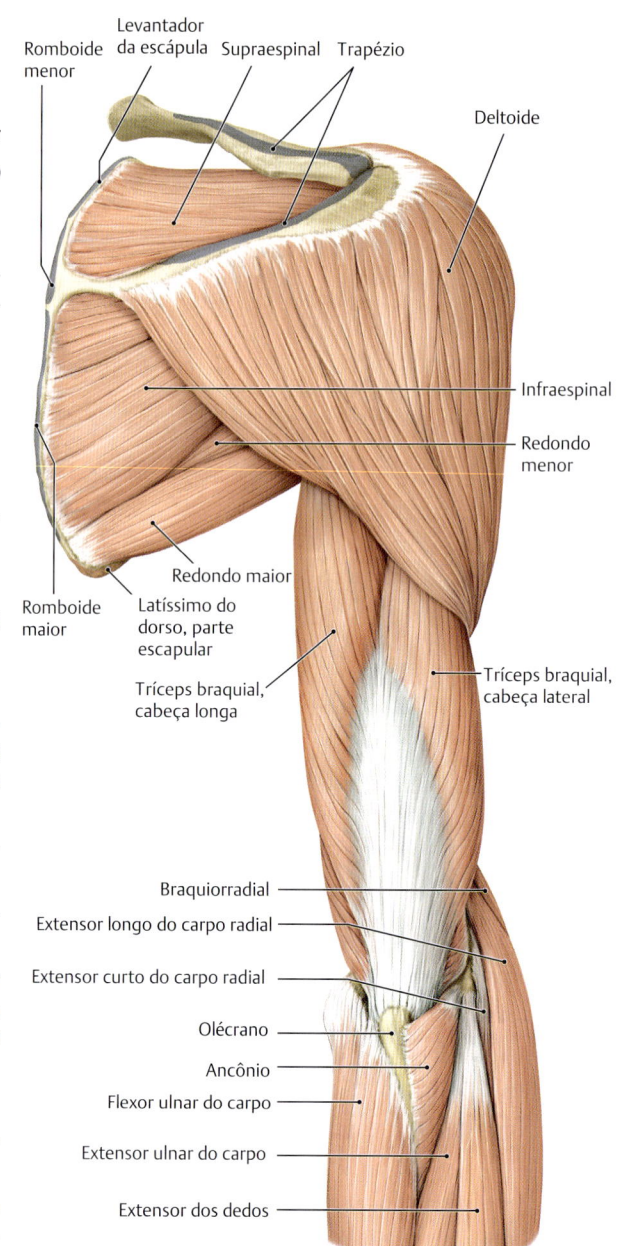

Fig. 3.6 Músculos posteriores da articulação do ombro e do braço. Músculos do ombro direito e do braço direito em visualização posterior após remoção dos músculos deltoide e do antebraço. (Cortesia de Schuenke M, Schulte E. General Anatomy and the Musculoskeletal System: Thieme Atlas of Anatomy. New York: Thieme; 2005. Illustration by Karl Wesker.)

- Lesões associadas: lesão do nervo axilar, lacerações do manguito rotador (paciente idoso), lacerações do lábio, lesão óssea (Hill-Sachs, Bankart), instabilidade do ombro
  a. Luxação anterior associada a lacerações do manguito rotador em pacientes com mais de 40 anos e lacerações do lábio em pacientes com menos de 20 anos de idade
- **Luxações posteriores presentes com incapacidade de rotação externa do ombro**
- Investigação por imagem: séries para traumatismo do ombro (a lateral axilar é a mais reveladora)
- Tratamento:
  a. Conservador: redução fechada: tipoia e ROM precoce
  b. Cirúrgico: luxação irredutível, procedimentos labial/capsular para luxações múltiplas, instabilidade refratária (desvio capsular em instabilidade multidirecional) atleta jovem com sobrecarga
4. Fratura da diáfise do úmero
- Tratamento
  a. Conservador: aceitar angulação de 20 graus no plano AP, angulação *varus/valgus* de 30 graus, encurtamento de 3 cm; tratar em molde de fratura ou tipoia de coaptação
  b. Cirúrgico: fraturas abertas, cotovelo flutuante, politraumatismo, fratura segmentar, extensão articular, padrão transverso curto em indivíduo ativo (relativo)
     - ORIF: índice mais baixo de reoperação, sem lesão do manguito rotador/dor de impacto no ombro, permite suporte de peso imediato após a operação
     - Osteossíntese intramedular (IMN): para fratura segmentar ou patológica, paciente politraumatizado
     - Sem diferença entre ORIF e IMN em termos de infecção, não união ou problemas com o nervo radial
- Complicações:
  a. Parafusos de bloqueio distal de IMN: lesão do nervo radial com parafuso lateral a medial, lesão do nervo musculocutâneo com parafuso anteroposterior (AP); dor no ombro
  b. Paralisia do nervo radial: mais comum com a fratura espiral do terço distal (lesões de Holstein-Lewis), 92% se resolvem com observação; após fratura fechada ou ORIF, aguardar 3 meses antes de solicitar eletroneuromiografia (EMG); exploração indicada para fraturas abertas (a transecção é a mais comum) ou após exame minucioso após 3 meses da deficiência; considerar transferências de tendões para o punho e dedos se não houver melhora
  c. Pseudoartrose atrófica: enxerto ósseo/placa de compressão
5. Fratura do úmero distal
- Fraturas de coluna única (côndilo lateral ou medial)
  a. Conservador: imobilização em supinação ou pronação para fraturas não deslocadas
  b. Cirúrgico: ORIF para fraturas deslocadas
  c. Complicações: perda de movimento (mais comum), cúbito *valgus/varus*, lesão do nervo ulnar
  d. O nervo radial cruza de trás para frente grosseiramente 10 cm proximais à articulação radiocapitelar e em risco nessa área; portanto, a região dentro de 7,5 cm dessa articulação é considerada como "zona segura" para abordagem posterior ao úmero distal
- Fraturas de duas colunas
  a. Classificação de Jupiter: descreve padrões comuns de cominuição (**Fig. 3.8**)
  b. Tratamento: fixação de placa de duas colunas *versus* artroplastia total do cotovelo (TEA) para pacientes com mais de 65 anos
     - Baixa demanda e pacientes idosos com fratura cominutiva do úmero distal, considerar TEA, especialmente em casos de osteoporose, uso de esteroides ou artrite reumatoide (RA)

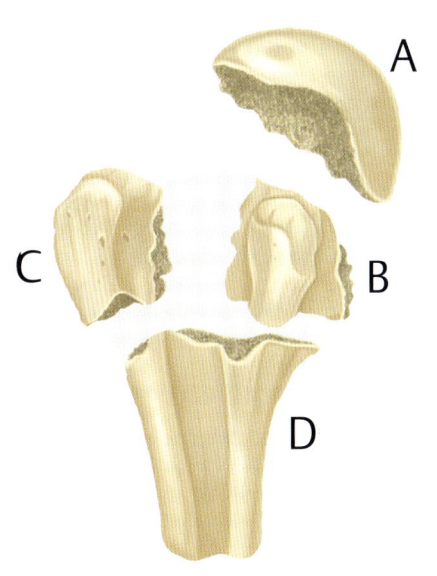

Fig. 3.7 Quatro partes do úmero proximal na classificação de Neer: A, cabeça; B, tuberosidade maior; C, tuberosidade menor e D, diáfise.

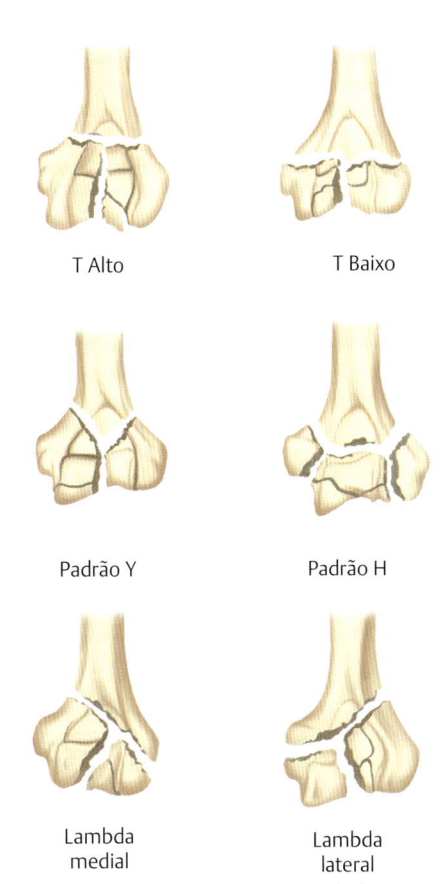

Fig. 3.8 Classificação de Jupiter de fraturas do úmero distal.

- ORIF de fraturas intra-articulares deslocadas do úmero distal; a recuperação total do movimento é rara e os pacientes podem esperar perda residual de 25% na força de flexão do cotovelo
  c. Complicações:
  - Mais comum é a rigidez (tratar com tipoia estática progressiva), perda de força, artrite, lesão do nervo ulnar (fazer a transposição se em contato direto com equipamento de metal)
6. Fratura do olécrano
   - Classificação: por orientação e cominuição da fratura
   - Tratamento
     a. Conservador: 1-2 mm de deslocamento ou com deslocamento maior em paciente idoso/enfermo: imobilização e ROM precoce
     b. Cirúrgico
       - Faixa de tensão: fraturas transversas simples sem cominuição; fios de Kirschner (fios K) proeminentes no aspecto anterior reduzem a rotação do antebraço, associados à lesão do nervo interósseo anterior (AIN)
       - Placas: fraturas envolvendo coronoide, oblíquo, cominutivo ou associadas à luxação
       - Excisão/avanço do tríceps para demanda baixa, pacientes idosos (estabilidade possível em até 50-70% de excisão da superfície articular posterior, se estruturas anteriores intactas)
   - Complicações: equipamento sintomático
7. Fratura coronoide
   - Classificação: tipos I-III (**Fig. 3.9**)
     a. Sugestiva de instabilidade do cotovelo; lesão em cisalhamento de úmero distal contra coronoide
   - Lesões associadas
     a. Instabilidade rotatória posteromedial; fratura da faceta anteromedial do coronoide com lesão do ligamento colateral lateral (LCL) da rotação posteromedial; secundária à força vara e levando à instabilidade vara se não tratada
     b. Instabilidade rotatória posterolateral: fratura do coronoide com lesão LCL e fratura da cabeça do rádio; leva à instabilidade com supinação e desgaste valgo, se não tratada
     c. Tríade terrível (consultar 9. Luxação do cotovelo, a seguir)
   - Indicações para operação: deve ser tratada em casos de instabilidade do cotovelo, ou tratar as lesões associadas até a estabilidade do cotovelo
   - Tratamento: técnica de Lasso, usando uma sutura para fixar o coronoide por meio de túneis ósseos pelo olécrano, ORIF
   - Complicações: instabilidade do cotovelo, alteração degenerativa tardia
8. Fratura da cabeça radial
   - Classificação: Tipos I-IV de Mason (**Fig. 3.10**)
   - Lesões associadas
     a. Lesão de Essex-Lopresti – fratura da cabeça radial com ruptura da membrana interóssea; deve-se examinar o punho em casos de fratura da cabeça radial para descartar essa lesão; tratamento com ressecção da cabeça radial leva ao encurtamento do rádio e lesão da articulação radioulnar distal (DRUJ)/dor crônica no punho
     b. Instabilidade rotatória posterolateral (consultar 7. Fratura coronoide, anteriormente)
     c. Tríade terrível (consultar 9. Luxação de Cotovelo, a seguir)

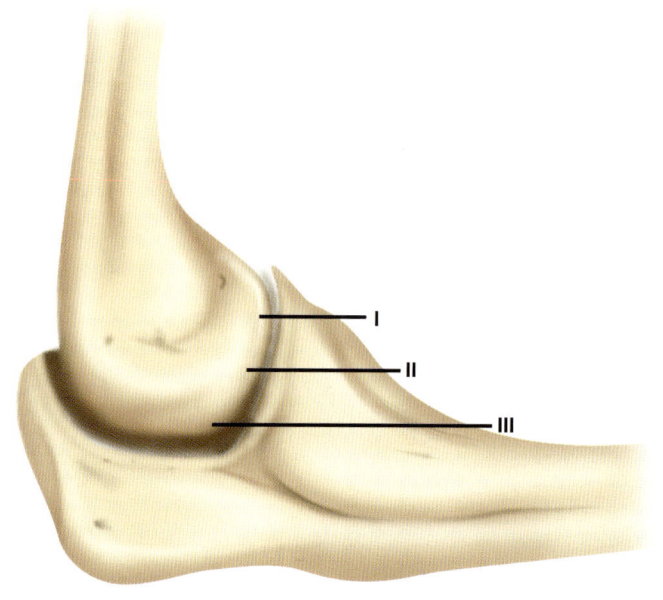

Fig. 3.9 Classificação de fraturas coronoide. I: Ponta do coronoide. II: Menos de 50% da altura do coronoide. III: Mais de 50% do coronoide. Marco útil: em visualização lateral, o coronoide e o olécrano são, grosseiramente, da mesma altura.

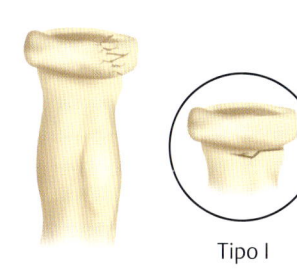

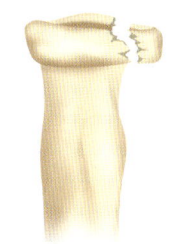

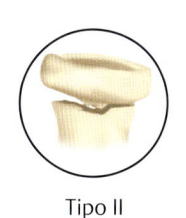

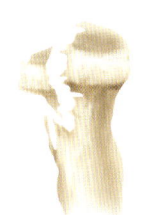

Fig. 3.10 Classificação de Mason de fraturas da cabeça do rádio. Tipo I: Não deslocada. Tipo II: Algum deslocamento, envolvimento articular. Tipo III: A cominuição envolve toda a cabeça. Tipo IV: Luxação associada.

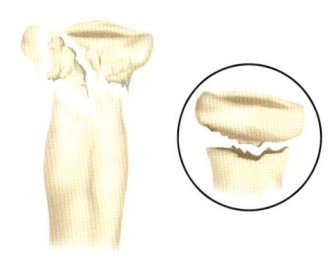

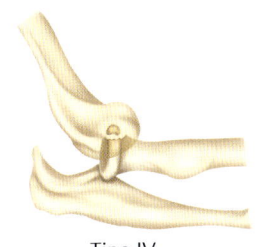

Tipo I

Tipo II

Tipo III

Tipo IV

- Tratamento:
  a. Tipo I: ROM precoce
     - **Fraturas com deslocamento mínimo sem bloqueio do movimento deverão ser submetidas, imediatamente, à amplitude de movimento para o cotovelo, conforme o tolerado**
  b. Tipo II: ROM precoce a menos que haja bloqueio mecânico, quando, então, ORIF é indicada
  c. Tipo III: ORIF ou reposição; se mais de 3 fragmentos, a reposição tem consequências melhores no curto prazo que a fixação (resultados a longo prazo ainda desconhecidos)
  d. Tipo IV: ORIF ou reposição da cabeça do rádio; a ressecção da cabeça é contraindicada, pois a luxação implica em lesão ligamentosa acentuada
  e. 25% da cabeça do rádio, definida como o arco de 90 graus entre o estiloide radial e o tubérculo de Lister, não se articula com a ulna e é a "zona de segurança" para colocação da fixação
  f. Abordagem de Kocher (ancôneo/extensor ulnar do carpo [ECU]) para a cabeça radial; antebraço mantido em pronação para proteger o nervo interósseo posterior (PIN)
- Complicações: rigidez, lesão do PIN (pronação para mover o nervo para fora do campo), encurtamento (em excisões com lesão de Essex-Lopresti)

9. Luxação do cotovelo **(Fig. 3.11)**
   - Classificação: por direção (posterolateral, posterior, anterior, medial, lateral, divergente) e presença/ausência de fratura (complexa *versus* simples)
   - Patologia:
     a. Estabilizadores primários: articulação conjunta, ligamento colateral ulnar lateral (LCUL), faixa anterior de ligamento colateral medial (MCL)
     b. Estabilizadores secundários: cabeça do rádio, cápsula, enchimento móvel e musculatura ao redor
     c. Falha do padrão de ligamento de lateral para medial; somente falha de LCUL exigida para a luxação
   - Tratamento
     a. Conservador: luxação simples; imobilização breve (1-2 semanas), ROM a seguir
     b. Cirúrgico: complexo; tratar fratura com ORIF

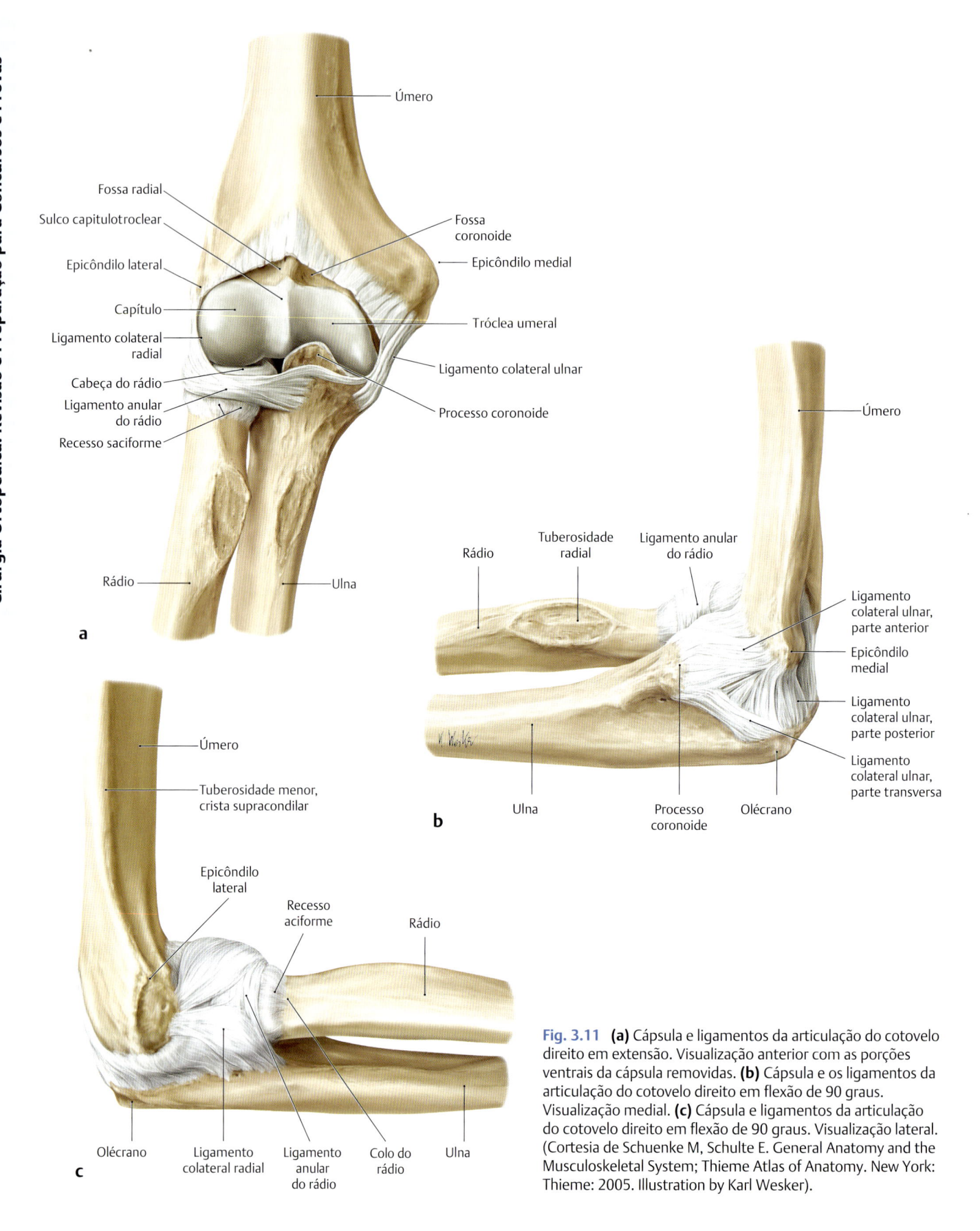

Fig. 3.11 (a) Cápsula e ligamentos da articulação do cotovelo direito em extensão. Visualização anterior com as porções ventrais da cápsula removidas. (b) Cápsula e os ligamentos da articulação do cotovelo direito em flexão de 90 graus. Visualização medial. (c) Cápsula e ligamentos da articulação do cotovelo direito em flexão de 90 graus. Visualização lateral. (Cortesia de Schuenke M, Schulte E. General Anatomy and the Musculoskeletal System; Thieme Atlas of Anatomy. New York: Thieme: 2005. Illustration by Karl Wesker).

c. Tríade terrível: luxação do cotovelo, fratura do coronoide (ponta), fratura da cabeça do rádio
- Mecanismo: *valgus* e força de supinação
- Tratamento: tratamento cirúrgico com fixação do coronoide, reposição ou fixação da cabeça do rádio e reparo de LCUL para a origem do úmero
    ♦ Se o cotovelo ficar instável após os reparos mencionados, será necessário reparar MCL
    ♦ Se instável após o reparo ligamentoso medial, será necessário um fixador externo em dobradiça para assegurar a estabilidade do cotovelo
    ♦ A avulsão de LCUL a partir do úmero é o modo mais comum de fratura
- Complicações
    a. Rigidez (mais comum); artrite pós-traumática
    b. Ossificação heterotópica (HO): pode ressecar após maturação; usar radiação profilática em pacientes com lesão da cabeça; Indocin (indometacina) pode exercer algum efeito na prevenção
    c. Lesão neurovascular: artéria braquial, nervo ulnar/mediano
10. Fratura do antebraço
- Monteggia: fratura da ulna proximal com luxação da cabeça radial
    a. Classificação: Bado **(Fig. 3.12)**
    b. Tratamento: ORIF da ulna; a cabeça radial se reduz quando a ulna é fixada anatomicamente; se articulação radiocapitelar não concêntrica, geralmente por causa da interposição do ligamento anular exigindo redução aberta da cabeça radial
    c. Complicações
        - Lesão de PIN: a maioria se resolve; observar
        - Fratura de Monteggia tipo II de Bado (posterior) tem índice de não união mais alto e resultados piores em comparação com outras fraturas de Monteggia
- Fratura do rádio e da ulna
    - Restauração do arco radial importante para pronação/supinação
    a. Tratamento: ORIF com placa de compressão
    b. Complicações: rigidez, perda de rotação (relacionada com a restauração do arco radial), pseudoartrose, sinostose (mais alta com abordagem de incisão única), lesão do PIN
        - Risco de nova fratura após remoção da placa (12-18 meses); mais alto com localização da fratura inicial na diáfise; outros riscos são: remoção antes de 12 meses, cominuição/deslocamento iniciais altos e suporte total de peso imediatamente
- Fratura da ulna (do cassetete)
    a. Classificação: estável se deslocamento inferior a 25-50%, angulação inferior a 10 a 15 graus; caso contrário considerada instável
    b. Tratamento
        - Estável: redução e gesso
        - Instável: ORIF
- Fratura da diáfise radial com instabilidade de DRUJ (Galeazzi)
    a. Tratamento: fratura ORIF, avaliar DRUJ: se instável, colocar DRUJ com pino em posição de redução concêntrica (geralmente supinação)
        - Se não redutível, avaliar interposição de músculo (geralmente ECU); quanto mais próxima de DRUJ a fratura do rádio estiver, maior probabilidade de ela ser instável

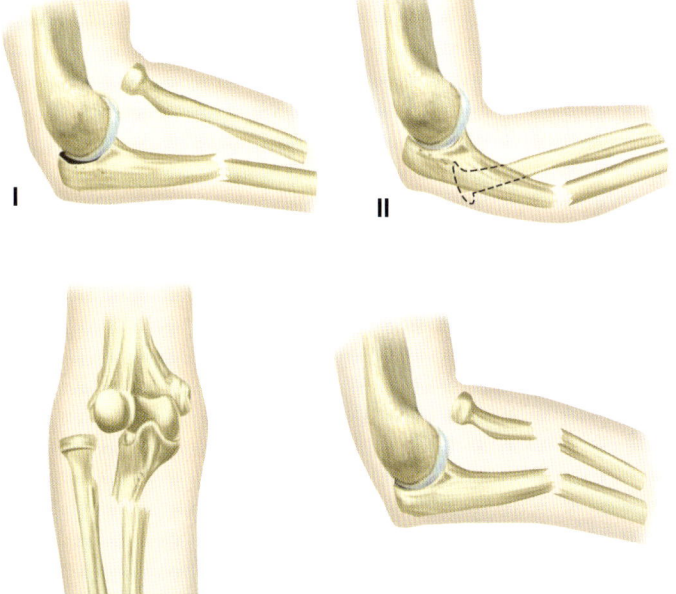

Fig. 3.12 Classificação de Bado para fraturas de Monteggia. Classificadas por direção da angulação ulnar/luxação da cabeça radial. I: Anterior. II: Posterior. III: Lateral. IV: Fratura do rádio proximal associada. (Medial não é possível, pois a ulna bloqueia a cabeça radial.)

11. Fratura do rádio distal (Capítulo 9)
    - Classificação: sistemas múltiplos; classificação de Fernandez com base em mecanismo e tratamento **(Tabela 3.2)**
    - Epônimos comuns:
        a. de Colles: fratura com deslocamento dorsal, extra-articular e de baixa energia
        b. de Smith: fratura com deslocamento volar, extra-articular e de baixa energia
        c. do chofer: fratura do estiloide radial (alta associação à laceração do ligamento escafolunar)
        d. Depressão da fossa semilunar (*die punch*): fratura de impactação da fossa semilunar, com separação coronal e sagital típica
        e. de Barton: fratura de cisalhamento intra-articular coronal levando à luxação radiocarpal (volar ou dorsal)
    - Tratamento
        a. Conservador: fratura extra-articular com perda de inclinação radial inferior a 5 graus, perda de altura radial inferior a 5 mm, angulação dorsal neutra a 5 graus; redução fechada e gesso
        b. Cirúrgico: pinos percutâneos, fixação externa, ORIF (volar ou dorsal)
            - Indicações para operação: > 3-5 mm de perda de altura radial (normal 13 mm), perda de inclinação radial superior a 5 graus, queda brusca articular > 2 mm, angulação dorsal superior a 0 a 10 graus
            - Placas de travamento do rádio distal volar resistem ao encurtamento radial, à angulação dorsal e apoiam o rádio distal (biomecanicamente, mais forte que o plaqueamento dorsal)
                - O plaqueamento volar não permite a visualização da superfície articular por meio de capsulotomia, o que é possível com a abordagem dorsal
            - Pacientes idosos (mais de 65 anos) podem ser tratados de modo conservador além desses critérios com resultados bem-sucedidos, se comparados com o tratamento cirúrgico
            - Síndrome aguda do túnel do carpo persistindo após redução fechada: exige ORIF e liberação do túnel do carpo
            - Fixar estiloide ulnar, se associado à instabilidade de DRUJ
    - Complicações:
        a. Síndrome da dor regional complexa (CRPS): as diretrizes da American Academy of Orthopaedic Surgeons (AAOS) recomendam suplementação de vitamina C para prevenir a síndrome
        b. Má união/não união: artrite presente de queda brusca residual superior a 2 mm, sintomas variáveis
        c. Ruptura do extensor longo do polegar (EPL): 3% de casos não operatórios tratados com molde de gesso; tratamento com transferência do tendão extensor próprio do indicador (EIP) ou palmar; ocorre com fraturas minimamente ou não deslocadas
        d. O flexor longo do polegar (FPL) é o tendão mais usualmente rompido após fixação com placa volar (até 12% aos 10 meses); tratamento com enxerto de interposição ou transferência do flexor superficial dos dedos (FDS)
        e. Irritação do tendão extensor: placa dorsal; exige remoção do equipamento de vez em quando

III. Pelve/Acetábulo

1. Anatomia da pelve/acetábulo
    - Pelve: composta do sacro anexo a dois ossos inominados (compostos da fusão do ílio, ísquio e púbis) conectados pela sínfise púbica no aspecto anterior **(Fig. 3.13)**

Tabela 3.2 Classificação de Fernandez para Fraturas do Rádio Distal

Tipo	Imagem	Descrição	Mecanismo	Tratamento
I		Extra-articular, metafisária	Inclinação	Gesso se estável, CRPP/ORIF se instável
II		Cisalhamento do lábio volar ou distal, geralmente instável	Cisalhamento articular	ORIF
III		"*Die punch*", superfície articular impactada	Compressão	Gesso, se não deslocado, tampar e enxerto posterior, se deprimida
IV		Alta energia	Fratura-luxações	Reparo do estiloide geralmente aumenta a estabilidade
V		Alta energia	Combinado	Múltiplas técnicas

Abreviações: CRPP, redução fechada e fixação percutânea; ORIF, redução aberta e fixação interna.

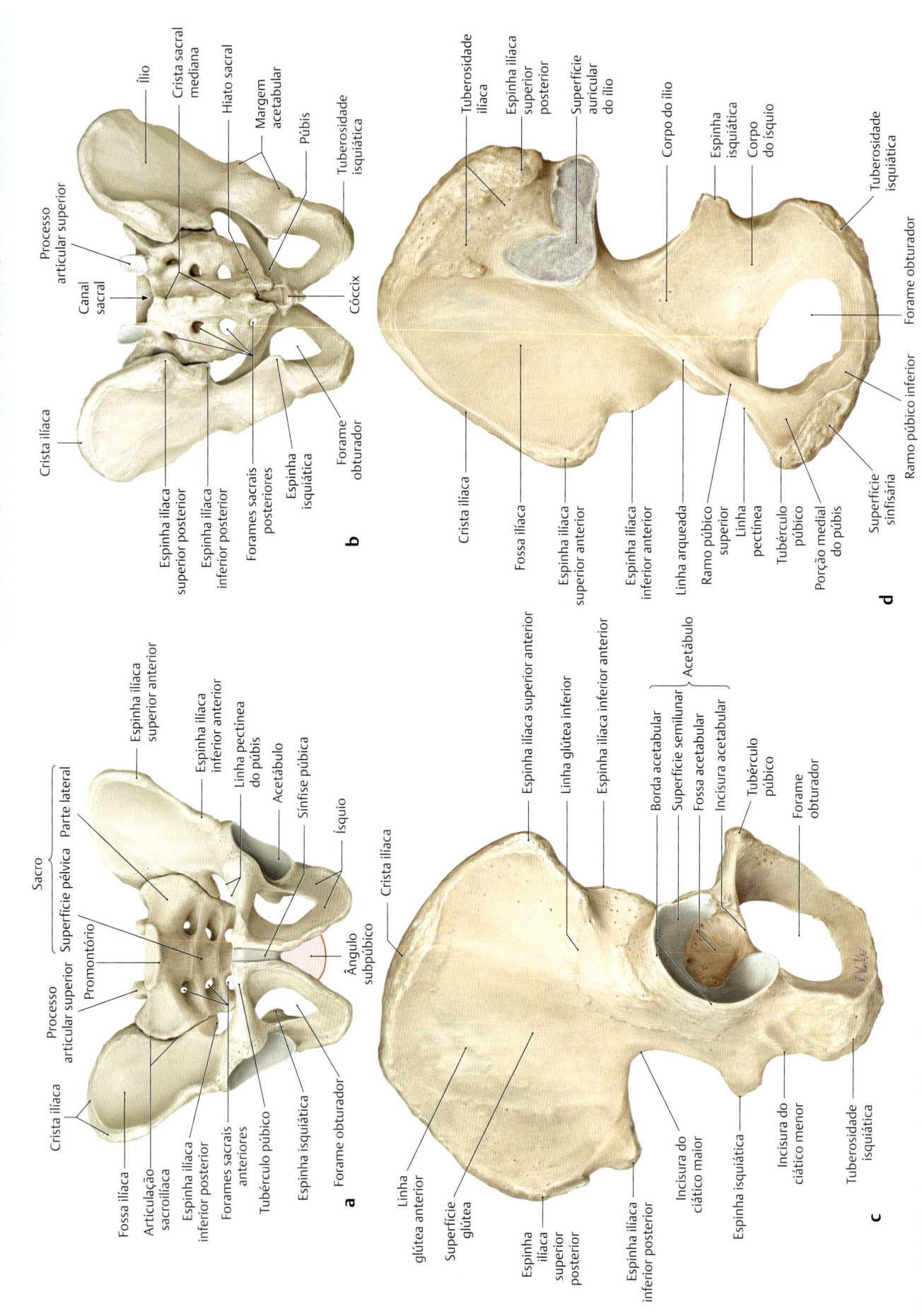

Fig. 3.13 **(a,b)** Pelve masculina; **(a)** visualização anterior; **(b)** visualização posterior. **(c,d)** Osso do quadril direito: **(c)** visualização lateral, **(d)** visualização medial. (Cortesia de Schuenke M, Schulte E. General Anatomy and the Musculoskeletal System: Thieme Atlas of Anatomy, New York: Thieme; 2005. Illustration by Karl Wesker.)

a. Marcos ósseos
    - Espinha ilíaca anterossuperior (ASIS): origem do sartório, dos músculos abdominais (interno/transverso) e ligamento inguinal
    - Espinha ilíaca anteroinferior (AIIS): origem do reto femoral e ligamento iliofemoral
    - Espinha ilíaca posterossuperior (PSIS): ao nível do processo espinhoso de S2
    - Eminência iliopectínea: representa união do íleo com o púbis; o iliopsoas passa entre essa eminência no aspecto medial e a AIIS no aspecto lateral
b. Musculatura: pelve e coxa proximal (**Tabela 3.3**)
c. Ligamentos Importantes (**Fig. 3.14**)
    - Ligamentos sacroilíacos: estabilizam a articulação sacroilíaca e os ligamentos anterior e posterior (mais forte)
    - Ligamento sacroespinal: sacro anterior à espinha isquiática, marca a borda inferior da incisura ciática maior e separa essa incisura da incisura menor; fornece estabilidade de rotação
    - Ligamento sacrotuberoso: sacro posterolateral à tuberosidade isquiática, marca a borda inferior da incisura ciática menor; fornece estabilidade vertical
    - Ligamentos púbicos: ligamentos superior e arqueado estabilizam as duas hemipelves anteriormente com um disco fibrocartilaginoso entre os ossos púbicos
    - Ligamentos iliolombares: íleo ao processo transverso de L5
d. Incisura ciática maior: as estruturas de saída incluem piriforme, nervo ciático, artéria/nervo/veia glúteos superiores, artéria/nervo/veia glúteos inferiores, artéria/nervo/veia pudendos, nervo para o obturador interno, nervo cutâneo femoral posterior, nervo para o quadrado do fêmur (**Fig. 3.15**)
    - O piriforme é a estrutura principal; nervo, artéria e veia glúteos superiores saem superiores a ele; todas as outras estruturas aparecem inferiores a ele; o nervo ciático fica anterior (profundo) ao piriforme e surge logo inferior a ele, repousando posterior (superficial) aos rotadores externos curtos; em 2% dos casos, o nervo ciático passa através do piriforme
    - Nervo para o obturador interno e nervo pudendo reentram na pelve via incisura ciática menor
    - **Usar o mnemônico POPS IQ para a ordem de nervos que saem da incisura ciática maior inferiores ao piriforme: Pudendo, Obturador Interno, Cutâneo Femoral Posterior, Ciático (*sciatic*), Glúteo Inferior (*inferior gluteal*), Quadrado**
e. Incisura ciática menor: as estruturas de saída incluem rotadores externos curtos do quadril
f. Nervos importantes (**Fig. 3.16**)
    - O nervo genitofemoral pinça o psoas e repousa sobre a superfície anteromedial desse nervo
    - O nervo femoral fica entre o ilíaco e o psoas e viaja com o iliopsoas
    - O nervo cutaneofemoral lateral sai da pelve inferior ao anexo lateral do ligamento inguinal na ASIS
    - Nervo ciático (L4-S3): a divisão fibular é a mais lateral, daí marcando-a como a mais susceptível à lesão com cirurgia da pelve/quadril; o ramo fibular corre sobre a superfície profunda da cabeça longa do bíceps e inerva a cabeça curta do bíceps femoral e a musculatura distal
    - Nervo obturatório: a divisão anterior alimenta o obturador externo, pectíneo, adutor longo/curto, grácil, sensação cutânea da coxa medial; a divisão posterior alimenta somente o obturador externo, adutor curto e articulação do joelho (dor referida): pode ser danificado quando retratores são colocados atrás do ligamento acetabular transverso
    - A raiz do nervo de L5 fica na ala sacral superior/anterior [2 cm mediais à articulação sacroilíaca (SI)] e pode ser danificada quando parafusos SI são colocados muito anterior ou superior

Tabela 3.3 Musculatura da Pelve e da Coxa

Músculo	Origem	Inserção	Nervo
Musculatura da Pelve			
Ilíaco	Fossa ilíaca, AIIS, cápsula anterior do quadril	Tendão do iliopsoas para trocânter menor do fêmur, linha áspera	Nervo femoral
Psoas	Corpos/discos vertebrais T12-L4. Processos transversos L1-L4	Tendão do iliopsoas para trocânter menor do fêmur, linha áspera	L1-L3
Pectíneo	Púbis, ramo púbico superior	Linha pectínea do fêmur	Nervo femoral (nervo obturatório)
Glúteo máximo	Ílio, sacro, cóccix	Faixa IT, tuberosidade glútea femoral	Glúteo inferior
Glúteo médio	Ílio, aponeurose glútea	Trocânter maior do fêmur	Glúteo superior
Glúteo mínimo	Ílio	Trocânter maior do fêmur, cápsula da articulação do quadril	Glúteo superior
Piriforme	Superfície anterior do sacro	Trocânter maior do fêmur	Nervo para o piriforme
Gêmeo superior	Espinha isquiática	Trocânter maior do fêmur	Nervo para obturador interno
Obturador interno	Forame obturador	Trocânter maior do fêmur	Nervo para obturador interno
Gêmeo inferior	Tuberosidade isquiática	Trocânter maior do fêmur	Nervo para o quadrado do fêmur
Quadrado do fêmur	Tuberosidade isquiática	Fêmur posterior, crista intertrocantérica	Nervo para o quadrado do fêmur
Musculatura da Coxa Anterior			
Tensor da fáscia lata	Crista ilíaca, ASIS	Faixa IT anterior que se insere no tubérculo de Gerdy na tíbia anterolateral	Glúteo superior
Reto femoral	AIIS, cabeça refletida para o ílio, logo superior ao acetábulo	Tendão do quadríceps para a patela, inserindo-se terminal na tuberosidade da tíbia via tendão patelar	Nervo femoral
Vasto lateral	Trocânter maior do fêmur	Tendão do quadríceps para a patela, inserindo-se terminal na tuberosidade da tíbia via tendão patelar	Nervo femoral
Vasto intermediário	Diáfise anterolateral do fêmur	Tendão do quadríceps para a patela inserindo-se terminal na tuberosidade da tíbia via tendão patelar	Nervo femoral
Vasto medial	Linha intertrocantérica femoral, linha áspera	Tendão do quadríceps para a patela, inserindo-se terminal na tuberosidade da tíbia via tendão patelar	Nervo femoral
Musculatura da Coxa Posterior			
Semitendíneo	Tuberosidade isquiática	Tíbia proximal medial, *pes anserinus*	Nervo ciático
Semimembranoso	Tuberosidade isquiática	Tíbia posteromedial, ligamento poplíteo	Nervo ciático
Bíceps do fêmur	Cabeça longa: tuberosidade isquiática Cabeça curta: linha áspera, septo intermuscular	Cabeça fibular	Cabeça longa: nervo ciático Cabeça curta: nervo fibular comum
Musculatura medial			
Adutor magno	Tuberosidade isquiática, ramo isquiático, ramo púbico inferior	Epicôndilo medial no tubérculo adutor, linha áspera	Fibras posteriores: nervo ciático Fibras anteriores: nervo obturador
Adutor longo	Púbis	Linha áspera	Nervo obturatório
Adutor curto	Ramo púbico inferior	Linha áspera	Nervo obturatório
Grácil	Púbis, ramo púbico inferior	Tíbia proximal medial, *pes anserinus*	Nervo obturatório
Obturador externo	Forame obturador	Fossa trocantérica do fêmur	Nervo obturatório

Abreviações: ASIS, espinha ilíaca superior anterior; AIIS, espinha ilíaca inferior anterior; IT, iliotibial.

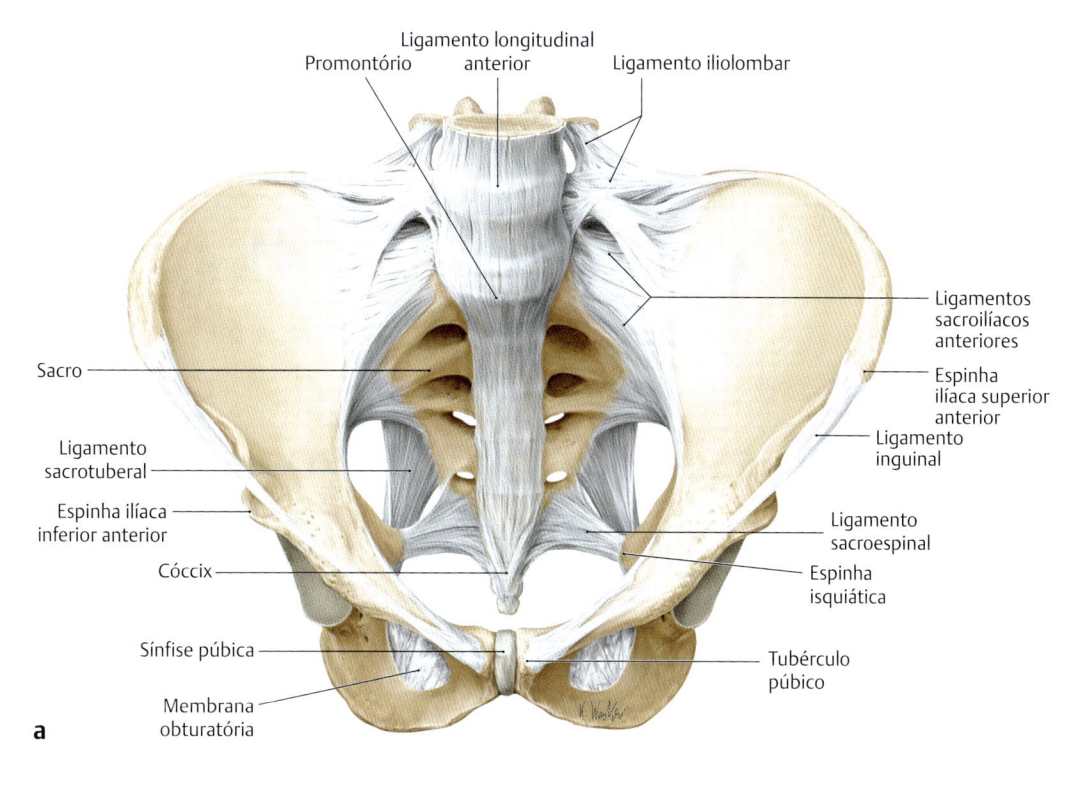

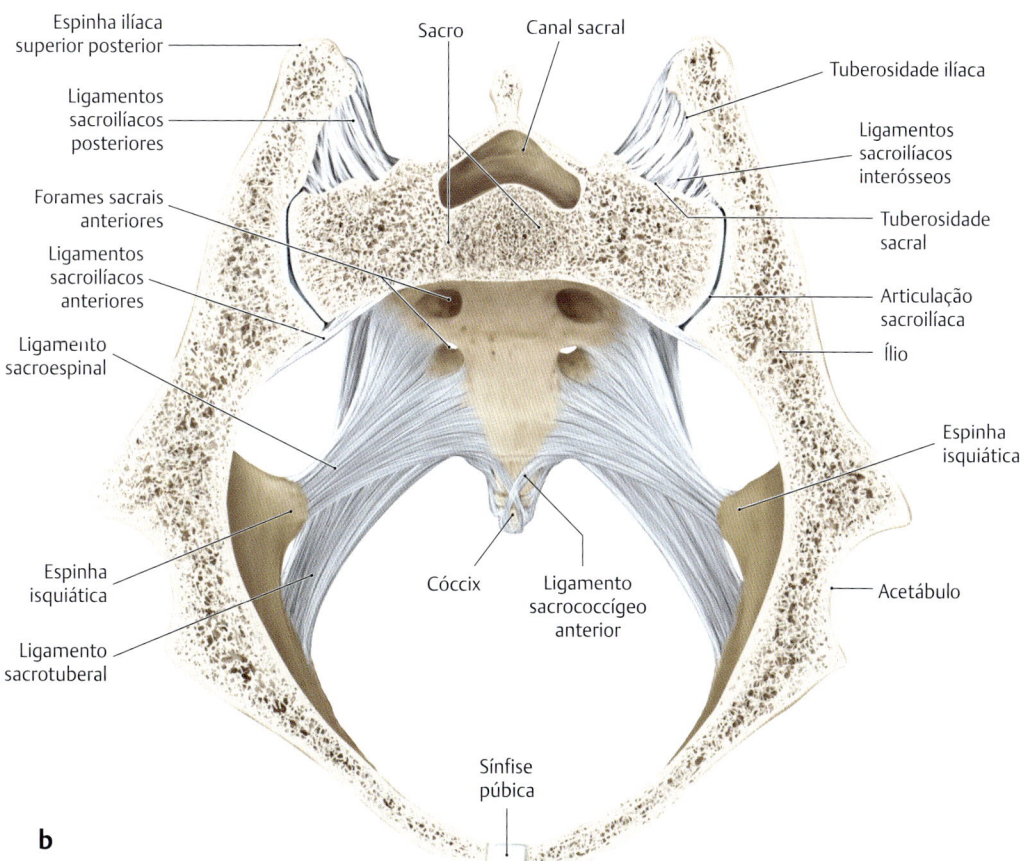

Fig. 3.14 Ligamentos da pelve masculina. **(a)** Visualização anterossuperior. **(b)** Ligamentos da articulação sacroilíaca. Corte oblíquo pela pelve ao nível do plano da entrada pélvica, visualização superior.

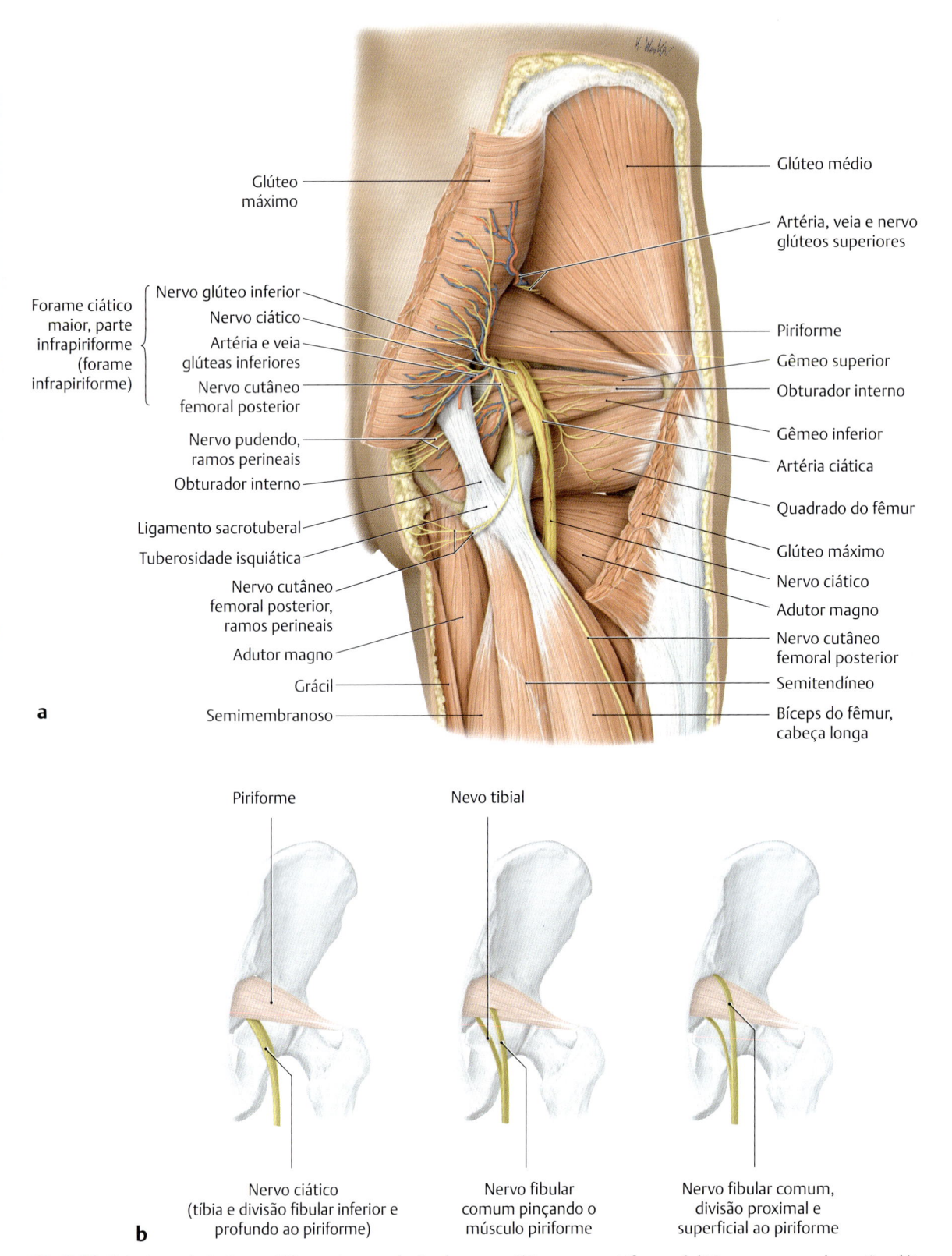

Fig. 3.15 Estruturas da incisura ciática maior e a relação do nervo ciático com o piriforme. **(a)** Vasos e nervos da região glútea profunda. **(b)** Visualização posterior, com o glúteo máximo parcialmente removido. Variações do curso do nervo ciático em relação ao músculo piriforme. (Cortesia de Schuenke M, Schulte E. General Anatomy and the Musculoskeletal System: Thieme Atlas of Anatomy, New York: Thieme; 2005. Illustration by Karl Wesker.)

Fig. 3.16 Localizações importantes do nervo pélvico. Estruturas neurovasculares no lado anterior da parede posterior do tronco, visualização anterior. **(a)** Fossa lombar do lado direito após remoção da parede anterior e lateral do tronco, os órgãos intra e retroperitoneais, o peritônio e todas as fáscias da parede do tronco. A veia cava inferior foi removida parcialmente. **(b)** Fossa lombar com o plexo lombar do lado direito após remoção da camada superficial do psoas maior. O plexo lombar é formado pelos ramos ventrais dos nervos T12–L4, lateral à espinha lombar, e é parcialmente coberto pelo músculo psoas maior. Os nervos correm lateral e obliquamente para baixo para a parede abdominal e coxa, exceto para o nervo obturatório, que corre através da parede lateral da pelve menor, e o forame obturado (não visível aqui) para a parte medial da coxa. (Cortesia de Schuenke M, Schulte E. General Anatomy and the Musculoskeletal System: Thieme Atlas of Anatomy. New York: Thieme; 2005. Illustration by Karl Wesker.)

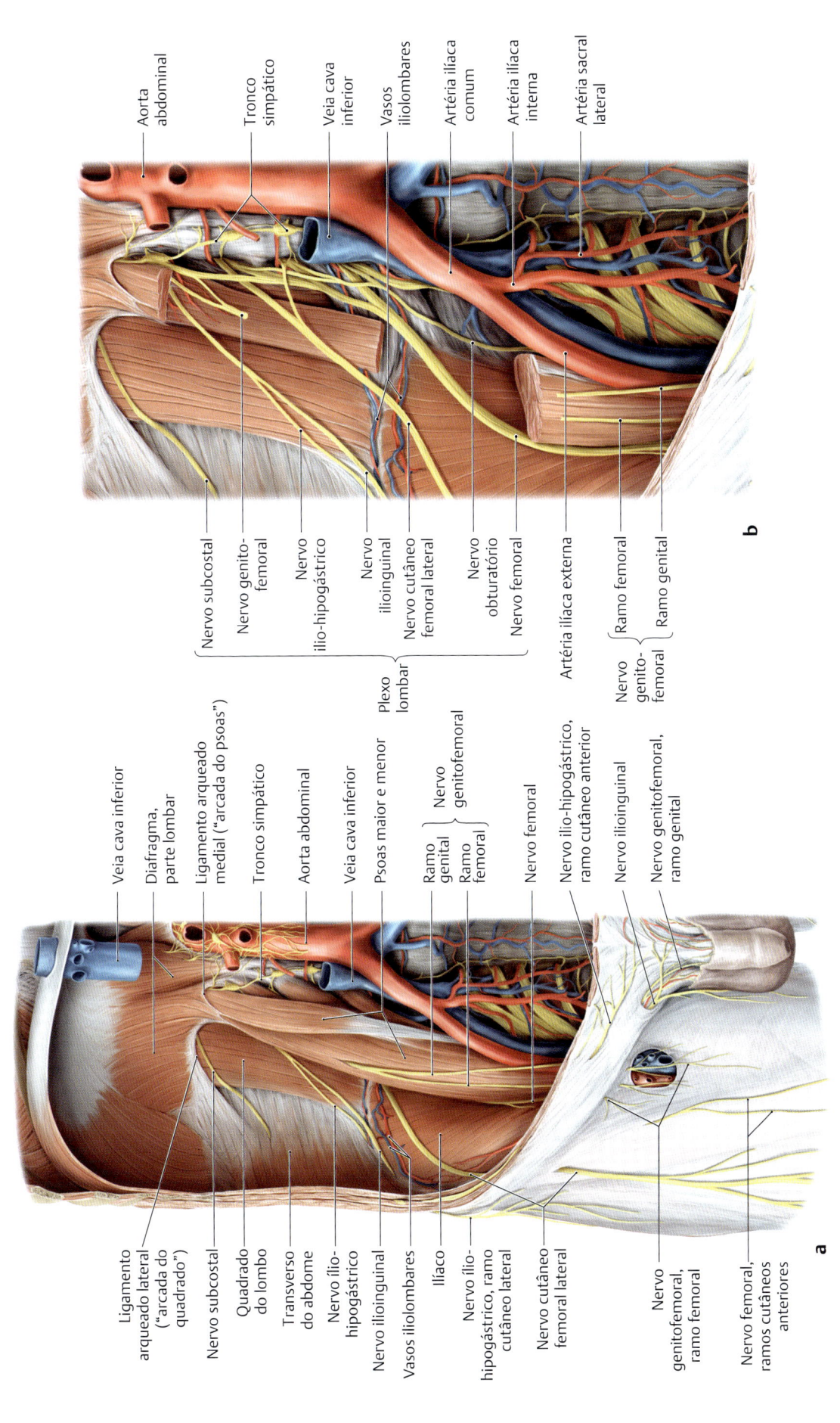

3 Trauma

g. Vasos (**Fig. 3.17**)
- Ramos da aorta para as artérias ilíacas comuns ao nível de L4
- Artérias ilíacas comuns se dividem em ilíacas interna/externa ao nível de S1
- Artéria ilíaca externa passa sob o ligamento inguinal para se tornar a artéria femoral
- Artéria ilíaca interna se torna a artéria obturatória e forma os ramos para as artérias glúteas superior/inferior e pudenda
- Plexo venoso posterior: grande coleção de veias que drenam para a veia ilíaca interna, usualmente a fonte de sangramento em lesões pélvicas
- *Corona mortis*: conexão anastomótica entre o sistema arterial ilíaco externo (ramo epigástrico inferior) e a artéria obturatória; fica na aba pélvica, cerca de 6 cm laterais à sínfise púbica; deve ser identificada e ligada durante abordagens cirúrgicas (Stoppa e ilioinguinal)
- Artéria pudenda externa profunda: em risco durante tenotomia percutânea do adutor longo

h. Triângulo femoral: a borda lateral é o sartório, a borda medial é o pectíneo e a borda superior é o ligamento inguinal; o assoalho consiste no ilíaco, psoas, pectíneo e adutor longo (de lateral a medial) (**Fig. 3.18**)
- Conteúdo: nervo femoral (que viaja com o músculo iliopsoas) e a bainha femoral que inclui a artéria femoral, a veia femoral e o canal femoral (linfáticos)
- **Usar o mnemônico NAVeL para a ordem das estruturas femorais de lateral para medial: Nervo, Artéria, Veia e vasos Linfáticos**
- O nervo safeno se ramifica do nervo femoral no ápice do triângulo e corre sob o sartório

- Acetábulo

a. Suportado por duas colunas ósseas em padrão de Y invertido (**Fig. 3.19**)
- Coluna anterior: asa ilíaca para a sínfise púbica
- Coluna posterior: incisura maior do ciático através do meio do acetábulo para o ramo púbico inferior

b. Anatomia normal: 15 graus de anteversão e 45 graus de abdução

c. O lábio fornece cobertura aumentada para, e estabilidade da cabeça do fêmur

d. Artéria glútea superior (ramo da artéria ilíaca interna) pode ser danificada em fraturas da coluna posterior; a pudenda interna também pode ser atingida

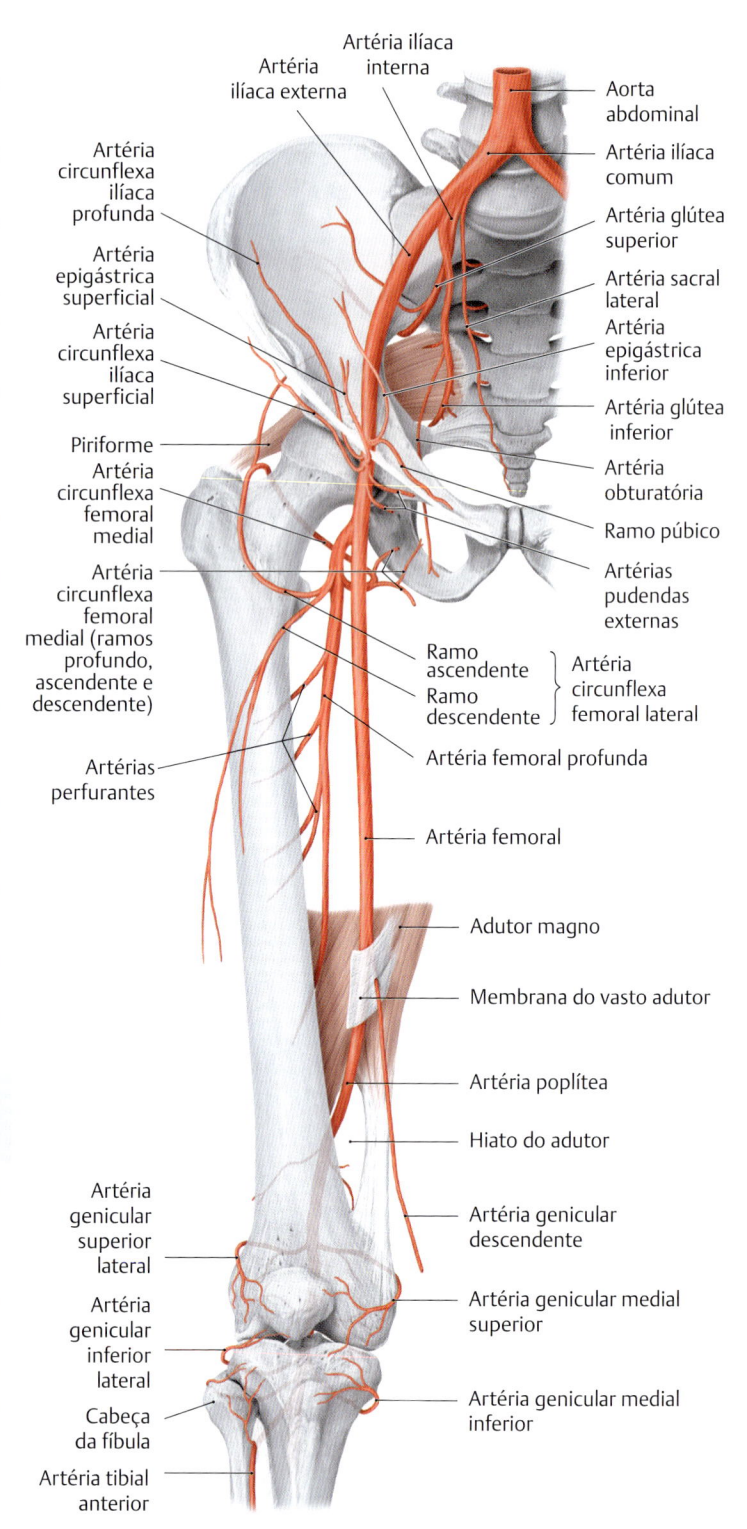

Fig. 3.17 Vasculatura pélvica. Curso e ramos da artéria femoral. Essa artéria, a continuação distal da artéria ilíaca externa, corre ao longo do lado medial da coxa para o canal adutor, pelo qual ela passa para a parte traseira da perna. Após emergir do hiato do adutor, ela se torna artéria poplítea. Em terminologia médica, a artéria femoral é quase sempre chamada de artéria femoral superficial por causa de seu curso superficial descendente pela frente da coxa, distinguindo-a da artéria femoral profunda localizada mais profundamente e que surge dela. (Cortesia de Schuenke M, Schulte E. General Anatomy and the Musculoskeletal System: Thieme Atlas of Anatomy. New York: Thieme; 2005. Illustration by Karl Wesker.)

2. Investigação da pelve por imagens
   - Linhas cardeais radiográficas **(Fig. 3.20)**
     a. A linha iliopectínea corresponde à coluna anterior
     b. A linha ilioisquiática corresponde à coluna posterior
   - Incidências radiográficas **(Fig. 3.21)**
     a. AP da pelve
     b. Visualização da entrada ("*inlet*"): mostra deslocamento AP do anel pélvico, visualização axial de S1, feixe direcionado 60 graus em sentido caudal
     c. Visualização da saída ("*outlet*"): mostra translação vertical do anel pélvico, AP verdadeira do sacro, feixe direcionado 45 graus em sentido craniano
     d. Incidências de Judet
        - **As incidências de Judet mostram a asa do ilíaco (alar) de um lado e o forame obturatório (obturatriz) do outro lado**
        - Alar: mostra coluna posterior e parede anterior, visualização em rotação externa
        - Obturatriz: mostra coluna anterior e parede posterior, visualização em rotação interna; mostra forame obturado *en face*
          - Sinal do esporão para as fraturas de ambas as colunas é mais bem observado nessa visualização (representa o ílio intacto sem qualquer superfície acetabular conectada) **(Fig. 3.22)**
        - **Usar o mnemônico IOWA: Ilíaco Oblíquo – Parede Anterior**

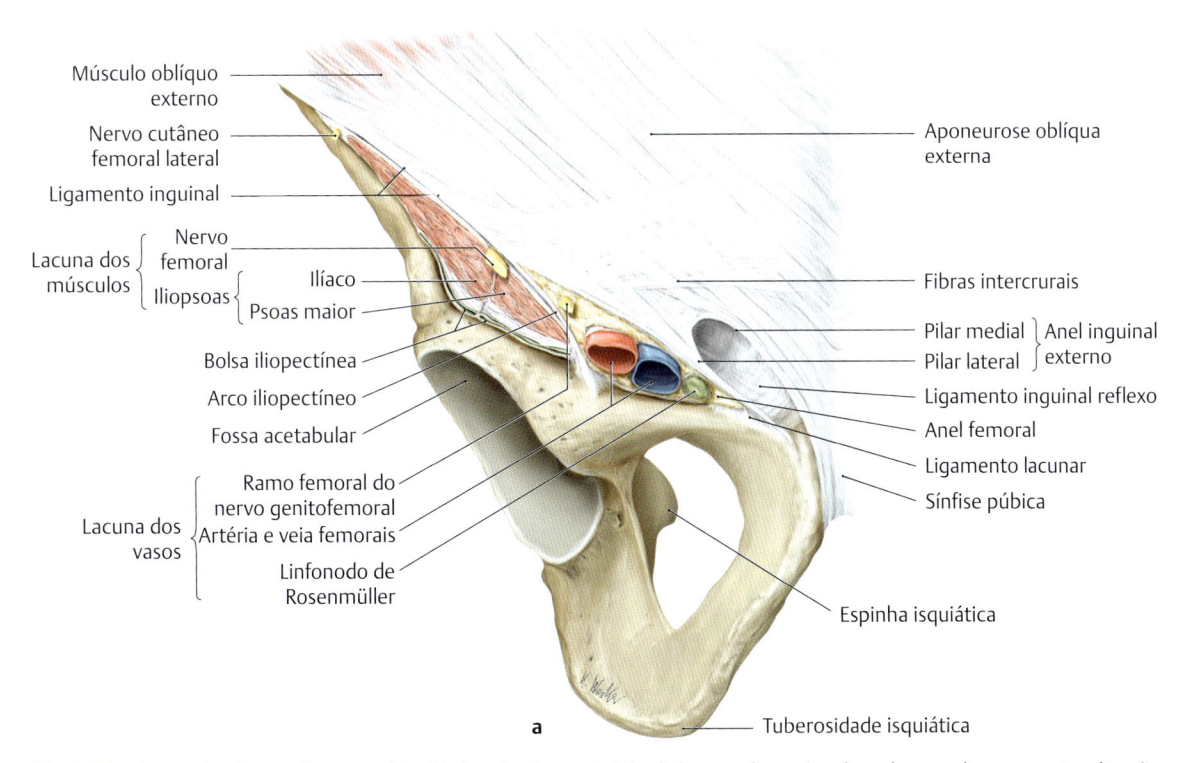

Fig. 3.18 Anatomia do canal femoral. Região inguinal e conteúdo da lacuna dos músculos e lacuna dos vasos, visualização anterior. **(a)** Uma porção do osso do quadril direito e da parede abdominal inferior anterior adjacente com o anel inguinal externo e o conteúdo da lacuna dos músculos e da lacuna dos vasos embaixo do ligamento inguinal. O sítio de aparecimento dos músculos e vasos, ligado pelo ligamento inguinal e pela borda pélvica superior, é subdividido pelo arco iliopectíneo fibroso em uma porta muscular lateral (lacuna dos músculos) e uma porta vascular medial (lacuna dos vasos). (*Continua.*)

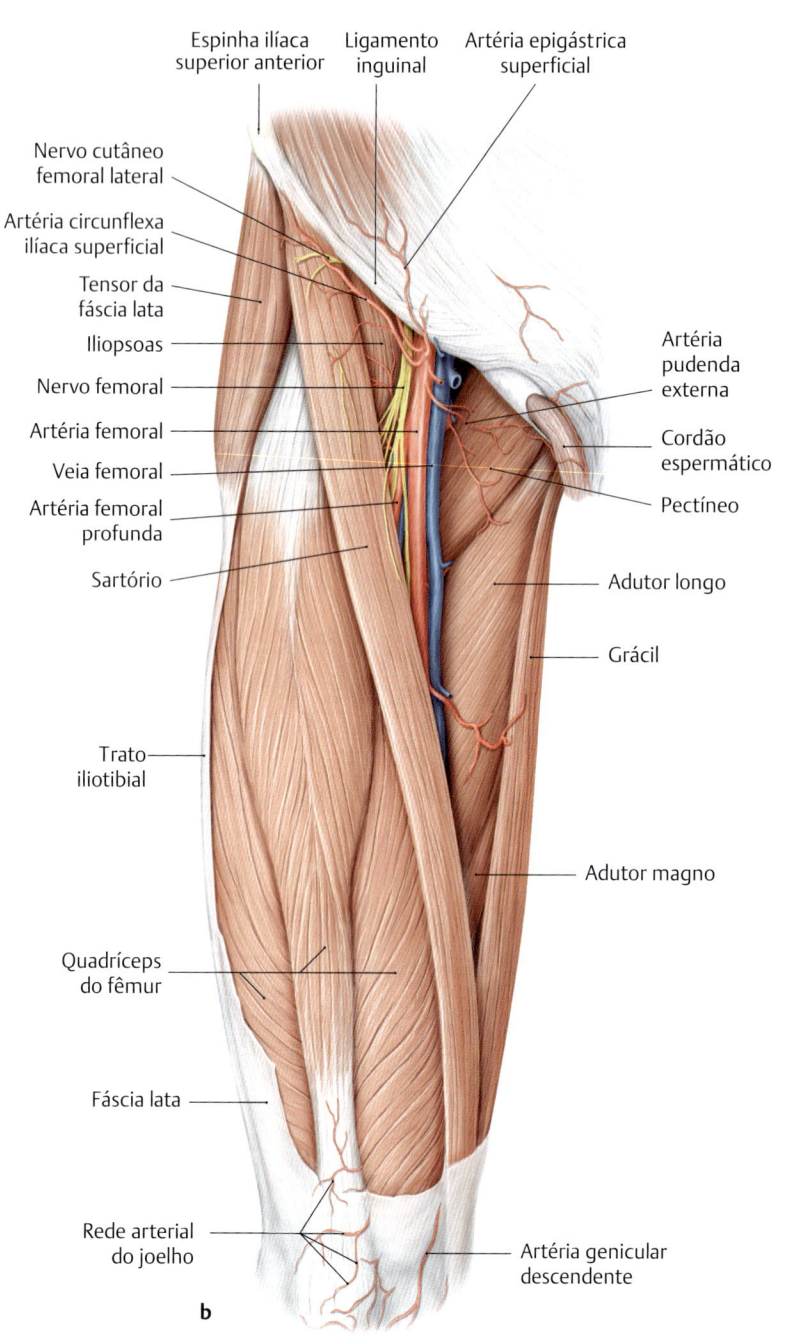

Fig. 3.18 (*Continuação.*) **(b)** Triângulo femoral: coxa direita, visualização anterior. Pele, tecido subcutâneo e fáscia lata foram removidos para demonstrar as estruturas neurovasculares no triângulo femoral. Esse triângulo é ligado superiormente pelo ligamento inguinal, lateralmente pelo músculo sartório e medialmente pelo adutor longo. Ele contém as estruturas neurovasculares que surgem da pelve e passam por baixo do ligamento inguinal para o lado anterior da coxa através da lacuna dos músculos e da lacuna dos vasos. A parede muscular posterior do triângulo femoral é formada de lateral para medial pelo iliopsoas e pectíneo. (Cortesia de Schuenke M, Schulte E. General Anatomy and the Musculoskeletal System: Thieme Atlas of Anatomy, New York: Thieme; 2005, Illustration by Karl Wesker.)

- e. Projeções de combinação essencial:
  - Oblíqua ilíaca da entrada: evita o fio-guia ou penetração do parafuso do córtex interno do ramo púbico superior
  - Oblíqua obturatriz da entrada: melhor demonstração da posição dos parafusos supra-acetabulares no ílio e ajuda a evitar a penetração intra-articular
  - Oblíqua obturatriz da saída: usada para identificar o ponto de partida para pinos de fixação externa em AIIS
  - **Visualização obturatriz da saída exigida para visualizar a coluna do osso supra-acetabular para a colocação do pino**
3. Abordagens cirúrgicas para pelve/acetábulo (**Tabela 3.4**)
   - Abordagens anterior e posterior à crista ilíaca

- Ilioinguinal
  a. Incisão a partir de 2 cm proximais à sínfise púbica para ASIS ao longo da crista ilíaca
  b. Janelas de trabalho
     - Medial: medial para os vasos ilíacos externos
     - Média: entre vasos ilíacos externos e iliopsoas
     - Lateral: lateral ao iliopsoas (janela lateral pode ser usada em combinação com outras abordagens, como Stoppa)
  c. A fáscia iliopectínea separa o nervo femoral e a artéria ilíaca externa (separa as janelas lateral e média)
     - **A fáscia iliopectínea é a estrutura principal que separa as janelas lateral e medial durante a dissecção**
  d. Mais baixa incidência de HO
- Kocher-Langenbeck
  a. A incisão é curva a partir de 5 cm anteriores a PSIS para o trocânter maior e a diáfise femoral, o glúteo máximo é separado, o piriforme e os tendões curtos dos rotadores externos são divididos 1 cm a partir da inserção, o quadrado do fêmur permanece intacto para proteger o suprimento sanguíneo para a cabeça femoral
  b. Osteotomia trocantérica aumenta a exposição superior
- Iliofemoral
  a. HO é comum; a dose profilática de radiação é de 700 cGy (rad) e deverá ser administrada dentro de 48-72 horas da cirurgia ou profilaxia química com indometacina 25 mg 3 vezes ao dia durante 4-6 semanas
- Stoppa: incisão de Pfannenstiel 1-2 cm proximais à sínfise púbica
  a. Adicionar janela lateral de abordagem ilioinguinal para exposição adicional
  b. Estruturas em risco: *corona mortis*, nervo obturatório
- Abordagens estendidas iliofemoral e triradiada apresentam altos índices de complicação (infecção, HO), mas são usadas para fraturas complexas

4. Lesões do anel pélvico
   - Mecanismo: alta energia, traumatismo cego
   - Lesões associadas: lesões de tórax/cabeça, politraumatismo, choque
     a. A causa principal de óbito é a hemorragia; a artéria glútea superior é o principal vaso a ser danificado por uma fratura pélvica; a artéria pudenda interna leva aos sangramentos mais sintomáticos
     b. Suspeitas de lesão urogenital com hematúria bruta, próstata alta ou sangue no meato; exame minucioso com cistograma para lesão da bexiga ou uretrograma retrógrado para lesão uretral; a ruptura da bexiga peritoneal exige reparo cirúrgico
     c. Inspecionar o períneo e realizar o exame vaginal com espéculo e exame retal nos quadros de fraturas pélvicas para descartar fratura aberta evidente e oculta; fraturas pélvicas abertas geralmente exigem colostomia desviadora e possuem alto índice de mortalidade
     d. **Idade, choque e volume de transfusão nas primeiras 24 horas são prognosticadores de mortalidade após um traumatismo pélvico**
     e. Lesão de Morel-Lavallee: lesão de desenluvamento interno na qual o tecido subcutâneo sofre avulsão a partir da fáscia subjacente deixando uma cavidade que fica em alto risco de má cicatrização e infecção; recomenda-se tratamento/desbridamento cirúrgicos
   - Investigações por imagem: radiografias–AP da pelve, visualização de entrada, visualização de saída, ilíaca oblíqua, oblíqua do obturador; CT com reconstruções pélvicas (consultar 1. Anatomia da Pelve/Acetábulo, já mencionados)

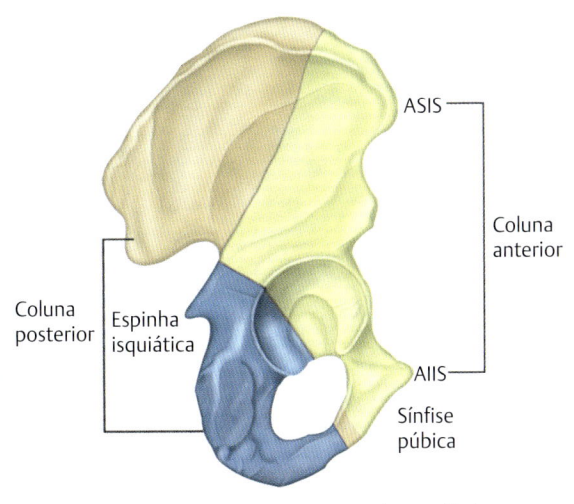

Fig. 3.19 Colunas anterior e posterior do acetábulo, ASIS, espinha ilíaca superior anterior; AIIS, espinha ilíaca inferior anterior.

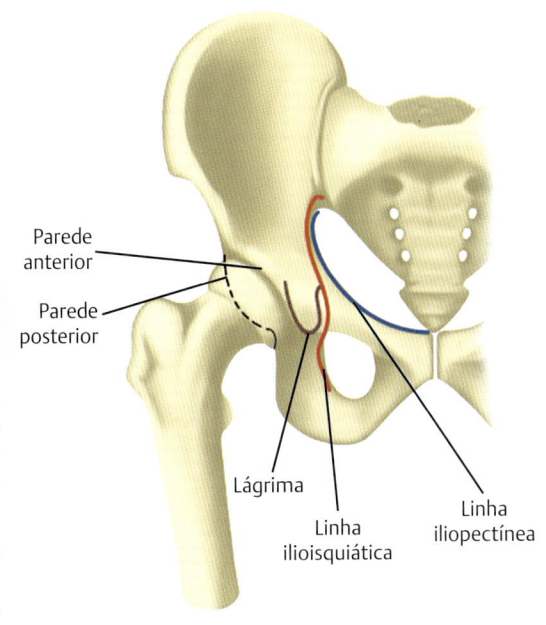

Fig. 3.20 Linhas/marcos cardeais radiográficos.

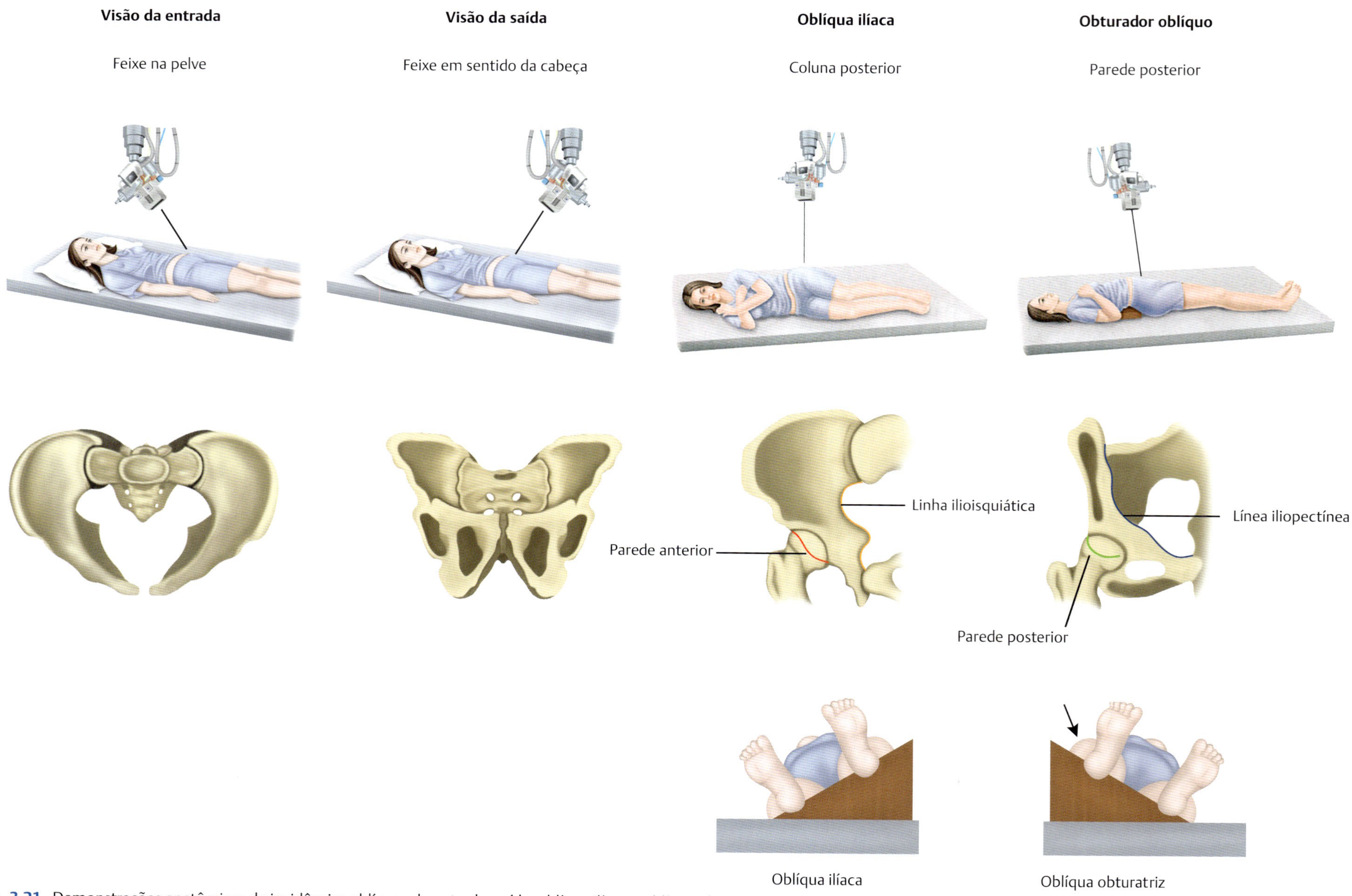

Cirurgia Ortopédica: Revisão e Preparação para Concursos e Provas

Visão da entrada
Feixe na pelve

Visão da saída
Feixe em sentido da cabeça

Oblíqua ilíaca
Coluna posterior

Obturador oblíquo
Parede posterior

Linha iliopectínea

Parede anterior

Linha ilioisquiática

Parede posterior

Oblíqua obturatriz

Oblíqua ilíaca

Fig. 3.21 Demonstrações anatômicas de incidências oblíquas de entrada, saída, oblíqua ilíaca e oblíqua obturatriz.

- Lesões de avulsão
  a. Tendão: avulsão da tuberosidade isquiática
  b. Reto: avulsão de AIIS
  c. Sartório: avulsão de ASIS
- Classificações de fraturas
  a. Young e Burgess **(Tabela 3.5, Fig. 3.23)**
     - Compressão anteroposterior (APC): associada à hemorragia retroperitoneal
       - **Lesões APC do tipo 3 possuem a mais alta taxa de perda sanguínea e de lesão urogenital, estão associadas a traumatismo abdominal e choque e exigem transfusões de sangue de grande porte**
     - Fraturas pélvicas por compressão lateral (LC): associadas a traumatismo craniano, torácico e abdominal; causa mais comum de morte em lesão craniana fechada
     - Inclinação vertical: em razão da aplicação vertical da força, altamente instável em direção cefálica posterior; associada a hemorragia intrapélvica/lesão neurológica
       - Tratamento: provisionalmente, tração se deslocamento superior; definitivamente, ORIF anterior e posterior
  b. Classificação de Tile
     - Tipo A: padrões de fratura estável

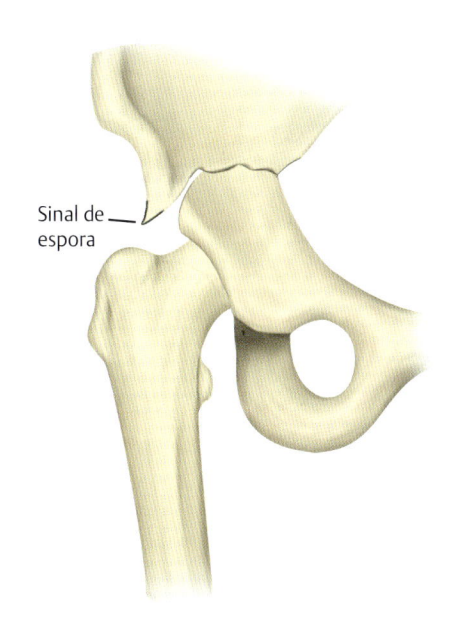

Fig. 3.22 Sinal de espora para fratura acetabular de ambas as colunas. Visualização melhor na radiografia oblíqua do obturador.

Tabela 3.4 Referência Rápida para Abordagens Pélvica/Acetabular

Abordagem	Acesso	Indicações de Fratura Acetabular	Riscos
Ilioinguinal	Acesso indireto ao acetábulo Tábua interna do ílio Placa quadrilateral Ramo púbico superior Janela medial: medial aos vasos ilíacos externos Janela medial: entre iliopsoas e ilíacos externos Janela lateral: lateral ao iliopsoas	Ambas as colunas Coluna anterior Parede anterior Coluna anterior-posterior hemitransversa Transversa	Artéria/nervo obturadores *Corona mortis* Nervo/vasos femorais Nervo cutâneo femoral lateral Cordão espermático/ ligamento redondo
Kocher-Langenbeck	Tábua externa do ílio Incisura do ciático Ísquio Parede posterior	Coluna posterior Parede posterior Transversa Tipo T	Nervo ciático Artéria glútea superior Artéria circunflexa femoral medial Ossificação heterotópica
Iliofemoral	Abordagem extensível Acesso direto ao acetábulo posterior e anterior Tábuas interna e externa do ílio	Coluna anterior alta Ambas as colunas, tipo T, fraturas com mais de 3 semanas	Ossificação heterotópica Índices altos de complicação
Stoppa	Sínfise púbica Borda pélvica Placa quadrilateral Janela lateral (do ilioinguinal): dá acesso adicional à tábua interna do ílio, articulação sacroilíaca	Coluna anterior Fraturas da parede anterior, Transversa Tipo T Ambas as colunas Coluna anterior-hemitransversa posterior	*Corona mortis* Nervo obturador
Crista ilíaca anterior	Crista ilíaca	N/A	Nervo cutâneo femoral lateral
Crista ilíaca posterior	Crista ilíaca	N/A	Nervos clúnio e glúteo superior

Abreviação: N/A, não se aplica.

Tabela 3.5 Fraturas Pélvicas: Classificação de Young e Burgess

Tipo	Características da Fratura	Tratamento	Conceitos Essenciais
Compressão Anterior-Posterior (APC)			
APC 1	< 2,5 cm anteriores a fraturas verticais de ramo púbico de diástase anterior Alongada mas SI anterior intacta Ligamentos sacroespinais/sacrotuberosos Ligamentos SI posteriores intactos	Não cirúrgico Suporte de peso conforme tolerado	Rotacional e verticalmente estáveis AO/OTA: *Tile A*

APC 2	≥ 2,5 cm diástase da sínfise
	Articulações SI ampliadas, mas ligamento SI posterior intacto
	Ruptura de:
	    Ligamentos SI anteriores
	    Ligamento sacroespinal
	    Ligamento sacrotuberoso
	    Ligamentos SI posteriores intactos
		ORIF da pelve anterior	Instabilidade rotacional, estabilidade vertical
			AO/OTA: *Tile B*

APC 3	Ampliação sinfisária
	Diástase da articulação SI (não conectada ao sacro)
	Hemipelvectomia interna
	Ruptura de:
	    Ligamentos SI anteriores
	    Ligamentos SI posteriores
	    Ligamento sacroespinal
	    Ligamento sacrotuberoso
		Placa pélvica urgente ou faixa para estabilizar a pelve
		ORIF da pelve anterior com fixação posterior (parafusos SI)
			Rotacional e verticalmente instáveis
			AO/OTA; *Tile C*
			Associada a hemorragia retroperitoneal, choque e lesão abdominal
			Mais alto índice de perda de sangue/transfusão
			Índice mais alto de lesão urogenital

Compressão Lateral (LC)			
LC 1	Fraturas dos ramos púbicos transversos Fratura sacral de compressão no lado do impacto	Não cirúrgica Suporte de peso conforme tolerado	Rotacional e verticalmente estáveis AO/OTA: *Tile A*
LC 2	Fraturas dos ramos púbicos transversos Fratura crescente da asa ilíaca do lado do impacto Ruptura variável das estruturas ligamentosas posteriores	Sem suporte de peso ORIF pode ser indicada	Rotacionalmente instável, verticalmente estável AO/OTA; *Tile B*
LC 3	Lesão de LC 1 ou LC 2 com pelve contralateral em livro aberto Pelve "varrida pelo vento"	ORIF pelve anterior e posterior	Rotacional e verticalmente instáveis. AO/OTA; *Tile C* Associadas com trauma craniano, torácico e abdominal Causa mais comum de morte é a lesão fechada da cabeça

Inclinação vertical	Ruptura completa de:
	    Ligamentos SI
	    Ligamento sacrotuberoso
	    Ligamento sacroespinal
	    Sínfise púbica
		Inicialmente tração.
		ORIF pelve anterior e posterior
			Rotacional e verticalmente altamente instáveis
			AO/OTA: *Tile C*
			Associadas a hemorragia intrapélvica e lesão neurológica

Abreviações: AO/OTA, Orthopaedic Trauma Association; IS, iliossacral; ORIF, redução aberta e fixação interna; SI, sacroilíaca.

- Tipo B: instabilidade de rotação, estabilidade vertical
- Tipo C: instabilidade de rotação e vertical
• Tratamento (provisional)
  a. Estabilizar a pelve: bandagem, placa, grampo C para lesões por APC para estabilizar e permitir a formação de coágulo; tração para lesões de cisalhamento vertical

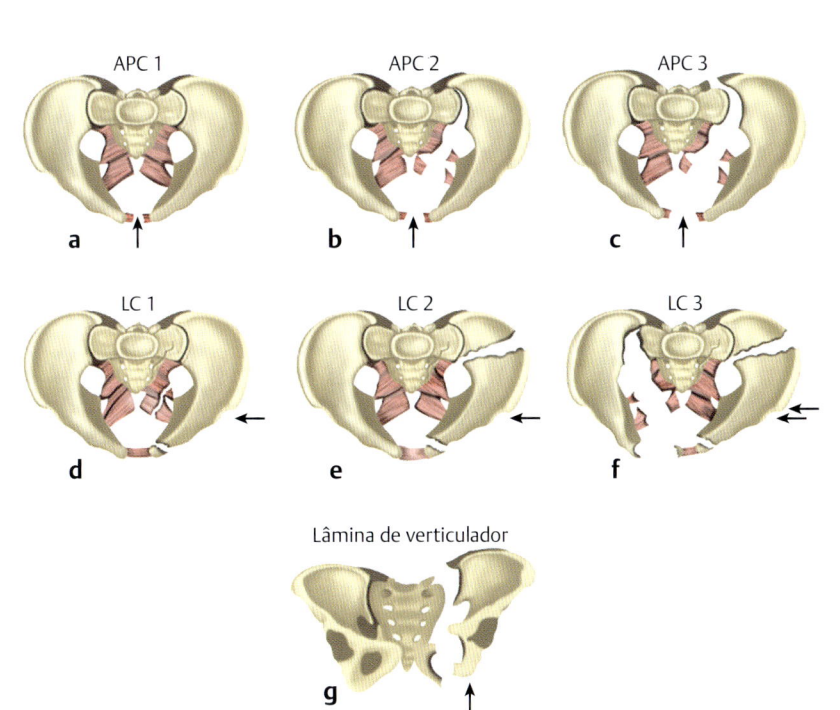

Fig. 3.23 Classificação de Young e Burgess de fratura pélvica. APC, compressão anteroposterior; LC, compressão lateral.

   b. Fixação externa: indicada se for para laparotomia exploratória com lesão instável do anel pélvico; meios pinos podem ser colocados na asa ilíaca ou em AIIS na coluna forte do osso que vai de AIIS para a crista ilíaca posterior
      ○ **Ponto de partida para pinos para AIIS é mais bem visualizado na visualização de saída do obturador**
   c. Embalagem pélvica: técnica para pacientes com instabilidade hemodinâmica envolvendo embalagem pélvica retroperitoneal via uma incisão subumbilical na linha média e possível fixação pélvica externa
   d. Angiografia/embolização para sangramento ativo e instabilidade hemodinâmica após esforços de reanimação, estabilização pélvica inicial e descarte de fontes toracoabdominais
- Tratamento (definitivo)
   a. ORIF: diástase púbica ≥ 2,5 cm, diástase posterior/instabilidade (tipos APC 2/3), instabilidade vertical
      ○ Plaqueamento anterior *vs.* fixação externa com parafusos SI percutâneos posteriores ou fixação SI posterior aberta
- Complicações
   a. DVT: é a complicação mais comum após uma lesão pélvica; sem profilaxia, os índices de DVT chegam a 70-80%; reduzidos para 10% com profilaxia
   b. Lesão do nervo cutâneo femoral lateral, especialmente de pinos de fixação externa (*ex-fix*)
   c. Não união e perda de fixação são observadas em fraturas verticais do sacro; dor após fratura/luxação SI
   d. Óbito; a exigência de transfusão nas primeiras 24 horas é a mais prognóstica
   e. Urológica: estritura uretral
   f. Traumatismo pélvico no sexo feminino implica incidência mais alta de disfunção sexual/dispareunia e parto por cesariana, em comparação com a população geral
5. Fraturas do sacro
   - Mecanismo: alta energia, traumatismo cego
   - Investigação por imagens: radiografias AP da pelve/entrada/saída/lateral; estudo por CT é o preferido

- Classificação: Denis **(Fig. 3.24)**
  a. Zona 1: fratura alar, raiz do nervo de L5 em risco, 6% lesão neurológica
  b. Zona 2: transforaminal, raízes dos nervos de L5/S1/S2 em risco; 28% lesão neurológica
  c. Zona 3: canal espinal, 57% de lesão neurológica associada à disfunção intestinal/urinária/sexual
  d. Fratura do sacro lateral pode ser uma avulsão dos ligamentos sacroespinal/tuberoso e é sugestivo de lesão pélvica instável
  e. Fraturas do sacro tipo U ou H apresentam alta incidência de lesão neurológica; mais bem diagnosticadas em radiografia lateral do sacro/reconstrução sagital por CT
- Tratamento
  a. Conservador: deslocamento mínimo (inferior a 1 cm) com exame neurológico normal; suporte de peso protegido
  b. Cirúrgico: deslocamento superior a 1 cm, déficits neurológicos (comprometimento do forame ou do canal)
    ○ Déficit neurológico com fratura de zona 3 precisa de descompressão e estabilização anterior/posterior
    ○ Tratar fraturas transversas com placas de massa laterais, de houver deslocamento
    ○ Parafusos SI percutâneos (para fratura ou ruptura SI) – três incidências essenciais de raios X:
      ♦ Visualização da saída pélvica: visualiza os forames sacrais
      ♦ Visualização da entrada pélvica: visualiza o corpo de S1 e S2
      ♦ Visualização lateral do sacro: fica no corpo para evitar lesão da raiz de L5; a zona segura na lateral para inserção de parafuso fica inferior à densidade cortical ilíaca, que é paralela a inclinação alar do sacro, em sentido caudal para a placa terminal sacral
    ○ Parafusos transilíacos: podem ser colocados percutaneamente por meio de ambas as asas ilíacas posteriores
    ○ Barras transilíacas ou plaqueamento: alternativa para parafusos SI/parafusos transilíacos e colocadas via abordagem aberta
    ○ Fixação iliossacral-lombossacral combinada é o construto mais estável para fraturas do sacro transforaminais e instáveis e para lesões de cisalhamento vertical
- Complicações
  a. Lesão neurológica: da lesão inicial ou iatrogênica da técnica de fixação subótima (raiz do nervo L5)
  b. Síndrome da cauda equina
6. Fraturas acetabulares
   - Mecanismo: padrão da lesão baseado na posição do quadril e na direção da força aplicada no momento do traumatismo
   - Investigação por imagens: Radiografia AP da pelve, incidências de Judet (obturatriz e oblíqua ilíaca); CT para avaliar a superfície articular, impactação marginal, corpos soltos e planejamento pré-operatório (consultar 1. Anatomia da Pelve/Acetábulo, anteriormente)
   - Classificação: Letournel **(Fig. 3.25)**
     a. Padrões simples: parede posterior, coluna posterior, parede anterior, coluna anterior e transversa
     b. Padrões associados: coluna posterior/parede posterior, transversa com parede posterior, tipo T, coluna anterior/hemitransversa posterior, ambas as colunas

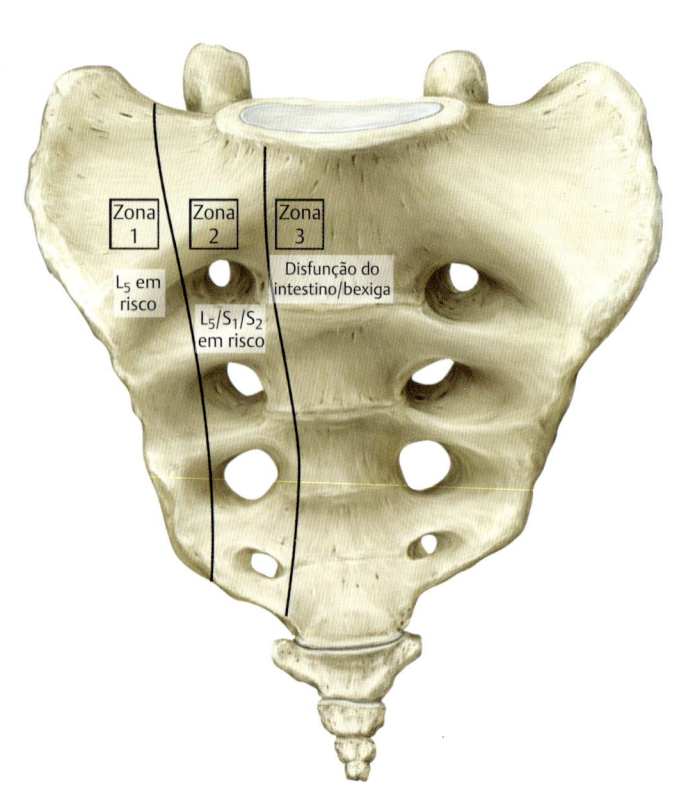

Fig. 3.24 Classificação de Denis de fraturas do sacro. (Cortesia de Schuenke M, Schulte E. General Anatomy and the Musculoskeletal System: Thieme Atlas of Anatomy. New York: Thieme; 2005. Illustration by Karl Wesker.)

Padrões de fratura simples

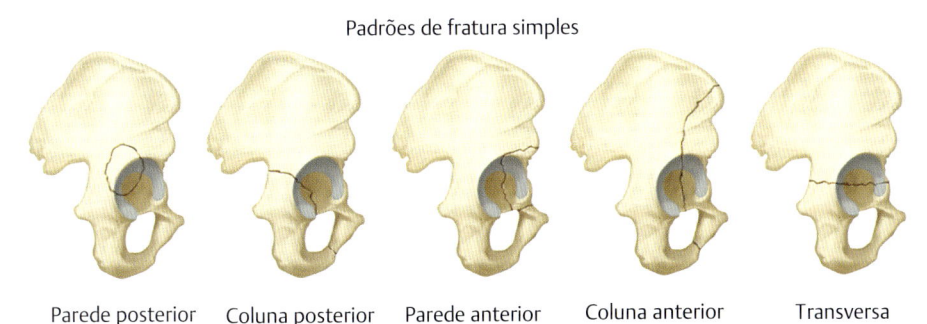

Fig. 3.25 Classificação de Letourmel de fraturas do acetábulo.

Parede posterior | Coluna posterior | Parede anterior | Coluna anterior | Transversa

Padrões de fratura complexa

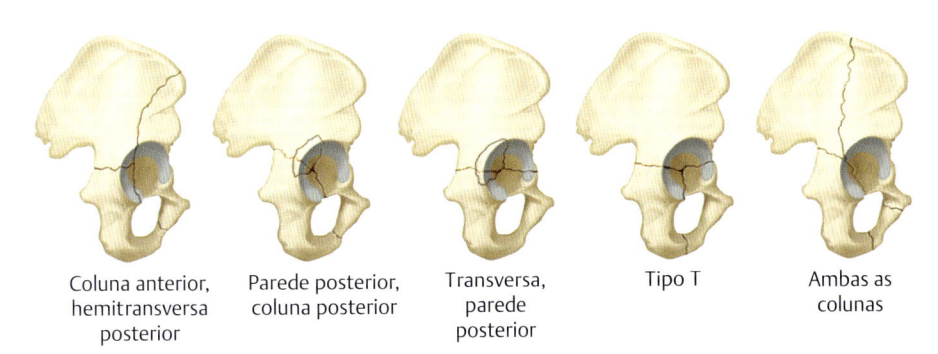

Coluna anterior, hemitransversa posterior | Parede posterior, coluna posterior | Transversa, parede posterior | Tipo T | Ambas as colunas

- Fraturas de ambas as colunas: superfície articular do acetábulo está completamente separada do esqueleto ílio/axial; pode haver congruência secundária; "sinal da espora" é diagnóstico na visualização oblíqua do obturador e representa o ílio posterior intacto **(Fig. 3.22)**
  - **Em fraturas de ambas as colunas a superfície articular não está anexada ao esqueleto axial**
- Tratamento
  a. Conservador: deslocamento inferior a 2 mm, ângulos do arco do teto superiores a 45 graus nas incidências AP/Judet, fratura da parede posterior envolvendo menos de 20% da parede, fratura da parede posterior envolvendo 20-40% da parede, estável em exame de esforço com anestesia (EUA), congruência secundária, alta cominuição em paciente idoso com artroplastia total do quadril retardada (THA)
  b. Operatório: deslocamento superior a 2 mm, fratura da parede posterior envolvendo 20-40% da parede e instável sob EUA de esforço, fratura da parede posterior envolvendo 20% ou mais dessa parede **(Fig. 3.26)**, ângulo do arco do teto inferior a 45 graus, incongruência da articulação do quadril, fragmentos encarcerados/corpos soltos, impactação marginal e fratura-luxação irredutíveis
    - Abordagens: consultar 1. Anatomia da Pelve/Acetábulo, anteriormente
    - Tratamento cirúrgico: ORIF e THA
      ♦ "Sinal da gaivota" na radiografia representa impactação no domo superomedial; pacientes idosos com esta lesão poderão se beneficiar mais da artroplastia do que da ORIF **(Fig. 3.27)**
    - Fixação acetabular: a probabilidade de redução não anatômica aumenta com o tempo para a cirurgia (15 dias para simples, 5 dias para padrões associados)
    - O melhor determinante de fratura da parede posterior operatória vs. não operatória é o exame dinâmico mediante anestesia usando uma visualização oblíqua do obturador; esse exame também pode ser útil em algumas fraturas transversas e de coluna

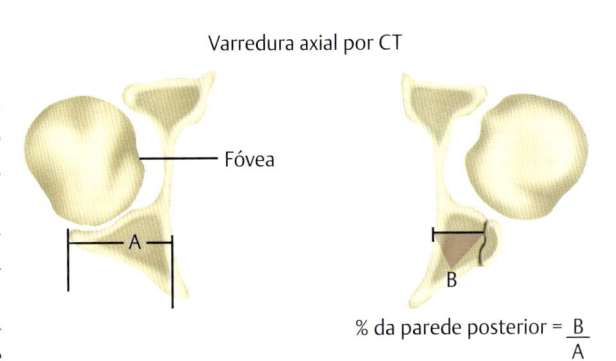

Varredura axial por CT

Fóvea

% da parede posterior = $\frac{B}{A}$

Fig. 3.26 Medição de tamanho de fraturas da parede posterior. As medições são obtidas por imagens de tomografia computadorizada (CT) axial ao nível da fóvea femoral.

- Complicações
    a. DVT
    b. HO: mais comum com abordagem iliofemoral
    c. Lesão neurológica
    d. Artrite pós-traumática: THA após fraturas acetabulares tem resultados piores em comparação com artroplastia primária para osteoartrite; resultados piores também com lesão articular da cabeça do fêmur, impactação central (sinal da gaivota)
    e. Má redução: os resultados estão correlacionados com a precisão da redução

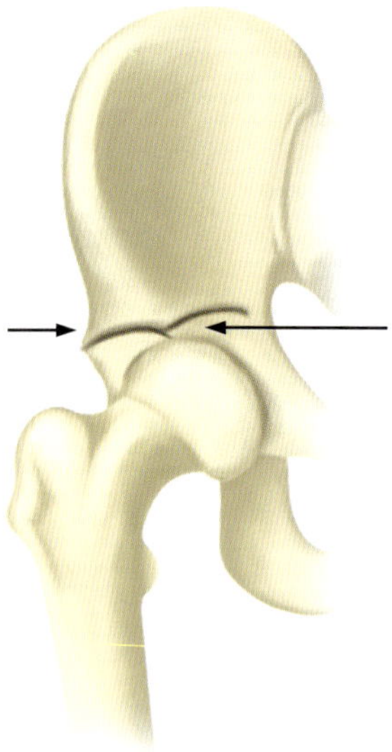

IV. Extremidade Inferior

A. Lesões do Quadril

1. Lesão por avulsão
    - Psoas: avulsão do trocânter menor
        ○ A fratura isolada do trocânter menor em um adulto está associada à doença metastática e sugere fratura patológica
        ○ Tratamento: conservador; suporte de peso até onde tolerado
    - Abdutores: avulsão do trocânter maior
        ○ Tratamento: conservador com abdução ativa limitada do quadril, suporte de peso até onde tolerado

2. Luxação do quadril
    - Mecanismo: carga axial
    - Apresentação: luxação posterior – quadril flexionado, com rotação interna e aduzido; luxação anterior – quadril com rotação externa e abduzido
    - Lesões associadas:
        ○ Fratura acetabular da parede posterior: luxação posterior
        ○ Fratura da cabeça do fêmur: luxação posterior
        ○ Fratura do colo do fêmur
        ○ Fratura do joelho ipsolateral (lesão do parabrisa [*dashboard*])
            ♦ Índice de 30% de laceração de menisco
            ♦ Laceração de ligamento cruzado posterior (PCL)
        ○ Lesão de artéria/nervo femoral: luxação anterior
    - Investigação por imagens:
        ○ Radiografias: AP/lateral do quadril, incidências de Judet
        ○ CT pós-redução deverá ser realizada em todos os pacientes para descartar fraturas, corpos soltos, redução não concêntrica e impactação marginal
    - Classificação: com base na direção da luxação
        ○ Posterior: a mais comum; quadril flexionado, aduzido, com rotação interna; pode ser associada à lesão da aorta torácica
        ○ Anterior: quadril estendido, abduzido, com rotação externa
        ○ Obturador: luxação para o interior do forame obturado
    - Tratamento:
        ○ Conservador
            ♦ Redução fechada de emergência dentro de 6 horas, varredura por CT pós-redução
            ♦ Avaliação da estabilidade
    - Se lesão estável e isolada: suporte de peso conforme tolerado
    - Se instável com lesões associadas: tração/imobilizador para o joelho/travesseiro de abdução, exame com anestesia, com ou sem intervenção cirúrgica
        ○ Cirúrgica

Fig. 3.27 Diagrama do "sinal da gaivota" que pode ser visualizado em radiografias e representa impactação acetabular medial.

♦ Redução aberta se a manobra fechada não for bem-sucedida (raro)

♦ Redução aberta e fixação de lesões associadas, conforme indicado (fratura da cabeça ou do colo do fêmur, fratura acetabular)

♦ Luxação do quadril com fragmentos encarcerados e redução não concêntrica é mais bem tratada com ORIF urgente, pois o atraso no tratamento aumenta o dano à superfície articular

- Complicações
  - Lesão do nervo ciático: 20%; ramo fibular é o mais afetado
  - Osteonecrose: 15%
  - Artrite pós-traumática: correlacionada com redução da superfície articular
  - Instabilidade/luxação recorrente: incomum, mais associada com fratura acetabular da parede posterior envolvendo mais de 30-40% da parede

3. Fraturas da cabeça do fêmur
   - Mecanismo: carga axial/lesão por cisalhamento de luxação
   - Lesões associadas: luxação do quadril
   - Investigação por imagens: radiografias AP/lateral do quadril; a CT avalia fragmento e acetábulo
   - Classificação (**Fig. 3.28**): Pipkin tipo I, infrafoveal; tipo II, suprafoveal; tipo III, fratura da cabeça do fêmur com fratura associada do colo do fêmur; tipo IV, fratura da cabeça do fêmur com fratura acetabular associada
   - Tratamento
     - Princípios essenciais: restauração da superfície articular da superfície de suporte de peso da cabeça, restauração da estabilidade do quadril, proteção do suprimento de sangue para a cabeça do fêmur
     - Conservador: Pipkin tipo I com deslocamento mínimo, Pipkin tipo II não deslocada; suporte de peso protegido por 4-6 semanas

Pipkin Fraturas da cabeça do fêmur

Tipo 1   Tipo 2   Tipo 3   Tipo 4

Garden Fraturas do colo do fêmur

Grau 1 – estável   Grau 2 – estável   Grau 3 – completa, instável   Grau 4 – instável, completa, deslocada

Evans   Fraturas intertrocantéricas

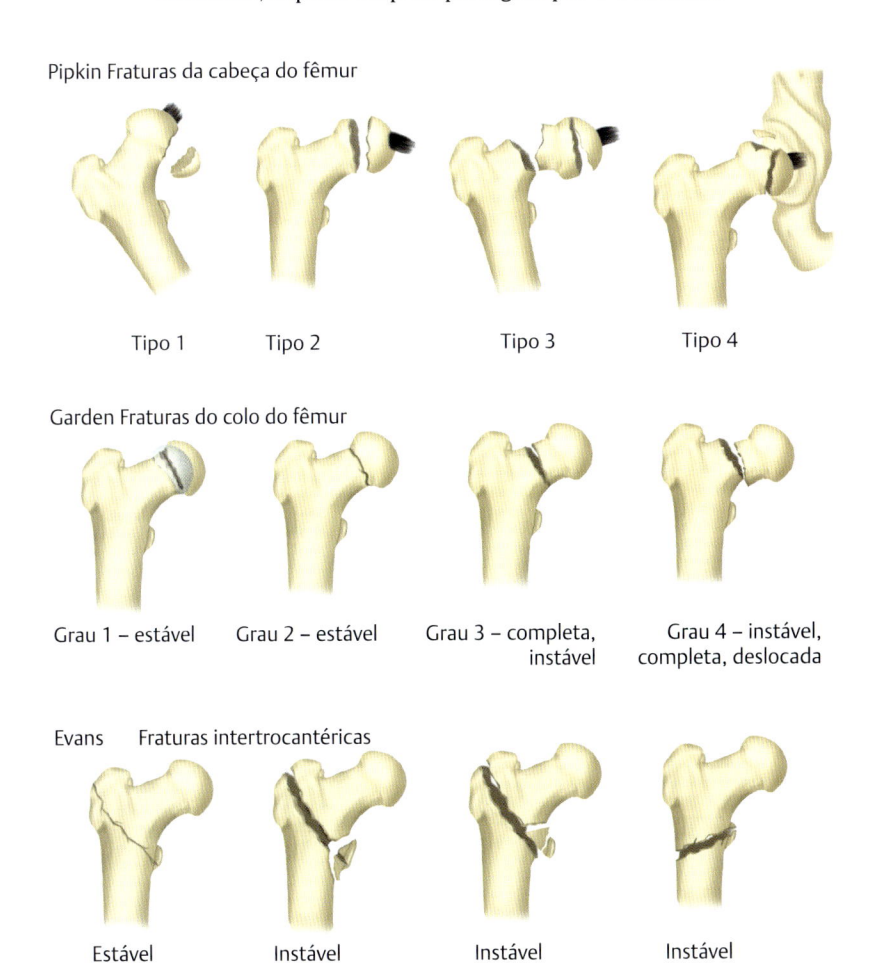

Estável   Instável   Instável   Instável

Fig. 3.28 Classificações de fratura do quadril: cabeça femoral, colo femoral e intertrocantéricas.

- Cirúrgico: queda brusca superior a 1 mm, corpos soltos, fratura do colo femoral/acetábulo associada exigindo fixação, paciente politraumatizado
  - ♦ Abordagem anterior: abordagem de Smith-Petersen para fratura isolada da cabeça do fêmur sem fratura acetabular; intervalo: tensor da fáscia lata (nervo glúteo superior) e sartório (nervo femoral)
  - ♦ Abordagem posterior: Pipkin tipo IV; intervalo: glúteo máximo separado (nervo glúteo inferior)
  - ♦ A luxação cirúrgica do quadril pode tratar fraturas da cabeça do fêmur e fraturas acetabulares da parede posterior
  - ♦ Excisão de fragmentos para fraturas cominutivas de Pipkin tipo I irreparáveis
- Opções de fixação: parafusos interfragmentários de cabeça côncava ou parafusos enterrados variáveis; THA ou hemiartroplastia para fraturas irreparáveis
- Complicações
  - Lesão do nervo ciático: 20%, ramo fibular mais afetado
  - Osteonecrose: 15%, mais comum após lesões tipo III de Pupkin
  - Artrite pós-traumática
  - Instabilidade/luxação recorrente

4. Fraturas do colo do fêmur
- Mecanismo: queda da posição em pé, traumatismo de alta energia em pacientes jovens
- Lesões associadas: fraturas da diáfise do fêmur
- Investigação por imagens: radiografias AP/lateral do quadril e do fêmur, AP da pelve; ressonância magnética (MRI) mais sensível para descartar uma fratura oculta do colo do fêmur
- Classificação
  a. Garden (**Fig. 3.28**)
     - Estável: Garden grau I, valgo impactado; Garden grau II, não deslocada
     - Instável: Garden grau III, incompleta/varo; Garden grau IV completa/deslocada
  b. Pauwels tipos I, II, III: ≤ 30 graus, 31-70 graus, > 70 graus de orientação vertical de fratura do colo do fêmur, respectivamente; fraturas mais verticais apresentam mais forças de cisalhamento, o que as torna mais instáveis; índices mais altos de não união e de AVN associados a Pauwels tipo III
- Tratamento
  a. Princípios essenciais: mortalidade reduzida em pacientes idosos com cirurgia urgente após otimização clínica; o ritmo é controverso, mas o ideal é de 72 horas
  b. Mobilização precoce
- **A otimização clínica é o passo mais importante antes da cirurgia**
  c. Conservador: candidatos com alto risco cirúrgico, demandas funcionais limitadas (não ambulantes)
  d. Cirúrgico
     - Pacientes jovens ou de meia idade < 50-65 anos (com base no nível funcional, não na idade cronológica): ORIF com descompressão de cápsula do quadril para reduzir risco de AVN; mulheres jovens em risco mais alto de AVN da cabeça femoral com fraturas deslocadas do colo do fêmur
     - **A qualidade da redução e importante para estabilidade e sobrevida da cabeça**
     - Pacientes idosos com mais de 65 anos: hemiartroplastia *versus* THA
       - ♦ Hemiartroplastia: idosos, baixa demanda com fraturas deslocadas, sem evidência de artrite preexistente; boa para pacientes com demência/Parkinson, pois o procedimento tem baixo índice de luxação
         - Cimentação: melhor para osso osteopênico com canais amplos, mas com risco mais alto de complicações cardiopulmonares; mostra ter reduzido a mortalidade, quando comparado com certos pacientes sem cimento

- Bipolar é equivalente a unipolar em termos de resultado funcional, mas com custo maior
- ♦ THA: pacientes idosos ativos com fraturas deslocadas, osteoartrite (OA)/artrite reumatoide (RA); índice mais alto de luxação que o da hemiartroplastia
- ♦ Técnicas de fixação:
  - Três parafusos percutâneos; indicada para fraturas Garden I/II; os parafusos são colocados em padrão de Y invertido; não iniciar de distal para trocânter menor, pois isso predispõe à fratura subtrocantérica
  - Parafuso de deslizamento de quadril: fraturas basicervicais e de orientação vertical com ou\sem parafuso de desvio
  - Não há estudos comprovando a superioridade do parafuso de deslizamento do quadril *vs.* fixação percutânea

  e. Complicações
  - A mortalidade reduzida está associada à fixação, comparada com a artroplastia; entretanto, existe um índice de falha de 30% na fixação que exige artroplastia subsequente após ORIF/redução fechada e fixação percutânea (CRPP)
  - **O índice de reoperação é mais alto na fixação de fraturas do colo do fêmur, embora a taxa de mortalidade seja menor**
  - Osteonecrose: o suprimento sanguíneo principal para a cabeça do fêmur é a artéria circunflexa medial; AVN é mais comum com deslocamentos maiores, redução subótima; há controvérsias sobre se o tempo diminuído para a redução ou descompressão da cápsula do quadril faz alguma diferença na incidência de AVN
  - Não união: 10-30%; sem cicatrização aos 12 meses; alto risco com fraturas verticais devido ao esforço puro e mau alinhamento ou má redução de varo; tratar com artroplastia ou osteotomia intertrocantérica do valgo para tornar a fratura mais horizontal e salvar a cabeça femoral nativa
  - Infecção
  - Estado funcional reduzido: em idosos, a mortalidade em 1 ano é de 20-30%

5. Fraturas do colo femoral por esforço
  - Mecanismo: lesão por uso excessivo, corredores
  - Investigação por imagens: MRI ou varredura óssea (radiografias geralmente negativas)
  - Classificação:
    a. Tipo compressão: sobre o colo femoral inferior, geralmente estável
    b. Tipo tensão: sobre o colo femoral superior; predisposição para fratura completa e deslocamento
  - Tratamento
    a. Conservador: tipo compressão; pode ser tratada com proteção de suporte de peso
    b. Cirúrgico: tipo tensão; instável e com probabilidade de deslocamento; deverá ser tratada agudamente com fixação percutânea com pinos e proteção de suporte de peso

6. Fraturas intertrocantéricas
  - Mecanismo: queda da posição em pé em idosos, traumatismo de alta energia em jovens
  - Riscos: osteoporose, fratura anterior de quadril, risco de queda
  - Investigação por imagens: radiografias AP/lateral de quadril/fêmur, AP da pelve; MRI se necessária para descartar fratura oculta
  - Classificação: Evans **(Fig. 3.28)**
    a. Estável: córtex posteromedial intacto ou com cominuição mínima; conseguirá suportar carga compressiva medial; duas peças serão reduzidas com cargas de compressão medial

b. Intermediária, três partes: grandes fragmentos posteromediais são instáveis, o deslocamento do trocânter menor sugere instabilidade, mas pode ser convertido ao padrão estável com redução

c. Instável, quatro partes cominutivas: risco mais alto de colapso em varo/encurtamento/não união, fraturas de obliquidade reversa

- Tratamento

    a. Princípios essenciais: mobilização precoce

    b. Conservador: candidatos cirúrgicos de alto risco, demandas funcionais limitadas, fratura não deslocada em um paciente enfermo

    c. Cirúrgico: qualquer fratura deslocada em paciente ambulatorial; fratura não deslocada em paciente ativo

       ◦ Parafuso de deslizamento de quadril: contraindicado em obliquidade reversa, fratura subtrocantérica ou fraturas envolvendo ou ameaçando a parede lateral; mais colapso e medialização quando usado para fraturas instáveis, comparado com IMN, índice mais baixo de fratura perioperatória peri-implante que IMN, parafuso interfragmentário colocado centro-centro com distância da ponta-ápice (TAD) inferior a 25 mm é o ideal **(Fig. 3.29)**; nova literatura sugere que centro-inferior pode ser a posição ótima

       ◦ **A distância da ponta-ápice (TAD) é a soma da distância da ponta do parafuso até o ápice da cabeça femoral em radiografias AP e lateral**

       ◦ IMN: prego curto para fratura intertrocantérica estável padrão; prego longo para padrões estáveis e instáveis (obliquidade reversa, fraturas subtrocantéricas e fraturas intertrocantéricas padrão)

- O ponto de partida para entrada trocantérica do prego femoral fica na ponta ou levemente medial à ponta do trocânter maior para evitar alinhamento varo insatisfatório ou ruptura da parede lateral

- Colapso reduzido, se comparado ao parafuso de deslizamento de quadril, risco aumentado de perfuração do córtex anterior na ponta distal do prego por causa de incompatibilidade da curvatura fêmur/implante; índice mais alto de fratura pré-implante

    a. Comparação de IMN com parafuso de deslizamento do quadril **(Tabela 3.6)**. Não houve diferença em infecção, mortalidade, complicações clínicas, perda de sangue, hospitalização ou resultados funcionais entre os dois tipos de fixação

    b. Placa de lâmina com ângulo fixo, 95 graus: fratura de obliquidade reversa, fratura cominutiva ou não união

    c. Placa de bloqueio femoral proximal: obliquidade reversa, fratura cominutiva ou não união; cuidado: existe risco de falha de implante

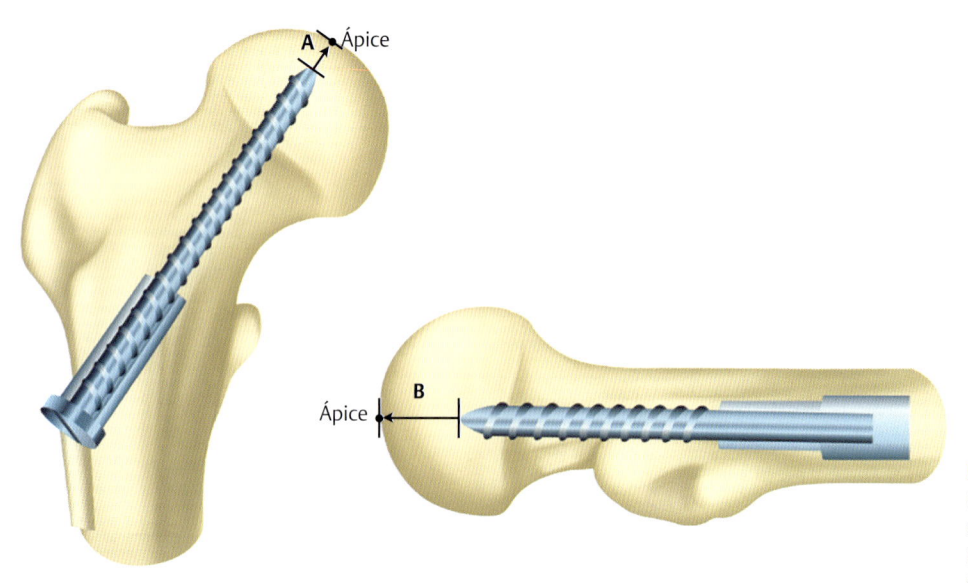

TAD = A + B

Fig. 3.29 A distância da ponta-ápice (TAD) é medida tomando-se a soma da distância desde a ponta do parafuso interfragmentário até o ápice da cabeça femoral nas radiografias anteroposterior (AP) e lateral.

Tabela 3.6 Prego Cefalomedular *vs.* Parafuso de Deslizamento de Quadril

	Prego Cefalomedular	**Parafuso de Deslizamento de Quadril**
Indicações	Fraturas intertrocantéricas, do colo basicervical do fêmur, subtrocantéricas, da diáfise média do fêmur	Fraturas do colo basicervical do fêmur, intertrocantéricas
Contraindicações	Pregos curtos não deverão ser usados em fraturas de obliquidade reversa ou subtrocantéricas. Prego de reconstrução contraindicado quando a fossa piriforme estiver envolvida na fratura	Fraturas de obliquidade reversa. Fraturas subtrocantéricas. Fraturas que envolvam/ameacem o córtex lateral
Vantagens	Colapso reduzido em padrões de instabilidade	Índice menor de fratura peri-implante perioperatório
Desvantagens	Índice mais alto de fratura peri-implante perioperatório. Índice mais alto de perfuração do córtex anterior distal	Mais colapso e medialização quando usada para padrões instáveis

   d. Artroplastia: para fraturas severamente cominutivas; geralmente exigem haste de reposição calcar
   e. Complicações
      ○ Colapso: resulta em encurtamento do membro e medialização da diáfise, reduz a compensação; braço de alavanca de abdução encurtado; mais colapso é observado com parafusos de deslizamento de quadril
      ○ Falha/corte de implante: TAD > 25 mm
      ○ Fratura peri-implante: mais comum com IMN
      ○ Infecção
      ○ Mortalidade: a classificação da American Society of Anesthesiologists (ASA) prevê mortalidade; cirurgia precoce < 48 horas está associada à redução da mortalidade em 1 ano

B. Fraturas do Fêmur

1. Fraturas subtrocantéricas: dentro de 5 cm do trocânter menor
   - Mecanismo: fraturas de insuficiência e de alta energia resultantes de terapia com bifosfonato a longo prazo
   - Investigação por imagens: radiografias AP/laterais do quadril e do fêmur; o segmento proximal fica flexionado, com rotação para fora e abduzido
   - Classificação de Russell-Taylor: com base no envolvimento do trocânter menor e da fossa piriforme
     a. Tipo I: fossa piriforme intacta
        ○ Ia: trocânter menor intacto; Ib: trocânter menor fraturado
     b. Tipo II: fossa piriforme envolvida
        ○ IIA/IIB para trocânter menor intacto/fraturado
   - Tratamento
     a. Operatório: restaurar alinhamento/rotação/extensão
        ○ Forças deformantes: flexão (iliopsoas), rotação externa (rotadores externos curtos), abdução (abdutores); levam à deformidade vara e do ápice anterior
        ○ IMN de reconstrução: modo de reconstrução se a fratura envolver o trocânter menor (Ib) (parafusos no colo/cabeça do fêmur), modo anterógrado se trocânter menor intacto (Ia) (parafuso no trocânter menor)
          ♦ Prego do piriforme pode ser útil para evitar a deformidade vara, mas contraindicado para fraturas envolvendo a fossa piriforme (tipo II)
          ♦ O prego cefalomedular de terceira geração pode ser usado como alternativa; índice mais baixo de reoperação em 1 ano, comparado com o construto de ângulo fixo
          ♦ **Ponto de partida medial no trocânter maior importante em fraturas subtrocantéricas do fêmur para manter a fratura fora do varo**

- Placa de lâmina de ângulo fixo, 95 graus: indicada para cominuição, não união ou fraturas do tipo II com envolvimento da fossa piriforme
- Placa de bloqueio femoral proximal: considerar o uso para cominuição ou não união
- Complicações
  a. Não união
  b. Alinhamento varo insatisfatório
  c. Falha do implante
  d. Infecção: risco aumentado com aumento na dissecção de partes moles
2. Fraturas da diáfise do fêmur: 5 cm distais ao trocânter menor a 8 cm superiores à articulação do joelho
   - Mecanismo: traumatismo de alta energia, fraturas atípicas da terapia com bifosfonato a longo prazo
   - Lesões associadas
     a. Fratura do colo femoral ipsolateral: incidência de 2,5-5%, mas cerca de 30% desses casos são perdidos; mais usualmente não deslocada; alguns recomendam CT de corte fino para avaliar todos os colos femorais em casos de fraturas de alta energia da diáfise femoral
     b. Lesão craniana fechada: evitar a hipotensão intraoperatória
   - Investigação por imagens: radiografias AP/laterais de fêmur e de quadril incluindo visualização de rotação interna. A CT com cortes finos é o melhor padrão para descartar fratura do colo do fêmur
   - Sistemas de classificação: classificação de Winquist-Hansen, classificação da Orthopaedic Trauma Association (OTA) (simples, em cunha, complexa)
   - Tratamento
     a. Princípios essenciais: Restaurar comprimento, alinhamento e rotação. A estabilização precoce (menos de 24 horas) reduz a morbidade e as complicações sistêmicas do paciente politraumatizado (pulmonares, tromboembólicas)
     b. Conservador: molde/reforço longo da perna para fraturas não deslocadas, tração, tala de travesseiro, raramente indicada; raro
     c. Cirúrgico
        - Fixador externo: usado para pacientes com lesão vascular, lesões abertas contaminadas, pacientes politraumatizados com osteossíntese retardada planejada (DCO); comparado com outras intervenções operatórias, resulta em perda de sangue diminuída, hipotermia e liberação de mediadores inflamatórios; pode ser convertido em IMN dentro de 3 semanas com índices iguais de união/infecção
        - Fixação de placa: fraturas periprotéticas; apresenta índice mais alto de falha não união/infecção/implante e tempo mais longo para o suporte de peso, em comparação com IMN
        - IMN: índices altos de união
           ♦ Retrógrada: obesidade, fraturas da tíbia ipsolateral ou do colo femoral, fratura acetabular ipsolateral, artrotomia traumática do joelho, fraturas bilaterais do fêmur, paciente politraumatizado, fraturas da coluna associadas; pode causar dor no joelho; pacientes obesos apresentam tempos mais longos de operação e de fluoroscopia com a osteossíntese anterógrada
           ♦ Anterógrada: técnica padrão; pode causar dor no quadril; necessários parafusos de bloqueio distal e proximal
           ♦ Osteossíntese fresada tem índices mais altos de união e incidência mais alta de embolização adiposa, se comparada com o procedimento sem alargamento, mas o significado clínico ainda é obscuro
           ♦ Pontos de partida:
              ▪ Entrada do piriforme: contraindicada quando a fratura se estende até a fossa piriforme; o ponto de partida anterior associado ao esforço aumentado do arco e risco de ruptura iatrogênica cortical anterior
              ▪ Entrada trocantérica: ponto de partida anterior tem esforço mínimo de hoop, arrisca a cominuição medial da diáfise, mau alinhamento varo ou ruptura da parede

- Fratura do colo femoral ipsolateral: o colo do fêmur tem prioridade; parafuso de deslizamento de quadril ou três parafusos paralelos ou com fixação de placa ou com prego retrogrado de diáfise femoral; pode-se usar também prego de reconstrução para fraturas não deslocadas do colo do fêmur, mas o uso de um dispositivo simples está associado ao risco aumentado de má redução de uma ou mais das fraturas (não recomendado)
    - Fraturas periprotéticas do fêmur: placa lateral para prótese estável: artroplastia de revisão no longo prazo para prótese instável com placa lateral; escoras de aloenxerto usadas para perda óssea e placas/prótese sobrepostas
- Complicações
  a. Infecção: rara; tratar com remoção do prego e fresagem do canal após cicatrização da fratura
     - Os índices gerais de infecção são comparáveis entre prego femoral inicial e ortopedia de controle de danos iniciais; fixador externo transferido para prego em 2-3 semanas
  b. Não união
     - Risco aumentado com drogas anti-inflamatórias não esteroidais (NSAIDs) pós-operatórias
     - As não uniões após IMN são geralmente tratadas por osteossíntese de troca fresada; após falha do prego da troca, o tratamento deverá ser plaqueamento de compressão com autoenxerto
  c. União retardada: a dinamização menos bem-sucedida que a osteossíntese de troca
  d. Mau alinhamento
     - Comparar sempre a rotação com o lado contralateral antes de deixar a Sala de Operações (OR)
     - **Conhecer os alinhamentos malsucedidos que possam ocorrer com a osteossíntese supina e lateral**
     - Osteossíntese supina e uso da mesa de fraturas; incidência aumentada de mau alinhamento da rotação interna
     - Osteossíntese lateral: incidência aumentada de mau alinhamento da rotação externa
     - Implantes únicos para fraturas do colo/diáfise femoral ipsolateral estão associados ao aumento da má redução de uma ou das duas fraturas, colocando-as em risco de má união/não união (não recomendado)
  e. HO: é a complicação mais frequente; observada em osteossíntese anterógrada, clinicamente muito pouco importante, mas que ocorre na musculatura de abdução resultante da fresagem
  f. Discrepância no comprimento da perna
  g. Dor/fraqueza no quadril: com osteossíntese anterógrada
  h. Lesão do nervo pudendo: da mesa de tração usando prego intramedular
  i. Penetração do córtex anterior: quando o prego tem raio de curvatura maior (é mais reto) que o fêmur
  j. Osteonecrose: adolescentes com fise aberta tratados com prego de entrada no piriforme: suprimento sanguíneo para a cabeça do fêmur comprometido na fossa piriforme
  k. Osteossíntese retrógrada: dor no joelho e lesão condral da patela; nervo femoral e artéria femoral profunda em risco para parafusos de bloqueio proximais AP se colocados inferiormente ao trocânter menor
3. Fraturas do fêmur distal
   - Mecanismo: alta energia em jovens, baixa energia em idosos
   - Lesões associadas: lesão da artéria poplítea
   - Investigação por imagens: radiografias AP/laterais de fêmur/joelho; CT do joelho se houver suspeita de extensão intracondilar; angiografia se não houver pulsos após restauração
     a. Fragmento de Hoffa: linha de fratura coronal (**Fig. 3.30**); o sítio mais comum é o côndilo femoral lateral; radiografias planas geralmente perdem esse fragmento; CT recomendada para fraturas supracondilares/intercondilares
   - Classificação: OTA: 33A, extra-articular – supracondilar; 33B, articular simples (unicondilar): 33C, articular complexa

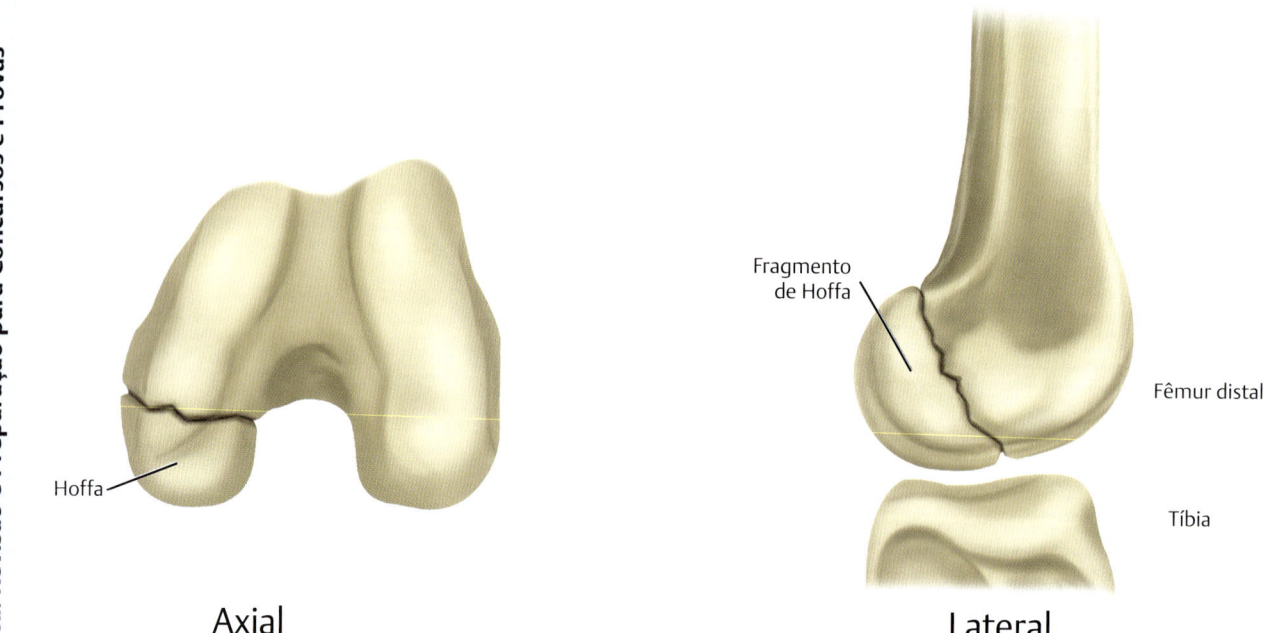

Fig. 3.30 Fragmento de Hoffa. O diagrama demonstra o aparecimento nas incidências axial e lateral do fêmur distal.

- Tratamento
  a. Princípios essenciais: restaurar a superfície articular, estabilização rígida de fratura articular e fixação estável de superfície articular para restante da diáfise
  b. Conservador: fraturas não deslocadas, tratar com reforço dobrado de joelho ou imobilizador de joelho durante 6-8 semanas; recomenda-se ROM precoce com ROM em cadeia fechada na 3ª-4ª semana; sem suporte de peso por pelo menos 6 semanas
  c. Cirúrgico: fraturas deslocadas e fraturas intra-articulares
     - Abordagens: abordagem lateral com redução indireta de componentes articulares; artrotomia para redução direta de componentes articulares
     - Fragmentos de Hoffa fixados com parafusos interfragmentários de cabeça côncava
     - **Ficar alerta para o fragmento de Hoffa no plano coronal; exige varredura por CT do fêmur distal e redução anatômica**
     - Placas de ângulo fixo: uso menos comum em virtude dos dispositivos mais recentes disponíveis; indicadas para cominuição metafisária; placas de ângulo não fixo estão predispostas a colapso varo se houver cominuição metafisária
     - Placas de bloqueio: múltiplos pontos de fixação de ângulo fixo
     - IMN supracondilar retrógrada: fraturas extra-articulares e fraturas intra-articulares simples, mas são necessários pelo menos dois parafusos no bloco articular para garantir a fixação
     - Fraturas periprotéticas: placa de bloqueio femoral distal ou prego retrógrado se artroplastia de retenção cruzada (o prego pode se ajustar pelo espaço intercondilar)
     - Artroplastia: geralmente reposição femoral distal se reposição anterior da articulação ou se fratura sem possibilidade de reconstrução nas quais a fixação estável não possa ser obtida; longevidade reduzida se comparada a ORIF, mas suporte de peso imediato será possível
- Complicações
  a. Não união: associada a placas de bloqueio rígidas e intervalo medial da fratura; tratar com enxerto ósseo autólogo e plaqueamento de revisão
  b. Mau alinhamento: má redução valga com a placa; colapso varo com placas não de bloqueio; mau alinhamento é mais comum com IMN

c. Perda de fixação: colapso varo devido à alternância em parafusos distais não de bloqueio ou IMN, falta de fixação rígida ou não união
  d. Infecção: índice mais alto em diabéticos
  e. Rigidez/dor no joelho; ROM precoce para prevenção
  f. Equipamento dolorido: evitar parafusos mediais longos

C. Lesões do Joelho

1. Luxação do joelho
   - Mecanismo: alta energia ou baixa energia em pacientes obesos
     a. Direção: anterior, posterior, medial, lateral, rotatória posterolateral; 50% presente quando reduzida; lesão facilmente despercebida
   - Lesões associadas
     a. Lesão vascular em até 30%
     b. Lesão do nervo fibular em até 25%
   - Exame: índice tornozelo-braquial (ABI) é o melhor para avaliar status vascular; ABI superior a 0,9 associado a artéria intacta; arteriografia seletiva com base no exame físico deverá ser considerada
   - Investigação por imagens: radiografias AP/lateral do joelho; MRI para avaliar lesão de partes moles; angiografia para preocupação vascular
   - Classificação: Classificação de Schenck para luxação do joelho: uso não comum
   - Tratamento
     a. Princípios essenciais: redução de emergência e reavaliação neurovascular; revascularização dentro de 6 horas
     b. Conservador: imobilização em extensão ou movimento protegido durante 6 semanas se o joelho permanecer reduzido; reconstrução tardia de partes moles poderá ser indicada se ainda instável
     c. Cirúrgico: fixação externa provisória; reparo ou reconstrução de ligamento (reconstrução aguda pode ser melhor que a tardia); movimento precoce e possível fixador externo em dobradura; luxação instável do joelho exigindo reparo vascular deverá ter fixação externa para proteger o reparo: fasciotomias indicadas após reparo vascular
   - Complicações
     a. Rigidez: artrofibrose é a complicação mais comum
     b. Lesão vascular: risco maior com fratura-luxação
     c. Lesão neurológica: 25%; nervo fibular mais comum
     d. Frouxidão ligamentosa/instabilidade crônica do joelho

2. Ruptura do tendão patelar/quadríceps
   a. Tendão patelar: pacientes com menos de 40 anos com sobrecarga no mecanismo extensor, mais comum com atividade atlética
      ○ Fatores de risco: esteroides anabólicos, transtornos metabólicos, doença reumatológica, insuficiência renal, corticosteroides, tendonite patelar, infecção; sítio mais comum de ruptura é uma avulsão fora do polo distal da patela ou laceração intrassubstância
   b. Tendão do quadríceps: pacientes com mais de 40 anos com problemas clínicos; proporção homem:mulher = 8:1; membro não dominante é 2 vezes mais usualmente lesionado
      ○ **Marcar o número 40 na patela; acima de 40 estarão as rupturas do tendão do quadríceps e abaixo de 40 estarão as rupturas do tendão patelar**
      ○ Fatores de risco: insuficiência renal, diabetes melito (DM), RA, hiperparatiroidismo, transtornos do tecido conjuntivo, uso de esteroides, injeções intra-articulares; o sítio mais comum de ruptura é a junção osseotendinosa, dentro de 2 cm do polo proximal

- Achados do exame: paciente incapaz de elevar a perna reta; defeito palpável no mecanismo extensor
- Investigação por imagens: radiografias AP/lateral do joelho mostrando patela baixa (ruptura do tendão do quadríceps) ou patela alta (ruptura do tendão patelar) (consultar Esportes da Extremidade Inferior)
- Tratamento
  a. Conservador: ruptura incompleta do tendão do quadríceps em menos de 50%, com extensão ativa total e sem déficit de extensão
  b. Cirúrgica: incapacidade de elevar a perna reta; reparo primário direto com sutura não absorvível através de perfurações na patela; pode-se complementar com autoenxerto/aloenxerto semitendinoso; rupturas do tendão do quadríceps com mais de 2 semanas podem ser retraídas, rupturas crônicas desse tendão podem exigir alongamento V-Y (procedimento de Codivilla) ou alongamento do quadríceps
- Complicações: fraqueza e rigidez do extensor, incapacidade de reassumir nível anterior de atividade atlética/recreativa

3. Luxação da patela
  - Mecanismo: luxação lateral com lesão do ligamento patelofemoral medial
  - Exame: efusão, instabilidade patelar
  - Tratamento
    a. Princípios essenciais:
      ○ Conservadores: redução com extensão e imobilização inicialmente por 2-3 semanas, seguidas de movimento progressivo e reforço durante deambulação, suporte de peso conforme tolerado
      ○ Cirúrgicos: fraturas osteocondrais associadas, corpos soltos, instabilidade recorrente exigindo reconstrução de patela medial-ligamento femoral (MPFL)
  - Complicações: nova luxação é comum (cerca de 30%); fraturas osteocondrais

4. Fraturas da patela
  - Mecanismo: golpe direto no joelho
  - Exame: efusão, geralmente incapacidade de elevar a perna reta a menos que o retináculo esteja intacto e permita continuidade do mecanismo extensor
  - Investigação por imagens: radiografias AP/lateral do joelho
  - Classificação: transversa, vertical, cominutiva (estrelar), não deslocada, proximal/polo distal
  - Tratamento
    a. Princípios essenciais: preservar a patela sempre que possível; evitar patelectomia completa
    b. Conservador: fraturas verticais raramente exigem cirurgia (capacidade de elevar a perna reta); fraturas não deslocadas com mecanismo extensor intacto; tratar em extensão por 2-3 semanas, seguido de flexão gradual em reforço dobrado
    c. Cirúrgico: deslocamento superior a 3 mm, queda brusca articular superior a 2 mm, incapacidade de elevar a perna reta
      ○ Faixa de tensão: os parafusos canulados biomecanicamente são mais fortes que os fios K
      ○ Cerclagem e faixa de tensão: fraturas estrelares minimamente deslocadas/cominuição
      ○ Patelectomia parcial: anexar tendão à parte anterior da patela; polo distal extra-articular, fraturas seriamente cominutivas
    d. Complicações: *hardware* sintomático, perda da redução, não união, infecção, rigidez/artrofibrose, dor, artrite

5. Joelho flutuante: fraturas das diáfises femoral e tibial
  - Tratamento: IMN retrógrada do fêmur, IMN anterógrada da tíbia

D. Fraturas da Tíbia/Fíbula

1. Fraturas da espinha/tubérculo da tíbia
2. Fraturas do platô tibial
   - Mecanismo: carga axial
   - Classificação de Schatzker (**Fig. 3. 31**): tipo I, separação lateral; tipo II, separação-depressão lateral; tipo III, depressão lateral; tipo IV, platô medial (equivalente à luxação do joelho); tipo V, bicondilar; tipo VI, dissociação metafisária-diafisária
   - Lesões Associadas:
     a. Lesões do Ligamento cruzado anterior (ACL)/Ligamento colateral medial (MCL) em 30%-50%; a mais comum é a lesão MCL
     b. Lacerações de menisco em mais de 50%; lateral mais comum, maioria de lacerações periféricas; Schatzker tipo II geralmente com patologia do menisco lateral podendo encarcerar; Schatzker tipo IV geralmente tem patologia do menisco medial
     c. Síndrome do compartimento
     d. Lesões de partes moles
   - Investigação por imagens: radiografias AP/lateral do joelho; CT para avaliar envolvimento intra-articular, considerar MRI para lesões de partes moles (lesões ligamentosas ou de meniscos)
   - Tratamento
     a. Princípios essenciais: restaurar a superfície articular e o ligamento normal; restauração do eixo mecânico mais importante que a congruência articular em termos de artrite pós-traumática
     b. Conservador: joelhos estáveis (menos de 10 graus de instabilidade com o joelho em extensão) e menos de 3 mm de queda brusca articular; reforço com ROM precoce do joelho e retardo de suporte de peso por pelo menos 4-6 semanas
     c. Cirúrgico: queda brusca articular superior a 3 mm, alargamento condilar superior a 5 mm, instabilidade do joelho, todos os platôs mediais e bicondilares

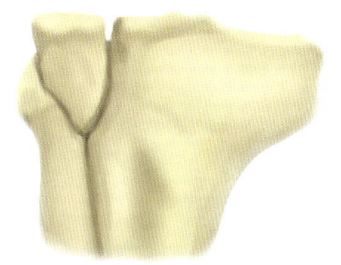

Tipo 1: Separação lateral

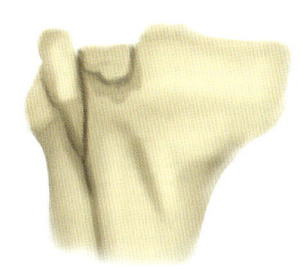

Tipo 2: Depressão de separação lateral

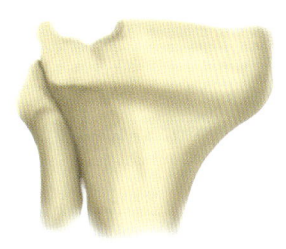

Tipo 3: Depressão lateral

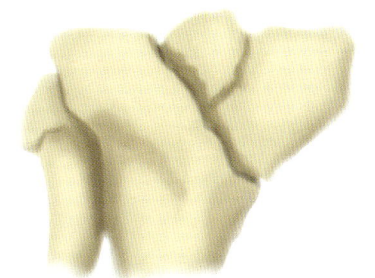

Tipo 4: Platô medial

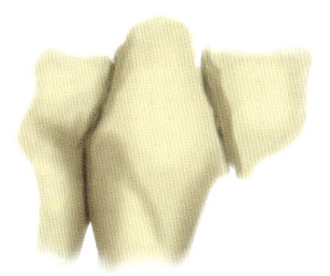

Tipo 5: Bicondilar

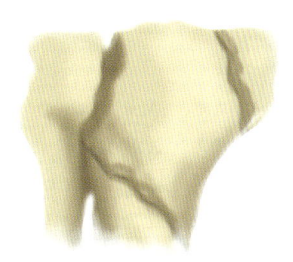

Tipo 6: Bicondilar com envolvimento da diáfise

Fig. 3.31 Classificação de Schatzker para fraturas do platô tibial.

- Abordagens
    - ♦ Lateral: abordagem através da faixa iliotibial (IT) ao tubérculo de Gerdy com possível elevação de compartimento anterior, com base no padrão da fratura
    - ♦ Posteromedial: intervalo entre gastrocnêmico semimembranoso e medial
- Fixação externa: para fraturas bicondilares, lesões intensas de partes moles ou lesões instáveis (alta energia) antes da fixação definitiva; se usando fixador de Ilizarov/híbrido, fios deverão ser ≥ 15 mm da articulação para evitar articulação séptica
- **A cápsula do joelho se estende 14 mm inferiores ao osso subcondral no aspecto posterolateral da tíbia proximal; evitar fios intra-articulares colocando-os ≥ 15 mm distantes da articulação**
- ORIF: contraforte de bloqueio lateral *versus* parafusos para Schatzker I, II e III; preferível plaqueamento de bloqueio em osso osteoporótico
    - ♦ Com frequência, os fragmentos posteromediais não são capturados com placa lateral; usar incisão posteromedial separada e placa de contraforte para fratura medial em Schatzker IV, V e VI
- Enchimento de vazio ósseo: cimento de fosfato de cálcio tem a maior força de compressão e a menor subsidência, comparado com enxerto autógeno da crista ilíaca (ICBG)
- Reabilitação: o exercício precoce de amplitude de movimento é benéfico para a cicatrização da cartilagem; evitar forças de cisalhamento e suporte de peso
- **O melhor prognosticador de um bom resultado é o alinhamento mecânico adequado e a restauração da estabilidade do joelho**
- Complicações
    a. Artrite pós-traumática (depois de 5-7 anos)
    b. Infecção
    c. Má união frequente com colapso varo; alinhamento é o prognosticador mais importante de resultado após fixação de platô tibial
    d. Instabilidade de ligamento: prognóstico de resultados piores
    e. Complicações de ferimento: menos complicações se a cirurgia for retardada em 10-20 dias
    f. Lesão do nervo fibular
    g. Síndrome do compartimento
3. Fraturas da diáfise tibial/fraturas da diáfise tibial-fibular
    - Mecanismo: golpe direto na perna; a fratura de osso longo é a mais comum
        a. Alta energia: fraturas cominutivas, da tíbia e da fíbula no mesmo nível, padrão transverso, lesão extensa de partes moles, segmentar
        b. Baixa energia: fratura espiral, de tíbia/fíbula em diferentes níveis
    - Lesões associadas: lesões de partes moles exigindo desbridamento extenso (fraturas abertas), síndrome do compartimento
    - Investigação por imagens: radiografias AP/lateral de tíbia-fíbula, joelho, tornozelo; CT para qualquer extensão intra-articular
    - Tratamento
        a. Princípios essenciais
            - Tratamento de partes moles é crítico para o resultado
            - Restaurar alinhamento, extensão, rotação
            - Antibióticos imediatos para fraturas abertas
            - **A fratura da diáfise tibial com fratura de fíbula tende a cair em valgo; se a fíbula estiver intacta, a tíbia tenderá para varo**
        b. Conservador: fraturas de baixa energia, encurtadas em menos de 1-2 cm, aposição cortical superior a 50%, varo-valgo inferior a 5 graus, angulação do plano sagital inferior a 10 graus, alinhamento rotacional inferior a 10 graus; gesso longo para a perna/sem sustentação de peso 4-6 semanas

- Encurtamento e aposição cortical observados na radiografia da lesão estão relacionados ao encurtamento na união; aposição cortical inferior a 50% está associada a índices mais altos de nova operação

c. Cirúrgico: fraturas abertas, tratamento conservador malsucedido, padrão de fratura que não cumpre com os critérios não operatórios (consultar texto anterior), fratura femoral ipsolateral, politraumatismo, obesidade mórbida

- Fixação externa: DCO, fraturas abertas substancialmente contaminadas; tratamento definitivo com fixação externa para fraturas abertas tipo IIIB implicam tempo mais longo para a união e resultados menos satisfatórios, comparado com IMN; o fixador externo pode ser convertido para IMN dentro de 3 semanas
- Fixação com placa: fraturas proximais ou distais extremas; risco mais alto de infecção em fraturas abertas, comparado à IMN; a placa percutânea de sistema de estabilização menos invasivo (LISS) coloca o nervo fibular superficial em risco para os orifícios 11 a 13 usando-se uma placa de 13 orifícios [aqui se deve usar incisão com dissecção cega para plaqueamento de osteossíntese com placa lateral longa minimamente invasiva (MIPO)]
- IMN: tempo de imobilização reduzido se comparado ao gesso, suporte de peso mais cedo, índice de união superior a 80% para lesões fechadas; a osteossíntese fresada tem índices de união mais altos para fraturas fechadas, mas não há diferença nesses índices em fraturas abertas entre pregos fresados e não fresados; bloqueios estáticos podem ser usados para padrões estáveis e instáveis, bloqueios internos dinâmicos só deverão ser usados para padrões estáveis
  - A dor no joelho anterior é uma consequência comum (30-50%)
  - Em comparação com a fixação externa, a IMN está associada à redução no mau alinhamento, redução nos índices de nova operação e redução no tempo necessário para voltar ao suporte de peso
- Fraturas da diáfise proximal com IMN: evitar má redução associada a valgo e angulação anterior do ápice (*procurvatum*) com a seguinte tática:
  - Ponto de partida mais lateral
  - Parafusos de bloqueio colocados onde o prego não deverá ir – posterior e lateralmente (na convexidade da deformidade)
- **Parafusos de bloqueio, também conhecidos como parafusos de Poller, são colocados posteriores e laterais (usar mnemônico PoLler) no segmento proximal**
  - Placa unicortical provisional
  - Posição semiestendida
  - Separador femoral
- Amputação para extremidade mutilada, sem possibilidade de salvação
  - Indicações relativas: tempo de isquemia aquecida superior a 6 horas, traumatismo severo do pé ipsolateral
  - Ausência de sensação plantar após fratura tibial grave tipo IIIB não é indicação para amputação primária e não é prognóstica de resultado funcional ou de *status* sensorial futuro
  - Estudo LEAP (citado anteriormente): sem diferença nos resultados funcionais com salvação do membro *vs.* amputação, ambas com incapacidade significativa relacionada a autoeficácia, educação e *status* para empregabilidade

a. BMP-2 para fraturas da tíbia abertas tipo III com IMN
b. BMP-7 para não união tibial

- Complicações
  a. Dor no joelho anterior (30%-50%): mais comum
  b. Rigidez no tornozelo
  c. Não união: descartar infecção; dinamizar IMN *versus* osteossíntese de troca fresada; enxerto ósseo ou BMP-7
  d. Má união: mais comum com fraturas proximais (valgo/ápice anterior); mau alinhamento de rotação comum com fraturas do terço distal

e. União retardada: fatores de risco no primeiro ano são: padrão transverso, fratura aberta, contato cortical inferior a 50%, fratura do terço distal
   f. Infecção: risco aumentado com lesão de partes moles mais extensa
   g. Síndrome do compartimento
   h. Osteonecrose:
      ○ Fresagem exagerada do canal tibial para um tamanho maior gera aumento de calor que pode levar à osteonecrose
      ○ O torniquete usado durante a fresagem diminui a dissipação de calor e leva à osteonecrose
4. Fraturas da fíbula
   - Mecanismo: golpe direto, lesão de torção, alta ou baixa energia
   - Lesões associadas: fraturas da diáfise tibial, lesão sindesmótica, fraturas da tíbia proximal, avulsões de LCL
   - Investigação por imagens: radiografias AP/lateral da tíbia/fíbula, joelho, tornozelo
   - Classificação: fratura da fíbula proximal, fratura da diáfise da fíbula, fratura da fíbula distal
   - Tratamento
   a. Conservador: fraturas de diáfise, fraturas da fíbula proximal minimamente deslocadas sem instabilidade do joelho, fraturas com deslocamento mínimo não associadas com instabilidade de tornozelo ou sindesmótica
   b. Cirúrgico: fratura deslocada da fíbula proximal com instabilidade do joelho, ruptura sindesmótica

E. Lesões de Tornozelo/Teto *(Plafond)*

1. Fraturas pilão
   - Mecanismo: carga axial de alta energia, acidente automotivo, queda de altura
   - Lesões associadas: lesão extensa de partes moles
   - Investigação por imagens: radiografias AP/lateral/oblíqua de tornozelo e pé, AP/lateral de tíbia-fíbula; CT para envolvimento intra-articular; obter assim que a fratura for reduzida ou em fixador externo para melhor delineamento dos fragmentos da fratura
   - Classificação
   a. Fragmentos principais:
      ○ Medial: anexo ao ligamento deltoide
      ○ Posterolateral/Volkmann: anexo ao ligamento tibiofibular inferior posterior
      ○ Anterolateral/Chaput: anexo ao ligamento tibiofibular inferior anterior
   b. Ruedi-Allgower: tipo 1 não deslocado, tipo 2 deslocamento simples de superfície articular, tipo 3 de superfície articular cominutiva
   - Tratamento
   a. Princípios essenciais: restaurar a superfície articular, tratamento meticuloso de partes moles
   b. Conservador: só para pacientes muito doentes ou com riscos significativos de cicatrização de ferimentos (diabetes/doença vascular), fraturas não deslocadas (raro)
   c. Cirúrgico: fraturas deslocadas
      ○ Fixação externa: usada geralmente para fixação estadiada planejada de fraturas pilão para manter extensão/alinhamento enquanto permite a recuperação de partes moles; fraturas abertas exigindo mais desbridamento ou ORIF retardada; fraturas com depressão articular significativa
      ○ Fixação interna limitada com fixação externa; índice proposto de infecção reduzido, fragmentação de partes moles, rigidez se comparada com ORIF; a fixação híbrida também pode ser usada
      ○ Fixação interna: restaurar comprimento, reconstruir concha metafisária, enxerto ósseo, reanexar metáfise à diáfise; alta incidência de complicações de partes moles; são necessários pelo menos 7 cm de ponte de pele entre as incisões, para minimizar o risco de fragmentação do ferimento

- **Fraturas pilão abertas: o tratamento estadiado tem resultados melhores, começando pela irrigação/desbridamento e fixação externa**
- Resultados: os pacientes podem informar melhorias funcionais até 2 anos após a cirurgia: as fraturas do pilão são lesões significativas e os pacientes informam escores mais baixos no formulário Short Form-36 (SF36) que aqueles pacientes com AIDS, politraumatizados, fraturas pélvicas, diabetes e infartação do miocárdio
- Complicações: deiscência do ferimento, infecção entre 5-15% com fixação interna ou externa (pior com diabetes), má união, não união, artrite pós-traumática (aproximadamente 50%), condrólise, perda de movimento do tornozelo, lesão neurovascular

2. Fraturas do tornozelo
   - Mecanismo: rotação, podendo ou não envolver ruptura/instabilidade sindesmótica
   - Investigação por imagens: radiografias AP/lateral/oblíqua do tornozelo e do pé, AP/lateral da tíbia-fíbula; CT para envolvimento intra-articular
     - Radiografias normais do tornozelo: espaço medial livre inferior a 4 mm, ângulo talocrural 83 ± 4 graus, inclinação talar inferior a 2 mm, espaço livre tibial sindesmótico inferior a 5 mm (borda medial da fíbula e incisura), sobreposição tíbia-fíbula 10 mm ou 42% da largura da fíbula, curva entre talo lateral e ponta da fíbula distal
   - Classificações (**Fig. 3.32**)
     a. Lauge-Hansen: descrições derivadas da posição do pé (primeira palavra) e movimento do talo em relação ao pé (segunda palavra)
        - Supinação-adução
        - Supinação-rotação externa: mais comum
        - Pronação-rotação externa
        - Pronação-abdução
        - Pronação-dorsiflexão
     b. Danis-Weber: baseada na localização da fratura da fíbula
        - Tipo A: fratura fibular infrassindesmótica
        - Tipo B: fratura fibular ao nível da sindesmose
        - Tipo C: fratura fibular suprassindesmótica
     c. Fratura de Maisonneuve: fratura de tornozelo ou ruptura ligamentosa completa com fratura alta da fíbula; resulta de uma força de rotação externa no tornozelo que é transmitida através da membrana interóssea em sentido proximal e rompe a sindesmose e o ligamento deltoide (**Fig. 3.33**)
        - Rotineiramente não percebida se as radiografias da tíbia-fíbula não forem verificadas em adição às radiografias do tornozelo
        - Tratamento: fratura operatória que exige redução/estabilização da sindesmose
     d. Fratura/luxação de Bosworth: a fíbula distal fica aprisionada atrás da tíbia e a ponte tibial posterolateral impede a redução; na maioria fechada e irredutível em razão da membrana interóssea intacta e exige redução aberta
   - Tratamento
     a. Princípios essenciais: redução anatômica de encaixe, confirmar estabilidade sindesmótica; restauração da extensão fibular e rotação críticas à estabilidade
     b. Conservador: maléolo lateral isolado com ligamento deltoide intacto, fratura isolada do maléolo medial que se mostra não deslocada ou com deslocamento mínimo, fraturas bimaleolares não deslocadas; imobilizar por 6 semanas

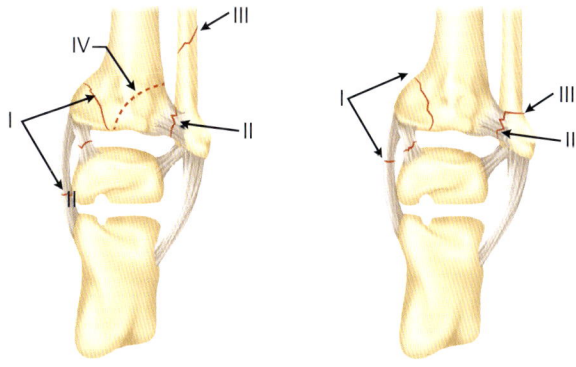

Pronação – rotação externa (PER)   Pronação – abdução (PA)

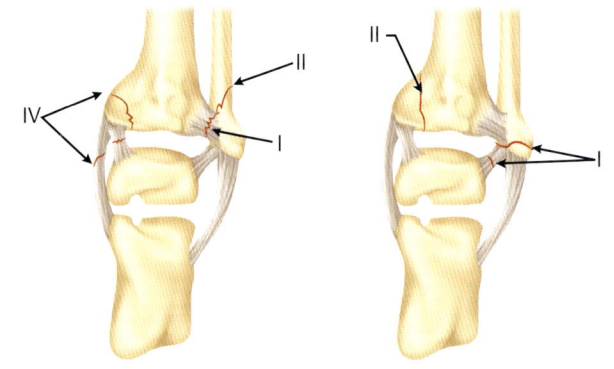

Supinação – rotação externa (SER)   Supinação abdução (SA)

Fig. 3.32 Classificação de Lauge-Hansen para fratura de tornozelo.

c. Cirúrgico: ORIF para fraturas deslocadas bimaleolares ou trimaleolares, fratura deslocada do maléolo lateral com deltoide incompetente, ruptura sindesmótica, fraturas deslocadas do maléolo medial, fraturas do maléolo posterior superiores a 25%, instabilidade do tornozelo; o objetivo da ORIF é restaurar a redução anatômica do talo na *corona mortis*
   - Fixação fibular com parafusos interfragmentários e uma placa lateral de neutralização para padrões oblíquos; apresenta menos irritação fibular, mas índice mais alto de penetração de parafusos articulares
   - Placa posterolateral antideslizante mais estável que placa lateral, mas está associada à irritação fibular
   - Placas lateral e posterolateral possuem índices equivalentes de remoção de *hardware*
   - Maléolo medial: parafusos interfragmentários ou faixa de tensão para fraturas transversas; placa de contraforte para fraturas verticais (supinação-adução)
   - Maléolo posterior: se superior a 25% do teto (*plafond*) ou associada à instabilidade continuada do tornozelo; parafusos interfragmentários de anterior para posterior ou placa de contraforte posterior
   - Incompetência do deltoide: fratura isolada da fíbula com radiografias de esforço mostrando alargamento de espaço livre medial superior a 4 mm ou subluxação talar lateral são indicativas de incompetência do deltoide e são fraturas equivalentes ao tipo IV de rotação externa de supinação (SER); exigem fixação da fíbula para manter o tornozelo reduzido

d. Instabilidade sindesmótica: comum com fraturas da fíbula mais de 6 cm superiores à articulação do tornozelo (lesões Weber C e de pronação)
   - A fíbula é mais instável no plano anterior-posterior com lesão sindesmótica
   - Testes provocativos: teste de Cotton – grampear a fíbula e puxar lateralmente; ou rotação externa do pé em dorsiflexão neutra do tornozelo (avaliação sindesmótica mais precisa)
   - Tratamento: fixar com dois parafusos sindesmóticos de 3,5 mm ou maiores (três ou quatro córtices); a má redução está associada a resultados funcionais ruins; risco de 30% de quebra do parafuso no suporte de peso; os parafusos podem ser removidos aos 3-6 meses (opcional)

e. Reabilitação: imobilização pós-operatória ou bota ortopédica durante 6 meses; fisioterapia para treinamento proprioceptivo

f. Dirigir após traumatismo de extremidade inferior: o tempo de quebra é reduzido até 6 semanas após reassumir o suporte de peso

- Complicações: complicações e infecção do ferimento (pior para pacientes diabéticos), rigidez, artrite pós-traumática do tornozelo; o tratamento será com artrodese do tornozelo se a artrite for debilitante

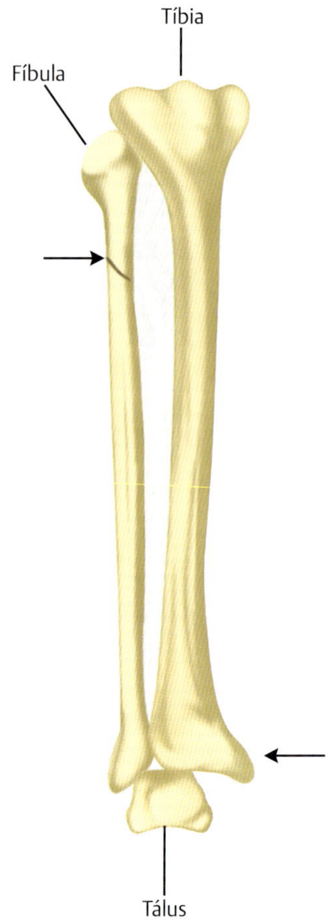

Fig. 3.33 Fratura de Maisonneuve.

4

Pediatria

Philip McClure ▪ *Josh Vaughn* ▪ *Craig Eberson*

I. Crescimento/Desenvolvimento Normais (Fig. 4.1), Aparecimento de Centros Secundários de Ossificação e Cronologia de Fechamento da Fise (Fig. 4.2)

1. Diagrama com taxas/proporções esperadas de crescimento (**Figs. 4.3, 4.4**)
2. Regras básicas de taxas de crescimento
   - A fise feminina se fecha entre 14 e 16 anos
   - A fise masculina se fecha entre 16 e 18 anos
3. Crescimento anual da perna
   - **As taxas de crescimento médio respectivas, de 3, 9, 6 e 3 mm, correspondem aos ossos longos da extremidade inferior**
   - Fêmur proximal: 3 mm
   - Fêmur distal: 9 mm
   - Tíbia proximal: 6 mm
   - Tíbia distal: 3 mm

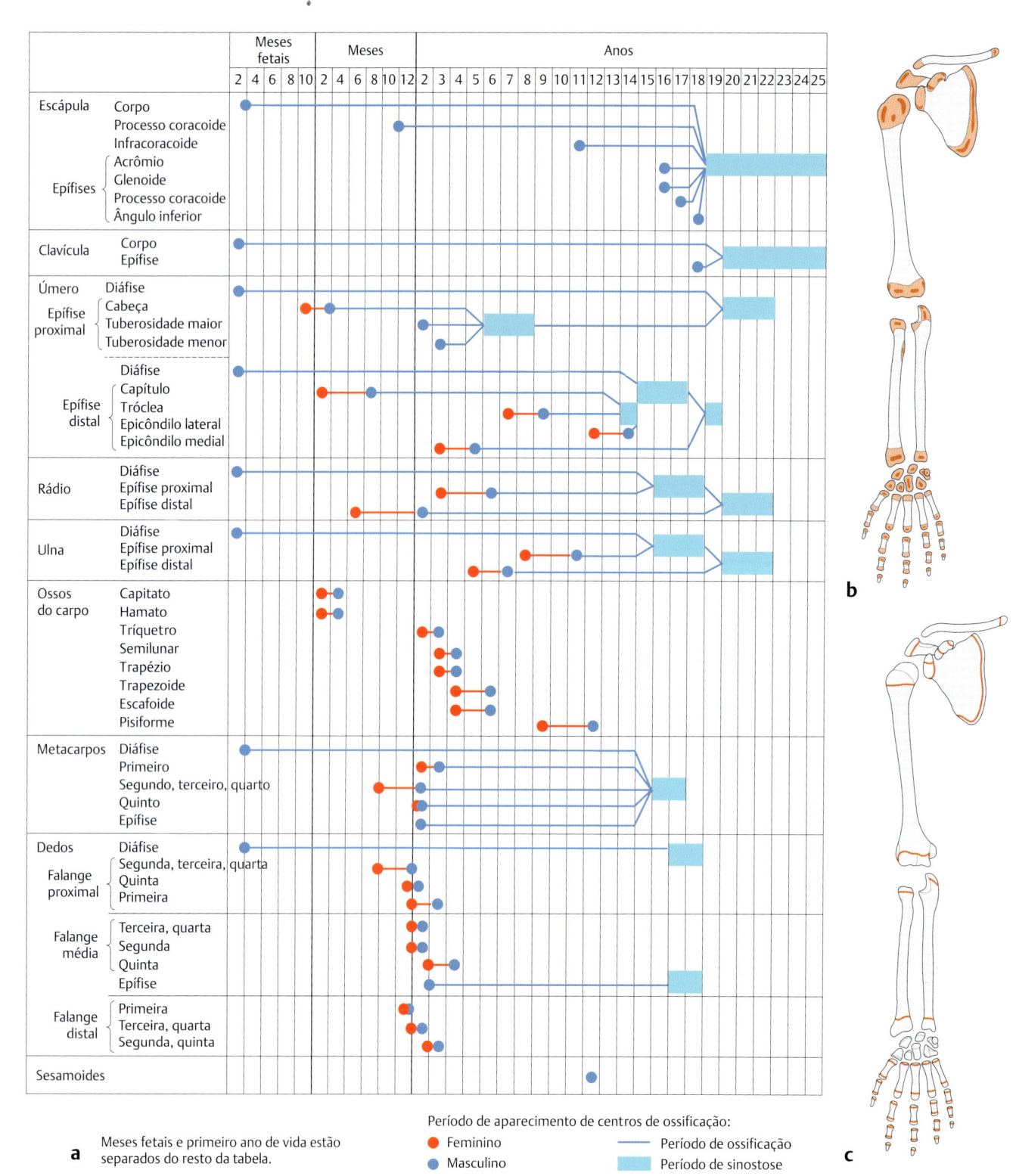

Fig. 4.1 (a) Idades de desenvolvimento de centros de ossificação primário e secundário e de fechamento da fise na extremidade superior, mostrados por sítio. (b) e (c) Representam esquemas das localizações de centros secundários de ossificação. (Cortesia de Niethard FU. Kinderorthopadie [Pediatric Orthopedics]. Stuttgart: Thieme; 1997.)

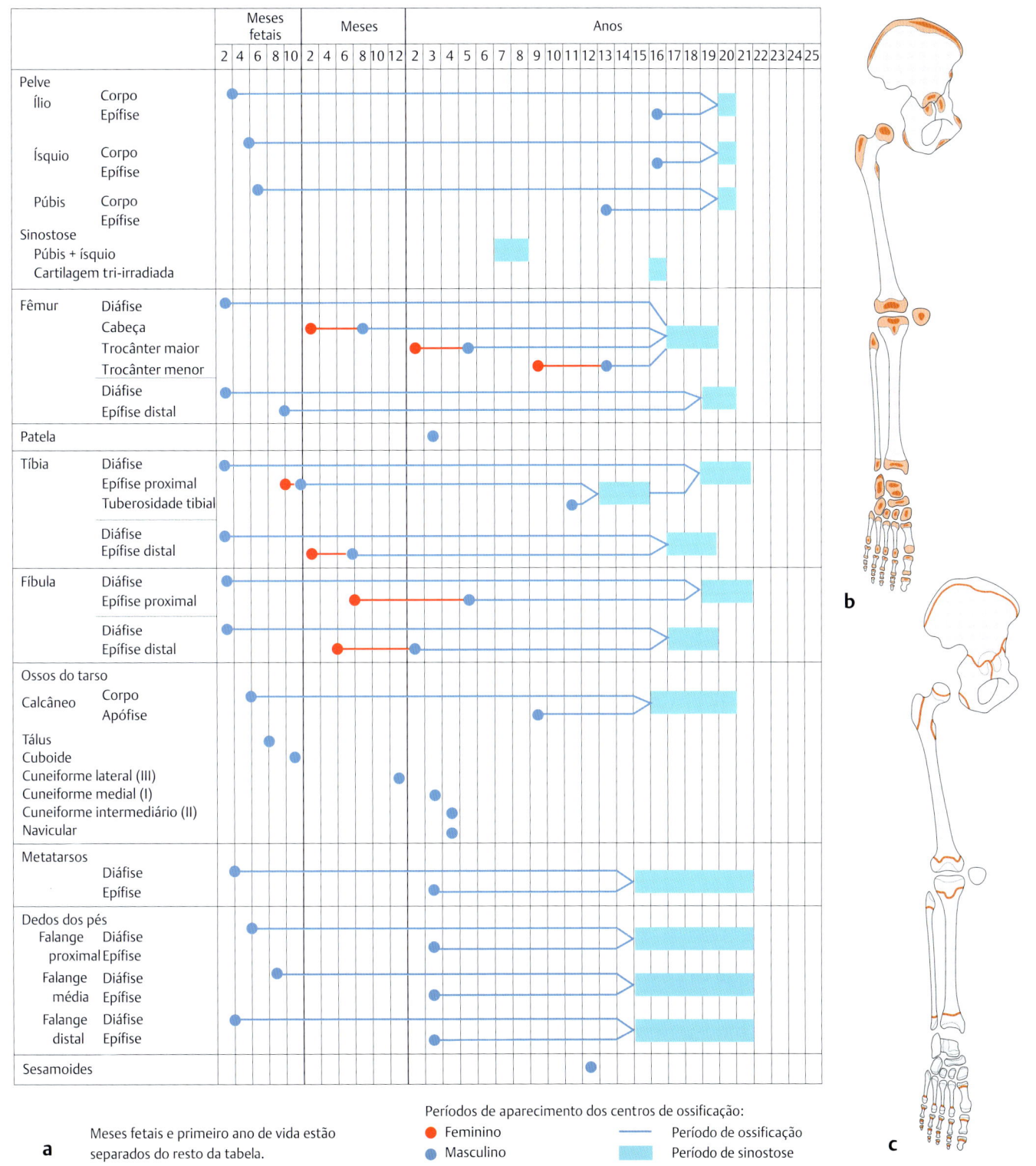

Fig. 4.2 (a) Idades em que os centros de ossificação primário e secundário e o fechamento da fise se desenvolvem na extremidade inferior, como mostrado por sítio. (b) e (c) Representam esquemas das localizações dos centros de ossificação. (Cortesia de Niethard FU. Kinderorthopadie [Pediatric Orthopedics]. Stuttgart: Thieme; 1997.)

Meses fetais e primeiro ano de vida estão separados do resto da tabela.

Períodos de aparecimento dos centros de ossificação:
- ● Feminino
- ● Masculino
- — Período de ossificação
- ▭ Período de sinostose

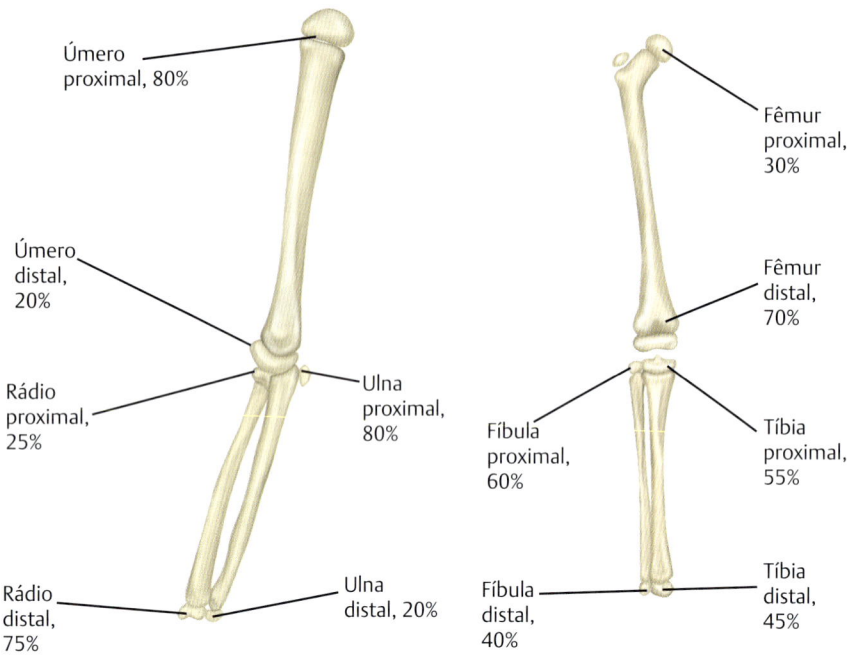

Fig. 4.3 Porcentagem de crescimento oferecida por cada uma das fises da extremidade superior.

- Úmero proximal, 80%
- Úmero distal, 20%
- Rádio proximal, 25%
- Ulna proximal, 80%
- Rádio distal, 75%
- Ulna distal, 20%

Fig. 4.4 Porcentagem de crescimento oferecida por cada físe da extremidade inferior.

- Fêmur proximal, 30%
- Fêmur distal, 70%
- Fíbula proximal, 60%
- Tíbia proximal, 55%
- Fíbula distal, 40%
- Tíbia distal, 45%

4. Pode predizer o efeito da epifisiodese/fechamento prematuro da placa de crescimento sobre o comprimento da perna
   - Efeito = taxa da fise × Anos de crescimento perdidos (**Figs. 4.3** e **4.4**)
5. Marcos normais de desenvolvimento
   - 3 meses: controle da cabeça; pode levantar a cabeça do chão em posição prona
   - 6 meses: pode rolar
   - 6-9 meses: senta-se sem suporte
   - 9 meses: engatinha
   - 12 meses: anda com suporte em uma das mãos
   - 12-17 meses: anda sozinho
   - 2 anos: sobe escadas e pode correr para frente
   - 3 anos: anda em um triciclo
   - 4 anos: equilibra-se em um dos pés
   - 5 anos: pula com um pé só
   - **A destreza se desenvolve entre 2 e 3 anos; uma preferência mais precoce pode ser patológica**

II. Investigações Pediátricas por Imagem

1. Geral
   - Avaliar fechamento da epífise e comparar com o lado contralateral, se necessário
2. Cotovelo: ângulo de Baumann (normal 20 graus; usado para medir *varus/valgus* em fratura supracondilar), linha umeral anterior (deverá passar pelo terço médio do capítulo); a cabeça radial deverá se alinhar com o capítulo em todas as projeções, embora o capítulo possa não estar visível em bebês (**Fig. 4.5**)

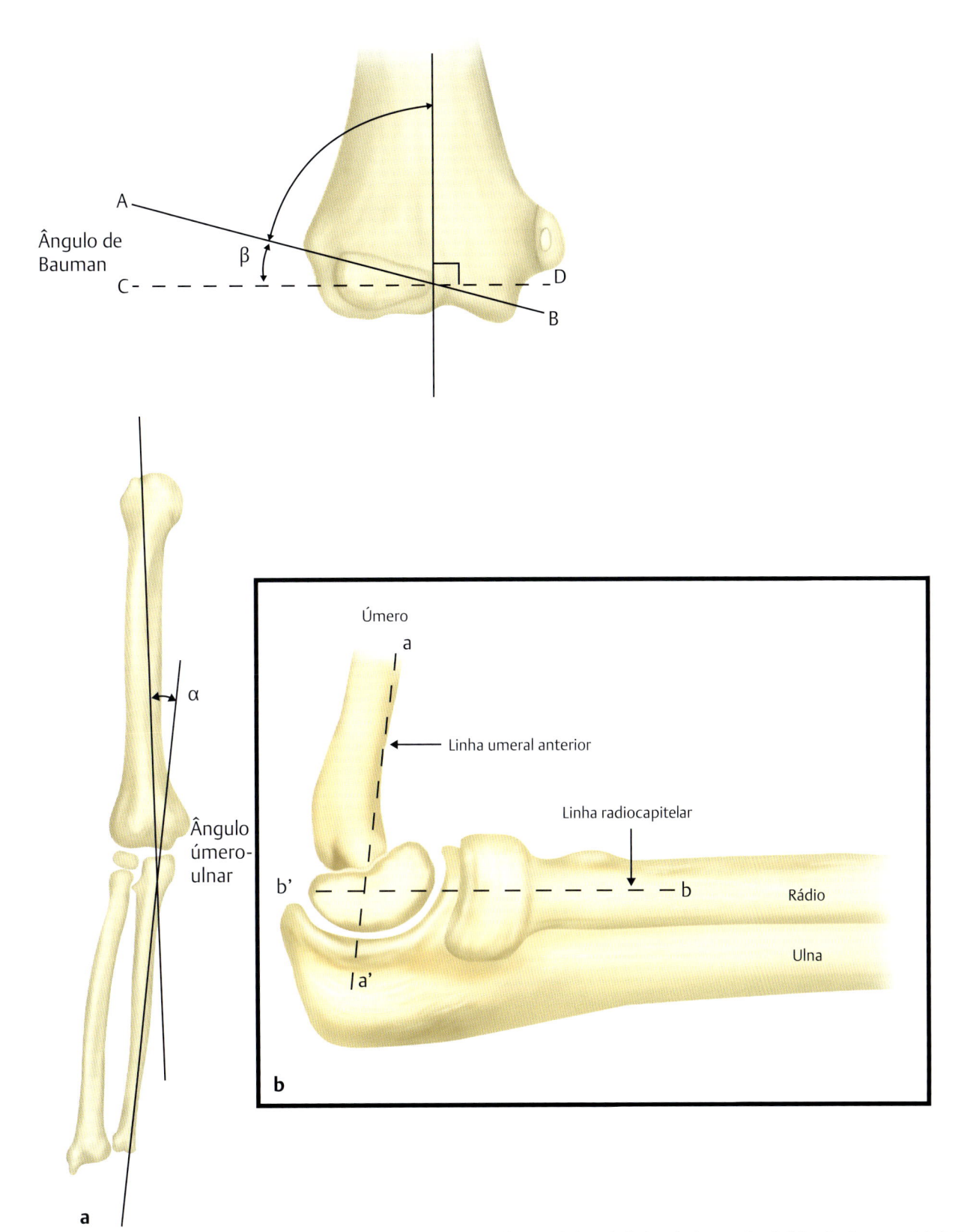

Fig. 4.5 **(a)** Exemplos de ângulo de Baumann, ângulo umeroulnar e ângulo metafisário-diafisário do úmero distal. **(b)** Relação normal da linha umeral anterior. Observar que essa linha intercepta o terço central do capítulo. Nas fraturas supracondilares do úmero, a linha ou cortará o terço anterior do capítulo ou não haverá qualquer intersecção, o que é útil no julgamento da adequação da redução.

A ausência de lordose é um achado normal frequente

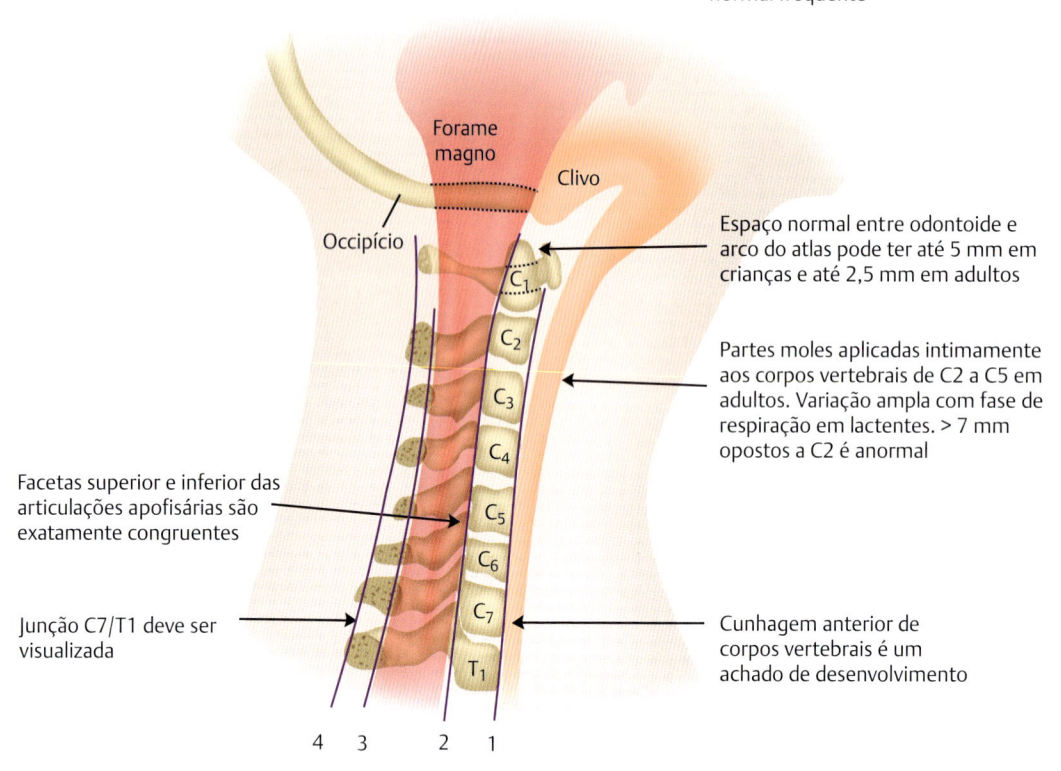

Forame magno

Clivo

Occipício

Espaço normal entre odontoide e arco do atlas pode ter até 5 mm em crianças e até 2,5 mm em adultos

Partes moles aplicadas intimamente aos corpos vertebrais de C2 a C5 em adultos. Variação ampla com fase de respiração em lactentes. > 7 mm opostos a C2 é anormal

Facetas superior e inferior das articulações apofisárias são exatamente congruentes

Junção C7/T1 deve ser visualizada

Cunhagem anterior de corpos vertebrais é um achado de desenvolvimento

4 3 2 1

As quatro linhas mostradas na figura são:
1. Linha vertebral anterior.
2. Linha vertebral posterior (parede anterior do canal espinal).
3. Linha espinolaminar.
4. Linha do processo espinhoso.

Todas as linhas deverão ser suaves sem degraus ou angulação.
A linha espinolaminar continuará a ser suave no caso de pseudossubluxação.

Fig. 4.6 Diagrama mostrando como interpretar uma radiografia lateral da coluna cervical em uma criança com menos de 8 anos de idade. A linha espinal-lamelar permanece intacta em uma pseudossubluxação (mais comum em C2-C3 e C3-C4).

3. Coluna cervical (**Fig. 4.6**)
4. Coluna lombar (**Fig. 4.7**)
5. Quadril (**Fig. 4.8**)
6. Epífise deslizada da cabeça do fêmur (SCFE) (**Figs. 4.9 e 4.10**)
7. Joelho: ângulo coxa-pé, eixo anatômico/alinhamento (**Fig. 4.11**)
8. Pé: ângulo de Kite (**Fig. 4.12**)
    - **O paralelismo aumentado do tálus e do calcâneo constitui o pé torto**

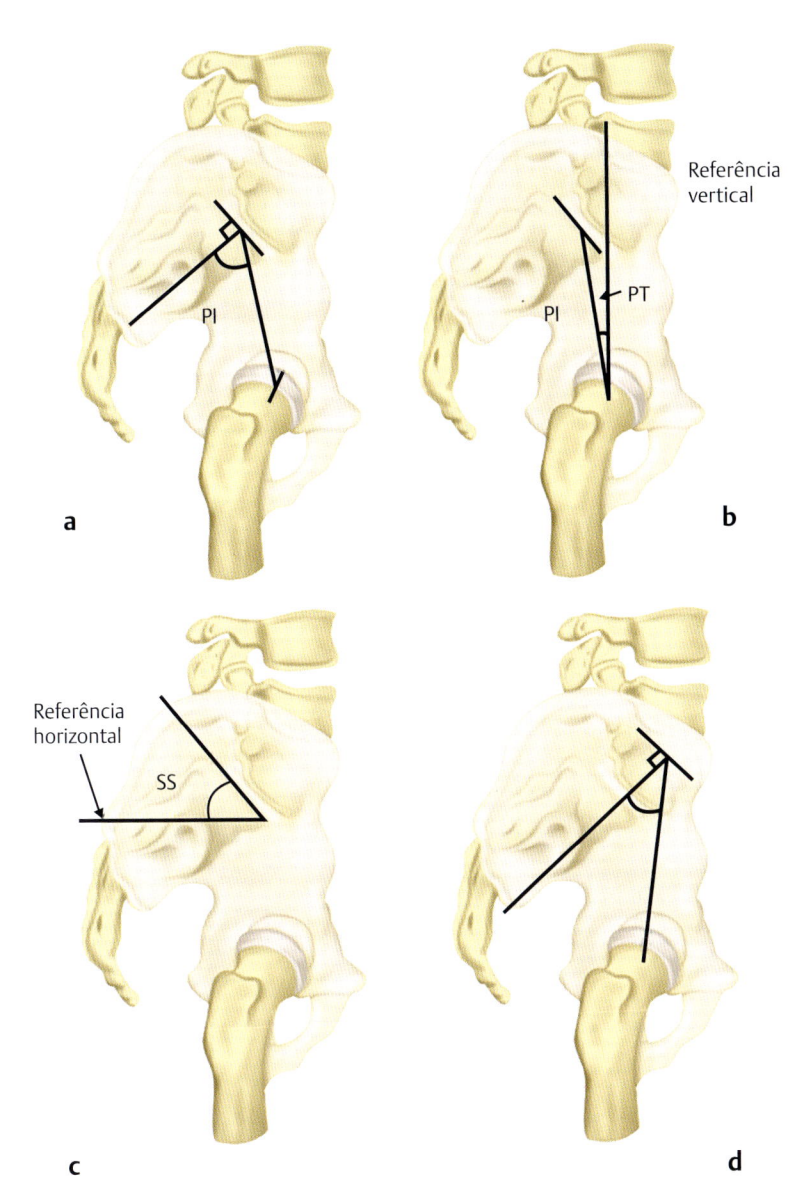

Fig. 4.7 (a) Incidência pélvica (PI) é o ângulo entre a linha perpendicular à placa terminal superior de S1 e a linha que liga o ponto central dessa placa e o centro da cabeça femoral. (b) Inclinação pélvica (PT) é o ângulo entre a linha vertical de referência a partir do centro da cabeça femoral até o centro da placa terminal superior de S1. (c) Inclinação sacral (SS) é o ângulo entre a linha horizontal de referência e a placa terminal superior de S1. (d) Observar que usando-se os ângulos correspondente, suplementar e complementar chega-se à equação *PI = SS + PT*.

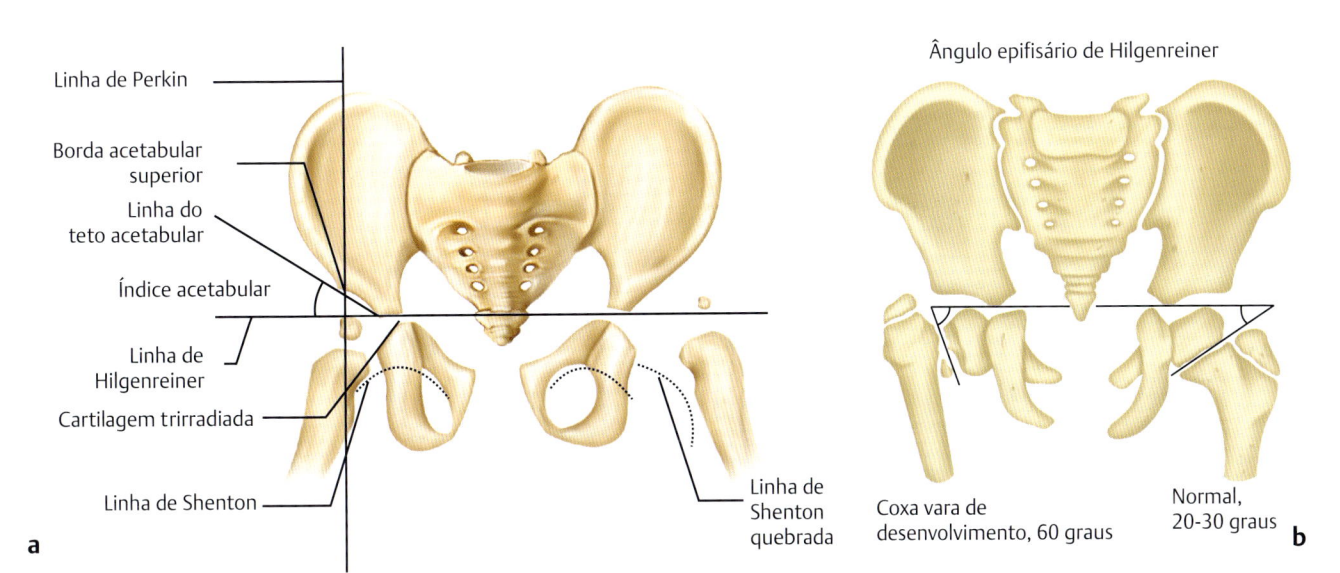

Fig. 4.8 Exemplos de linha de Hilgenreiner, linha de Perkin, linha de Shenton, índice acetabular, ângulo de borda do centro e linha de Southwick. (a) A cabeça do fêmur deverá estar localizada medial à linha de Perkin e inferior à linha de Hilgenreiner. A linha de Shenton deverá estar intacta. O índice acetabular deverá ser inferior a 25 graus. (b) Linha de Hilgenreiner aumentada – o ângulo epifisário indica *coxa vara*.

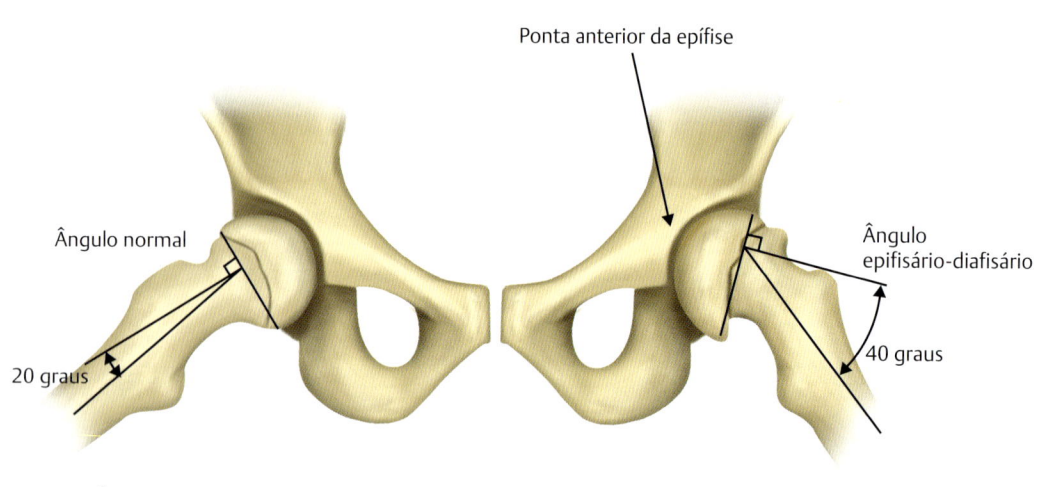

Fig. 4.9 Ângulo de deslizamento de Southwick: o ângulo entre a diáfise femoral e uma linha desenhada ao longo da fise (de um lado até o outro: pode não passar por toda a fise). Ela é usada para determinar a gravidade do deslizamento: leve - inferior a 30 graus de aumento, comparada ao lado contralateral; moderada – 31-50 graus; grave – superior a 50 graus. O ângulo normal (para ser usado como referência em deslizamento bilateral) é de 12 graus.

III. Anatomia Específica para Pediatria

1. Displasia de desenvolvimento do quadril (DDH) (**Fig. 4.13**)
2. Suprimento sanguíneo para a cabeça do fêmur; a artéria do ligamento redondo desempenha papel primordial até os 4 anos de idade
3. Suprimento sanguíneo à epífise fornecido pelos anexos musculares; não há vasos sanguíneos cruzando-a (**Fig. 4.14**)

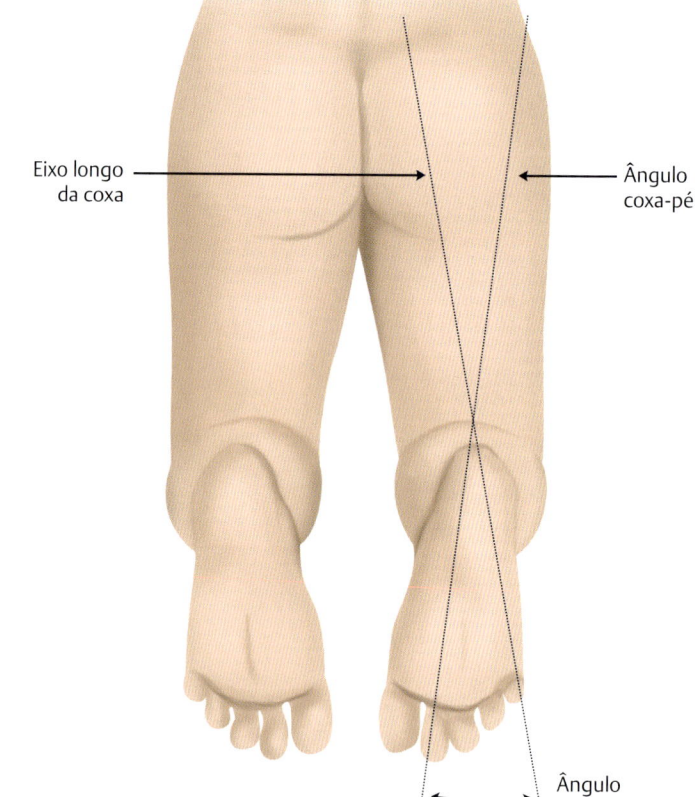

Fig. 4.10 Linha de Klein (desenhada ao longo da borda superior do colo do fêmur) deverá estar em contato com a epífise em ambas as imagens anteroposterior (AP) e lateral. Caso contrário o diagnóstico será a epífise deslizada da cabeça do fêmur (SCFE). A radiografia lateral é mais sensível, mas não necessário se a radiografia AP for positiva.

Fig. 4.11 O ângulo coxa-pé é usado para determinar a fonte do *in-toe-ing*. Se o pé estiver girado internamente em relação à coxa, haverá um quadro de torção. Entretanto, o *metatarsos adductus* pode levar à interpretação incorreta desse ângulo. Um ângulo coxa-pé normal indicará a presença de anteversão excessiva.

Fig. 4.12 Exemplos de ângulo de Kite: 20-40 graus, normal; inferior a 20 graus, pé torto. Ca, calcâneo; Cu, cuboide; T, tálus.

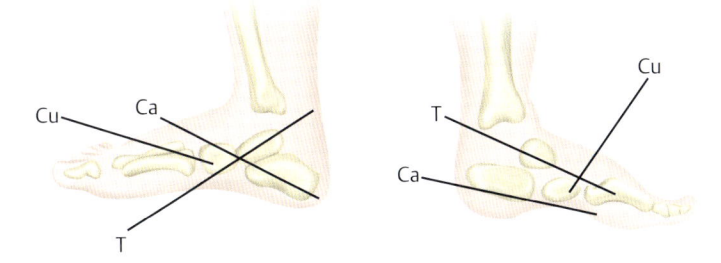

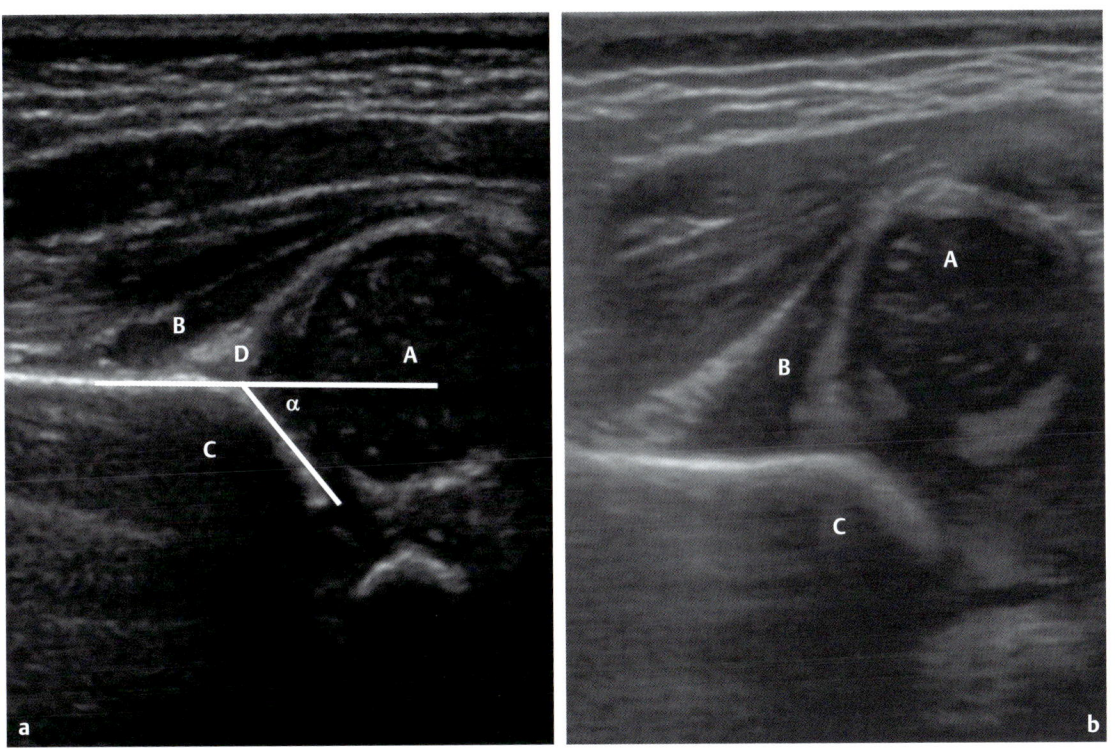

Fig. 4.13 Exemplos de ultrassons de quadril displásico. *A*, cabeça do fêmur; *B*, músculos abdutores; *C*, acetábulo ósseo; *D*, acetábulo cartilaginoso/lábio. **(a)** Ultrassom de um quadril displásico sem deslocamento. **(b)** Ultrassom de um quadril displásico deslocado. α é o ângulo entre o assoalho acetabular e a extensão do ílio.

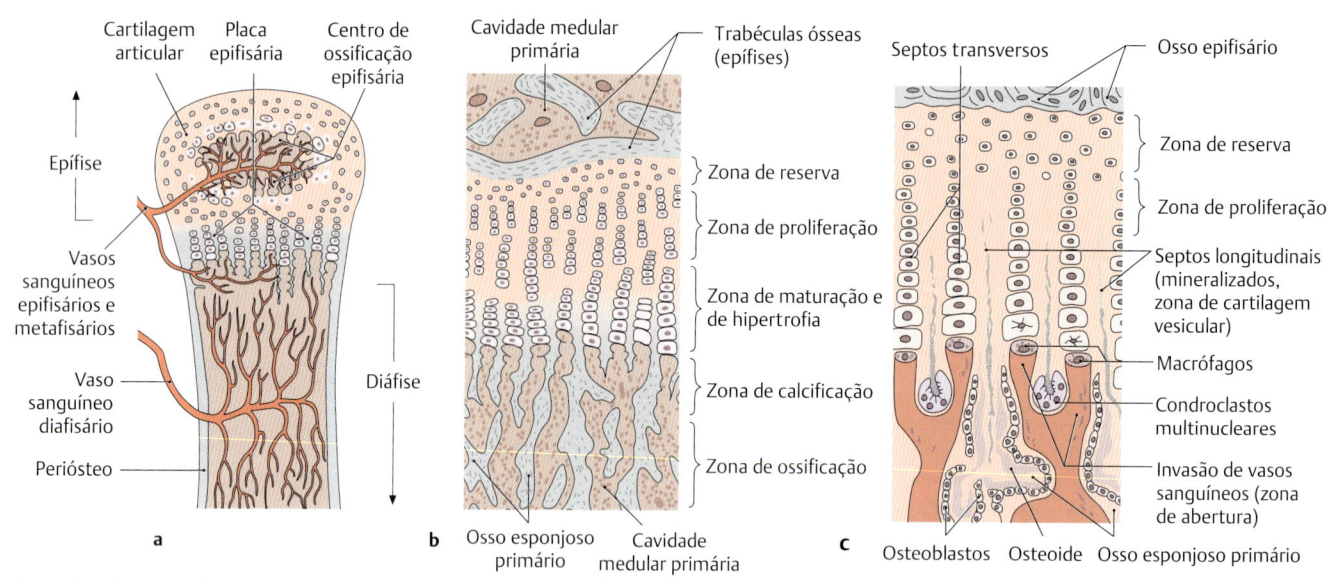

Fig. 4.14 (a) Exemplo do suprimento sanguíneo para a cabeça do fêmur. (b) As diferentes zonas da fise. (c) Fise em proliferação mais detalhada. (Cortesia de Schuenke M, Schulte E. General Anatomy and the Musculoskeletal System: Thieme Atlas of Anatomy. New York: Thieme: 2005. Illustration by Marcus Voll.).

IV. Física Pediátrica

1. Foco em crescimento e desenvolvimento normais
2. O alinhamento dos membros é, com frequência, uma preocupação significativa dos pais
3. Todas as articulações deverão ser verificadas quanto à amplitude de movimento; assimetria ou falta de movimento completo podem ser a primeira dica de doença ortopédica subjacente
   - A abdução reduzida do quadril em um bebê deverá levar à avaliação quanto à displasia do quadril
4. Avaliar a frouxidão dos ligamentos
   - *Recurvatum* de joelhos/cotovelos
5. Avaliar tônus muscular
   - Um bebê nunca poderá "escorregar" pelas mãos do examinador quando colocado sob as axilas; indica hipotonia
6. Exame neurológico
   - Existe alguma variabilidade em resolução de reflexos primitivos, mas a persistência desses reflexos deverá levar à avaliação complementar

V. Síndromes com Transtorno de Crescimento

1. Acondroplasia: defeito quantitativo na zona proliferativa, resultando em nanismo desproporcional
   - **A causa mais comum do nanismo é uma mutação no receptor-3 do fator de crescimento de fibroblastos (FGFR-3), o que resulta em acondroplasia**
   - Patologia: autossômica dominante (AD): mutação em FGFR3, 80% espontânea
   - A ossificação endocondral é mais afetada que o crescimento aposicional
   - Apresentação: risomélica (membro curto), hipotonia (resulta em marcos motores retardados), ponte nasal pequena com protuberância frontal, mãos em tridente, subluxação da cabeça radial, fronte olímpica, cifose toracolombar na infância
   - **Não propenso à osteoartrite precoce como a pseudoacondroplasia**
   - Pedículos curtos e distância interpedicular reduzida resultam em estenose espinal, que quase sempre leva à incapacidade. A estenose do forame magno

pode levar à morte. Cifose excessiva na infância se resolve, em geral, espontaneamente. Lordose lombar excessiva após a infância
- Investigação por imagens: a radiografia pélvica mostra aparência de "taça de champanhe" com proporção largura:altura aumentada; coluna com distância interpedicular reduzida
- Tratamento: déficit neurológico com descompressão/fusão lombar, cifose progressiva com fusão anteroposterior (AP) (superior a 60 graus aos 5 anos de idade se refratária à colocação de moldes); tratamento de deformidades angulares da extremidade inferior

2. Pseudoacondroplasia
    - Patologia: AD; mutação na proteína oligomérica do colágeno (COMP); fácies normal; nanismo desproporcional
    - Apresentação: fácies normal
    - **Fácies normal e instabilidade cervical são observadas na pseudoacondroplasia**
    - Instabilidade cervical (diferente da acondroplasia), escoliose/lordose lombar, osteoartrite precoce
    - Investigação por imagens: as radiografias demonstram queimadura da metáfise e aparecimento retardado de centros secundários de ossificação

3. Displasia epifisária múltipla (MED)
    - Patologia: AD; defeito em COMP, ou colágeno tipo IX
    - Apresentação: nanismo tardio; MEM e displasia epifisária espinhal envolvem todas as extremidades
    - São comuns as complicações pulmonares e oculares (descolamento da retina)
    - Ossificação irregular e tardia de epífises múltiplas (todas no mesmo estágio, diferenciando de Perthes); joelhos valgos que podem exigir osteotomia para correção
    - Investigação por imagens: a pesquisa esquelética deverá ser obtida para busca de múltiplos sítios (*coxa vara*, joelhos valgos, doença articular degenerativa precoce)
        a. Aparência irregular da epífise com apresentação tardia (considerar esta característica no diagnóstico diferencial de Perthes bilateral)
        b. **O diagnóstico será MED, se bilateral no mesmo estádio, com envolvimento acetabular; diagnóstico será Perthes se assimétrica com acetábulo normal (precoce)**

4. Displasia espondiloepifisária (SED)
    - Patologia
        a. Forma congênita: AD; defeito em colágeno tipo II
        b. Forma tardia: ligada ao X; gene *SEDL*
    - Apresentação: envolve todas as extremidades (como a MED), mas envolve também a coluna vertebral (escoliose com curva aguda)
        a. Forma congênita: fenda palatina, platispondilia
        b. Forma tardia: cifose, displasia do quadril
    - Dente hipoplásico pode levar à instabilidade de C1-C2

5. Síndrome de Kniest
    - Patologia: AD; defeito do colágeno tipo II (gene *COL2A1*): osteopenia e ossos em forma de halteres
    - Apresentação: tronco curto, fêmur em forma de halteres, contraturas articulares, escoliose, cifose, pelve/coluna hipoplásicas
    - É comum a anormalidade craniana que leva à perda de audição e otite média

6. Condrodisplasia metafisária
    - Epífise normal, anormalidades em zonas proliferativas e hipertróficas da fise
    - Marcha de Trendelenburg (*waddling gait*), joelho varo, hiperlordose, nanismo, retardo mental

Tabela 4.1 Características Clínicas de Condrodisplasias Metafisárias

Jansen	Schmidt	McKusick
Mutação em *PTHrp*	Colágeno tipo X	Recessiva autossômica
Dominante autossômica	Dominante autossômica	Cabelos finos
Metáfises bulbosas	*Coxa vara*/joelho varo	Amish e Finlândia
Mais grave	Geralmente diagnóstico tardio, mais comum	Instabilidade atlantoaxial
Rara	Fêmur proximal mais impressionante	Passível de malignidade

- Invasão vascular irregular em zona de calcificação provisional, resultando em ninhos de cartilagem em metáfises
- Síndrome de Jansen
    a. Patologia: AD; anormalidade do receptor de hormônio paratireóideo (PTH)
    b. Apresentação: retardo mental, expansão metafisária bulbosa de ossos longos, epífises redondas, nanismo de membros curtos
- Síndrome de Schmidt
    a. Patologia: AD; anormalidade do colágeno tipo X
    b. Apresentação: coxa vara, joelho varo
    c. **Pode ser confundida com raquitismo, mas apresenta achados laboratoriais normais**
- Síndrome de McKusick
    a. Patologia: autossômica recessiva (AR)
    b. Apresentação: pelos com diâmetro pequeno, instabilidade de C1-C2; observado nas populações isoladas Amish e da Finlândia (**Tabela 4.1**)

7. Mucopolissacaridose (**Tabela 4.2**)
    - Diferenciada por subproduto da excreção urinária e por manifestações clínicas
    - **Associada à síndrome do túnel do carpo e ao dedo em gatilho**
    - **Pacientes com síndrome de Hunter enxergam claramente e atiram em direção ao X; os pacientes com síndrome de Hurley têm desempenho pior; pacientes com síndrome de Morquio apresentam instabilidade na coluna e inteligência normal**
8. Displasia diastrófica
    - Patologia: AR; defeito no transporte de sulfatos leva a níveis baixos de proteoglicanos na cartilagem
    - Apresentação: cifose cervical intensa, escoliose, fenda palatina, pé torto rígido, orelhas em couve-flor, polegar de mochileiro
    - **O mochileiro (polegar) não tem transportador adequado (sulfato)**
    - A deformidade espinal pode levar a defeitos neurológicos
9. Displasia cleidocraniana
    - **Leve à ausência das clavículas**
    - Patologia: Defeito (AD) de *CBFA-1 (RUNX-2)*

Tabela 4.2 Características Clínicas de Mucopolissacaridoses

Síndrome	Córnea	Sulfato Marcador	IQ	Genética	Prognóstico	Considerar
Sanfillipo	Clara	Heparina	Reduzido	AR	Desenvolvimento regressivo (idade 2)	Transplante de medula óssea
Morquio	Nebulosa	Ceratan	Normal	AR	Mais comum	Instabilidade espinal C1-C2
Hunter	Clara	Dermatan/heparina	Reduzido	Recessiva ligada ao X		
Hurley	Nebulosa	Dermatan/heparina	Reduzido	AR	O pior	Transplante de medula óssea

Abreviação: AR, autossômica recessiva.

- Apresentação: nanismo proporcional, clavículas ausentes, coxa vara, hipermobilidade dos ombros, anormalidades cranianas, diástase púbica
- Afeta a ossificação membranosa

VI. Síndromes de Músculos do Esqueleto

1. Distrofia muscular de Duchenne
   - Patologia: recessiva ligada ao X; ausência da proteína distrofina
   - Apresentação: creatina fosfatase elevada devido a degradação do músculo, fraqueza do músculo proximal predominante (sinal de Gower), pseudo-hipertrofia da panturrilha
   - Tratamento: órteses de joelho-tornozelo-pé e liberação da contratura podem prolongar a deambulação (geralmente perdida por volta dos 10 anos de idade); dependente de cadeira de rodas na adolescência; óbito por volta dos 20 anos
     a. Os esteroides podem prolongar a progressão da doença
   - A escoliose não responde aos coletes ortopédicos; o tratamento cirúrgico é indicado para casos com menos de 30 graus
     a. A operação é determinada geralmente pelo *status* pulmonar e cardíaco e não pelo grau da angulação. Se o teste de função pulmonar (PFT) for inferior a 35% do normal, provavelmente evoluirá para traqueostomia e falha no desmame da ventilação mecânica
2. Distrofia muscular de Becker
   - Patologia: recessiva ligada ao X, níveis reduzidos de distrofina
   - Apresentação: manifestação tardia e mais leve que Duchenne
3. Distrofia muscular fascioescapuloumeral
   - **Esses pacientes não conseguem assobiar**
   - Patologia: AD
   - Apresentação: asa escapular, incapacidade de assobiar; níveis normais de creatina fosfoquinase (CPK)

VII. Síndromes de Colágeno/Tecido Conjuntivo

1. Síndrome de Ehlers-Danlos
   - Patologia: transtorno do tecido conjuntivo
   - Apresentação: frouxidão generalizada dos ligamentos, hiperelasticidade da pele, defeito patológico de colágeno, cicatrização insatisfatória de ferimentos, DDH, pé torno
2. Síndrome de Marfan
   - **Desvio do cristalino do olho (*ectopia lentis*): geralmente bilateral e superotemporal**
   - Patologia: AD, defeito em fibrilina
   - Apresentação: estatura alta, membros finos, miopia, ectasia dural, *pectus excavatum*, desvio do cristalino do olho, anormalidade cardíaca, frouxidão ligamentosa, dilatação/ruptura da aorta e prolapso da válvula AV esquerda (mitral), escoliose
   - A avaliação cardiopulmonar deverá ser feita antes da operação. Deve-se solicitar a ressonância magnética (MRI) em busca de ectasia dural, aumento do índice de pseudoartrose com instrumentação espinal
3. Osteogênese imperfeita (OI)
   - Patologia: defeito qualitativo (tipo III/IV) do colágeno tipo I mais intenso; defeito quantitativo (tipo I) menos intenso; mutação em *COL1A1/2* da substituição de glicina
   - Apresentação: propensa à fratura, esclera azul, fratura patognomônica por avulsão do olecrano, invaginação basilar, escoliose
   - Cicatrização normal da fratura, com remodelagem limitada

- Tratamento: tratamento de rotina para fraturas; administração crônica de bifosfonato (pode reduzir episódios do esqueleto e gerar linhas radiodensas múltiplas)
- Colete ortopédico ineficaz para escoliose em OI, operar em caso de ângulação superior a 50 graus

4. Síndrome de Larsen
   - Apresentação: luxações em múltiplas articulações, escoliose, deformidade dos pés, cifose cervical (pode ser letal), pé torto, centro de ossificação acessório no calcâneo
   - Pode haver problemas também na via aérea, lesões das válvulas cardíacas, aorta, hiperelasticidade, hipotonia, mielopatia posterior

VIII. Síndromes Neurológicas

1. Síndrome de Charcot-Marie-Tooth (CMT)
   - Patologia: AD; duplicação no cromossomo 17, criando mutação da proteína mielina periférica-22 (PMP); diagnóstico com verificação de DNA
   - Apresentação: fraqueza predominante de grupos de músculos distais; deformidade *cavovarus* do pé (tibial anterior e fibular longo/curto enfraquecidos) e displasia acetabular

2. Ataxia de Friedreich
   - Patologia: anormalidade do gene da frataxina (repetição)
   - Apresentação: início nas fases pré-adolescência e adolescência; instabilidade da marcha (marcha com base alargada), cardiomiopatia, pé cavo, escoliose, reflexos diminuídos dos tendões profundos
   - **Na ataxia de Friedreich observamos neurofibromatose (NF) e síndrome de Holt-Oram**
   - **Pés cavos observados na ataxia de Friedreich e CMT, mas displasia acetabular com CMT**
   - Perda de neurônios motores alfa
   - Óbito na quinta década
   - Tratamento: escoliose tratada com ângulo de 50 graus e cirurgia, restringir esforços

3. Neurofibromatose (NF)
   - **Causas da hemi-hipertrofia: *Proteus*, síndrome de Beckwith-Wiedemann, síndrome de Klippel-Trenaunay, NF**
   - Patologia: AD; defeito em neurofibromina
   - Apresentação: neurofibromas e manchas café com leite (suave: litoral da Califórnia)
     a. Abaulamento anterolateral da tíbia (fortalecimentos antes da fratura), pseudoartrose (desbridar, fixar)

     Podem-se observar anormalidades renais em NF e na síndrome de Klippel-Feil

     b. Neuromas cutâneos, sardas axilares, nódulo de Lisch
   - Tratamento:
     a. Verificar ultrassonografia (US) renal, ecocardiograma cardíaco e MRI da coluna vertebral para outras anormalidades
     b. Escoliose distrófica curta; a ectasia dural diminui o tamanho do pedículo (necessária a MRI); fusão se não houver qualquer progressão ou for superior a 40 graus (pode exigir fusão anterior/posterior no paciente jovem para prevenir o fenômeno de cambalhota); alta incidência de pseudoartrose
   - Sem escoliose em NF2

4. Atrofia muscular espinal
   - Patologia: AR, defeito no gene do neurônio motor de sobrevida
   - Níveis de proteína reduzidos em células do corno anterior da coluna causam a morte celular

- Apresentação: fraqueza muscular, atrofia; considerar se atraso ou perda de marcos motores, escoliose
- O eletromiograma (EMG) mostra fibrilações; a biópsia muscular mostra desnervação
- A intensidade da doença está correlacionada com a habilidade de produzir a proteína de sobrevida do neurônio motor (SMN), a partir do número de genes *SMNII* em funcionamento restantes (todos os genes *SMN1* não funcionam em indivíduos afetados)
- Tratamento: subluxação do quadril: tratar sem operação e manter com a luxação; escoliose, fortalecimento não tolerado

5. Artrogripose
   - Patologia: células do corno anterior reduzidas
   - Apresentação: não progressiva; miopática ou neuropática; inteligência e aparência facial normais; múltiplas articulações com contraturas sem rugas na pele; pés tortos rígidos ou tálus vertical
   - Tratamento: pode exigir transferências ou liberação de músculos; fusões se refratária ao trabalho isolado de partes moles (artrodese tripla)
     a. Luxações bilaterais do quadril geralmente sem tratamento (podem ser reduzidas bilateralmente por meio de abordagem medial em pacientes jovens), luxação unilateral reduzida (abordagem medial)
     b. Transferência do tríceps com liberação do cotovelo posterior para obter flexão do cotovelo
     c. Contraturas do joelho tratadas com alongamento do tendão

IX. Outras Síndromes

1. Osteocondroses
   - Navicular (de Kohler)
     a. Tratamento: gesso sem carga para tratamento inicial
   - Escafoide (de Preiser)
   - Cabeça femoral (de Chandler)
   - Capítulo (de Panner)
2. Osteopetrose: AR, defeito em anidrase carbônica
3. Síndrome de McCune-Albright
   - Patologia: Defeito em subunidade GS-α da via de segundo mensageiro da adenosina monofosfato (cAMP)
   - Apresentação: displasia fibrosa poliostótica, puberdade precoce, manchas café com leite (litoral do Maine)
   - A displasia fibrosa leva à deformidade femoral proximal vara (deformidade em cajado de pastor); corrigir com osteotomia do valgo

X. Paralisia Cerebral

1. Encefalopatia não progressiva estática com manifestações progressivas
2. Causas múltiplas [todas com lesão do sistema nervoso central (CNS) antes dos 2 anos de idade]
3. Três sistemas de classificação com variação de critérios (com base na descrição e na intensidade) **(Tabela 4.3)**
4. Sentar-se sozinho(a) por volta dos 2 anos é fator prognóstico para deambulação; persistência de mais de um reflexo primitivo torna a deambulação menos provável
   - O reflexo de Moro normalmente desaparece por volta dos 6 meses (patológico se persistir por mais tempo)
   - O reflexo de paraquedas normalmente desaparece por volta dos 12 meses (patológico se persistir por mais tempo)
5. Em luxação do quadril, o quadrante posterossuperior será deficiente
6. Mais alto risco de escoliose com quadriplegia espástica
7. Tratamento

Tabela 4.3 Classificação de Paralisia Cerebral

	Classificação Fisiológica				
	Espástica	Atetoide	Atáxica	Mista	
Anatômica	Hemiplegia	Diplegia (extremidades inferiores)	Quadriplegia		
Funcional (GMFCS)	Nível 1: velocidade e coordenação prejudicadas	Nível 2: dificuldade em superfícies desiguais/agarra o corrimão para subir escadas	Nível 3: incapaz de andar em superfície desigual, cadeira de rodas para longas distâncias	Nível 4: andar distâncias curtas em casa com ajuda	Nível 5: dificuldade de manter postura da cabeça, sem mobilidade independente

Abreviação: GMFCS, Sistema de Classificação de Função Motora Bruta.

8. Espasticidade: Botox, baclofen [agonista de ácido aminobutírico-γ (GABA)]: a transferência de músculos espásticos pode melhorar deformidades flexíveis
    - Marcha de bailarina: se o tornozelo não consegue fazer a dorsiflexão passar do ponto neutro, alongamento e órtese tornozelo-pé (AFO); se incapaz de atingir o neutro, considerar alongamento do tendão do calcâneo ou do gastrocnêmio
    - Marcha agachada: liberações em múltiplos níveis
    - Marcha com joelho rígido: transferência do reto femoral, em razão de sua ativação fora de fase; alongamento do tendão
    - Pé equinovaro: transferência do tendão tibial posterior lesionado pela extensão exagerada desse tendão (ou do tendão tibial anterior), que pode contribuir para a deformidade em joelho varo (mas não em pé equino). A correção do tendão do calcâneo é necessária para tratar o pé equino. Tratar seja qual for o tendão que se mostre espástico durante postura e balanço
    - Subluxação do quadril: pode exigir liberação do adutor; osteotomia varizante, acetabuloplastia
        a. Em pacientes jovens, maximizar terapia e amplitude de movimento antes das liberações e alongamentos
        b. Quadril em risco (idade inferior a 5 anos) com menos de 45 graus de abdução do quadril; liberação do adutor e do psoas
        c. Subluxação do quadril: tenotomias com ou sem osteotomia femoral ou acetabular para colo do valgo femoral ou displasia acetabular
        d. Luxação espontânea: redução aberta, osteotomia derrotatória (VDRO), osteotomia pélvica
        e. Pelve em ventania: osteotomias bilaterais do quadril
        f. Escoliose: angulações com obliquidade pélvica acentuada, exige fusão anterior e posterior; fusão espinal indicada para curva superior a 50 graus, obliquidade progressiva da pelve, problemas para sentar
        g. Fusão com pelve indicada em pacientes que não andam com obliquidade pélvica
        h. Hálux valgo; ortótica; fusão metatarsofalangeana (MTP) se houver falha no tratamento conservador

XI. Lesões de Nascimento e Anormalidades Associadas

1. Lesão do plexo braquial (Capítulo 9)
    - Mais comum com bebês maiores, distocia de ombro, parto a fórceps, apresentação pélvica
    - Ausência de movimento do bíceps aos 6 meses é um indicador de mau prognóstico
    - A síndrome de Horner indica avulsão da raiz do tronco inferior e prognóstico ruim
    - Manter amplitude de movimento (ROM) passiva, enquanto aguarda recuperação em potencial (**Tabela 4.4**)

Tabela 4.4 Classificação e Prognóstico de Lesão do Plexo Braquial

Tipo	Raízes	Prognóstico
Completa	C5-T1	Pior
De Erb-Duchenne	C5-C6	Melhor
Klumke	C7-T1	Ruim

2. Torcicolo
   - Patologia: secundário à síndrome compartimental intrauterina ou contratura de posição do esternocleidomastoide
   - Tratamento: estiramento e possível liberação
   - 12-20% associados a DDH
3. Pseudoartrose congênita da clavícula
   - Pode ser confundida com fratura, mas tem bordas reabsorvidas
   - Massa de crescimento contínuo e indolor
   - Se houver sintomas funcionais, pode-se tratar aos 3-5 anos de idade com redução aberta e fixação interna (ORIF)

XII. Coluna Vertebral

1. Espondilose: fratura de esforço na *"pars interarticularis"*
   - Exame físico: dor com extensão lombar
   - Investigação por imagens: radiografia oblíqua de utilidade questionável; CT e MRI são mais sensíveis; a CT com emissão de fóton único (SPECT) é o estudo por imagens mais sensível
   - Tratamento agudo: colete ortopédico
   - Cirurgia se refratária *versus* reparo da parte
2. Espondilolistese
   - Patologia: translação anterior de segmento vertebral proximal
   - Apresentação: mais comum em L5-S1:
     a. Subtipo lítico da espondilólise
     b. Displásica de anatomia anormal, progressão mais alta
   - Classificada por porcentagem de translação anterior (quartis)
   - Tratamento
     a. Translação de baixo grau tratada com colete ortopédico/terapia
     b. Grau mais alto (3-4) tratado com fusão (I4-S1)
     c. Retorno para jogar com espondilolistese
        - Grau 1: retorno após a resolução dor
        - Grau 2: sem ginástica ou futebol; ângulo de deslizamento superior a 10 graus ou a 30 graus podendo progredir com inclinação sacral
        - Graus 3 e 4: geralmente causam sintomas neurológicos; exigem fusão profilática (posterolateral)
3. Escoliose (**Fig. 4.15** e **Tabela 4.5**)
   - Indicações para MRI: curva torácica esquerda, cifose torácica, doença congênita ou juvenil, progressão rápida, criança com outra síndrome, anormalidade neurológica
   - Geral
     a. Projeções de estabilidade cervical para síndromes de Morquio ou Down; alterações cardiológica e pulmonar na distrofia muscular; hematologia, se houver deficiência radial associada
   - Idiopática juvenil
     a. Hastes de crescimento: indicados se houver necessidade de crescimento da coluna torácica antes do tratamento definitivo; tração crescente exigida para distrações subsequentes, diminuindo-a com obtenção de menos correção
   - Idiopática do adolescente
     a. Progressão da angulação pode ser minimizada com uso de imobilização por mais de 12 horas por dia (uso real), (82% bem-sucedidos)

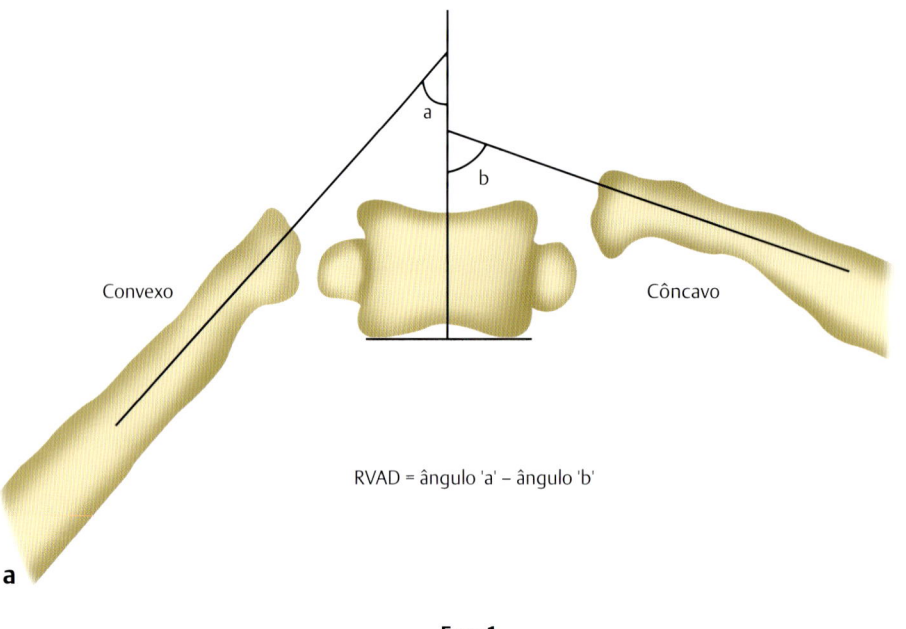

Fig. 4.15 (a) Exemplo da diferença de ângulo vertebral da costela (RVAD). **(b)** Exemplo da fase da costela usada em escoliose infantil, medida no lado côncavo da curva. Fase 1, a costela não se sobrepõe ao corpo vertebral; fase 2, a costela se sobrepõe ao corpo vertebral.

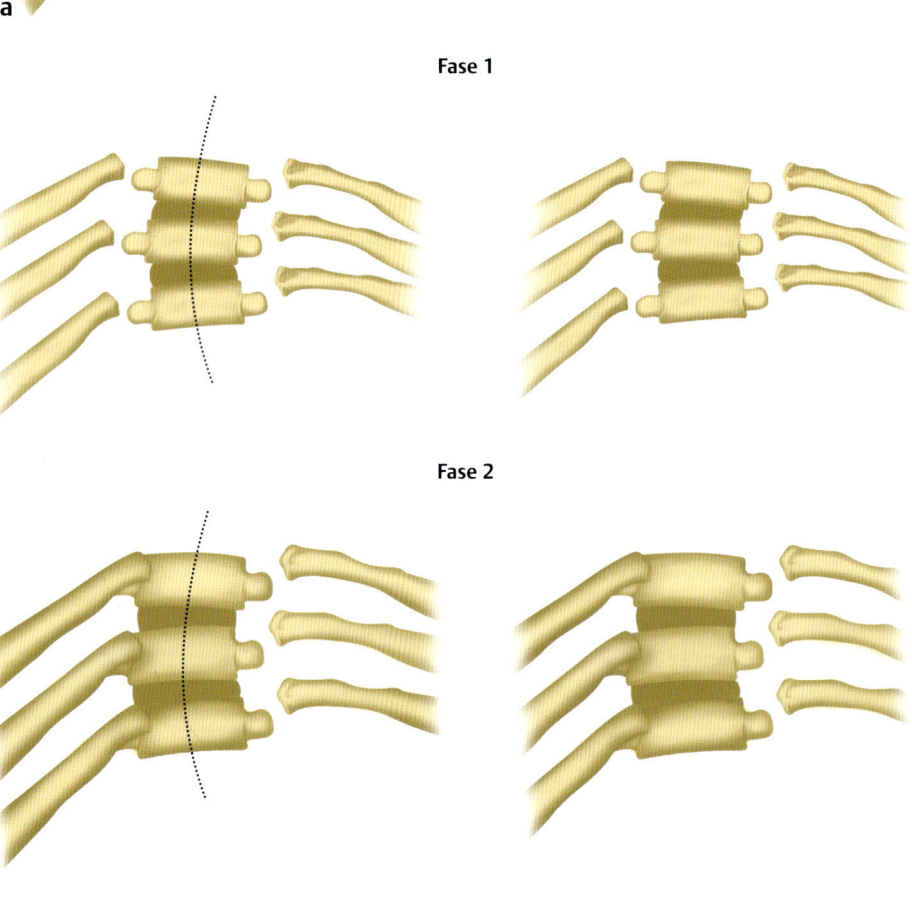

RVAD = ângulo 'a' − ângulo 'b'

Fase 1

Fase 2

b. Estádios de Risser:
- Estádio 0: sem apófise visível
- Estádio 1: ¼ anterior visível
- Estádio 2: metade anterior visível
- Estádio 3: ¾ anteriores visíveis
- Estádio 4: totalmente visível, mas sem fusão
- Estádio 5: fundida

c. A progressão da curva é mais rápida no estirão do crescimento, que ocorre durante o estádio zero de Risser e antes da menarca

Tabela 4.5 Escoliose em Paciente Pediátrico

Subtipo	Idade (anos)	Gênero	Padrão Torácico	Reforço	Cirurgia	Curso Típico
Congênito	–	–	–	Ineficaz	Excisão da anormalidade	Falha de formação ou de segmentação; hemivértebra com barra contralateral pior prognóstico; é melhor o bloqueio da vértebra; solicitar MRI; tratar hemivértebras de L5 com descolamento oblíquo com hemivertebrectomia
Idiopática infantil	< 3	M	Esquerdo	Gesso seguido de reforço para curvas flexíveis com RVAD > 20 graus	Bastões de crescimento (só fusão proximal/distal) para RVAD > 40 graus (MRI pré-operatória) Retardar fusão total até a idade de 10 anos	Em geral, resolução espontânea, progressão prognosticada por sobreposição de costelas, RVAD < 20 graus (observar); solicitar MRI
Idiopática juvenil	3-10	F	Direito	< 45 graus	Bastões de crescimento se < 10, PSF depois	70% precisam de tratamento, 50% cirurgia; solicitar MRI
Idiopática adolescente	≥ 11	F	Direito	> 25-30 graus se crescimento permanecer	> 50 graus	Se > 50 graus na maturidade, progredirá 1 grau por ano
Neuromuscular	–	–	Esquerdo, curva longa	Para sentar-se em cadeira de rodas	DMD: 25-30 graus CP > 50 graus T2-pelve se não ambulatório	Varia com a doença; em DMD pulmonar/cardíaca, comprometimento deve ser considerado, estado deambulatório importante em CP, taxa de infecção aumentada

Abreviações: CP, paralisia cerebral; DMD, distrofia muscular de Duchenne; MRI, imagem de ressonância magnética; PSF, fusão espinal posterior; RVAD, diferença do ângulo vertebral da costela.

- Tratamento com fusão espinal anterior-posterior indicado para mielomeningocele, deformidade espinal congênita. Indicações relativas: NF, idade inferior a 10 anos, curva superior a 75 graus, síndrome de Marfan

4. Cifose
   - Congênita
     a. Mais comum por falha de formação de elementos
     b. Prognóstico ruim com alta incidência de comprometimento neurológico
     c. O tratamento de escolha é a fusão posterior se inferior a 50 graus; angulações maiores ou mais rígidas podem exigir cirurgia anterior/posterior ou ressecção da deformidade
   - De Scheuermann
     a. Patologia: cifose aumentada com mais de 5 graus de formação em cunha de três vértebras consecutivas (diferenciação da cifose postural)
     b. Mais comum em homens e indivíduos obesos
     c. Uso colete ortopédico se angulação superior a 50 graus, porém, é mal tolerado (molde de Milwaukee)
     d. Cirurgia é indicada em caso de progressão da deformidade ou dor contínua, angulação superior a 75 graus; cirurgia anterior raramente é necessária se usados parafusos de pedículo

5. Coluna cervical
   - Síndrome de Klippel-Feil
     a. Patologia: fusão congênita da coluna cervical
     b. Apresentação: linha de implantação do cabelo baixa, ROM limitada, pescoço curto
       ○ Associada à deformidade de Sprengel (escápula alta com abdução limitada), anormalidade renal
       ○ Tratamento: cirurgia somente em caso de déficit neurológico ou dor intratável; caso contrário, paciente deve evitar esportes de contato/ginástica
   - Instabilidade (atlantoaxial)
     a. Associada à síndrome de Down, síndrome de Morquio, artrite reumatoide juvenil

Tabela 4.6 Manifestações Clínicas e Tratamento de Mielodisplasia em Crianças

Nível	Funcionamento muscular	Posição do membro	*Status* de deambulação	Tratamento
L1	Iliopsoas fraco	Pé equinovaro	Não ambulatório	HKAFO
L2	Iliopsoas/adutor	Quadril flexionado, joelho flexionado, pé equinovaro	Não ambulatório	HKAFO
L3	Adutor/quadrado	Quadril aduzido/flexionado, recurvatura do joelho, pé equinovaro	Ambulação doméstica	KAFO
L4	Quadríceps/tibial anterior	Quadril aduzido/flexionado, joelho estendido, pé cavo varo	Ambulação mínima na comunidade	KAFO
L5	Fibulares, abdutores do quadril	Joelho estendido, pé calcaneovalgo	Ambulação na comunidade	AFO
S1	Gastrocnêmio/sóleo	Só deformidade do pé	Ambulação na comunidade	Uso normal de sapatos

Abreviações: AFO, órtese tornozelo-pé; HKAFO, órtese de quadril-joelho-tornozelo-pé; KAFO, órtese de joelho-tornozelo-pé.

    b. Restrição a esportes de contato/ginástica
    c. Cirurgia se defeito neurológico (fusão)
6. Mielodisplasia
   - Causada por fechamento incompleto da medula espinal, diagnóstico precoce com índice elevado de alfafetoproteína no fluido amniótico (prevenir com folato)
   - Espinha bífida oculta: defeito em elementos posteriores sem herniação
   - Meningocele: saco dural sem herniação de elementos neurológicos
   - Mielomeningocele: saco dural com herniação de elementos neurais
   - O mais baixo nível funcional (**Tabela 4.6**)
   - Nível de L5 gera pé calcâneo, tratamento com transferência do tendão tibial anterior (evitar artrodese tripla)
   - Quadris com luxação bilateral acima de L3 não deverão ser tratados. A posição dos quadris não altera a funcionalidade ao nível torácico
   - Contraturas de partes moles deverão ser tratadas para facilitar a movimentação e os cuidados
   - Fraturas podem se manifestar somente como calor/eritema e, geralmente, passam despercebidas, basta uma energia pequena para que a fratura ocorra
   - Há sensibilidade aumentada ao látex
   - Cifose local intensa no nível do defeito pode exigir excisão da deformidade (cifectomia)
   - **A progressão rápida da escoliose pode ser atribuída à medula atrelada na espinha bífida oculta; solicitar MRI**
7. Pseudoluxação
   - Pode ser um achado normal antes dos 8 anos de idade
   - Mais comum em C2-C3, seguido de C3-C4
   - Alinhamento de elementos posteriores permanece anatômico
8. Subluxação rotatória atlantoaxial
   - Pode ser causada por infecção retrofaríngea
   - Tratamento:
     a. Menos de 1 semana: colar, drogas anti-inflamatórias não esteroidais (NSAIDs), fisioterapia
     b. Mais de 1 semana: tração ± tração do hálux
     c. Mais de 1 mês: tração ± fusão de C1/C2 se instável ou na presença de comprometimento neurológico
9. Osteomielite vertebral
   - Realce de corpo vertebral (hiperintenso em T2) na MRI
   - Tratamento: biópsia percutânea e culturas sanguíneas
   - Antibióticos apropriados são os tratamentos de primeira linha

10. Discite
    - **A discite primária é uma doença pediátrica não observada em adultos**
    - Erosões de disco na MRI
    - Infecção bacteriana de espaço discal e em placas terminais vertebrais
    - Tratamento: antibióticos empíricos para cobrir *Staphylococcus aureus*

XIII. Extremidade Inferior

1. DDH
    - Idade: presente ao nascer, manifestação variável
    - Risco aumentado na primeira gestação, história familiar positiva, sexo feminino, apresentação pélvica
    - Exame: Ortolani (elevação/abdução do fêmur reduz o quadril), Barlow (pressão posterior e adução deslocam). Se idade superior a 12 meses, Ortolani/Barlow não tem valor. Entretanto, a abdução estará limitada
    - Patologia: deficiência em cobertura acetabular anterolateral (índice menor que 25 graus)
    - Investigação por imagens/classificação são importantes
        a. Núcleo ossificado da cabeça femoral deverá estar presente aos 6 meses de idade
        b. Usar ultrassom para acompanhar progresso do tratamento em arreios de Pavlik (**Fig. 4.13**)
    - Tratamento
        a. Arreios de Pavlik se quadril redutível e menos de 6 meses de idade
        b. A redução pode ser bloqueada pelo pulvinar, pelo ligamento acetabular transverso, pelo tendão do psoas, pelo lábio acetabular invertido e pelo tecido do limbo
        c. Se não ocorrer a redução em Pavlik em 3 semanas, será necessária redução fechada ± tenotomia do adutor e imobilização em espica (*spica casting*). Pode-se considerar órtese de abdução se a criança for muito nova para redução fechada
        d. Apresentação entre 6 e 18 meses: redução fechada/artrograma, tenotomia do adutor, uso de tala hemipelvepodálica e realização de CT pós-redução; em caso de falha, será necessária a redução aberta
        e. Idade entre 18 meses a 3 anos: redução aberta
        f. Idade entre 3 e 8 anos: osteotomia (**Tabela 4.7**)

Tabela 4.7 Osteotomias Pélvicas para Tratamento de Displasia Acetabular em Crianças

Osteotomia	Cobertura	Trirradiada	Orientação	Categoria	Volume	Superfície	Fixação	Outras
Dega	Posterolateral	Aberta/dobradiça	–	Remodelação	Reduzido	Hialina	Nenhuma	Enxerto de ASIS; melhor para cobertura posterior em CP
Pemberton	Anterior/lateral	Aberta/dobradiça	–	Remodelação	Reduzido	Hialina	Nenhuma	Enxerto de ASIS
Salter	Anterolateral	Fechada	Estender/Aduzir	Redireção	–	Hialina	Pinos	Mobilidade por meio da sínfise, enxerto de ASIS
Tripla	Anterolateral	Fechada	Estender/Aduzir	Redireção	–	Hialina	Pinos ou parafusos	Mobilidade por meio de osteotomias de ramos, enxerto de ASIS
Ganz/peri-acetabular (PAO)		Fechada	Livre	Redireção	–	Hialina	Parafusos	Deixa o anel pélvico intacto
Chiari	Quadril subluxado/incongruente	Fechada	–	Salvamento	–	Fibrocartilagem		Osteotomia de salvamento
Shelf	Quadril incongruente	Fechada		Salvamento	–			Adiciona enxerto ósseo à borda acetabular

Abreviações: CP, paralisia cerebral; ASIS, espinha ilíaca superior anterior.

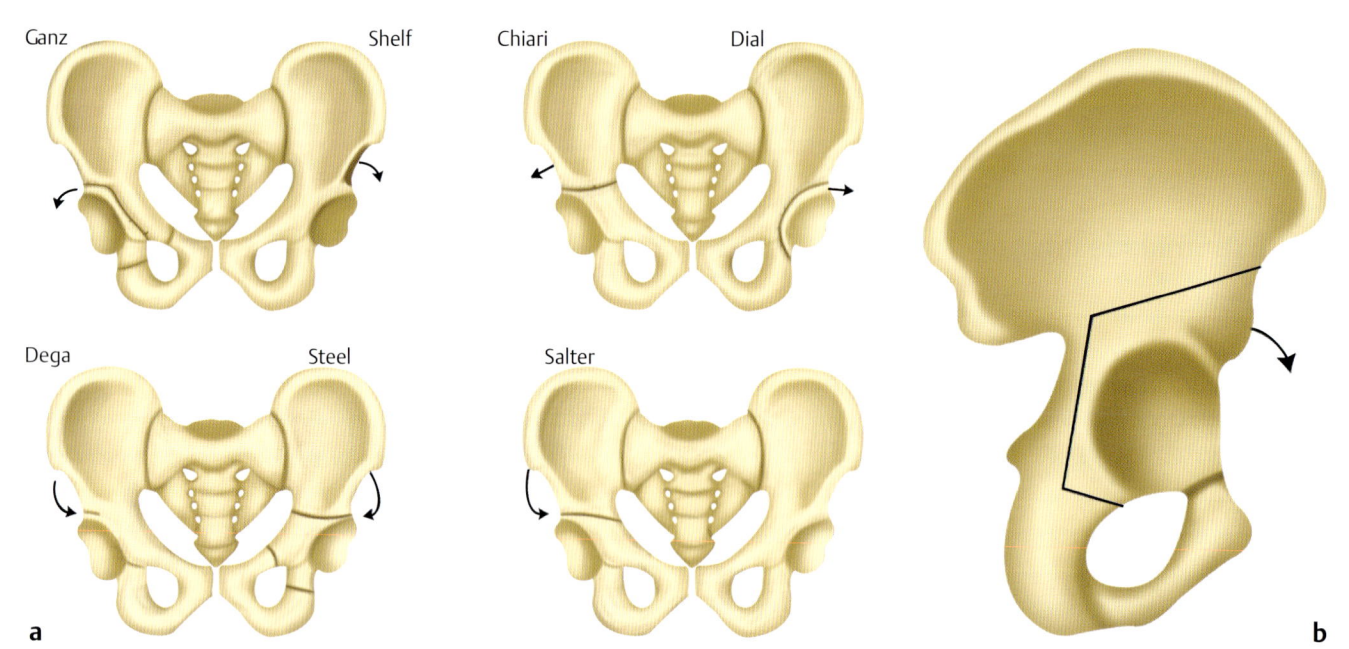

Fig. 4.16 (a) Projeção AP de várias osteotomias pélvicas; (b) projeção lateral da osteotomia de ganz. Observar que a osteotomia de dega não cruza o interior da tabela interna. A extensão da osteotomia de dega para o interior da tabela interna gera a osteotomia de pemberton.

    g. Osteotomia periacetabular (Ganz) para pacientes com cartilagem triradiada fechada

    h. Luxações teratológicas (alta inclinação, pseudoacetábulo no período neonatal) não responderão ao colete ortopédico; cirurgia aos 6-12 meses

    i. Se Pavlik malsucedido em 3-4 semanas, mudar para órteses de abdução (**Tabela 4.7** e **Fig. 4.16**)

2. Doença de Legg-Calvé-Perthes (LCPD)
   - Idade: 4-8 anos; predominante no sexo masculino
   - Apresentação: claudicação (com ou sem dor), efusão, amplitude de movimento do quadril reduzida, marcha de Trendelenburg
   - Patologia: há múltiplas teorias: o resultado final é a lesão vascular próxima à cabeça do fêmur resultando em necrose avascular
   - **Doenças que se apresentam semelhantes à LCPD: Gaucher, MED, SED, doenças de armazenamento de glicogênio**
     a. Fases da doença
        - Sinovítica: 0-3 meses
        - Fragmentação: 3-9 meses
        - Reossificação: 9-24 meses
        - Remodelação: 2-4 anos
   - Investigação por imagens/classificação:
   - **Se bilateral e na mesma fase, considerar MED**
     a. Classificação de pilar lateral (durante fase de fragmentação): cabeça quebrada em terços medial a lateral
        - Grupo A não envolvido com pilar lateral
        - Grupo B tem ≤ 50% de envolvimento (resultado superior se maior de 6 anos)
        - Grupo C mais de 50% de envolvimento (resultados inferiores)
     b. Sinais de Catterall para cabeça de fêmur em risco: calcificação lateral, sinal de Gage (defeito radiolucente entre epífise lateral e metáfise), subluxação lateral, cisto metafisário, placa de crescimento horizontal

c. O pior resultado se menos de 50% da altura do pilar lateral for mantida (grupo C), subluxação lateral da cabeça, calcificação lateral para a epífise, radiotransparência em forma de "V" em epífise lateral
- Tratamento: pode exigir "contensão", com colete ortopédico ou osteotomia femoral/acetabular proximal; isso melhora os resultados para crianças com mais de 8 anos de idade; tratamento de primeira linha é reduzir sintomas com NSAIDs, tração e limitação de esforços

3. SCFE
   - **O deslizamento ocorre pela zona hipertrófica da fise**
   - Idade: pré-adolescência/adolescência; mais comum em afro-americanos obesos
   - Apresentação: predominância masculina, mais comum à esquerda, dor no quadril ou no joelho, se bilateral, há alterações nos exames laboratoriais da tireoide/rins, idade inferior a 10 anos, peso inferior ao percentil 50; exame com rotação externa obrigatória e flexão do quadril
   - Patologia: fraqueza do anel pericondral de Lacroix e "fratura" através da zona hipertrófica da fise; a cabeça se desloca para baixo e para trás em relação à metáfise femoral
   - Investigação por imagens/classificação importantes
     a. Pelve AP bilateral: projeção mais sensível
     b. Ângulo de Southwick (ângulo epifisário/diafisário): medição da intensidade do deslizamento
     c. Estabilidade/instabilidade determinadas por habilidade de suportar carga
        ○ **Deslizamentos instáveis nos quais o paciente é incapaz de suportar carga apresentam índice mais alto de osteonecrose (necrose avascular)**
     d. Deslizamentos instáveis mais prováveis de levar à osteonecrose (cerca de 50%)
   - Tratamento: redução não forçada, parafuso único. A deformidade crônica pode ser tratada com flexão/rotação interna/osteotomia valga do fêmur proximal
   - **Hipotireoidismo e insuficiência renal crônica são etiologias endócrinas para SCFE; verificar hormônio de estimulação da tireoide (TSH) e proteína morfogênica dos ossos (BMP)**
     a. Verificação laboratorial (TSH, BMP) para descartar etiologia endócrina para o deslizamento
     b. Recomenda-se a osteossíntese contralateral de paciente com transtorno endócrino ou de paciente jovem
   - Resultado: encurtamento do membro, perda de flexão e de rotação interna, osteoartrite. Parafusos anteriores podem colidir com o lábio acetabular e produzir lacerações/dor
   - Complicação: necrose avascular é a mais comum; risco mais alto com deslizamento instável

4. Coxa vara
   - Idade: pode-se apresentar ao nascer, discrepância no comprimento da perna, sinal de Galeazzi positivo
   - Apresentação: marcha de Trendelemburg, discrepância no comprimento da perna, sinal de Galeazzi positivo e dobra glútea anormal
   - Patologia: ângulo reduzido da diáfise e colo do fêmur proximal
   - Investigação por imagens/classificação importantes: falta de ossificação no colo inferomedial vista na radiografia da doença em desenvolvimento
   - Tratamento:
     a. Ângulo epifisário < a 45 graus: correção espontânea
     b. Ângulo epifisário entre 45-60 graus: observar
     c. Ângulo epifisário > 60 graus: osteotomia do valgo
     d. Osteotomia do valgo se ângulo entre diáfise e colo inferior a 90 graus poderá incluir derrotatória; restaurar a tensão do abdutor por transferência distal/lateral do trocânter maior pode ajudar

5. Deficiência focal do fêmur proximal (PFFD)
   - Idade: congênita

- Apresentação: fêmur curto (intensidade variável) resultando em discrepância no comprimento da perna
- Patologia: defeito em centro de ossificação primária; associada à deficiência do ligamento cruzado anterior (ACL) e hemimelia fibular
- Investigação por imagens/classificação importantes: estabilidade da articulação do quadril importante nas decisões de tratamento
  a. Classificação de Aitken: classe A/B possui cabeça femoral; classe C/D não possui cabeça femoral
- Tratamento: prótese, epifisiodese contralateral, alongamento, rotoplastia, procedimento de Steel (fusão do fêmur ao acetábulo, o joelho funciona como quadril); o pé pode ser amputado para melhorar o ajuste da prótese

6. Hemimelia fibular
   - Abaulamento anteromedial, associada à instabilidade ligamentar do joelho e às diferenças anatômicas do pé, o que é típico na posição valga. Reconstrução *vs.* amputação dependendo da intensidade

7. Hemimelia da tíbia
   - Reconstrução *vs.* amputação dependendo da intensidade

8. Luxação do joelho
   - Intensidade variável. A forma mais simples (hiperextensão) geralmente responde à manipulação suave e gesso. Todas as ocorrências deverão ser submetidas à colocação seriada de talas/gesso para tratamento fechado
   - Procedimento cirúrgico (redução aberta, plastia do quadríceps *vs.* encurtamento do fêmur, reconstrução ligamentar) poderá ser necessário
   - Mais grave quando associada a outras síndromes

9. Menisco lateral discoide
   - Idade: lesão congênita
   - Apresentação: causa mais comum de cliques/golpes em joelho pediátrico
   - Investigação por imagens: tecido continuado do menisco em três varreduras sagitais por MRI
   - **Buscar por três cortes sequenciais de MRI que mostrem a forma em gravata-borboleta dos cornos anterior e posterior**
   - Tratamento: observação se assintomático; se dolorido ou instável no corno posterior (Watanabe tipo III), tratar com saucerização ± estabilização

10. Osteocondrite dissecante (do joelho)
    - **Osteocondrite dissecante do joelho observada na superfície lateral do côndilo femoral medial; hematoma ósseo da ruptura de ACL observada na superfície medial do côndilo femoral lateral**
    - Idade: pré-adolescência/adolescência
    - Apresentação: dor com o uso, inchaço local; sintomas mecânicos
    - Patologia: lesão usualmente localizada na superfície lateral do côndilo femoral medial: pode estar associada a trauma
    - Investigação por imagens: pode ser mais bem visualizada em projeção da incisura com 30-50 graus de flexão do joelho
      a. Sistema de classificação por MRI com base na presença de fluido ao redor da lesão (fluido ao redor da lesão sugere prognóstico ruim, assim como a localização na patela/côndilo lateral)
    - Tratamento: iniciar com limitação de esforços e imobilização, desbridamento artroscópico se refratário a esforços de conservação (perfuração retrógrada, excisão)

11. Doença de Osgood-Schlatter
    - Idade: adolescência
    - Apresentação: dor no joelho anterior mediante esforço
    - Patologia: apofisite de tração do tubérculo tibial

- Investigações por imagem: tubérculo tibial fragmentado ou normal
- Tratamento: predomina o tratamento sintomático (gelo/NSAIDs/alongamento do quadríceps); pode exigir excisão do fragmento que persiste após a maturidade em casos graves

12. Doença de Blount infantil
    - Idade: até 4 anos
    - Apresentação: crianças que deambulam e apresentam sobrepeso precoce, acometimento bilateral
    - Patologia: anormalidade em fise tibial proximal medial levando ao *genu varum* com ângulo metafisário/diafisário superior a 16 graus
    - Investigação por imagens/classificação importantes: classificação de Langenskiöld baseada no grau de deformidade metafisária (precoce) e epifisária (tardia): progride para completar a formação da barra
    - Tratamento:
        a. Imobilização precoce (antes das alterações epifisárias) se idade inferior a 3 anos; se refratária em paciente mais velho (mais de 4 anos), osteotomia para a hipercorreção leve da deformidade para prevenir a recorrência
        b. Tardio: pode exigir epifisiólise uma vez formada a barra. Indicado para modular o crescimento, desde que não haja barra óssea presente

13. Doença de Blount do adolescente (idade superior a 10 anos); menos intensa e, mais frequentemente, unilateral
    - Tratamento: procedimentos de crescimento orientado (epifisiodese lateral)

14. Joelho valgo
    - Idade: normal entre 2-6 anos, até 15 graus dentro da faixa normal
    - Patologia: valgo persistente após 6 anos de idade
    - Tratamento: imobilização geralmente não é eficaz; tratamento com crescimento orientado (modulação de crescimento medial) se resolução espontânea falhar

15. Abaulamento tibial posteromedial
    - Pode ser encontrado normalmente ou como resultado de oligoidrâmnio
        a. Associado ao pé calcaneovalgo
    - Tratamento: observação; correção espontânea com discrepância resultante no comprimento da perna (cerca de 3 cm). Pode exigir alongamento da perna ou epifisiodese contralateral no futuro

16. Abaulamento tibial anteromedial/hemimelia fibular
    - Idade: congênito
    - Patologia: abaulamento anteromedial, ausência completa/parcial da fíbula, articulação do tornozelo em bola e soquete (secundário à coalizão subtalar), pé equinovalgo, ausência de raios laterais do pé, deficiência comum de ACL, associado a PFFD
    - Pode exigir amputação de Syme ou amputação abaixo do joelho (BKA)
        a. BKA exige boa função do quadríceps e ausência de contratura de flexão no joelho. Reconstrução *vs.* amputação depende da gravidade e da preferência do paciente

17. Abaulamento tibial anterolateral
    - **O abaulamento tibial anterolateral é observado em NF ou displasia fibrosa (FD) e o tratamento conservador para cicatrização de uma pseudoartrose é sempre tentado primeiro. As pseudoartroses não cicatrizarão espontaneamente; é necessário o tratamento operatório. O tratamento preventivo inclui órtese para prevenir a fratura**
    - Idade: congênita
    - Apresentação: varia de abaulamento até a pseudoartrose completa
    - Patologia: mais usualmente, pseudoartrose congênita no cenário de NF ou FD
    - Tratamento: imobilização total no início, desbridamento/fixação com enxerto ósseo *vs.* amputação se imobilização falhar

18. Pé torto
    - Idade: congênito
    - Apresentação: pé posicionado em cavo, adução, varo, equino
    - Patologia: colo do tálus deformado com orientação plantar e varo; encurtamento das estruturas de partes moles ao redor; retropé equinovaro, mediopé cavo e supinação do antepé e adução; provável contribuição genética
    - Investigação por imagens/classificação importantes: ângulo táluscalcâneo reduzido (menos de 35 graus na lateral, menos de 20 graus na AP) com tálus e calcâneo, tornando-se paralelos. A investigação por imagens é menos importante. O pé torto associado à espinha bífida, artrogripose etc. pode não responder ao método de Ponseti. Presença de prega medial/posterior, anormalidade muscular/neurológica são alerta de mau prognóstico no tratamento
    - Tratamento:
        a. **O pedido de tratamento pode ser lembrado com o mnemônico CAVE: corrigir mediopé Cavo, retropé Aducto, retropé Varo, retropé Equino**
        b. Tratamento inicial com gesso (gesso de Ponseti), com primeira manipulação de supinação para alinhar primeiro metatarso com os raios laterais; o gesso progride para corrigir na ordem CAVE; manipulação inicial em molde é supinação (elevação do primeiro raio) para reduzir cavo, pressão lateral sobre o colo do tálus; exige mudanças semanais do gesso e provável alongamento percutâneo do tendão do calcâneo (TAL) antes do último gesso
        c. O tratamento ineficaz com gesso pode exigir liberação posteromedial. Complicações: rigidez, recorrência, subluxação talonavicular
        d. Se o paciente se apresentar entre 3 e 10 anos de idade, tratar com osteotomia medial de abertura ou fechamento lateral
        e. Se o paciente se apresentar entre 8 e 10 anos de idade com sensibilidade no pé, tratar com artrodese tripla
    - Resultados
        a. Método de Ponseti: pode apresentar adução/supinação dinâmicas devido à torção anterior tibial na porção medial. Corrigir com transferência do tendão tibial anterior separado para cuneiforme lateral
            ○ A rigidez subtalar é contraindicação para a transferência
            ○ Resultado pior com a liberação extensiva. As complicações cirúrgicas incluem hálux valgo, osteonecrose do tálus, pé plano rígido, marcha *in-toeing*
            ○ A extremidade afetada geralmente é menor que a extremidade normal contralateral
            ○ A complicação operatória é o hálux valgo: flexores fortes dos dedos, fibular longo fraco e complexo gastrocnêmio/sóleo fraco com tibial anterior forte resultam em flexão na primeira articulação tarsometatársica
                ♦ Tratar com alongamento do flexor longo do hálux (FLH), capsulotomia dorsal e flexor curto do hálux (FCH) para transferência do aparelho extensor
19. Pé calcaneovalgo
    - Idade: congênito
    - Apresentação: pé preso em dorsiflexão exagerada; associado ao abaulamento posteromedial e discrepância no comprimento da perna
    - Tratamento: alongamento/observação. Exige acompanhamento quanto à discrepância no comprimento da perna
20. Metatarso aducto
    - **Associado à DDH**
    - Idade: congênito
    - Apresentação: marcha *in-toeing* aparente
    - Patologia: associado à DDH
    - Tratamento: depende da flexibilidade do pé
        a. Se corrigido para neutro com ativação fibular, geralmente responde ao alongamento

    b. Deformidade com correção passiva tratada com gesso/reforço
    c. Deformidade rígida pode exigir osteotomias (encurtamento lateral, alongamento medial) e está associado a uma prega medial de pele
21. *Skewfoot*
    - Idade: congênito
    - Apresentação: metatarso em adução, subluxação lateral do navicular no tálus, deformidade valga do retropé
    - Investigação por imagens/classificação importantes: radiografia AP do pé demonstrará a deformidade multidirecional
    - Tratamento: o tratamento conservador não é recomendado; cada aspecto da deformidade é corrigido com osteotomia no segmento afetado
22. Tálus vertical congênito
    - **Pé chato flexível é normal e pode ser observado por causa da frouxidão dos ligamentos; o pé chato rígido é patológico e deverá ser trabalhado**
    - Idade: congênito
    - Apresentação: pé chato rígido; associado a defeitos do tubo neural, artrogripose, deformidade de pé de cadeira de balanço; necessário descartar anormalidade espinal
    - Patologia: luxação dorsal da articulação talonavicular
    - Investigação por imagens/classificação importantes: tálus oblíquo se este se alinhar com metatarso e navicular na flexão plantar lateral; tálus vertical, se eixo anatômico do tálus permanece plantar ao navicular e metatarso na radiografia lateral com flexão plantar forçada
    - Tratamento: inicialmente, alongamento do tecido dorsolateral em preparação para cirurgia aos 6-12 meses de idade (sempre necessário na presença de tálus vertical)
23. Coalisão do tarso
    - Idade: lesão congênita, mas se torna sintomática à medida que a coalizão se ossifica
    - Apresentação: entorses recorrentes do tornozelo, dor/rigidez, pé chato rígido, movimento subtalar limitado
    - Patologia: conexão anormal entre os ossos (mais usualmente calcâneo-navicular, seguida de táluscalcânea)
    - Investigação por imagens/classificação importantes: projeção tarsal pode indicar a presença de coalizão, pode exigir C T ou MRI (mais sensível) para acessar definitivamente
    - Tratamento inicial com gesso para todas as coalizões
        a. Calcaneonavicular: excisão e interposição do extensor curto dos dedos (EDB) ou enxerto adiposo
        b. Subtalar (táluscalcâneo): ressecção se inferior a 50% da faceta medial, fusão se superior ou igual a 50% da faceta
24. Pé chato flexível
    - Geralmente bilateral, e na maioria das vezes não exige tratamento
    - A órtese do Laboratório de Biomecânica da Universidade da Califórnia (UCBL) é o tratamento de primeira linha para pé chato dolorido
    - O alongamento da coluna lateral e o estreitamento medial podem ser usados, se refrátario
25. Pé chato em crianças começando a andar (1-3 anos)
    - Variante normal: desde que não haja dor ou disfunção, observação
26. Navicular acessório
    - Idade: congênito
    - Apresentação: presente em cerca de 10% da população; se sintomático, dor no arco medial
    - Patologia: pode aparecer fundido ou separado no interior do tendão tibial posterior
    - Tratamento: inicialmente imobilização/gesso; casos recalcitrantes, excisão
    - Resultado: remoção de osso acessório reduz a dor, mas qualquer deformidade associada permanecerá (pé chato)

27. Cavo
    - Idade: variável
    - Apresentação: pé com "arco elevado" geralmente em progressão
    - Patologia: pode ser causado por uma doença neurológica (síndrome do cordão amarrado, doença CMT etc.)
    - **O pé cavo pode ser secundário a uma anormalidade neurológica: solicitar MRI da coluna vertebral**
    - Investigação por imagens/classificação importantes: teste de bloqueio de Coleman para avaliar rigidez da deformidade do retropé. Se retropé varo corrigir com o bloqueio do calcanhar e primeiro raio no chão, só o antepé precisará ser tratado
    - **O teste de bloqueio de Coleman avalia se a deformidade do retropé é orientada pelo antepé. Se retropé varo, corrigir (deformidade suave), então, só será preciso tratar o antepé (Fig. 10.46)**
    - Tratamento
        a. Retropé flexível: liberação plantar, transferência do tendão tibial posterior, osteotomia metatársica de dorsiflexão
        b. Retropé rígido: exige adição de osteotomia calcânea de lateralização
        c. Deformidade rígida severa: artrodese típica se todas as placas de crescimento estiverem fechadas
28. Joanete pediátrico (Capítulo 10)
    - Idade: geralmente presente em pré-adolescentes e na adolescência, comum bilateral
    - Apresentação: dificuldade de usar sapatos, dor
    - Patologia: associada à frouxidão ligamentosa, herança familiar; a maioria dos joanetes pediátricos também apresenta *metatarsus primus varus*
    - Tratamento: o uso confortável de sapatos é o principal; cirurgia para casos refratários
    - Consequências: a maior complicação é a recorrência
29. "Dedos em garra"
    - Pode exigir liberação dos flexores dos dedos se sintomática e falha do tratamento conservador
30. Polidactilia
    - Pós-axial: herança AD
    - Marcos motores normais, não associados a síndromes
31. Discrepância na extensão da extremidade
    - Crescimento normal esperado em mm/ano: fêmur proximal, 3; fêmur distal, 9; tíbia proximal, 6; tíbia distal, 3
    - Fechamento esperado da fise: meninas, cerca de 14 anos; meninos, cerca de 16 anos
    - Joelho varo normal até 2 anos: após essa idade, torna-se joelho valgo e é normal até os 4 anos
    - Investigação por imagens/classificação importantes: são necessárias radiografias da perna alongada com régua para determinar a origem/intensidade da deformidade. A varredura por CT pode ajudar se houver contraturas da articulação
    - Tratamento: diferença de 1 cm bem tolerada e considerada dentro dos limites normais
        a. Se > 2 cm e < 5 cm, planeja-se a epifisiodese contralateral, dependendo do que restar do crescimento
        b. Se > 5 cm, o alongamento será preferido. Se superior ou igual a 5 cm, o alongamento deverá ser realizado
    - Resultado
        a. Os procedimentos de alongamento implicam altos índices de complicações (infecção, lesão neural, pseudoartrodese). Com as técnicas intramedulares, as complicações menores são reduzidas, mas as complicações maiores (subluxação da articulação, lesão neural) persistem

Tabela 4.8 Maus Alinhamentos de Extremidade e Seu Tratamento

Grupo etário	In-Toeing	Tratamento	Out-Toeing	Tratamento
Lactentes	Metatarso aducto	Observação, molde, se refratário	Contratura do quadril (rotação externa)	Observação
Crianças começando a andar	Torção tibial interna	Observação a menos que intensa (osteotomia supramaleolar, idade 7-10)	Torção tibial externa	Observação a menos que intensa (osteotomia supramaleolar idade 7-10)
Crianças (menos de 10 anos)	Anteversão do fêmur (W-sitters)	Observação	Torção femoral externa	Observação

32. *In-toeing/out-toenig* (imagem no início do capítulo)
    - Avaliar origem com ângulo coxa-pé (15 graus), ângulo de progressão do pé, amplitude de movimento interno/externo (75/90 graus no recém-nascido, 55/45 graus em crianças de 4 anos de idade) no quadril **(Tabela 4.8)**

XIV. Artrite

1. Artrite reumatoide juvenil (JRA)
    - Idade: mais comum entre 7-12 anos, mas pode acontecer até os 16 anos
    - Apresentação
        a. Oligoarticular
            - Quatro articulações ou menos, geralmente as maiores
            - Pode haver envolvimento ocular
        b. Poliarticular
            - Cinco ou mais articulações; pode envolver a coluna cervical
            - Pode haver envolvimento ocular
        c. Sistêmica
            - Articulações grandes e pequenas
            - Envolvimento de órgãos
    - Patologia: processo autoimune de etiologia obscura
    - Investigação por imagens/classificação importantes: associada à iridociclite [principalmente se anticorpo antinuclear (ANA) for positivo], exige avaliação oftalmológica; avaliação sorológica não é indicada para diagnóstico clínico
    - Tratamento: NSAIDs uma vez descartada artrite séptica
    - **Crianças com JRA exigem cuidados oftalmológicos**
2. Sinovite transitória
    - Causa mais comum de dor no quadril na infância
    - Idade: durante toda a fase da infância
    - Apresentação: dor no quadril mediante movimento; geralmente ocorre após infecção viral
    - Patologia: etiologia desconhecida; a efusão causa dor
    - Investigações por imagens/classificação importantes: os critérios de Kocher são usados para diferenciar a artrite séptica da sinovite transitória: na presença de três dos seguintes critérios positivos, há especificidade de 90% para artrite séptica; se apenas um, então há probabilidade de sinovite transitória:
        a. Contagem de eritrócitos (WBC) superior a 12.000/mL
        b. Velocidade de hemossedimentação (ESR) superior a 40
        c. Incapaz de suportar carga
        d. Febre superior a 38,6°C
    - Tratamento: NSAIDs uma vez descartada a artrite séptica
    - Resultado: resolução espontânea

3. Doença de Lyme
   - Idade: qualquer idade
   - Apresentação: inicialmente pode apresentar "lesão em alvo", presente em 80% das vezes; poliartrites migratórias
   - Patologia: causada pela espiroqueta *Borrelia burgdorferi*
   - Tratamento: doxiciclina
   - Resultado: se identificada precocemente, pode ser eliminada; a doença de Lyme crônica progride, podendo envolver o sistema nervoso central
4. Artrite séptica
   - Idade: a maioria das infecções bacterianas prováveis varia com a idade (**Tabela 4.9**)
   - Apresentação: dor, pseudoparalisia, febre
   - Patologia:
     a. As enzimas bacterianas são tóxicas para os condrócitos, destruindo rapidamente a superfície articular
     b. Podem se disseminar e evoluir para um quadro de osteomielite metafisária no ombro, cotovelo, tornozelo, quadril (metáfise intra-articular)
   - Investigações por imagem/classificação importantes: se aspiração negativa com alta suspeita clínica de artrite séptica, considerar MRI para avaliar sinovite
   - Tratamento: indicados a irrigação e o desbridamento de emergência, seguidos por antibióticos
     a. Antibióticos empíricos deverão incluir cobertura de *Staphylococcus aureus* resistente à meticilina (MRSA) (vancomicina)
   - Resultado: os piores fatores prognósticos são o diagnóstico tardio, idade inferior a 6 meses, osteomielite associada e envolvimento da articulação do quadril
     a. Artrite séptica crônica resultando em destruição da articulação
5. Osteomielite
   - Idade: o agente etiológico varia com a idade (**Tabela 4.9**)
   - Apresentação: variável dependendo do organismo causador; o sintoma comum é a dor
     a. Pode ser iniciada por traumatismo local, resultando em sedimentação hematogênica
   - Patologia
     a. Invólucro: osso reativo
     b. Sequestro: osso necrótico
     c. A bactéria mais comum é *S. aureus*; considerar *Salmonella* se o paciente tiver anemia falciforme
   - Tratamento: antibióticos intravenosos (IV) somente se não houver abscesso ou osso necrótico (± biópsia percutânea)
     a. Associada à trombose venosa profunda (DVT) se MRSA, cirurgia, proteína C-reativa (CRP) acima de 6, idade superior a 8 anos
     b. Cirurgia indicada se não houver resposta aos antibióticos IV; acompanhar CRP para determinar evolução clínica

Tabela 4.9 Agentes Infecciosos Pediátricos mais Comuns

	Neonatal	Infantil	Criança (1 a 3 anos)	Criança	Adolescente
Adquiridos na comunidade	*Staphylococcus aureus*, *Streptococcus* do grupo B, *Escherichia coli*, *Klebsiella*	*S. aureus*, *Kingella*, *Streptococcus pneumoniae*, *Neisseria meningitidis*	*S. aureus*, *Kingella kingae*, *S. pneumoniae*, *N. meningitidis*, *Haemophilus influenza*	*S. aureus*, *streptococcus* do grupo A (GAS)	*S. aureus*, GAS, *Neisseria gonorrhoeae*
Nosocomiais	*S. aureus*, *Streptococcus*, *Enterobcter*, *Candida*				

XV. Traumatismo

1. Geral
   - Nos casos de politraumatismo, pacientes com fraturas da coluna vertebral apresentam índice mais alto de mortalidade
   - 75-80 mL de volume total médio de sangue por quilo de peso
   - Pacientes com lesões cranianas apresentam pior prognóstico a longo prazo
   - Queimadura por gesso: risco aumentado quanto maior a quantidade de camadas, temperatura elevada da água na preparação do molde, colocação do membro em um travesseiro durante a fixação do molde, risco maior como uso de excesso de camadas de fibra de vidro
   - Considerar acesso intraósseo se não for possível obter acesso IV periférico

2. Fraturas específicas em pediatria
   - Os ossos infantis são mais flexíveis que os adultos e possuem periósteo mais espesso, permitindo fraturas incompletas
   - Fraturas em galho verde
   - Fraturas da fise
     a. Classificação de Salter-Harris, tipos I-VI; risco de déficits de crescimento aumentam com a progressão do tipo
     b. Usar mnemônico SALTR para Salter-Harris tipos I-V
       - **S: tipo I, deslizada (*slipped*) (fratura pela fise)**
       - **A: tipo II, acima (*above*) (fratura na metáfise)**
       - **L: tipo III, inferior (*low*) (fratura na epífise)**
       - **T: tipo IV, através (*through*) (fratura da metáfise para a fise e, então, saindo para a epífise)**
       - **R: tipo V, fresada (*rammed*) (lesão por esmagamento da fise, diagnosticada retroativamente, em decorrência de transtorno de crescimento)**
       - **Tipo VI envolve lesão do anel pericondral; pode causar deformidade angular**
   - Tratamento
     a. MRI/CT podem definir a localização e extensão do envolvimento da fise
     b. Deformidades angulares tratadas por ressecção da barra fisária naqueles com crescimento remanescente > 2 cm e envolvimento da fise < 50%
     c. Melhores resultados em pacientes jovens com barras fisárias periféricas
     d. Parada de crescimento da fise > 50% tratada com parada ipsolateral do crescimento, assim como com epifisiodese contralateral/alongamento do membro

3. Abuso
   - Apresentação: mais usualmente arranhões/cortes, fraturas vêm em seguida
   - Fatores de risco
     a. Idade < 3 anos, várias lesões/hematomas em cicatrização, marcas na pele, queimaduras, história incoerente, negligência, demora em buscar ajuda
   - Fraturas preocupantes
     a. Fraturas em canto: fêmur em pacientes não ambulantes; costela posterior; fraturas em vários estágios de cicatrização
   - Locais mais comuns em ordem de frequência:
     a. Úmero, tíbia, fêmur, diáfise, metáfise; a diafisária é quatro vezes tão comum que a metafisária; o padrão mais comum é a fratura única transversa de um osso longo
   - Mais de um terço de chance de mais abuso se o abuso passou despercebido na apresentação inicial; 5-10% de chance de mortalidade

4. Extremidade superior
   - Lesões de nascimento
     a. Ocorrem na taxa de 2:1.000 de nascidos vivos

- b. Fatores de risco: bebês grandes, distocia de ombro, parto a fórceps, apresentação pélvica, trabalho de parto prolongado
- c. Categorias
  - Síndrome de Erb-Duchenne: C5-C6, deformidade chamada de "gorjeta do garçom" (melhor prognóstico)
  - Paralisia de Klumpke: C8-T1 (pior prognóstico)
  - Paralisia total do plexo: C5-T1, ambos sensorial e motor (pior prognóstico)
  - Tratamento
    - Manter ROM passivo enquanto retorno motor (pode levar até 18 meses)
    - Liberar subescapular aos 2 anos pode melhorar rotação externa
    - Outras opções:
      - Liberação de contratura
      - Transferir latíssimo/redondo maior para rotadores externos
      - Transferir tendão para ajudar flexão do cotovelo
      - Osteotomia rotacional do úmero
      - Enxertia microcirúrgica de nervo
  - Resultados
    - Falta de função do bíceps aos 6 meses e síndrome de Horner são indicadores prognósticos ruins
    - Acompanhar luxação fixa do ombro posterior avaliando desequilíbrio muscular

- Clavícula
  a. A fratura mais frequente em crianças, respondendo por 8-15% de todas as fraturas pediátricas; é a fratura obstétrica mais comum (respondendo por 90% das fraturas no parto)
  b. Mecanismo: direto, como um golpe na clavícula, ou indireto, como queda sobre a mão estendida; a direta é a mais comum e tem risco mais alto de lesões neurovasculares/pulmonares
  c. Classificação baseada na localização: terços médio/medial/lateral
    - 80% das fraturas ocorrem no terço médio
    - 15% ocorrem no terço lateral
    - 5% no terço medial
      - As fraturas mediais são normalmente de Salter-Harris tipos I ou II
      - As fraturas laterais são não deslocadas (tipo I) ou deslocadas (tipo II)
      - O tipo II é ainda subdividido em IIA, quando fraturada medial aos ligamentos coracoclaviculares (CC), e IIB quando os ligamentos CC são lacerados
  d. A maioria das fraturas da clavícula pode ser tratada de modo conservador
  e. Tratamento: com base na localização da fratura e na idade do paciente
    - São indicações absolutas para tratamento operatório: fraturas abertas, comprometimento neuromuscular e pele lesada sem melhora com redução fechada
    - Fraturas mediais podem ser tratadas com tipoia ortopédica
    - Fraturas da diáfise média normalmente tratadas com tipoia durante 4-6 semanas em pacientes de 2 anos ou mais; podem ser usadas em pacientes com menos de 2 anos
      - ORIF indicada se o ombro instável ou potencialmente instável em pacientes politraumatizados; evitar tratamento com pinos em razão do potencial de migração
    - Fraturas laterais mais usualmente tratadas com tipoia durante 4-6 semanas; raramente exigem ORIF, porque os ligamentos CC permanecem anexos à luva periosteal, de modo que muitos pacientes com fises abertas podem ser tratados somente com tipoia; tipo IIA pode exigir ORIF
    - Consequências: complicações raras em crianças
      - O periósteo protege as estruturas profundas

- ♦ Mau alinhamento raro devido ao alto potencial de remodelamento, possibilidade de deformidade cosmética por causa da proeminência óssea
- ♦ Pseudoartrodese em 1-3%; nunca ocorre em pacientes com menos de 12 anos
- Lesões da articulação acromioclavicular (AC)
  a. Mecanismo: mais usualmente por golpe direto no acrômio
  b. Classificação e tratamento são os mesmos que para os adultos; entretanto, diferentemente das lesões da AC dos adultos, os ligamentos CC permanecem intactos na população pediátrica, com ocorrência da lesão pela separação no periósteo, com o aspecto distal da clavícula se deslocando para cima
- Lesões da articulação esternoclavicular (SC)
  a. Mecanismo: geralmente trauma direto de alta energia na articulação SC
  b. Podem ser fraturas tipo I ou tipo II de Salter-Harris
  c. Classificação com base em deslocamento anterior ou posterior
  d. Tratamento: o mesmo dos adultos; alta probabilidade anterior para deslocamentos recorrentes, embora os pacientes sejam com frequência assintomáticos
  e. Posterior exige redução fechada na sala de operações com cirurgião torácico disponível, dado o risco de lesão das estruturas do mediastino
- Escápula
  a. Responde por 1-5% das fraturas nos adultos e mais raras ainda em crianças
  b. Mecanismo: em crianças, a maioria dessas fraturas resulta de avulsões das lesões das articulações glenoumerais e as restantes resultam de golpes diretos de alta energia. Fraturas isoladas da escápula são raras; suspeitar de abuso infantil
    ○ Risco alto de outras lesões incluindo o tronco, tórax, pulmão e coluna vertebral, assim como lesões neurovasculares e outras lesões de extremidades resultantes de traumatismos de alta energia
  c. Classificadas com base na localização:
    ○ Corpo/pescoço compõem > 50% das fraturas
    ○ Processo coracoide
    ○ Acrômio
    ○ Glenoide
  d. Tratamento: a maioria das fraturas da escápula pode ser tratada de modo conservador, com gesso ou tipoia
    ○ As indicações para intervenção cirúrgica variam por área
    ○ Fraturas corporais que falham na união podem exigir excisão parcial
    ○ Fraturas do colo da escápula associadas com fratura ou instabilidade da clavícula são indicação para ORIF da clavícula e da escápula por meio de incisão separada, se deslocadas
    ○ Fraturas coracoides que se deslocam estão associadas a lesão da articulação AC ou fratura da clavícula lateral e são indicação para ORIF
    ○ Fraturas do acrômio que causam colisão deverão ser tratadas com ORIF
    ○ Indicações para ORIF do glenoide incluem:
      ♦ > 25% da superfície do glenoide e resultando em instabilidade
      ♦ > 5 mm de queda brusca
      ♦ Subluxação da cabeça do úmero
    ○ Consequências: a maioria das sequelas a longo prazo das fraturas pediátricas da escápula se deve a lesões associadas
      ♦ Mau alinhamento pode ocorrer, mas geralmente é bem tolerada
      ♦ A pseudoartrodese é extremamente rara, mas pode exigir ORIF tardia com enxertia óssea
      ♦ Pode ocorrer redução do movimento como resultado de colizão subacromial
      ♦ A lesão do nervo supraescapular pode resultar de fraturas pela incisura supraescapular

- ♦ A osteoartrite pós-traumática é rara, mas pode resultar da falta de harmonia articular
- Úmero proximal
  a. A ossificação do úmero proximal ocorre em estágios: cabeça ossificada aos 6 meses de idade, tuberosidade maior entre 1 e 3 anos e tuberosidade menor entre 4 e 5 anos
  b. Mecanismo: direto, de um golpe no ombro, ou indireto, de queda sobre a mão estendida
  c. 90% do crescimento umeral ocorre pelo úmero proximal, tornando essas fraturas muito propensas ao tratamento não operatório
  d. O sistema de classificação de Neer-Horowitz ajuda a designar o tratamento:
     ◦ Tipo I: < 5 mm deslocamento
     ◦ Tipo II: < 1/3 de deslocamento do diâmetro umeral
     ◦ Tipo III: 1/3 – 2/3 de deslocamento do diâmetro
     ◦ Tipo IV: > 2/3 de deslocamento do diâmetro
     ◦ Tratamento: alinhamento aceitável dependente da idade
       ♦ Crianças mais novas (1-4 anos) podem aceitar angulação de até 70 graus e qualquer volume de deslocamento
       ♦ Crianças mais velhas (5-12 anos): 40 graus e 50% de contato cortical
       ♦ Adolescentes (12-maturidade): 20 graus e não menos de 70% de contato cortical
     ◦ O tratamento é obtido com mais frequência com redução fechada e tipoia ou imobilização de coaptação
       ♦ Indicações para tratamento aberto:
         ▪ Fratura aberta ou lesão neurovascular
         ▪ Fratura intra-articular deslocada
         ▪ Fraturas irredutíveis, usualmente de periósteo ou tendão do bíceps interpostos
     ◦ Consequências: Por causa do alto potencial de remodelação, a maioria dos pacientes se recupera muito bem. Complicações, como necrose avascular, perda de movimento e parada de crescimento, podem ocorrer, mas isso acontece mais usualmente naqueles casos tratados com cirurgia
- Luxações glenoumerais
  a. A grande maioria ocorre em pacientes com mais de 10 anos de idade; 90% são anteriores
  b. Mecanismo: trauma direto no ombro ou mais usualmente indireto com forças transmitidas pelo úmero
     ◦ Luxações anteriores ocorrem usualmente com o ombro abduzido, em rotação externa e estendido
     ◦ Luxações posteriores ocorrem com o ombro aduzido, em rotação interna e flexionado e resulta, usualmente, de convulsão ou choque
     ◦ **Luxações posteriores porque os rotadores internos são mais fortes que os externos durante a contração muscular conjunta**
     ◦ Tratamento: a maioria das luxações de ombro pode ser tratada com redução fechada e um curto período de imobilização com tipoia por 2-4 semanas
     ◦ A causa mais comum para intervenção cirúrgica é a instabilidade recorrente, a idade sendo o melhor fator prognóstico de luxação recorrente
       ♦ Mais de 60% de recorrência quando a primeira luxação ocorre antes dos 21 anos
       ♦ 100% de recorrência quando a luxação inicial ocorre antes dos 10 anos
- Úmero
  a. A causa da lesão varia com a idade desde a lesão no parto até o traumatismo direto e indireto em crianças mais velhas
  b. Mecanismo: de um golpe direto no úmero, mas também pode ocorrer de um traumatismo indireto via uma queda sobre a mão estendida

- c. Tratamento: muito similar àquele para a fratura da diáfise umeral do adulto; uma pequena porcentagem (cerca de 5%) pode levar à paralisia do nervo radial, que geralmente é transitória e causada por uma lesão de tração
- d. Fraturas com < 30 graus de angulação vara podem ser tratadas sem operação, ou em reforço de fratura ou com tipoia
  - Crianças com menos de 3 anos podem ser tratadas ou fixando-se a manga da blusa na parte da frente da roupa ou aplicando-se uma tipoia e faixa
  - Crianças com 3 anos ou mais podem ser tratadas com suporte de fratura
  - Os casos a seguir exigem intervenção com operação:
    - Fraturas abertas
    - Politraumatismo
    - Lesões ipsolaterais do antebraço e do ombro
- e. Consequências: como ocorre com a maioria das fraturas pediátricas, os resultados geralmente são satisfatórios, e o mau alinhamento é bem tolerado por causa do ROM extensiva do ombro. A discrepância no comprimento do membro pode ocorrer, mas em geral é assintomática
- **f. Usar o mnemônico "Captain Roy Makes Trouble On Leave (ou CRMTOL) para a ordem de ossificação do cotovelo: capítulo, cabeça radial, epicôndilo medial, tróclea, olécrano, epicôndilo lateral. Esses elementos ossificam em faixas diferentes, mas intervalos de 2 anos são provavelmente mais fáceis de memorizar**

- Cotovelo
  - a. Úmero supracondilar
    - Fratura pediátrica de cotovelo mais comum, corresponde de 1/2 a 3/4 de todas as fraturas de cotovelo em crianças
    - O pico ocorre no grupo de 4-8 anos, após o que as luxações são mais comuns
    - Mecanismo: mais usualmente indireto, resultando de queda sobre a mão estendida, mas, às vezes, por causa de queda direta sobre o cotovelo. Essas fraturas são classificadas nos tipos por flexão ou extensão
      - O tipo em extensão é o mais comum, respondendo por 98% das fraturas supracondilares

5. Sistema de classificação de Gartland:
   - Tipo I: não deslocada
   - Tipo II: angulada com dobra posterior/córtex intactos
   - Tipo III: completamente deslocada
   - Tratamento: o tratamento não operatório aceitável exige que a linha umeral anterior cruze o terço anterior do capítulo. Isso pode ser conseguido no tipo I e em alguns casos do tipo II. Todas as do tipo III são cirúrgicas
     - **a. A redução pode ser obtida primeiro no plano coronal e, então, no plano sagital. Isso é feito com extensão e tração, a seguir esforço varo/valgo para corrigir o plano coronal, seguido de força anterior direcionada para o olécrano enquanto flexionando o cotovelo. A redução deverá ser bem-sucedida**
   - Pode se apresentar com pulsos reduzidos/ausentes. Se os pulsos forem ausentes, aplica-se redução fechada imediata no Pronto Socorro (ER). Se após a redução fechada permanecer a ausência de pulso radial, então deve-se realizar redução/colocação de pinos. Se a mão permanecer com perfusão (sem pulsos), então a cirurgia poderá ser atrasada
   - Pinos cruzados apresentam estabilidade biomecânica mais alta que só o uso de pinos laterais, mas implicam no risco de lesão iatrogênica ao nervo ulnar (pino medial). Os pinos são removidos em 3-4 semanas
   - A complicação mais devastadora das fraturas supracondilares seria a síndrome de compartimental com contratura isquêmica de Volkmann ou lesão vascular; ocorre em menos de 1% das fraturas

- Mais comum é a lesão neurológica que ocorre em cerca de 10% das fraturas tipo III; trata-se, usualmente, de lesões de tração, que podem ser acompanhadas
- O tipo de extensão se apresenta com paralisia do nervo interósseo anterior (AIN) (mais comum), e o tipo de flexão com paralisia ulnar
- Consequências: pode resultar em cúbito varo, que é primariamente uma deformidade estética que pode ser corrigida mais tardiamente com osteotomia
- Côndilo lateral
  a. Pico aos 6 anos de idade; as fraturas respondem por 15-20% das fraturas pediátricas de cotovelo
  b. Consequências piores que aquelas das fraturas supracondilares
     - Perda de movimento
     - Diagnóstico perdido/tardio
     - Transtorno de crescimento
     - Necrose avascular
  c. Dois sistemas de classificação: Milch e Jakob
     - Milch I: Salter-Harris tipo IV
     - Milch II: Salter-Harry tipo II
  d. Sistema de Jakob melhor no tratamento da orientação:
     - Jakob I: < 2 mm de deslocamento, geralmente com superfície articular intacta (responde por 40% das fraturas)
     - Jakob II: deslocamento de 2-4 mm
     - Jakob III: deslocamento > 4 mm
  e. Tratamento: Jakob II e III são fraturas cirúrgicas. Jakob I é tratada de modo conservador
  f. Deslocamento/alinhamento mais bem observado em visualizações oblíquas internas
  g. Todo cuidado deve ser tomado para preservar o suprimento sanguíneo posterior durante ORIF
  h. Consequências: pode resultar em pseudoartrodese ou cúbito valgo tardio, o que pode levar à paralisia do nervo ulnar
- Côndilo medial
  a. Fraturas raras, menos de 1% de todas as fraturas do úmero distal
  b. Ocorrem na faixa entre 8-14 anos
  c. As classificações e o tratamento são os mesmos que aqueles para fraturas do côndilo lateral
  d. Tratamento: fraturas deslocadas exigem ORIF
  e. Consequências: as complicações podem incluir pseudoartrodese, cúbito varo, osteonecrose ou neuropatia ulnar
- Epicôndilo medial
  a. Fratura relativamente comum; ocorre na faixa de 10-12 anos
  b. A ocorrência também pode ser crônica, conhecida como cotovelo de Little League, resultante da tração de massa do flexor/pronador
  c. Tratamento: deslocamento de até 5-10 mm pode ser tratado com imobilização
     - União fibrosa é comum (até 60%); entretanto, mais de 90% apresentam função boa/excelente
  d. Raras indicações para tratamento operatório
     - Fragmento encarcerado na articulação associado à luxação
     - Deslocamento superior a 1 cm
     - Associado à disfunção do nervo ulnar
- Colo radial
  a. Incidência de pico entre 9 e 10 anos de idade
  b. Mecanismo: geralmente causado por queda sobre a mão estendida, raramente por causa de traumatismo direto por causa do coxim muscular de cobertura

- c. Associado a fraturas do olécrano, epicôndilo medial e coronoide
- d. Geralmente uma fratura tipo I ou II de Salter-Harris por causa da capa espessa de cartilagem na cabeça radial
- e. Classificação de O'Brien baseada na extensão da angulação:
  - Tipo I: < 30 graus
  - Tipo II: 30-60 graus
  - Tipo III: > 60 graus
- f. Tratamento
  - Se angulação < 30 graus, tratar com imobilização por 7-10 dias e então com exercícios de ROM
  - Exige redução se angulação > 30 graus
    - Mais bem-sucedida com tração e esforço varo com cotovelo em supinação e estendido
  - Exige redução aberta em fixação se:
    - pós-redução instável
    - angulação > 60 graus
    - deslocamento > 4 mm
  - Após fixação, o braço deverá ser imobilizado com gesso em pronação e flexão
- g. Consequências: 15-25% dessas fraturas têm resultados ruins, mais usualmente perda de ROM
  - Idade < 10 anos, angulação < 30 graus: o tratamento precoce e fechado tem melhores prognósticos
  - Complicações tardias incluem: crescimento exagerado da cabeça radial em 20-40%, fechamento prematuro da fise, lesão do nervo interósseo posterior (PIN), sinostose e osteonecrose da cabeça radial
- h. Luxação do tornozelo
  - Incidência de pico entre 13-14 anos; ocorre mais frequentemente após fechamento das fises
  - Mecanismo: queda sobre braço em extensão exagerada com esforço valgo; pode ocorrer também quando uma força posterior atinge o cotovelo flexionado
  - Associada a fraturas múltiplas, incluindo epicôndilo medial, cabeça/colo radiais, coronoide
  - Classificação baseada na direção do deslocamento
    - Posterolateral responde por > 90%
    - Anterior e divergente são raras
  - Tratamento: redução fechada é o tratamento preferido, seguido de imobilização e a seguir ROM ativo prematuro começando uma semana após a lesão
  - Intervenção operatória pode ser necessária nos seguintes casos:
    - Incongruência pós-redução que pode ser causada pelo epicôndilo medial interposto
    - Associação de fraturas coronoides grandes; podem exigir ORIF
  - Consequências: recuperação total do movimento e da força podem levar até 6 meses
  - A complicação mais comum é a perda da extensão terminal
    - A lesão neurológica ocorre em até 10%: se não houver melhora após 3 meses, justificam-se EMG e a exploração
    - Instabilidade recorrente em < 1%
    - Ossificação heterotópica ocorre em 3-20%; risco maior com fraturas associadas
    - Lesão vascular e síndrome do compartimento são raras, mas já foram informadas
  - Separação fisária do úmero distal

- Mais comum em lactentes
- Mecanismo: causada por lesão de nascimento, abuso infantil ou queda com extensão exagerada do cotovelo
- Em crianças com menos de 3 anos, trata-se de uma fratura tipo I de Salter-Harris; em crianças mais velhas é uma fratura tipo II de Salter-Harris
- O deslocamento é mais comum em sentido posteromedial
- Tratamento: redução fechada e fixação percutânea com pinos
- Consequências: as complicações tardias incluem necrose avascular do côndilo medial e cúbito varo
  - Cotovelo de babá
    - Mecanismo: puxão no braço estendido
      - Proporção homem-mulher = 1:2
      - Mais comum no cotovelo esquerdo
      - Pico ocorre aos 2-3 anos
    - O paciente se recusa a supinar/pronar e flexionar/estender o cotovelo
    - Tratamento: reduzir por flexão e supinação
    - Consequências: recorrência em 5-30% dos pacientes
  - Olécrano
    - Pico ocorre entre 5-10 anos
    - Um caso em cada cinco é associado a outras fraturas, geralmente cabeça/colo radiais
    - **Observado com frequência em OI**
    - Classificado com base no mecanismo/padrão da lesão
      - Flexão
      - Extensão
        - Varo
        - Valgo
      - Cisalhamento
    - Tratamento: com base no padrão
      - Flexão: imobilizado em 5-10 graus de flexão
      - Extensão: correção de varo/valgo, imobilização/gesso
      - Imobilização/gesso em posição superflexionada, periósteo posterior intacto e funções, essencialmente, como faixa de tensão
    - Intervenção operatória exigida se houver deslocamento superior a 3 mm ou cominuição
- Antebraço
  a. Maioria ocorre em crianças com mais de 5 anos; mais comum durante pico de crescimento
  b. Mecanismo: indireto em razão da queda sobre a mão estendida
     - Mão pronada = angulação dorsal
     - Mão em supino = angulação volar
  c. Tratamento: a maioria é tratada com redução fechada e gesso
     - Angulação se corrige a aproximadamente 1 grau/mês ou 10 graus/ano
     - Cavalgamento de até 1 cm é aceita antes dos 10 anos de idade
     - A rotação não se corrige com o crescimento
  d. O alinhamento não operatório aceitável varia por idade/sexo/localização da fratura
     - Meninas < 8 anos e meninos < 10 anos podem aceitar 20 graus no terço distal, 15 graus no terço médio e 10 graus no terço proximal
     - Fraturas proximais deverão ser engessadas em supinação, distais em pronação e médias em rotação neutra. Isso é especialmente importante em lesões em galho verde

- Na AP a proporção entre profundidade e largura do molde (radioulnar) superior a 0,85 está associada a deslocamento da fratura no gesso
- O estilorradial e a tuberosidade do bíceps deverão estar separados em 180 graus
- No tratamento operatório, construtos intramedulares e placas estão associados à correção semelhante do arco radial

- Nas crianças, as fraturas de Monteggia respondem por menos de 1% das fraturas de antebraço
  a. Mais comum entre 4-9 anos
  b. Classificação pelo sistema de Bado, com base na direção da luxação da cabeça radial
     - Tipo I: luxação anterior (mais comum em crianças)
     - Tipo II: luxação posterior (mais comum em adultos)
     - Tipo III: luxação lateral
     - Tipo IV: luxação da cabeça radial com fratura da diáfise do rádio
  c. Luxações da cabeça radial são uma variante das lesões de Monteggia que ocorrem com uma deformidade plástica ulnar
  d. Tratamento: o tratamento conservador pode ser feito em crianças menores de 10 anos, com angulação inferior a 10 graus e pós-redução localizada da cabeça do rádio
     - Gesso em flexão de até 110 graus com supinação total; isso relaxa o bíceps e aperta a membrana interóssea
  e. A intervenção operatória é exigida nos seguintes casos:
     - Cominuição ulnar
     - Lesões tipo IV de Bado
     - Perda de redução ou redução inaceitável
  f. Consequências: as complicações mais comuns são: lesão neural, geralmente PIN (15-20% de incidência) e ossificação heterotópica (incidência inferior a 10%)

- Rádio distal
  a. Fratura fisária muito comum em crianças
  b. Tratamento: tipos I e II de Salter-Harris podem ser tratadas com redução fechada e gesso
     - O alinhamento aceitável exige aposição superior a 50% e nenhuma deformidade angular/rotacional poderá ser aceita
  c. Tipos III, IV e V de Salter-Harris exigem ORIF; o número crescente do tipo se relaciona com a probabilidade crescente de transtorno de crescimento
  d. Pode levar à parada de crescimento radial, que está associada a:
     - Redução feita após 7 dias da lesão
     - Várias tentativas de redução

- Galeazzi: fratura da diáfise radial com luxação da articulação radioulnar distal (DRUJ)
  a. Incidência de pico entre 9-12 anos; lesão rara ocorrendo em apenas 3% das crianças
  b. Classificação com base na posição do rádio na luxação de DRUJ
     - Deslocamento dorsal associado à força de supinação
     - Deslocamento palmar causado por força de pronação
     - Tratamento: redução obtida, usando-se força em direção oposta:
       ♦ Pronação para lesões dorsais, supinação para lesões palmares
       ♦ Alinhamento aceitável baseado em idade/angulação/deslocamento de fratura de rádio
       ♦ Tratada mais usualmente com redução fechada e gesso
       ♦ Consequências: subluxação ulnar persistente é a causa mais comum de mau alinhamento nessas lesões

6. Extremidade inferior
   - Pelve

a. Mecanismo: ocorre ou por mecanismo de alta energia, causando ruptura do anel ou por avulsões
   - Tendões/adutores se separam bruscamente do ísquio
   - O sartório se separa da espinha ilíaca superior anterior (ASIS)
   - O reto femoral se separa da espinha ilíaca inferior anterior (AIIS)
   - Os músculos abdominais se separam da crista ilíaca
   - O iliopsoas se separa do trocânter menor
b. Classificada por Torode e Zieg e por Tile
   - Torode e Zieg:
     - Tipo I: avulsões
     - Tipo II: asa ilíaca
     - Tipo III: anel simples sem instabilidade
     - Tipo IV: anel com instabilidade
   - Tile:
     - Tipo A: estável
     - Tipo B: instável na rotação
     - Tipo C: instável na rotação e na vertical
c. Tratamento: a maioria pode ser tratada sem cirurgia com repouso no leito durante 2-6 semanas, seguidas de aumento de carga progressivo
   - Intervenção operatória para padrões instáveis com lesões em livro aberto
   - Tração esquelética pode ser necessária para luxação instável de fratura do quadril
   - Consequências: mau alinhamento/pseudoartrodese raras, embora a discrepância na extensão da perna possa ocorrer com fraturas verticalmente instáveis

- Quadril
  a. Mecanismo: trauma direto de alta energia responsável pela maioria dos casos
  b. Preocupação principal: rompimento do suprimento sanguíneo para a cabeça do fêmur
  c. Sistema de Classificação de Delbet:
     - Tipo IA: transepifisária não deslocada
     - Tipo IB: transepifisária deslocada
     - Tipo II: transcervical
     - Tipo III: cervicotrocantérica
     - Tipo IV: intertrocantérica
  d. O risco de necrose avascular diminui com a progressão do tipo: quase 100% no tipo IB, 50% no tipo II, 20-30% no tipo III e menos comum no tipo IV
  e. Tratamento: a maioria das fraturas pediátricas de quadril é cirúrgica e o tratamento se baseia no tipo da fratura:
     - Tipo I: redução fechada/aberta e pinos lisos/roscados com base na idade do paciente (pinos lisos para crianças mais novas)
     - Tipo II: imobilização em espica para não deslocada *versus* redução fechada e fixação com pinos para fraturas deslocadas, evitando pinos transfisários
     - Tipo III: não deslocada tratada inicialmente com tração, depois imobilização em espica em abdução; redução aberto-fechada com fixação se deslocada, evitando pinos transfisários
     - Tipo IV: não deslocadas tratadas com imobilização em espica; deslocadas ou sem condições de sustentar redução com imobilização em espica exigem ORIF
  f. Consequências: cerca de 40% das fraturas pediátricas de quadril levam à necrose avascular; a parada de crescimento pode ocorrer em mais da metade, especialmente se os pinos cruzarem a fise; a deformidade varo ou a pseudoartrodese ocorrem em 10-20% em razão da redução ou fixação inadequadas; pode ser necessária a osteotomia do valgo mais tarde com enxertia óssea. Escolher uma boa fixação sobre a preservação da fise

- Luxações do quadril
  a. Mecanismo: ocorre entre 2 e 5 anos de idade por causa da frouxidão ligamentosa e da cartilagem mais mole, com outro pico entre 11 e 15 anos por causa de esportes e traumatismo de alta energia
  b. Classificação com base na luxação anterior/posterior: a posterior é mais comum
  c. Tratamento: redução fechada, aberta se incapaz de atingir redução congruente
  d. Consequências: as complicações incluem necrose avascular (10%), fraturas no momento da lesão ou da redução, lesão neural em 2-10%, dano à cartilagem em 5-10%
- Fêmur
  a. Mais comum entre 2-4 anos e em adolescentes
  b. Mecanismo: em crianças mais novas que geralmente não andam, a maioria das lesões é causada por abuso; os pacientes de ambulatórios têm menos probabilidade de sofrer abuso. A maioria das fraturas de fêmur em adolescentes se deve a traumatismo de alta energia
  c. O alinhamento aceitável se baseia na idade:
     - Idade < 2: varo/valgo em 30 graus, anterior/posterior 30 graus, encurtamento de até 1,5 cm
     - Idade 2-5: varo/valgo em 15 graus, anterior/posterior 20 graus e encurtamento de 2 cm
     - Idade 6-10: varo/valgo em 10 graus, anterior/posterior 15 graus, encurtamento de 1,5 cm
     - Idade 11 até vida adulta: varo/valgo em 5 graus, anterior/posterior 10 graus, encurtamento 1 cm
  d. Tratamento se baseia na idade:
     - Até 6 meses: suspensório de Pavlik. Contraindicação relativa a parafusos flexíveis se peso superior a 5 kg ou cominuição
     - Seis meses a 5-6 anos: imobilização em espica, pode exigir tração se encurtamento superior a 2,3 cm; pode-se, também, considerar parafusos flexíveis/fixador externo se encurtado
     - 6-11 anos: parafusos flexíveis se estável, ORIF/fixação externa, se instável, ou fratura proximal/distal
     - Mais de 11 anos: possivelmente parafusos flexíveis, porém, mais frequentemente parafuso anterógrado/parafuso de entrada trocantérica lateral, se instável
  e. Consequências: mau alinhamento/pseudoartrodese em crianças é raro; parafuso de piriforme associado à osteonecrose da cabeça do fêmur; até 2 cm de crescimento exagerado podem ocorrer com imobilização em espica, e a maioria dos crescimentos exagerados ocorre nos dois primeiros anos após a fratura; a tração por espica aumenta o risco de síndrome do compartimental
- Fise femoral distal
  a. A maioria é de fraturas tipo II de Salter-Harris e ocorre em adolescentes
  b. Mecanismo: causada por lesão ou por traumatismo de alta energia ou varo/valgo ou de flexão/extensão
  c. Tratamento: tratamento conservador pode ser realizado para fraturas não deslocadas; consiste em molde de perna inteira durante 4-8 semanas
  d. Fraturas deslocadas ou intra-articulares exigem redução aberta e fixação, na maioria das vezes com parafusos canulados e parcialmente rosqueados. As fraturas tipo II de Salter-Harris podem ser tratadas com fixação percutânea após redução fechada adequada
  e. Consequências: as complicações incluem lesão vascular, lesão fibular, instabilidade, deformidade tardia, rigidez e fechamento fisário prematuro
  f. Fatores de risco:
     - Fratura deslocada (50-60% de parada do crescimento)
     - Fixação pela fise
     - Tratamento cirúrgico
     - Redução inadequada

- Patela
  a. Fratura muito rara, menos de 1% das fraturas em crianças com menos de 16 anos
  b. Mecanismo: ou por traumatismo direto à patela (mais usual) ou por aceleração súbita para o quadríceps
     ○ A fratura em luva da patela é uma avulsão de cartilagem por tendão patelar resultando em patela alta; exige reparo cirúrgico
  c. Tratamento: fraturas com menos de 3 mm de deslocamento intra-articular ou 3 mm de diástase podem ser tratadas em molde longo de gesso de perna em extensão se o mecanismo extensor estiver intacto
  d. Fraturas deslocadas exigem ORIF com suturas, parafusos ou faixa de tensão
  e. Consequências: podem levar à artrite pós-traumática por causa do dano à cartilagem no momento da fratura ou queda brusca articular persistente. As complicações tardias incluem patela alta e fraqueza do quadríceps
- Luxação de joelho
  a. Mecanismo: lesão de alta energia
  b. Alto risco de lesão vascular; verificar índice tornozelo-braquial (ABI); risco de lesão vascular baixo de ABI superior a 0,9
  c. Deve ser tratada com redução fechada de emergência, seguida de monitoramento quanto ao comprometimento neurovascular e síndrome do compartimental
- Tíbia proximal
  a. Idade média de ocorrência: 14 anos
  b. Mecanismo: pode ocorrer devido a traumatismo direto de alta energia ou de mecanismos de instalação e torção de baixa energia
     ○ Equivalente à luxação de joelho (verificar ABI)
  c. Tratamento: fraturas não deslocadas podem ser tratadas em molde de gesso de perna inteira
  d. Fraturas deslocadas ou aquelas com extensão intra-articular exigem ORIF com pinos ou parafusos seguido de gesso
  e. As complicações tardias incluem deformidade angular ou transtorno de crescimento por causa do fechamento prematuro da fise
     ○ Em crianças começando a andar, as fraturas da tíbia proximal (fraturas de Cozen) são propensas ao crescimento medial exagerado. Isso se corrige geralmente com o crescimento e não exige intervenção
- Coluna tibial
  a. Equivalente à laceração de ACL
  b. Mecanismo: comum após quedas, mecanismos indiretos de instalação/torção
  c. Classificação de Meyers e McKeever:
     ○ Tipo I: deslocamento mínimo/ausente
     ○ Tipo II: coluna anterior elevada, posterior sem fratura
     ○ Tipo III: coluna completamente deslocada
     ○ Tipo IV: cominutiva
     ○ 80% são dos tipos I e II
  d. Essencial testar ligamento colateral medial (MCL)/ligamento colateral lateral (LCL) para lesão associada
  e. Tratamento: tipos I e II podem ser engessados em extensão por 4-6 semanas; hemartrose pode ser aspirada em condições de esterilização para ajudar na redução de fraturas tipo II
     ○ Tipos III e IV exigem fixação cirúrgica com artroscopia e orientação de ACL com o uso de suturas/pinos/parafusos
  f. Consequências: mais da metade apresenta algum grau de perda de extensão, ou por causa da rigidez ou por mau alinhamento de fraturas do tipo III. A instabilidade pode ocorrer se a lesão do ligamento colateral passar despercebida
- Tubérculo tibial

a. Mais comum em meninos entre 14-16 anos
   b. Mecanismo: resultado da aceleração súbita do tendão do quadríceps. Fatores de risco: tendões justos, patela baixa, doença de Osgood-Schlatter e anomalia fisária
   c. Classificação de Watson-Jones:
      - Tipo I: fragmento pequeno pelo centro de ossificação secundária
      - Tipo II: centro de ossificação secundária fundido com epífise proximal; fratura ao nível da fise proximal
      - Tipo III: fratura através da epífise tibial
      - Tratamento: a maioria dessas fraturas é cirúrgica. As fraturas não deslocadas do tipo I podem ser tratadas com gesso de perna inteira em extensão por 4-6 semanas
         ♦ O restante das fraturas exige ORIF com construto de pinos/parafusos/faixa de tensão; molde de gesso de perna inteira em extensão durante 4-6 semanas
      - **Consequências: risco de síndrome compartimental causada por laceração da artéria tibial anterior recorrente**
   d. Complicações tardias: joelho *recurvatum* do fechamento fisário anterior, patela alta da perda de redução, rigidez do joelho e osteonecrose do fragmento da fratura

- Tíbia
   a. Idade média de ocorrência: 8 anos; é a segunda fratura mais comum em casos de abuso infantil
   b. Mecanismo: fraturas espirais da tíbia com fíbula intacta se devem, geralmente, ao mecanismo de torção de baixa energia, enquanto as lesões com fraturas da tíbia e fíbula ipsolaterais se devem, mais usualmente, a mecanismos de alta energia
   c. Fraturas em crianças começando a andar ocorrem em crianças novas e deverão ser suspeitas em uma criança com radiografias normais que se recusa a suportar carga e tem sensibilidade na tíbia
   d. Tratamento: 95% podem ser tratadas com redução fechada e gesso, dado o periósteo apertado, assim como os mecanismos mais comuns de baixa energia
      - Até os 12 anos, pode-se corrigir 50% da deformidade angular; com mais de 13 anos, pode-se corrigir menos de 25% dessa deformidade
   e. Indicações cirúrgicas:
      - Fratura de fêmur ipsolateral
      - Lesão aberta
      - Síndrome compartimental
      - Lesão vascular
      - Impossibilidade de manter redução em molde de gesso
   f. Consequências:
      - O tempo para a união pode ser de até 12 semanas em adolescentes, mas o mau alinhamento e a pseudoartrodese são raras em crianças

- Tornozelo
   a. Mais comum entre 8 e 15 anos
   b. Mecanismo: torção ou, menos usual, de carga axial
   c. Classificação de Lauge-Hansen semelhante àquela de adultos, mas estas são fraturas fisárias:
      - Supinação-rotação externa
      - Supinação-flexão plantar
      - Supinação-inversão (mais comum)
      - Pronação-eversão-rotação externa
   d. Fraturas de tornozelo específicas de crianças são: de Tillaux e triplanar
      - A fratura triplanar ocorre entre 12-14 anos nas meninas e 13-15 anos nos meninos
         ♦ Triplanar por causa da rotação externa do tornozelo pela fise em todos os três planos (axial/sagital/coronal) (Salter-Harris IV)

- Fratura de Tillaux ocorre entre 13-16 anos (geralmente em crianças mais velhas que as triplanares)
  - Fraturas de Tillaux se devem à avulsão do ligamento tibiofibular anteroinferior da tíbia anterolateral (Salter-Harris III)
- Tratamento:
  - Fraturas não deslocadas podem ser tratadas em molde de gesso
  - Indicações cirúrgicas:
    - Tillaux: > 2 mm de deslocamento vertical ou 3 mm deslocamento horizontal
    - Triplanar: > 2 mm queda brusca articular
    - Outras fraturas com queda brusca intra-articular > 2 mm: tratamento com redução aberta ou fechada e fixação seguida de gesso
- Consequências: as complicações incluem deformidade angular da placa fisária, discrepância no comprimento da perna e artrite pós-traumática por causa da queda brusca articular. Deformidade angular/parada fisária podem, às vezes, ser tratadas com epifisiodese, mas em pacientes mais maduros pode exigir osteotomia

- Pé
  a. Fraturas do tarso são raras em crianças
  b. Fraturas do tálus geralmente ocorrem através do colo talar
     - Indicações operatórias incluem angulação superior a 5 graus ou deslocamento de 5 mm; a complicação mais comum é a necrose avascular
  c. Fraturas do calcâneo são, na maioria extra-articulares e envolvem a apófise; associadas a lesões da coluna lombar e perna ipsolateral
     - Indicações cirúrgicas incluem fraturas intra-articulares deslocadas, assim como fraturas deslocadas do processo anterior (alto risco de pseudoartrodese)
  d. Lesão de Lisfranc é extremamente rara em crianças
     - Indicações cirúrgicas incluem deslocamento superior a 2 mm, deformidade angular, deslocamento que não pode ser mantido em molde de gesso
  e. A base das fraturas dos cinco metatarsos é diferente nas crianças por causa da apófise; presente, inicialmente, aos 8 anos e se funde aos 12 nas meninas e aos 15 nos meninos
     - Tratamento é o mesmo dos adultos
  f. Fraturas das falanges são tão comuns nas crianças quanto nos adultos; a fratura mais comum é a do primeiro metatarso proximal do pé ocorre antes dos 5 anos
     - A maioria é tratada com redução fechada e imobilização com fita adesiva ao dedo adjacente (*buddy taping*)
  g. Fraturas de Seymour são fraturas de Salter-Harris da falange distal que envolvem o leito da unha. Exigem irrigação e desbridamento junto com fixação por pinos
     - **Essas são fraturas frequentemente ignoradas e que se apresentam mais tardiamente**

7. Coluna Vertebral (Capítulo 5)
   - A maioria das fraturas da medula espinal ocorre antes dos 8 anos
   - São causadas em razão da elasticidade da coluna pediátrica
   - As causas são múltiplas:
     a. Lesão transversa do ligamento atlantal
     b. Lesão do ligamento interespinal
     c. Fratura nas placas terminais vertebrais
   - A MRI pode ajudar no diagnóstico
     a. Lesão da medula espinal sem anormalidade radiográfica (SCIWORA) (definida antes do advento da MRI)
   - Tratamento: baseado na localização e intensidade da lesão, geralmente imobilização externa por até 12 semanas

5

Coluna Vertebral

Matthew McDonnell ▪ Alan H. Daniels ▪ Mark A. Palumbo

I. Anatomia da Coluna Vertebral

1. Anatomia óssea
   - **Existem sete vértebras cervicais e oito raízes nervosas cervicais, as raízes saem acima de suas respectivas vértebras até C8, e esta sai abaixo da vértebra C7. Depois desse ponto, as raízes nervosas torácicas e lombares saem abaixo de suas respectivas vértebras. Essa compreensão é importante durante a avaliação de uma potencial compressão de raiz nervosa**
   - Trinta e três vértebras (7 cervicais, 12 torácicas, 5 lombares, 5 sacrais, 4 coccígeas fusionadas) constituem os componentes ósseos da coluna vertebral (**Fig. 5.1**)
2. Alinhamento
   - Lordose cervical
   - Cifose torácica (normal: 20-40 graus; média: 35 graus)
   - Lordose lombar (normal: 40-70 graus; média: 55-60 graus)
   - Cifose sacral
3. Anatomia topográfica (**Tabela. 5.1**)
   - **A anatomia topográfica é importante para o planejamento das incisões nas abordagens cirúrgicas**
4. Coluna cervical (**Fig. 5.2**)
   - C1 (atlas) consiste do arco anterior, arco posterior, duas massas laterais; não possui corpo vertebral ou processo espinhoso
     a. C1 articula-se com os côndilos occipitais do crânio por mieo de duas facetas orientadas superiormente
     b. Articulação occipital-C1 (atlantoccipital) é responsável por cerca de 50% do movimento de flexão/extensão cervical
     c. Estruturas em risco durante a cirurgia: artéria carótida interna com a penetração do córtex anterior da massa lateral de C1; artéria vertebral com a dissecção lateral no arco posterior
   - C2 (áxis) consiste em um corpo vertebral e no processo odontoide, que se articula com o arco anterior de C1 por meio de uma articulação diartrodial
     a. Sincondrose entre o processo odontoide e o corpo se une em torno dos 7 anos de idade
     b. Articulação C1-C2 atlantoaxial fornece cerca de 50% da rotação axial do pescoço

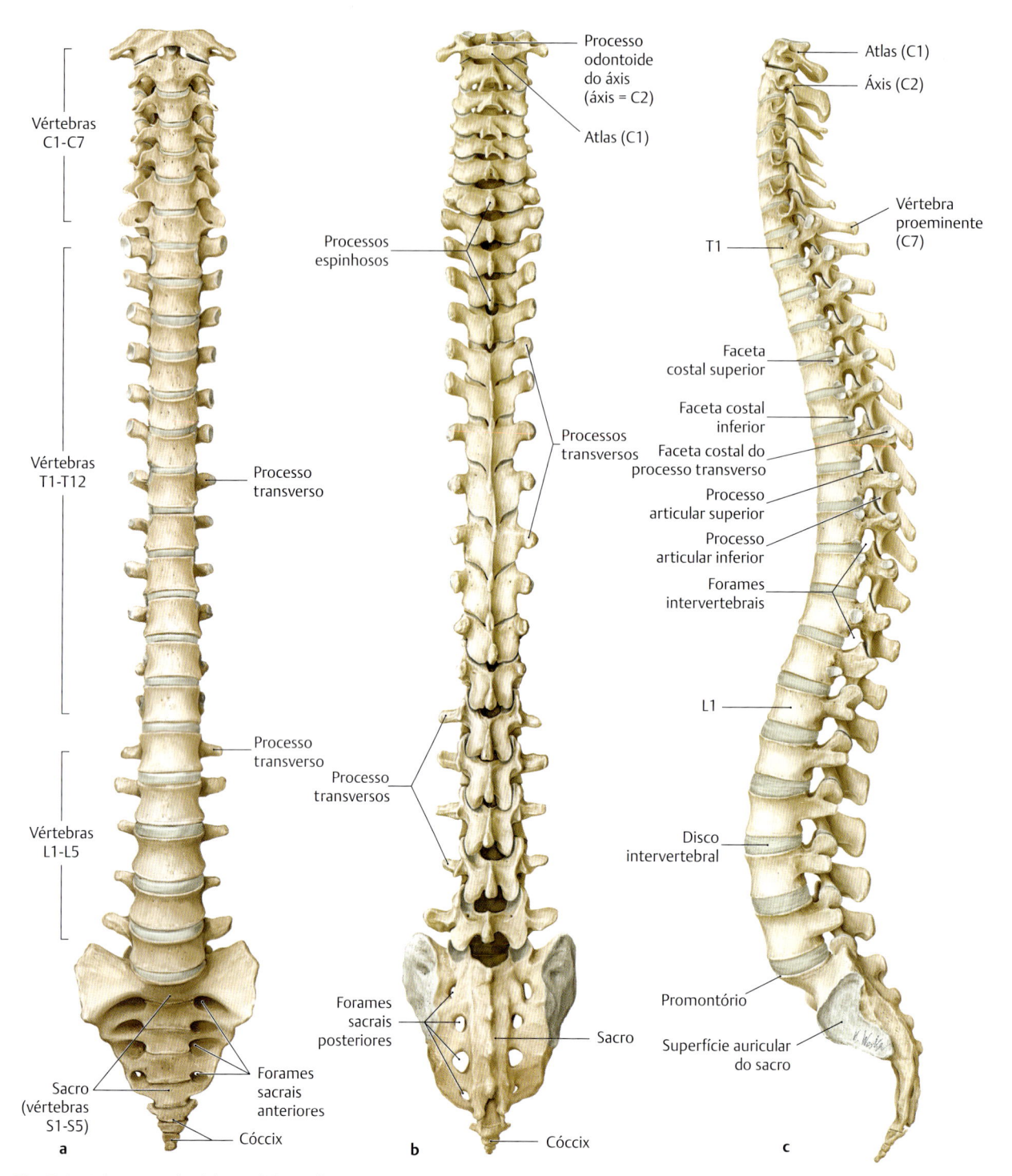

Fig. 5.1 Coluna vertebral óssea. **(a)** Incidência anterior, **(b)** incidência posterior, **(c)** incidência lateral esquerda. Note que, filogeneticamente, os processos transversos das vértebras lombares são costelas rudimentares. São, geralmente, conhecidas, portanto, como processos costais. (Fonte: Schuenke M, Schulte E. General Anatomy and the Musculoskeletal System: Thieme Atlas of Anatomy. New York: Thieme; 2005. Ilustração por Karl Wesker.)

- Complexo articular atlantoaxial
  a. Ligamentos alares e transversos asseguram a estabilidade (**Fig. 5.3**)
- **Conheça os planos em que esses ligamentos resistem à translação**
  a. O ligamento transverso liga o odontoide posterior a cada massa lateral do atlas; principal estabilizador de C1-C2; resiste à translação no plano sagital

b. Os ligamentos alares percorrem obliquamente da ponta do processo odontoide até o occipital; resistem à translação lateral do odontoide **(Fig. 5.4)**
   c. Artéria vertebral percorre no interior dos forames transversos de C6 até C2 e, então, através do processo transverso e ao longo do topo do arco de C1
   d. Tubérculo carotídeo é o tubérculo anterior do processo transverso de C6
5. Coluna torácica
   - O processo espinhoso de T1 é longo e proeminente
   - Os processos espinhosos são angulados e sobrepõem o nível subjacente
   - Facetas costais possibilitam a articulação com as costelas (presentes nas vértebras torácicas 1-12 dos processos transversos torácicos de T1 a T9)
   - Articulações com a caixa torácica tornam a coluna torácica uma região estável da coluna vertebral
6. Coluna lombar
   - Corpos grandes são mais altos anterior do que posteriormente, contribuindo com a lordose lombar
   - Há sobreposição crescente das lâminas no nível do espaço intervertebral, na direção caudal para cranial; relevante quando uma laminotomia é realizada para hérnia de núcleo pulposo (HNP) na região lombar média/superior
   - Sacralização de L5: processo transverso da quinta vértebra unido ao sacro unilateral ou bilateralmente
   - Lombarização de S1: primeiro segmento sacral com disco rudimentar, resultando em movimento adicional de segmento (ou seja, sexta vértebra lombar)
   - **É importante reconhecer a sacralização e lombarização durante a localização do nível operatório na cirurgia lombar, bem como ao colocar parafusos iliossacrais**
   - Pedículos de grande diâmetro; no entanto, pedículos de L1 e L2 possuem menor diâmetro do que os de T11 e T12
     a. Menor largura do istmo: L1
   - *Pars interarticularis*: segmento ósseo entre os processos articulares superior e inferior; defeito resulta em espondilose
     a. Elementos posteriores suportam 20% da carga biomecânica na posição ortostática
   - Ligamento iliolombar
     a. Ligamento robusto que liga o processo transverso de L5 ao ílio
     b. Fornece estabilidade à articulação lombopélvica; pode estar rompido ou avulsionado no processo transverso de L5 nas lesões pélvicas instáveis de cisalhamento vertical
   - Raiz nervosa de L5 é relativamente fixa e recobre a asa do sacro; está em risco nas fraturas-luxações do sacro e parafusos iliossacrais perdidos (anterior)
7. Sacro
   - Estrutura formada pela fusão de cinco vértebras sacrais embrionárias
   - Quatro pares de forames sacrais possibilitam a passagem dos ramos ventrais e dorsais das primeiras quatro raízes nervosas do sacro
   - O canal sacral abre caudalmente para o hiato sacral; contém a quinta raiz sacral

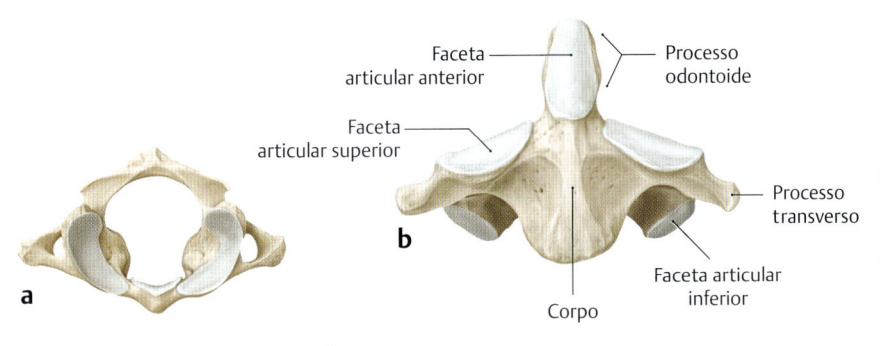

Tabela 5.1 Anatomia Topográfica

C2-C3	Mandíbula
C3	Cartilagem hioide
C4-C5	Cartilagem tireoide
C6	Cartilagem cricoide
C7	Vértebra proeminente
T3	Espinha escapular
T7	Ponta da escápula
L4-L5	Crista ilíaca

Fig. 5.2 (a) Primeira vértebra cervical (atlas). **(b)** Segunda vértebra cervical (áxis). (Fonte: Schuenke M, Schulte E. General Anatomy and the Musculoskeletal System: Thieme Atlas of Anatomy. New York: Thieme; 2005. Ilustração por Karl Wesker.)

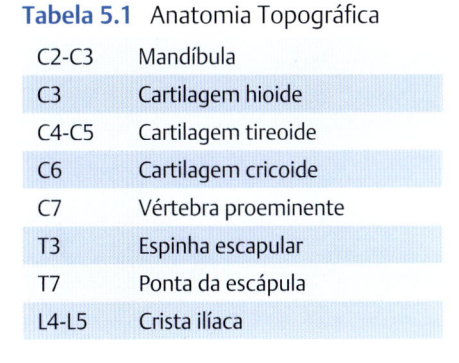

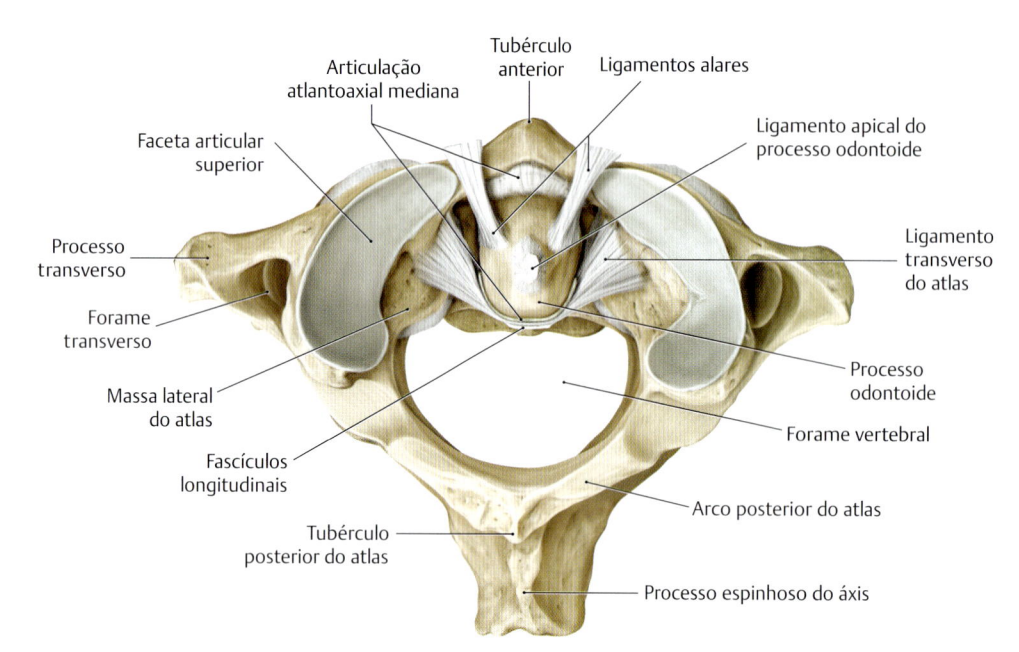

Fig. 5.3 Os ligamentos da articulação atlantoaxial mediana. Atlas e áxis, incidência superior. (A fóvea, embora parte da articulação atlantoaxial mediana, está escondida pela cápsula articular.) (Fonte: Schuenke M, Schulte E. General Anatomy and the Musculoskeletal System: Thieme Atlas of Anatomy. New York: Thieme; 2005. Ilustração por Karl Wesker.)

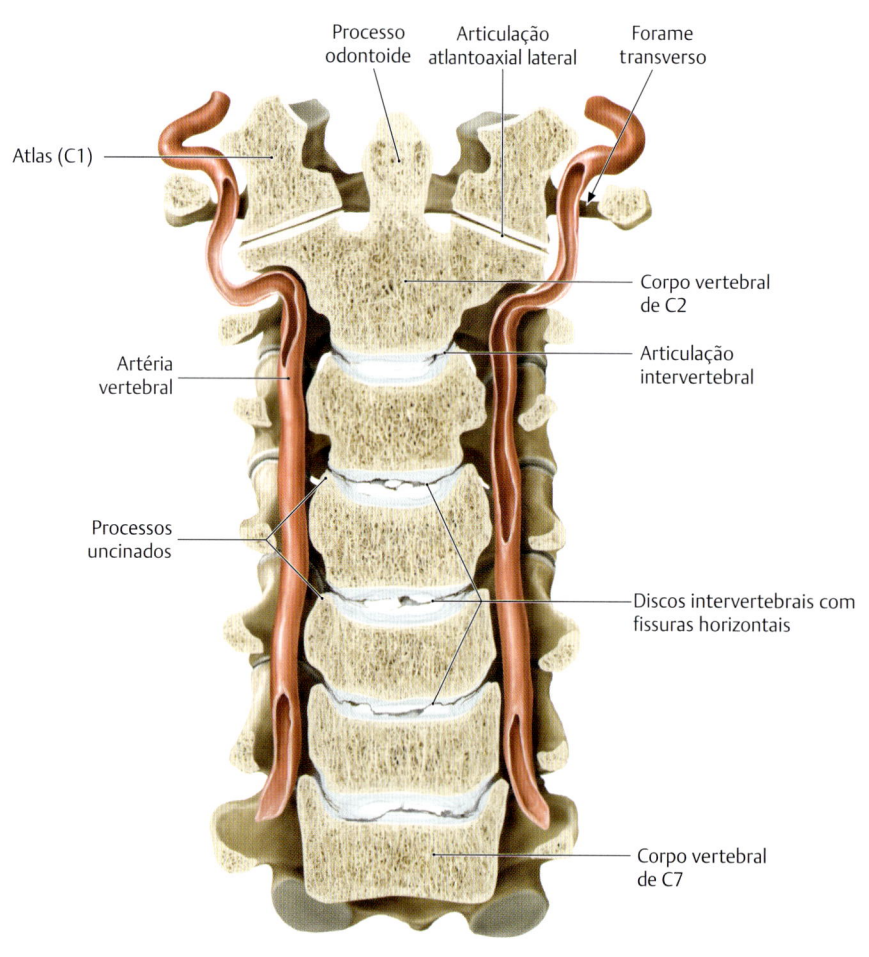

Fig. 5.4 Alterações degenerativas na coluna cervical (uncartrose). Corte coronal da coluna cervical de um homem de 35 anos de idade, incidência anterior. Note o trajeto das artérias vertebrais em ambos os lados dos corpos vertebrais. O desenvolvimento de articulações uncovertebrais, em aproximadamente 10 anos de idade, inicia um processo de formação de fissura nos discos intervertebrais. Com a idade, este processo se espalha em direção ao centro do disco, eventualmente resultando na formação de fissuras transversais completas que subdividem os discos intervertebrais em dois pedaços de espessura grosseiramente equivalentes. O resultado é um processo degenerativo progressivo, marcado pelo achatamento dos discos e consequente instabilidade dos segmentos móveis (desenho com base em amostras da Coleção Anatômica da *Kiel University*). (Fonte: Schuenke M, Schulte E. General Anatomy and the Musculoskeletal System: Thieme Atlas of Anatomy. New York: Thieme; 2005. Ilustração por Karl Wesker.)

8. Ligamentos espinais: contribuem com a estabilidade espinal **(Fig. 5.5)**
   - Ligamento longitudinal anterior (ALL)
     a. Mais espesso central do que perifericamente
     b. Geralmente mais espesso do que o ligamento longitudinal posterior
     c. Forte e resiste à extensão
   - Ligamento longitudinal posterior (PLL)
     a. Mais espesso sobre o corpo vertebral, mais delgado, porém, mais amplo, sobre os discos
   - **Lacerações anulares (e hérnia de disco) tipicamente ocorrem na região lateral à expansão do PLL, local em que é mais fraco**
     b. Resiste hiperflexão da coluna vertebral
   - Ligamento flavo (LF)
     a. Ligamento espinal mais forte, elástico
     b. Percorre a superfície anterior da lâmina superior até a superfície cranial da lâmina inferior
     c. Mantém a extensão das vértebras adjacentes
     d. Hipertrofia do LF contribui com a compressão do elemento neural nos distúrbios espinais degenerativos
   - Ligamentos interespinais **(Fig. 5.6)**
   - Ligamento supraespinal: acima de C7 é contínuo com o ligamento nucal; limita a flexão da coluna vertebral
9. Complexo disco intervertebral (IVD)
   - IVD junto com as vértebras acima e abaixo, e junto com as facetas articulares associadas em cada nível, forma a unidade funcional da coluna vertebral (FSU)
   - Ânulo fibroso: externo, obliquamente orientado, composto por colágeno tipo I; módulo de elasticidade mais alto para resistir cargas torcionais, axiais e tracionais
   - Núcleo pulposo: interno, colágeno tipo II, predominantemente água (diminui com a idade, convertido para fibrocartilagem)
   - Pressão intradiscal da coluna lombar é mais elevada na posição sentada/flexionada com pesos nas mãos; menor na posição supina
10. Facetas articulares
    - Orientação varia com o nível espinal e dita o plano de movimento
      a. Cervical: facetas articulares superiores da coluna cervical subaxial (C3-C7) são orientadas em uma direção posteromedial em C3 e uma direção posterolateral em C7; transição variável entre C3 e C7
      b. Torácica: orientação no plano coronal; resiste translação e rotação axial, porém permite movimento no plano sagital
      c. Lombar: facetas articulares superiores orientadas na direção posteromedial. A orientação é mais vertical no plano sagital na coluna lombar superior e se torna mais coronal à medida que o movimento toma uma direção caudal; orientação coronal resiste a translação anterior, orientação vertical resiste à rotação axial **(Fig. 5.7)**
    - Posição da faceta articular superior em relação ao processo articular inferior:
      a. Coluna cervical: anterior e inferior
      b. Coluna lombar: anterior e lateral
    - Margem superior do processo articular superior geralmente contribui à compressão da raiz nervosa na estenose foraminal lombar
11. Anatomia da medula espinal
    - Anatomia estrutural
      a. A medula espinal se estende do tronco cerebral até L1-L2, terminando no cone medular

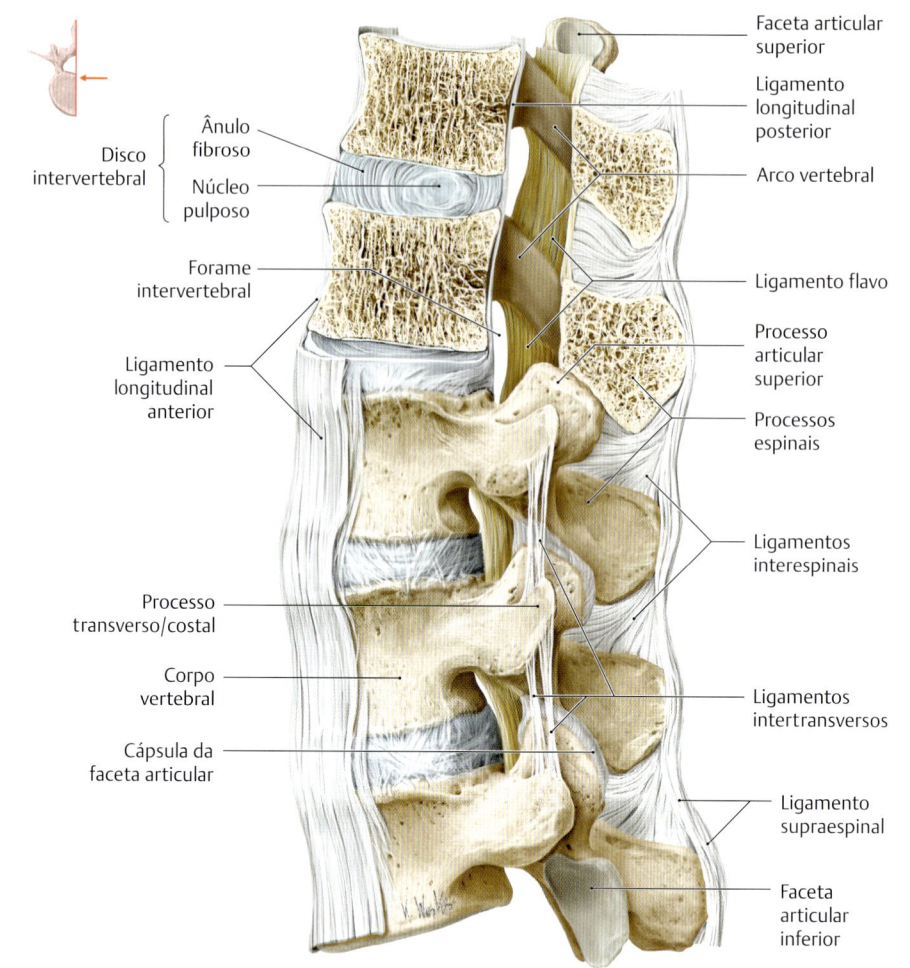

Fig. 5.5 **(a)** Ligamentos da coluna vertebral. Os ligamentos da coluna vertebral conectam as vértebras firmemente umas às outras e possibilita que a coluna suporte altas cargas mecânicas e tensões de cisalhamento. Os ligamentos são subdivididos em ligamentos do corpo vertebral e ligamentos do arco vertebral.
(b) Representação esquemática dos ligamentos do corpo vertebral e arco vertebral. Visualizado obliquamente na incidência posterior esquerda.
a. Ligamentos do corpo vertebral.
b-d Ligamentos do arco vertebral.
(Fonte: Schuenke M, Schulte E. General Anatomy and the Musculoskeletal System: Thieme Atlas of Anatomy. New York: Thieme; 2005. Ilustração por Karl Wesker.)

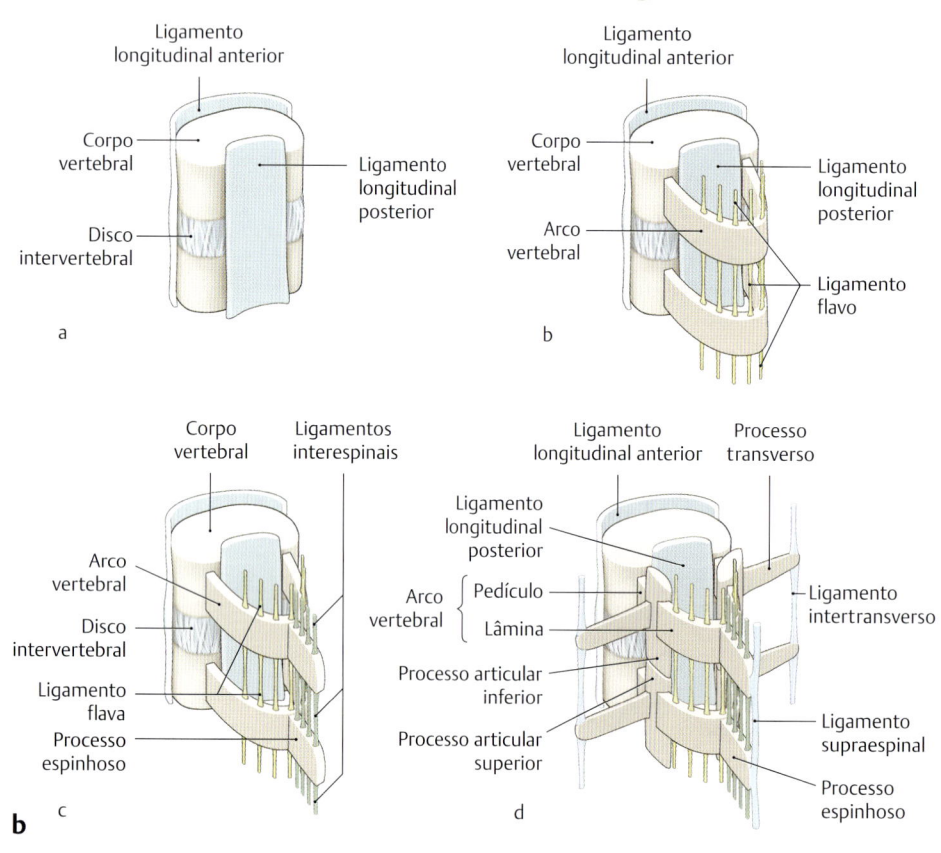

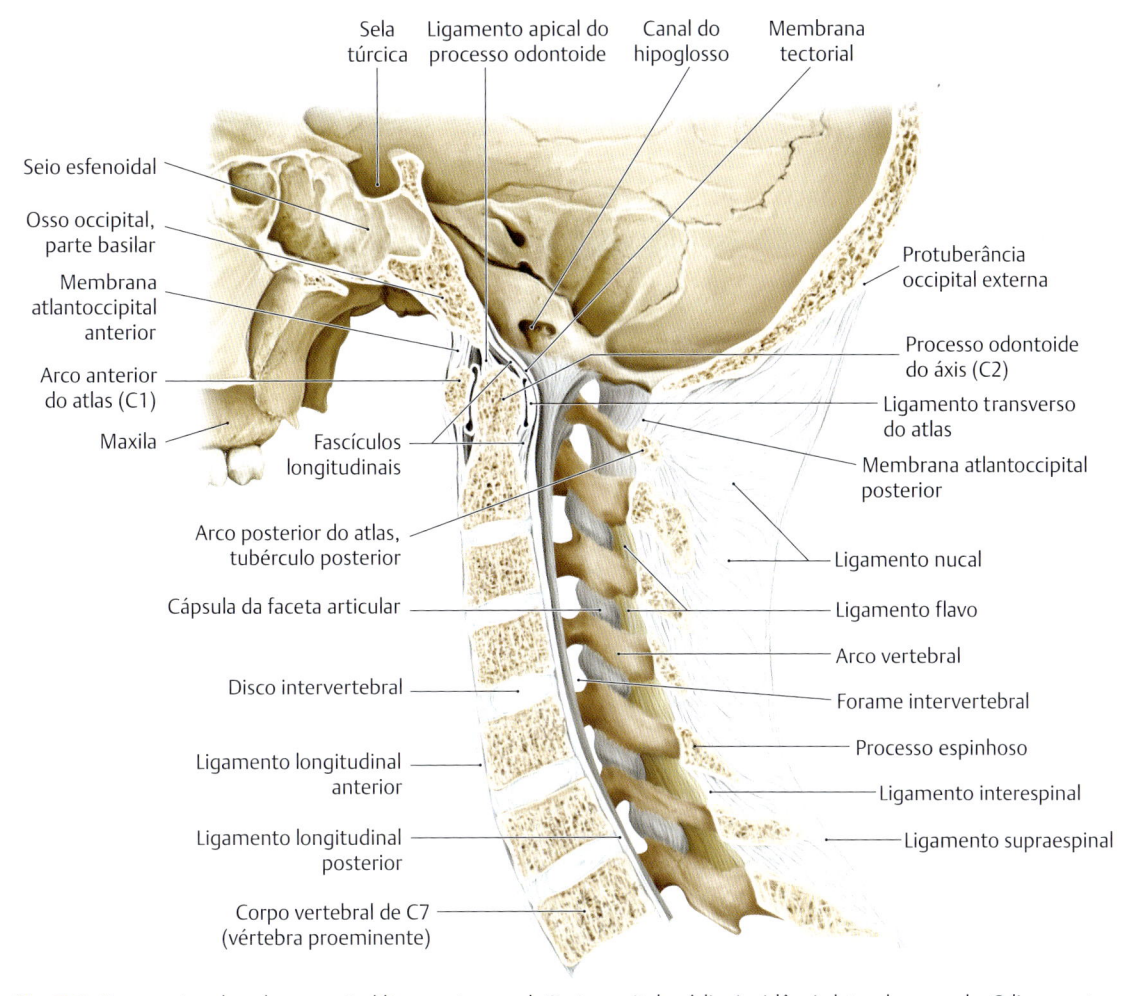

Fig. 5.6 Ligamentos da coluna cervical:ligamento nucal. Corte sagital médio, incidência lateral esquerda. O ligamento nucal é a parte ampliada, sagitalmente orientada do ligamento supraespinal, que se estende da vértebra proeminente (C1) até a protuberância occipital externa (ver A; ver também p. 98 para os ligamentos das articulações atlantoccipital e atlantoaxial). (Fonte: Schuenke M, Schulte E. General Anatomy and the Musculoskeletal System: Thieme Atlas of Anatomy. New York: Thieme; 2005. Ilustração por Karl Wesker.)

  b. Distal ao cone medular, o saco dural contém a cauda equina (um feixe dos nervos espinais lombares e sacrais que se origina no cone medular)
  c. Suprimento sanguíneo dominante: artéria espinal anterior
  d. Área vascular limítrofe da medula torácica, localizada em T4-T9
- Anatomia funcional
  a. Tratos ascendentes (sensoriais) e descendentes (motores) podem ser visualizados no corte transversal (**Fig. 5.8**)

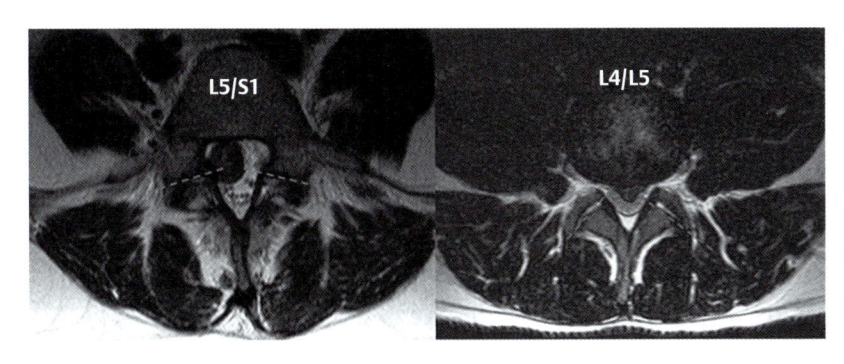

Fig. 5.7 Orientação facetária lombar: facetas articulares superiores orientadas na direção posteromedial. Orientação é mais vertical no plano sagital na coluna lombar superior e se torna mais coronal conforme se movimenta na direção caudal.

b. Conheça as relações espaciais desses tratos (Fig. 5.8)

- Colunas dorsais: fibras posteriores ascendentes transmitem sensações proprioceptivas, vibratórias e tato grosso
- Espinotalâmico lateral: fibras ascendentes laterais que transmitem sensação de dor e temperatura
- Espinotalâmico ventral: fibras ascendentes anteriores que transmitem sensação de tato fino
- Corticoespinal lateral: fibras laterais descendentes transmitem função motora voluntária
  - ♦ Extremidades superiores: profundo/central
  - ♦ Extremidades inferiores: superficial/periférico
  - ♦ Lesionado na síndrome medular central

- A síndrome medular central afeta a extremidade superior mais do que a inferior em razão da localização central das fibras da extremidade superior

  a. Déficits motores da extremidade superior são maiores do que os déficits motores da extremidade inferior pela localização profunda/central das fibras das extremidades superiores do trato corticoespinal
     - Corticoespinal anterior: anterior, descendente, motor voluntário
  b. Raízes nervosas (**Fig. 5.9**)
     - Trinta e um nervos espinais pareados: 8 cervicais, 12 torácicos, 5 lombares, 5 sacrais, 1 coccígeo

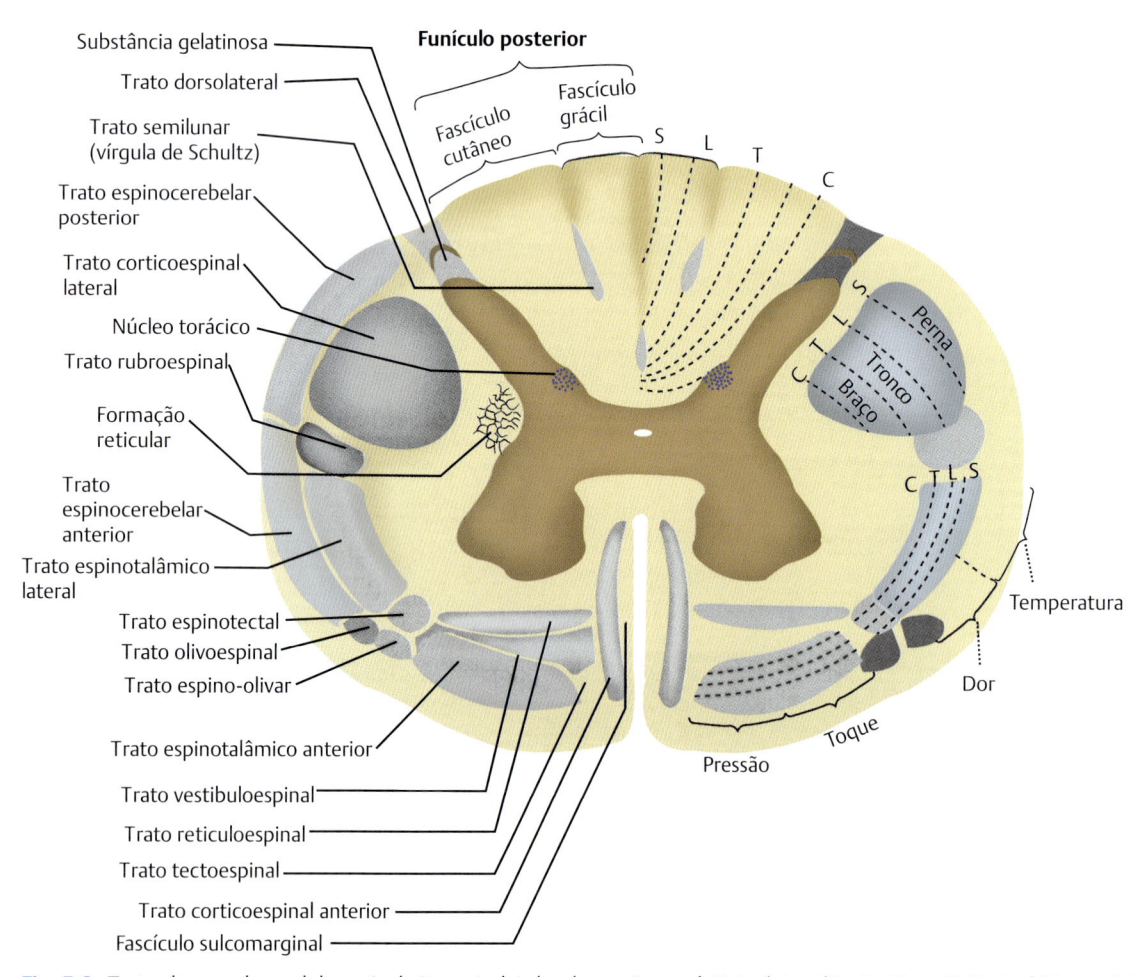

Fig. 5.8 Tratos longos da medula espinal. C, cervical; L, lombar; e S, sacral; T, torácico. (Fonte: Duus P. Topical Diagnosis in Neurology. New York: Thieme; 1998. Reimpresso com permissão.)

Fig. 5.9 Localização e designação dos segmentos da medula espinal com relação ao canal vertebral: incidência lateral direita. O crescimento longitudinal da medula espinal fica para trás daquele da coluna vertebral, resultando em uma extensão da medula apenas até aproximadamente o nível da primeira vértebra lombar (L1). Note que há 7 vértebras cervicais (C1-C7), porém, 8 pares de nervos cervicais (C1-C8). O par mais elevado dos nervos cervicais abandona o canal vertebral superior em direção à primeira vértebra cervical. Os pares restantes de nervos cervicais, como todos os outros pares de nervos espinais, saem inferiores ao corpo vertebral cervical. O par de nervos coccígeos (*cinza*) não tem importância clínica. (Fonte: Schuenke M, Schulte E. General Anatomy and the Musculoskeletal System: Thieme Atlas of Anatomy. New York: Thieme; 2005. Ilustração por Karl Wesker.)

- Na coluna cervical, a raiz nervosa sai acima do nível de sua vértebra correspondente (p. ex., a raiz de C5 sai pelo forame situado no nível de C4-C5); na coluna torácica e lombar, a raiz nervosa sai pelo forame no nível de sua respetiva vértebra (p. ex., quarta raiz lombar abandona o forame em L4-L5)
- A raiz dorsal/gânglios e a raiz ventral se unem para formar o nervo espinal; logo que o nervo sai pelo forame, emite os ramos primários dorsais que inervam os músculos e a pele do pescoço e coluna, e um ramo ventral que inerva o tronco anterior e todas as extremidades
- Nervo sinovertebral: reentra pelo forame intervertebral e inerva as facetas articulares, ânulo fibroso e IVD
  - ♦ Medeia/transmite o sinal da dor na doença discal degenerativa
c. Sistema nervoso autônomo
  - Gânglios simpáticos: três cervicais, 11 torácicos, quatro lombares, quatro sacrais
  - Na coluna cervical, os gânglios se encontram posterior à bainha carotídea e anterior ao músculo longo da cabeça
  - Síndrome de Horner: lesão dos gânglios cervicais inferiores (ptose, miose, anidrose)
  - **Observada nas lesões pré-ganglionares do tronco inferior do plexo braquial**
  - Fibras parassimpáticas que vão dos níveis sacrais até os nervos esplâncnicos pélvicos se combinam com as fibras simpáticas para formar o plexo hipogástrico; estão em risco com a dissecção lombar inferior anterior, que pode resultar em ejaculação retrógrada
    - ♦ Níveis neurológicos (**Tabela 5.2**) e exame físico (**Fig. 5.10**)
      - Reflexos:
        - Geralmente hiper-reflexia, clônus e sinal de Babinski positivo são indicativos de mielopatia cervical
        - Reflexos patológicos:
          ◊ Sinal de Hoffman: desencadeado ao colocar rapidamente o dedo médio em flexão; um sinal positivo é observado quando o polegar e o dedo indicador flexionam em resposta; pode indicar mielopatia
          ◊ Reflexo radial invertido: observado quando o polegar e os demais dedos flexionam durante o teste do reflexo braquiorradial: também pode indicar mielopatia
      - Testes especiais e manobras provocativas:
        - Sinal de Lhermitte: sensação de choque no tronco ou extremidades, associada à carga axial combinada à flexão ou extensão do pescoço
        - Manobra de Spurling: rotação progressiva, inclinação e extensão lateral do pescoço para o lado afetado exacerba os sintomas de radiculopatia
        - Teste de estiramento do nervo femoral (L2-L4): flexão do joelho e hiperextensão do quadril, enquanto o paciente está na posição de decúbito lateral pode reproduzir sintomas de radiculopatia
        - Elevação da perna estendida (L4-S1): pode ser realizada em supina ou na posição sentada. Um teste positivo reproduz sintomas de radiculopatia

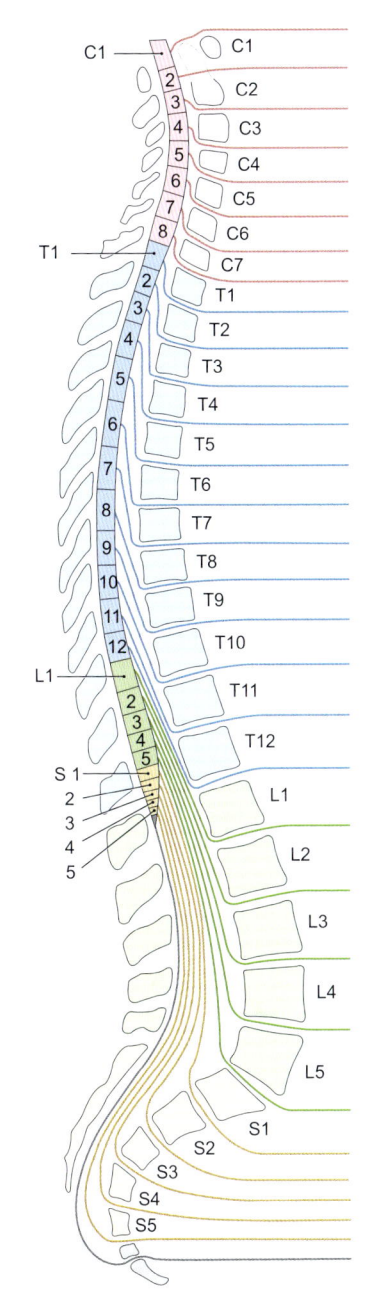

Tabela 5.2 Níveis Neurológicos e Exame Físico

Raiz	Movimento Primário	Músculos Testados	Sensorial	Reflexo
C5	Abdução do ombro Flexão do cotovelo (palma para cima)	Deltoide Bíceps	Braço lateral abaixo do deltoide	Bíceps
C6	Flexão do cotovelo (palma para cima) Extensão do punho	Braquiorradial ECRL	Polegar e mão radial	Braquiorradial
C7	Extensão do cotovelo Flexão do punho	Tríceps FCR	Dedos 2, 3, 4	Tríceps
C8	Flexão dos dedos	FDS	Dedo 5	–
T1	Abdução dos dedos	Interósseos (n. ulnar)	Cotovelo medial	–
Raiz	Movimento Primário	Músculos Primários	Sensorial	Reflexo
L2, 3	Flexão do quadril Adução do quadril	Iliopsoas (*plexo lombar, n. femoral*) Adutores do quadril (*n. obturatório*)	Coxa anterior e interna	Nenhum
L3	Extensão do joelho (*também L4*)	Quadríceps (*n. femoral*)	Coxa lateral, joelho anterior e perna medial	Patelar
L4	Dorsiflexão do tornozelo (*também L5*)	Tibial anterior (*n. fibular profundo*)	Perna lateral e pé dorsal	Nenhum
L5	Inversão do pé Dorsiflexão dos dedos do pé Extensão do quadril Abdução do quadril	Tibial posterior (*n. tibial*) ELH (*DPN*), ELD (*DPN*) Isquiotibiais (tibial) e glúteo máximo (*n. glúteo inf.*) Glúteo médio (*n. glúteo sup.*)		
S1	Flexão plantar do pé Eversão do pé	Gastrocnêmio e sóleo (*n. tibial*) Fibulares (*SPN*)	Perna posterior	Aquiles
S2	Flexão plantar dos dedos do pé	FHL (*n. tibial*), FDL (*tibial*)	Pé plantar	Nenhum
S3,4	Função do intestino e bexiga urinária	Bexiga	Perianal	Cremaster

Abreviações: DPN, nervo fibular profundo; ECRL, extensor radial longo do carpo; EHL, extensor longo do hálux; FDL, extensor longo dos dedos; FRC, flexor radial do carpo; FDL, flexor longo dos dedos; FDS, flexor superficial dos dedos; FHL, flexor longo do hálux; SPN, nervo fibular superficial.

- **Reprodução da dor com a elevação da perna estendida contralateral aumenta a especificidade**
    ◊ Sinal de Lasegue: dor agravada pela dorsiflexão do tornozelo
    ◊ Sinal de Kernig: dor agravada pela flexão do pescoço
12. Abordagens cirúrgicas
    - Cervical anterior (**Fig. 5. 11**)
        a. Intervalo: entre as vísceras da linha média (ou seja, traqueia e esôfago) e a bainha carotídea
    - **O músculo omo-hióideo atravessa o campo cirúrgico na abordagem ventral**
        b. Complicações
            ○ Disfagia e disfonia são comuns; geralmente se resolvem
                ♦ Igualmente provável após abordagem pelo lado direito/esquerdo
                ♦ Internação hospitalar pode ser necessária na ocorrência de disfunção grave da deglutição no período pós-operatório precoce ou se a deglutição for uma preocupação
                ♦ Exames para problemas persistentes: encaminhamento para laringoscopia/ouvido, nariz e garganta
                ♦ Disfunção unilateral de prega vocal é uma contraindicação à abordagem contralateral
            ○ Paralisia das pregas vocais e rouquidão
                ♦ Causada por lesão do nervo laríngeo recorrente
                ♦ O nervo laríngeo recorrente se origina do nervo vago no nível da artéria subclávia no lado direito (origina-se a partir do arco aórtico no lado esquerdo); lesão resulta em paralisia unilateral de prega vocal e rouquidão

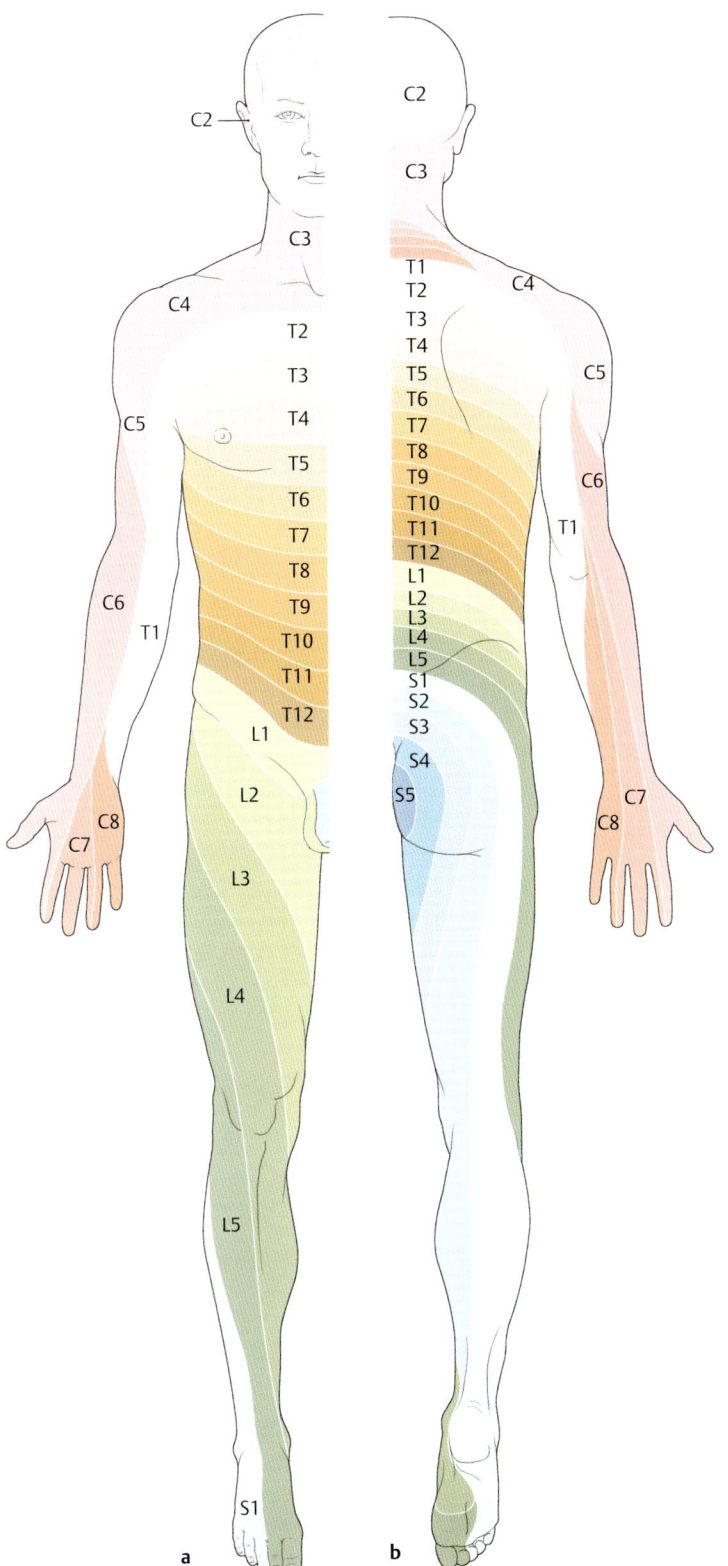

Fig. 5.10 Padrão da inervação sensorial radicular (segmentar). A área cutânea inervada por uma raiz nervosa espinal dorsal é chamada de dermátomo. Visto que o segmento C1 consiste, inteiramente, em fibras motoras, o mesmo não possui um campo sensorial correspondente. Conhecimento da inervação radicular é muito importante clinicamente. Por exemplo, quando uma raiz sensorial é pinçada por uma hérnia de disco intervertebral, ocorrerão perdas sensoriais no dermátomo afetado. A área de perda sensorial pode, então, ser usada para localizar o nível da lesão. Qual disco intervertebral está afetado? Em um paciente com cobreiro (inflamação de um gânglio espinal causada pelo herpes-zóster), o dermátomo abastecido por aquele gânglio estará afetado (após Mumenthaler). (Fonte: Schuenke M, Schulte E. General Anatomy and the Musculoskeletal System: Thieme Atlas of Anatomy. New York: Thieme; 2005. Ilustração por Karl Wesker.)

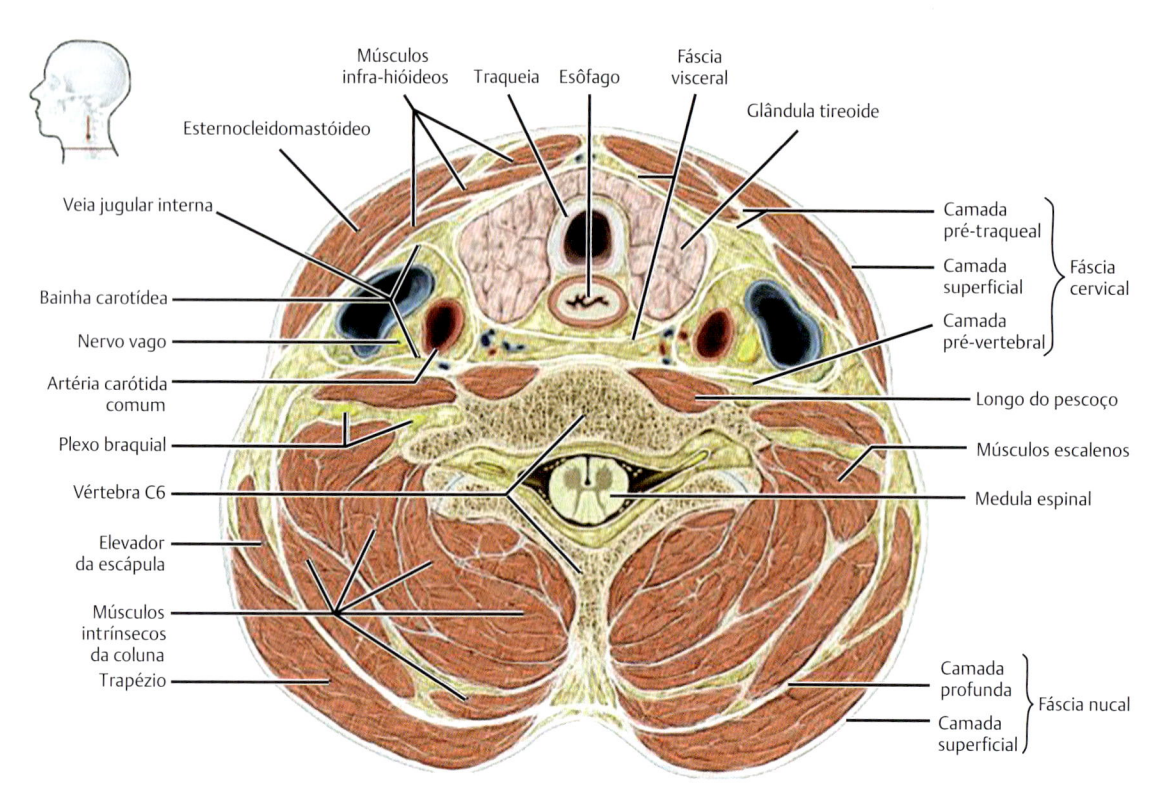

Fig. 5.11 Corte transversal do pescoço, no nível da vértebra C6, incidência superior. (Fonte: Schuenke M, Schulte E. General Anatomy and the Musculoskeletal System: Thieme Atlas of Anatomy. New York: Thieme; 2005. Ilustração por Karl Wesker.)

- Síndrome de Horner: causada por uma lesão no gânglio simpático; lesão do gânglio estrelado inferior resulta em ptose e constrição da pupila
- Lesão nervosa intraoperatória
  - C2-C3: nervo hipoglosso
    - Provoca desvio da língua *em direção* ao lado da lesão
    - Em risco com a fixação posterior de C1-C2 com parafuso transarticular
  - C4-C5: nervo laríngeo superior; lesão provoca fadiga da voz, rouquidão
- Comprometimento das vias aéreas
- **Dispneia aguda nas primeiras 6-12 horas após cirurgia de coluna cervical pode indicar hematoma em crescimento e a incisão deve ser urgentemente reaberta**
  - < 24 horas: hematoma; descompressão de emergência pode ser necessária
  - 24-72 horas: edema laringofaríngeo; controle definitivo da via aérea pode ser necessário
  - Tardio (> 72 horas): abscesso, acúmulo de líquido cefalorraquidiano (CSF), falha do construto
  - Prevenção de complicações das vias aéreas
    - Considerar manter a intubação por 24-48 horas após a cirurgia para procedimentos complexos/prolongados com dissecção extensa, e para cirurgias com duração > 5 horas, com perda > 300 mL de sangue, concentradas acima de C3-C4
  - Fatores de risco: exposição de mais de três corpos vertebrais, exposições envolvendo os níveis de C2-C4, perda sanguínea > 300 mL, duração da cirurgia > 5 horas, e pacientes sendo submetidos a procedimentos combinados anterior/posterior
- Lesão da artéria vertebral: dissecção lateral no processo uncinado pode resultar em lesão da artéria vertebral, visto que a mesma ascende no forame transverso das vértebras cervicais

- Maioria é assintomática em razão do fluxo contralateral
            - Lesão da artéria dominante pode resultar em insuficiência da artéria vertebral (tontura, disartria, disfagia, diplopia, visão embaçada e zumbido) ou infarto do rombencéfalo
        c. Cirurgia de revisão
            - Abordagem anterior é a mais segura nas duas primeiras semanas após a cirurgia inicial, antes da formação de aderências
            - >2 semanas após a cirurgia, abordagem posterior pode ser aconselhável
            - Revisão para pseudoartrose
                - Artrodese posterior apresenta a maior taxa de fusão, menor taxa de reoperação, perda sanguínea mais elevada, maior tempo de hospitalização, maior taxa de complicação quando comparado à revisão anterior
    - Cervical posterior
        a. Intervalo: músculos paracervicais a linha média
        b. Riscos
            - Artéria vertebral: vulnerável com a dissecção lateral no nível de C1; emerge pelo forame transverso, ruma medial e cranialmente, e entra na membrana atlantoccipital
            - Paralisia pós-operatória de C5: paralisia nervosa mais comum após a abordagem posterior, motor-dominante
    - Transtorácica
        a. Intervalo: através do leito da costela, geralmente um a dois níveis acima do sítio do acometimento na coluna anterior
        b. Resulta em função pulmonar reduzida no pós-operatório, que frequentemente persiste por tempo prolongado
        c. Riscos
            - Feixe neurovascular intercostal
            - Aorta, artérias segmentares, artéria de Adamkiewicz, ducto torácico (evitar com o uso de abordagem pelo lado direito)
            - Pleura pulmonar
            - Esôfago
    - Toracolombar posterior
        a. Intervalo: abordagem na linha média
        b. Riscos:
            - Vasos segmentares
    - Lombar anterior
        a. Transperitoneal ou retroperitoneal
        b. Estruturas em risco:
            - **Lesão do plexo hipogástrico pode resultar em ejaculação retrógrada**
            - Transperitoneal: bexiga, intestino, grandes vasos (bifurcação no disco L4-L5), artéria sacral mediana, plexo hipogástrico superior lombar (ejaculação retrógrada), cadeia simpática descende ao longo da face anterolateral da coluna até a pelve
            - Retroperitoneal: grandes vasos, plexo hipogástrico (ejaculação retrógrada), ureteres
13. Colocação de halo
    - Colocação apropriada de pino: 1 cm acima do terço lateral da órbita, no ou abaixo do equador do crânio
    - Adultos/adolescentes: geralmente quatro pinos a um torque de 8 polegadas-libra
    - Crianças: requerem mais pinos (8-10) a um torque de 2-4 polegadas-libra
    - **Adultos recebem quatro pinos a 8 polegadas-libra, e crianças recebem o oposto, 8 pinos a 4 polegadas-libra**
    - Contraindicações: fratura craniana, defeito cutâneo sobre o sítio de pinagem

- Estruturas em risco:
  a. Seios paranasais em uma posição muito medial-frontal; nervo supraorbital
  b. Fossa/músculo temporal em uma posição muito lateral
  c. Muita tração: paralisia do VI nervo craniano (abducente)

II. Traumatismo de Coluna Vertebral

1. Lesão da medula espinal
   - Histórico
     a. Mais comum em jovens do sexo masculino
     b. Causas mais comuns: acidentes com veículo automotor, quedas, ferimentos por arma de fogo, e lesões recreacionais/esportivas
     c. Exame da coluna cervical: tomografia computadorizada (CT) ou imagem por ressonância magnética (MRI) é necessária no paciente com alteração do nível de consciência
     d. Choque espinal
        - Caracterizado por paralisia flácida arrefléxica e perda sensorial
        - Reflexo bulbocavernoso ausente
        - Alguma recuperação neurológica pode ocorrer quando o choque espinal se resolve
        - Geralmente se resolve dentro de um período de 48 horas e é marcado pelo retorno do reflexo bulbocavernoso
        - **O nível da lesão não pode ser determinado até que o choque espinal tenha se resolvido**
        - Após o choque espinal, ocorre o desenvolvimento de hiper-reflexia, espasticidade e espasmo clônico
     e. Choque neurogênico
        - **Conhecer a diferença na apresentação clínica entre choque neurogênico e espinal**
        - Hipotensão sistêmica causada pela interrupção do débito simpático para o coração e vasculatura periférica; bradicardia relativa (diferenciar do choque hipovolêmico)
        - Tratamento: suporte vasopressor
   - Classificação:
     a. Completo/incompleto
        - Lesão completa: nenhuma preservação da função sensoriomotora caudal ao segmento espinal lesionado
        - Lesão incompleta: preservação parcial da função sensoriomotora caudal ao segmento espinal lesionado
        - Nível neurológico: segmento mais caudal da medula espinal com função sensorial intacta e grau de pelo menos 3/5 da função motora
        - Exame neurológico meticuloso estabelece o nível da lesão de medula espinal após o retorno do reflexo bulbocavernoso
        - Lesões completas e incompletas podem ser diferenciadas pela ausência ou presença de sensação sacral ou preservação distal
     b. Classificação da American Spinal Injury Association (ASIA)
        - **A classificação da ASIA vai do pior (A) até o melhor (E)**
        - ASIA A: perda completa da função sensorial e motora abaixo do nível da lesão
        - ASIA B: função sensorial, mas não motora, abaixo do nível da lesão
        - ASIA C: função sensorial e preservação parcial da função motora, porém, grupos musculares principais com força inferior a um grau de 3/5
        - ASIA D: função sensorial e função motora útil (pelo menos metade dos músculos tem um grau de pelo menos 3/5) abaixo do nível da lesão

- ASIA E: normal
  - Função após lesão da medula espinal (de acordo com o nível):
    - C1, C2, C3: dependente de ventilador mecânico com limitação da fala; cadeira de rodas elétrica com controle de cabeça ou queixo
    - C4: possivelmente independente de ventilador mecânico; cadeira de rodas elétrica com controle de cabeça ou queixo
    - C5: provavelmente independente de ventilador mecânico; cadeira de rodas elétrica com controle de mão; incapaz de viver independentemente
    - C6: cadeira de rodas manual; capaz de viver independentemente
    - C7: uso melhorado de uma cadeira de rodas manual; transferências independentes
    - **Paciente pode, independentemente, realizar transferências apenas se a função de C7/tríceps estiver mantida**
- Tratamento médico da lesão de medula espinal
  a. Monitoramento/suporte hemodinâmico, respiratório e cardíaco: manutenção da pressão arterial média (MAP) > 85-90 mmHg
  b. Alta dose de metilprednisolona: controverso em razão da questão de eficácia e riscos associados; o uso é baseado na política do hospital
     - Mecanismo de ação proposto: expressão reduzida do fator de necrose tumoral α (TNF-α)
     - Protocolo do National Acute Spinal Cord Injury Study (NASCIS III):
       - Indicado para pacientes com lesões de medula espinal agudas e não penetrantes, quando o tratamento é iniciado em até 8 horas após a lesão
       - Menos de 3 horas após a lesão: *bolus* de 30 mg/kg, seguido por 5,4 mg/kg/h por 24 horas
       - 3 a 8 horas após a lesão: *bolus* de 30 mg/kg, seguido por 5,4 mg/kg/h por 48 horas
- Síndromes de lesão medular incompleta
  a. Síndrome de Brown-Séquard
     - Trauma penetrante
     - Perda ipsolateral da função motora e perda contralateral da dor e sensação térmica
     - Prognóstico mais favorável
  b. Síndrome medular central
     - Lesão por hiperextensão (geralmente no contexto de espondilose/estenose cervical preexistente)
     - Pacientes com estenose cervical
     - Fraqueza bilateral superior > inferior e perda sensorial
     - 35-45% de chance de deambulação nas lesões ASIA C em pacientes com mais de 50 anos de idade
     - Prognóstico razoável
     - Síndrome de lesão medular incompleta mais comum
  c. Síndrome medular anterior
     - **A medula anterior tem o prognóstico mais desfavorável: Brown-Séquard tem o prognóstico mais favorável**
     - Déficit motor incompleto abaixo do nível da lesão
     - Déficit sensorial causado por lesão do trato espinotalâmico; colunas posteriores preservadas (propriocepção e vibração)
     - Prognóstico mais desfavorável
- Tratamento cirúrgico
  a. Descompressão antes de 24 horas após a lesão de medula espinal está associada a melhor resultado neurológico, definido como uma melhora de

pelo menos 2 graus na escala de comprometimento ASIA C no seguimento de 6 meses (Tempo Cirúrgico no Estudo de Lesão Medular Aguda)
  - Fraturas da coluna cervical
- Fraturas do côndilo occipital
  a. Tipo I: fratura condilar impactada/cominutiva secundária à carga axial
     - Mecanismo: compressão
     - Ligamentos alares e membrana tectorial intactos
     - Tratamento: colar cervical
  b. Tipo II: fratura do côndilo occipital com extensão ou envolvimento do crânio basilar
     - Mecanismo: compressão
     - Ligamentos alares e membrana tectorial geralmente intactos
     - Tratamento: colar cervical
  c. Tipo III: Fratura por avulsão do côndilo occipital
     - Mecanismo: distração
     - Resulta da avulsão do ligamento alar
     - Preocupação para dissociação occipitocervical subjacente
     - Tratamento: imobilização em colar ou halo *versus* cirurgia (artrodese occipitocervical), dependendo da quantidade de luxação
- Dissociação occipitocervical
  a. Histórico
     - Comumente fatal
     - Geralmente, o diagnóstico radiográfico é desafiador **(Fig. 5.12)**
       ♦ Medidas radiográficas:
         ▪ Relação de Powers: distância entre o básio e o arco posterior, dividido pela distância entre o arco anterior e o opístio
           • Valor > 1 indica instabilidade atlantoaxial, possivelmente secundária à dissociação occipitocervical (luxação anterior) **(Fig. 5.13)**
  b. Método de Harris
     - Intervalo basiaxial: distância entre o básio e a linha desenhada tangencial à borda posterior de C2
       ♦ Menos de 4 mm ou mais de 12 mm é anormal
     - Intervalo basiodontoide: distância do básio até a ponta do odontoide
       ♦ Mais de 12 mm é anormal
  c. Classificação de Traynelis
     - Tipo I: luxação anterior do occipital no atlas
     - Tipo II: distração longitudinal; qualquer tração aplicada à lesão de tipo II pode resultar em progressão do déficit existente
     - Tipo III: luxação ou subluxação posterior
  d. Tratamento
     - Tração leve pode ajudar a reduzir as lesões de tipo I e III
     - Aplicação imediata de halo colete, seguida por artrodese occipitocervical com instrumentação para lesões instáveis
- Fraturas do C1 (atlas)
  a. Fratura isolada do arco anterior ou posterior: tratamento não cirúrgico com imobilização
  b. Fratura da massa lateral: tratamento não cirúrgico com imobilização

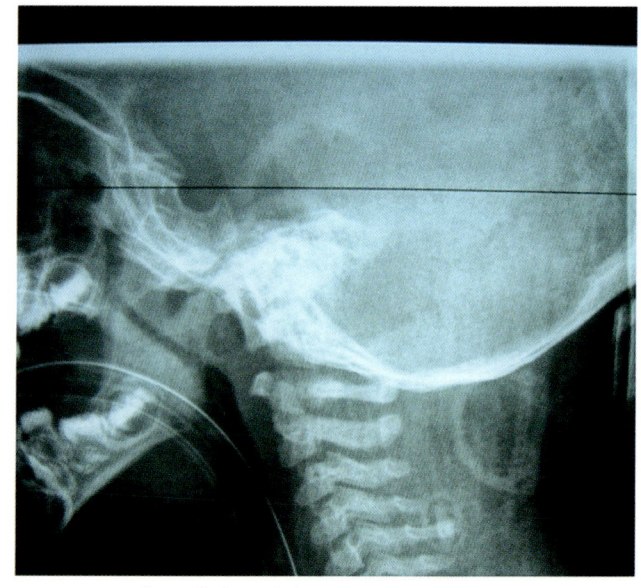

Fig. 5.12 Radiografia lateral de uma criança pequena envolvida em um acidente com veículo automotor em alta velocidade, demonstrando dissociação occipitocervical. O paciente sucumbiu à lesão.

c. Fratura em explosão de Jefferson
- Mecanismo: carga axial causando fraturas bilaterais dos arcos anterior e posterior
- Deslocamento da massa lateral superior a 7 mm é indicativo de ruptura do ligamento transverso
- Intervalo atlantodontoide (ADI)
  - Superior a 3 mm: rompimento do ligamento transverso
  - Superior a 5 mm: rompimento dos ligamentos transverso e alar
- Tratamento
  - Ligamento transverso intacto (deslocamento < 7 mm da massa lateral ou ADI < 3 mm): imobilização com halo colete ou colar rígido
  - Rompimento do ligamento transverso (deslocamento > 7 mm da massa lateral ou ADI > 3 mm): artrodese C1-C2 ou artrodese occipitocervical

- Fraturas de C2 (áxis)
  a. Fratura do odontoide
    - Tipo I: fratura por avulsão da ponta do odontoide
      - Tratamento: colar
    - Tipo II: fratura por meio da cintura do processo odontoide na junção com o corpo
      - Tratamento: depende do paciente e características da fratura; as opções incluem fixação anterior do odontoide com parafuso, artrodese posterior do segmento C1-C2, halo ou colar
      - Paciente idoso
        - Baixa tolerância à imobilização com halo
        - Artrodese posterior precoce do segmento C1-C2 se o paciente é capaz de tolerar cirurgia
        - Se o paciente for incapaz de tolerar cirurgia, considerar o uso de colar e progressão para união fibrosa
      - Paciente jovem
        - Fratura não deslocada: considerar imobilização com halo (ou colar)
        - Fratura deslocada ou risco de pseudoartrose: colocação anterior de parafuso *versus* artrodese posterior do segmento C1-C2
      - Risco de pseudoartrose: maior luxação, angulação aumentada, luxação posterior
      - Contraindicações à fixação anterior com parafuso: tórax em barril, osteoporose, fraturas subagudas ou crônicas, cominuição extensa
    - Tipo III: fratura através do corpo
      - Tratamento: colar/halo
  a. Fratura do enforcado
    - Fraturas bilaterais da *pars interarticularis* com espondilolistese
    - Classificação
      - Tipo I: hiperextensão e carga axial com desvio mínimo (< 3 mm) e nenhuma angulação
      - Tipo II: hiperextensão e carga axial, geralmente seguida por flexão de rebote; desvio da fratura > 3 mm com angulação da fratura
      - Tipo IIa: lesão em flexão-distração com angulação significativa, porém, mínima translação/desvio; envolve lesão no espaço intervertebral; é fundamental reconhecer esse tipo e, portanto, evitar tração que pode desviar ainda mais a fratura
      - **Evitar tração com as fraturas do tipo IIa**

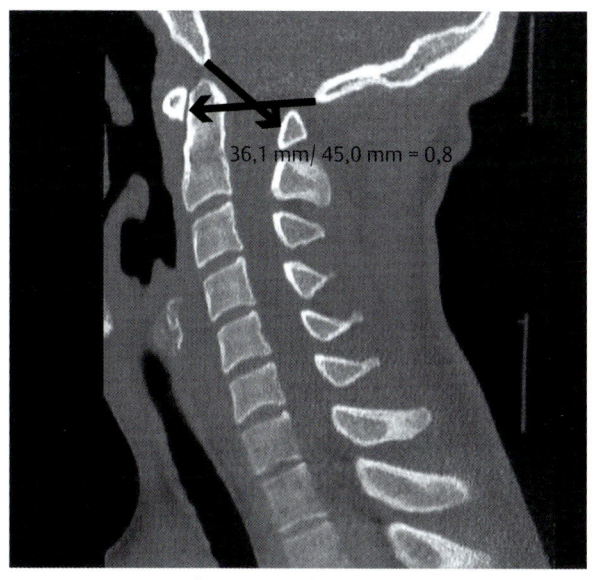

Fig. 5.13 Tomografia computadorizada (CT), no plano sagital médio, da coluna cervical superior demonstrando a relação de Powers. Esta relação é determinada dividindo-se a distância entre a ponta do básio até a linha espinolaminar pela distância da ponta do opístio até o ponto médio da face posterior do arco anterior de C1. Um valor > 1 indica possível instabilidade.

- ♦ Tipo III: lesão em flexão-distração, seguida por extensão; fratura envolve desvios bilaterais da pars e da faceta C2-C3
- ○ Tratamento
  - ♦ Tipo I: colar cervical ou halo
  - ♦ Tipo II: tração inicial em extensão, seguida por imobilização com halo colete
  - ♦ Tipo IIa: evitar tração, que pode causar distração excessiva grave; imobilização no halo colete
  - ♦ Tipo III: redução cirúrgica e artrodese posterior do segmento C2-C3
  - ♦ As opções de tratamento cirúrgico para a pseudoartrose das lesões tipo II incluem artrodese posterior de C2-C3 e artrodese intersomática anterior C2-C3
- Fraturas da coluna cervical subaxial (C3-C7)
  a. Classificação de Allen-Ferguson com base no mecanismo
    ○ Flexão-compressão
    ○ Flexão-distração
    ○ Extensão-compressão
    ○ Compressão lateral
    ○ Extensão-distração
    ○ Flexão lateral
  b. O tratamento é baseado na gravidade da lesão: O Sistema de Classificação de Lesão Cervical Subaxial (SLIC) atribui pontos com base na morfologia da fratura, estado do complexo discoligamentar, e estado neurológico do paciente
  c. Fraturas do tipo explosão e "em lágrima" (flexão-compressão) na coluna cervical estão associadas a altas taxas de lesão neurológica e geralmente são instáveis
  d. Fraturas-luxações facetárias
    ○ Mecanismo de lesão: flexão-distração
    ○ Paciente mentalmente confuso: neurologia intacta, solicitar MRI; na ausência de hérnia de disco, realizar redução fechada com tração
    ○ Paciente acordado/cooperativo: redução fechada é segura com exames neurológicos frequentes antes da MRI
    ○ Redução fechada com pinças de Gardner-Wells ou halo, e aplicação progressiva de tração: > 45 kg podem ser necessários
    ○ Tratamento
      - ♦ Luxações facetárias unilaterais sem luxação/lesão ligamentar posterior significativa podem ser tratadas sem cirurgia; acompanhamento radiológico e clínico rigoroso é necessário
      - ♦ Luxações facetárias bilaterais ou lesão ligamentar posterior geralmente requerem estabilização cirúrgica
- SCIWORA: lesão da medula espinal sem anormalidade radiográfica (antes do advento da MRI)
  a. Pacientes pediátricos
  b. Melhor indicador do resultado neurológico: gravidade da lesão inicial
- Pseudoluxação pediátrica de C1-C2: observada em metade das crianças com menos de 8 anos de idade
- Imobilização com halo colete
  a. Indicações: fraturas de Jefferson de C1, fraturas do odontoide tipo II ou III, fratura do enforcado tipo II, lesões subaxiais selecionadas
- **Tratamento com halo colete é usado para fraturas de Jefferson de C1, fraturas do odontoide tipo II ou II, fratura do enforcado tipo II e lesões subaxiais selecionadas**
  b. Complicações
    ○ Paralisia do nervo abducente (CNVI): capacidade reduzida de desviar lateralmente os olhos em razão da tração sobre o nervo
    ○ Afrouxamento do pino ou infecção

- Lesão do nervo supraorbitário
- Penetração dural

2. Fraturas vertebrais por compressão
   - Histórico
     a. Mecanismo: associada à osteoporose e trauma de baixa energia
     b. **A coluna vertebral é o sítio mais comum para uma fratura osteoporótica**
     c. Fratura prévia por compressão e densidade mineral óssea reduzida são os principais fatores de risco para uma nova fratura por compressão
     d. Associada a um risco de 2% de futura fratura
   - Excluir origem patológica em pacientes com achados radiográficos atípicos, histórico de câncer ou sintomas constitucionais
   - Lesão neurológica é rara
   - MRI é útil para diferenciar fraturas por compressão agudas de crônicas
   - Tratamento
     a. Tratamento médico da osteoporose (Capítulo 1)
        - Bisfosfonatos para escore T inferior a -1
        - Guia para prática clínica da American Academy of Orthopaedic Surgeons (AAOS): fratura aguda por compressão da medula espinal (neurologicamente intacto) deve ser tratada com calcitonina por 4 semanas (evidência moderada)
     b. Analgésicos para dor
     c. Modificação da atividade e mobilização precoce com fisioterapia
     d. Reforço vertebral percutâneo (vertebroplastia, cifoplastia)
        - Controverso
        - Pode ser considerado em pacientes com dor intratável
        - Capaz de fornecer alívio da dor; a eficácia não é corroborada por estudos prospectivos controlados randomizados
        - O guia para prática clínica da AAOS desaconselha a vertebroplastia (forte evidência)

3. Fraturas toracolombares
   - Histórico
     a. Mecanismo: lesões traumáticas da coluna toracolombar, geralmente como resultado de trauma fechado de alta energia
     b. Junção toracolombar: zona de transição biomecânica entre a coluna torácica rígida (caixa torácica) e a coluna lombar mais flexível
     c. Anatomia transicional da junção toracolombar. Esta região é propensa a fraturas e luxação devido a fatores anatômicos e biomecânicos. Fatores anatômicos: orientação facetária está mudando, costelas 11-12 não se articulam com a caixa torácica. Fatores biomecânicos: transição entre a coluna torácica rígida e a coluna lombar mais móvel. A linha de gravidade atravessa os corpos de T12-L1
   - Classificação de Mageri
     a. Tipo A: fraturas por compressão causadas por carga axial
     b. Tipo B1: lesão por distração com lesão ligamentar, posteriormente
     c. Tipo B2: lesão por distração com lesão osteoligamentar, posteriormente
     d. Tipo C: fratura-luxação instável e multidirecional, com alta incidência de lesão neurológica
   - Classificação de Denis
     a. Divide a coluna vertebral em três colunas
        - Coluna anterior: ligamento longitudinal anterior, ânulo e metade anterior do corpo vertebral
        - Coluna média: metade posterior do corpo vertebral e ânulo, e o ligamento longitudinal posterior

- Coluna posterior: pedículo, facetas, lâmina, processo espinhoso, processo transverso, ligamento flavo, ligamento interespinal, ligamento supraespinal **(Fig. 5.14)**
  b. Fraturas por compressão envolvem apenas a coluna anterior, com a coluna média intacta
  c. Fraturas do tipo explosão envolvem as colunas anterior e média, com ampliação da distância interpedicular e retropulsão do corpo vertebral para o interior do canal; também é possível o envolvimento da coluna posterior (geralmente uma fratura no plano sagital através da lâmina)
    - Ocorre em razão de carga axial
  d. Lesões por flexão-distração resultam em falha das colunas posterior e média na tensão; a coluna anterior falha na compressão
    - Alta associação a lesões viscerais abdominais
    - Lesões ligamentares no adulto quase sempre requerem cirurgia
  e. Fraturas-luxações resultam da falha das três colunas

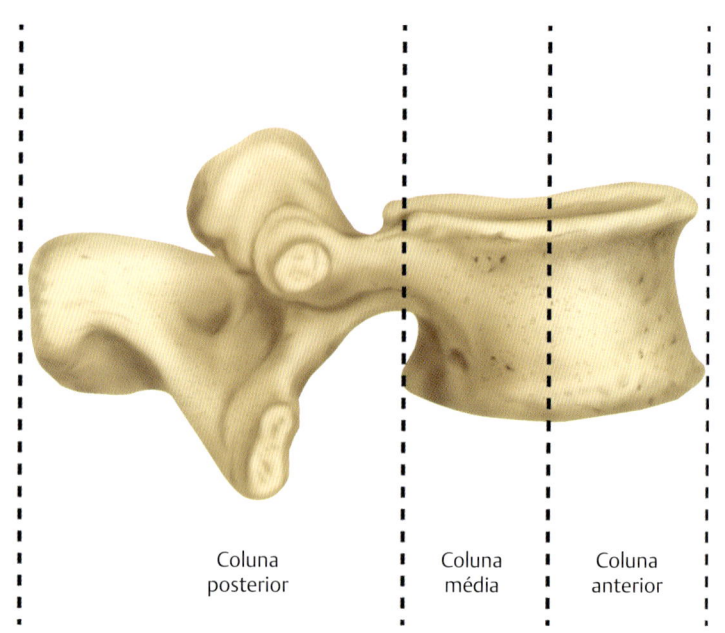

Fig. 5.14 Divisão de Denis de três colunas da coluna vertebral.

- Classificação da Lesão Toracolombar e Escore de Gravidade (TLICS)
  a. Sistema altamente confiável; ajuda a prever a necessidade de intervenção cirúrgica
  b. Com base na morfologia da lesão, estado neurológico e integridade do complexo ligamentar posterior
  c. Escore 0-3: tratamento não cirúrgico
  d. Escore 4: tratamento cirúrgico ou não cirúrgico
  e. Escore > 4: tratamento cirúrgico
  f. Sistema de classificação TLICS **(Tabela 5.3)**
- Lesões associadas
  a. Alta associação à lesão não contígua da coluna vertebral
  b. Alta incidência de lesão intra-abdominal ou intestinal
- Tratamento
  a. Não cirúrgico
    - Indicação: lesão estável da coluna vertebral sem déficit neurológico
      - Fraturas por compressão
      - Fraturas do tipo explosão com perda da altura < 50%, comprometimento do canal < 50%, cifose < 30 graus
      - Lesões por flexão-distração tipo B2 (óssea)
    - Método: órtese toracolombar
  b. Cirúrgico
    - Pacientes sem déficits neurológico: cirurgia está associada à maior incidência de complicações em 5 anos, quando comparado ao tratamento não cirúrgico; nenhuma diferença na evolução do paciente quando comparado ao tratamento com órtese toracolombossacra (TLSO)
    - Indicação: déficit neurológico associado à lesão por compressão ou instabilidade biomecânica
      - Fraturas tipo explosão com > 50% de perda da altura, comprometimento do canal > 50%, cifose > 30 graus: sintomas unilaterais podem indicar encarceramento da raiz caudal na fratura da lâmina. Tratamento: descompressão e artrodese instrumentada por via posterior da coluna
      - Lesão por flexão-distração de B1 (ligamentar)
      - Fratura-luxação

- ♦ Paciente com múltiplas lesões: mobilização precoce
    - ○ Fraturas sacrais (ver Capítulo 3)
- Histórico
    a. Resulta de trauma de alta energia
    b. Comumente associada a fraturas pélvicas e da coluna
    c. Pode estar associada a déficits da raiz sacral
- Classificação
    a. Zona 1: fraturas na região que se estendem da asa do sacro à borda lateral ou forames
        - ○ Fratura sacral mais comum
        - ○ Menor incidência de déficit neurológico
    b. Zona 2: fraturas envolvendo os forames
        - ○ Incidência de déficit neurológico de aproximadamente 30%
        - ○ Se unilateral, o paciente ainda pode ter uma função intestinal e vesical normal
    c. Zona 3: fraturas envolvendo os corpos e o canal do sacro
        - ○ Menos comum
        - ○ Pode ser horizontal ou vertical
        - ○ Alta associação com déficit neurológico (aproximadamente 60%) e envolvimento bilateral das raízes do sacro
- Tratamento
    a. Geralmente determinado pela lesão pélvica ou estabilidade do anel pélvico
    b. Descompressão sacral é necessária no contexto de déficit neurológico
    c. Fraturas sacrais de zona 3 em forma de H ou U (dissociação espinopélvica) requer artrodese/instrumentação espinopélvica

4. Considerações especiais
   - Ferimentos por arma de fogo
       a. Esteroides não são indicados como tratamento de ferimentos por arma de fogo na coluna vertebral
       b. Tratamento cirúrgico
           - ○ Coluna vertebral instável (cenário raro)
           - ○ Fístula dural
           - ○ Déficit incompleto com projétil retido
       c. Caso contrário, o tratamento conservador é preferível
       d. Antibióticos IV de amplo espectro, se o intestino for transeccionado
   - Espondilite anquilosante/hiperostose esquelética idiopática difusa (DISH):
       a. Coluna fundida com alto potencial para estabilidade
       b. Hematoma epidural é comum
       c. Tratamento: descompressão (na presença de déficit) e artrodese instrumentada de segmento longo
       d. O segmento longo deve ser unido acima e abaixo da lesão em razão do braço de alavanca criado pela fusão óssea da coluna vertebral

III. Condições Degenerativas da Coluna Cervical

1. Histórico
   - Anatomia patológica: uma cascata de eventos degenerativos resulta em espondilose cervical

Tabela 5.3 Sistema de Classificação da Lesão Toracolombar e Escore de Gravidade (TLICS)

Sistema TLICS

Parâmetro	Pontos
Morfologia	
Compressão	1
Explosão	2
Rotação/translação	3
Distração	4
Rompimento do complexo ligamentar posterior (CLP)	
Intacto	0
Suspeito	2
Rompido	3
Estado neurológico	
Intacto	0
Raiz nervosa	2
Medula, cone medular: completa	2
Medula, cone medular: incompleta	3
Cauda equina	3
Protocolo de Decisão de Tratamento Cirúrgico	
Tratamento	
Tratamento não cirúrgico	0–3
Tratamento não cirúrgico ou cirúrgico	4
Tratamento cirúrgico	>4

Fonte: Adaptado de Vaccaro AR, Lehman RA Jr, Hulbert RJ. *et al*. A new classification of thoracolumbar injuries: the importance of injury morphology, the integrity of the posterior ligamentous complex, and neurologic status. Spine (Phila Pa 1976) 2005;30(20):2325-2333.

a. Relação entre o sulfato de ceratina e o sulfato de condroitina aumenta; o teor de água no interior do disco diminui

b. Degeneração leva à perda de altura discal, hérnia/calcificação, osteófitos na placa motora, envergamento do ligamento flavo, artrose facetária e articulações intervertebrais (de Luschka)

c. Alteração do alinhamento no plano sagital (perda da lordose normal)

d. Aumento do movimento segmentar

e. Pinçamento neural

- Apresentação clínica: dor cervical axial, radiculopatia e mielopatia

2. Dor cervical axial
   - Visão geral
     a. Início insidioso, episódico
     b. Exacerbada pelo movimento cervical, particularmente extensão
     c. Cefaleias occipitais são comuns
   - Imagens
     a. Indicações
        ○ Histórico de evento traumático
        ○ Duração prolongada dos sintomas
        ○ Radiculopatia ou mielopatia coexistente
        ○ Sintomas constitucionais ou histórico conhecido de câncer ou artrite inflamatória
     b. Radiografias simples
        ○ Anteroposterior (AP): alterações degenerativas intervertebrais, fraturas do corpo vertebral
        ○ Lateral: alinhamento sagital alterado, estreitamento do espaço intervertebral, osteófitos na placa motora, listese, fraturas
        ○ Oblíqua: estenose neuroforaminal, artrose facetária
          ♦ **Incidências oblíquas possibilitam a visualização do forame e identificação de estenose causada pela formação de osteófitos**
        ○ Incidências em flexão-extensão: instabilidade, listese
        ○ Incidência odontoide (boca aberta): fraturas do odontoide, artrose atlantoaxial
     c. CT: usada para delinear a anatomia óssea
     d. MRI ou mielografia por CT: usada para diagnosticar compressão neural, infecções, neoplasias
   - Tratamento
     a. Terapia não cirúrgica é a base do tratamento
     b. Drogas anti-inflamatórias não esteroidais (NSAIDs)
     c. Fisioterapia
     d. Imobilização por curto prazo (colar macio)
     e. Fusão cirúrgica após falha do tratamento conservador prolongado; controverso; eficácia não comprovada

3. Radiculopatia cervical
   - Anatomia patológica: compressão da raiz nervosa secundária a:
     a. Hérnia de disco: núcleo pulposo comprime a raiz nervosa saindo da medula ou no interior do forame
     b. Disco rígido: compressão da raiz causada por osteófitos na placa motora/ânulo calcificado (± osteófitos intervertebrais)
     c. Outros fatores contribuintes: perda da altura do espaço intervertebral, hipertrofia da faceta articular, mau alinhamento (listese)
     d. Mediadores químicos da dor e citocinas inflamatórias [interleucina 1 (IL-1), IL-6, TNF-α, prostaglandinas, substância P, bradicinina]

- Visão geral
  a. Sintomas: dor cervical, dor unilateral no ombro, dor no braço (ou alteração sensorial) na distribuição da raiz afetada
  b. Tipicamente uma raiz (mas pode envolver múltiplas raízes)
  c. Raiz C6 (nível C5-C6) e raiz C7 (nível C6-C7) são as mais comumente afetadas
  d. Raízes cervicais saem acima de seus pedículos correspondentes; hérnia de disco posterolateral ou estenose foraminal produz radiculopatia do nervo de saída (p. ex., patologia em C5-C6 resulta em radiculopatia de C6)
     ○ Exemplo: hérnia de disco posterolateral em C5-C6 causa pinçamento do nervo C6, o que resulta em uma sensação diminuída do polegar/dedo indicador, redução do reflexo braquiorradial, fraqueza do bíceps/braquial e extensores do punho
     ○ **Conhecer o déficit neurológico esperado com base em uma hérnia de disco posterolateral em um determinado nível cervical**
  e. Testes provocativos exacerbam (manobra de Spurling) ou diminuem (sinal de alívio da abdução do ombro) sintomas radiculares; deve diferenciar da radiculopatia causada por distúrbios de compressão de nervos periféricos no membro superior
- Imagens: ver Dor cervical axial, anteriormente
- Tratamento
  a. Não cirúrgico: tratamento inicial
     ○ Imobilização de curta duração com colar macio
     ○ NSAIDs, corticosteroides, narcóticos
     ○ Fisioterapia
     ○ Injeções epidurais cervicais de esteroides
  b. Tratamento cirúrgico
     ○ Descompressão e fusão cervical por via anterior (ACDF)
     ○ Descompressão anterior e artroplastia de disco: resultados comparáveis à ACDF
     ○ Descompressão posterior (laminoforaminotomia)

4. Mielopatia cervical
   - Visão geral
     a. Síndrome clínica causada por compressão e disfunção da medula espinal (em relação à espondilose cervical) **(Fig. 5.15)**
     b. História natural: progressão gradativa, separada por períodos de estabilidade neurológica
     c. Patologia osteoligamentar produz disfunção medular por compressão mecânica direta ou isquemia associada ao comprometimento da artéria espinal anterior
     d. Apresentação
        ○ Descoordenação da extremidade superior; incapacidade de manipular objetos delicados
        ○ Instabilidade da marcha: perda de equilíbrio
        ○ Sinal de Lhermitte: flexão cervical estimulando sensações similares a choques elétricos, que se irradiam pela coluna ou extremidades
        ○ Fraqueza e sintomas sensoriais (dormência/parestesia) nos membros superiores
        ○ Sintomas intestinais e vesicais: estágio tardio da progressão da doença
        ○ Hiper-reflexia, sinal de Hoffman, reflexo radial invertido, espasmo clônico, resposta plantar extensora (Babinski)
        ○ Pacientes podem ter radiculopatia ou doença de nervos periféricos concomitante; é comum a ausência de dor cervical
   - Classificação
     a. Classificação de Nurick: determinada com base na função/estado de deambulação da extremidade inferior

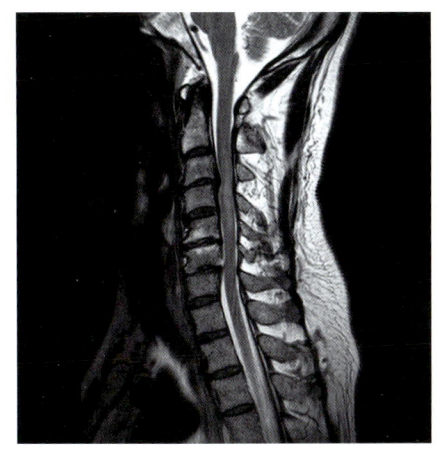

Fig. 5.15 MRI no plano sagital médio da coluna cervical demonstrando estenose cervical secundária ao estreitamento congênito, hérnia de disco e espondilose.

b. Classificação de Ranawat: leva em consideração os sintomas da extremidade superior e extremidade inferior
- Imagens: consultar dor cervical axial
- Tratamento: geralmente cirúrgico
  a. Intervenção precoce melhora o prognóstico
  b. Seleção da técnica cirúrgica depende de múltiplas variáveis, incluindo direção primária da patologia compressiva, alinhamento sagital geral, número de níveis envolvidos, treinamento/experiência do cirurgião e fatores relacionados com o paciente
  c. Procedimentos por via anterior
     ○ Discectomia cervical e fusão (um ou mais níveis)
     ○ Corpectomia e fusão em único ou múltiplos níveis
     ○ Descompressão e reconstrução anterior híbrida (corpectomia e discectomia)
  d. Laminectomia posterior com ou sem fusão
     ○ Cifose pós-laminectomia pode resultar em mielopatia recorrente: medula recobrindo o segmento cifótico
     ○ **Contraindicada na coluna cervical cifótica**
  e. Laminoplastia
     ○ **Ficar atento à paralisia da raiz nervosa C5 após a laminoplastia; tratar com observação**
     ○ Preservação do movimento: nenhuma fusão realizada
     ○ Paralisia segmentar pós-operatória de raiz nervosa (geralmente C5) é uma complicação conhecida
        ♦ Paralisia motora dominante é mais comum
        ♦ Recuperação é comum; pode demorar semanas a meses
     ○ Pode não ser eficaz em paciente com cifose significativa (descompressão depende da translação dorsal da medula)
     ○ Rigidez e dor cervical pós-operatória são comuns: dor cervical pré-operatória é uma contraindicação relativa
     ○ Contraindicação: cifose cervical fixa
5. Estenose cervical
   - Redução no espaço disponível para a medula espinal e raízes nervosas
   - Classificação:
     a. Congênita/do desenvolvimento
     b. Adquirida
        ○ Traumática
        ○ Degenerativa
   - Estenose absoluta: diâmetro do canal < 10 mm nas imagens laterais
   - Estenose relativa: diâmetro do canal de 10-13 mm
   - Índice de Pavlov/Torg (largura do canal/diâmetro do corpo vertebral)
     a. Deve ser igual ou superior a 1
     b. Inferior a 0,8 é um fator de risco para comprometimento neurológico após trauma
   - Lesão em hiperextensão e trauma menor podem resultar em lesão da medula espinal/síndrome medular central com ou sem fratura
6. Ossificação do ligamento longitudinal posterior (OPLL)
   - Visão geral
     a. Comum na população asiática
     b. Causa incerta e, provavelmente, multifatorial
     c. Potencial causa de mielopatia cervical

- Apresentação: pacientes podem ser assintomáticos ou apresentar mielopatia cervical clinicamente evidente
- Imagens: consultar dor cervical axial
- Tratamento
  a. Tratamento geralmente cirúrgico na presença de mielopatia
  b. Os princípios do tratamento são os mesmos da mielopatia cervical
  c. **Note o potencial para defeito/erosão dural com a abordagem anterior**
      - Laminoplastia geralmente é um procedimento descompressivo por via posterior muito eficaz para a OPLL

IV. Hérnia de Disco Torácica

1. Apresentação
   - Frequentemente assintomática; ocorre em até 40% dos indivíduos
   - Hérnias posterolaterais ou foraminais podem causar dor e dormência na parede torácica
   - Hérnias grandes e centrais podem produzir mielopatia
2. Tratamento
   - Descompressão anterior para hérnias centrais; associada à disfunção da medula espinal
   - Descompressão posterolateral: segura e eficaz para hérnias paracentrais e foraminais

V. Dor Lombar e Condições Degenerativas da Coluna Lombar

1. Dor lombar (LBP)
   - Epidemiologia
     a. Principal causa de morbidade e incapacidade nos Estados Unidos
     b. Incidência anual de 15%; 80% dos indivíduos sofrerão LBP em algum momento de suas vidas
   - Causas
     a. Tensão miofascial
     b. Dor discogênica
     c. Artropatia da faceta articular
     d. Espondilolistese
     e. Estenose da coluna lombar
     f. Disfunção da articulação sacroilíaca
   - Avaliação
     a. Anamnese e exame físico, com avaliação neurológica minuciosa para diferenciar causas vertebrais e não vertebrais de dorsalgia
        - Dorsalgia atraumática sem achados neurológicos: tranquilização, analgésicos limitados, retorno precoce às atividades funcionais, conforme tolerado
        - Exceção: sintomas "de alerta" que podem indicar etiologia preocupante da LBP (p. ex., infecção ou neoplasia)
          * "Sinais de alerta": histórico de câncer, extremos de idade, perda de peso inexplicável, dor noturna ou dor com repouso; febres persistentes; histórico de abuso de drogas IV; estado imunocomprometido; infecção bacteriana recente
     b. Radiografias
        - Radiografia é o melhor exame diagnóstico inicial para a avaliação de LBP discogênica

- Obter radiografias na suspeita de tumor, fratura ou infecção
- Se a queixa primária é de dorsalgia, geralmente adiar as radiografias por 4-6 semanas na ausência de "sinais de alerta"
- Radiografias AP/laterais: degeneração discal, outras anormalidades ósseas ou de tecidos moles, mau alinhamento
- Incidências oblíquas: defeito da pars interarticularis (espondilólise)
- Incidências em flexão/extensão: instabilidade/espondilolistese

c. MRI
- Obtida no contexto de dorsalgia irresponsiva a 3 meses de tratamento não cirúrgico
- Obter imediatamente para LBP no caso de suspeita de malignidade ou infecção (ou déficit neurológico maior, p. ex., síndrome da cauda equina)
- Também, geralmente, indicada para LBP associada a um déficit motor clinicamente significativo (monorradiculopatia)
- MRI com gadolínio é o melhor exame para avaliar hérnia de disco/estenose recorrente em pacientes com prévia cirurgia

d. Mielografia por CT
- Amplamente substituída pela RM, porém útil na avaliação de artrodese de coluna e quando a MRI é contraindicada (p. ex., marca-passo/desfibrilador), e nas lesões traumáticas de plexo braquial para sinais de avulsão de raiz nervosa

e. Sinais de Waddell: sinais e sintomas inapropriados que podem indicar componente inorgânico de dorsalgia ou simulação
- Sensibilidade superficial, difusa, não anatômica
- Testes de simulação (carga axial, rotação espinopélvica)
- Testes de distração (elevação da perna reta quando o paciente estiver distraído ou sentado)
- Distúrbios regionais não anatômicos
- Reação exagerada

2. Hérnias de disco (**Fig. 5.16**)
   - Degeneração discal caracterizada por perda de hidratação do núcleo polposo e redução no número de células viáveis
   - **Nível mais comum é L5-S1, seguido pelo L4-L5**
   - Pode ser central, posterolateral/paracentral (mais comum), foraminal ou extraforaminal/extremo-lateral
   - **Hérnia de disco posterolateral/paracentral afeta a raiz do nervo transverso (hérnia em L4/L5 afeta a L5)**
   - **Hérnia de disco extremo-lateral (intra/extraforaminal) afeta a raiz nervosa saindo (hérnia em L4-L5 afeta L4): conhecer o local da hérnia de disco e o déficit associado**
   - Morfologia
     a. Protrusão: abaulamento excêntrico com ânulo intacto
     b. Extrusão: extrusão do material discal através do ânulo, porém, o material discal permanece contíguo com o espaço intervertebral
     c. Sequestro: núcleo herniado que não mais é contíguo com o espaço intervertebral (fragmento livre)
   - Apresentação
     a. Graus variados de dor lombar e dor radicular na perna
     b. Dor radicular no padrão do dermátomo da raiz nervosa afetada
     c. Sinais positivos de tensão da raiz nervosa (teste de elevação da perna estendida ou teste de estiramento do nervo femoral)
     d. Teste de elevação da perna estendida positivo é o mais específico
   - Exames diagnósticos

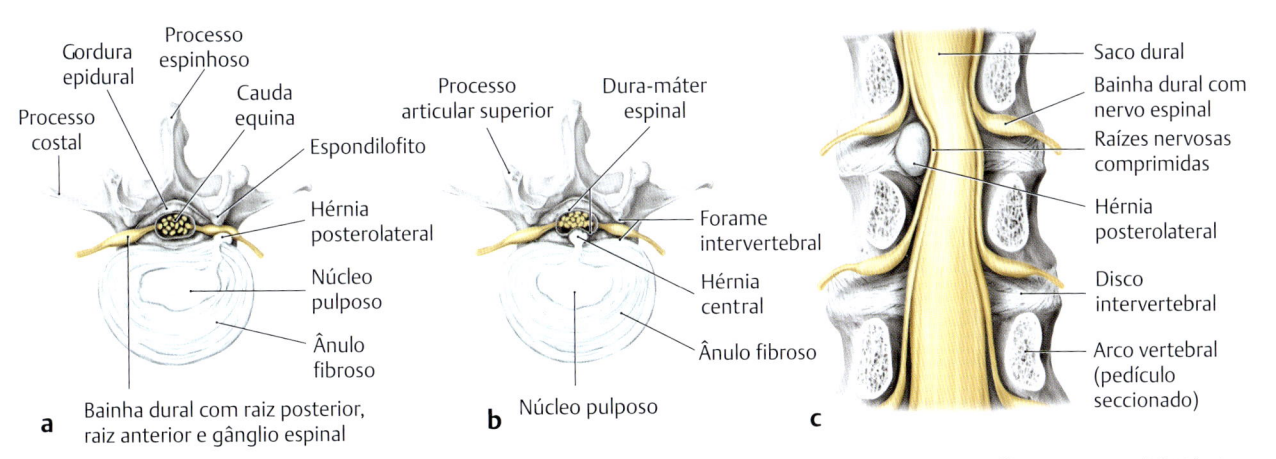

Fig. 5.16 Hérnia de disco lombar. (a) Hérnia posterolateral, incidência superior. (b) Hérnia posterior, incidência superior. (c) Hérnia posterolateral, incidência posterior (os arcos vertebrais foram removidos para demonstrar o saco dural lombar e as raízes nervosas correspondentes). (Fonte: Schuenke M, Schulte E. General Anatomy and the Musculoskeletal System: Thieme Atlas of Anatomy. New York: Thieme; 2005. Ilustração por Karl Wesker.)

   a. Radiografias
   b. MRI
   c. Eletromiografia (EMG) é raramente necessária; pode ajudar a descartar causas alternativas de sintomatologia das extremidades inferiores (p. ex., neuropatia periférica, síndrome do túnel do tarso, síndrome piriforme)
- Síndrome da cauda equina
   a. Geralmente secundária à hérnia de disco central
   b. Caracterizada por dor (região dorsal das nádegas/coxas), dormência (anestesia em sela), graus variados de fraqueza motora nas extremidades inferiores, disfunção intestinal ou vesical (retenção urinária, verificar medida do resíduo urinário pós-miccional)
   c. Emergência cirúrgica
   d. MRI e descompressão imediata necessária
      ○ Mielografia por CT em pacientes com contraindicação à MRI (marca-passo)
   e. Os melhores resultados de descompressão são obtidos dentro de 24-48 horas; o momento da cirurgia é o mais preditivo do resultado
- Tratamento da radiculopatia lombar
   a. Conservador: tratamento inicial é quase sempre não cirúrgico
      ○ Grande maioria dos pacientes se recupera em 3 meses
      ○ NSAIDs
      ○ Fisioterapia
         ♦ Modificação da atividade
         ♦ Deambulação/mobilização precoce progressiva
      ○ Outras modalidades
         ♦ Relaxantes musculares
         ♦ Injeções epidurais de esteroides
         ♦ Esteroides orais
   b. Cirurgia
      ○ Raramente indicada antes de 6 semanas (intervenção precoce para déficit motor progressivo e funcionalmente significativo (ou síndrome da cauda equina)
         ♦ Resultados são mais desfavoráveis em casos de acidente de trabalho
      ○ Indicações: dor radicular intratável, déficit neurológico clinicamente significativo, falha do tratamento não cirúrgico
      ○ Candidato ideal: paciente com predominância de dor radicular e achados no exame neurológico que se correlacionam com a lesão na MRI

- Procedimento de escolha: laminotomia com excisão do núcleo pulposo deslocado e descompressão da raiz nervosa afetada
- Ensaio SPORT (Spine Patient Outcomes Research Trial):
  - No seguimento de 2 anos, não houve diferenças significativas nas medidas do resultado primário para o grupo cirúrgico, quando comparado ao grupo não cirúrgico
  - Tratamento cirúrgico da hérnia de disco resulta em alívio precoce e sustentado da dor
  - Resultados da discectomia geralmente são melhores quando a cirurgia é realizada em até 6 meses do início dos sintomas
- Complicações cirúrgicas
  - Laceração da dura-máter: reparo com fios de sutura impermeáveis
    - Selagem da pia/aracnoide em 2-3 dias. As bordas da dura-máter cicatrizam com proliferação fibroblástica
    - Resulta em cefaleia postural e náusea se a fístula for persistente
  - Dorsalgia crônica pós-operatória: degeneração progressiva do IVD
  - Hérnia de disco recorrente: o resultado do tratamento é o mesmo que para hérnia primária
  - Infecção pós-operatória do espaço intervertebral: tratar com biópsia por agulha e antibioticoterapia cultura-específica (a menos que seja um abscesso epidural clinicamente evidente)
  - Lesão/disfunção da raiz nervosa
  - Lesão vascular devido à perfuração discal anterior: colocar o paciente em posição supina, laparotomia de emergência, e reparo de vasos
    - Veia ilíaca comum: lesionada com maior frequência

3. Cistos facetários (cistos sinoviais)
   - Pode causar estenose espinal e radioculopatia
   - Tratamento: laminotomia/laminectomia com excisão do cisto

4. Doença degenerativa discal (DDD)
   - Os achados na MRI geralmente não se correlacionam com a presença ou gravidade dos sintomas
   - Sintomas não estão diretamente correlacionados com a MRI: tratamento é realizado por intervenção cognitiva, fisioterapia, exercícios
   - Em pacientes selecionados, a DDD avançada com dorsalgia grave associada pode-se beneficiar de artrodese lombar
   - Terapia eletrotérmica intradiscal (IDET) não demonstrou nenhum benefício significativo quando comparado ao placebo nos ensaios controlados

5. Estenose lombar (**Fig. 5.17**)
   - Pode causar dorsalgia e claudicação neurogênica
     a. Considerar claudicação vascular no diagnóstico diferencial
     b. Claudicação neurogênica *versus* vascular (**Tabela 5.4**)
   - Tratamento conservador: fisioterapia, exercícios de flexão de Williams, NSAIDs, órtese, injeção epidural de esteroides (ESI)
     a. A maioria dos pacientes sente algum alívio da dor nos primeiros 3 meses
   - Intervenção cirúrgica: descompressão (laminectomia-foraminotomia, facetectomias mediais)
     a. Pode-se considerar a descompressão interespinal com X-STOP, que é um sistema de descompressão do processo interespinal, embora seja contraindicado na síndrome da cauda equina e na osteoporose
     b. Pacientes tratados cirurgicamente apresentam melhores escores de dor e função em 4 anos, quando comparados aos pacientes não cirúrgicos (SPORT)
   - É sensato considerar artrodese no contexto de escoliose degenerativa, instabilidade/espondilolistese degenerativa, fratura das *pars interarticularis* ou hérnia de disco recorrente

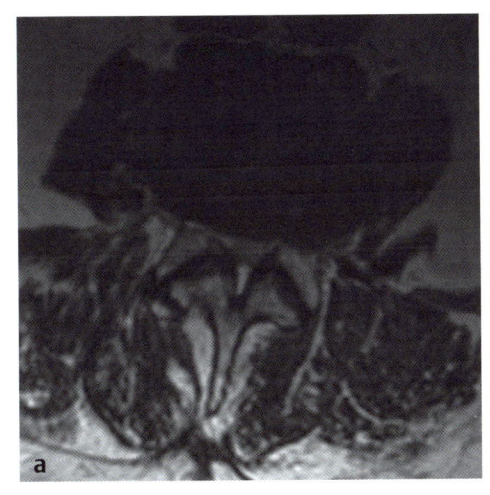

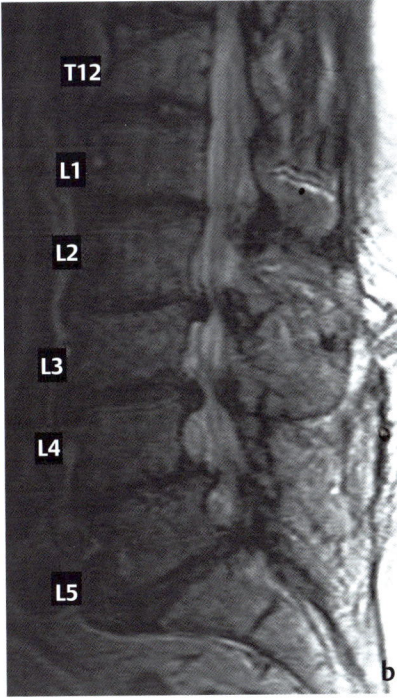

Fig. 5.17 Estenose lombar. MRI **(a)** axial e **(b)** sagital demonstrando espondilose lombar e estenose espinal.

- Complicações cirúrgicas:
  a. Estenose foraminal residual devido a uma descompressão inadequada é a explicação mais comum para sintomas persistentes de dor nas pernas após laminectomia descompressiva
  b. Maior risco de complicações do sítio cirúrgico com morfina epidural e esteroides
  c. Novo episódio de disfunção neurológica:
     ○ Hematoma epidural espinal pós-operatório
     ○ Mau posicionamento do parafuso
        ♦ Tratamento: exploração cirúrgica imediata para descompressão
  d. Doença de segmentos adjacentes: 25% têm degeneração sintomática de segmentos adjacentes no seguimento de 5 a 10 anos
  e. Tabagismo resulta em maior taxa de pseudoartrose. Abandono do tabagismo por 6 meses resulta em maiores taxas de fusão
     ○ **Taxa de fusão é reduzida em fumantes em razão de revascularização diminuída do enxerto ósseo esponjoso**

Tabela 5.4 Claudicação Neurogênica *versus* Vascular

	Claudicação Vascular	**Estenose Espinal**
Qualidade da dor/sintomas	Cãibras, rigidez ou cansaço	Mesmos sintomas que a claudicação, ou formigamento, fraqueza ou descoordenação
Localização dos sintomas	Nádegas, quadril, coxa, panturrilha, pé	Nádegas, quadril, coxa
Dor lombar	Não	Frequentemente presente
Fatores aliviantes	Rápido alívio com o repouso	Alívio na posição sentada ou mudança de posição
Condições associadas	Aterosclerose e pulsos reduzidos	Histórico de problemas lombares

6. Espondilolistese lombar
   - Etiologia: degenerativa, ístmica (associada a um defeito da *pars*), congênita/displásica, patológica, pós-cirúrgica ou traumática
   - Espondilolistese ístmica: comum em atletas (remadores, ginastas)
     a. Defeito da *pars* (espondilólise) no tratamento do atleta: restrição da atividade e órtese
     b. Na falha do tratamento conservador: reparo ou fusão da *pars*
   - Espondilolistese de alto grau de L5/S1 geralmente associada a sintomas/sinais da raiz L5
   - Classificação de Meyerding: com base na radiografia lateral
     a. Grau I: 0-25%
     b. Grau II: 26-50%
     c. Grau III: 51-75%
     d. Grau IV: 76-100%
     e. Espondiloptose: > 100%
   - Fatores de risco para progressão:
     a. Idade jovem na apresentação
     b. Gênero feminino com ângulo de escorregamento > 10 graus
     c. Escorregamento de alto grau
     d. Sacro inclinado/em forma de cúpula
     e. Incidência pélvica (PI)
        - PI é o ângulo subtendido por uma linha perpendicular da placa motora proximal de S1 e uma linha conectando o centro da cabeça femoral ao centro da placa motora proximal de S1
        - Ângulo aumentado da incidência pélvica supostamente aumenta o risco de progressão do escorregamento
   - Tratamento após falha do tratamento conservador: descompressão posterior e artrodese instrumentada
     a. Artrodese intersomática isolada geralmente não é indicada quando a instabilidade é evidente
     b. Em listese de alto grau em L5-S1, artrodese do segmento L4-S1 pode ser necessária
   - Redução cirúrgica do escorregamento posa risco de lesão da raiz nervosa L5
   - Instrumentação posterior, com ou sem suporte intersomático [fusão intersomática lombar posterior (PLIF), fusão intersomática lombar transforaminal (TLIF), fusão intersomática lombar anterior (ALIF), fusão intersomática lombar axial (AxialLiF)] ou suporte transversal (suporte fibular, parafuso pedicular transvertebral) comumente usados para listese de alto grau
     a. Parafusos pediculares diminuem a taxa de pseudoartrose
7. Dor na articulação sacroilíaca
   - Dor sobre a articulação sacroilíaca (SI) posterior ou espinha sacroilíaca posterior (PSIS) que geralmente se irradia para a virilha e nádegas
   - Diagnóstico
     a. Teste FABER: *f*lexão, *ab*dução, *r*otação *e*xterna da extremidade envolvida
     b. Teste de Gaenslen: paciente sente dor ao deitar sem suporte sobre o lado afetado
     c. Teste de compressão manual
   - Tratamento
     a. NSAIDs
     b. Fisioterapia
     c. Injeções na articulação SI para casos refratários (também exerce um papel diagnóstico)
     d. Artrodese raramente é indicada

8. Coccigodínia
    - Dor com atividades que colocam pressão sobre o cóccix
    - Mais comum em mulheres após gravidez ou trauma
    - Pode ser idiopática
    - Ocasionalmente associada à fratura
    - Geralmente autolimitante
    - Diagnóstico
        a. Dor e sensibilidade local sobre o cóccix
        b. Radiografias ou MRI para descartar etiologia traumática
    - Tratamento
        a. NSAIDs
        b. Fisioterapia
        c. Almofada ortopédica
        d. Injeções locais
        e. Cirurgia: alta taxa de falha, raramente indicada

VI. Distúrbios Inflamatórios da Coluna Vertebral

1. Visão geral
    - Distúrbios caracterizados por alterações inflamatórias no osso, tecido conjuntivo e membrana sinovial da coluna
    - Exames laboratoriais iniciais: hemograma completo (CBC), velocidade de hemossedimentação (ESR), proteína C reativa (CRP)
2. Artrite reumatoide
    - Distúrbio autoimune crônico sistêmico
    - Fator reumatoide positivo em 85% dos indivíduos
    - Sinovite destrutiva é observada nas articulações recobertas por membrana sinovial em razão de resposta autoimune
    - Envolvimento da coluna vertebral ocorre em cerca de 60% dos indivíduos e geralmente é limitado à coluna cervical
    - Apresentação clínica varia
        a. Assintomática
        b. Dor cervical; cefaleias occipitais (irritação do nervo occipital maior/raiz de C2)
        c. Deformidade (cifose, torcicolo)
        d. Comprometimento neurológico: radioculopatia ± mielopatia
    - Caracterização do envolvimento espinal
        a. Instabilidade atlantoaxial
            ○ Causada pela erosão das articulações sinoviais e destruição dos ligamentos transverso, alar e apical, resultando em subluxação e instabilidade atlantoaxial
            ○ Desenvolvimento de *pannus* posterior ao processo odontoide, o que pode causar compressão medular
            ○ Potencial instabilidade necessita de radiografias dinâmicas da coluna cervical para liberação cirúrgica em pacientes com artrite reumatoide (RA) sendo submetidos à anestesia geral
            ○ ADI anterior maior que 7-10 mm ou espaço posterior disponível para a medula menor que 13 mm representa uma contraindicação relativa para cirurgia não espinal eletiva sem prévia estabilização de C1-C2
            ○ Parâmetro radiográfico que estima o resultado: ADI posterior > 13 mm
        b. Migração superior do processo odontoide e invaginação basilar
            ○ Ocorre após erosão e destruição das articulações atlantoccipitais, articulações atlantoaxiais e massas laterais

- Pode resultar em compressão do tronco cerebral e insuficiência vascular vertebrobasilar
    c. Subluxação axial
        - Ocorre em decorrência de erosão progressiva das facetas articulares e estruturas ligamentares posteriores
        - Subluxação multinível é comum e pode causar deformidade cifótica (aspecto de "degraus de escada")
- Exames diagnósticos
    a. Radiografias laterais são necessárias para avaliar o ADI posterior, ADI anterior, migração do processo odontoide, subluxação subaxial
    b. Radiografias em flexão-extensão são necessárias para avaliar a instabilidade dinâmica
        - ADI posterior < 14 mm ou ADI anterior > 9 mm está associado a maior risco de mielopatia progressiva
    c. Métodos de avaliação da invaginação basilar (**Fig. 5.18**)
        - Linha de Chamberlain:
            - Linha que se estende da margem dorsal do palato duro até a borda posterior do forame magno
            - Processo odontoide > 6 mm acima da linha de Chamberlain: invaginação basilar
        - Linha de McCrae:
            - Define a abertura do forame magno
            - Impactação presente se a ponta do odontoide estiver acima desta linha
        - Linha de McGregor:
            - Linha traçada da borda posterior do palato duro até o occipital posterior caudal
            - Invaginação basilar está presente quando a ponta do processo odontoide é > 8 mm acima da linha de McGregor em homens e > 9,7 mm em mulheres
        - Desvantagem: a posição do palato duro pode variar com anomalias faciais
        - Linha de Ranawat:
            - Centro do pedículo de C2 até a linha que conecta os arcos anterior e posterior de C1
            - Medida normal em homens é de 17 mm, enquanto em mulheres é de 15 mm

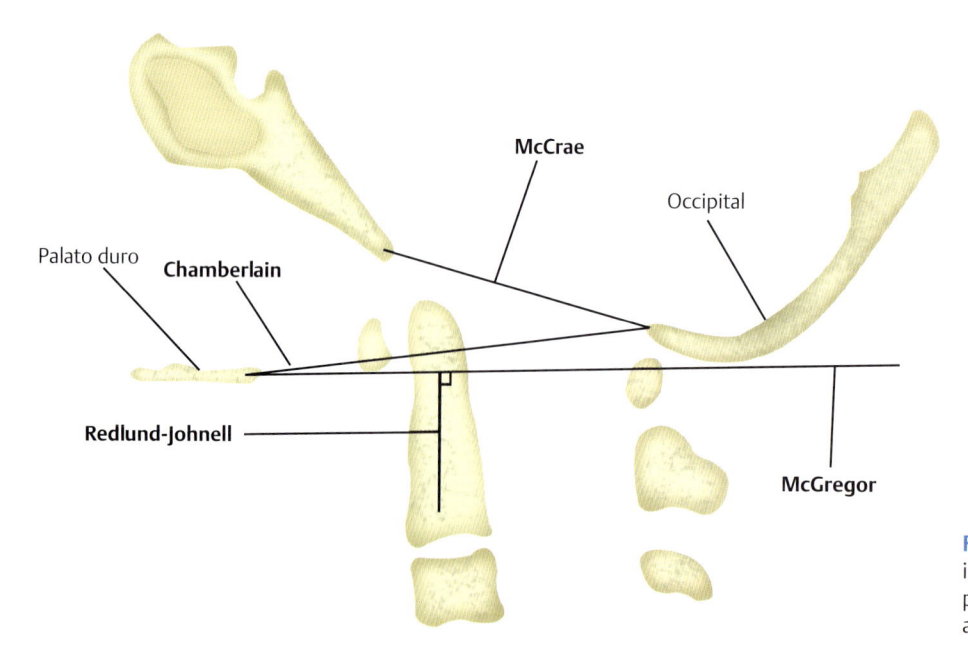

Fig. 5.18 Métodos de avaliação da invaginação basilar. Desvantagem: a posição do palato duro pode variar com anomalias faciais.

- ♦ < 13 mm: impactação
- ♦ < 7 mm: associado à compressão medular
  - ○ Linha de Wackenheim
    - ♦ Usada para determinar a subluxação anterior/posterior
    - ♦ Traçada a partir da superfície posterior do clivo; sua extensão inferior mal deve tocar a face posterior da ponta do odontoide
    - ♦ Relação não muda na flexão e extensão
  - ○ Estações de Clark
    - ♦ Dividir o processo odontoide em terços no plano sagital
    - ♦ Normalmente o anel anterior do atlas está adjacente ao terço superior (proximal) do áxis (estação I)
    - ♦ Invaginação basilar leve se adjacente ao terço médio (estação II)
    - ♦ Invaginação basilar grave se o anel do atlas estiver adjacente à base do áxis (estação III) **(Fig. 5.19)**
- Classificação de Ranawat da mielopatia
  a. Classe I: ausência de déficit neurológico
  b. Classe II: fraqueza subjetiva, parestesia, hiper-reflexia
  c. Classe III: fraqueza objetiva e sinais relacionados ao neurônio motor superior
    - ○ Classe IIIa: paciente deambula
    - ○ Classe IIIb: paciente não deambulante
  d. Tratamento
    - ○ Tratamento conservador
      - ♦ Fármacos antirreumáticos modificadores da doença (metotrexato, sulfassalazina, sulfato de hidroxicloroquina) e agentes direcionados ao TNF-α (etanercepte, infliximabe) e IL-1 (Anakinra)
      - ♦ Esteroides orais
      - ♦ O objetivo é aliviar a dor e evitar comprometimento neurológico
    - ○ Tratamento cirúrgico
      - ♦ Considerado para dor intratável ou mielopatia/déficit neurológico
      - ♦ Prognóstico de melhora é reservado para pacientes com mielopatia classe III de Ranawat

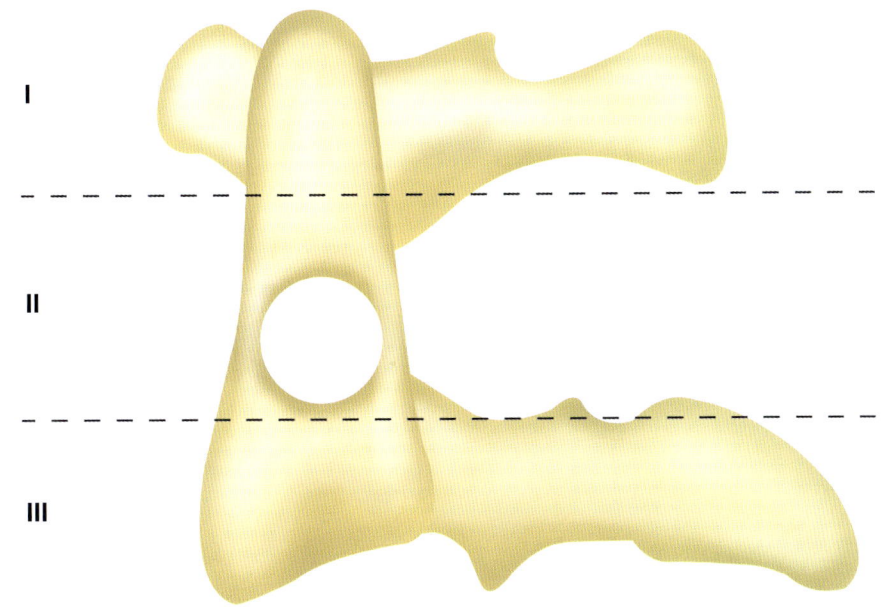

Fig. 5.19 Invaginação basilar grave no anel do atlas adjacente à base do áxis (estação III).

- Artrodese C1-C2 para instabilidade atlantoaxial (IAO posterior < 14)
- Artrodese occipital-C2 no contexto de invaginação basilar; remoção do arco de C1 pode ser indispensável se uma descompressão for necessária
- Fusão posterior geralmente necessária à subluxação subaxial

3. Espondiloartropatias soronegativas
   - Histórico
     a. Afeta predominantemente as enteses (inserções ósseas de ligamentos e tendões)
     b. Associada ao antígeno leucocitário humano (HLA)-B27
     c. Fator reumatoide negativo (RF)
     d. Sacroileíte/espondilite
     e. Condições associadas
       - Artrite de articulações grandes do esqueleto apendicular
       - Uveíte anterior
       - Estenose e regurgitação da aorta
       - Doença pulmonar restritiva
       - Ileíte/colite
   - Espondilite anquilosante
     a. Afeta predominantemente homens na terceira década de vida
     b. HLA-B27 positivo
     c. Associada à uveíte bilateral e sacroileíte
     d. Inflamação das enteses resulta em erosões ósseas, seguido por neoformação óssea e eventual anquilose
     e. Sindesmófitos se formam ao longo do ânulo fibroso inflamado
       - radiografias demonstram sindesmófitos marginais ("coluna de bambu" característica)
     f. Sacroileíte é comum
       - Dor geralmente localizada nas regiões lombar e articulação SI (apresentação mais comum)
       - Obliteração da articulação SI (erosão do lado ilíaco é observada primeiro) é visível nas radiografias e ajuda a diferenciar da DISH
     g. Espondilite anquilosante e fratura (**Fig. 5.20**)
       - Pacientes com espondilite anquilosante e novo episódio de dorsalgia e dor cervical devem ser minuciosamente avaliados para fratura
       - Fratura ocorre entre dois segmentos espinais rígidos; geralmente envolve as três colunas e é inerentemente instável
       - Alta incidência de lesão neurológica secundário à instabilidade resultante ou formação de hematoma epidural
       - Pode necessitar de uma osteotomia corretiva para deformidade cifótica fixa (da coluna cervicotorácica ou lombar) e desequilíbrio sagital
       - Tratamento requer instrumentação de segmento longo acima e abaixo da fratura em razão do longo braço de alavanca criado pela doença
   - Hiperostose esquelética idiopática difusa (DISH)
     a. Afeta indivíduos de meia-idade ou mais velhos
     b. Mais comum em pacientes com diabetes e gota
     c. Associada à ossificação extraespinal de articulações periféricas e ao risco aumentado de ossificação heterotópica após artroplastia total de quadril
     d. Caracterizada por sindesmófitos não marginais (ao contrário da espondilite anquilosante)
       - **Ausência de envolvimento da articulação SI na DISH**
     e. Observada mais comumente na coluna torácica

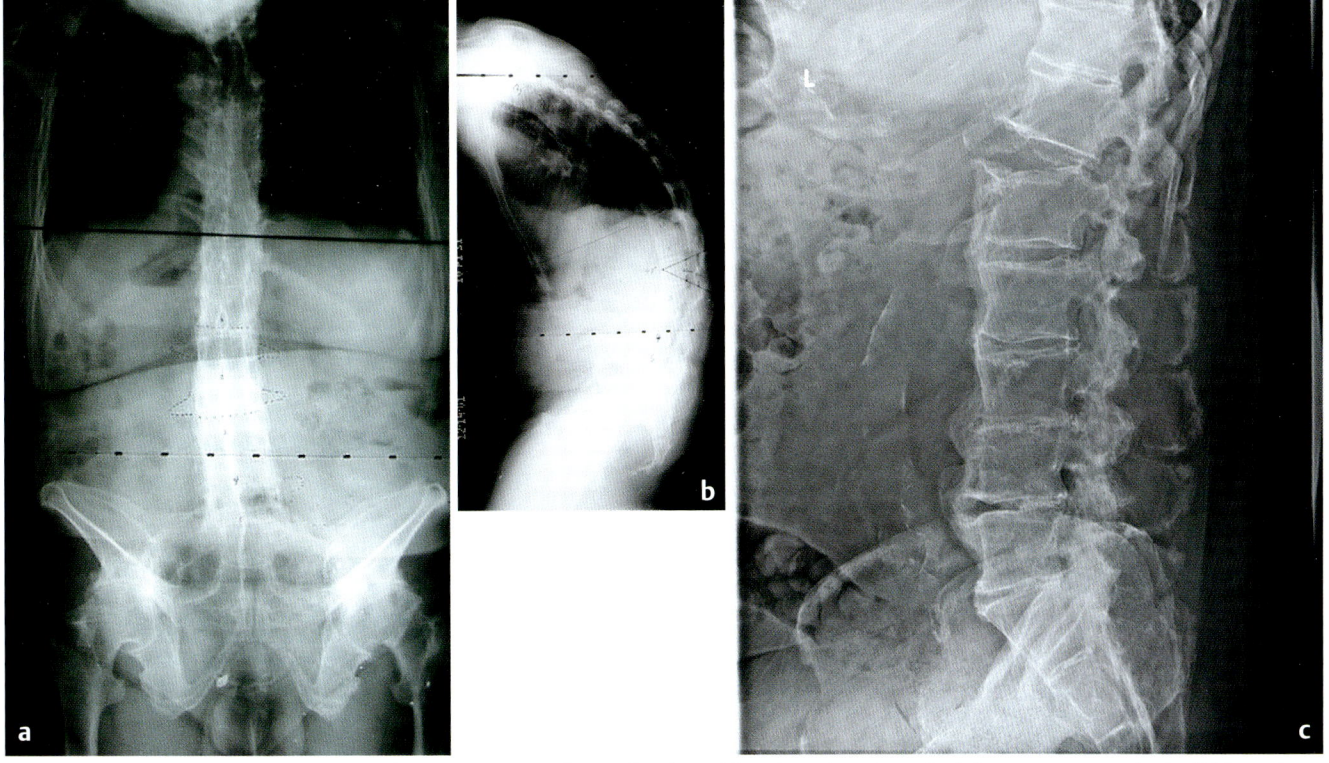

Fig. 5.20 Espondilite anquilosante *versus* hiperostose esquelética idiopática difusa (DISH). Radiografia **(a)** anteroposterior (AP) e **(b)** lateral exibindo uma espondilite anquilosante com sindesmófitos marginais. **(c)** Radiografia lombar lateral com fratura/luxação de T12-L1 através do segmento de DISH com sindesmófitos marginais.

- Sindesmófitos anteriores grandes da coluna cervical podem causar estridor ou disfagia
f. DISH e fratura
    - Coluna rígida que é suscetível à fratura; similar a pacientes com espondilite anquilosante
    - Baixo limiar para a obtenção de imagens para exames apropriados da fratura
    - As fraturas geralmente são instáveis, necessitando de estabilização cirúrgica
- Artrite psoriática
    a. Associação com o HLA-B27
    b. Pacientes com espondilite psoriática desenvolvem ancilose não contígua com a presença de sindesmófitos marginais e não marginais, bem como erosões discovertebrais
    c. Envolvimento da coluna cervical com apresentação similar à artrite reumatoide
    d. Tratamento é predominantemente médico (como com a RA) na forma de fármacos antirreumáticos modificadores da doença (DMARDs) e agentes bloqueadores do TNF-α
    e. Cirurgia algumas vezes é indicada na presença de deformidade cifótica grave ou envolvimento cervical grave e mielopatia
- Artrite enteropática
    a. Associação com o HLA-B27
    b. Similar à espondilite anquilosante na apresentação e tratamento
- Síndrome de Reiter
    a. **Mnemônico: "Can't see, can't pee, can't climb a tree"**
        - Conjuntivite/uveíte
        - Uretrite

- Artrite reativa supostamente ocorre após infecção
- Artrite de articulação grande (geralmente joelhos, tornozelos, coluna vertebral)
- Sacroileíte e sindesmófitos não marginais observados em pacientes com envolvimento da coluna vertebral

VII. Deformidade da Coluna Vertebral do Adulto

1. Avaliação: radiografias AP e lateral em cassete longo e na posição ortostática das cabeças femorais até o meato acústico externo
2. **Indicador mais significativo de incapacidade: desequilíbrio no plano sagital**
3. Estenose de canal e foraminal geralmente ocorre na concavidade de uma curva escoliótica
4. Curvas espinais < 30 graus raramente progridem, enquanto que curvas > 50 graus geralmente progridem
5. Escoliose idiopática do adolescente (AIS) não tratada com curva > 60 graus resulta em taxas mais elevadas de dorsalgia aguda e crônica
6. Parâmetros espinopélvicos (**Fig. 5.21**)
7. Incidência pélvica: medida na radiografia lateral em posição ortostática; o ângulo formado ao traçar uma linha perpendicular do ponto médio a partir da placa motora sacral e a linha conectando aquele ponto ao centro da cabeça femoral
   - Incidência pélvica = Inclinação sacral + Versão pélvica
   - Versão pélvica refere-se à posição vertical do sacro. Uma linha é traçada do centro da placa motora de S1 até o centro da cabeça femoral. Uma segunda linha vertical (paralela à margem lateral da radiografia ou perpendicular ao solo) é traçada cruzando o centro da cabeça femoral. O ângulo entre essas duas linhas é a versão pélvica
   - Inclinação sacral é determinada pelo ângulo formado entre uma linha paralela à placa motora superior de S1 e uma linha paralela ao solo
   - Uma incidência pélvica baixa sugere uma versão pélvica baixa e um ângulo de lordose lombar menor. Pacientes com um ângulo de lordose lombar maior (incidência pélvica alta) apresentam um aumento das forças de cisalhamento na junção lombossacra
   - Incidência pélvica média normal: crianças, 47 graus; adultos, 57 graus
   - Incidência pélvica média na espondilolistese de baixo grau, 65 graus; na espondilolistese de alto grau, 80 graus
   - Cirurgia da deformidade da coluna vertebral do adulto deve ser tentada para igualar a lordose lombar à incidência pélvica, ou arriscar sobrecorreção ou sub-correção
8. Fio de prumo C7
   - Linha vertical traçada do centro do corpo de C7 até o solo, medida em relação ao canto posterossuperior do corpo de S1; linha anterior ao canto de S1 equivale ao equilíbrio sagital positivo, enquanto que a linha posterior equivale ao equilíbrio sagital negativo; equilíbrio sagital negativo, especialmente > 10 cm, é pouco tolerado e se correlaciona com resultado em pacientes com a deformidade da coluna vertebral do adulto (**Fig. 5.21**)
   - Avaliar o equilíbrio sagital
9. Escoliose (adulto) (ver Capítulo 4 para escoliose pediátrica)
   - Indicações cirúrgicas
     a. Curva de rápida progressão
     b. Estenose de canal/neuroforaminal sintomática não responsiva às medidas não cirúrgicas
     c. Estética
     d. Dorsalgia grave associada à curva (e/ou estenose associada)
   - Cirurgia
     a. Descompressão: descompressão central e descompressão do recesso lateral geralmente necessário

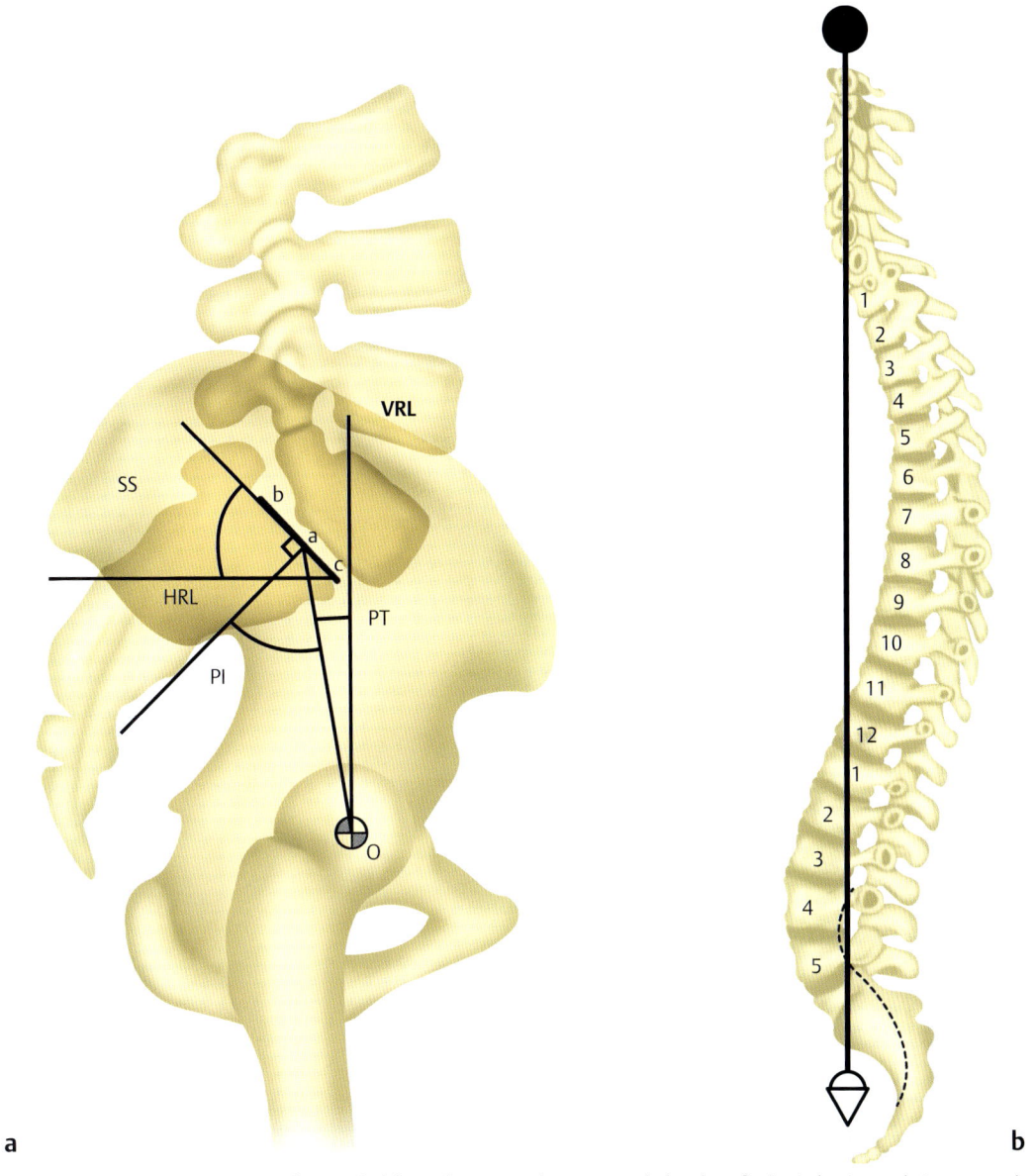

Fig. 5.21 Parâmetros espinopélvicos. (a,b) Fio de prumo de C7. HRL; linha de referência horizontal; O, centro da cabeça femoral; PI, incidência pélvica; PT, versão pélvica; SS, inclinação sacral; VRL, linha de referência vertical.

- b. Artrodese instrumentada é indicada na progressão da curva, dorsalgia e listese
- c. Taxas mais elevadas de pseudoartrose com a abordagem toracoabdominal isolada
- d. Altas taxas de falha se o construto longo termina em L5
  - Cirurgia pode parar em L5 se L5/S1 for saudável (facetas articulares e disco)
- e. Instrumentação/artrodese de sacro e ílio; taxas mais elevadas de fusão e menor número de fraturas por insuficiência sacral
- f. Também melhor correção do equilíbrio sagital

10. Cifose (ver também Capítulo 4)
    - Pode ocorrer em razão de doença de Scheuermann (acunhamento > 5 graus de três ou mais níveis consecutivos), trauma ou cifose juncional proximal (PJK)
    - Fraturas osteoporóticas por compressão: maior risco de futuras fraturas por compressão à medida que o alinhamento sagital se desloca em direção anterior e a carga é transferida às vértebras superiores adjacentes
    - Cirurgia: a instrumentação deve-se estender até o primeiro segmento lordótico, caudalmente, a fim de evitar cifose juncional

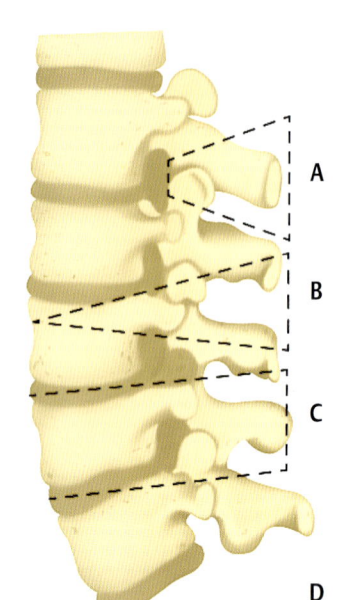

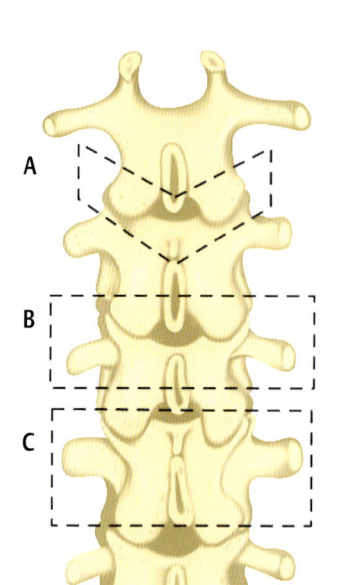

Fig. 5.22 (a,b) Osteotomias posteriores de coluna vertebral: A, osteotomia de Smith-Petersen; B, osteotomia de subtração pedicular; C, ressecção de coluna vertebral.

- Osteotomia pode ser necessária para corrigir desequilíbrio sagital positivo fixo
    a. Osteotomia de Smith-Petersen
        ○ Para correção de desequilíbrio sagital leve, ou para desequilíbrio mais grave se múltiplas osteotomias são realizadas
        ○ Permitir 10 graus de correção por osteotomia
    b. Osteotomia de subtração pedicular (PSO): um procedimento em cunha fechada que fornece correção sem a necessidade de seccionar o disco intervertebral
        ○ Adequada para desequilíbrio sagital mais grave
        ○ Possibilita correção de 30-35 graus da deformidade sagital
    c. Ressecção de coluna vertebral (VCR)
        ○ Indicada para deformidades mais graves
        ○ Possibilita a correção de até 45 graus, e pode proporcionar maior realinhamento coronal
11. Osteotomias posteriores de coluna vertebral (**Fig. 5.22**)

VIII. Infecções da Coluna Vertebral

1. Infecções do espaço intervertebral e osteomielite vertebral
    - Infecções do espaço intervertebral
        a. Uma doença pediátrica, a menos que comece na placa motora em um adulto e se espalhe para o espaço intervertebral
        b. Quase exclusivamente em crianças em razão da vascularidade preservada do disco
        c. *Staphylococcus aureus* é o microrganismo mais comum; microrganismos Gram-negativos também são comuns
        d. O desenvolvimento de infecções da coluna vertebral não associadas a um procedimento cirúrgico é, frequentemente, secundário à disseminação hematogênica
    - Osteomielite vertebral
        a. Incidência crescente

- b. Apresentação clínica permanece inespecífica e está associada a um atraso no diagnóstico
- c. Mais comum em pacientes mais velhos e debilitados
- d. Usuários de drogas IV e imunocomprometidos estão em risco
- e. *S. aureus* é o microrganismo mais comum
- f. Disseminação hematogênica
- g. Infecção secundária do espaço intervertebral
  - Infecção geralmente começa nas placas terminais vasculares com penetração subsequente e é disseminada para o espaço intervertebral avascular

- Diagnóstico: sinais e sintomas geralmente inespecíficos, resultando em atraso no diagnóstico
  - a. Dorsalgia/sensibilidade
  - b. Dor com o movimento vertebral, ao andar, ficar de pé e sentar
  - c. Febre
  - d. Exames laboratoriais
    - ESR elevada
    - CRP
    - Contagem de leucócito (WBC) (limite superior da normalidade ou ligeiramente elevado; inespecífico)
    - Hemoculturas positivas em, aproximadamente, um terço dos pacientes
    - Biópsia guiada por CT pode ser necessária para identificar o microrganismo
  - e. Exames radiográficos
    - Perda da lordose lombar (discite): achado mais precoce
    - Osteopenia (osteomielite vertebral)
    - Estreitamento/destruição do espaço intervertebral: tardio no curso da doença
    - Erosão da placa motora
    - MRI com gadolínio é o exame diagnóstico de escolha
    - Cintilografia óssea também pode ser usada para estabelecer o diagnóstico

- Tratamento
  - a. Seis a 12 semanas de antibióticos IV cultura-específicos
  - b. Órtese, tratamento de suporte
  - c. Intervenção cirúrgica é indicada em pacientes que tenham falhado o tratamento médico ou pacientes com déficit neurológico, deformidade progressiva ou quando o estabelecimento do diagnóstico é necessário
    - Irrigação/desbridamento, corpectomia, instrumentação, artrodese podem ser necessários

- **Em geral, infecções da coluna vertebral envolvem as placas motoras e o espaço intervertebral, enquanto a maioria das neoplasias metastáticas envolve, primariamente, o corpo vertebral**

2. Abscessos epidurais
   - Infecções bacterianas que resultam no acúmulo de pus no espaço peridural do canal vertebral
   - Lesão geralmente se estende a partir de um foco adjacente de discite/osteomielite vertebral
   - Geralmente localizados no espaço peridural posterior na coluna torácica ou lombar
   - Ocorre com menor frequência na coluna cervical, onde tendem a estar localizados no espaço peridural anterior
   - O microrganismo mais comum é o *S. aureus*; bacilos Gram-negativos são responsáveis pela minoria das infecções
   - Apresentação clínica variável, em geral erroneamente diagnosticado ou diagnosticado tardiamente

- Diagnóstico
    a. Dorsalgia ou dor cervical
    b. Manifestam-se com sintomas constitucionais mais comumente do que os pacientes com osteomielite ou discite
    c. Alto risco de déficits neurológicos secundário à compressão direta dos elementos neurais e lesão isquêmica provocada por trombose/vasculite
    d. Exames laboratoriais
        ○ contagem de leucócito (WBC), CRP e ESR elevados
        ○ Hemoculturas positivas em mais da metade dos casos
        ○ Diagnóstico final é confirmado com culturas do abscesso
    e. Exames imagiológicos
        ○ Radiografias simples são geralmente normais, a menos que haja evidência de osteomielite/discite adjacente
        ○ MRI com gadolínio é o exame de escolha
- Tratamento
    a. Descompressão cirúrgica com evacuação do abscesso (e estabilização vertebral se necessário) é o tratamento de escolha
    b. Antibióticos IV após a descompressão cirúrgica
    c. Tratamento não cirúrgico é normalmente reservado para pacientes neurologicamente intactos que sejam inaptos para cirurgia (ou com pequenas coleções epidurais na coluna lombar média/inferior)

3. Tuberculose (TB) envolvendo a coluna vertebral
- Infecção granulomatosa mais comum da coluna vertebral
- Relativamente rara; no entanto, a incidência tem aumentado com o número crescente de hospedeiros imunocomprometidos
- A coluna vertebral é o local mais comum de TB extrapulmonar
    a. Mais comum na coluna torácica inferior/lombar superior
- **Ao contrário das infecções piogênicas, o foco se origina na metáfise dos corpos vertebrais, poupando o espaço intervertebral; frequentemente confundido com tumores**
- Dissemina-se abaixo do ligamento longitudinal anterior até níveis contíguos, ou podem resultar em lesões descontínuas
- Destruição do corpo vertebral pode resultar em instabilidade e deformidade cifótica
    a. Espaço intervertebral preservado
- Diagnóstico
    a. Dor ou desconforto na região torácica posterior (local mais comum)
    b. Cifose local (tipicamente com manifestação tardia após o colapso vertebral)
    c. Achados constitucionais são comuns, tais como febre e perda de peso
    d. Exames laboratoriais
        ○ ESR, CRP, contagem de leucócitos (WBC) podem estar normais ou elevados
        ○ Teste do derivado de proteína purificada (PPD) positivo
        ○ Culturas de escarro em pacientes com doença pulmonar podem exibir bacilos álcool-acidorresistentes
        ○ Biópsia da lesão vertebral deve incluir teste para bacilos álcool-acidorresistentes
    e. Exames imagiológicos
        ○ Radiografias simples podem estar normais ou podem demonstrar erosões peridiscais, arqueamento dos corpos vertebrais anteriores, ou destruição óssea extensa e cifose focal nos estágios tardios da doença
        ○ Preservação do espaço intervertebral nas radiografias simples e na MRI
        ○ Radiografias torácicas podem estar anormais na presença de doença pulmonar
        ○ MRI com gadolínio é o exame de escolha

- Tratamento
    a. Terapia farmacológica geralmente necessária por pelo menos 6-12 meses (isoniazida, rifampina, pirazinamida, e estreptomicina ou etambutol)
    b. Tratamento cirúrgico é necessário para pacientes com déficit neurológico, abscesso, falha do tratamento conservador, instabilidade vertebral ou cifose progressiva
4. Infecções pós-operatórias
    - Tratamento de infecção pós-operatória do espaço intervertebral lombar após a discectomia:
        a. Ausência de déficit neurológico, ausência de coleção líquida: antibióticos IV
        b. Ausência de déficit neurológico, com coleção líquida: irrigação/desbridamento/antibióticos IV
        c. Déficit neurológico: irrigação/desbridamento + antibióticos IV
        d. Materiais de síntese geralmente podem ser mantidos; não remover o material de síntese na presença de instabilidade

IX. Fatos Diversos

1. O uso de fluoroscopia contínua aumenta a exposição à radiação
2. O evento sentinela mais comum na cirurgia de coluna vertebral é a cirurgia no nível errado
3. A causa não estética mais comum de mudança reversível para neuromonitoramento intraoperatório é o posicionamento do paciente
4. O índice de incapacidade de Oswestry é um instrumento altamente específico do resultado na coluna vertebral
5. Em pacientes que são Testemunhas de Jeová, se uma cirurgia com grande perda sanguínea é antecipada, utilizar um recuperador celular com continuidade mantida por um circuito fechado
6. Fasciculações ocorrem nos distúrbios de neurônios motores inferiores. Espasticidade e reflexos tendinosos profundos exagerados ocorrem nos distúrbios de neurônios motores superiores
7. Mudanças do monitoramento intraoperatório na cirurgia de coluna cervical anterior podem ocorrer em razão da colocação de afastador comprimindo a artéria carótida
8. Monitoramento dos potenciais evocados motores transcranianos (tcMEP) é o modo mais eficaz para detecção de lesão do trato motor em evolução intraoperatória

6

Reconstrução de Joelho e Quadril em Adultos

Scott Ritterman ▪ John Froehlich ▪ Matthew Miller

I. Artroplastia Total de Quadril

1. Anatomia
   - Articulação esferoide
     a. Tipo bola-e-soquete aprofundado por um *labrum* flexível espesso
     b. Cavidade cotiloide: assoalho do acetábulo, sem cartilagem, ligamento redondo
        - O "sinal da lagrima" na radiografia é formado por:
          - Placa quadrilátera no interior da pelve
          - Cavidade cotiloide no assoalho do acetábulo
     c. O principal suprimento sanguíneo para a cabeça femoral em adultos provém da artéria circunflexa femoral medial
   - Abordagens cirúrgicas
     a. Anterior (abordagem de Smith-Petersen)
        - Plano internervoso
          - Sartório (nervo femoral) e tensor da fáscia lata (nervo glúteo superior), superficialmente
          - Glúteo médio (nervo glúteo superior) e reto femoral (nervo femoral), plano profundo
        - Ramos ascendentes da artéria circunflexa lateral devem ser cauterizados ou ligados
        - Nervo cutâneo femoral lateral tipicamente emerge da pelve lateralmente, imediatamente inferior ao ligamento inguinal, porém, existem diversas variantes anatômicas
     b. Anterolateral (Watson Jones)
        - Plano intermuscular
          - Tensor da fáscia lata e glúteo médio (nervo glúteo superior)
          - Tradicionalmente, requer osteotomia trocantérica para exposição adequada da articulação do quadril
     c. Lateral direta
        - Ausência de plano intermuscular
          - Secção do terço anterior do glúteo médio e mínimo, e a porção anterior do vasto lateral
        - Luxação anterior do quadril
        - Pode resultar em marcha de Trendelenburg no pós-operatório em razão da fraqueza do glúteo médio e possível dano ao nervo glúteo superior
          - O nervo glúteo superior situa-se 3-5 cm proximal ao trocânter maior, na face inferior do músculo glúteo médio
          - Propenso à lesão por estiramento ou secção

d. Abordagem posterior
   - Ausência de plano intramuscular
     - Secção do músculo glúteo máximo (nervo glúteo inferior)
     - Identificação e secção do tendão piriforme; alternativamente, o tendão pode ser preservado e retraído
     - Rotadores externos curtos são desinseridos e rebatidos, com o retalho capsular posterior usado para proteger o nervo ciático durante a dissecção
     - Extensão do quadril e flexão do joelho protegerá o nervo ciático do alongamento intraoperatório excessivo
   - Maior luxação se a cápsula não for reparada com a abordagem posterior
   - **O motivo mais comum de lesão do nervo ciático é a colocação errônea do afastador. No pós-operatório, pode haver formação de hematoma como resultado da anticoagulação pós-operatória, que também pode causar paralisia do ciático. O tratamento é realizado por remoção do hematoma. Mulheres, cirurgia de revisão e pacientes com displasia do quadril grave (luxação congênita) têm riscos mais elevados de lesão nervosa**

2. Exame físico
   - Amplitude de movimento (ROM) normal
     a. Flexão: 135 graus
     b. Extensão: 10-15 graus
     c. Abdução: 45 graus
     d. Adução: 30 graus
     e. Rotação interna: 35 graus
     f. Rotação externa: 45 graus
   - **Rotação do quadril pode ser verificada em flexão e extensão. Anteversão femoral excessiva resulta em uma maior rotação interna na extensão, a qual pode não ser óbvia ou estar presente na flexão**
   - Função motora
     a. Flexão do quadril contra resistência em uma posição sentada
        - Testar para impacto do iliopsoas (quadril em ressalto) com o paciente sentado, dor na flexão resistida
     b. Adução
     c. Abdutores: deitar o paciente sobre o lado contralateral e manter a perna abduzida contra resistência
     d. Extensão do joelho contra resistência (força do quadríceps)
   - Exame da marcha
     a. Antálgica: fase de apoio encurtada, membro dolorido na retirada de carga
     b. Marcha abdutora cambaleante (marcha de Trendelenburg)
        - Quando os abdutores são deficientes, a pelve inclina para baixo em direção ao lado contralateral durante o apoio unipodal. Em compensação, o tronco inclina na direção do lado deficiente para manter o centro da gravidade sobre o membro que sustenta o peso. Ver Teste de Trendelenburg a seguir
   - Discrepância no tamanho das pernas (LLD)
     a. Sempre deve ser avaliada no pré e no intraoperatório
        - Causa comum de ação judicial
     b. Algumas pessoas tem uma LLD pequena no exame inicial e a maioria é capaz de tolerar até 1 cm de diferença
     c. LLD verdadeira
        - O comprimento real é medido com a radiografia anteroposterior (AP) da pelve, comparando a distância entre o trocânter menor e a linha transisquiática, sinal em lágrima ou algum outro ponto fixo (**Fig. 6.1**)

d. LLD aparente: diferença percebida no comprimento das pernas
   - Contratura em flexão/adução do quadril
   - Escoliose, obliquidade da pelve
   - Alongamento após encurtamento do membro por tempo prolongado (fratura crônica do colo femoral, protrusão acetabular)
e. Medidas
   - Espinha ilíaca anterossuperior (ASIS) até o maléolo medial
   - Umbigo até o maléolo medial

- Testes especiais
  a. Teste de Trendelenburg (**Fig. 6.2**)
     - Para testar os abdutores esquerdos, pedir ao paciente para ficar de pé sobre a perna esquerda. Se a pelve do paciente inclinar para a direita, o teste é positivo, indicando abdutores fracos/deficientes do quadril esquerdo
  b. Teste de Thomas (**Fig. 6.3**)
     - Para testar a presença de uma contratura em flexão do quadril, pedir ao paciente para deitar na posição supina e colocar uma mão sob a região lombar do paciente para prevenir lordose lombar excessiva. Elevar o membro afetado do paciente e liberar. A perna deve retornar à mesa de exame com a região lombar em contato com a mão do examinador
  c. Teste do impacto
     - Flexionar o quadril a 90 graus
     - Dor com rotação interna e adução
  d. Teste de cisalhamento labral
     - Dor com a circundução do quadril (como a manobra de McMurray para o quadril)

- Diagnóstico diferencial da dor na articulação do quadril
  a. Bursite trocantérica/banda iliotibial (ITB)
     - Sensibilidade centrada sobre o trocânter maior; verificar o teste de Ober

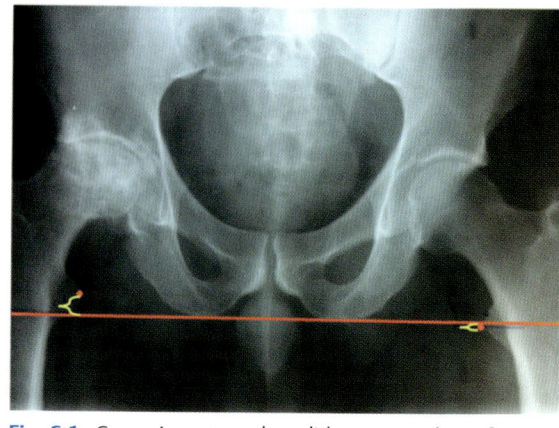

Fig. 6.1 Comprimento real medido com a radiografia anteroposterior (AP) da pelve, comparando a distância entre o trocânter menor e a espinha isquiática ipsolateral.

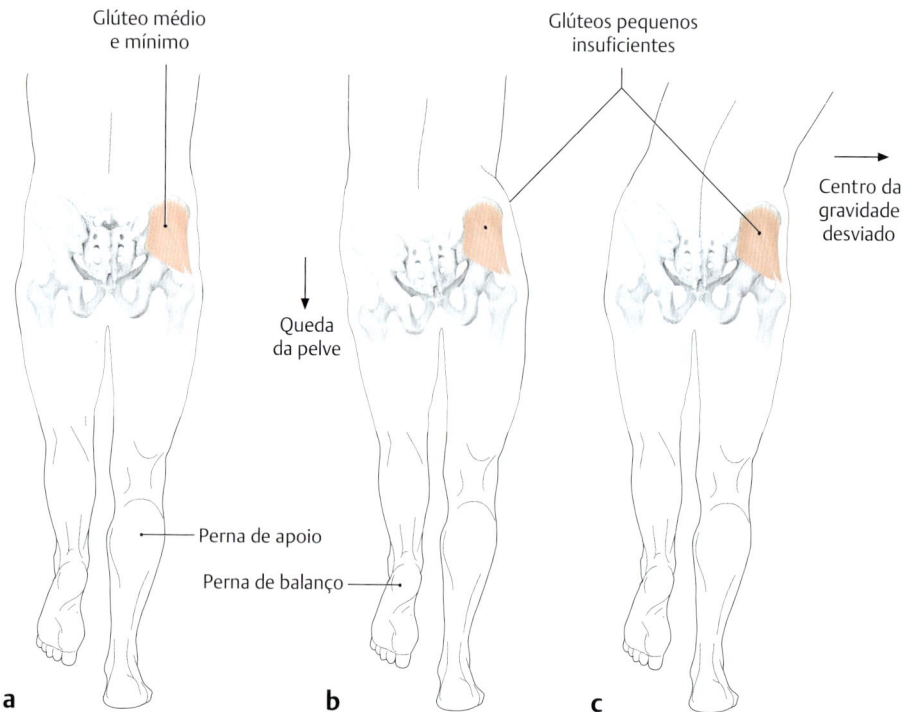

Fig. 6.2 (**a-c**) Teste de Trendelenburg. (Fonte: Schuenke M, Schulte E. General Anatomy and the Musculoskeletal System: Thieme Atlas of Anatomy. New York; Thieme; 2005. Illustration por Karl Wesker.)

b. Inflamação da articulação sacroilíaca (SI)
c. Teste FABER (*f*lexão, *ab*dução e *r*otação *e*xterna): dor com flexão, abdução e rotação externa na região da articulação SI
d. Radiculopatia lombar (Capítulo 5)
   ○ Sintomas radiculares que se estendem para além do joelho
   ○ Avaliar com radiografia da coluna lombossacra e, possivelmente, imagem por ressonância magnética (MRI)
e. Dor intrapélvica
   ○ Hérnia
   ○ Doença inflamatória pélvica (PID)
   ○ Doença diverticular
f. **Injeção diagnóstica no quadril e aplicação de anestésico local pode ajudar a diferenciar entre causas intra e extracapsulares de dor**

3. Doença do quadril
   • Displasia
     a. Mau alinhamento do desenvolvimento da articulação do quadril
     b. Geralmente presente na quarta a sétima décadas com artrite da articulação do quadril
     c. Pode ser sutil ou pronunciada
        ○ Biomecânica anormal provoca alterações degenerativas na articulação do quadril
        ○ O tempo de apresentação depende do grau de displasia
     d. Displasia acetabular
        ○ Cobertura
          ♦ Subcobertura da cabeça do fêmur: geralmente anterior e lateralmente
            ▪ Ângulo centro-borda lateral **(Fig. 6.4)**
            ▪ Normalmente 25-40 graus; < 20 graus é típico na displasia do desenvolvimento do quadril (DDH)
          ♦ Sobrecobertura da cabeça do fêmur
            ▪ Ângulo centro-borda > 40 graus pode resultar em um impacto tipo pincer durante a flexão e abdução do quadril
        ○ Versão
          ♦ Retroversão acetabular (normalmente antevertido)
          ♦ Sinal do cruzamento
            ▪ Referências/linhas cardinais radiográficas **(Fig. 6.5)**
            ▪ Quando a parede anterior cruza a parede posterior medial à margem lateral do membro que sustenta o peso
            ▪ Pode estar presente naqueles com impacto femoroacetabular tipo pincer (FAI)
     e. Displasia femoral
        ○ Displasia cabeça-colo (Capítulo 8)
          ♦ Lesão tipo cam reduz a razão nativa cabeça/colo, causando um impacto precoce do colo femoral durante a ROM normal
          ♦ Deformidade em cabo de pistola (*pistol grip*) é observada na radiografia
          ♦ Ângulo alfa: formado por uma linha traçada do centro da cabeça femoral através do centro do colo femoral e uma linha traçada do centro da cabeça femoral até a junção cabeça-colo; ângulo alfa > 50-55 graus indica uma provável lesão tipo cam
          ♦ Demonstração do ângulo alfa **(Fig. 6.6)**

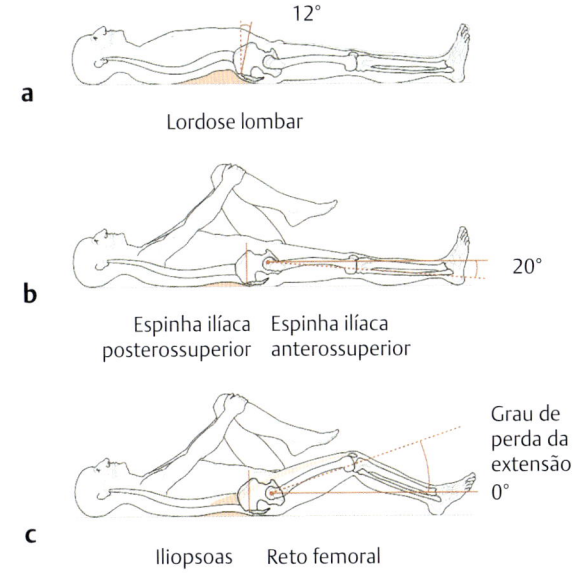

Fig. 6.3 **(a-c)** Teste de Thomas. (Fonte: Schuenke M, Schulte E. General Anatomy and the Musculoskeletal System: Thieme Atlas of Anatomy. New York; Thieme; 2005. Illustration por Karl Wesker.)

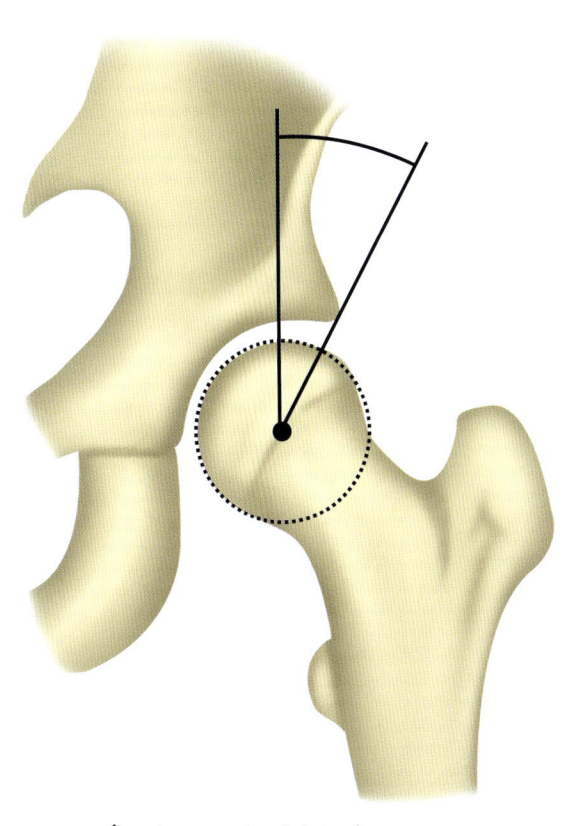

Fig. 6.4 Ângulo centro-borda lateral.

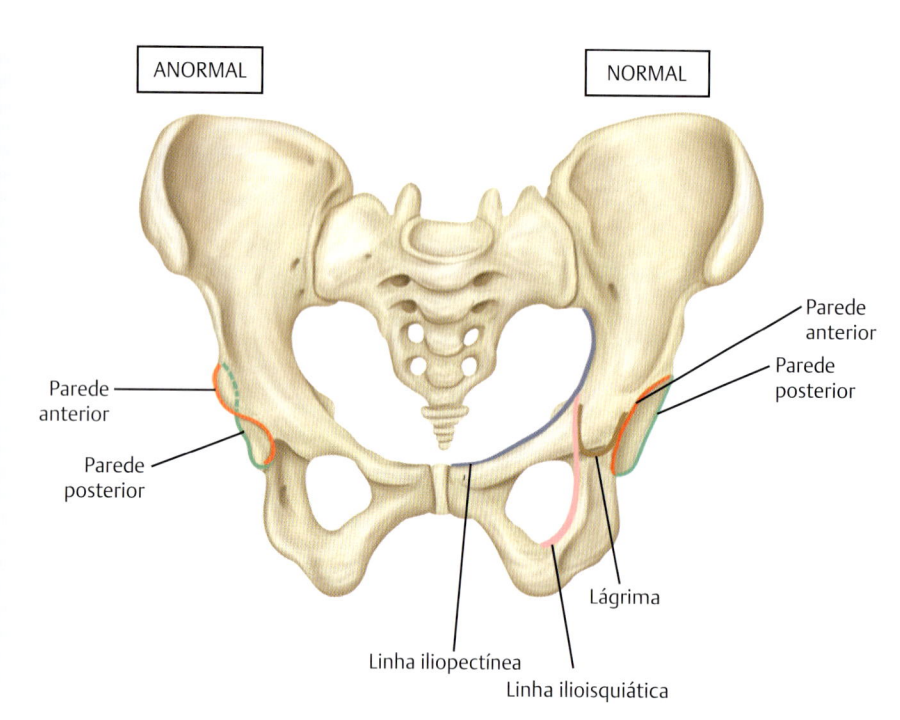

Fig. 6.5 Referências/linhas cardinais radiográficas.

f. FAI (Capítulo 8)
   - **Impacto anormal pode ser proveniente do acetábulo ou do fêmur; avaliar a radiografia para delinear a etiologia do impacto**
   - Contato anormal entre a borda anterior do acetábulo e o colo do fêmur, resultando em bloqueio do movimento e dor, rotação interna reduzida
   - Tipo *pincer*: *labrum* preso entre as superfícies ósseas
     - Ocorre com a retroversão ou sobrecobertura acetabular
       - Sinal do cruzamento observado na radiografia
     - *Labrum* está danificado
   - Tipo *cam*: área elevada do fêmur proximal colide com o acetábulo anterior durante a flexão do quadril
   - Combinada: características do tipo *cam* e *pincer*
     - Dano à superfície condral do acetábulo
   - Apresentação
     - Dor com a flexão e rotação interna do quadril
     - Rotação interna reduzida ou rotação externa obrigatória com a flexão

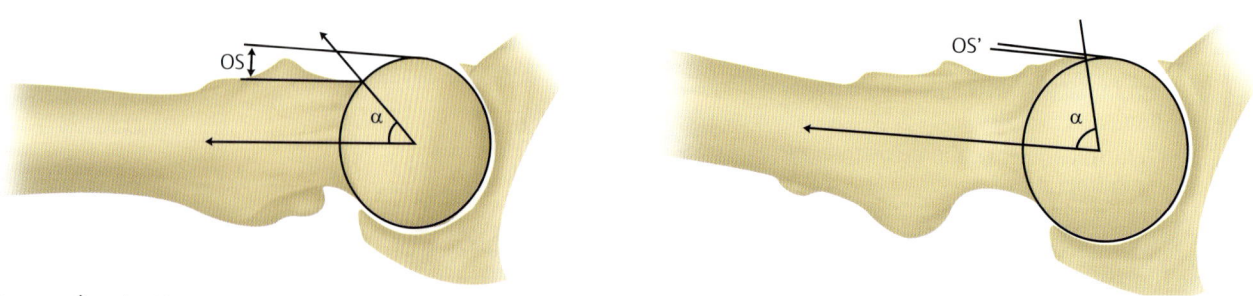

Fig. 6.6 Ângulo alfa: formado por uma linha traçada do centro da cabeça femoral pelo centro do colo femoral e uma linha traçada do centro da cabeça femoral até a junção cabeça/colo. (Ângulos alfa > 50-55 graus indicam uma provável lesão tipo *cam*). OS, excursão (excursão cabeça-colo femoral).

- Tratamento: direcionado para a causa de displasia
  - Osteotomia periacetabular de Ganz (PAO); usada para corrigir a displasia acetabular
    - Osteotomia em torno do acetábulo, ao mesmo tempo em que a coluna posterior é deixada intacta para redirecionar o acetábulo nativo
    - O objetivo é centralizar a articulação e ganhar cobertura lateral/anterior da cabeça do fêmur
      - Centralização articular diminui as forças de reação articular
      - Correção da versão acetabular, ângulo centro-borda lateral
  - Descompressão anterior do quadril
    - Artroscópica *versus* aberta
    - **Lesão nervosa é a complicação mais comum da artroscopia de quadril. O nervo pudendo está em risco em razão da tração necessária para acessar o quadril. Tração não deve ser aplicada por mais de 2 horas. O nervo pudendo emerge da pelve pela incisura ciática maior e reentra pela incisura ciática menor. Este nervo fornece sensibilidade à genitália externa**
    - Desbridamento da lesão tipo *cam*
    - Desbridamento do acetábulo anterior (desbaste da borda)
    - Reparo/desbridamento do *labrum* lacerado
  - Osteotomia femoral proximal
    - Osteotomia produzindo varo
      - Tipicamente realizada após a PAO com insuficiente cobertura lateral (insuficiência ângulo centro-borda)
    - Osteotomia produzindo valgo
      - Tipicamente para pseudoartrose do colo femoral em adultos
  - Considerações do quadril total com a displasia de quadril
    - Acetábulo é raso, deficiente superior e anteriormente
    - Colo femoral pode ser curto com anteversão excessiva
    - Pode haver migração proximal da cabeça femoral (encurtamento crônico da perna e estruturas neurovasculares)
      - Na osteotomia trocantérica, pode haver a necessidade de transposição distal dos abdutores insuficientes
      - Isquiotibiais e adutores encurtados podem precisar ser alongados
      - Nervo ciático encurtado
      - **Paralisia do nervo ciático pode ocorrer após alongamento excessivo durante a artroplastia total de quadril (THA)**
        - Suscetível à lesão se a perna é alongada > 2-3 cm, embora possa ocorrer com menor alongamento
        - Pode necessitar de osteotomia de encurtamento femoral (subtrocantérica)
- Osteonecrose
- **A artéria circunflexa femoral medial é o suprimento sanguíneo dominante para a cabeça femoral em adultos**
  a. Perda do suprimento sanguíneo para a cabeça femoral
  b. Pós-traumática
    - Necrose da cabeça femoral após fratura da cabeça ou colo do fêmur, ou luxação traumática ou iatrogênica do quadril
  c. Idiopática: necrose avascular (AVN)
    - Dados demográficos: terceira ou quarta década de vida
    - Apresentação: dor aguda ou progressiva na virilha, rotação e flexão interna reduzida/dolorosa

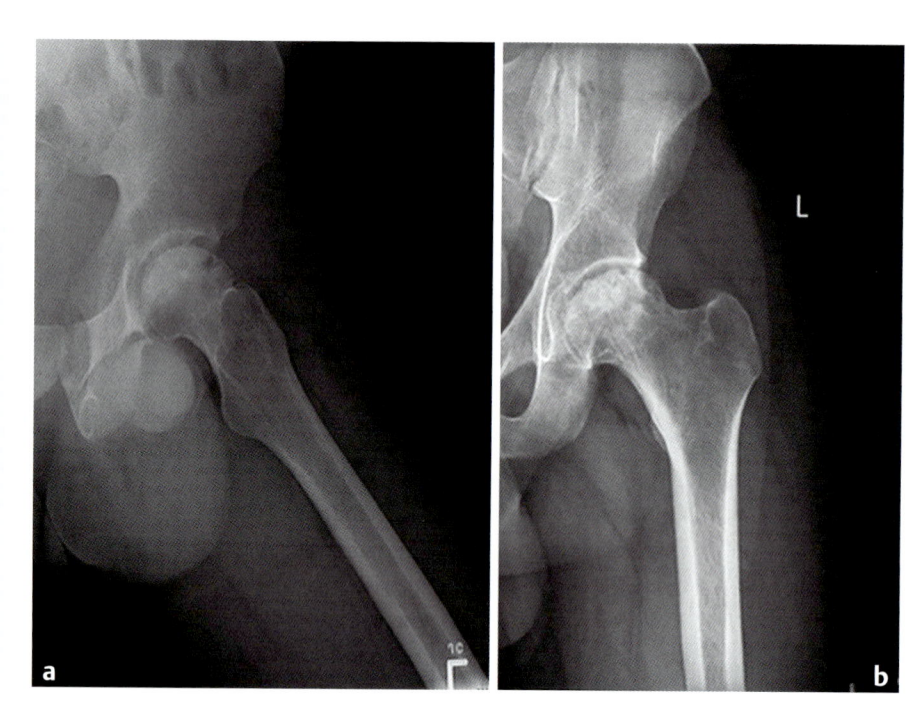

Fig. 6.7 (a) Sinal do crescente pode ser observado, com leve translucência no osso subcondral do fêmur, com achatamento da cabeça. (b) A cabeça femoral, eventualmente, colapsa aproximadamente 18 meses depois.

- Fatores de risco:
  - Alcoolismo
  - Corticosteroides
  - Hipercoagulabilidade
    - Anemia falciforme
      - 75% dos pacientes assintomáticos com osteonecrose desenvolvem sintomas/colapso se não tratados
- Imagens
  - Radiografias: AP da pelve, AP lateral do quadril
    - Procurar por esclerose ou alterações císticas na cabeça femoral
    - Sinal do crescente (**Fig. 6.7**)
    - Colapso da cabeça femoral
    - Classificação de Ficat (**Tabela 6.1**)
  - MRI
    - Edema na cabeça/colo do fêmur
    - Sempre verificar o quadril contralateral para doença assintomática
- Tratamento
  - Conservador
    - Modificação da atividade: sustentação de peso limitada
    - Perda de peso

Tabela 6.1 Classificação de Ficat

Grau	Achados
0	Dor sem achados na radiografia ou MRI
I	Radiografia normal com edema na cabeça femoral na MRI
II	Radiografia com alterações escleróticas na cabeça do fêmur
III	Cabeça femoral achatada com sinal crescente na radiografia
IV	Colapso da cabeça femoral, perda do espaço articular, osteoartrite

- Drogas anti-inflamatórias não esteroidais (NSAIDs)
- Bifosfonatos: podem prevenir/retardar o colapso se fornecidos nos estágios iniciais
♦ Cirúrgico
- Descompressão do núcleo
  - Túnel(eis) perfurado(s) pelo colo femoral até a cabeça do fêmur para permitir a descompressão e revascularização; geralmente combinada com enxertia óssea
  - Pode ser eficaz no estágio inicial da doença, antes da ocorrência do sinal do crescente e colapso (graus de Ficat I e II)
- Enxerto fibular vascularizado
  - Transferência de tecido livre para a colocação de enxerto autólogo vascularizado na cabeça do fêmur
  - Dor no sítio/perna doadora após a transferência da fíbula vascularizada pode iniciar uma fratura por estresse na tíbia; avaliar com MRI
- Artroplastia total de quadril
  - Tratamento mais confiável para AVN com colapso
- **Artrodese do quadril também pode ser considerada em trabalhadores jovens**
  - Paciente jovem com Ficat grau III ou IV (colapso presente)

- Osteoartrite
  a. Perda progressiva da cartilagem resulta em sustentação do peso pelo o osso subcondral
     ○ Dados demográficos: quarta a oitava décadas de vida; mulheres > homens
     ○ Apresentação: dor progressiva na virilha nas atividades com peso; rotação reduzida; contraturas em flexão e rotação externa causada por inflamação articular prolongada
     ○ Imagens
        ♦ AP com carga da pelve, AP do quadril, lateral com raios horizontais do quadril
     ○ Tratamento
        ♦ Conservador
          - Modificação da atividade com exercícios contínuos de baixo impacto
          - Perda de peso
          - NSAIDs
          - Muleta/bengala: remove o peso durante a fase de apoio quando usada na mão contralateral
          - Injeção intra-articular de corticosteroide (guiada por fluoroscopia ou ultrassonografia)
        ♦ Cirúrgico
          - Artrodese de quadril
            - **Posição ideal é de 0-5 graus de rotação externa, 0-5 graus de adução, 20-35 graus de flexão**
            - O típico candidato é um jovem trabalhador do sexo masculino com artrite debilitante que precisa continuar a trabalhar
            - Doença unilateral
            - Aumento de um terço na energia necessária para deambular
            - Assim como com qualquer articulação submetida a uma artrodese, maiores estresses são transpostos para as articulações adjacentes, as quais se tornam artríticas (coluna, joelho)
          - Artrodese para THA
            - **Para estabilidade, é necessária a presença de abdutores do quadril para converter uma artrodese de quadril para artroplastia; caso contrário, uma prótese restrita é necessário para estabilidade**
            - Geralmente realizada para doença articular adjacente (comumente coluna lombossacra, joelho)

- Função diretamente relacionada com a integridade do complexo abdutor
- Eletromiografia (EMG) pré-operatória é necessária para testar os abdutores
- Abdutores deficientes requerem uma prótese restrita de quadril ou uma articulação tripolar
    - Artroplastia de recapeamento do quadril
        - Destinada a pacientes jovens ativos do sexo masculino
        - Uma cabeça maior deve conceder uma estabilidade estática maior
        - Recapeamento metal-metal da cabeça femoral e acetábulo
        - As vantagens incluem preservação do estoque ósseo, menor desgaste sem á prótese de polietileno, mantém uma cabeça femoral grande e, portanto, diminui o risco de luxação
        - Contraindicações
            ◊ Osteoporose, coxa vara, cisto no colo do fêmur
            ◊ Anatomia acetabular anormal
            ◊ Discrepância significativa no comprimento das pernas
            ◊ Anatomia menor
            ◊ Doença renal
            ◊ Alergia a metais
        - Complicações
            ◊ Fratura periprotética do colo do fêmur de até 4%, sendo também o motivo mais comum para revisão antes de 20 semanas
            ◊ Debris metálicos são gerados, resultando em resposta imune mediada por células T; ver Desgaste metal-metal, a seguir
- Hemiartroplastia
    a. Geralmente usada para fraturas do colo do fêmur em pacientes idosos de baixa demanda
    b. **Hemiartroplastia unipolar refere-se a uma cabeça de uma peça que é inserida ao colo do componente femoral implantado. Uma hemiartroplastia bipolar refere-se a uma cabeça articulada no componente mais largo da cabeça. Em teoria, isto distribui mais igualmente as forças de cisalhamento, resultando em menor desgaste do acetábulo nativo, bem como uma maior amplitude de movimento. No entanto, o movimento dentro do suporte interno diminui com o tempo. Não há diferenças nos resultados**
    c. Pacientes enfermos de baixa demanda sem dor antecedente no quadril/virilha
    d. Vantagem é o tamanho grande da cabeça, possibilitando maior estabilidade e menor taxa de luxação
        ○ Preservar o *labrum*, reparar a cápsula do quadril para uma estabilidade pós-operatória máxima
    e. Pacientes ativos desenvolvem dor na virilha em razão de condrólise e apresentam resultado superior com a artroplastia total de quadril
- Artroplastia total de quadril
    a. Utilizar THA para pacientes ativos com artrite e fratura-luxação de colo femoral
    b. Taxa mais elevada de luxação com fraturas do colo femoral do que com a THA eletiva para osteoartrite (OA)
4. Princípios gerais da artroplastia total de quadril
    - Superfícies de apoio
    a. Macias: cerâmica-polietileno (PE), metal-PE
    b. PE: molécula de hidrocarboneto
        ○ Polietileno de ultra-alto peso molecular (UHMWPE) tem sido utilizado por > 40 anos
            ♦ Propriedades mecânicas dependem da porcentagem de PE na
                - Fase amorfa
                - Fase cristalina

- ♦ UHMWPE altamente reticulado
  - Melhores características de desgaste
- ♦ Reduz de forma significativa o desgaste, quando comparado ao UHMWPE convencional
  - Menor resistência mecânica
- ♦ Necessário encontrar um meio-termo entre os dois
- ○ **Passos na produção da prótese de polietileno: 1, produção; 2, esterilização; 3, reticulação; 4, derretimento/recozimento; 5, embalamento**
- ○ Produção
  - ♦ Moldagem por compressão direta do pó apresenta as melhores características de desgaste
  - ♦ **Durante a produção via extrusão por pistão-barra, estearato de cálcio foi adicionado ao PE para prevenir aderência ao equipamento; isso resultou em maior desgaste e propriedades mecânicas reduzidas; não é mais utilizado, mas ainda é testado**
- ○ Esterilização
  - ♦ Baixa dose de radiação (2,5-4 Mrad) é o modo mais adequado
  - ♦ Radiação em dose mais elevada também possibilita a ocorrência de reticulação
- ○ Reticulação das cadeias de hidrocarboneto entre as moléculas de PE fornece maior resistência ao desgaste
  - ♦ **Porque reticular? Maior resistência ao desgaste, maior resistente ao desgaste por adesão e abrasão; partículas de desgaste menores**
- ○ Radiação do PE cria radicais livres que podem se ligar ao:
  - ♦ Oxigênio: PE oxidado, quebra de cadeia e ausência de reticulação; grande aumento no desgaste
  - ♦ Outras moléculas de PE: em um ambiente livre de oxigênio (geralmente na presença de gases inertes como o argônio), os radicais livres se ligam a outras moléculas de PE e formam reticulações (o que é bom)
- ○ Portanto, a radiação deve ser realizada em um ambiente livre de oxigênio!
- ○ **Esterilização do polietileno e embalamento exposto ao ar resulta em desgaste prematuro do polietileno e osteólise, e é um conceito comumente testado**
- ○ Radiação em maiores quantidades radioativas (5-20 Mrad) cria polietileno altamente reticulado
  - ♦ Maior resistência ao desgaste do que quando reticulado com baixa dose de radiação
  - ♦ Resistência mecânica reduzida, quando comparada ao PE reticulado de maneira habitual, mais rúptil
  - ♦ Partículas de desgaste menores
- ○ Aquecimento do PE após a reticulação é necessário para remover os radicais livres em excesso. O derretimento remove todos os radicais livres; recozimento remove alguns
  - ♦ Afeta a estrutura do PE
    - Cristalino: idealmente 45-65% de PE
      - Maior porcentagem de cristalinidade resulta em maior resistência mecânica
    - Amorfo
      - Quando ocorre reticulação
  - ♦ Derretimento
    - Menos radicais livres, maior resistência à oxidação *in vivo*
    - Reduz as propriedades mecânicas; diminui a cristalinidade
  - ♦ Recozimento: aquecimento do PE menor que o ponto de fusão
    - Melhores propriedades mecânicas do que o derretimento (desgaste reduzido) causado por maior cristalinidade

- Maior risco de radicais livres e resultante oxidação *in vivo*
○ Vitamina E pode ser adicionada por combinação ou infusão para reduzir os radicais livres
○ Vida útil: embalagem a vácuo
♦ Radicais livres remanescentes têm o potencial de oxidar enquanto o PE está na prateleira esperando para ser usado
♦ Preocupação sobre componentes de tamanho variável que podem ficar na prateleira por tempo prolongado
♦ **Duas razões para radiação: (1) esterilização (2,5-4 Mrad); (2) criação de radicais livres para reticulação para formar PE altamente reticulado (5-20 Mrad)**
○ Todos os componentes do PE, independente do meio de esterilização, começarão a oxidar uma vez implantados e expostos ao ambiente
○ Desgaste dos produtos de PE provoca osteólise (ver adiante)
c. Superfícies de apoio rígidas
○ Metal
♦ Ligas consistindo em cobalto, cromo, molibdênio, níquel e outras substâncias, são usadas para superfícies de apoio em decorrência de sua resistência à corrosão
♦ Titânio é muito macio para ser utilizado como uma superfície de apoio, porém tem uma rigidez similar ao osso e é, portanto, ideal para uso em implantes femorais e componente acetabular
- Titânio tem um módulo de Young de 115 GPa
  - **Módulo de Young relativo dos materiais comuns, do mais alto (mais rígido) ao mais baixo:**
    ◊ **Cerâmica**
    ◊ **Cobalto-cromo (CoCr)**
    ◊ **Aço**
    ◊ **Titânio**
    ◊ **Osso cortical**
    ◊ **Tântalo**
    ◊ **Cimento**
    ◊ **Polietileno**
    ◊ **Osso esponjoso**
    ◊ **Cartilagem**
♦ Arranha muito facilmente, resultando em maior desgaste se usado para superfície de apoio (cabeça)
○ Teoricamente, apoios metal-metal (MOM) têm uma menor taxa de desgaste, geram partículas menores de desgaste, quando comparados aos apoios de PE, e permitem o uso de uma cabeça grande, conferindo maior estabilidade articular
○ A colocação imprecisa de componentes, especialmente um componente acetabular hiperabduzido ou antevertido, pode resultar em carga da margem e geração de um grande número de partículas de desgaste, elevando as concentrações séricas dos íons cobalto e cromo, e estimulando uma resposta mediada por células T (ver Desgaste metal-metal, a seguir)
○ Cerâmica: cerâmica de alumina e cerâmica de zircônia
♦ Cerâmica-cerâmica (COC)
- Baixo desgaste
- Menor número de partículas do que o MOM
- Debris bioinertes
- Tamanho limitado da cabeça, mecânica da película do fluido menos eficaz (ver a seguir)
- Pode produzir rangido, possivelmente em razão da má posição do componente

- Risco de fratura
  - Implantes de cerâmica de primeira geração são suscetíveis à fratura pelas imperfeições de fabricação e materiais rúpteis
  - Implantes de cerâmica de última geração têm taxas significativamente mais baixas de fratura
  - Baixa resistência (deformação plástica limitada) (Capítulo 12)
  - Após a fratura, é necessário revisar com apoio em COC
  - **Quando ocorre fratura de um componente cerâmico, a revisão deve sempre ser com COC. Pequenos fragmentos sempre permanecem e causariam rápido desgaste do PE**
  - **Ao trocar as cabeças protéticas por qualquer motivo, com a manutenção dos componentes femorais, um revestimento deve ser colocado sobre um munhão retido. Uma cabeça nova de cerâmica não pode ser colocada diretamente sobre um munhão antigo, visto que isso levaria à fratura da nova cabeça femoral**
- Vantagens dos apoios rígido-rígido
  - Potencial para reduzir desgaste osteolítico, que era o principal problema com o PE convencional
  - Partículas de desgaste muito menores são geradas no MOM ou com componentes cerâmicos
    - 0,015-0,12 μm comparado a 0,2-7 μm para rígido-macio (polietileno)
    - Partículas menores não são reconhecidas pelos macrófagos
    - Resposta imune é mediada por linfócitos
- Quadris MOM têm uma taxa de desgaste muito baixa, mas geram um número muito maior de partículas (ver adiante)

d. Lubrificação
  - Delimitação
    - Ocorre durante o repouso e deambulação lenta
    - Duas superfícies de apoio em contato
  - Hidrodinâmica
    - Duas superfícies de contato são completamente separadas por fluido
    - **Relação lambda**
      - **Leva em consideração a rugosidade, o tamanho da cabeça, a viscosidade, a velocidade angular**
      - **Superior a 3 indica mecânica da película do fluido**
    - Superfícies de apoio mais lisas resultam em lubrificação hemodinâmica
    - Maior tamanho da cabeça
      - ≥ 38 mm é mais provável de alcançar lubrificação hemodinâmica
    - Requer movimento angular para alcançar lubrificação hemodinâmica; deve estar deambulando
      - Rugosidade da superfície
    - Superfícies de apoio devem ser bastante lisas
      - Cerâmica > metal > PE
        - Ra da cerâmica: < 0,01 μm
        - Ra do metal: 0,01 μm
        - Ra do PE: vários μm

e. Esfericidade
  - Variação resulta em pequenos pontos altos e pontos de tensão localizados, os quais afetam negativamente a lubrificação
  - Medida como "ovalização" em μm

- Cabeças de 9 a 10 μm têm maior desgaste do PE do que cabeças de 0,5 μm
f. Folga radial
  - Diferença no raio da curvatura da cabeça e componente acetabular
  - Contato equatorial
    - Cabeça é maior do que o componente acetabular
    - Alto atrito
      - Não há espaço para a entrada ou saída de fluido
  - ◆ Contato polar
    - Cabeça é menor do que o componente acetabular
    - Um ponto de contato
    - Alta tensão no ponto de contato e lubrificação deficiente
  - ◆ Contato polar médio (ideal)
    - Raio da curvatura da cabeça é ligeiramente menor do que aquele do componente acetabular
    - Fluido é capaz de entrar na articulação e lubrificar as superfícies de apoio
    - Não é capaz de uma congruência completa ou o fluido não é capaz de entrar para lubrificar a articulação
g. Desgaste
  - Qualquer processo que resulta em ruptura das superfícies de apoio, resultando em debris particulados, atrito aumentado e biomecânica alterada
  - Desgaste volumétrico
    - ◆ Calculado, embora a equação exata seja debatida
    - ◆ Diretamente relacionado ao tamanho da cabeça protética
    - ◆ Cabeças maiores resultam em maior desgaste volumétrico
  - Desgaste linear
    - ◆ Taxas de desgaste superiores a 0,1 mm por ano apresentam um alto risco de osteólise
      - Qualquer polietileno novo com taxas de desgaste < 0,1 mm/ano deve ter mínima osteólise (> 10 bilhões de partículas/grama de tecido)
    - ◆ Medido na radiografia
    - ◆ Penetração da cabeça femoral na prótese
    - ◆ **Cabeças menores apresentam maior desgaste linear, menor desgaste volumétrico**
  - Desgaste adesivo
    - ◆ Partículas de PE são removidas da prótese durante o ciclo da marcha
    - ◆ Mais importante na geração de debris de PE nos quadris
    - ◆ **Reticulação do PE levou à redução do desgaste adesivo e abrasivo, assim como à diminuição significativa do risco de osteólise**
  - Desgaste abrasivo
    - ◆ Cabeça femoral rugosa arranha e mecanicamente danifica a prótese de PE
  - Desgaste do terceiro corpo
    - ◆ Qualquer material entre as duas superfícies de apoio; cimento, limalhas de metal, osso etc
    - ◆ Debris entre as duas superfícies de apoio/arranha a mais fraca
  - Desgaste por deslizamento
    - ◆ Taxa mais elevada de desgaste no primeiro 1 milhão de ciclos de uso da THA (período de assentamento)
    - ◆ Diminui quando entra no estado estacionário
    - ◆ Pontos de tensão elevados nas superfícies polidas
  - Desgaste em faixa
    - ◆ Observado com as cabeças protéticas de cerâmica
    - ◆ Ocorre com a separação em arranque, quando a cabeça do fêmur entra em contato com a borda da concha à medida que esta se separa do soquete

- Linha em forma de crescente na cabeça femoral e correspondente no componente acetabular, próximo da borda
- Desgaste da superfície: 1-60 μm de profundidade
- Observado mais comumente nesses componentes acetabulares que são orientados verticalmente
  - Carga na borda do quadril: radiografia mostra um componente acetabular em hiperabdução
    - As tensões se concentram na borda da concha acetabular
      - Para prevenir, é necessário garantir que ocorra o contato polar médio, e o componente acetabular não deve ser abduzido além de 45 graus (**Fig. 6.8**)
- Fixação do implante
  a. Biológica
    - Fixação biológica: relação dinâmica entre o osso e a prótese, com capacidade de remodelamento ao longo do tempo
    - Prótese deve ser revestida para permitir a neoformação óssea ou a osteointegração
    - Cuidado com osso desvascularizado
      - Pacientes que receberam radiação podem não ser capazes de suportar a neoformação óssea (necessitando de componente acetabular de tântalo e fixação com múltiplos parafusos, ou uso de cimento para fixação)
    - Técnica de impactação *versus* técnica de alinhamento
      - Impactação refere-se ao preparo do osso (fêmur ou acetábulo) a um determinado tamanho e, então, inserção de um implante ligeiramente maior (1-2 mm). Tensões circunferenciais fornecem a fixação inicial enquanto a neoformação/integração óssea ocorre
      - A técnica de alinhamento refere-se ao preparo do fêmur ou componente acetabular a um determinado tamanho, e inserção de um implante do mesmo tamanho. Concha acetabular requer parafusos com essa técnica; a haste femoral é totalmente revestida com porosidade para fixação rígida inicial
        - Em ambas as técnicas, a fixação a longo prazo é biológica
    - Revestimento poroso: possibilita a neoformação óssea
      - Porosidade
        - Porosidade muito pequena não deixará espaço suficiente para a neoformação óssea
        - Porosidade muito grande resultará em falha por causa das forças de cisalhamento
        - Porosidade de 40-50 é o ideal
          - Profundidade do poro
            ◊ De certo modo, quanto mais fundo melhor
          - Tamanho do poro
            ◊ 50-400 μm é o tamanho ideal
          - Micromovimento
            ◊ < 30 μm para neoformação óssea
            ◊ > 150 μm provoca fixação fibrosa
          - Carga proximal ou metafisária
            ◊ Hastes que são revestidas proximalmente provocarão neoformação óssea proximal e carga do osso proximal (prevenindo *stress shielding*)
    - Jateamento: possibilita a osteointegração
      - Rugosidade da superfície
        - Diferença na altura entre picos e vales
        - Quanto mais rugosa a superfície, maior a fixação
      - Tipicamente, o encaixe diafisário apresenta maior *stress shielding* proximalmente em razão da carga/tensão diafisária
        - Hastes totalmente revestidas ganham fixação distalmente na diáfise
        - *Stress shielding* pode ocorrer, o que causa redução da densidade óssea e remodelamento proximalmente

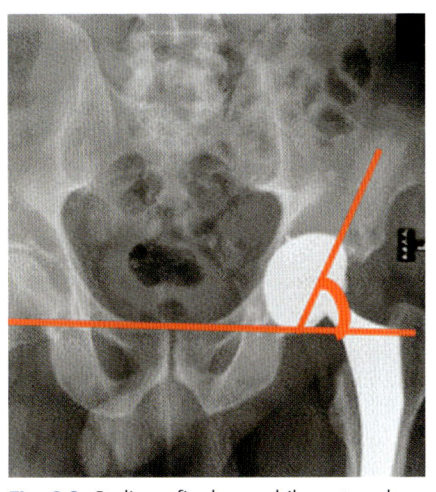

Fig. 6.8 Radiografia do quadril mostrando um componente acetabular em hiperabdução. Para prevenir desgaste excessivo da superfície de apoio na reconstrução MOM, o ângulo de abdução do componente acetabular deve ser otimizado. O ângulo alvo de abdução do componente acetabular deve ser de 40 graus.

- Implantes fixados distalmente podem causar *stress shielding* do fêmur proximal/trocânter maior
◆ Mais função da rigidez da haste
- Hastes mais espessas
- Cobalto é mais rígido do que titânio, e titânio é mais rígido do que o osso cortical
◆ Hastes revestidas com hidroxiapatita possuem prazo menor para alcançar fixação biológica
- $Ca_{10}(PO_4)_6(OH)_2$
◆ **Regra dos 50 para neoformação óssea:**
- **Menos de 50 μm entre o osso e a prótese**
- **Menos de 50 μm de movimento para uma neoformação adequada**
- **Tamanho do poro da prótese entre 50 e 150 μm**
- **Porosidade não superior a 50%**

b. Cimentação
  ○ Fixação estática, carga diafisária
  ○ Depende da interdigitação entre o cimento e o osso trabecular
  ○ Falha a longo prazo em pacientes jovens ativos
    ◆ Haverá fadiga nos pontos de tensão no manto; ausência de remodelamento
    ◆ Componente acetabular cimentado falha antes que o fêmur
      - Muitas forças de cisalhamento e de tensão
      - Cimento é mais forte na compressão, falha na tensão/cisalhamento
  ○ O fêmur deve ser apropriadamente abordado e desobstruído de quaisquer debris medulares ou lipídicos
  ○ Um restritor de canal é colocado no canal femoral 1,5-2 cm distal à eventual ponta da prótese
  ○ O canal é preenchido com cimento na direção distal para proximal

    ◆ O cimento é pressurizado
    ◆ O componente é centralizado no manto do cimento e mantido na posição até o endurecimento do cimento
    ◆ O manto do cimento deve ser de pelo menos 2 mm em cada lado, o cimento deve ocupar dois terços do canal e a prótese o terço restante
    ◆ Um defeito de manto é o ponto onde a prótese entra em contato com o osso, e este é um ponto de tensão alta, suscetível à fratura
    ◆ **Pré-revestimento do componente femoral com cimento acrescenta uma interface adicional, onde pode ocorrer falha da fixação**
    ◆ Osso osteopênico melhorou a fixação com componentes cimentados. Osso poroso possibilita uma maior interdigitação do cimento

- Colocação de parafuso no componente acetabular
  a. Necessário para a colocação alinhada do componente acetabular
  b. Linha entre a ASIS e o centro da fóvea divide o acetábulo em metades
  c. A segunda linha é perpendicular ao centro do acetábulo, dividindo em quatro quadrantes
  d. Estruturas em risco **(Fig. 6.9)**:
    ○ **Posterossuperior é a zona de segurança para parafusos**
    ○ Posterossuperior (zona de segurança para colocação de parafuso): nervo ciático e artéria e nervo glúteo superior

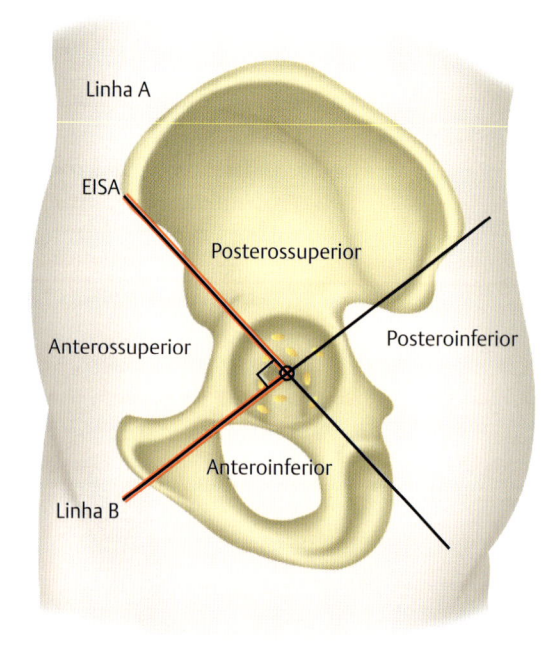

Fig. 6.9 Colocação de parafuso no componente acetabular. Necessário para a colocação alinhada do componente acetabular. Zona anterossuperior marcada de vermelho é a "zona morta". ASIS, espinha ilíaca anterossuperior.

- ♦ Posteroinferior: nervo ciático, artéria e nervo glúteo inferior, artéria e nervo pudendo interno
- ♦ Anteroinferior: artéria e nervo obturador
- ♦ Anterossuperior: artéria ilíaca externa (zona morta)
- Estabilidade
  a. Estabilidade estática
     - Congruência do componente acetabular/cabeça
     - Posicionamento do componente
       - ♦ Alinhamento da concha
         - Anteversão de 15-30 graus
       - ♦ Verificar a radiografia em incidência lateral com raios horizontais para pesquisa de versão do componente acetabular
       - ♦ Versão excessiva em qualquer direção irá aumentar a luxação naquela direção
         - Abdução de 35-45 graus
       - ♦ Fêmur
         - Anteversão de 10-15 graus
         - Anteversão ou retroversão femoral excessiva podem causar impacto precoce, bem como luxação
     - Versão combinada dos componentes
       - ♦ Objetivo: um total de 40-45 graus de anteversão femoral e acetabular combinada
       - ♦ Verificar impacto do colo no componente acetabular, bem como impacto ósseo
  b. Estabilidade dinâmica
     - Músculos, tendões, ligamentos, cápsula
       - ♦ Tensão e excursão dos abdutores
         - Tecidos moles
           - Tensão dos abdutores (glúteo médio e glúteo mínimo)
           - Correção de tecidos moles requer a obtenção pré-operatória de um modelo para recriar a excursão normal, o comprimento da perna e a biomecânica do quadril
         - Excursão: distância do centro da cabeça femoral até o trocânter maior
           - Se a excursão for muito grande: tecidos estão muito altos, resultando em dor trocantérica
           - Se a excursão for muito pequena: abdutores incompetentes, impacto (pode haver impacto do trocânter maior no acetábulo superior durante a abdução, rotação), luxação (**Fig. 6.10**)
           - Centralização do componente acetabular (encurtando **B**) "sinal da lágrima" na radiografia com redução das forças de reação articular
           - A força do abdutor neutraliza a força do peso corporal. Redução da força do abdutor por tensionamento deficiente dos tecidos moles ou encurtamento do comprimento do colo aumentará a força de reação articular
           - As forças de reação articular são minimizadas colocando-se a concha acetabular em uma posição inferior e medial, e aumentando a excursão do componente femoral
- Luxação
  a. Incidência: 1-2% na THA primária, até 25% nas revisões
  b. Principal complicação após a artroplastia de quadril, e a complicação mais comum após qualquer artroplastia de revisão do quadril
  c. Arco de movimento primário é o movimento do quadril artificial no interior do soquete antes que ocorra qualquer impacto no osso ou colo/prótese
     - Cabeças maiores têm arcos de movimento primários maiores, concedendo maior estabilidade

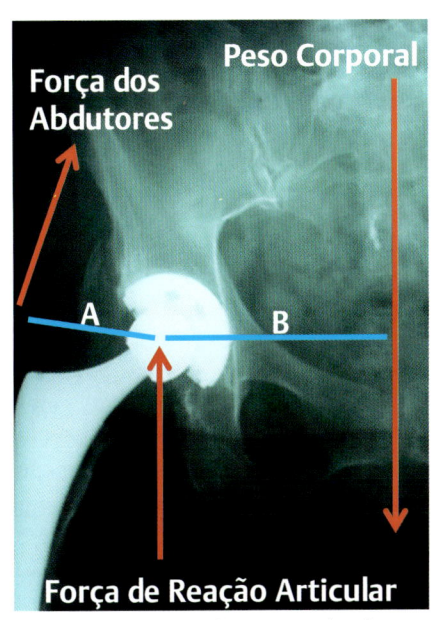

Fig. 6.10 Forças mecânicas ao redor do quadril.

- ♦ Nos extremos do movimento, ocorre impacto do colo femoral no componente ou revestimento acetabular
  - Distância da excursão: distância do início do impacto até a luxação completa
    - ♦ Cabeças maiores têm distâncias de excursão maiores (mais estabilidade)
  - Fatores a serem observados na anamnese:
    - ♦ Tempo desde a artroplastia ou revisão
    - ♦ Sintomas de infecção
    - ♦ Atividade normal ou extremo de movimento
    - ♦ Trauma
    - ♦ Número de luxações
    - ♦ Problemas neuromusculares
      - Doença de Parkinson
      - Neuropatia
d. Fatores de risco: gênero feminino (maior fator de risco), osteonecrose, obesidade, idade > 70 anos, artrite inflamatória, condições neuromusculares
e. Redução: anestesia e redução fechada no pronto-socorro ou sala de cirurgia; em seguida, movimentar o quadril em ROM
  - Avaliar com radiografias AP da pelve e radiografias AP e lateral do quadril
  - Analisar prévias radiografias e comparar o posicionamento do componente
  - Verificar a velocidade de hemosedimentação (ESR) e proteína C reativa (CRP) para descartar infecção
  - Luxação anterior do quadril
  - **Posição da perna afetada geralmente indica a direção da luxação**
f. Quadril está estendido, com rotação externa
g. Reduzir por meio da extensão do quadril com tração e rotação externa e, então, leve rotação interna
  - Luxação posterior do quadril
h. Quadril está flexionado, com rotação interna
i. Reduzir por meio da flexão do joelho e quadril, com aplicação de tração simultaneamente à rotação interna e externa e com o paciente sob sedação completa
  - Na presença de impacto evidente na ROM normal: alta probabilidade de luxação recorrente
  - Mais do que duas luxações: provavelmente será recorrente e precisará de revisão
  - Tratamento fechado
    - ♦ Luxação posterior: colocação do paciente em um imobilizador para joelho também limitará a flexão do quadril
    - ♦ Luxação anterior: órtese abdutora, se necessário, previne extensão do quadril, rotação externa e adução
    - ♦ Dispositivos de assistência para deambulação
    - ♦ Adesão absoluta à limitação de movimento
j. Tratamento cirúrgico
  - Luxações que ocorrem em atividades da vida diária, ou sem uma causa prontamente aparente, geralmente resultam de problemas com o alinhamento do componente ou funcionamento dos tecidos moles
  - Alinhamento do componente
    - ♦ THA com um componente acetabular retrovertido continuará a luxar posteriormente, e a posição do componente acetabular deve ser revisada
    - ♦ Um colo com uma borda grande pode colidir com o revestimento/componente acetabular, e o componente femoral deve ser revisado caso isto resulte em impacto

- Troca da cabeça
  - Uma maior relação cabeça/colo confere uma maior ROM e estabilidade
  - Ausência de borda em torno do colo: borda diminui a relação cabeça/colo, causando impacto contra o componente acetabular
- Desgaste do polietileno: troca do polietileno ± substituição do componente, se frouxo
- Avanço trocantérico para abdutores incompetentes
  - Funciona apenas se os abdutores ainda forem funcionais
  - Cirurgião deve estar seguro para realizar a fixação e confiar na capacidade de recuperação do paciente
  - Restaura a tensão do abdutor
- Escape trocantérico ocorre quando o trocânter e os músculos inseridos não são mais competentes, e tenham se deslocado superiormente e lateralmente
  - Geralmente após osteotomia de reparo que falha em cicatrizar ou após fratura trocantérica
  - Menor força dos abdutores, força de reação articular aumentada
  - Ausência de compressão resulta em elevação no risco de luxação
  - Pode necessitar de conversão para prótese restrita
- Revisão para prótese restrita
  - **Pode ser usada somente se a posição do componente estiver correta**
  - Cabeça femoral protética é contida dentro do revestimento, o que confere maior estabilidade estática
  - Útil quando os abdutores são incompetentes ou tenham sido desbridados (infecção, metalose etc.)
  - As forças são transmitidas para a interface componente acetabular/osso; portanto, falha catastrófica do componente acetabular pode ocorrer em vez de luxação
  - O paciente deve ser capaz de seguir instruções para limitar a ROM, visto que excesso de movimento erguerá o componente acetabular frouxo
  - Realizar apenas se os componentes já estiverem na posição correta e a luxação contínua
  - Falha do anel em uma prótese restrita pode resultar em luxação de uma cabeça femoral restrita
- Artroplastia de ressecção (procedimento de Girdlestone)
  - Ressecção da cabeça e colo femoral causa pseudoartrose da articulação do quadril
  - Sustentação do peso é permitida
  - Tipicamente reservada para aqueles pacientes com infecção persistente ou aqueles que deambulam minimamente

- Osteólise: reabsorção óssea em razão da resposta fisiológica aos debris de desgaste
  a. Desgaste do PE gerado por:
     - Carga cíclica da cabeça femoral na prótese de PE
     - Desgaste da face posterior
       - Entre o revestimento e o componente acetabular
       - Falha ou inadequação do mecanismo de trava resulta em movimento
  b. Mecanismo
     - Partículas submicrônicas são fagocitadas por macrófagos
     - **Macrófagos ativados liberam citocinas:**
       - **Fator de necrose tumoral α**
       - **Interleucina 1**
       - **Interleucina 6**

- ♦ **Fator de transformação de crescimento β**
- ♦ **Ligante do receptor ativador do fator nuclear kappa B (RANKL)**
- ♦ **Fator de crescimento endotelial vascular (VEGF)**
  - Sistema RANK-RANKL
    - ♦ Liberação de citocinas por macrófagos provoca produção de RANKL pelos osteoblastos
    - ♦ RANKL se liga ao receptor RANK nos osteoclastos
    - ♦ Ativação dos osteoclastos causa reabsorção óssea
    - ♦ **Osteoprotegerina (OPG) intercepta o RANKL. A OPG se liga ao RANKL e o previne de se ligar ao receptor RANK. Isto bloqueia a diferenciação/ativação dos osteoclastos e a reabsorção óssea**
  c. Osteólise pode ocorrer em qualquer local no espaço articular efetivo
  d. O espaço articular efetivo se estende até a face proximal e distal da prótese
     - Geralmente ocorre em torno dos parafusos acetabulares
     - Osteointegração dos componentes pode prevenir os debris de alcançar o osso
  e. Implante com revestimento circunferencial poroso pode prevenir a passagem dos debris de PE pelo canal, evitando osteólise distalmente devido à redução do espaço articular efetivo
     - **Espaço articular efetivo refere-se à própria articulação, bem como qualquer parte que entra em contato com a prótese, incluindo os parafusos acetabulares e todo o componente femoral. Pressão no interior da articulação faz com que o fluido (e debris) seja impelido ao longo do gradiente de pressão. No caso de um apoio de PE, todas as áreas no interior do espaço articular efetivo estão sujeitas à osteólise**
     - Osteólise em torno de um componente acetabular bem fixo pode ser tratada com substituição por uma prótese de PE e enxertia óssea através dos orifícios dos parafusos, com ou sem um alçapão ilíaco; deve ser um implante com um histórico razoável, em bom alinhamento
  f. Achados radiográficos
     - Reabsorção óssea em torno do componente femoral
     - Lesões líticas grandes do acetábulo ou fêmur
     - Fratura periprotética
  g. Análise radioestereométrica (RSA)
     - Modo mais preciso para medir o desgaste de polietileno
  h. Pode ser utilizada para testar dois materiais, a fim de verificar qual possui menores taxas de desgaste
     - Três ou mais esferas radiopacas de tântalo são colocadas no osso, em torno do implante
     - Comparar a radiografia pós-operatória imediata com a futura radiografia de acompanhamento
     - Deve ser incluída no procedimento padrão
- Desgaste metal-metal
  a. Partículas muito pequenas (nanômetros)
     - Os linfócitos são as principais células inflamatórias mediando a resposta ao desgaste MOM
  b. Íons cobalto (Co) e cromo (Cr) gerados
     - Níveis séricos e urinários (> 10 partes por bilhão) estão correlacionados com os debris de desgaste
     - Níveis iônicos elevados estão correlacionados com um desgaste anormal, embora os exatos valores de corte sejam indeterminados
       - ♦ Carga na borda dos componentes MOM gera um número muito grande de partículas

- Os níveis da atividade não estão correlacionados com os níveis de íons metálicos
- Nenhum aumento no risco de câncer foi demonstrado
  c. Resposta biológica aos debris MOM
  - Reação de hipersensibilidade
    - Rara
    - Ocorre logo após o implante
      - Alergia ao níquel (Ni)
      - Ni presente em pequenas quantidades na liga Co-Cr
  - Debris de desgaste MOM
    - Ocorre com apoios MOM, bem como no desgaste da interface cabeça/colo femoral
    - **Desgaste da interface cabeça/colo femoral refere-se aos debris gerados por corrosão por atrito e com fendas da cabeça do metal no munhão metálico; mais comum em cabeças femorais de grande diâmetro**
    - Produção de muitas partículas de desgaste gera debris de íons metálicos, que ativam uma resposta mediada por células T
    - Citocinas pró-inflamatórias são liberadas, incluindo o RANKL
    - Apresentação
      - Dor e incômodo na região do quadril/virilha
      - Luxação tardia
      - Pode haver massa palpável
      - Pseudotumor
        - Tecido inflamatório asséptico que se forma ao redor da articulação do quadril
        - Acúmulo de fluidos mistos e massa sólida são comuns na MRI com supressão de metal [sequências com redução de artefatos metálicos (MARS)]
        - Efusão pode ser diagnosticada com ultrassonografia
        - Aspiração do líquido sinovial rende um fluido branco leitoso e pode ser confundido com infecção
    - Histologia
      - Procurar por um slide com muitos linfócitos
      - Lesão linfocítica atípica e associada à vasculite (ALVAL)
        - Tratamento
      - Assintomático
        - Os níveis de íons metálicos devem ser verificados uma vez
          - Se normais, reavaliar em 6-12 meses
          - Se elevados, realizar técnicas imagiológicas avançadas e monitorar de perto para sintomas
      - Sintomático
        - Remover a fonte de desgaste de íons metálicos
        - Descompressão do pseudotumor
          - Alto risco de luxação subsequente
        - Utilizar cabeça de cerâmica com bainha de titânio sobre os componentes de PE ou COC para revisão
5. Infecção da articulação periprotética (PJI)
    - Até 1-2% nas THAs primárias, 3% após THA de revisão
    - Comumente causada pelo *Staphylococcus aureus* ou *Staphylococcus epidermidis*
    - Infecções agudas dentro de um período de 2-4 semanas após o implante
      a. Tipicamente *S. aureus*, espécies de *Streptococcus* ou bacilos Gram-negativos
      b. Infecção hematológica aguda pode ocorrer muitos anos após uma artroplastia no contexto de procedimentos invasivos recentes, incluindo procedimentos dentários, gastrintestinais ou urológicos

- Infecção crônica inclui aquelas presentes por mais 4 semanas
    a. Tipicamente *Staphylococcus* coagulase-negativos ou bacilos Gram-negativos
    b. As bactérias criam um biofilme ao redor dos componentes protéticos após 48 horas do início da infecção, tornando muito difícil a erradicação da infecção sem remoção do componente
- Apresentação pode variar de dor leve a septicemia verdadeira:
    a. Dor
    b. Febre
    c. ROM gravemente limitada secundária à dor e efusão articular
- Volume da cápsula do quadril é maior na flexão e rotação externa, que é a posição que o quadril assume quando uma grande efusão articular está presente
    a. Incapacidade de sustentar peso
    b. Fístula é patognomônico de PJI
    c. Deiscência da ferida
    d. Luxação
        - **Sempre solicitar CSR/CRP ao tratar uma luxação de THA**
- Fatores de risco
    a. Obesos
    b. Diabéticos
    c. Fumantes
    d. Usuários de drogas intravenosas (IV)
    e. Imunossupressores
    f. Esteroides
- Laboratório
    a. ESR
        - Mais sensível do que específico
        - Elevação ocorre mais devagar do que com a CRP, e permanece elevada por um tempo mais prolongado
        - Permanece elevada por até 90 dias após a cirurgia
    b. CRP
        - Muito sensível
        - Elevação ocorre rapidamente e normaliza ao redor da 6ª semana do pós-operatório
- Imagens
    a. Radiografia
        - Afrouxamento ou osteólise
            - Osteólise precoce pode indicar infecção
        - Formação e reabsorção óssea periosteal são comumente observadas
    b. Cintilografia óssea
        - Tecnécio (Tc)-99m detecta fluxo sanguíneo aumentado nas áreas reativas no osso
        - Pode ser útil em casos de infecções indolentes, ausência de crescimento bacteriano nas culturas do aspirado
        - Sensível, porém, não muito específica (incapaz de diferenciar do afrouxamento asséptico)
        - Pode exibir captação aumentada por até 12-18 meses após uma artroplastia
    c. Tomografia por emissão de pósitrons (PET)
        - Gliose fluorada rastreada a áreas de alta atividade metabólica, que podem indicar infecção
        - Altamente sensível e específica

- ○ **Limiar da IAP: IAP aguda (≤ 6 semanas): CRP > 10 mg/L, > 20.000 células nucleadas/μL, > 90% de células polimorfonucleares (PMN) na citologia; PJI crônica (> 6 semanas): ESR > 30, CRP > 10 mg/L, > 80% células PMN na citologia, > 3.000 células nucleadas/μL**
- Aspiração: os limiares para PJI aguda e crônica estão listados na caixa de margem (*margin box*)
  a. Análise de cristais
  b. Coloração de Gram e cultura
  c. Repetição da aspiração pode ser muito útil quando as aspirações iniciais são ambíguas
  d. Reação em cadeia da polimerase pode ser utilizada para amplificar o DNA bacteriano para ajudar na detecção se infecção for altamente suspeita, porém, bactérias não podem ser cultivadas
- Tratamento
  a. Menos de 4 semanas do implante ou início dos sintomas
    ○ Desbridamento de tecidos moles ao redor da articulação
    ○ Múltiplas culturas provenientes de diferentes sítios, cada uma com instrumentos limpos para evitar contaminação das amostras
    ○ Remoção de todos os componentes modulares (prótese de PE, cabeça de metal)
    ○ Irrigação abundante
    ○ Verificar estabilidade do componente
    ○ Antibióticos específicos contra as bactérias isoladas
      ♦ Baixa taxa de sucesso com infecções por *Staphylococcus*
  b. Infecção crônica > 4 semanas
  c. Revisão em dois tempos é o padrão ouro
    ○ Desbridamento, culturas
    ○ Remoção dos componentes
    ○ Colocação de espaçador articulado
      ♦ Preservação do espaço articular
      ♦ Preservação do movimento
  d. **Antibióticos termoestáveis, incluindo vancomicina, gentamicina e tobramicina, devem ser misturados com cimento**
    ○ Em geral 6-8 semanas de antibióticos parenterais específicos para as bactérias isoladas e normalização dos marcadores inflamatórios
    ○ Reaspiração com culturas negativas e baixa contagem de células nucleadas, bem como normalização ou tendência à normalização de CRP/ESR antes de qualquer reimplante (aspiração não antes de 2 semanas após o término da antibioticoterapia)
  e. Artroplastia de ressecção do quadril/remoção do implante
    ○ Salvamento para infecção crônica
    ○ Estoque ósseo remanescente inadequado
    ○ Saúde debilitada do paciente
    ○ Forma pseudoartrose
    ○ Sustentação de peso permitida
    ○ Mobilidade limitada, porém, alta chance de erradicação da infecção com a remoção de todos os materiais estranhos
      ♦ Profilaxia antibiótica após artroplastia total de quadril
    ○ Não há evidências claras ou diretrizes a serem seguidas para a realização de antibioticoterapia após artroplastia
- Reunião de consenso internacional da PJI
  a. Uso de profilaxia antibiótica dentária deve ser individualizado com base nos fatores de risco do paciente

b. Pacientes de alto risco, incluindo aqueles com os riscos abaixo, devem receber profilaxia:
      - Imunossupressão
      - Artropatias inflamatórias
      - Diabetes insulinodependente
      - Hemofilia
      - Falta de higiene dentária determinada por um dentista
   c. Existe um consenso referente à importância de uma higiene dental adequada, apesar da falta de evidência que corrobore isso
6. Afrouxamento asséptico
   - Apresentação
     a. Dor na coxa (fêmur frouxo) ou virilha (componente acetabular frouxo) durante a sustentação de peso
     b. Dor *start-up*: dor ao se levantar/andar após ficar na posição sentada por um período de tempo prolongado
   - Avaliação diagnóstica
     a. Imagens
        - Radiografias são geralmente suficientes
        - Afundamento
          * Afundamento do componente femoral resulta em redução da tensão abdutora e aumento do risco de luxação
          * Comparar as radiografias pós-operatórias às radiografias atuais; medir a diferença na altura entre o centro da cabeça femoral e o trocânter maior
        - Córtices femorais espessos
          * "Efeito de êmbolo" (prótese frouxa que se movimenta para cima e para baixo com a ambulação) da prótese pode acarretar córtices com aspecto espessado na radiografia AP
        - Sinal do pedestal
          * Formação óssea distal à região da haste situada no interior do canal em resposta ao movimento
        - Hipertrofia do calcar ou erosão nas hastes com colares; deve-se verificar desgaste ou remodelamento do calcar com hastes osteointegradas
     b. Laboratório
        - ESR/CRP devem estar normais
        - Cultura bacteriana/fúngica
          * Aguardar até 28 dias para a identificação de microrganismos de difícil cultivo
     c. Sempre aspirar, várias vezes quando os resultados forem ambíguos
        - Contagem de leucócitos < 3.000 células/mm^3, < 80% PMNs
     d. Tratamento
        - Revisão em tempo único com componentes não cimentados
        - Culturas intraoperatórias
7. THA de revisão
   - O motivo mais comum para uma revisão é a instabilidade/luxação
   - A complicação mais comum da THA de revisão é a instabilidade e luxação (mesmo com a troca isolada da prótese com componentes estáveis)
     a. Outras complicações: infecção, luxação, lesão/paralisia de nervos, fratura
     b. Remover e substituir os componentes frouxos
     c. É fundamental o planejamento pré-operatório; obter prévios relatórios cirúrgicos
        - Identificar defeitos ósseos acetabulares e femorais
        - Identificar osso adequado para ser usado para fixação
     d. Implantes de revisão

- Acetábulo intacto: uma concha com revestimento poroso com múltiplos parafusos acetabulares
- Pode-se cimentar um componente acetabular de PE em um componente acetabular poroso bem fixo
  - 1-2 mm de manto de cimento
  - Produzir um entalhe com broca de alta velocidade na região posterior da prótese de PE e no componente acetabular para uma melhor fixação
  - Versão pode ser alterada em um grau limitado
- Acetábulo deficiente
  - Perda óssea cavitária: perda de osso esponjoso sem perda da borda acetabular de suporte
  - Perda óssea segmentar: perda do suporte ósseo para o implante; perda da parede, borda ou coluna medial
  - Tratamento com base no tipo de perda óssea:
    - Perda cavitária: tratar com aloenxerto particulado para preencher o defeito, e obter o encaixe da borda com um componente acetabular hemisférico
    - Defeitos segmentares: tratar com componente acetabular hemisférico altamente poroso com múltiplos parafusos ± reforço para múltiplos defeitos ósseos
    - Reconstruções com *cage* e aloenxerto apresentam altas taxas de falha após 10 anos
  - Implantes personalizados: flange tripla
    - Tomografia computadorizada (CT) com reconstrução tridimensional (3D) no pré-operatório
    - Implante personalizado para preencher o defeito acetabular com a colocação de orifícios de perfuração com base na reconstrução por CT
    - Caro
- Fêmur deficiente
  - Se houver mais de 4 cm de diáfise intacta, então um implante cilíndrico com revestimento poroso completo pode ser utilizado. Este deve se estender 2-3 cm distal à prévia haste ou pelo menos dois diâmetros corticais distal ao defeito cortical
  - Se houver menos de 4 cm de diáfise intacta, então uma haste de revisão cônica é indicada. Implantes cônicos com haste longa possibilitam uma fixação estável sobre comprimentos muito mais curtos de diáfise ístmica
  - Aloenxerto impactado pode ser usado para reconstituir o osso femoral proximal deficiente
  - Grandes quantidades de enxerto ósseo esponjoso autólogo são impactadas no canal femoral remanescente
  - O componente é, então, cimentado neste leito de enxerto ósseo autólogo
  - Complicação mais comum é o afundamento do implante
- Osteotomias trocantéricas (**Fig. 6.11**)
  a. Osteotomia trocantérica padrão (**A**)
     - Requer desinserção das fibras do vasto lateral do tubérculo do vasto
     - Hoje em dia, raramente é usada para THA primária. Pode ser útil para exposições difíceis (protrusão, artrodese do quadril). Taxa de complicação é 18 vezes maior do que com a abordagem posterior
  b. Deslizamento trocantérico (**B**)
     - Geralmente usado durante a cirurgia de revisão do quadril
     - Não requer desinserção do vasto lateral
     - Maior área de superfície para cicatrização
     - Osteotomia é tipicamente realizada na direção posterior para anterior, possibilitando a mobilização do bloco ósseo com os tendões do abdutor e vasto lateral anteriormente

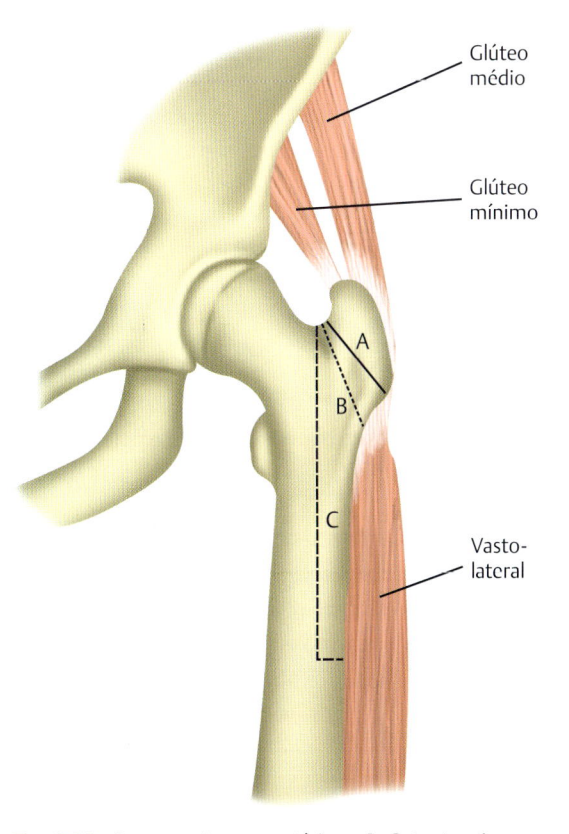

Fig. 6.11 Osteotomias trocantéricas. **A,** Osteotomia trocantérica padrão; **B,** osteotomia deslizante de trocânter; **C,** osteotomia trocantérica estendida. As linhas indicam onde os cortes são realizados nas três osteotomias diferentes.

c. Osteotomia trocantérica estendida (**C**)
   - Maior exposição para a cirurgia de revisão
   - Acesso ao canal femoral para remover implantes bem fixos ou cimento
   - Osteotomia aproximadamente de 10-15 cm, medindo-se a partir da ponta do trocânter maior
d. Técnicas de fixação
   - Cabos, fios de cerclagem, ± placa com garras

- Fratura periprotética
  a. Intraoperatória
     - Fêmur
       - Proximal
         - Pode necessitar de cabos/fios acima e/ou abaixo do trocânter menor
         - Pode necessitar de fixação com placas na presença de envolvimento do trocânter maior
         - Em geral ocorre proximalmente pelo efeito de cunha do implante/mandril
         - Visualizar o calcar medial para verificar a presença de fratura
       - Medial
         - Cabos acima e abaixo da fratura
         - Contornar a fratura por dois diâmetros corticais com a nova haste
         - Aloenxerto estrutural se necessário para suporte estrutural
       - Distal
         - Fixação da fratura com placa, parafusos e cabos se a fratura não pode ser contornada com a nova haste
       - **Quando há uma mudança na resistência à perfuração, suspeitar de fratura e realizar radiografia quando a fratura não é visualizada**
     - Acetábulo
       - Avaliar a estabilidade
       - Se estável, adicionar parafusos para estabilidade adicional. Isto é capaz de proteger a sustentação de peso por 8-12 semanas
       - Se instável, revisão com parafusos, componente acetabular grande, ou redução e fixação da fratura, e colocação de componente acetabular, enxerto ósseo
       - **Subperfuração do acetábulo em 2 mm aumenta risco de fratura**
  b. Descontinuidade pélvica: tratamento com base no potencial de cicatrização
     - Potencial de cicatrização satisfatório: deve ser tratada em compressão com placas de compressão, aloenxerto estrutural ou particulado
     - Potencial de cicatrização insatisfatório: deve ser tratada com a técnica de distração ou um implante personalizado de flange tripla
  c. Classificação de Vancouver (**Tabela 6.2**): radiografias determinam as classes A-C
     - A_G: Fratura do trocânter maior
       - Pode necessitar de cabo ± placa trocantérica se luxado
     - A_L: fratura do trocânter menor
     - B1: Fratura em torno da haste, haste bem fixa
       - Redução aberta e fixação interna (ORIF) com placas, cabos
       - Hastes revestidas proximalmente necessitam apenas estar bem fixadas na área metafisária para serem consideradas estáveis (**Fig. 6.12**)
     - B2: Fratura em torno da haste, haste frouxa
       - Revisão com haste cilíndrica com revestimento poroso completo
     - B3: Fratura em torno da haste, perda óssea proximal significativa
       - Tratada com RAFI e hastes cônicas de revisão, haste com revestimento poroso completo, ou prótese para tratamento de tumor
     - C: Fratura distal à haste

Tabela 6.2 Classificação de Vancouver

Tipo	Subtipo	Descrição
A	A_G	Fratura do trocânter maior: tratada de modo conservador com órtese e restrição de abdução ativa por 6-8 semanas na ausência/presença de mínima luxação; requer fixação na presença de luxação
A	A_L	Fratura do trocânter menor: tratar de modo conservador
B	B1	Fratura em torno do implante com fixação estável da prótese; fratura pode ser fixada com placa, parafuso, cabo
B	B2	Fratura em torno do implante com fixação instável da prótese; revisão do componente femoral é indicada em razão da instabilidade; necessária fixação diafisária com haste não cimentada completamente revestida que contorna o sítio da fratura por pelo menos 2 diâmetros corticais
B	B3	Fratura em torno do implante com estoque ósseo residual inadequado: requer haste de encaixe diafisário ± impactação de enxerto ± megaprótese
C		Fratura distal à haste do implante; a estabilidade do implante deve ser avaliada; se estável, pode ser fixado com placa/cabo; se instável, deve-se realizar uma fixação diafisária de revisão com haste não cimentada completamente revestida que contorna o sítio da fratura por pelo menos 2 diâmetros corticais

- ♦ Geralmente pode ser reduzida e internamente fixada se o implante for estável
  - ○ Hastes cimentadas
    - ♦ Se o manto estiver comprometido, requer revisão com haste não cimentada e ORIF
- Impacto do iliopsoas
  a. Dor com flexão do quadril contra resistência em uma posição sentada
  b. Dor na virilha após a THA, sem afrouxamento ou infecção
  c. Borda do componente acetabular descoberta na parede anterior (avaliar com radiografia de incidência lateral com raios horizontais)
  d. Injeção anestésica na bainha do iliopsoas é diagnóstica
  e. A causa determina o tratamento, o qual pode incluir revisão do componente acetabular, revisão da cabeça e revestimento, desbridamento artroscópico ou liberação do iliopsoas
- Histórico dos resultados da THA
  a. Falha do componente acetabular de PE cimentado de Charnley
    - ○ 10 anos: 5%
    - ○ 20 anos: 15-20%
    - ○ 35 anos: 20-30%

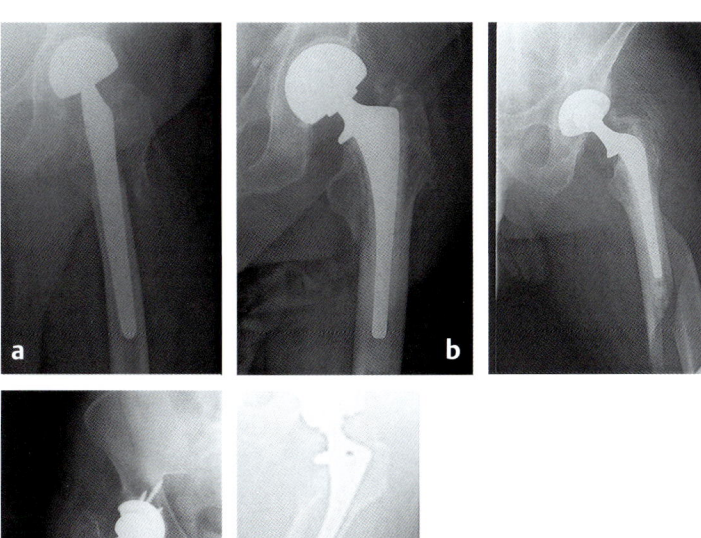

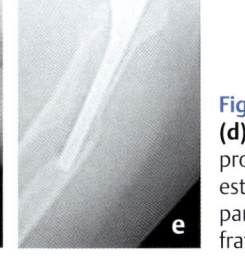

Fig. 6.12 (a) A_(g); (b) A_(l); (c) B1; (d) B2; (e) B3. Hastes revestidas proximalmente apenas precisam estar bem fixas na área metafisária para serem consideradas uma fratura B1.

II. Artroplastia Total de Joelho

1. Anatomia
   - Articulação em dobradiça giratória
     a. Fêmur
        - Côndilo medial maior do que o lateral
     b. Tíbia
        - Platô medial é côncavo
        - Platô lateral é convexo
   - Ambos aprofundados pelo menisco fibrocartilaginoso
   - Eixo mecânico da perna
     a. Centro da cabeça do fêmur até o centro do tálus
     b. Divide a articulação do joelho
        - Se a linha estiver medial ao centro da articulação, identifica um alinhamento do joelho em varo
        - Se a linha estiver lateral ao centro da articulação, identifica um alinhamento do joelho em valgo
   - Eixo anatômico
     a. O eixo anatômico é utilizado no intraoperatório como um guia para recriar o eixo mecânico fisiológico
     b. Linha traçada pela diáfise do fêmur e tíbia
        - Fêmur distal tem em média 9 graus de valgo em relação ao eixo longitudinal do fêmur
        - Tíbia proximal tem em média 3 graus de varo em relação ao eixo longitudinal da tíbia
        - O resultado combinado é uma média de 6 graus de eixo anatômico em valgo
   - Mecanismo extensor
     a. Ângulo Q: ângulo formado entre o eixo do tendão do quadríceps (ASIS até o centro da patela) e o eixo do tendão patelar (centro da patela até o tubérculo tibial)
        - Homens: 14 graus
        - Mulheres: 17 graus
        - Deve ser mantido ou reduzido durante a artroplastia total de joelho
   - Exposição cirúrgica (**Fig. 6.13**)
     a. Parapatelar medial
        - Oferece exposição extensível da articulação do joelho
        - Permite eversão ou subluxação da patela
        - Rotação externa quando o joelho está fletido ajuda a posicionar o tendão patelar lateralmente com a patela subluxada/evertida, o que reduz a tensão sobre o mecanismo extensor e pode ajudar a prevenir avulsão do tendão patelar do tubérculo
     b. Vasto medial
        - Inferiormente similar ao parapatelar, porém no canto superomedial da patela uma incisão angulada de 45 graus é realizada para seccionar o vasto medial oblíquo (VMO)
        - Músculo é seccionado longe do suprimento neurovascular
        - Eversão/subluxação mais fácil da patela do que com a abordagem subvasto
     c. Subvasto
        - Inferiormente similar ao parapatelar, porém, no nível da patela, a incisão é inclinada medialmente para separar o vasto medial do septo intermuscular
     d. Parapatelar lateral
        - Ocasionalmente utilizada com a deformidade em valgo fixo ou na artroplastia parcial do compartimento lateral do joelho

Fig. 6.13 Exposições cirúrgicas do joelho.

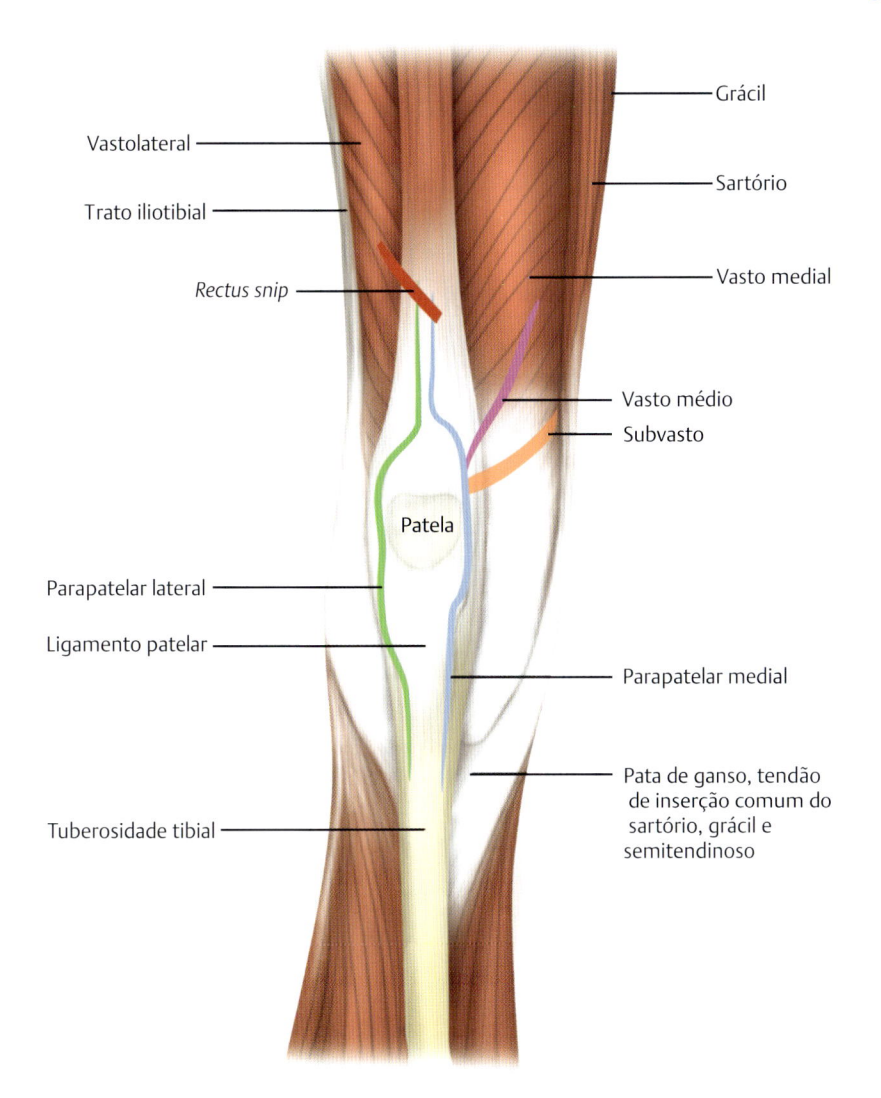

e. *Quadriceps snip*
   - Extensão da abordagem parapatelar medial
   - Incisão oblíqua alinhada com as fibras laterais do vasto, angulada a 45 graus em relação à incisão original
   - Alivia a tensão sobre o mecanismo extensor, permitindo eversão/subluxação da patela
   - Nenhuma mudança no protocolo pós-operatório/reabilitação
f. *Quadriceps turndown*
   - Extensão da abordagem parapatelar medial até a face lateral da patela
   - Patela e tendão patelar são dobrados e a articulação é exposta
   - Suprimento sanguíneo entra lateralmente pelo geniculado lateral e continua para abastecer a patela e tendão do quadríceps
   - O comprometimento significativo da função do quadríceps torna esta exposição obsoleta
g. Osteotomia do tubérculo tibial
   - Útil para remoção de hastes estendidas bem fixas e equipamento encarcerado; reparo com fios através dos túneis ósseos ou fixação com parafuso
- Exame físico
  a. Inspeção
     - Alinhamento em varo/valgo

- Deformidade corrigível *versus* não corrigível
- Prévias incisões
- Alterações cutâneas
- Palpação
  - Sensibilidade
  - Referências ósseas
  - Efusão, patela livremente deslocável
  - Atrofia do quadríceps, atrofia do VMO
  - Crepitação
  - Alinhamento patelofemoral
    - Aumento da anteversão femoral ou torção tibial externa efetivamente aumenta o ângulo Q e as forças de subluxação patelar lateral
- ROM normal
  - Flexão de 0-140 graus (alguma hiperextensão pode ser observada; comparar com a outra perna)
  - Rotação interna de 0-10 graus com o joelho flexionado
  - Rotação externa de até 30 graus com o joelho flexionado

2. Exame da marcha
   - Desvio em varo/valgo
     a. Movimento patológico do joelho durante a fase de apoio inicial em razão da frouxidão ligamentar
     b. Em uma marcha com desvio em varo, a articulação do joelho se desloca lateralmente durante a fase de apoio em decorrência de ligamentos frouxos lateralmente
   - Marcha antálgica encurta a fase de apoio no lado afetado
3. Contratura em flexão
   - Com o paciente em supina, aplicar uma pressão leve ao joelho em uma direção distal até que a resistência seja encontrada
     a. Contratura de 10 graus quando é possível deslizar a mão plana abaixo do joelho
     b. Contratura de 15 a 20 quando é possível deslizar o punho fechado abaixo do joelho
4. Estabilidade
   - Estresse em varo/valgo pode indicar frouxidão ligamentar
     a. Avaliado em extensão total e flexão de 30 graus (para isolar os ligamentos colaterais)
   - Ligamento cruzado anterior (ACL)/ligamento cruzado posterior (PCL) são avaliados com o teste de gaveta anterior e posterior e a manobra de Lachman (dita as potenciais opções de reconstrução)
5. Mecanismo extensor
   - Déficit do mecanismo extensor
     a. Ausência de extensão terminal
   - Força motora
   - Tendões do VMO, quadríceps e patelar palpáveis
6. Exame de menisco (Capítulo 8)
7. Diagnóstico diferencial comum de dor no joelho
   - **Cuidado com patologia de quadril que se manifesta com dor no joelho**
   - Artrite
   - Dor patelofemoral
   - Patologia do menisco
   - Osteonecrose
   - Bursite da pata de ganso (sensibilidade e aumento de *pes anserie*)
   - Radiculopatia lombar
   - Patologia do quadril

8. Osteoartrite
   - Dados demográficos: entre a quinta e oitava décadas de vida, mulheres > homens
   - Apresentação: início de dor progressiva com a sustentação de peso, efusões recorrentes, alinhamento e marcha alterados
   - Fatores de risco: histórico familiar, idade avançada, gênero feminino, obesidade
   - Imagens: radiografias AP com carga, posteroanterior (PA) com joelho flexionado a 30 graus, tangencial, lateral
     a. Cassete de 36 polegadas é útil para avaliar o alinhamento geral do membro
     b. Incidência PA com carga em 30 graus de flexão detectará alterações artríticas precoces nos côndilos posteriores do fêmur
   - Tratamento
     a. Conservador
     b. Guia para Prática Clínica da American Academy of Orthopaedic Surgeons (AAOS):
        - Forte evidência *a favor* de recomendação de exercícios aeróbicos de baixo impacto, educação neuromuscular, fortalecimento e uso de NSAIIDs (orais ou tópicos) ou tramadol
        - Evidência moderada *a favor* de recomendação de perda de peso para índice de massa corporal (BMI) > 25
        - Evidência moderada *contra* indicação de sapatos ortopédicos com palmilha em cunha lateral para doença compartimental medial
        - Forte evidência *contra* recomendação de glucosamina, condroitina e viscossuplementação injetável
        - Forte evidência *contra* artroscopia com lavagem/desbridamento para osteoartrite
     c. Perda de peso
     d. Supressão de carga da articulação
        - Bengala/muleta no lado contralateral
        - Desloca o centro da gravidade para o lado bom durante a fase de apoio do lado sintomático
     e. Modificação da atividade
     f. NSAIDs
        - Fornecem boa analgesia e efeito anti-inflamatório
        - Contraindicados naqueles com histórico de úlcera péptica
        - Cuidado com forte histórico familiar ou pessoal de AVE ou infarto do miocárdio (MI)
        - Função renal deve ser verificada a cada 6 meses
     g. Glucosamina/sulfato de condroitina
        - Natural, ausência de efeitos colaterais
        - Nenhum benefício comprovado
     h. Viscossuplementação
        - Fornecida na forma de uma ou uma série de injeções intra-articulares
        - Ácido hialurônico
          - Base da matriz extracelular da cartilagem articular
        - Caro
        - AAOS recomenda contra o uso na osteoartrite de joelho
     i. Injeções intra-articulares de esteroides
        - Terapêutico e diagnóstico quando combinado a um anestésico local; não usar com epinefrina, pois resulta em condrólise
        - Diminui a inflamação na articulação e fornece alívio significativo da dor
        - Degrada a cartilagem ao longo do tempo

- Deve ser fornecida somente a cada 3-6 meses
- Útil para candidatos conservadores, aqueles já planejando uma artroplastia (não dentro de 6 semanas da cirurgia), e aqueles com artrite inflamatória

9. Intervenção cirúrgica
   - Osteotomia
     a. Para pacientes ativos tipicamente com < 50 anos de idade
   - Osteotomia extra-articular
   - Osteotomia tibial alta (HTO) para mau alinhamento em varo e artrite compartimental medial
     a. O candidato ideal é um trabalhador jovem e saudável
     b. Pode proporcionar anos de alívio da dor
     c. Cunha de abertura medial
        - Adicionar uma leve inclinação posterior à tíbia
     d. Cunha de fechamento lateral
        - A articulação tibiofibular proximal deve ser liberada
        - Possível lesão do nervo fibular comum
     e. Ambos posam risco de lesão aos vasos poplíteos/nervo tibial
     f. Contraindicações
        - Artrite inflamatória, artrite multicompartimental, desvio em varo, BMI > 35, contratura em flexão > 15 graus, flexão < 90 graus, varo > 20 graus
        - Patela baixa é uma patela com deslocamento inferior, a qual pode encostar na tíbia proximal e evitar a flexão. É a complicação mais comum de uma HTO
     g. Torna a conversão para artroplastia total de joelho muito mais desafiadora
   - Osteotomia femoral distal
     a. Corrigir a deformidade angular supramaleolar
     b. Tipicamente, produção de varo no fêmur distal valgo
        - Reposição unicompartimental [artroplastia unicompartimental do joelho (UKA)]
        - **Conhecer as contraindicações para HTO e UKA**
     c. Mais adequada para artrite unicompartimental
        - Compartimento medial
        - Mais comum
          * Patelafemoral
          * Lateral
          * UKA de compartimento medial e lateral não demonstraram diferença na sobrevivência
     d. Vantagens:
        - Menor dissecção cirúrgica do que com a artroplastia total de joelho (UKA), menor perda sanguínea, procedimento menos doloroso
        - Preserva o ACL, resultando em um joelho de sensação mais normal
        - Período mais curto de hospitalização
        - Recuperação mais rápida do que com a HTO/TKA
     e. Desvantagens
        - Sobrevivência a longo prazo pior do que a TKA
        - Tecnicamente mais complexa do que a TKA
     f. Contraindicações
        - Artrite multicompartimental
        - Deficiência do ACL
          * Aumento da tensão de cisalhamento na cartilagem remanescente e componentes de substituição, resultando em falha precoce

- Deformidade fixa em varo/valgo > 15 graus
- Contratura em flexão > 10 graus
- Artrite inflamatória
- Obesidade mórbida
- Meniscectomia em outro compartimento do mesmo joelho
  g. Complicações
  - Fratura por estresse na tíbia
  h. Evidência sugere que pacientes apresentam melhores resultados quando tratados por cirurgiões com grande número de cirurgias
10. Artroplastia total de joelho (ver adiante)
11. Osteonecrose
    - Osteonecrose espontânea do joelho (SPONK)
    a. Dados demográficos: tipicamente mulheres > 50 anos de idade
    b. Fatores de risco: iguais aos da osteonecrose de quadril
    c. Apresentação
       - Início agudo de dor sem alterações degenerativas significativas
       - Dor no côndilo femoral medial (local mais comum)
    d. Imagens
       - Radiografias: AP e lateral, podem não revelar patologia até uma fase tardia da doença,
    e. MRI: edema no osso nas imagens ponderadas em T2 na fase inicial da doença
    f. Tratamento
       - Conservador
         - Sustentação de peso limitada, modificação da atividade
         - NSAIDs
         - Perda de peso
       - Cirúrgico
         - Perfuração percutânea e enxertia/condroplastia
         - UKA para lesões pequenas
         - TKA para lesões grandes
         - Conceitos básicos da artroplastia total de joelho
         - Objetivos
           - Manter ou restaurar o alinhamento mecânico do membro **(Fig. 6.14)**
           - Necessário para distribuir igualmente as forças ao longo da linha articular
         - Alinhamento excessivo em varo ou valgo acarretará desgaste assimétrico, dor e falha precoce
12. Eixo anatômico/mecânico femoral
    - O corte femoral distal deve ser perpendicular ao eixo mecânico da perna e em valgo de 4-7 graus em relação ao eixo anatômico do fêmur
    - São necessárias radiografias de 36 polegadas da perna para serem usadas como modelo, especialmente quando uma correção da deformidade é planejada
      a. Eixo anatômico/mecânico tibial deve ser o mesmo: corte de 0 graus
         - Preservar ou restaurar a linha articular
13. Função do joelho (ligamentos e mecanismo extensor) atua mais adequadamente com a linha articular restaurada
    - Remover e repor a mesma quantidade de osso/prótese
    - A remoção mais distal do fêmur elevará a linha articular e contribuir com a patela baixa (ver a seguir)
    - Não elevar a linha articular por mais de 8 mm
      a. Equilibrar os ligamentos para um joelho estável

Fig. 6.14 Alinhamento em varo e valgo.

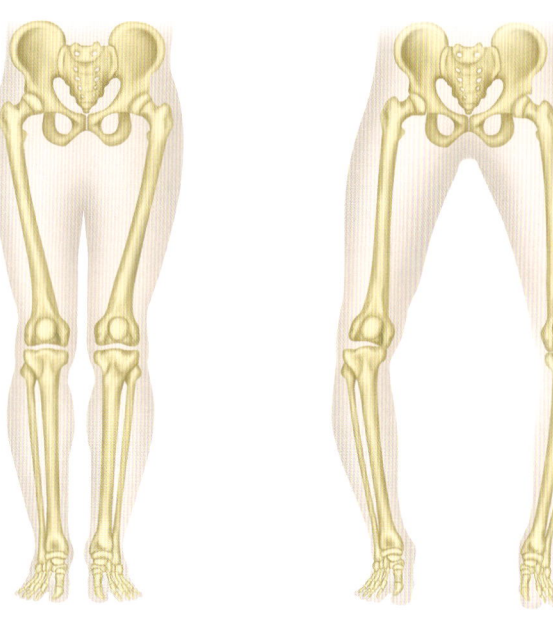

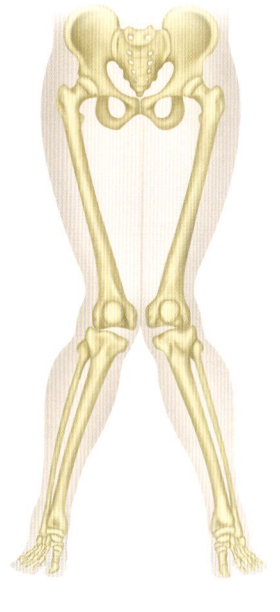

Normal   Perna arqueada (Varo)   Joelho em X (Valgo)

- Liberação deve ser feita no lado côncavo da deformidade; os ligamentos devem estar equilibrados na flexão e na extensão, e o equilíbrio deve ser confirmado com implantes de prova
- Duas hipóteses com relação ao equilíbrio de uma artroplastia total de joelho:
  a. Equilíbrio das lacunas
     ○ Liberações ligamentares são realizadas antes dos cortes ósseos
     ○ Estabelece a linha articular com base no tensionamento dos tecidos moles, o que pode resultar em elevação da linha articular
     ○ Utiliza tensiômetros ou blocos espaçadores para equilibrar as lacunas
  b. Ressecção mensurada
     ○ Ressecção medida do fêmur e tíbia para preservar a linha articular nativa, com liberações ligamentares conforme necessário após isso
- Na realidade, a linha entre as duas hipóteses é obscura, com a ressecção medida do fêmur e tíbia com balanço ligamentar conforme necessário (antes e depois dos cortes ósseos)
- **Liberações para reganhar o alinhamento devem provir do lado côncavo contraído**
- **Remoção de osteófitos deve ser realizada antes de qualquer liberação de tecido mole**
- Varo: liberação é feita medialmente (na ordem a seguir)
  a. Osteófitos mediais
  b. Ligamento colateral medial (MCL) profundo no lado tibial
  c. Canto posteromedial (inserção do semimembranoso)
  d. MCL superficial
- Valgo: liberação é feita lateralmente (na ordem abaixo)
  a. Osteófitos laterais
  b. Tenso em extensão: banda iliotibial posterior
  c. Tenso em flexão: liberar o poplíteo
  d. Ligamento colateral lateral (LCL) deve ser liberado se o joelho valgo for tenso na flexão e extensão

- Equilíbrio do plano sagital (equilíbrio das lacunas)
  a. O objetivo é de ter lacunas iguais de flexão e extensão, o que permite estabilidade na ROM total
  b. Geralmente, se o problema de equilíbrio é assimétrico, então o fêmur deve ser alterado. Se o problema é simétrico, a tíbia deve ser alterada **(Fig. 6.15)**
  c. Equilíbrio do plano sagital **(Tabela 6.3)**
  d. Instabilidade em flexão
     - Joelho estabilizado posteriormente (PS): causa efusão e dor, pode resultar em luxação
     - Plataforma rotatória: pode resultar em rotação do polietileno
  e. Rigidez na flexão
     - Tratar com aumento da inclinação tibial
       - Conforme o joelho flexiona, o ponto de contato entre o fêmur e a tíbia se desloca posteriormente. Ao adicionar 3 graus de deslizamento posterior, o espaço de flexão abrir-se-á
     - Reduzir o tamanho do fêmur
     - Retrair o PCL na artroplastia de joelho com preservação do ligamento cruzado (CR)
     - Desvio do platô tibial posteriormente (efetivamente reduz as tensões no PCL)
  f. Contratura em flexão: liberações no fêmur com o joelho flexionado a 90 graus, o que desloca posteriormente as estruturas neurovasculares situadas na região posterior do joelho
     - Osteófitos posteriores
     - Cápsula posterior
     - Origem do gastrocnêmio
     - Rolamento posterior do fêmur **(Fig. 6.16)**
       - Ponto de contato entre o fêmur e a tíbia se desloca posteriormente à medida que o joelho é flexionado, possibilitando uma maior flexão do que se o ponto fosse estacionário
       - Previne o impacto do fêmur com a tíbia durante a flexão
       - Controlado pela função do ACL e PCL no joelho nativo
       - Em uma prótese com preservação do PCL, este fornece algum rolamento, embora a cinemática normal não seja restaurada
       - Em uma prótese com substituição do PCL, a ação do came sobre o PE desloca o ponto de contato posteriormente
       - Alinhamento e função do mecanismo extensor
         - Ângulo quadricipital (Q) (ver adiante) **(Fig. 6.17)**
           - Homens: 14 graus
           - Mulheres: 17 graus

14. TKA primária
    - Indicações cirúrgicas após falha do tratamento médico
      a. Estágio final da osteoartrite
      b. Artrite pós-traumática
      c. Artrite inflamatória
      d. SPONK
      e. Laceração sintomática aguda/crônica do ACL com alterações artríticas
      f. Pacientes não adequados para reconstrução
    - Desenho da prótese
      a. Da menos restrita para a mais restrita, como segue:
         - Preservação do ligamento cruzado (CR): uma maior flexão é permitida no joelho com preservação do PCL. O PCL sozinho, é capaz de recriar o rolamento posterior do fêmur até certo ponto
           - Possibilita maior flexão e impede o impacto do fêmur no platô tibial posterior, o que poderia limitar a flexão

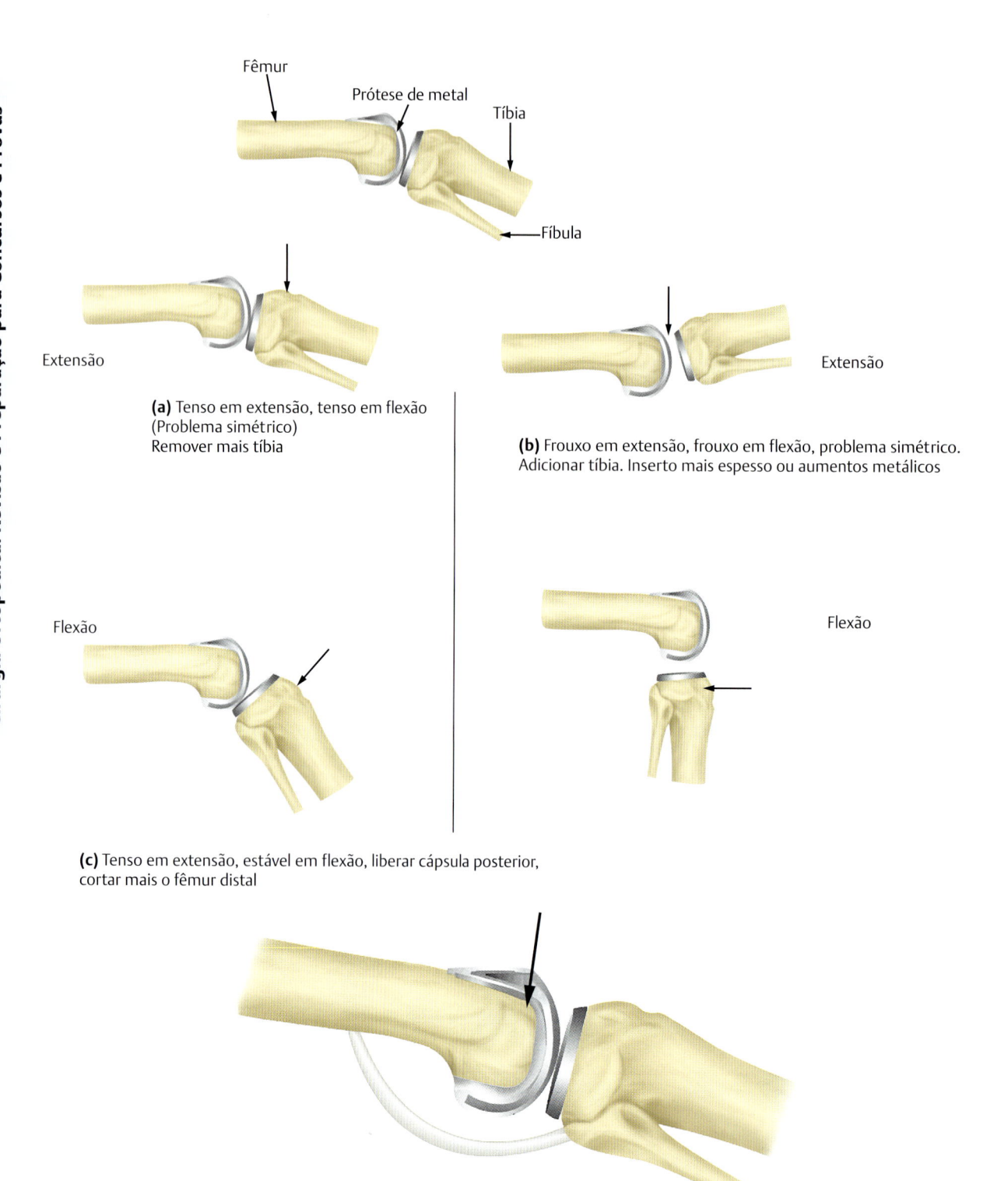

Fig. 6.15 Equilíbrio das lacunas de flexão e extensão na artroplastia total de joelho. Geralmente, se o problema de equilíbrio é assimétrico, então o fêmur deve ser alterado. Se o problema é simétrico, a tíbia deve ser alterada. **(a)** Coxa em extensão, coxa em flexão (problema simétrico). Remover mais tíbia. **(b)** Frouxo na extensão, frouxo na flexão (problema simétrico). Adicionar tíbia, inserto mais espesso ou aumentos metálicos. **(c)** Tenso em extensão, estável em flexão. Liberar cápsula posterior. Cortar maior quantidade do fêmur distal.

(d) Estável em Extensão, Tenso em Flexão, cortar mais fêmur posterior e reduzir o componente femoral, também é possível liberar o LCP e aumentar a inclinação tibial posterior medial

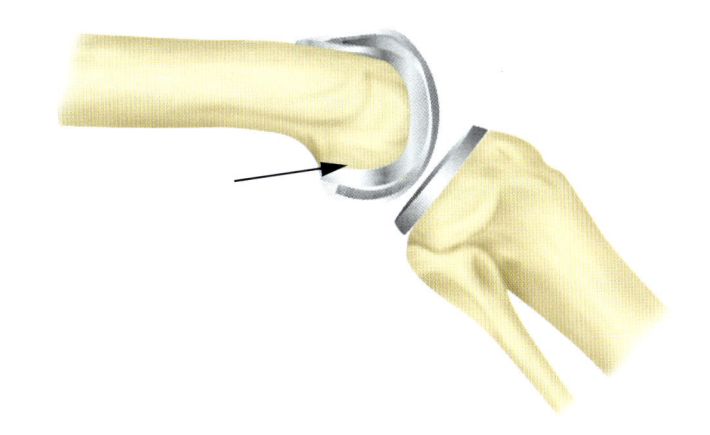

(e) Estável em Extensão, Frouxo em Flexão, adicionar aumentos femorais posteriores ou um grande componente femoral. Também é possível preencher o fêmur posterior com cimento que seja aprovado para o aumento metálico. Também é possível transferir o componente femoral posteriormente

1   2

(f) Frouxo em extensão, estável em flexão, adicionar aumentos femorais distais ao componente femoral

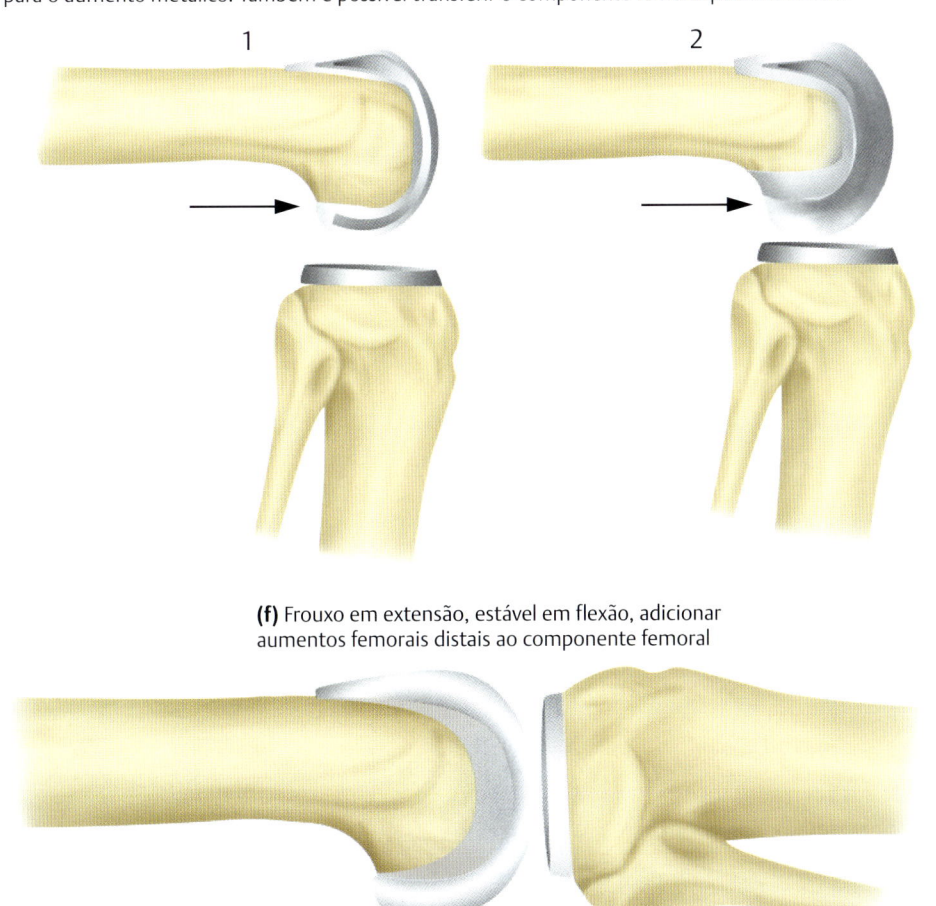

Fig. 6.15 (*Continuação.*) **(d)** Estável em extensão, tenso em flexão. Cortar mais fêmur posterior e reduzir o componente femoral. O PCL pode ser liberado, se intacto, aumentar a inclinação tibial posterior ou deslocar o componente tibial posteriormente para aumentar a lacuna de flexão. **(e)** Estável em extensão, frouxo em flexão. Adicionar aumentos femorais posteriores ou um grande componente femoral. Também é possível preencher o fêmur posterior com cimento que seja aprovado para aumento metálico. Também é possível transferir o componente femoral posteriormente. **(f)** Frouxo em extensão, estável em flexão. Adicionar aumentos femorais distais ao componente femoral.

Tabela 6.3 Equilíbrio do Plano Sagital (Equilíbrio das Lacunas)

		Flexão		
		Frouxo	**Estável**	**Tenso**
Extensão	Frouxo	Aumentar o tamanho da prótese de PE até equilibrado (ou adicionar aumentos tibiais)	Aumentos femorais distais	1. Reduzir o tamanho do componente femoral e aumentar a espessura da prótese de PE (ou adicionar aumentos tibiais) 2. Seccionar mais tíbia, adicionar aumentos femorais distais
	Estável	Aumentos femorais distais/aumento no tamanho do componente femoral	Estável	1. Diminuir o tamanho do componente femoral 2. Adicionar inclinação tibial
	Tenso	1. Seccionar mais fêmur distal e aumentar o tamanho da prótese de PE (ou adicionar aumentos tibiais) 2. Seccionar mais fêmur distal e aumentar o tamanho do componente femoral com aumentos femorais posteriores	1. Seccionar mais fêmur distal mantendo o mesmo tamanho do componente 2. Liberação capsular posterior	Cortar mais osso tibial

Abreviação: PE, polietileno.

- Pode provocar desgaste precoce do PE por ser menos congruente, maior rolamento/deslizamento posterior, especialmente se o PCL estiver tensionado
- Insuficiência do PCL após a artroplastia de joelho com CR se manifesta com dor, instabilidade em flexão, efusões recorrentes, um sentimento de "desistência", fraqueza
  - Substituição do ligamento cruzado
    - Anterior restrito (AC) ou ultracongruente (UC)
    - Opção alternativa para joelho com CR com PCL incompetente
    - Fenda anterior na prótese de PE aumenta a congruência
  - Estabilização posterior (PS)
    - Componente tibial de PE no meio do joelho com componente femoral

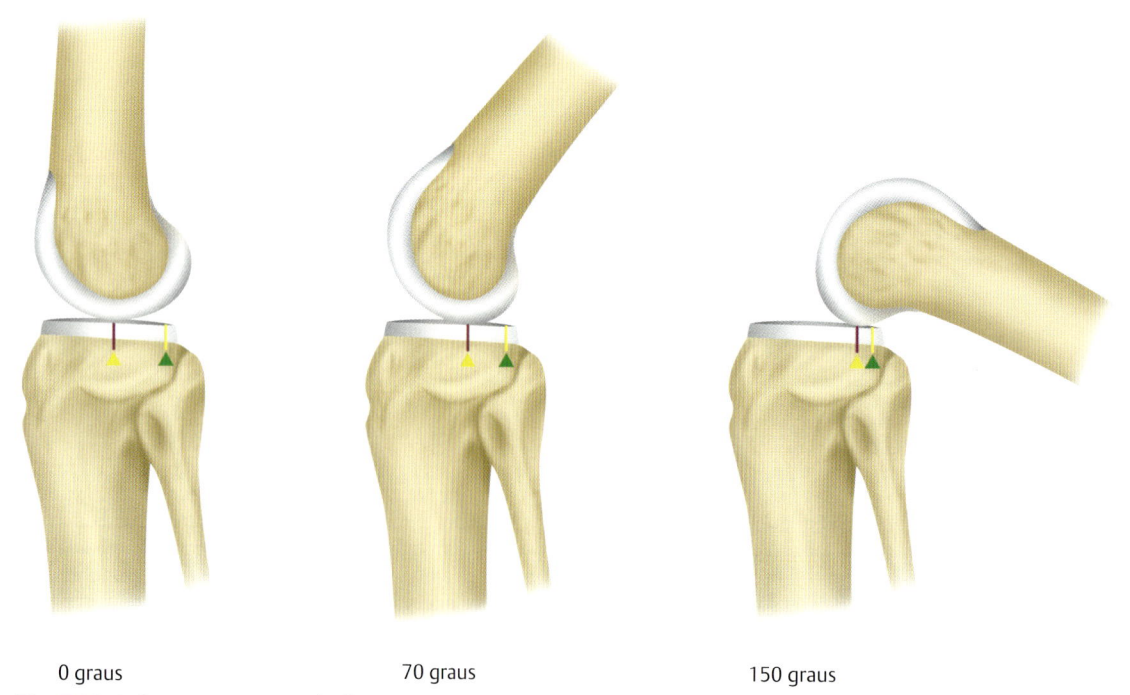

0 graus — 70 graus — 150 graus

Fig. 6.16 Rolamento posterior do fêmur.

- ♦ Durante a flexão, a barra na prótese femoral entra em contato com o componente tibial, e uma subsequente flexão empurra o fêmur posterior à tíbia
- ♦ **O componente tibial na prótese PS NÃO restringe o movimento no plano varo/valgo**
- ♦ Prótese de PE mais congruente, menor tensão na interface prótese-osso
- ♦ Mais fácil de equilibrar os ligamentos restantes sem o PCL
- ♦ Sempre utilizar joelho PS para:
  - TKA após patelectomia
  - Anterior ao trauma do PCL
- ♦ Na hiperextensão, o componente femoral entra em contato com a superfície anterior do componente tibial, o que pode causar dano ao componente tibial

A. Apoio Móvel (Plataforma Rotatória)

1. O componente de PE gira sobre uma superfície tibial polida
2. Em teoria, reduz a tensão sobre a prótese óssea devido à maior conformidade com os côndilos femorais no plano anterior para posterior, o que reduz as forças gerais de cisalhamento e, consequentemente, o desgaste do PE. A literatura mostra resultados ambíguos para a prótese de PE com apoio fixo
3. Risco de deslize com uma lacuna de flexão frouxa
   - Ocorre quando o componente de CP gira 90 graus e fica preso; pode ser redutível ou pode necessitar de redução aberta ± revisão para instabilidade da flexão
     a. Restrição condilar
        ○ Um componente tibial alto que confere alguma estabilidade em varo/valgo para joelhos revisados
        ○ Similar ao joelho PS, porém, o componente tibial é mais alto e mais extenso
        ○ Não compensará a perda completa do ligamento colateral
        ○ Tensões mais elevadas são transferidas para a interface osso/prótese quando um sistema restrito é utilizado. Hastes tibiais e femorais são usadas para transmitir tensão de forma uniforme para uma área maior do osso hospedeiro
        ○ **Restrição refere-se à estabilidade intrínseca da prótese nas direções varo/valgo e anterior posterior, sendo importante na frouxidão ligamentar significativa a grave ou em defeitos ósseos grandes**
        ○ Componente tibial alto restringe o movimento em varo/valgo:
          ♦ Permite 2-3 graus de varo/valgo e 2 graus de rotação interna
          ♦ Utilizado para frouxidão de MCL/LCL
          ♦ Frouxidão da lacuna de flexão: mais bem tolerada com um componente tibial alto
          ♦ Articulações neuropáticas em diabéticos ou naqueles com sífilis geralmente requerem pelo menos uma prótese restrita não articulada com ambas as hastes tibial e femoral

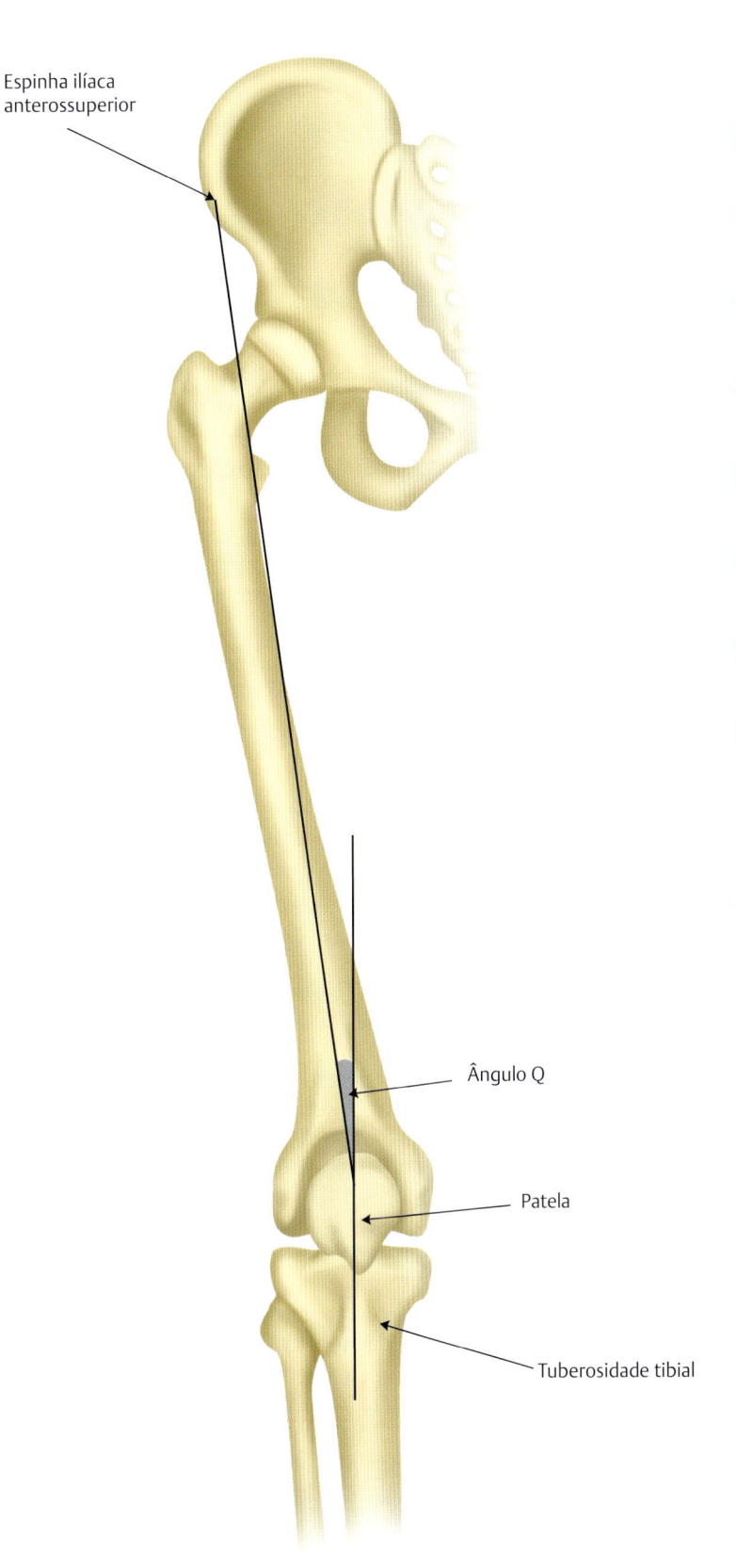

Fig. 6.17 Ângulo quadricipital (Q).

b. Restrita-articulada
   - Fêmur e tíbia ligados por uma barra e um suporte de conexão
   - Um componente de PE rotatório sobre a placa tibial possibilita alguma rotação
     - Reduz as forças rotacionais na interface osso-prótese
     - Usos
       - Instabilidade ligamentar global, perda completa do MCL ou LCL
       - Instabilidade em hiperextensão
         - Deformidade em hiperextensão observada na síndrome pós-poliomielite
       - Ressecção do joelho para tumor/infecção
     - Sempre utilizar ambas as hastes tibiais/femorais
       - Compartilham altas cargas torcionais
         - Posicionamento do componente
       - Componente femoral
         - Corte femoral distal é perpendicular ao eixo mecânico do membro
         - Colocado centralmente ou lateralmente no fêmur distal; quando medial, o ângulo Q é aumentado
         - Leve rotação externa (3 graus) é o ideal
           ◊ Rotação interna do componente femoral resulta em aumento da força de contato patelofemoral
           ◊ Rotação interna do componente femoral também causa um aumento da lacuna de flexão lateralmente e redução medialmente. A tíbia nativa tem 3 graus de inclinação varo, mas geralmente o corte é realizado perpendicular ao eixo mecânico da tíbia
           ◊ Rotação externa posiciona a patela lateralmente, igualando a lacuna de flexão medialmente e lateralmente
         - Três referências anatômicas importantes para rotação do componente femoral:
           ◊ Eixo anteroposterior (linha de Whiteside): topo do sulco troclear até o topo da fossa intercondilar
           ◊ Eixo epicondilar: rotação neutra, entre os epicôndilos medial/lateral
           ◊ Eixo condilar posterior: flexionar o joelho a 90 graus; tomar cuidado com côndilos femorais laterais deficientes no joelho cronicamente valgo
           ◊ **Note que quando o côndilo lateral é deficiente (joelho valgo), a rotação interna do eixo condilar posterior é muito maior e, se usado como referência, pode resultar em rotação interna de um componente femoral**
       - Componente tibial: deve ser submetido a uma ligeira rotação externa
         - Rotação interna do componente tibial resulta em aumento do ângulo Q (mediante a rotação externa efetiva do tubérculo tibial)
         - Centro do componente tibial deve ser colocado aproximadamente entre o terço medial e central do tubérculo tibial
       - Componente patelar: idealmente colocado medial ou central
         - A centralização do componente possibilita que a patela remodelada repouse mais naturalmente na tróclea
- Articulação patelofemoral
  a. Complicação mais comum: alinhamento patelar anormal
  b. Ângulo quadricipital (Q): ângulo formado pela intersecção do eixo do mecanismo extensor acima da patela com o eixo do tendão patelar
     - Ângulo Q aumentado durante a TKA resulta em maiores forças de subluxação patelar lateral
     - Joelho protético tem uma articulação patelofemoral menos restrita do que o joelho nativo
     - O objetivo é manter ou restaurar a mecânica patelofemoral normal

- c. Técnicas de fixação
  - TKA cimentada é o padrão-ouro; taxa de sucesso > 90%
  - Não cimentada: nenhum dado a longo prazo disponível
- d. Técnica de cimentação
  - Misturar sob sucção a vácuo
  - Limpar por lavagem pulsátil com solução salina e secar todas as superfícies ósseas
  - Aplicar o cimento na placa de base tibial e no componente femoral, certificando-se de adicionar aos côndilos posteriores e acondicionar o cimento com os dedos na superfície óssea esponjosa
  - Aplicado ao botão patelar
  - **A colocação excessiva de antibióticos no cimento, com o objetivo de tratar ou prevenir infecção, pode diminuir suas propriedades mecânicas. Limitar para 1 g por saco de cimento na TKA primária. Para tratamento de infecções articulares periprotéticas, maiores concentrações de antibióticos são desejáveis (até 5 g por saco de cimento)**
- e. Complicações
  - Patela baixa: tendão patelar encurtado (pode-se manifestar antes ou após uma TKA)
  - Flexão do joelho é limitada, visto que a patela colide com a tíbia
  - Dor, rigidez e bloqueio com a flexão completa
- **f. Índice de Insall-Salvati: relação de 1:1 entre o comprimento da patela e o comprimento do tendão patelar, mensurado na radiografia lateral da patela inferior até o tubérculo tibial com o joelho fletido a 30 graus; uma relação > 1,2 pode ser observada na patela baixa**
- g. Fatores de risco: HTO, desvio do tubérculo tibial, prévio trauma, elevação na linha articular
- h. Tratamento
  - Abaixar a linha articular por meio do uso de aumentos femorais distais e maior ressecção da tíbia
  - Contornar a porção anterior do componente de PE para prevenir impacto do tendão patelar
  - Osteotomia do tubérculo tibial pode ser usada na TKA de revisão com patela baixa
    - ♦ Deslocar o tubérculo superiormente
    - ♦ Proteger com o uso de uma órtese articulada para joelho no pós-operatório

4. Osteólise
   - Similar à THA: partículas de desgaste geradas por carga cíclica da prótese de PE
   - Fagocitadas por macrófagos, que iniciam uma cascata que resulta em ativação de osteoclastos e reabsorção óssea em torno dos implantes
   a. Observada na forma de translucências radiográficas em torno do componente, o que pode acarretar afrouxamento do componente e necessidade de revisão

5. Desgaste catastrófico do PE
   - Falha macroscópica do PE (*versus* desgaste prolongado com produção de partículas submicrônicas)
   - Mais comum no joelho
   a. Espessura do PE: UHMWPE deve ser de pelo menos 8 mm
   b. Utilizar mais osso tibial, se necessário, para obter uma inserção de PE de pelo menos 8 mm
   - Geometria articular: PE plano resulta em tensões mais elevadas nos pontos de contato e pode causar falha precoce; próteses de PE modernas são mais congruentes, compartilham cargas de contato, falha menos catastrófica
   - Rolamento posterior artificial: joelhos com CR equilibrados inadequadamente, com o uso de componentes de PE planos delineados para facilitar o rolamento posterior, pode, na verdade, resultar em deslizamento anterior paradóxico, levando à falha precoce do polietileno

- PE deve ser submetido à radiação em um ambiente livre de oxigênio
- Produção do PE: PE modelado por compressão direta do pó

6. Afrouxamento asséptico
   - Afrouxamento dos componentes sem evidência de infecção
   - Dor inicial é o principal fator motriz na apresentação
   - Avaliação diagnóstica
     a. Imagens: radiografias demonstram linhas radiotransparentes completas de 1 mm em torno dos componentes frouxos ou mantos do cemento
     b. Cintilografia óssea é útil para confirmar o afrouxamento mecânico
     c. ESR, CRP e WBC devem estar dentro dos limites normais
     d. Aspiração do joelho:
        - Contagem de células nucleadas deve ser < 1.500-3000 células/mm^3 e PMNs < 80%
        - Manter as culturas por 21-28 dias para diagnosticar *Propionibacterium acnes* e outros microrganismos de crescimento lento
        - Enviar para análise fúngica/bacilos álcool-ácido resistentes (AFB) nas populações em risco
   - Tratamento
     a. Revisão em tempo único de componentes frouxos com técnica padrão
     b. Aumentos e hastes podem ser necessários após remoção do implante
     c. Desgaste da face posterior
        - Desgaste entre a prótese de PE e a placa de base tibial, o qual pode ocorrer em ambos os desenhos fixo e móvel e podem contribuir de forma significativa à osteólise
        - Prótese de PE de apoio móvel sobre a placa de base tibial
        - Micromovimento ocorre quando o mecanismo de trava sobre a prótese de PE estabilizada é insuficiente ou falha
        - Todos os componentes tibiais de polietileno não possuem uma placa de base metálica e, portanto, não ocorre desgaste da face posterior

7. Rigidez do joelho
   - Melhor indicador de movimento pós-operatório é o movimento pré-operatório
   - Sobretração dos isquiotibiais: mecanismo extensor fraco após a cirurgia acarreta desequilíbrio dos isquiotibiais e contratura em flexão
     a. Isto geralmente se resolve em 6 meses com fisioterapia
   - ROM deficiente após a TKA
     a. Se a ROM for < 90 graus em 6 semanas, considerar a recomendação de manipulação. Após 12 semanas, o risco de fratura periprotética aumenta em razão da maturação do tecido cicatricial
     b. Chanfradura do córtex anterior do fêmur pode causar fratura durante a manipulação
     c. Sob sedação, o joelho é progressivamente flexionado e aderências presentes na articulação são rompidas. Liberação das bandas de tecido cicatricial pode ser sentida e escutada à medida que as aderências são liberadas. Manipulação é menos eficaz no tratamento de contraturas em flexão
     d. Fisioterapia agressiva e controle da dor para manter o movimento
     e. Uso de movimentação passiva contínua (CPM) após a TKA demonstrou ausência de melhora no resultado clínico ou eventual ROM

8. Paralisia do nervo fibular
   - Apresentação
     a. Incapacidade de dorsiflexionar o tornozelo e hálux
     b. Redução da sensibilidade sobre a região dorsal do pé e o primeiro espaço interdigital
   - Fatores de risco
     a. Correção > 20 graus do joelho valgo e contratura em flexão
     b. Correção do valgo e deformidades em flexão estão mais comumente associadas a paralisias do nervo fibular no pós-operatório

- c. Anestesia epidural
    - ○ Pacientes podem não perceber que possuem um déficit
- d. Neuropatia pré-operatória
- Tratamento
    - a. Remover o curativo compressivo e flexionar o joelho
    - b. Órtese tornozelo-pé para prevenir a deformidade de pé caído
    - c. Cirúrgico
        - ○ Paralisias crônicas do nervo fibular pós-TKA (> 3 meses): considerar EMG/estudo de condução nervosa (NCS) para identificar o nível do dano
        - ○ Exploração aberta e liberação do nervo se encarcerado

9. Problemas com o alinhamento patelofemoral
    - Queixa mais comum após a TKA
    - No intraoperatório, manter o torniquete e reavaliar se há alinhamento patelar questionável no momento do fechamento
    - Qualquer coisa que aumente o ângulo Q aumentará as forças sobre a patela
        - a. Componente tibial com rotação interna
        - b. Componente femoral com rotação interna
        - c. Componente femoral centralizado
    - Falha em liberar o retináculo patelar lateral quando tenso
    - Inserção lateral de botão patelar aumenta as forças de subluxação lateral
    - A articulação patelofemoral pode ser avaliada com radiografias na incidência de Merchant ou tangencial
    - Revisão do componente deve apenas ser realizada com uma tarefa clara e objetiva em mente

10. Ressalto patelar: protuberância de tecido fibroso se forma no tendão do quadríceps posterior
    - Fica preso na caixa do joelho PS à medida que o joelho estende, 30-45 graus
    - Estala com a extensão total
    - Tratamento é por artroscopia ou desbridamento aberto

11. TKA infectada
    - A avaliação diagnóstica é similar àquela para THA infectada
    - Exames imagiológicos básicos para verificar a presença de componentes frouxos; pode incluir radiografia, cintilografia óssea ou CT caso haja perda óssea significativa
    - CRP, ESR, leucócitos podem ou não estar elevados, dependendo da gravidade e acuidade da infecção
    - Aspiração, mais de uma vez, conforme necessário
    - **Os Guias para Prática Clínica da AAOS recomendam bastante aspiração para ESR ou CRP anormal, devido ao risco de infecção periprotética do joelho, repetindo a aspiração caso haja qualquer discrepância nos resultados. As guias desaconselham a realização de coloração Gram intraoperatória para descartar infecção**
    - Coloração de Gram/cultura
    - Culturas fúngicas, bacilos álcool-acidorresistentes
    - Articulação com suspeita de infecção deve sempre ser aspirada antes de iniciar a antibioticoterapia, exceto no paciente sistemicamente enfermo com septicemia
    - Tratamento
        - a. Infecções agudas são aquelas que ocorrem em até 4 semanas após o implante ou início dos sintomas. Uma tentativa pode ser feita para realizar desbridamento extenso, irrigação e substituição do componente modular
            - ○ Frequentemente malsucedido em infecções por *Staphylococcus*
        - b. Infecções crônicas ou tardias tipicamente requerem revisão em dois tempos
        - c. Sempre conhecer qual microrganismo está tratando. Reaspirar o joelho, se necessário

d. Análise por reação em cadeia de polimerase do líquido sinovial se as culturas forem negativas e se a suspeita de infecção for alta
- Remoção do componente com colocação de espaçador com antibiótico, e tratamento por 6-8 semanas de antibióticos parenterais específicos ao microrganismo
- Sempre aspirar o joelho antes do reimplante para avaliar a erradicação da infecção
- Quando os marcadores inflamatórios (CRP/ESR) retornam ao normal ou tendem ao normal, descontinuar os antibióticos por 4-6 semanas. Reimplante pode ser oferecido
  - Provavelmente será necessário o uso de implantes com haste ± aumentos quando houver defeitos ósseos
- Biofilmes se formam nos componentes cronicamente infectados
  - As bactérias colonizam os componentes e criam uma matriz extracelular composta por polissacarídeos
  - Difícil de tratar; os antibióticos não conseguem penetrar; requer a remoção de todos os materiais estranhos

12. TKA de revisão
- Objetivos
  a. Identificar um problema pré-operatório para ser direcionado
    - Não revisar os componentes sem identificar a fonte da dor
  b. Remoção da prótese com preservação do osso
  c. Restaurar os defeitos ósseos
  d. Restaurar a linha articular
  e. Restaurar o alinhamento do eixo mecânico
  f. Equilibrar os ligamentos em flexão e extensão
  g. Fixação estável do componente
- Implantes
  a. Menos restrito: tipicamente não usado em casos de revisão
    - PS: não restringe qualquer movimento em varo/valgo
    - É difícil prever/avaliar a integridade do PCL
  b. Restrito
    - Geralmente necessário em razão dos defeitos ósseos e incompetência ligamentar
    - Hastes tibiais e femorais devem ser utilizadas para distribuir de forma mais apropriada as forças de um componente restrito
- Dano ósseo metafisário
  a. Hastes medulares ajudam a dividir a carga torcional e de sustentação do peso
  b. Defeitos cavitários
    - Profundidade < 1 cm: cimento
    - Profundidade ≥ 1 cm: aumentos metálicos
  c. Defeitos muito grandes
    - Aloenxerto de suporte
    - Megaprótese
  d. Componentes metafisários cimentados
  e. Hastes diafisárias não cimentadas
    - Também é possível cimentar hastes mais curtas
- Reconstrução do joelho após remoção do componente
  a. Iniciar com o lado tibial: estabelecer a linha articular
    - 1,5-2 cm acima da cabeça fibular
      - Medir o fêmur para restaurar a lacuna de flexão
      - Equilibrar os ligamentos
      - Ficar atento com a presença de patela baixa

13. Fratura periprotética
    - Determinar a estabilidade dos implantes. Implantes estáveis podem ser preservados, e a fratura pode ser reduzida e fixada. Implantes frouxos devem ser removidos e revisados
    - Avaliação
      a. Radiografias
      b. Cintilografia óssea ou MRI com subtração metálica caso haja alta suspeita dos achados com radiografias normais
    - Fratura do fêmur
      a. Fatores de risco:
         - Gênero feminino
         - Artrite reumatoide
         - Terapia crônica com esteroides
         - Osteopenia
         - Chanfradura do córtex femoral anterior durante o corte do fêmur distal anterior
      b. Tratamento
         - Fratura não deslocada pode ser tratada de forma fechada, com imobilização, desde que os componentes estejam estáveis
         - Pacientes que não são candidatos adequados para cirurgia podem ser tratados com gesso/órtese
         - Deslocada
           - Componentes frouxos: revisão com implante de hastes longas para contornar o defeito
         - Estável
           - Fixação com placa
           - Placa femoral distal bloqueada é usada quando os componentes parecem estáveis
           - Pino anterógrado
           - Pino retrógrado
           - Pino deve ser encaixado através da caixa aberta na prótese femoral. Geralmente apenas para implantes CR. Assegurar um tamanho apropriado antes do procedimento (não há caixa presente em PS para que o pino seja inserido de forma retrógrada)
           - Artotomia para visualizar e proteger o componente de PE durante a perfuração/inserção do pino
         - Revisão com haste longa
           - Especialmente na fratura muito distal
         - Megaprótese para fraturas não reconstruíveis
    - Fratura tibial
      a. Avaliação é igual à de fraturas do fêmur
      b. Tratamento
         - Fraturas não deslocadas podem ser engessadas
         - Fraturas deslocadas com componentes estáveis devem ser reduzidas e fixadas
         - Fraturas com componentes frouxos devem ser revisadas
           - Haste longa não cimentada que contorna o sítio de fratura é preferível
    - Fratura de patela
      a. A taxa de fratura é de até 5% para patelas remodeladas, 0,05% para patelas não remodeladas
         - Os fatores de risco incluem muita ressecção patelar (mais fina que 12 mm), desenho do botão patelar, obesidade, gênero masculino
         - **Patelas não remodeladas apresentam menor risco de fratura, porém, maior taxa de revisão**
      b. Fraturas tipo I são não deslocadas e podem ser imobilizadas em extensão por 6 semanas

c. Fraturas tipo II são deslocadas e devem ser reduzidas e fixadas com provável redução da prótese frouxa

d. Fraturas tipo III têm um mecanismo extensor intacto, com um componente patelar frouxo que deve ser removido

e. Se não salvável:
   - Patelectomia, deve ter implante PS
   - Deiscência da ferida
     ◆ A maioria do suprimento sanguíneo entra medialmente (artérias geniculares inferior e medial superior)
     ◆ É muito importante a manutenção da artéria genicular lateral superior após a artrotomia parapatelar medial; pode causar AVN da patela e fratura
       ▪ Em risco com a liberação lateral

- Joelho anterior com múltiplas incisões
  a. Tentativa de usar ou incorporar a incisão mais lateral aceitável para exposição, a fim de preservar o suprimento sanguíneo medial que abastece a pele sobreposta ao joelho anterior. Se uma nova incisão é necessária, tentar manter uma ponte cutânea de 7 cm

- Prévio trauma com perda tecidual
  b. Ao planejar uma TKA através de pele ou tecido cicatrizado, expansores de tecido subcutâneo podem ser utilizados para mobilizar o excesso de pele no período pré-operatório
     - Salina é colocada no espaçador todas as semanas para expandir a pele ao redor do joelho. O espaçador é removido no momento da TKA

- Infecção crônica com perda tecidual ou problemas de cicatrização da ferida
  a. Retalho de gastrocnêmio medial
     - Suprimento sanguíneo proximal proveniente da artéria sural medial
     - Excursão adequada, pode ser usado até o lado lateral para cobertura
  b. Retalho de gastrocnêmio lateral
     - Pode ser usado apenas para defeitos laterais
     - Suprimento sanguíneo proximal proveniente da artéria sural lateral
       ◆ Repuxa o nervo fibular, resultando em frequente paralisia nervosa

14. Rompimento do mecanismo extensor
    - Lesão do tendão patelar é mais comum do que do tendão do quadríceps
      a. Déficit do mecanismo extensor acentuado, patela baixa
      b. Órtese para joelho com travamento por gravidade para candidatos em tratamento conservador
      c. Reparo primário por sutura tipicamente falha
      d. Tipicamente necessário o reparo do tendão nativo combinado com alguma forma de reforço, seja por aloenxerto ou tela Marlex
         - Reconstrução com enxerto no túnel tibial situado no tubérculo tibial. Gesso pós-operatório por 6 semanas em extensão. Reabilitação com exercícios de ROM ativo assistido por 3 meses. O paciente irá recuperar a flexão, mas, provavelmente, também readquirirá o déficit do mecanismo extensor

III. Controle Sanguíneo durante Artroplastia Total

1. Transfusões estão associadas a risco aumentado de infecção após a cirurgia de artroplastia
   - Ácido tranexâmico
     a. Previne a ativação do plasminogênio em plasmina
     b. Derivado da lisina
     c. Previne a dissolução do coágulo
     d. Fornecido por via intravenosa ou topicamente
     e. Diminui a perda sanguínea pré-operatória e as taxas de transfusão

2. Doença tromboembólica após TKA/THA
    - Tríade de Virchow
        a. Estase venosa
        b. Hipercoagulabilidade
        c. Lesão endotelial
    - Aqueles com uma trombose venosa profunda (DVT) estão em alto risco de formar outra
    - 35-40% dos pacientes sendo submetidos a uma THA/TKA sem alguma forma de profilaxia desenvolvem uma OVT
    - Tratamento não farmacológico:
        a. Dispositivos de compressão sequencial: colocados na região inferior da perna ou no pé
        b. Compressão do músculo esquelético resulta em liberação de substâncias similares aos ativadores de plasminogênio tecidual (TPA), que ajudam na dissolução de coágulos venosos
        c. Deambulação precoce: diminui o risco de tromboembolismo venoso (VTE) e complicações pulmonares pós-operatórias
    - Medicamentos comuns
        a. Varfarina: inibe a carboxilação mediada pela vitamina K dos fatores de coagulação II, VII, IX, X, proteína C, proteína S
        b. Rivaroxabana, fondaparinux: inibidor de Xa
        c. Dabigatrana: inibidor direto de IIa
        d. Enoxaparina: liga-se e acelera a ação da antitrombina III
        e. Aspirina: inibe a ciclo-oxigenase 1 e 2 (COX-1, -2)
    - Fator V de Leiden
        a. Mutação autossômica dominante da proteína fator V
        b. Mutação que previne a clivagem mediada pela proteína C ativada do fator V
        c. Risco aumentado de formação de DVT
            ○ Mutação no gene da protrombina G20210A (deve estar no mesmo nível que o fator V de Leiden)
                ♦ Mutação genética no gene da protrombina
                ♦ Níveis séricos elevados de protrombina
                ♦ Estado hipercoagulável

7

Lesões Esportivas do Ombro, Cotovelo e Membros Superiores

Stacey Elisa Gallacher ▪ *Andrew Green*

I. Anatomia

1. Anatomia óssea e articular (**Fig. 7.1**)
   - Clavícula
     a. Primeiro osso a se ossificar (5ª semana de gestação), o último a se fundir (fise medial da clavícula aos 25 anos de idade)
     b. Lesão musculoesquelética mais comum ao nascimento é a fratura de clavícula
   - Escápula (**Fig. 7.2**)
     a. Orientação da glenoide: retroversão de 7 graus e anteversão de 10 graus
     b. Incisura supraescapular: ligamento transverso superior da escápula (artéria acima, nervo abaixo)
     c. Incisura espinoglenoidal: ligamento transverso inferior da escápula (artéria e nervo abaixo)
     d. Ligamento coracoacromial: forma a face anterossuperior do arco coracoacromial, limita o deslocamento da cabeça umeral; preservado na presença de ruptura maciça irreparável do manguito rotador
        ○ **Ramo acromial da artéria toracoacromial na face medial: pode ser uma causa de sangramento durante a acromioplastia. A artéria toracoacromial é um ramo da artéria axilar. O ramo acromial emerge entre o peitoral maior e o deltoide; penetra na rede de vasos acima do acrômio**
   - Úmero (**Fig. 7.3**)
     a. Cabeça umeral retrovertida em 20 graus; diâmetro médio de 44-46 mm, sendo menor nas mulheres do que em homens; o ângulo entre a cabeça e a diáfise é cerca de 130 graus
     b. Colo anatômico: localização da inserção capsular
     c. Colo cirúrgico: junção da diáfise com as tuberosidades
     d. Tuberosidade maior: local de inserção dos músculos e tendões do manguito rotador; supraespinal, infraespinal, redondo menor
     e. Tuberosidade menor: inserção do subescapular
     f. Sulco bicipital: ligamento transverso do úmero limita o tendão da cabeça longa do bíceps
     g. Sulco espiral posterior: nervo radial, 13 cm superior à tróclea

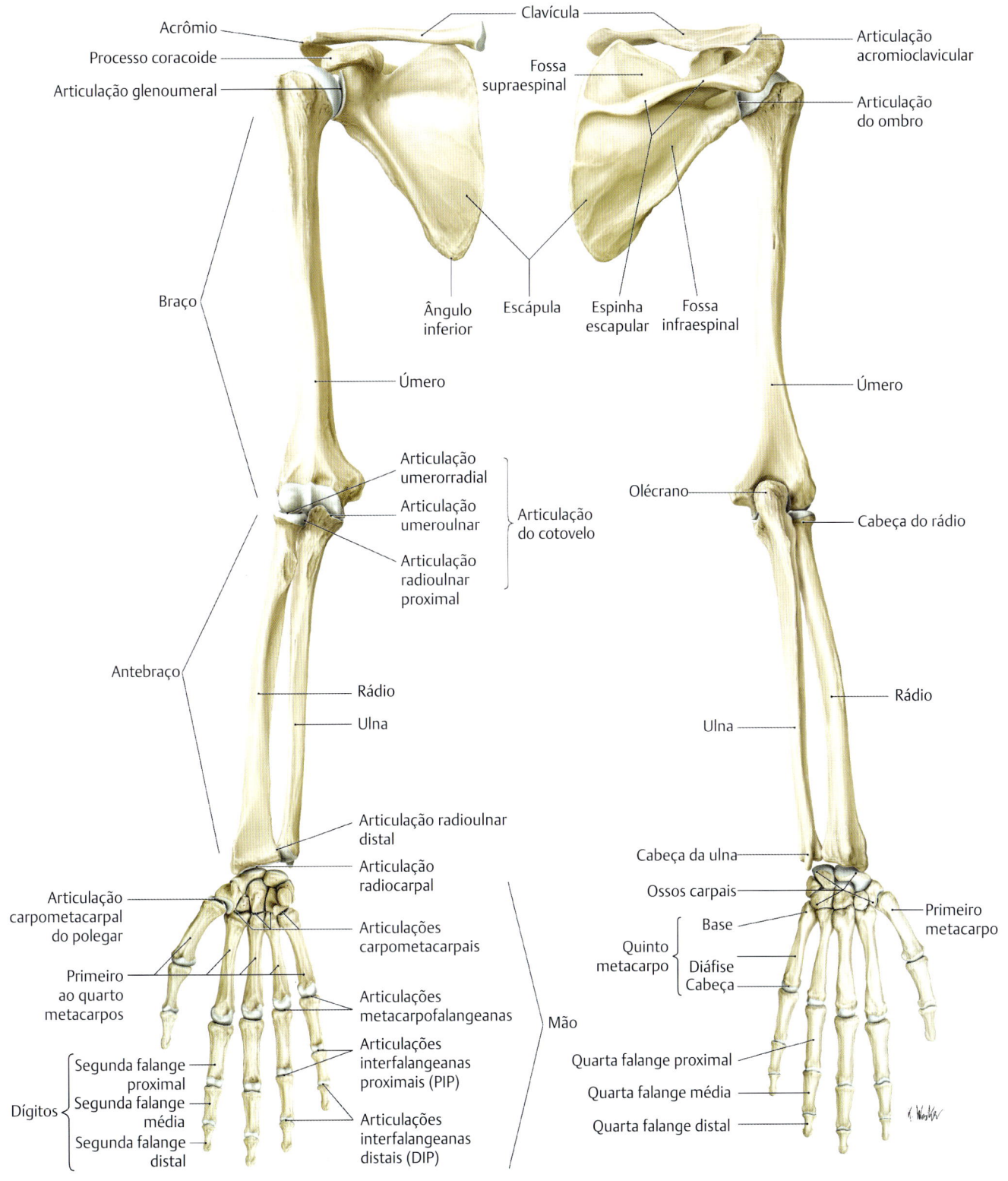

Fig. 7.1 Anatomia óssea do ombro e cotovelo. (Fonte: Schuenke M, Schulte E. General Anatomy and the Musculoskeletal System: Thieme Atlas of Anatomy. New York: Thieme; 2005. Ilustração por Karl Wesker).

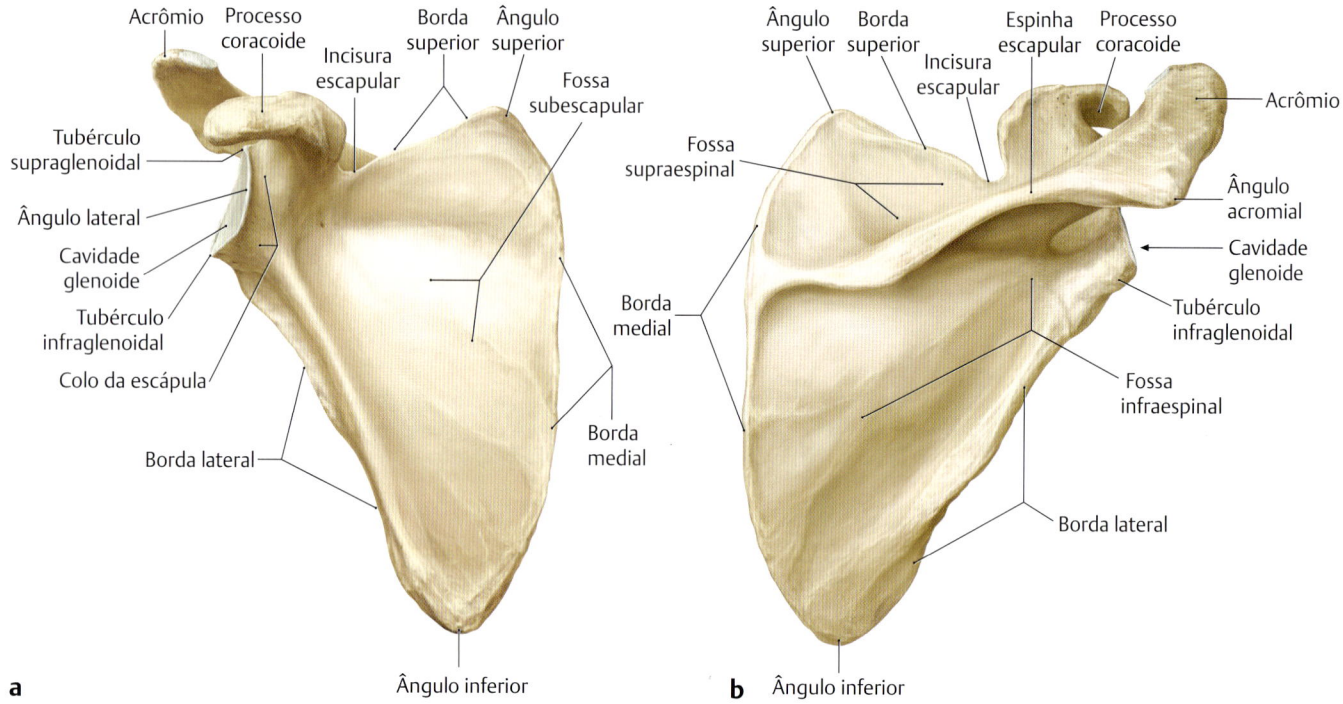

Fig. 7.2 Escápula direita. **(a)** Incidência lateral. **(b)** Incidência anterior. (Fonte: Schuenke M, Schulte E. General Anatomy and the Musculoskeletal System: Thieme Atlas of Anatomy. New York: Thieme; 2005. Ilustração por Karl Wesker.)

- Articulação glenoumeral: esferoide; alto grau de movimento; articulação maior que sofre luxação com maior frequência (**Figs. 7.4** e **7.5**)

  a. Amplitude de movimento: 40 graus de extensão a 150-170 graus de elevação anterior; 20-40 graus de adução a 160-180 graus de abdução

  b. Posição da artrodese: 20-30 graus de abdução, 20-30 graus de flexão anterior, 20-30 graus de rotação interna

  c. Estabilizadores estáticos: *labrum*, cápsula, ligamentos, pressão intra-articular negativa (**Figs. 7.6, 7.7, 7.8, 7.9**)

     ○ Estabilizadores estáticos (**Tabela 7.1**)

     ○ Banda anterior do ligamento glenoumeral inferior restringe a translação anterior do braço em 90 graus de abdução e rotação externa máxima

     ○ Ligamento glenoumeral médio: limita a translação anterior

     ○ Ligamento glenoumeral superior: limita a translação inferior

     ○ Ligamento coracoumeral: estabilizador primário da translação umeral inferior; também importante para a estabilidade posterior

     ○ Ligamento coracoacromial: restringe a translação anterior e inferior; ressecção aumenta a translação da articulação glenoumeral

  d. Estabilizadores dinâmicos: manguito rotador é o principal estabilizador dinâmico; serve para comprimir a cabeça umeral contra a glenoide e contribui ao efeito concavidade-compressão

     ○ efeito concavidade-compressão é o estabilizador mais importante na amplitude média de movimento

  e. Cabo rotador: espessamento dos tendões supraespinal e infraespinal; faz fronteira com a zona avascular do manguito rotador, próximo da inserção; diminui o estresse na zona avascular

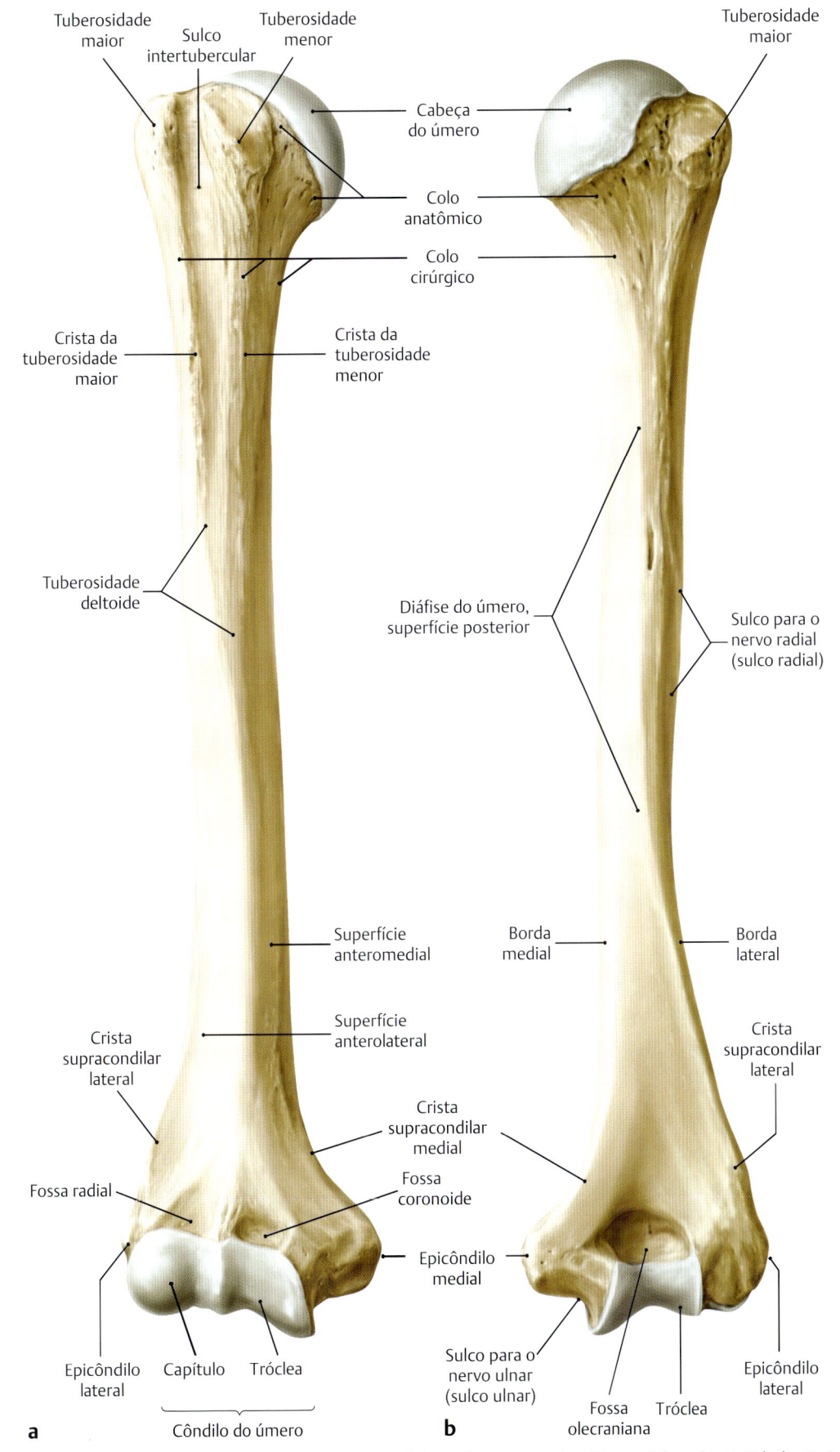

Fig. 7.3 O úmero direito. **(a)** Incidência anterior. **(b)** Incidência posterior. (Fonte: Schuenke M, Schulte E. General Anatomy and the Musculoskeletal System: Thieme Atlas of Anatomy. New York: Thieme; 2005. Ilustração por Karl Wesker).

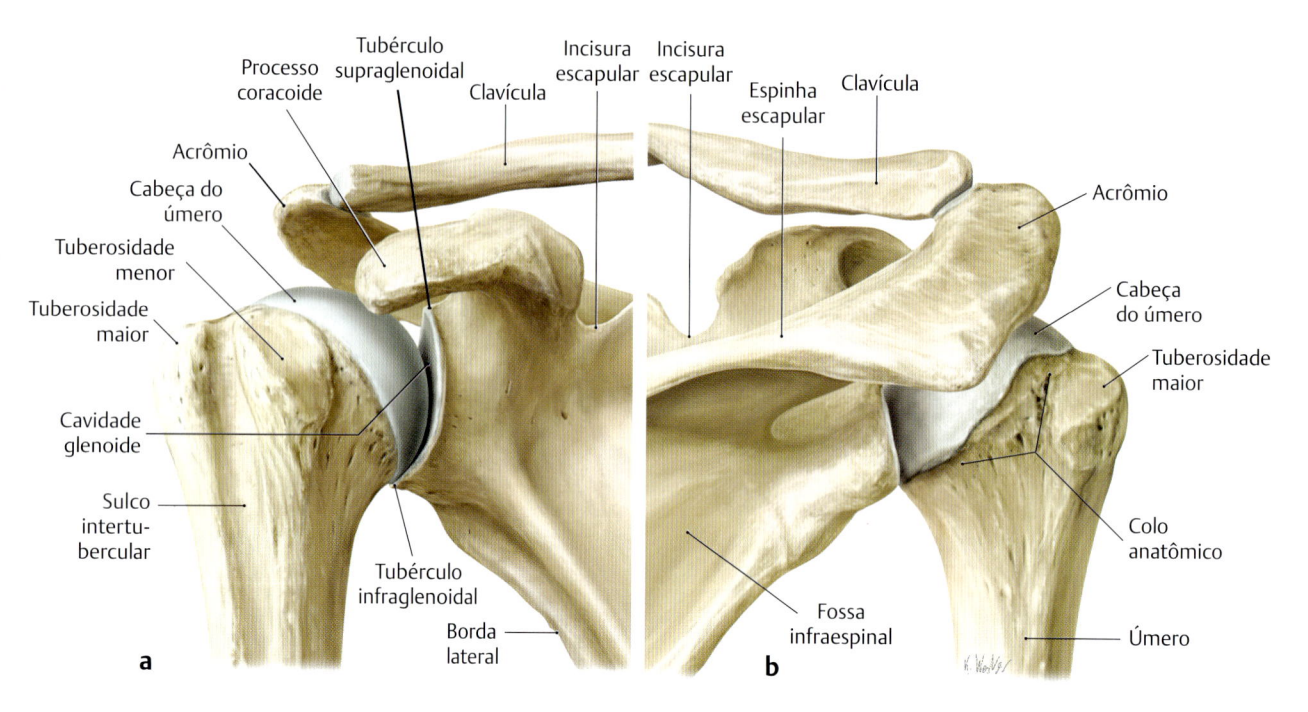

Fig. 7.4 Anatomia óssea da articulação glenoumeral. **(a)** Incidência anterior. **(b)** Incidência posterior. (Fonte: Schuenke M, Schulte E. General Anatomy and the Musculoskeletal System: Thieme Atlas of Anatomy. New York: Thieme; 2005. Ilustração por Karl Wesker.)

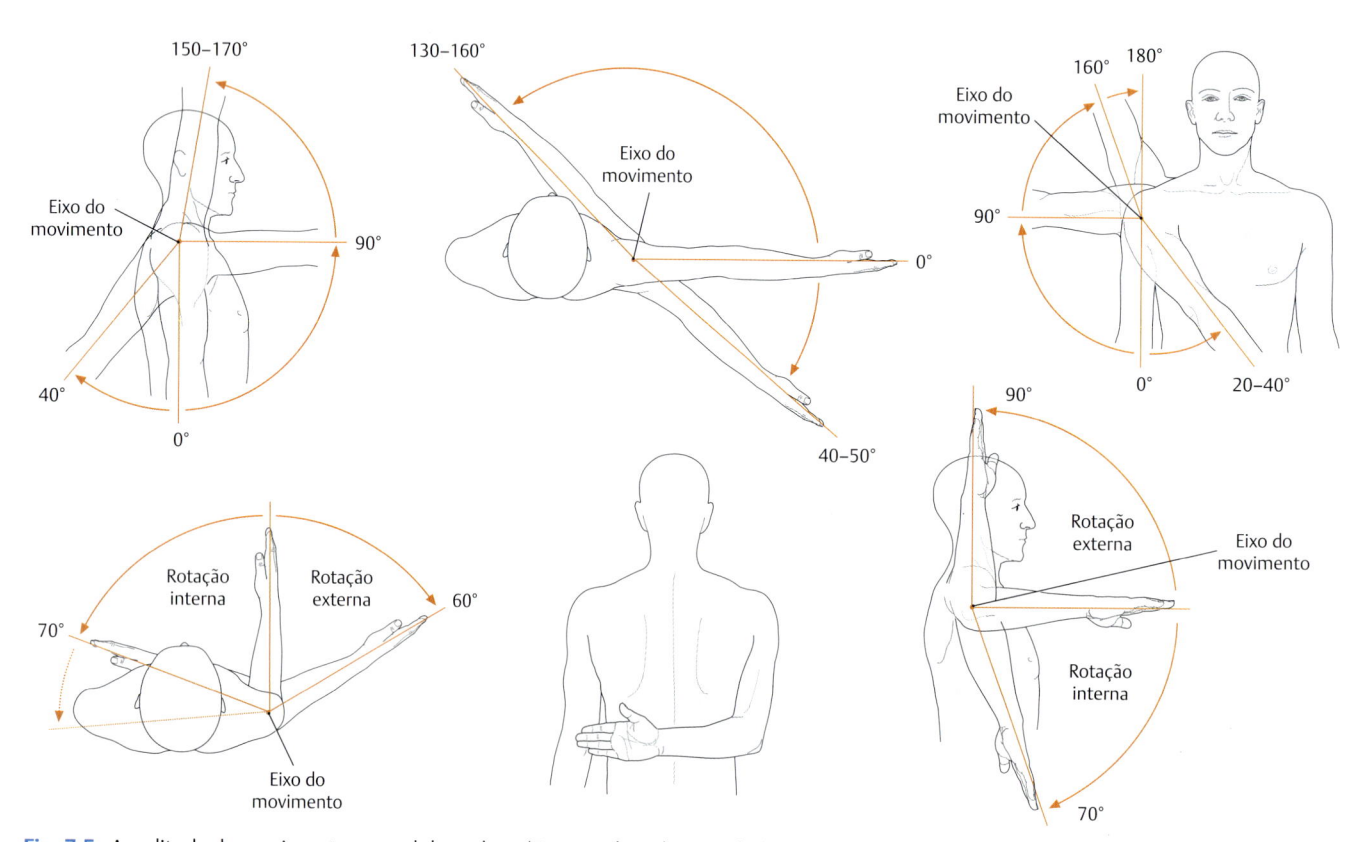

Fig. 7.5 Amplitude de movimento normal do ombro. (Fonte: Schuenke M, Schulte E. General Anatomy and the Musculoskeletal System: Thieme Atlas of Anatomy. New York: Thieme; 2005. Ilustração por Karl Wesker.)

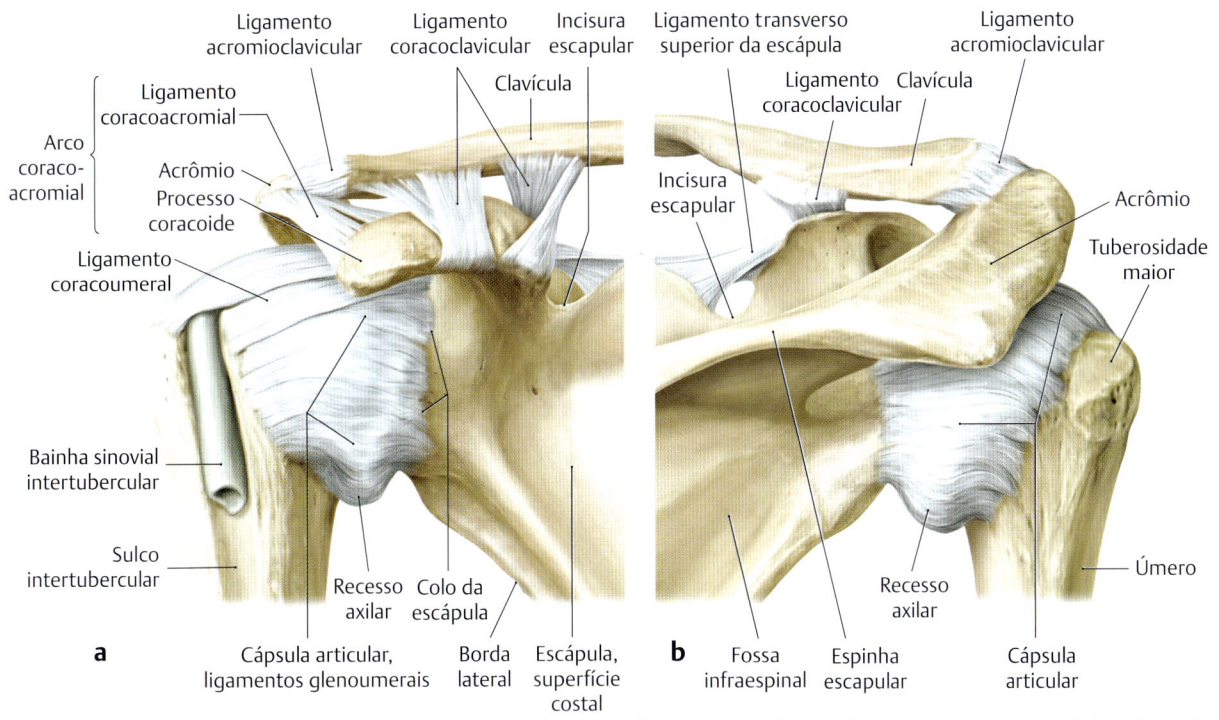

Fig. 7.6 Ligamentos e cápsula da articulação glenoumeral. **(a)** Incidência anterior. **(b)** Incidência posterior. (Fonte: Schuenke M, Schulte E. General Anatomy and the Musculoskeletal System: Thieme Atlas of Anatomy. New York: Thieme; 2005. Ilustração por Karl Wesker.)

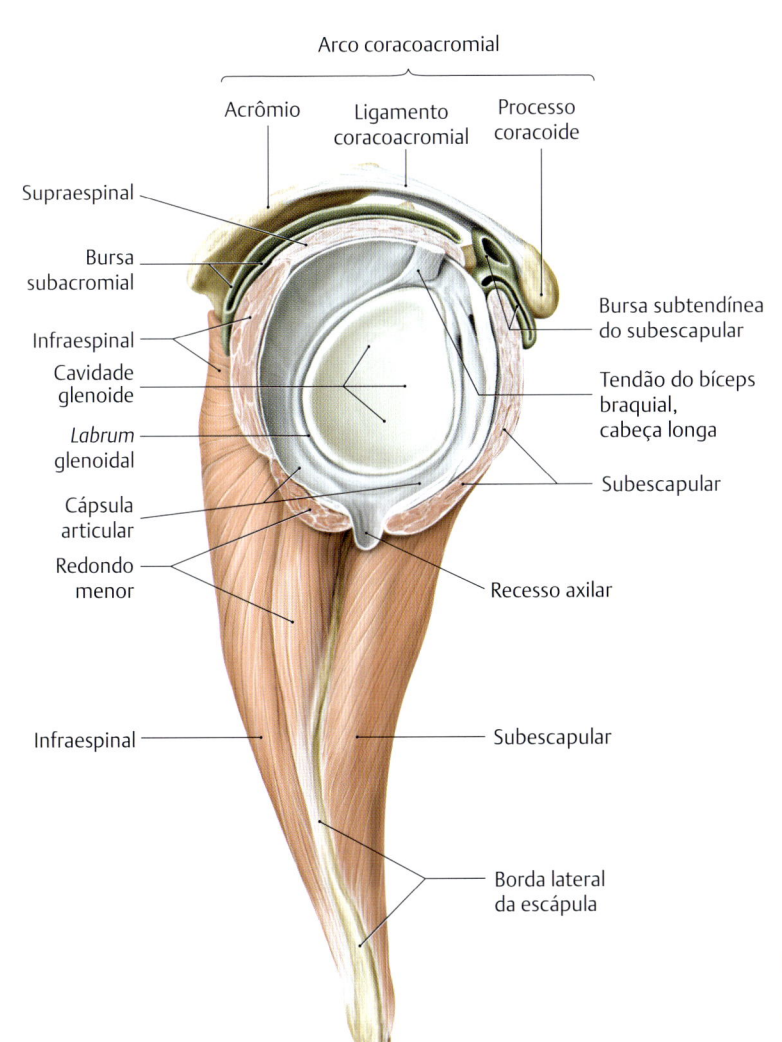

Fig. 7.7 Bursa subacromial e cavidade glenoide da articulação do ombro direito. (Fonte: Schuenke M, Schulte E. General Anatomy and the Musculoskeletal System: Thieme Atlas of Anatomy. New York: Thieme; 2005. Ilustração por Karl Wesker.)

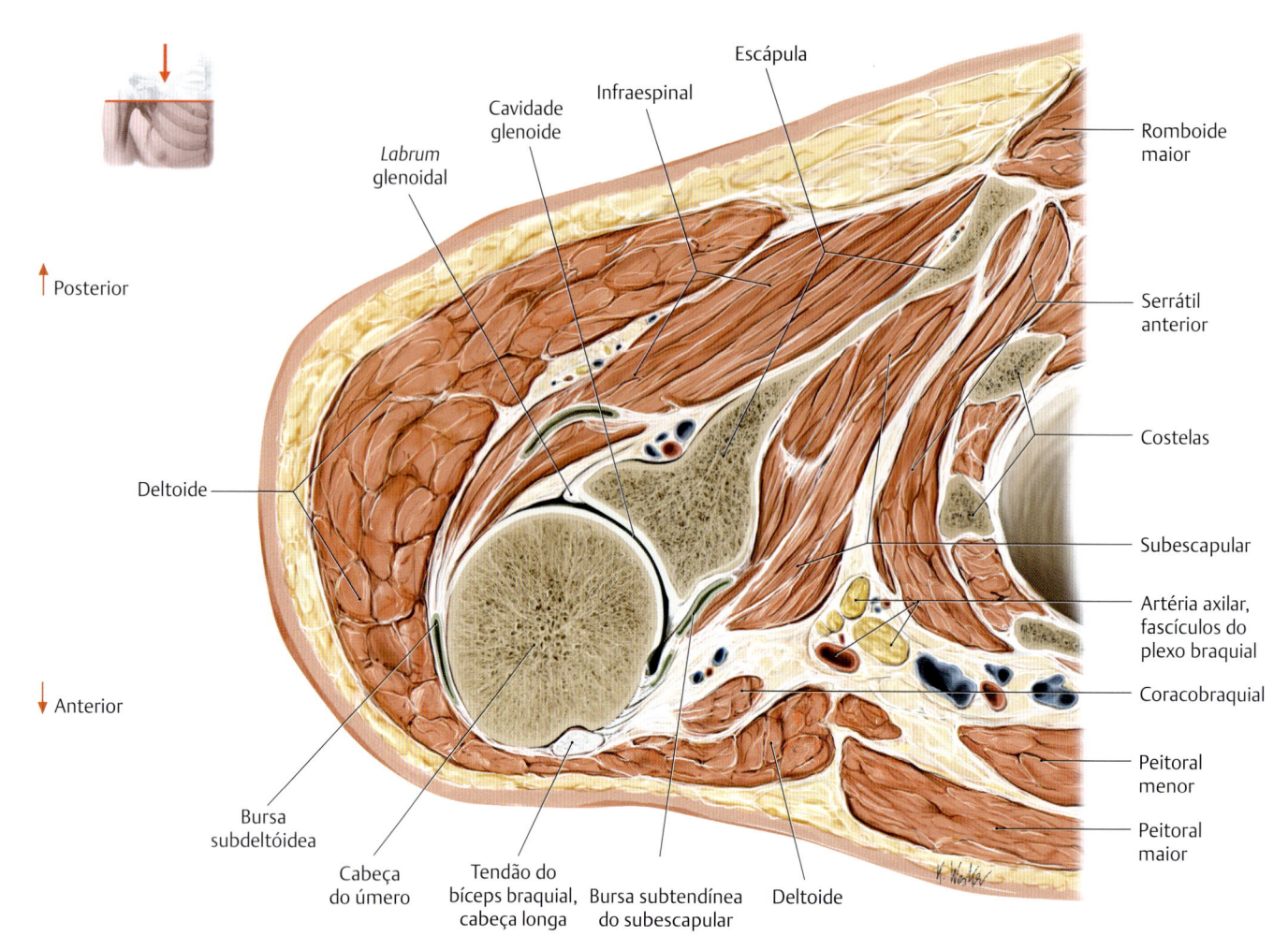

Fig. 7.8 Corte transversal através da articulação do ombro direito. Incidência superior. (Fonte: Schuenke M, Schulte E. General Anatomy and the Musculoskeletal System: Thieme Atlas of Anatomy. New York: Thieme; 2005. Ilustração por Karl Wesker.)

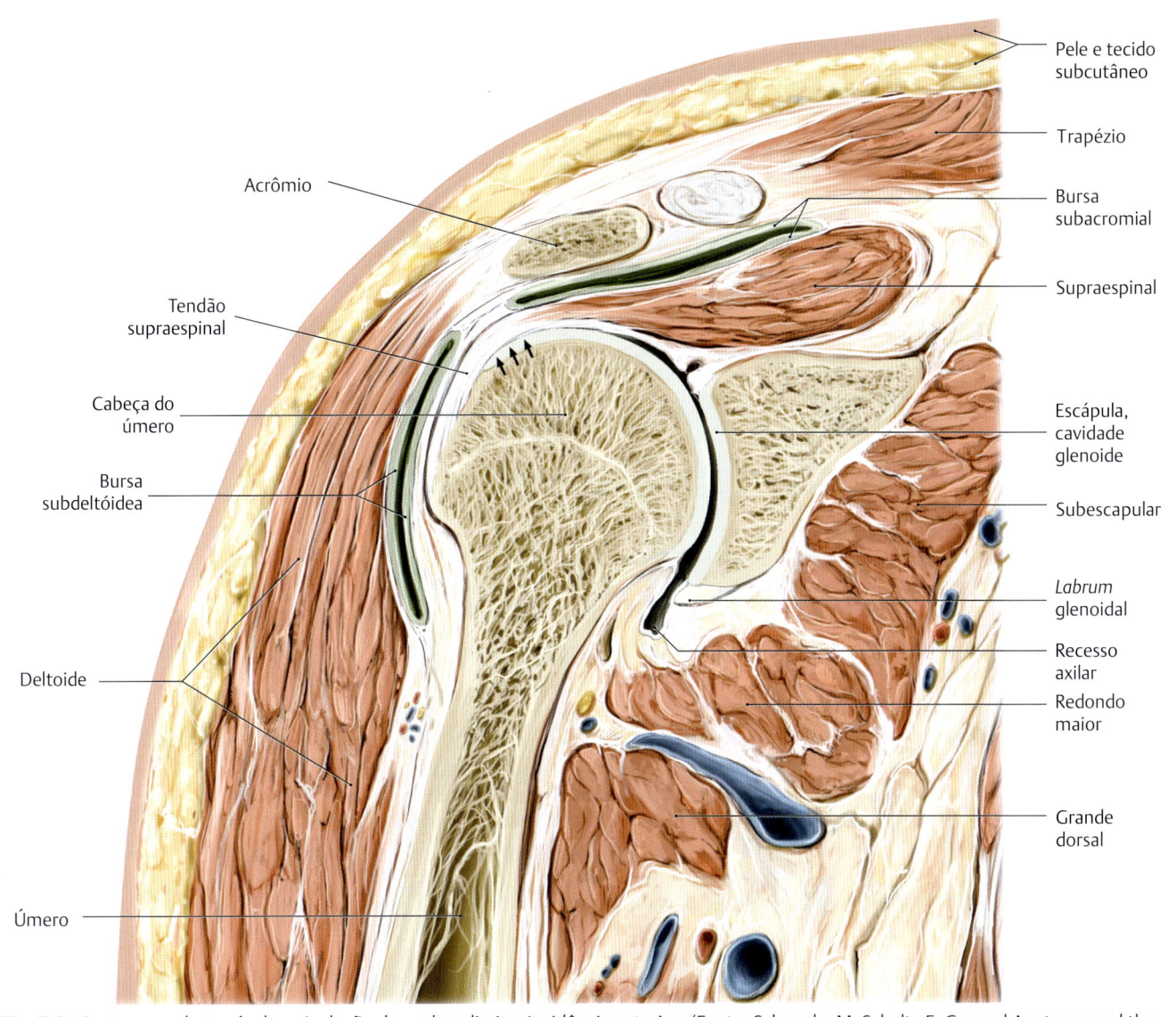

Fig. 7.9 Corte coronal através da articulação do ombro direito. Incidência anterior. (Fonte: Schuenke M, Schulte E. General Anatomy and the Musculoskeletal System: Thieme Atlas of Anatomy. New York: Thieme; 2005. Ilustração por Karl Wesker.)

Tabela 7.1 Ligamentos Glenoumerais

Estrutura	Posição do Braço Quando o Ligamento Está Ativo	Função
Ligamento coracoumeral	Braço aduzido	Limita a translação inferior, rotação externa
Ligamento glenoumeral superior	Braço aduzido	Limita a translação inferior, rotação externa
Ligamento glenoumeral médio	45 graus de abdução	Limita a translação anterior
Ligamento glenoumeral inferior	Abdução com rotação externa	Limita a translação inferior e anterior

f. Complexo de Buford (**Fig. 7.10**): variante anatômica que não deve ser confundida com uma ruptura labral anterior; ligamento glenoumeral médio em forma de cordão, complexo labral anterossuperior ausente; variante normal, se reparada, resulta em ausência de rotação externa
- Articulação esternoclavicular: clavícula medial se articula com o manúbrio
  a. 30 graus de elevação ascendente com elevação do braço de 30 para 90 graus
  b. Ligamentos/cápsula posterior são os estabilizadores mais importantes
  c. Incidência de Serendipity para avaliação radiográfica (inclinação cefálica de 40 graus) *versus* tomografia computadorizada (CT)
- Articulação acromioclavicular (**Fig. 7.11**)
  a. Ligamentos acromioclaviculares: previnem o deslocamento anteroposterior (AP)
  b. Ligamentos coracoclaviculares: trapezoide é anterolateral, o conoide é posteromedial e mais resistente; previne o deslocamento superior da clavícula
  c. Incidência de Zanca para avaliação radiográfica (inclinação cefálica de 10 graus, metade da voltagem)
- Articulação escapulotorácica (**Fig. 7.12**)
  a. Angulação anterior de 30 graus e inclinação superior de 3 graus
  b. Relação do movimento da articulação escapulotorácica e glenoumeral durante a abdução = 1:2
- Cotovelo (**Fig. 7.13**)
  a. Amplitude de movimento: extensão de 0 graus até flexão de 145 graus; pronação de 70 graus; supinação de 85 graus; a amplitude de movimento é de 30-130 graus de flexão-extensão e 50/50 de pronação/supinação
  b. Posição da artrodese: unilateral em 90 graus de flexão e até 7 graus de valgo; se bilateral, unir uma em 110 graus de flexão para nutrição e a outra em 65 graus de flexão para higiene perineal

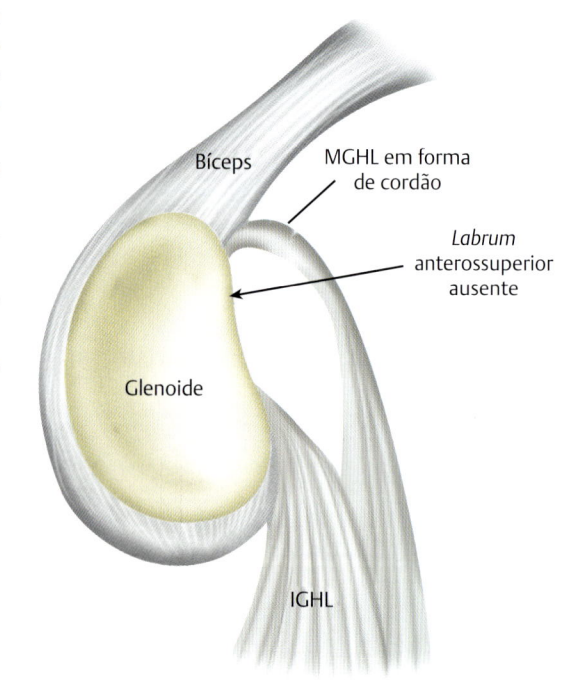

Fig. 7.10 Complexo de Buford. IGHL, ligamento glenoumeral inferior; MGHL, ligamento glenoumeral médio.

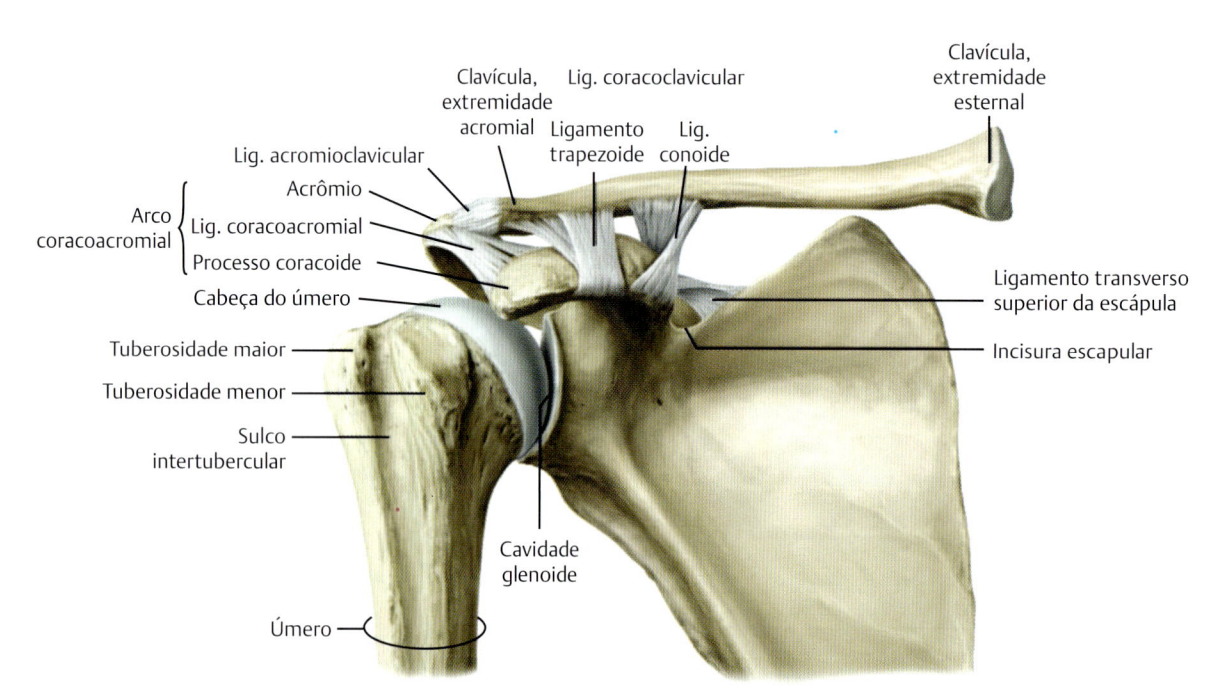

Fig. 7.11 A articulação acromioclavicular e seus ligamentos. Incidência anterior. (Modificada de Schuenke M, Schulte E. General Anatomy and the Musculoskeletal System: Thieme Atlas of Anatomy. New York: Thieme; 2005. Ilustração por Karl Wesker.)

Fig. 7.12 Articulação escapulotorácica. Incidência anterossuperior. (Fonte: Schuenke M, Schulte E. General Anatomy and the Musculoskeletal System: Thieme Atlas of Anatomy. New York: Thieme; 2005. Ilustração por Karl Wesker.)

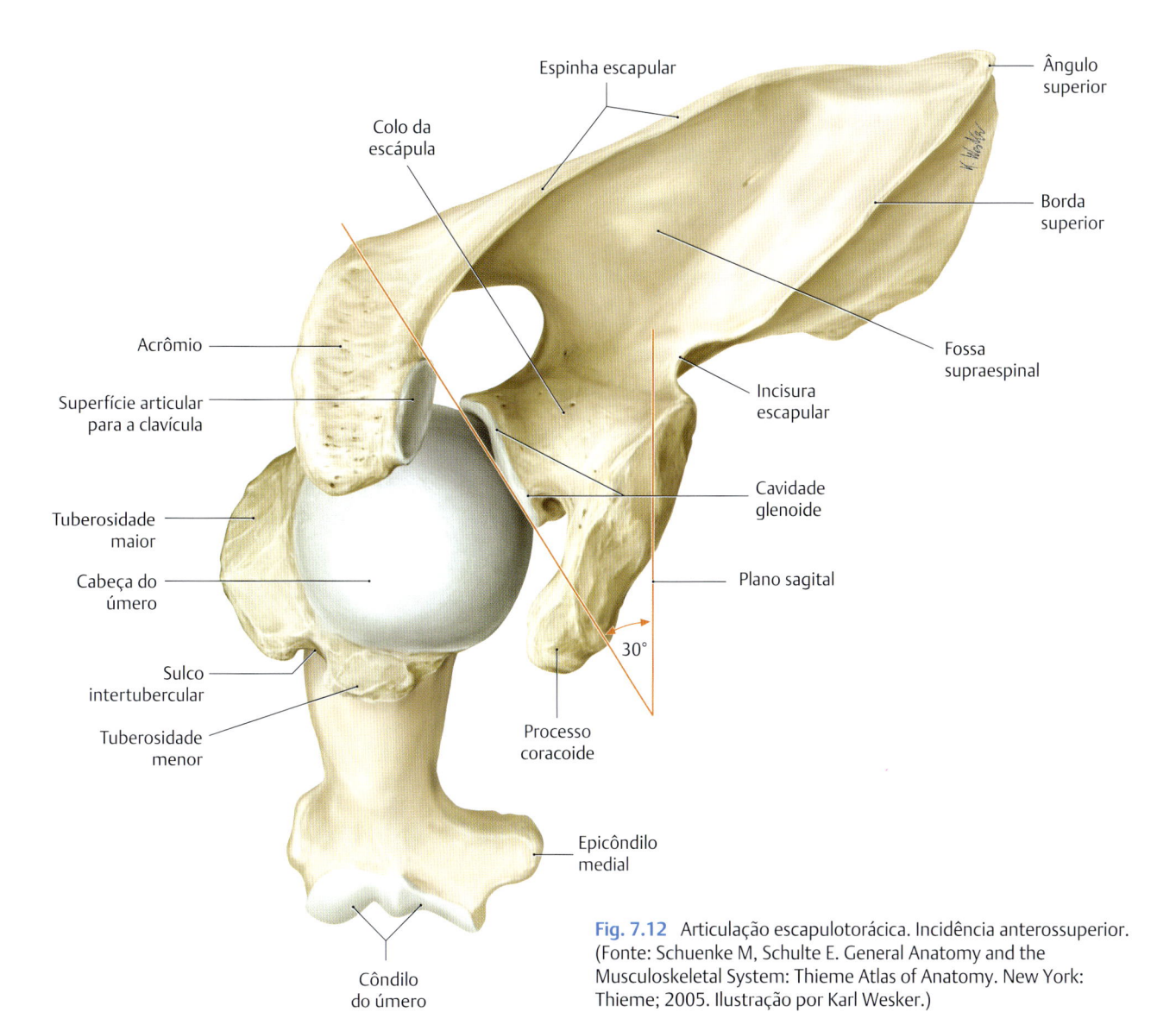

c. A superfície distal da articulação do úmero possui valgo de 7 graus, inclinação anterior de 30 graus e rotação interna de 5 graus
d. Distensão articular máxima ocorre em 70-80 graus de flexão; efusão de até 20 cc de fluido resulta em posição flexionada do cotovelo
e. Inserção capsular distal anterior está situada 6 mm distal ao coronoide (a ponta do coronoide é intra-articular)
f. Ligamentos (**Fig. 7.14**):
   - Ligamento colateral medial: feixes anterior, posterior e transverso
     - Feixe anterior é o estabilizador mais importante contra o estresse em valgo; origina-se no epicôndilo medial e se insere 18 mm distal à ponta do coronoide no tubérculo elevado (faceta anteromedial do coronoide); estabilizador primário do cotovelo contra o estresse em valgo com movimento de 20-120 graus; reconstrução de Tommy John
     - Feixe posterior: tenso de 60 a 120 graus, alonga com a flexão e apresenta uma maior alteração na tensão durante o movimento do que o feixe anterior

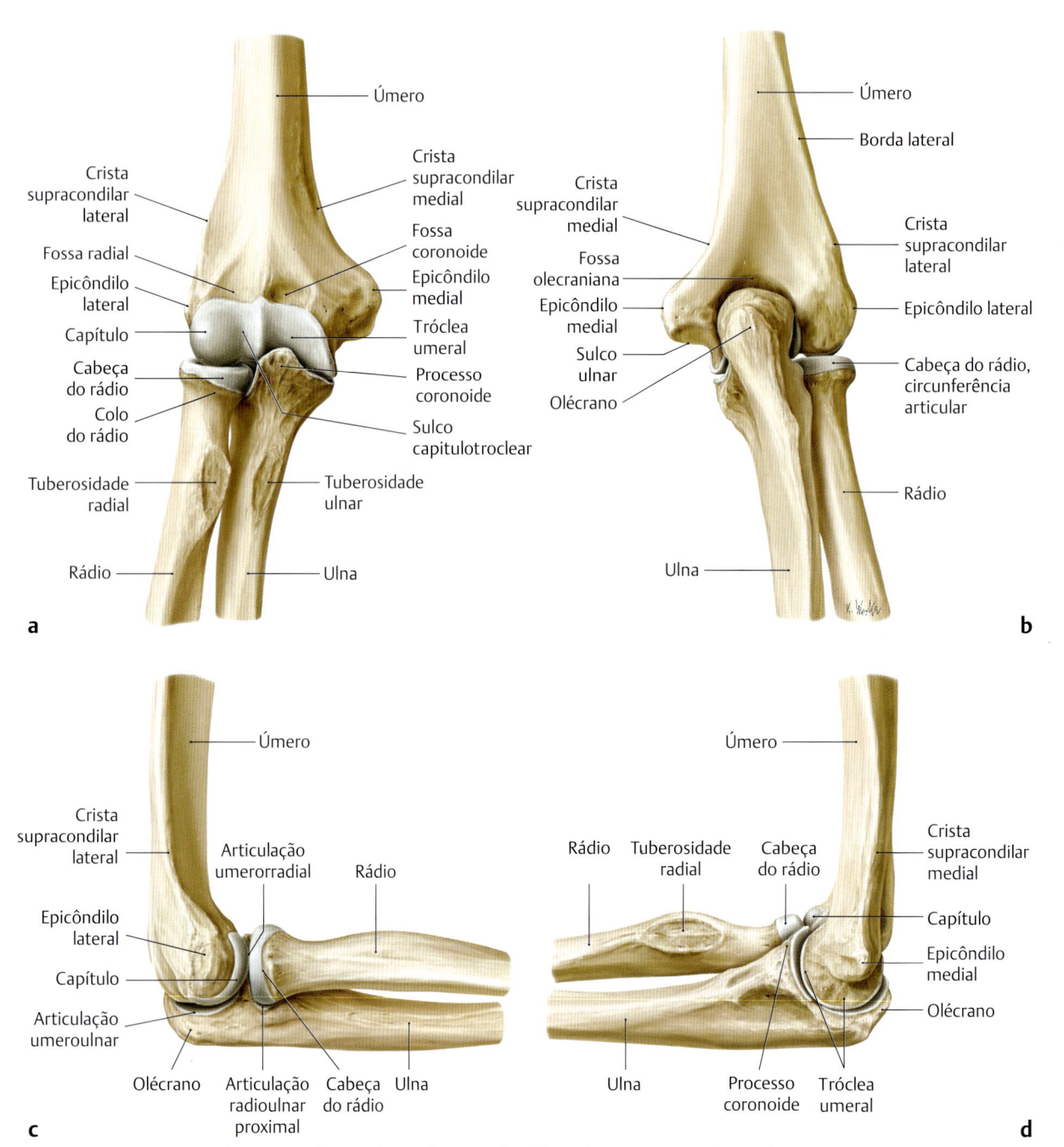

Fig. 7.13 Anatomia articular e óssea da articulação do cotovelo. **(a)** Incidência anterior. **(b)** Incidência posterior. **(c)** Incidência lateral. **(d)** Incidência medial. (Fonte: Schuenke M, Schulte E. General Anatomy and the Musculoskeletal System: Thieme Atlas of Anatomy. New York: Thieme; 2005. Ilustração por Karl Wesker.)

- Complexo ligamentar colateral lateral: composto do ligamento colateral ulnar lateral; ligamento anular, o qual se insere no colo radial; e o feixe oblíquo
  - Ligamento colateral ulnar lateral (LUCL): epicôndilo lateral até a crista do supinador da ulna; deficiência resulta em instabilidade rotatória posterolateral
  - Luxação de cotovelo mais comum é posterolateral: todos os ligamentos e a cápsula podem ser rompidos

Fig. 7.14 Cápsula e ligamentos da articulação do cotovelo direito em 90 graus de flexão. **(a)** Incidência posterior. **(b)** Incidência medial. **(c)** Incidência lateral. (Fonte: Schuenke M, Schulte E. General Anatomy and the Musculoskeletal System: Thieme Atlas of Anatomy. New York: Thieme; 2005. Ilustração por Karl Wesker.)

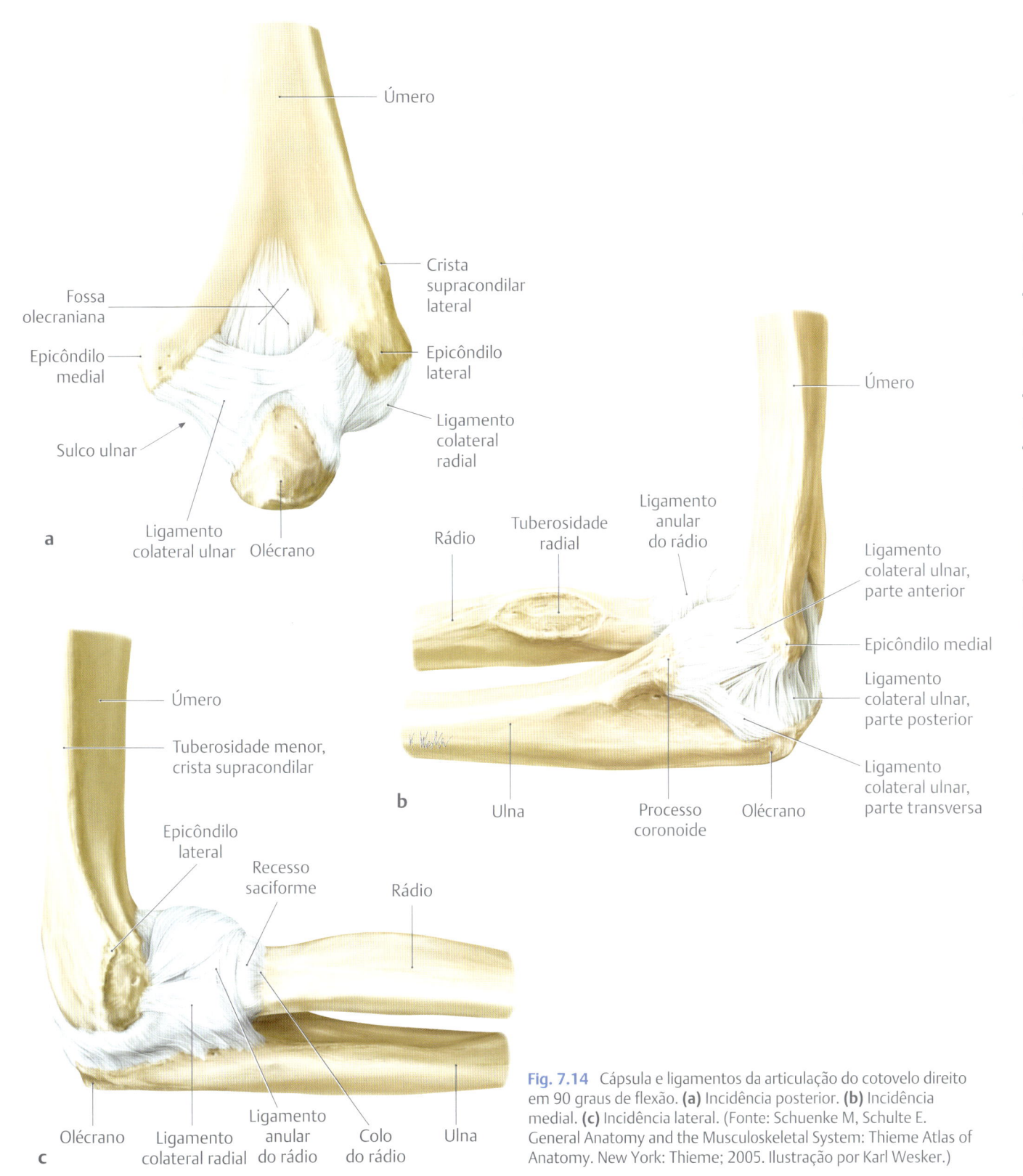

2. **Músculos** (**Figs. 7.15, 7.16, 7.17, 7.18, 7.19, 7.20, 7.21, 7.22**)
   - Músculos incluindo a origem, inserção, inervações, ação (**Tabela 7.2**)
   - Cabeça longa do tendão do bíceps tem uma inserção posterior ou posterior dominante no *labrum* glenoidal superior em 70% dos pacientes; as fibras colágenas da cabeça longa do tendão do bíceps e *labrum* glenoidal superior se sobrepõem
   - Manguito rotador: supraespinal, infraespinal e redondo menor se inserindo na tuberosidade maior; subescapular se inserindo na tuberosidade menor; a inserção média do supraespinal (inserção tendinosa do manguito), no sentido medial para lateral, é de 14-16 mm

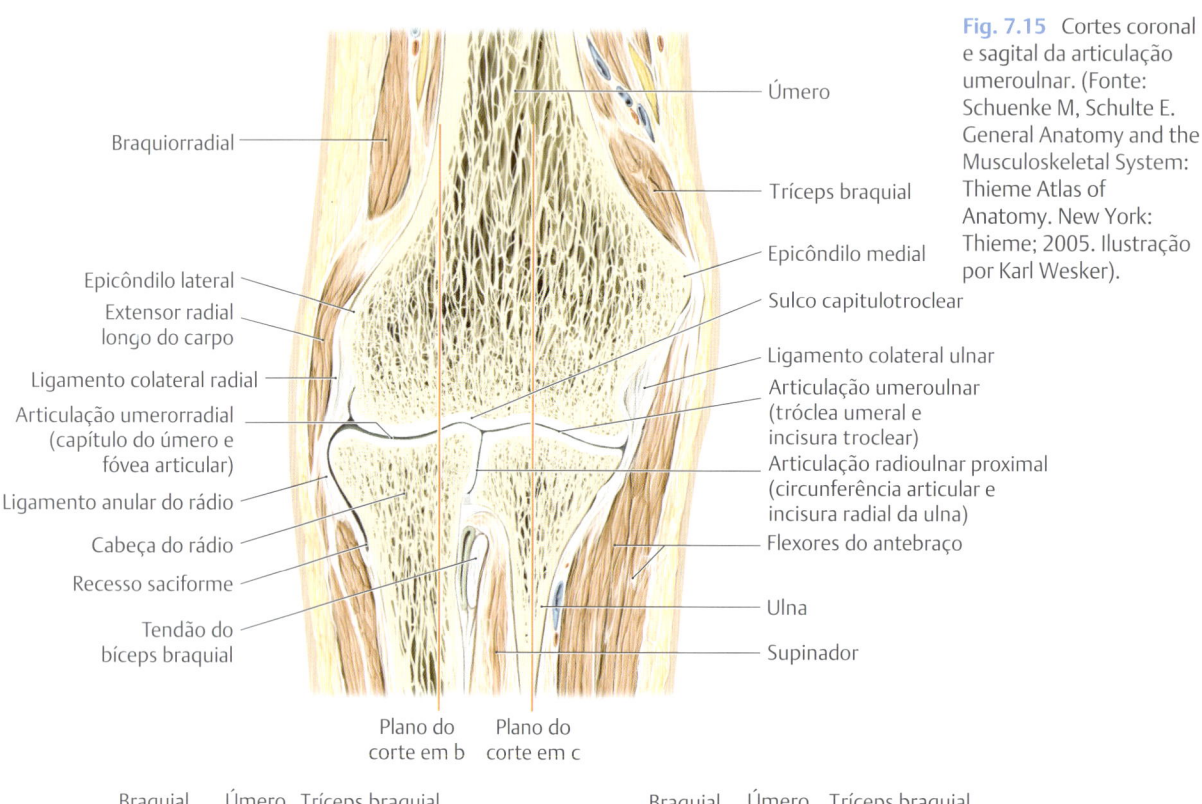

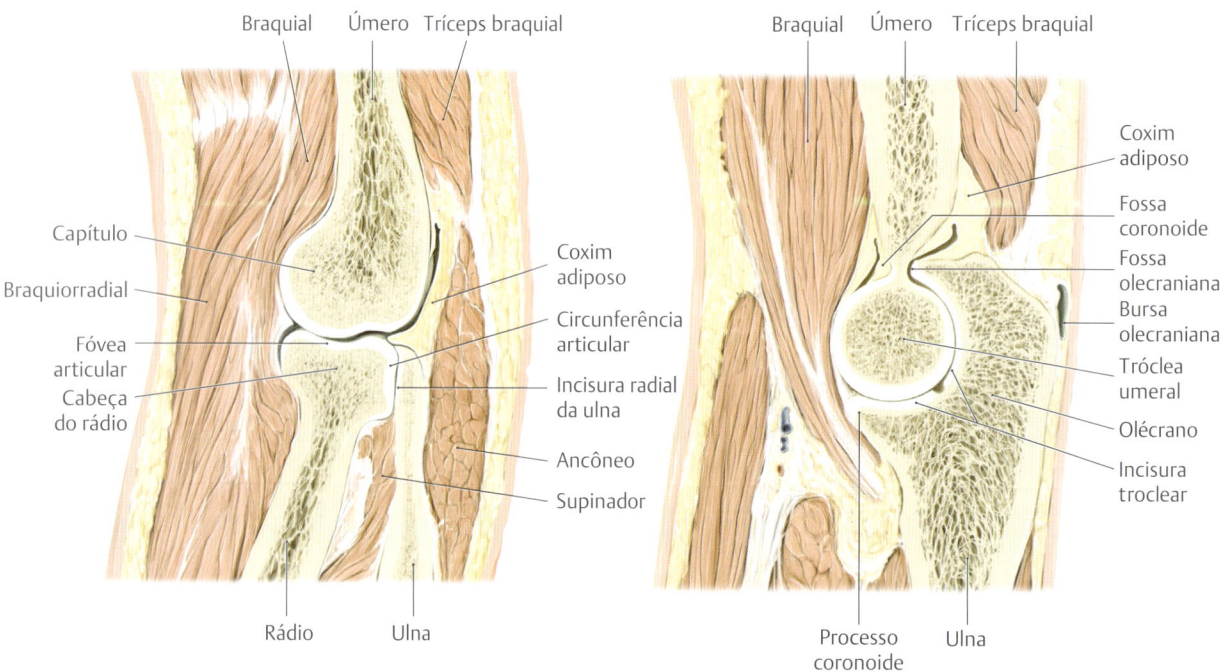

Fig. 7.15 Cortes coronal e sagital da articulação umeroulnar. (Fonte: Schuenke M, Schulte E. General Anatomy and the Musculoskeletal System: Thieme Atlas of Anatomy. New York: Thieme; 2005. Ilustração por Karl Wesker).

Fig. 7.16 Músculos posteriores do ombro e do braço. (Fonte: Schuenke M, Schulte E. General Anatomy and the Musculoskeletal System: Thieme Atlas of Anatomy. New York: Thieme; 2005. Ilustração por Karl Wesker.)

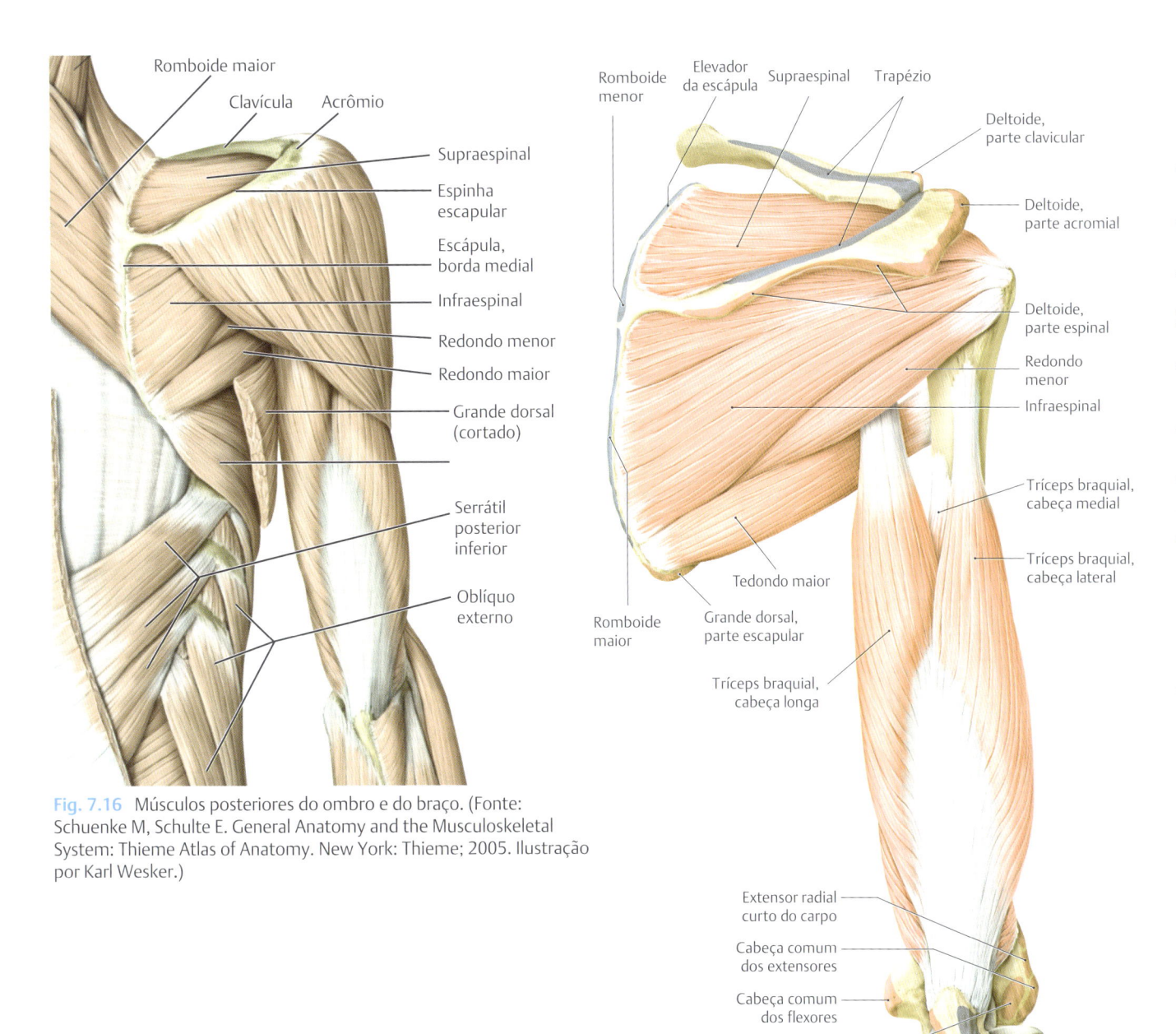

Fig. 7.17 Músculos posteriores do ombro e do braço. (Fonte: Schuenke M, Schulte E. General Anatomy and the Musculoskeletal System: Thieme Atlas of Anatomy. New York: Thieme; 2005. Ilustração por Karl Wesker.)

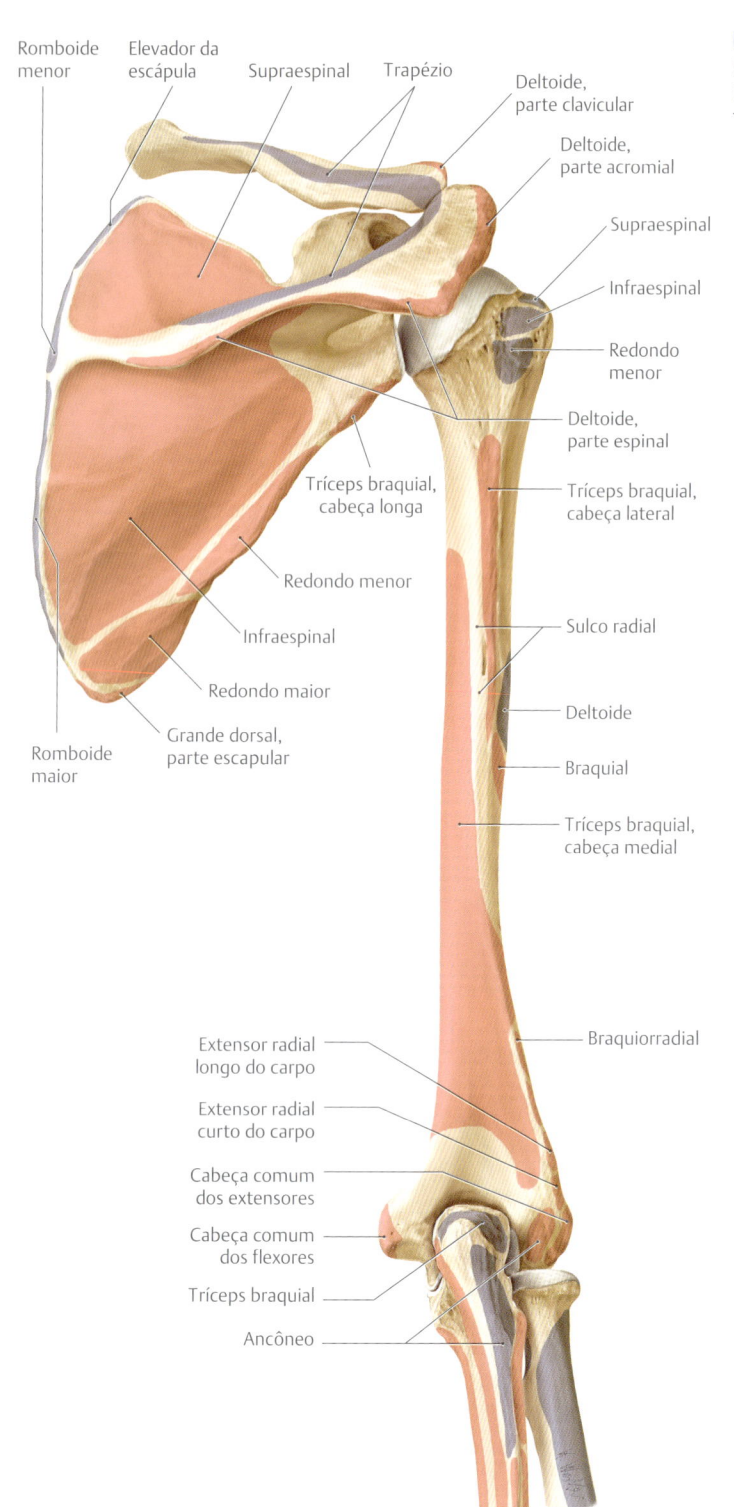

Fig. 7.18 Origem e inserção dos músculos do ombro e do braço. (Fonte: Schuenke M, Schulte E. General Anatomy and the Musculoskeletal System: Thieme Atlas of Anatomy. New York: Thieme; 2005. Ilustração por Karl Wesker.)

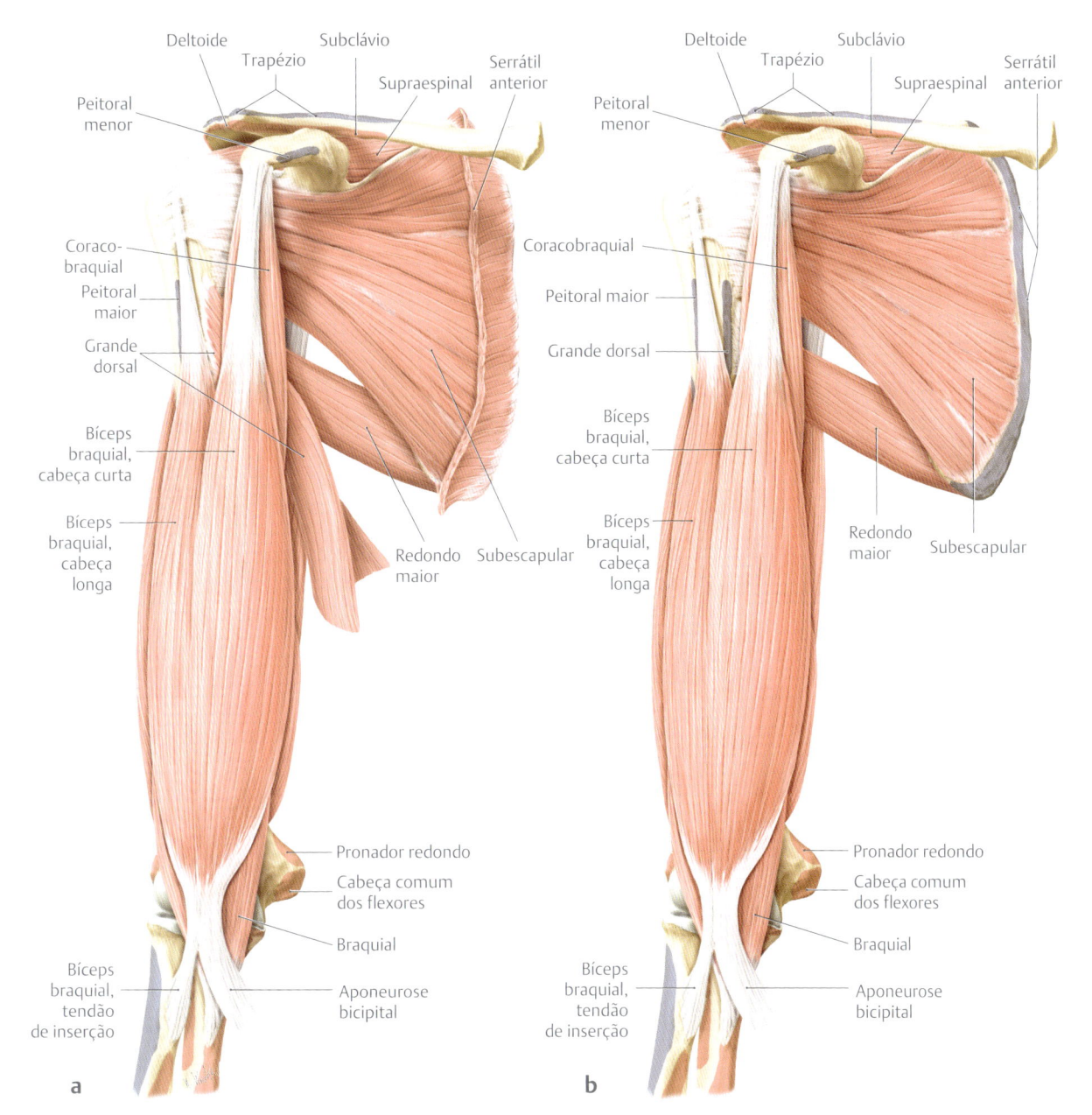

Fig. 7.19 Músculos do ombro direito e do braço direito vistos a partir de uma incidência anterior. As origens e inserções dos músculos são indicadas por cores: origem (*vermelho*); inserção (*azul*). **(a)** Após remoção do esqueleto torácico. Grande dorsal e serrátil anterior foram removidos de suas inserções. **(b)** Grande dorsal e serrátil menor foram completamente removidos. (Fonte: Schuenke M, Schulte E. General Anatomy and the Musculoskeletal System: Thieme Atlas of Anatomy. New York: Thieme; 2005. Ilustração por Karl Wesker.)

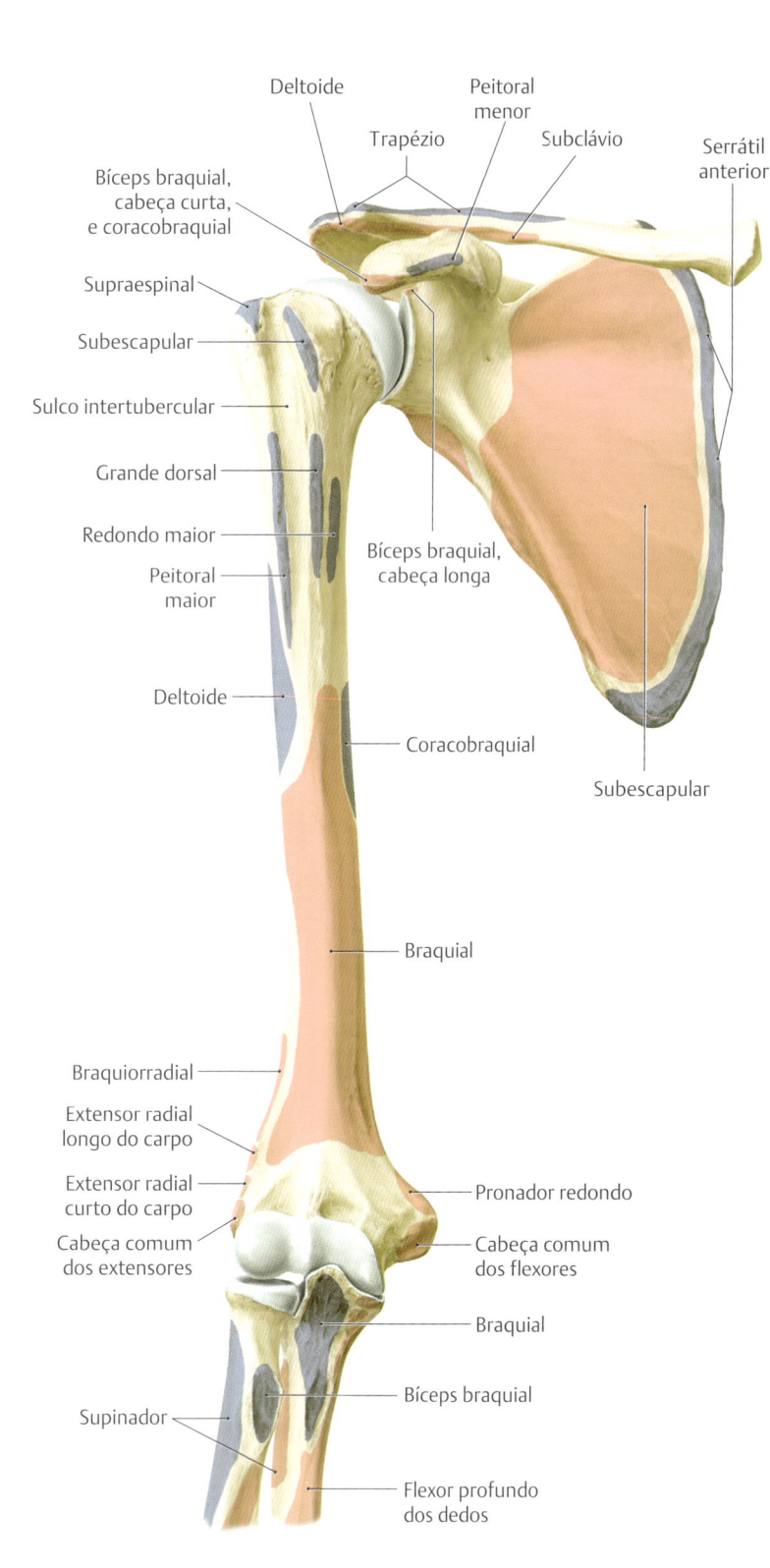

Fig. 7.20 Músculos do ombro direito e do braço direito a partir de uma incidência anterior. Todos os músculos foram removidos. (Fonte: Schuenke M, Schulte E. General Anatomy and the Musculoskeletal System: Thieme Atlas of Anatomy. New York: Thieme; 2005. Ilustração por Karl Wesker.)

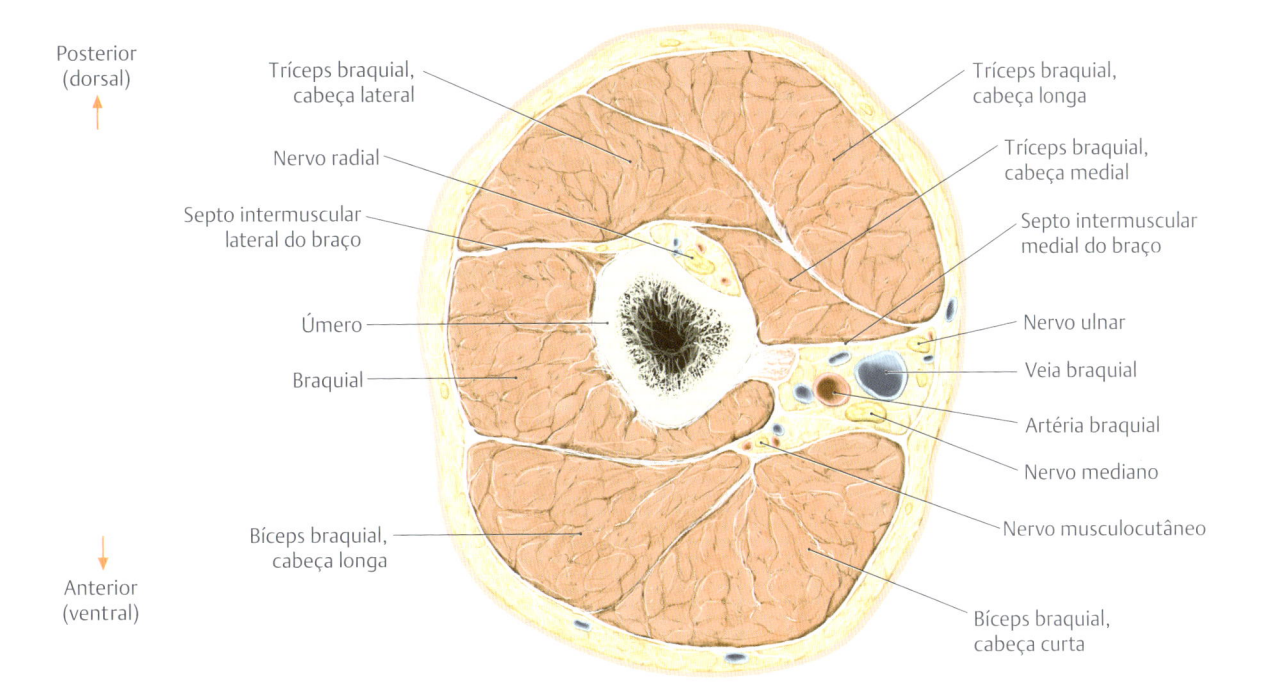

Fig. 7.21 Abordagens cirúrgicas ao úmero. (Fonte: Schuenke M, Schulte E. General Anatomy and the Musculoskeletal System: Thieme Atlas of Anatomy. New York: Thieme; 2005. Ilustração por Karl Wesker.)

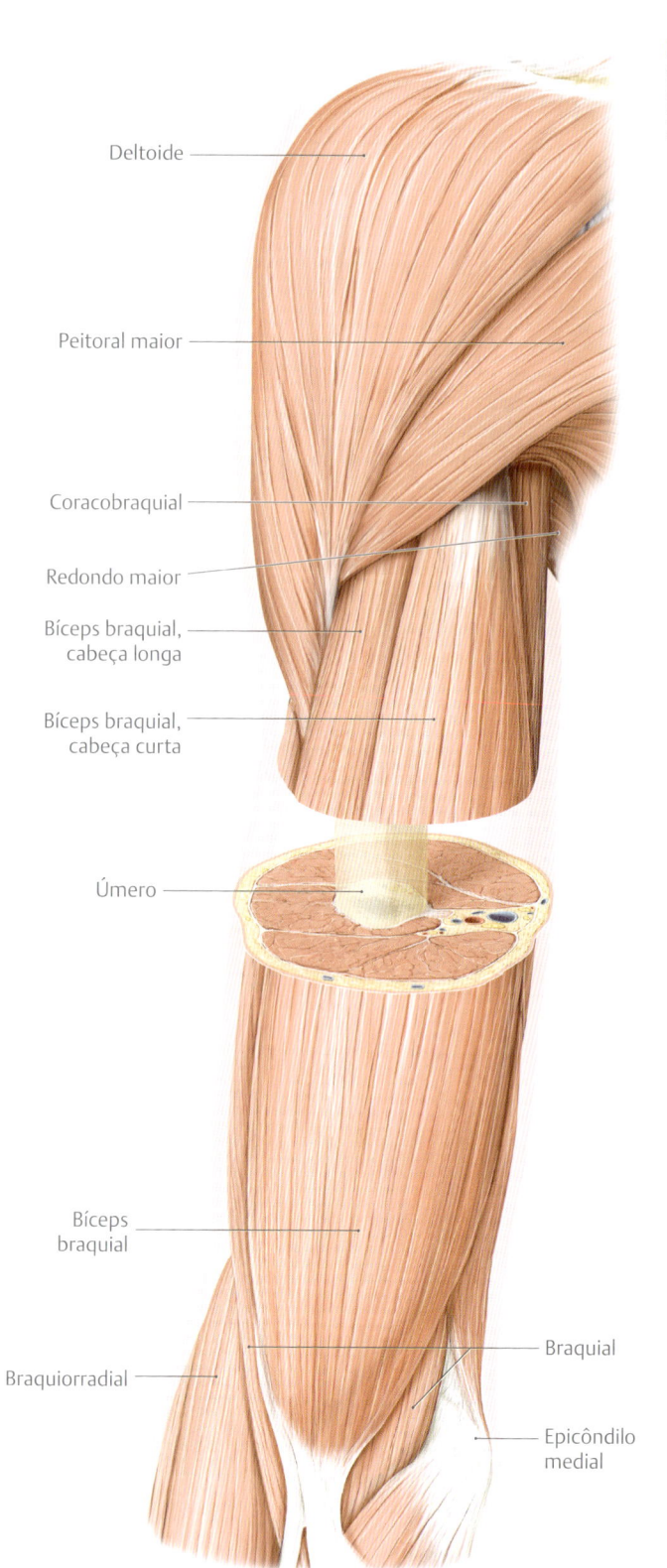

Fig. 7.22 Dissecção "janelada" do braço direito. Incidência anterior (ventral). (Fonte: Schuenke M, Schulte E. General Anatomy and the Musculoskeletal System: Thieme Atlas of Anatomy. New York: Thieme; 2005. Ilustração por Karl Wesker.)

Tabela 7.2 Músculos do Ombro/Braço

Músculo	Origem	Inserção	Ação	Inervação
Trapézio	Processo espinhoso de C7-T12	Clavícula, escápula	Rotação escapular	XI nervo craniano
Grande dorsal	Processo espinhoso de T6-S5, ílio	Úmero	Extensão, adução, rotação interna do úmero	Toracodorsal
Romboide maior	Processo espinhoso de T2-T5	Borda medial da escápula	Adução escapular	Escapular dorsal
Romboide menor	Processo espinhoso de C2-T1	Espinha escapular medial	Adução escapular	Escapular dorsal
Elevador da escápula	Processo transverso de C1-C4	Escápula medial superior	Elevação e rotação da escápula	C3, C4
Peitoral maior	Esterno, costelas, clavícula	Úmero	Adução, rotação interna do braço	Nervos peitorais medial e lateral
Peitoral menor	Costelas 3-5	Coracoide	Protração escapular	Nervo peitoral medial
Subclávio	Primeira costela	Clavícula inferior	Depressão da clavícula	Subclávio
Serrátil anterior	Costelas 1-9	Escápula medial ventral	Previne o alamento escapular	Torácico longo
Deltoide	Clavícula lateral, escápula	Úmero	Abdução do braço	Axilar
Redondo maior	Escápula inferior	Úmero	Adução, rotação interna, extensão do braço	Subescapular inferior
Redondo menor	Escápula dorsolateral	Tuberosidade maior	Rotação externa	Axilar
Subescapular	Escápula ventral	Tuberosidade menor	Rotação interna	Subescapular superior e inferior
Supraespinal	Fossa supraespinal da escápula	Tuberosidade maior	Abdução, rotação externa	Supraescapular
Infraespinal	Fossa infraespinal da escápula	Tuberosidade maior	Rotação externa	Supraescapular
Coracobraquial	Coracoide	Úmero	Flexão, adução	Musculocutâneo
Bíceps braquial	Coracoide (cabeça curta), tubérculo supraglenoidal (cabeça longa)	Tuberosidade radial	Supinação do antebraço, flexão do cotovelo	Musculocutâneo
Braquial	Úmero	Ulna proximal	Flexão do cotovelo	Musculocutâneo e radial
Tríceps braquial	Tubérculo infraglenoidal (cabeça longa), úmero posterior (cabeças lateral e medial)	Olécrano	Extensão do cotovelo	Radial

3. Espaços/intervalos (**Fig. 7.23**)
    - **Espaço quadrangular: redondo menor (superior), redondo maior (inferior), cabeça longa do tríceps (medial), úmero (lateral); contém o nervo axilar e os vasos circunflexos posteriores do úmero**
    - **Espaço triangular: redondo menor (superior), redondo maior (inferior), cabeça longa do tríceps (lateral); contém os vasos circunflexos da escápula**
    - **Abordagem posterior à escápula é pelo intervalo entre o infraespinal e o redondo menor para evitar o espaço triangular**
    - Intervalo triangular: redondo maior (superior), cabeça longa do tríceps (medial), cabeça lateral do tríceps/úmero (lateral); contém o nervo radial e a artéria braquial profunda
    - Intervalo rotador: base coracoide (medial), supraespinal (superior), subescapular (inferior); contém o ligamento coracoumeral, ligamento glenoumeral superior, tendão do bíceps, cápsula glenoumeral

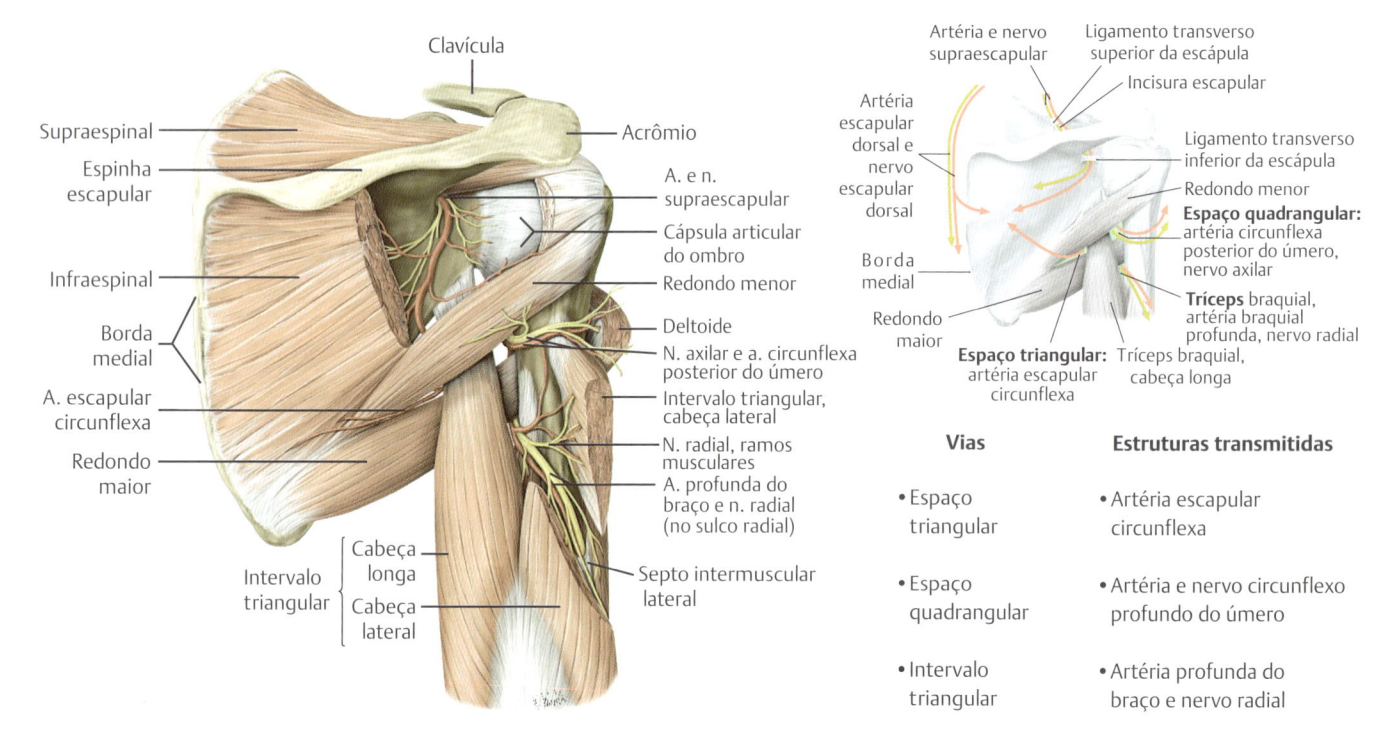

Fig. 7.23 Espaços e intervalos no ombro posterior. (Modificada de Schuenke M, Schulte E. General Anatomy and the Musculoskeletal System: Thieme Atlas of Anatomy. New York: Thieme; 2005. Ilustração por Karl Wesker.)

Vias	Estruturas transmitidas
• Espaço triangular	• Artéria escapular circunflexa
• Espaço quadrangular	• Artéria e nervo circunflexo profundo do úmero
• Intervalo triangular	• Artéria profunda do braço e nervo radial

4. Nervos (Cap. 9) **(Figs. 7.24, 7.25, 7.26, 7.27, Tabela 7.3)**
   - Compreensão das relações anatômicas ajuda a determinar o nível da lesão no plexo braquial; sai do pescoço com a artéria subclávia entre os músculos escalenos anterior e médio (sulco interescalênico)
   - Organizado em raízes (C5-T1), troncos, divisões, fascículos e nervos; duas raízes superiores (C5-C6) se unem para formar o tronco superior no ponto de Erb, localizado 2-3 cm acima da clavícula, imediatamente atrás da margem posterior do esternoclidomastóideo; as divisões se separam acima da clavícula; fascículos são nomeados de acordo com suas relações com a artéria axilar
   - Ramos supraclaviculares: escapular dorsal, torácico longo, supraescapular, nervo do subclávio
   - Consideração anatômica específica **(Fig. 7.28)**
      a. Musculocutâneo: penetra no coracobraquial 2-8 cm (média de 5 cm) distal ao coracoide
      b. Axilar: percorre abaixo do deltoide, 5 cm inferior à margem lateral do acrômio
      c. Nervo supraescapular (atravessa a incisura supraescapular): fornece ramos motores para o supraespinal, que se localizam a 3 cm da origem da cabeça longa do bíceps, e ramos motores para o infraespinal, os quais estão localizados a 2 cm da borda glenoidal superior
         ○ Ramo infraespinal atravessa a incisura espinoglenoidal e pode ser comprimido por um cisto espinoglenoidal proveniente da ruptura posterossuperior do *labrum*
         ○ **Compressão na incisura supraescapular enfraquecerá o supraespinal e infraespinal; compressão na incisura espinoglenoidal enfraquecerá apenas o infraespinal**
      d. Radial: no sulco espiral, 13 cm proximal à tróclea, penetra no septo intermuscular lateral 7-10 cm proximal à tróclea
      e. Ulnar: medial à artéria braquial no braço
      f. Mediano: atravessa a artéria braquial no sentido lateral para medial

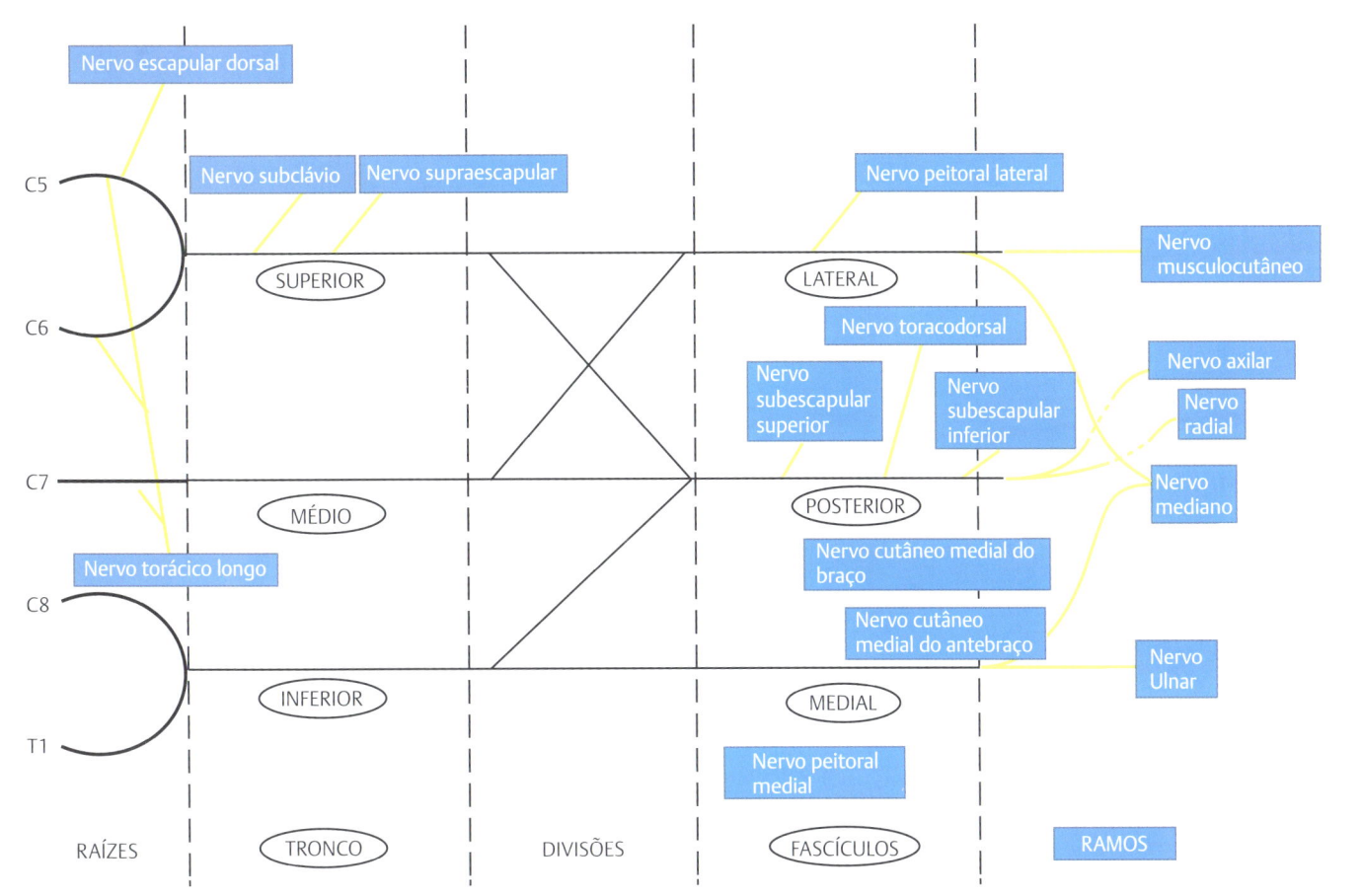

Fig. 7.24 Diagrama linear do plexo e ramos braquiais.

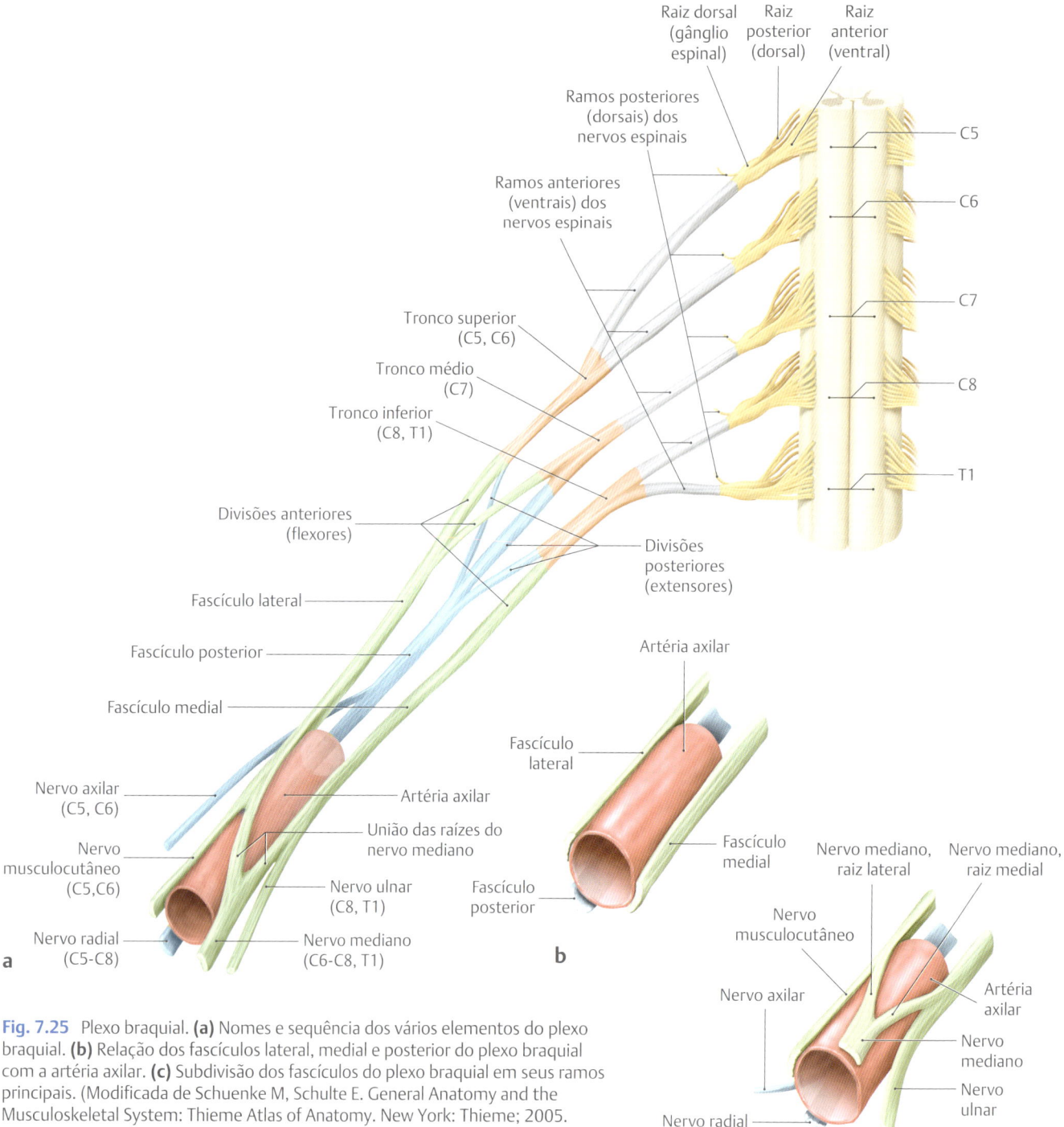

Fig. 7.25 Plexo braquial. **(a)** Nomes e sequência dos vários elementos do plexo braquial. **(b)** Relação dos fascículos lateral, medial e posterior do plexo braquial com a artéria axilar. **(c)** Subdivisão dos fascículos do plexo braquial em seus ramos principais. (Modificada de Schuenke M, Schulte E. General Anatomy and the Musculoskeletal System: Thieme Atlas of Anatomy. New York: Thieme; 2005. Ilustração por Karl Wesker.)

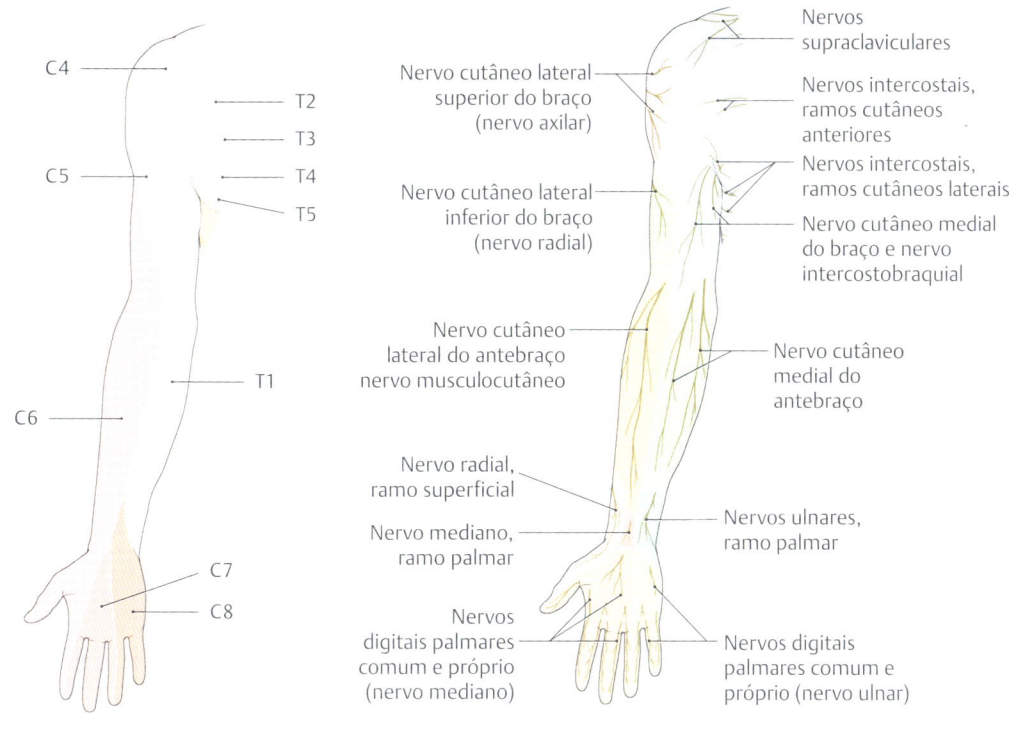

Fig. 7.26 Inervação cutânea da extremidade superior. (Fonte: Schuenke M, Schulte E. General Anatomy and the Musculoskeletal System: Thieme Atlas of Anatomy. New York: Thieme; 2005. Ilustração por Karl Wesker.)

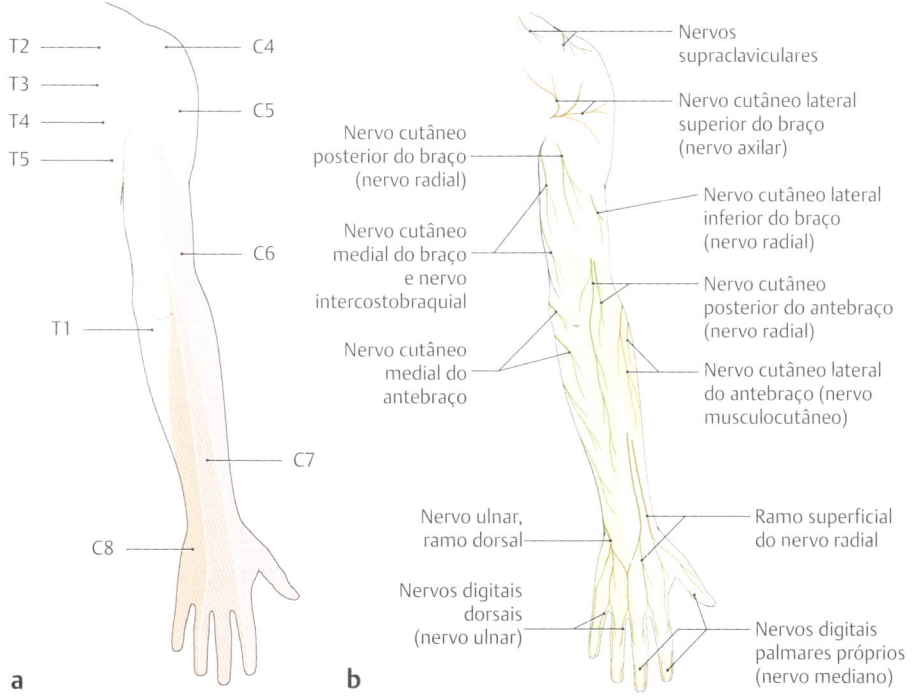

Fig. 7.27 (a) Padrão da inervação cutânea segmentar, radicular (dermátomos) no membro superior direito. Incidência posterior. (b) Padrão da inervação cutânea sensorial periférica no membro superior. Incidência posterior. (Fonte: Schuenke M, Schulte E. General Anatomy and the Musculoskeletal System: Thieme Atlas of Anatomy. New York: Thieme; 2005. Ilustração por Karl Wesker.)

Tabela 7.3 Número e Localização dos Principais Componentes do Plexo Braquial

Componentes	Número	Localização
1. Raízes do plexo (ramos anteriores dos nervos espinais provenientes dos segmentos medulares C5-T1)	5	Entre o escaleno anterior e o escaleno médio (espaço interescalênico)
2. Troncos primários: superior, médio e inferior	3	Lateral ao espaço interescalênico e acima da clavícula
3. Divisão anterior e as três divisões posteriores	6	Posterior à clavícula
4. Fascículos lateral, medial e posterior	3	Na axila, posterior ao peitoral menor

Fonte: Schuenke M, Schulte E. General Anatomy and the Musculoskeletal System: Thieme Atlas of Anatomy. New York: Thieme; 2005:314. Reimpressa com permissão.

5. Vasos (**Figs. 7.29** e **7.30**)
   - Artéria subclávia: a subclávia esquerda origina-se da aorta e a direita do tronco braquiocefálico
   - Artéria axilar: três partes com base na relação com o peitoral menor
     a. Primeira parte: medial ao peitoral menor; um ramo (torácica suprema)
     b. Segunda parte: abaixo do peitoral menor; dois ramos (toracoacromial, torácica lateral)
     c. Terceira parte: lateral ao peitoral menor; três ramos (subescapular, circunflexa anterior do úmero, circunflexa posterior do úmero)
       ○ Circunflexa posterior do úmero: suprimento dominante à cabeça umeral (~ 60%), abastece a face posterior da tuberosidade maior, pequena área da cabeça posteroinferior do úmero
       ○ Artéria circunflexa anterior do úmero abastece a cabeça umeral pelo ramo ascendente anterolateral
6. Abordagens cirúrgicas ao ombro
   - Deltopeitoral anterior (abordagem de Henry) (**Fig. 7.31**)
     a. Intervalo: deltoide (nervo axilar) e peitoral maior (nervos peitorais medial e lateral)
       ○ Encontrar a veia cefálica e proteger
     b. Estruturas em risco: nervo axilar (inferomedial ao músculo subescapular e lateral abaixo do deltoide, nervo musculocutâneo com dissecção medial ao, ou retração medial excessiva, coracobraquial)
     c. Abordagem extensiva: artroplastia do ombro, reparo da instabilidade anterior, redução aberta e fixação interna (ORIF) do úmero proximal
   - Seccionamento lateral do deltoide
     a. Intervalo: seccionamento do deltoide; entre o deltoide anterior e médio *versus* o deltoide médio
     b. Estruturas em risco: nervo axilar (evitar o seccionamento do deltoide além de 5 cm inferior à borda lateral do acrômio)
     c. Reparo aberto do manguito rotador; ORIF da tuberosidade maior; abordagem estendida para ORIF do úmero proximal
   - Posterior (**Fig. 7.32**)
     a. Intervalo: infraespinal (nervo supraescapular) e redondo menor (nervo axilar); também se pode seccionar o infraespinal transversalmente em vez do intervalo internervoso verdadeiro
     b. Estruturas em risco: estruturas do espaço quadrangular (nervo axilar e vasos circunflexos posteriores) com dissecção inferior ao redondo menor, nervo supraescapular com excesso de retração medial
     c. Reparo de instabilidade posterior, ORIF da glenoide posterior/escápula

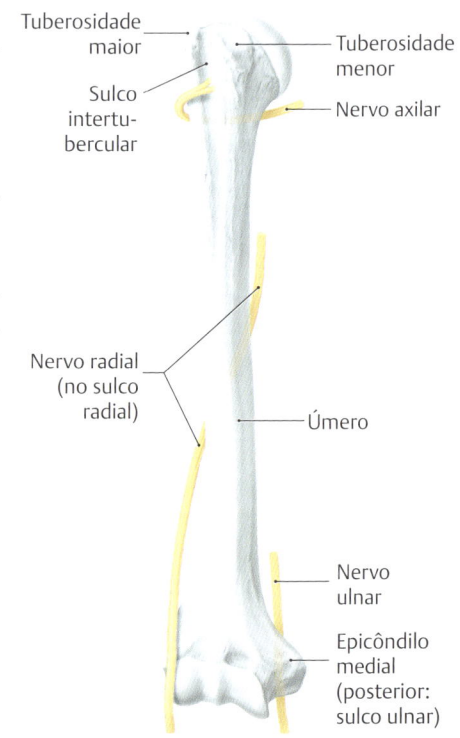

Fig. 7.28 Nervos que estão intimamente relacionados com o úmero. Úmero direito, incidência anterior. (Fonte: Schuenke M, Schulte E. General Anatomy and the Musculoskeletal System: Thieme Atlas of Anatomy. New York: Thieme; 2005. Ilustração por Karl Wesker.)

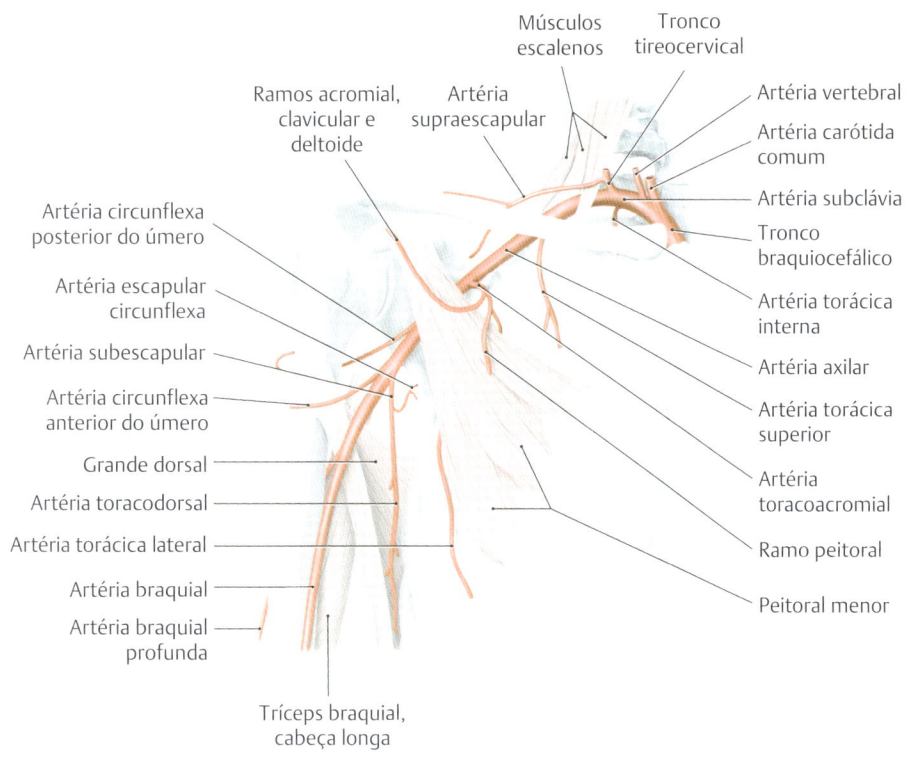

Fig. 7.29 Origem e ramos da artéria axilar. Ombro direito, incidência anterior. (Fonte: Schuenke M, Schulte E. General Anatomy and the Musculoskeletal System: Thieme Atlas of Anatomy. New York: Thieme; 2005. Ilustração por Karl Wesker.)

- Artroscopia (**Fig. 7.33**)
    a. Portal posterior: portal de visão primária na articulação glenoumeral; 1 cm medial e 2 cm inferior à borda posterolateral do acrômio; os nervos axilar e supraescapular estão potencialmente em risco
    b. Portal anterior superior: risco de lesão ao nervo musculocutâneo
    c. Portal anterior inferior: não posicionar abaixo do subescapular (risco aos nervos axilar e musculocutâneo) ou medial ao tendão conjunto
    d. Portal lateral: 1-3 cm distal à margem lateral do acrômio
    e. Portais inferiores (anterior e posterior): risco de lesão ao nervo axilar
    f. Supraespinal (portal de Neviaser): risco ao nervo supraescapular se o portal é posicionado muito medial
7. Abordagens cirúrgicas ao úmero
    - Anterior proximal/anterolateral

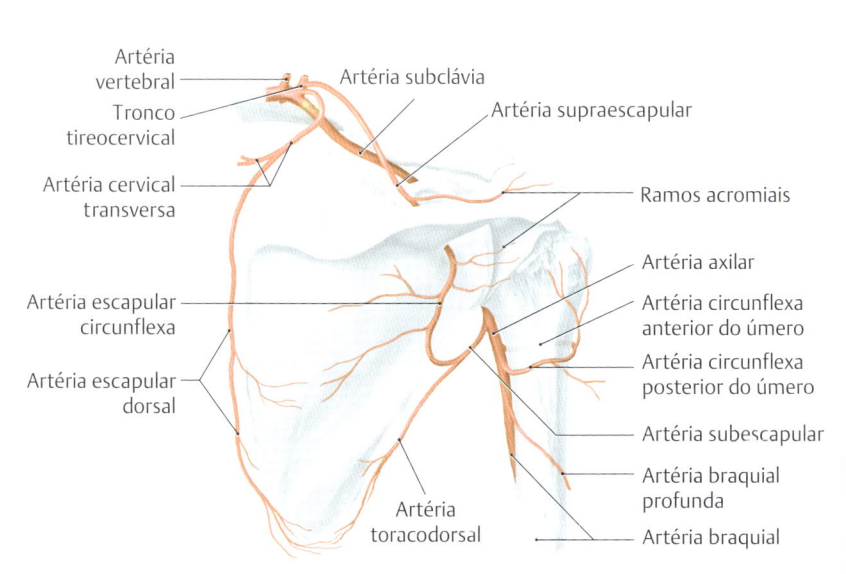

Fig. 7.30 Suprimento arterial para a região escapular. Ombro direito, incidência posterior. (Fonte: Schuenke M, Schulte E. General Anatomy and the Musculoskeletal System: Thieme Atlas of Anatomy. New York: Thieme; 2005. Ilustração por Karl Wesker.)

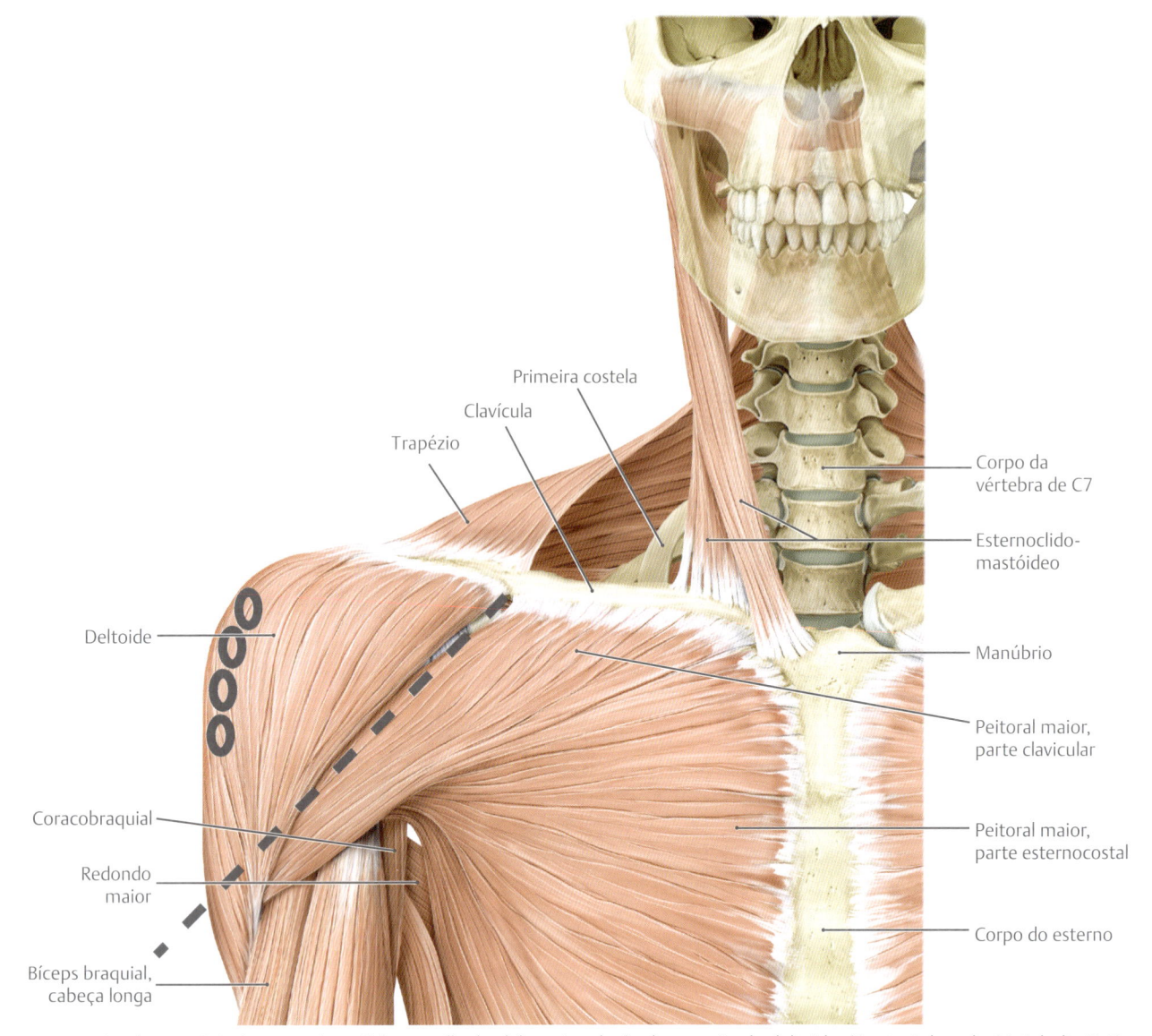

Fig. 7.31 Abordagem cirúrgica ao ombro. *Linha pontilhada*, deltopeitoral; *círculos*, secção do deltoide. (Fonte: Schuenke M, Schulte E. General Anatomy and the Musculoskeletal System: Thieme Atlas of Anatomy. New York: Thieme; 2005. Ilustração por Karl Wesker.)

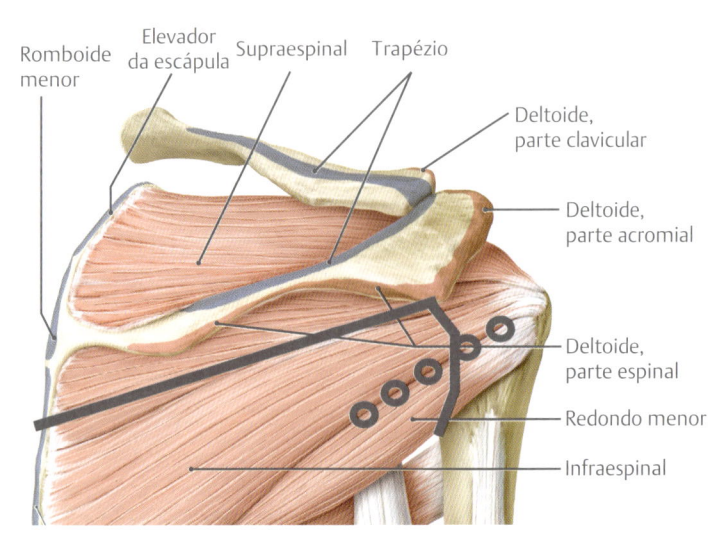

Fig. 7.32 Abordagem posterior ao ombro. *Linha sólida*, incisão cutânea; *círculos*, plano internervoso. (Fonte: Schuenke M, Schulte E. General Anatomy and the Musculoskeletal System: Thieme Atlas of Anatomy. New York: Thieme; 2005. Ilustração por Karl Wesker.)

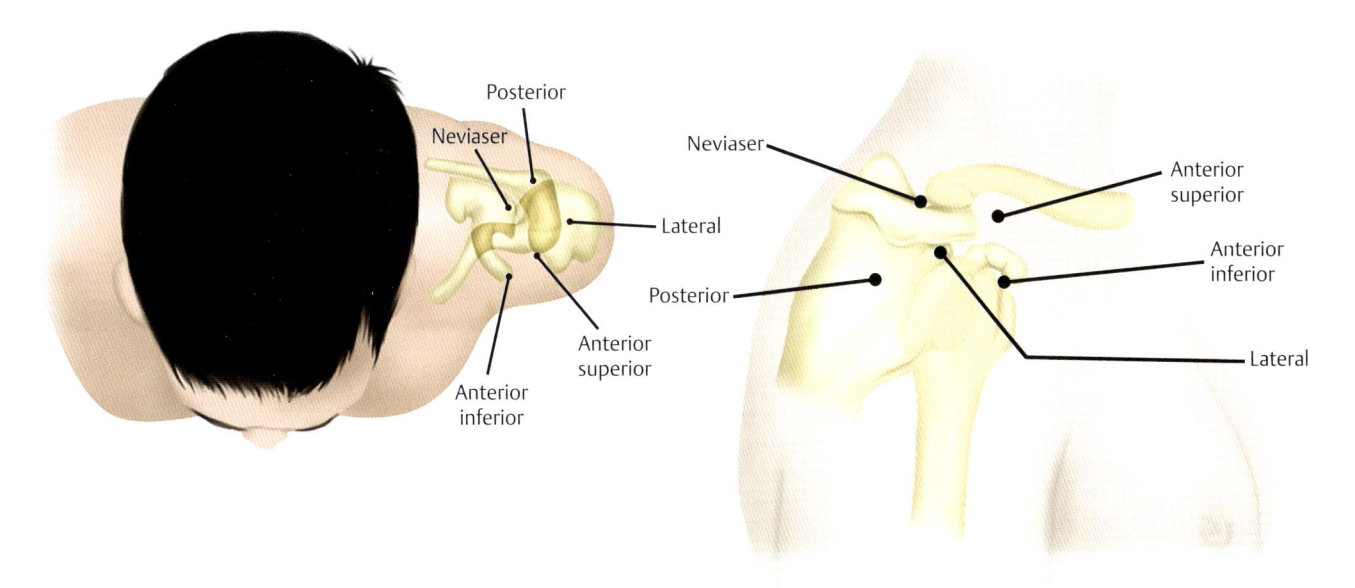

Fig. 7.33 Portais artroscópicos do ombro.

   a. Intervalo: deltoide (nervo axilar) e peitoral maior (nervos peitorais medial e lateral) proximalmente
   b. Estruturas em risco: nervo axilar, nervo radial, artéria circunflexa anterior do úmero
- Anterolateral distal **(Fig. 7.34)**
   a. Intervalo: braquial (nervos radial e musculocutâneo) e bíceps (nervo musculocutâneo), ou seccionamento do braquial (nervos radial e musculocutâneo); retrair o bíceps medialmente
   b. Estrutura em risco: nervo radial
- Posterolateral
   a. Intervalo: tríceps e braquiorradial (ambos os nervos radiais)
   b. Estrutura em risco: nervo radial na extensão proximal
- Posterior
   a. Intervalo: cabeças lateral e longa do tríceps (nervo radial)
   b. Estruturas em risco: nervo radial e artéria braquial profunda; o tríceps pode ser seccionado 15-16 cm proximal ao epicôndilo lateral (nervo radial atravessa o úmero nesse ponto)
8. Abordagens cirúrgicas ao cotovelo
   - Posterior **(Fig. 7. 35)**
     a. Abordagens
       ○ Desinserção do tríceps: desinserir do olécrano com um disco fino de osso
       ○ Osteotomia do olécrano: osteotomia de Chevron com ápice distal; reflexão do tendão do tríceps com a porção osteotomizada do olécrano
       ○ Reflexão do tríceps (abordagem de Bryan-Morrey): tríceps e ancôneo elevados como um retalho no sentido medial para lateral
       ○ TRAP (reflexão do tríceps com preservação do ancôneo): exposição extensa que mantém a continuidade do tríceps e ancôneo para proteger o pedículo neurovascular ao ancôneo: intervalo medial está localizado ao longo do tríceps, proximalmente, e entre o ancôneo e flexor ulnar do carpo, distalmente; intervalo lateral está entre o ancôneo e o extensor ulnar do carpo
       ○ *Tricepson*: inserção do tríceps na ulna proximal é mantida
       ○ Seccionamento do tríceps: incisão longitudinal mediana através da fáscia e tendão do tríceps; seccionar músculo e tendão longitudinalmente
     b. Estruturas em risco: nervo ulnar, nervo radial

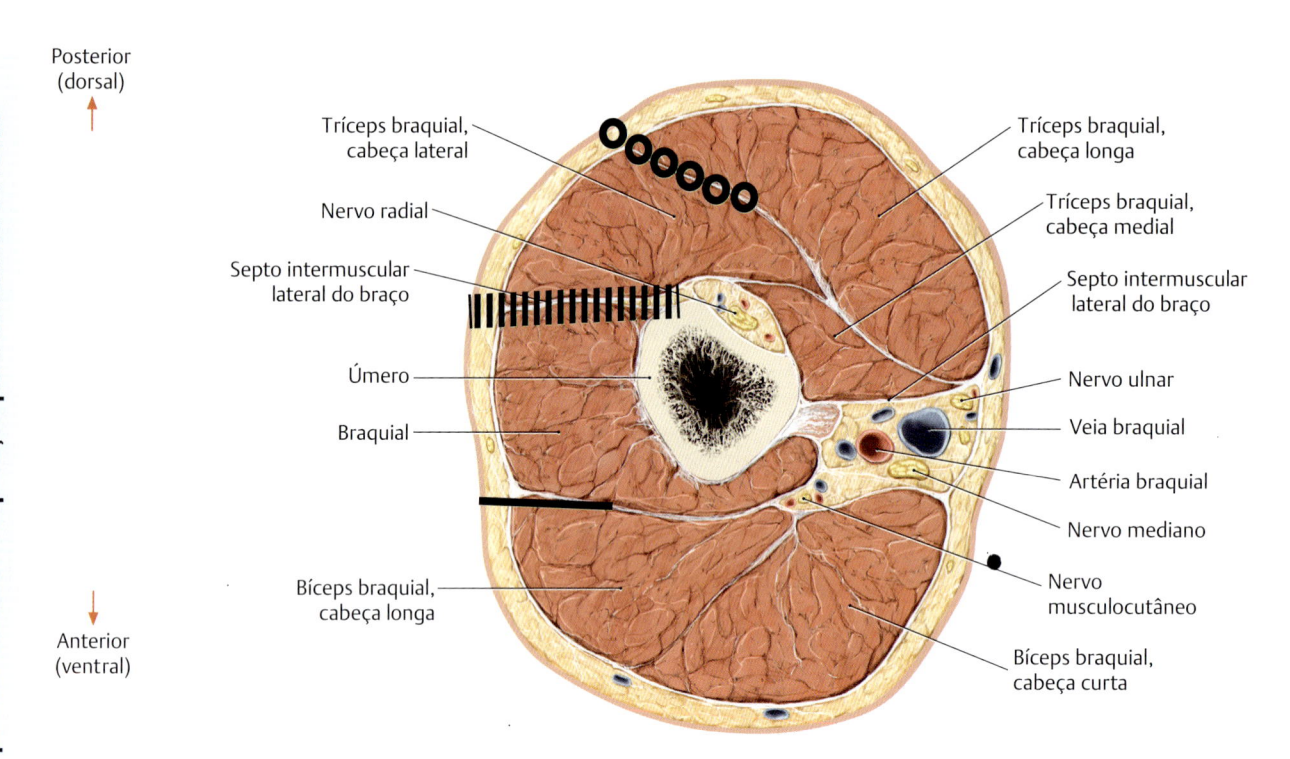

Fig. 7.34 Abordagens cirúrgicas ao úmero. *Linha sólida,* anterolateral distal; *linhas pequenas,* posterolateral; *círculos,* posterior. (Modificada de Schuenke M, Schulte E. General Anatomy and the Musculoskeletal System: Thieme Atlas of Anatomy. New York: Thieme; 2005. Ilustração por Karl Wesker.)

- Medial **(Fig. 7.36)**
  a. Intervalo: braquial (nervos radial e musculocutâneo) e tríceps (nervo radial) proximalmente, braquial e pronador redondo (nervo mediano) distalmente
  b. Estruturas em risco: nervos ulnar e cutâneo medial do antebraço
- Seccionamento medial: secção do feixe do músculo flexor comum; usado para reconstrução do ligamento colateral ulnar, fraturas da coronoide
- Seccionamento do extensor lateral: entre o extensor comum dos dedos e o extensor radial curto do carpo e longo superficialmente; dissecção profunda divide o ligamento anular anterior ao ligamento colateral ulnar lateral; abordagens ao capítulo, côndilo lateral e fraturas da cabeça radial, bem como liberações das contraturas
- Anterolateral (abordagem de Henry)
  a. Intervalo: seccionamento do braquial proximalmente, pronador redondo (nervo mediano) e braquiorradial (nervo radial) distalmente
  b. Estruturas em risco: nervo cutâneo lateral do antebraço, artéria braquial, nervo mediano; pode ser necessária a ligadura da artéria recorrente radial
- Posterolateral (abordagem de Kocher) **(Fig. 7.37)**
  a. Intervalo: ancôneo (radial) e extensor ulnar do carpo [nervo interósseo posterior (PIN)]
  b. Estruturas em risco: PIN (realizar a pronação do braço para deslocar o nervo anterior e radial para protegê-lo)
- Artroscopia
  a. Portais **(Fig. 7.38)**
    ○ Anterolateral: 1 cm distal e 1 cm anterior ao epicôndilo lateral; colocado após distensão articular; risco aos nervos radial e cutâneo lateral do antebraço
    ○ Anteromedial proximal: 2 cm distal e 2 cm anterior ao epicôndilo; risco aos nervos mediano e cutâneo medial do antebraço

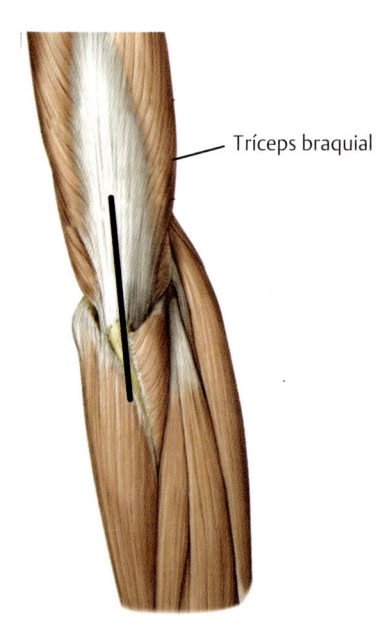

Fig. 7.35 Abordagem posterior ao cotovelo. *Linha sólida,* incisão cutânea. (Modificada de Schuenke M, Schulte E. General Anatomy and the Musculoskeletal System: Thieme Atlas of Anatomy. New York: Thieme; 2005. Ilustração por Karl Wesker.)

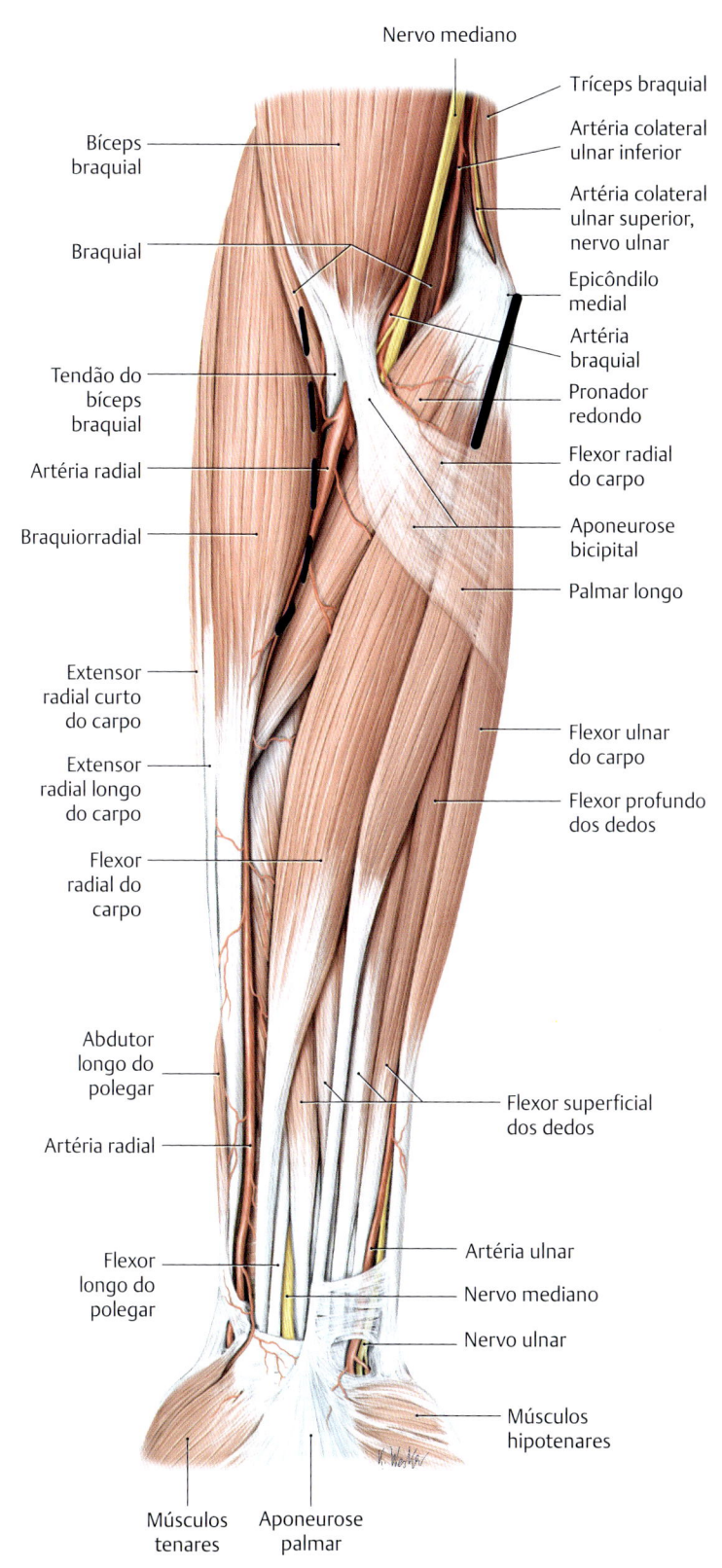

Fig. 7.36 Abordagem cirúrgica ao cotovelo. *Linha sólida*, medial; *linha pontilhada*, anterolateral. (Fonte: Schuenke M, Schulte E. General Anatomy and the Musculoskeletal System: Thieme Atlas of Anatomy. New York: Thieme; 2005. Ilustração por Karl Wesker.)

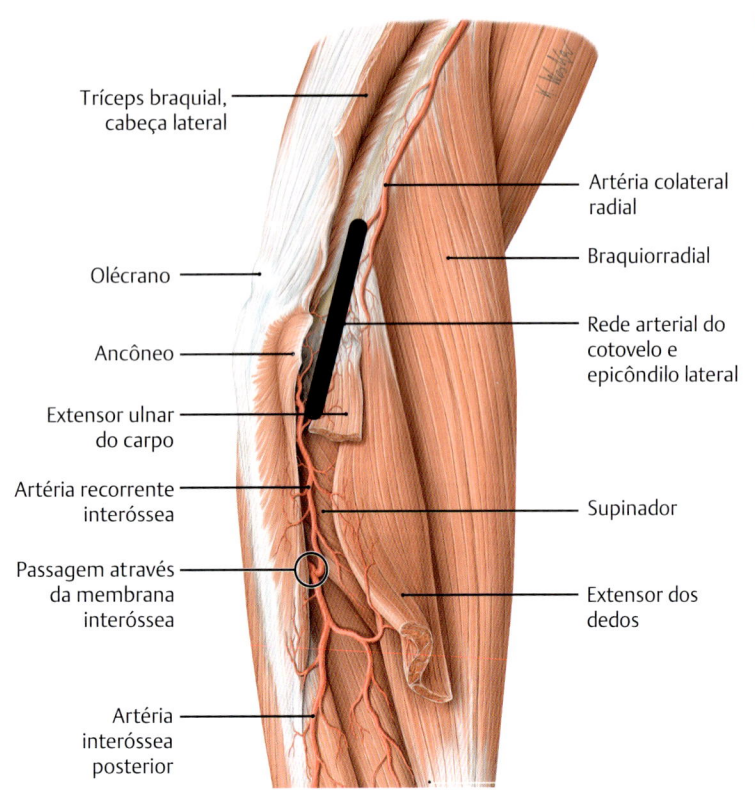

Fig. 7.37 Abordagem posterolateral ao cotovelo. *Linha grossa,* intervalo. (Fonte: Schuenke M, Schulte E. General Anatomy and the Musculoskeletal System: Thieme Atlas of Anatomy. New York: Thieme; 2005. Ilustração por Karl Wesker.)

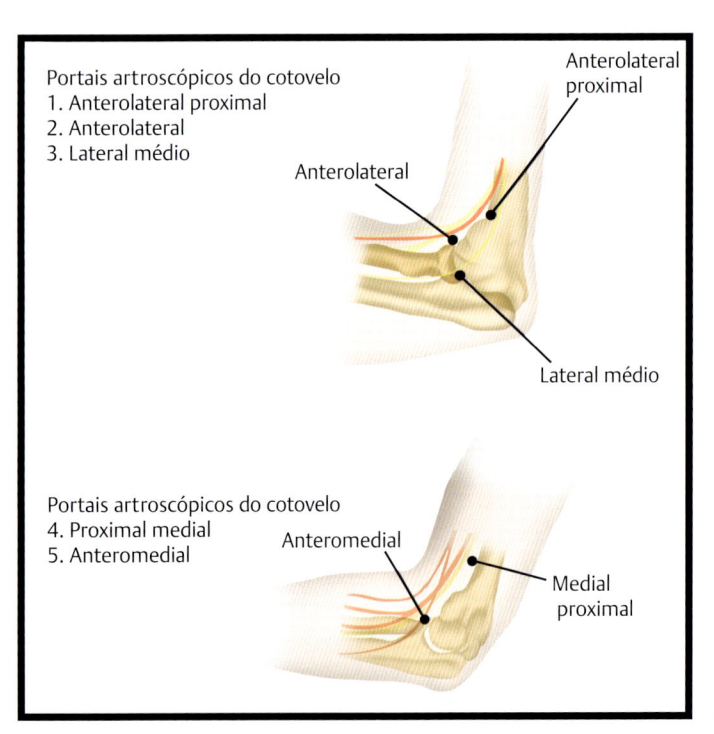

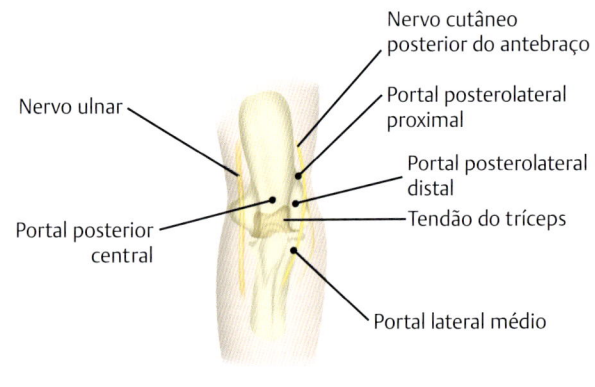

Fig. 7.38 Portais artroscópicos do cotovelo.

- Lateral: através do ancôneo
- Posterior: 2-3 cm proximal ao olécrano
- Posterolateral: 2-3 cm proximal ao olécrano, lateral ao tendão do tríceps
- Posteromedial: menos seguro; risco ao nervo ulnar; não recomendado
  b. Complicações: lesão nervosa mais comum é a paralisia transitória do nervo ulnar
    - Alguns consideram a neuropatia ulnar e um histórico de prévia transposição de nervo ulnar como contraindicações à artroscopia; alternativamente, o nervo pode ser encontrado e protegido
    - Portais posterior e posterolateral são os mais seguros para avaliação do cotovelo posterior

II. Condições no Ombro

1. Exame físico **(Tabela 7.4)**
2. Incidências radiográficas do ombro
   - AP verdadeira (incidência de Grashey): feixe de raios X perpendicular à escápula; paralelo à articulação glenoumeral
   - AP verdadeira em abdução de 45 graus: espaço articular glenoumeral
   - Axilar lateral: braço abduzido em 70-90 graus, feixe direcionado para a axila; luxação/subluxação, artrite da articulação glenoumeral
   - Túnel supraespinal (incidência em Y); paciente em posição ortostática, com o lado afetado virado em direção ao cassete; morfologia acromial
   - Zanca: 10 graus de inclinação cefálica; articulação acromioclavicular (AC)
   - Serendipity: 10 graus de inclinação cefálica; articulação esternoclavicular (SC)
   - West Point: feixe de raios X apontado com inclinação medial de 25 graus em relação à linha média (em direção à axila) e inclinação anterior de 25 graus de um paciente na posição prona; avaliar lesões de Bankart
   - Incisura de Stryker: feixe de raios X com inclinação cefálica de 10 graus do paciente em supina com ombro em 120 graus de elevação anterior; avalia os defeitos de Hill-Sachs
3. Instabilidade do ombro: articulação glenoumeral é a principal articulação mais comumente luxada no corpo
   - Luxação glenoumeral traumática
   a. Anterior
     - Mecanismo: luxação do ombro com o braço abduzido e em rotação externa; golpe direto ao ombro posterior
     - Apresentação clínica: dor, rotação interna limitada com luxação anterior
     - Patologia associada
       - Lesão de Bankart: ruptura labral anterior; desinserção do *labrum* anteroinferior e ligamentos glenoumerais médio e inferior; achado mais comum durante cirurgia para luxação traumática anterior do ombro em pacientes com menos de 40 anos de idade
         - Bankart ósseo: fratura da borda anteroinferior da glenoide é muito comum em pacientes mais jovens
         - Variações da lesão labral
       - Lesão de Perthes: ruptura labral não deslocada, com periósteo escapular medial intacto
       - Lesão ALPSA (avulsão da bainha periosteal labioligamentar anterior)
       - Ruptura articular glenolabral: ruptura do *labrum* que se estende para a cartilagem articular
       - Defeito de Hill-Sachs: lesão por impactação condral na região posterossuperior do úmero, ocorre com a luxação anterior

Tabela 7.4 Testes no Exame do Ombro

Nome do Teste	Técnica	Patologia Associada
Impacto de Neer	Dor na região anterossuperior do ombro com o impacto na elevação anterior passiva máxima	Impacto
Hawkins	Dor com a flexão anterior passiva > 90 graus em rotação interna	Impacto
Jobe	Dor com a elevação contra resistência em 90 graus, com o ombro em rotação interna e antebraço em pronação	Lesão do supraespinal
Queda de braço	Incapacidade de manter a flexão anterior no plano escapular	Ruptura extensa do manguito rotador
Hornblower	Incapacidade de realizar rotação externa ativa do braço em 90 graus na posição abduzida	Ruptura extensa da porção posterossuperior do manguito rotador (supraespinal, infraespinal, possivelmente redondo menor)
Retirada (*liftoff*)	Incapacidade de afastar a mão da região lombar ou contra resistência	Lesão do subescapular
Compressão abdominal	Incapacidade de manter a mão sobre o estômago contra resistência	Lesão do subescapular
Apreensão anterior	Dor/apreensão com abdução de 90 graus e rotação externa	Instabilidade anterior
Recolocação	Alívio da dor/apreensão ao aplicar força posterior durante o teste de apreensão	Instabilidade anterior
Carga e deslocamento	Translação aumentada com força anterior/posterior sobre a cabeça do úmero	Instabilidade
Carga e deslocamento modificado	Carga e deslocamento realizados na posição supina, com o cotovelo dobrado	Instabilidade
Ressalto	Ressalto com força posterior aplicada no braço em flexão anterior/adução e em rotação interna (similar ao Ortolani/Barlow)	Instabilidade glenoumeral posterior
Sulco	Aumento da distância acromioumeral com a aplicação de força inferior sobre o braço ao lado	Frouxidão inferior
Compressão ativa (O'Brien)	Dor com o braço em leve adução/flexão anterior de 90 graus/pronação máxima e alívio com supinação/rotação externa, dor profundamente localizada	Lesão SLAP; patologia do AC, patologia do manguito rotador
Deslizamento anterior	Dor com resistência com a mão sobre o quadril	Lesão SLAP
Apreensão	Dor com carga umeral e rotação em abdução máxima	Lesão SLAP
Speed	Dor com flexão anterior contra resistência no plano escapular	Tendonite do bíceps
Yergason	Dor com supinação contra resistência	Tendinite do bíceps
Kim	Força distal e posterior sobre o ombro abduzido, ao mesmo tempo em que o ombro é elevado	Lesão labral posteroinferior
Spurling	Dor/sintomas radiculares com a extensão/dobra lateral da coluna cervical/carga cervical	Doença na coluna cervical; usar para diferenciar patologia do ombro de patologia da coluna cervical
Wright	Perda de pulso/sintomas neurovasculares com a extensão/abdução/rotação externa do braço, com rotação do pescoço para o lado oposto	Síndrome do desfiladeiro torácico
Adson	Girar a cabeça para o lado ipsolateral, estender o pescoço, inspiração profunda	Perda do pulso radial indica síndrome do desfiladeiro torácico

Abreviações: AC, acromioclavicular; SLAP, lesão anterior e posterior do *labrum* superior.

- Ruptura do manguito rotador: mais comum em pacientes com mais de 40 anos de idade
  - Posterior superior: supraespinal/infraespinal
  - Anterior: subescapular
- Lesão HAGL (avulsão umeral do ligamento glenoumeral inferior): pode contribuir com a instabilidade recorrente; associada às lacerações subescapulares
- Lesão do nervo axilar: lesão nervosa mais comum com a luxação glenoumeral anterior
○ Avaliação diagnóstica
- Exame físico antes e após a redução fechada: avaliar a força do manguito rotador; fraqueza sugere ruptura aguda do manguito rotador
- Estado neurovascular
- Radiografias simples antes e após a redução
- Descartar a presença de fraturas associadas da glenoide e úmero proximal
- CT para avaliar patologia óssea: fratura da glenoide
- Imagem por ressonância magnética (MRI) para avaliar a presença de ruptura do manguito rotador
○ Tratamento
- Redução fechada
  - Anestésico local intra-articular, medicamentos intravenosos (IV), sedação consciente
  - Reduções manipulativas delicadas
- Imobilização: faixa simples *versus* imobilizador com rotação externa em 30 graus; rotação externa pode reduzir a taxa de recidiva (controverso)
- taxa de recidiva está inversamente correlacionada com a idade na luxação/lesão inicial
- Reparo primário: reduz a taxa de recidiva em pacientes mais jovens
  - Tratamento não cirúrgico é o tratamento de primeira linha para a maioria dos pacientes
  - Fratura aguda da glenoide: reparo artroscópico ou aberto

b. Posterior
○ Mecanismo da lesão: carga axial direcionada posteriormente; trauma de alta energia, convulsão, choque elétrico; observado em jogadores atacantes de futebol americano
○ Apresentação clínica: braço travado em rotação interna na luxação posterior
○ Patologia associada
- Ruptura labral posterior
  - Defeito de Hill-Sachs reverso: lesão por impactação condral na cabeça umeral anteromedial; ocorre com a luxação posterior
○ Avaliação diagnóstica
- Histórico do mecanismo
- Exame físico: braço travado em rotação interna
- Imagens: luxações posteriores do ombro geralmente não são detectadas
  - Cabeça umeral se sobrepõe à borda glenoidal na radiografia axial com incidência AP verdadeira; radiografias simples ou CT
  - "Sinal da lâmpada" é observado nas luxações posteriores; rotação interna do úmero
  - Descartar fratura associada do úmero proximal
  - CT para avaliar o tamanho da lesão de Hill-Sachs reversa
○ Tratamento
- Redução fechada: rotação interna e tração para separar a cabeça umeral da glenoide

- Defeito em mais de 20% da cabeça (defeito de Hill-Sachs reverso): reduzir e tratar de modo conservador; imobilização inicial em rotação externa
- Defeito em 20-40% da cabeça: procedimento de McLaughlin; transferência da tuberosidade menor
- Defeito em mais de 40% da cabeça: aloenxerto de cabeça umeral *versus* artroplastia de cabeça umeral
  - Inferior: *luxatio erecta*: braço em abdução máxima com luxação inferior
- Instabilidade glenoumeral recorrente/crônica
  a. Patogênese
     - TUBS (traumática, unidirecional, lesão de Bankart); cirurgia geralmente necessária
     - AMBRI (atraumática, multidirecional, bilateral, reabilitação inferior); capsuloplastia
  b. Avaliação
     - Histórico do mecanismo da lesão
       - Anterior: abdução com rotação externa
       - Traumática (subluxação posterior recorrente em jogadores atacantes de futebol americano) *versus* atraumática
       - Multidirecional: geralmente atraumática; pacientes se queixam mais de dor do que instabilidade
     - Exame físico
       - Manobras provocativas
         - Anterior: teste de carga e desvio, teste de carga e desvio modificado, apreensão anterior-recolocação
         - Multidirecional: sinal do sulco
         - Posterior: teste do ressalto e de Kim; carga e desvio
       - Graus de instabilidade no exame físico
         - 0: normal, pequena quantidade de translação
         - 1: relação da cabeça umeral com a borda glenoidal
         - 2: cabeça umeral sobre a borda glenoidal, porém reduz espontaneamente
         - 3: cabeça umeral sobre a borda glenoidal e travamento
       - Sinal do sulco: para testar a presença de instabilidade multidirecional
         - Classificação: distância acromioumeral
           - 1: < 1 cm
           - 2: 1-2 cm
           - 3: > 2 cm
  c. Imagens
     - Radiografia simples: três incidências do ombro (AP verdadeira, axilar lateral, escapular em Y): Incidência West Point para defeitos ósseos da glenoide/ósseos de Bankart, incisura de Stryker para defeito de Hill-Sachs
     - MRI: artografia por MR aumenta a especificidade da MRI na detecção de patologia labral
     - CT/artrografia por CT: mais adequada para avaliar patologia óssea
     - Déficit ósseo da glenoide é mais bem avaliado por CT ou MRI sagital
  d. Anatomia patológica
     - Anterior
       - Lesões capsulolabrais anteriores
       - Fratura da borda glenoidal
       - Hill-Sachs
     - Multidirecional
       - Raramente ruptura labral; frequentemente *labrum* hipoplásico; volume capsular aumentado

- ♦ Frouxidão ligamentar generalizada
- ○ Posterior
  - ♦ Ruptura labral posterior em casos traumáticos
  - ♦ Lesão de Kim: avulsão incompleta e oculta do *labrum* posteroinferior; associada à instabilidade posterior e multidirecional
- e. Tratamento não cirúrgico
  - ○ Anterior: geralmente não responde à reabilitação
  - ○ Instabilidade multidirecional: reabilitação é o tratamento de primeira linha; ciclo estendido, exercícios em cadeia cinética fechada
  - ○ Posterior: reabilitação mais bem-sucedida em casos atraumáticos
- f. Tratamento cirúrgico
  - ○ Anterior
    - ♦ Indicações: instabilidade recorrente (subluxação/luxação), falha do tratamento conservador
    - ♦ Bankart: reparo do *labrum*, padrão-ouro: aberto *versus* artroscópico
    - ♦ Aumento/reconstrução na deficiência óssea glenoidal > 25%
      - ▪ Latarjet: transferência do coracoide para a região anteroinferior da glenoide, fixada com parafusos, risco de pseudoartrose, lesão articular, migração, lesão nervosa
      - ▪ Enxerto ósseo glenoidal
    - ♦ Procedimentos históricos
      - ▪ Putti-Platt: músculo subescapular e cápsula anterior são sobrepostos para reforço; limita a rotação externa; doença articular degenerativa tardia
      - ▪ Magnuson-Stack: transferência do subescapular lateral ao sulco bicipital; limita a rotação externa; doença articular degenerativa tardia
      - ▪ Bristow: transferência da ponta do coracoide com tendões inseridos através do subescapular até o colo anterior da escápula
    - ♦ Resultado: o reparo artroscópico do complexo capsulolabral apresenta resultados equivalentes ao reparo aberto de Bankart
    - ♦ Complicações
      - ▪ Reparo aberto: tensionamento excessivo; ruptura do subescapular
      - ▪ Artroscópico: tensionamento excessivo; lesão do nervo axilar com a colocação inferior do portal ou sutura capsular inferior
      - ▪ Deslocamento da ancoragem
  - ○ Posterior
    - ♦ Indicações: instabilidade recorrente (subluxação/luxação), falha do tratamento conservador
    - ♦ Bankart posterior: aberto ou artroscópico
      - ▪ Labrumplastia posterior: lesão de Kim após falha do tratamento conservador
      - ▪ Desvio capsular se o *labrum* estiver intacto na instabilidade multidirecional associada
      - ▪ Fechamento do intervalo do manguito rotador reduz instabilidade posterior
    - ♦ Imobilização pós-operatória na posição de pistoleiro
    - ♦ Complicação: lesão do nervo axilar com o reparo labral posteroinferior (nervo passa a 1 mm da cápsula inferior)
  - ○ Instabilidade multidirecional
    - ♦ Indicações: sintomas persistentes, falha do tratamento conservador
    - ♦ Desvio capsular: aberto *versus* artroscópico; desvio da cápsula superiormente; padrão-ouro para instabilidade multidirecional; risco de tensionamento excessivo
    - ♦ Fechamento do intervalo do rotador
    - ♦ Encolhimento térmico não é mais um tratamento aceito: associado à lesão do nervo axilar, condrólise e deficiência capsular

4. Patologia do tendão do bíceps e lesão anterior e posterior do *labrum* superior (SLAP)
   - Patogênese
     a. Classificação das lacerações SLAP (**Fig. 7.39**)
        - Tipo I: desgaste do bíceps, ancoragem labral intacta
        - Tipo II: mais comum, desinserção da ancoragem do bíceps
        - Tipo III: ruptura em alça de balde do *labrum* superior, bíceps intacto
        - Tipo IV: ruptura labral superior em alça de balde se estende para o bíceps
        - Tipo V: ruptura labral anterior e SLAP
        - Tipo VI: ruptura do retalho superior
        - Tipo VII: lesão capsular e SLAP
     b. Tendinopatia do bíceps: ocasionalmente, mas nem sempre, associada à doença do manguito rotador; pode ser isolada
     c. Subluxação do bíceps: associada a lacerações do tendão subescapular, e dos ligamentos coracoumeral e transverso do úmero (lesão oculta)
   - Apresentação clínica
     a. SLAP: dor, sensibilidade no bíceps; testes de O'Brien, deslizamento anterior, apreensão e cisalhamento labral dinâmico positivos; causa de sintomas em pacientes mais jovens, atletas que praticam movimentos realizados por cima da cabeça, lesões decorrentes de carga axial
     b. Tendinite do bíceps: dor, sensibilidade no bíceps, testes de Speed e Yergason positivos
     c. Subluxação do bíceps: estalido palpável com o braço em abdução/rotação externa
   - Avaliação diagnóstica
     a. Artrografia por MRI: alta sensibilidade e especificidade para patologia labral
   - Tratamento: para SLAP sintomática e/ou patologia do bíceps
     a. SLAP
        - Pacientes com < 40 anos de idade: desbridamento para os tipos I, III, VI; reparo para os tipos II, V, VII; tenodese do bíceps *versus* reparo tipo IV
        - Pacientes com > 40 de idade: tenodese do bíceps ou tenotomia
     b. Tendinite/subluxação do bíceps
        - Conservador: tratamento inicial; fortalecimento, injeção de corticosteroides
        - Cirúrgico: casos refratários são tratados com tenotomia ou tenodese, com ou sem reparo subescapular em casos de subluxação
   - Reabilitação
     a. Reparo da SLAP: movimentação passiva agudamente no pós-operatório para prevenir rigidez, movimentação ativa no plano escapular em 4-8 semanas, fortalecimento por último
   - Resultados
     a. Tenodese do bíceps com parafuso de interferência: fixação inicial mais forte, mais adequada para prevenir migração distal do tendão

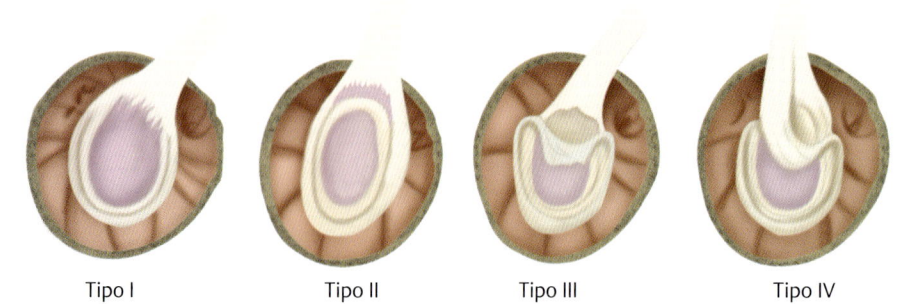

Fig. 7.39 Lesão anterior e posterior tipos I a IV.

b. Tenodese aberta *versus* artroscópica: vantagem teórica da possibilidade de remover o tendão do bíceps do sulco (controverso, visto que pode não ocasionar benefício algum)
- Complicações: tenotomia associada à deformidade de "Popeye", dor espasmódica subjetiva, deformidade após tenotomia é menor do que na ruptura espontânea

5. Doença do manguito rotador
- Patogênese
  a. Incidência aumenta com a idade: 30-60% dos pacientes com > 70 anos de idade têm lacerações completas; dentre os pacientes > 60 anos com lacerações do manguito rotador, 50% têm lacerações bilateralmente, porém, o outro lado é assintomático em 50% dos casos
  b. A maioria das lacerações resulta de processos degenerativos
  c. Síndrome do impacto externo (proveniente do acrômio) contribui com lacerações na superfície bursal
     ◦ **Impacto externo do manguito rotador causa lacerações na superfície bursal; impacto interno causa lacerações do manguito rotador na superfície articular**
  d. Síndrome do impacto interno (proveniente do manguito rotador posterossuperior, entre o úmero e o *labrum* posterossuperior) contribui com lacerações na superfície articular
  e. Associada à luxação do ombro em pacientes com > 40 anos
  f. Rotação externa forçada: ruptura subescapular forçada
  g. Impacto subcoracoide: coracoide longo ou muito lateral (distância inferior a 7 mm entre o coracoide e o úmero é anormal), rigidez da cápsula posterior
- Apresentação clínica
  a. Dor no ombro lateral; piora com movimentos do braço realizados por cima da cabeça; dor noturna; fraqueza; diferença entre amplitude de movimento ativa e passiva (raro); rotação externa aumentada na ruptura subescapular extensiva
     ◦ Elevação nos níveis dos marcadores inflamatórios e metaloproteinases no espaço subacromial pode contribuir com a dor
  b. Manobras provocativas para impacto positivas: sinal do impacto de Neer, Hawkins
  c. "Sinal da cancela" positivo para ruptura do manguito
  d. Supra/infraespinal: Jobe, queda de braço, Hornblower
  e. Subescapular: testes da retirada, retirada modificado, compressão abdominal, *bear hug* positivos
- Avaliação diagnóstica
  a. Radiografia: esporão acromial e ossificação no ligamento coracoacromial, alterações degenerativas e císticas na tuberosidade maior, migração superior da cabeça umeral com ruptura crônica grande do manguito rotador
  b. Ultrassonografia
  c. MRI: capaz de avaliar a qualidade muscular e a retração tendínea
     ◦ **Tendão do bíceps subluxado com sulco bicipital vazio pode ser observado no contexto de uma ruptura subescapular**
- Tratamento
  a. Conservador
     ◦ Indicações: tratamento inicial para a maioria das síndromes do manguito rotador; impacto, lacerações atraumáticas crônicas, lacerações parciais na superfície articular
     ◦ Modalidades: fisioterapia para alongamento e fortalecimento do manguito rotador e estabilização escapular, anti-inflamatórios, injeção subacromial de corticosteroides, injeção subcoracoide para impacto subcoracoide
  b. Cirúrgico
     ◦ Descompressão subacromial: falha de 4-6 meses do tratamento conservador

- Ruptura irreparável maciça: desbridamento, tenotomia do bíceps, tuberoplastia de tubérculo maior, preservação do arco coracoacromial, transferência do grande dorsal
- Reparo do manguito rotador: aberto, miniaberto, artroscópico
    - Técnicas: fileira única, dupla fileira, ponte de sutura; reparo de dupla fileira tem uma tração final mais elevada do que o reparo de fileira única; a técnica combinada de dupla fileira e ponte de sutura apresentou uma menor taxa de nova ruptura quando comparada à fileira única e dupla fileira em alguns estudos
    - Indicações: ruptura completa crônica do manguito rotador, lacerações agudas, avulsão parcial da superfície articular do tendão supraespinal (PASTA) com exposição > 7 mm da inserção tendinosa do manguito lateral à superfície articular ou > 50% de envolvimento tendíneo; reparo subescapular com ou sem tenodese do bíceps ou tenotomia, se subluxado
    - Reparo parcial do manguito rotador pode ser realizado para lacerações grandes, se possível
- Transferência do grande dorsal para a tuberosidade maior: indicada para lacerações supra e infraespinais irreparáveis em pacientes ativos; ruptura subescapular é uma contraindicação relativa
- Transferência do peitoral maior: ruptura subescapular crônica irreparável
- Ressecção do coracoide ou coracoplastia artroscópica: impacto subcoracoide crônico
- Desbridamento artroscópico da ruptura parcial da superfície articular do manguito rotador, reparo labral; impacto interno

- Reabilitação: transição de amplitude de movimento passiva precoce (controversa) para exercícios em cadeia cinética fechada (4-6 semanas) para estimular a cocontração segura dos músculos escapular e manguito rotador; adiar o fortalecimento para proteger a cicatrização do reparo
- Resultados
    a. Acidentes de trabalho apresentam resultados mais desfavoráveis após a descompressão subacromial e reparo do manguito rotador
    b. Reparo subescapular: resultados mais favoráveis quando uma tenodese ou uma tenotomia do bíceps é realizada
    c. Transferência do grande dorsal: resultados mais favoráveis na presença de uma função pré-operatória adequada do deltoide e subescapular e em homens, quando comparados a mulheres; teste da retirada positivo está mais correlacionado com resultados desfavoráveis
- Complicações
    a. Falha de cicatrização: falha precoce em decorrência de falha tecidual; idade mais avançada (> 65 anos) é o fator de risco mais frequentemente associado à falha de cicatrização; rupturas grandes, idade mais avançada, maior gravidade de degeneração gordurosa pré-operatória dos músculos do manguito rotador está associada a taxas mais elevadas de rerruptura
    b. Infecção: *Propionibacterium acnes*
    c. Rigidez/perda de movimento
    d. Falha da âncora óssea

6. Doença articular degenerativa e artroplastia
    - Patogênese: pode estar associada à instabilidade do ombro (raro), doença do manguito rotador, artrite reumatoide
    a. Osteoartrite primária: etiologia desconhecida, possíveis fatores genéticos
    b. Artrite pós-traumática: pseudoartrose, consolidação viciosa, necrose avascular, complicações relacionadas a equipamentos
    c. Artropatia de Charcot (rara): neuropática, secundário à siringe
    d. Iatrogênica após tensionamento excessivo da cápsula, material de implante
    e. Condrólise após capsulorrafia térmica ou bombas de instilação de anestésico local intra-articular
    f. Osteonecrose: esteroides, doença falciforme, trauma
    g. Doença articular inflamatória

- Apresentação clínica: dor, amplitude de movimento ativa e passiva; perda indolor do movimento ativo na artropatia de Charcot; "pseudoparalisia" com perda da elevação ativa na artropatia avançada do manguito rotador
  a. Menos de 10% dos pacientes têm ruptura concomitante do manguito rotador na osteoartrite primária
- Avaliação diagnóstica
- **Observa-se migração superior da cabeça umeral na artropatia do manguito rotador, desgaste posterior e subluxação umeral posterior na osteoartrite, e centralização com erosão da glenoide na artrite reumatoide; também se pode observar destruição glenoumeral na artropatia de Charcot secundária a uma siringe**
  a. Radiografia: desgaste da glenoide posterior e aumento da retroversão da glenoide na osteoartrite, desgaste da glenoide central e centralização da cabeça umeral na artrite reumatoide, migração superior da cabeça umeral na artropatia do manguito rotador
  b. MRI: para avaliar o manguito rotador no pré-operatório antes da artroplastia total do ombro na suspeita de ruptura durante o exame (incidência de 5-10% de ruptura completa do manguito rotador em pacientes sendo submetidos à artroplastia total do ombro)
    - MRI de coluna cervical na suspeita de artropatia de Charcot secundária à siringe
  c. CT: para avaliar a anatomia óssea, versão e perda óssea da glenoide, consolidação viciosa do úmero
- Tratamento
  a. Conservador: fisioterapia, drogas anti-inflamatórias não esteroidais (NSAIDs), injeções intra-articulares; tratamento inicial, especialmente em trabalhadores jovens
  b. Cirúrgico
    - Artroscopia: desbridamento e liberação capsular; casos menos graves, diferenciar outras etiologias dos sintomas; medida de contemporização
    - Artroplastia é indicada para redução progressiva da amplitude de movimento e dor com incapacidade de realizar atividades diárias
    - Contraindicações à artroplastia: deltoide e manguito rotador não funcionais, infecção ativa, artropatia de Charcot, instabilidade intratável, não adesão ao tratamento; perda óssea grave
    - Hemiartroplastia é indicada na necrose avascular precoce do úmero com glenoide normal em pacientes mais jovens
    - Substituição da cabeça do úmero com alisamento da superfície da glenoide
    - Substituição da cabeça do úmero com remodelamento do tecido mole da glenoide
    - Remodelamento da cabeça do úmero: para artrite reumatoide em estágio final e deficiência do manguito, ou deficiência do estoque ósseo da glenoide. Opção alternativa para artropatia do manguito rotador em pacientes com preservação da elevação ativa a 90 graus: preservar o arco coracoacromial para prevenir escape anterossuperior da cabeça umeral
    - Artroplastia total do ombro: procedimento de escolha na artrite inflamatória e osteoartrite glenoumeral primária
      ♦ Posicionar o componente umeral em 20-30 graus de retroversão
      ♦ Analisar a articulação glenoumeral na CT pré-operatória e avaliar a presença de subluxação posterior e o estoque ósseo da glenoide (ver também na incidência axilar lateral)
      ♦ Manguito rotador deve estar intacto e ser funcional
      ♦ **Ruptura isolada do supraespinal sem retração não é uma contraindicação e deve ser reparada durante a artroplastia**
      ♦ Opções para deficiência glenoidal: alisamento excêntrico da superfície anterior da glenoide para deficiência glenoidal posterior leve, enxerto ósseo na região posterior da glenoide quando a deficiência é mais grave, aumento do componente glenoidal

- Artroplastia total reversa do ombro
    - Indicada na artropatia do manguito rotador, pacientes com baixa demanda funcional, estoque ósseo da glenoide adequado, deltoide e nervo axilar intactos
- Artroplastia de revisão do ombro
    - Lesão do nervo axilar e disfunção do deltoide são contraindicações
    - **Deve haver força ativa do deltoide para ter função do ombro após uma artroplastia total reversa do ombro**
    - Implante umeral de Grammont centraliza o centro de rotação e aumenta a lateralidade umeral com o posicionamento distal do centro de rotação, alonga o deltoide, aumenta o braço de momento do deltoide e melhora a potência do deltoide como elevador do ombro na ausência do manguito rotador
    - Desvio lateral posiciona o centro de rotação lateral à glenoide
- Artrodese: indicada na presença de manguito rotador e deltoide não funcionais, e como procedimento de salvamento na falha da artroplastia total do ombro
    - Mais adequada para trabalhadores jovens com função intacta da mão e cotovelo
    - Posição da fusão: 20-30 graus de abdução, 20-30 graus de flexão anterior, 20-30 graus de rotação interna

- Resultados
    a. Melhora no alívio da dor, movimento e função a longo prazo após a artroplastia para osteoartrite ou artrite reumatoide na maioria dos estudos
    b. Hemiartroplastia para osteoartrite apresenta alívio da dor inferior e taxa mais elevada de revisão precoce quando comparada à artroplastia total do ombro
    c. A integridade pré-operatória do manguito rotador é o fator mais importante afetando o resultando funcional pós-operatório da artroplastia total do ombro
    d. Ruptura do manguito rotador é a causa mais comum de resultados desfavoráveis após a artroplastia total do ombro
    e. Pacientes com anemia falciforme como causa de osteonecrose da cabeça umeral apresentam resultados mais favoráveis na hemiartroplastia

- Reabilitação
    a. Artroplastia total do ombro: protocolos variados com transição da amplitude de movimento passiva para ativa
        - Alguns sugerem amplitude de movimento ativo-assistida imediata, evitar rotação externa excessiva para proteger o reparo subescapular, não realizar fortalecimento ativo até a 6ª semana
        - Resistência do reparo subescapular é o determinante mais importante do protocolo de reabilitação pós-operatório
        - Opções para a exposição anterior da articulação glenoumeral incluem tenotomia do subescapular, destacamento do subescapular, osteotomia da tuberosidade menor; osteotomia da tuberosidade menor é mais resistente e mais estável do que a sutura direta dos cotos tendinosos e a sutura transóssea

- Complicações
    a. Infecção: espécies de *Propionibacterium* colonizam o ombro com maior frequência do que o quadril e o joelho, e são mais comuns em homens
        - **Culturas devem ser mantidas por pelo menos 14 dias; causa de falha clínica do implante**
        - Precoce: < 6 semanas; tratar com irrigação, desbridamento, antibióticos IV, retenção do implante
        - Tardia: geralmente resulta da infecção por *P. acnes*; tratar com remoção protética, antibióticos, reconstrução em estágios
    b. Hemiartroplastia: dor tardia de glenoide

- c. Artroplastia anatômica total do ombro
    - Plexopatia braquial é a lesão neurológica mais comum
    - Lesão do nervo musculocutâneo secundário à retração medial excessiva contra o tendão conjunto
    - Instabilidade anterior secundária à remoção do subescapular; quando ocorre precocemente, tratar com reparo do subescapular
    - Afrouxamento da glenoide: maior taxa com ruptura do manguito rotador irreparável (artroplastia total de ombro é contraindicada com uma lesão irreparável do manguito rotador): causa comum de falha total do ombro
    - Lesão do manguito rotador: pode ocorrer com corte da cabeça umeral que é excessivamente retrovertida ou muito baixa; deficiência tardia do manguito rotador é uma causa comum de défict
- d. Artroplastia total reversa do ombro
    - Luxação geralmente anterior
    - *Notch* escapular: posição baixa do componente glenoidal para sobrepor a escápula nativa inferior (mais importante); alguns sugerem que a glenosfera seja inclinada inferiormente, enquanto outros sugerem o aumento do deslocamento lateral; baixo ângulo do úmero lateraliza o úmero e reduz o *notch*
    - **Posicionamento muito inferior da glenosfera pode causar *notch* escapular e falha após uma artroplastia total reversa do ombro**
    - Taxa de complicação mais elevada quando realizada para artroplastia do ombro malsucedida
    - Lesão nervosa
    - Falha da placa de base
    - Fratura acromial

7. Rupturas musculares
    - Patogênese
        a. Peitoral maior: homens, levantadores de peso, durante contração excêntrica, avulsão do tendão da cabeça esternal do úmero
        b. Deltoide: geralmente ruptura parcial ou distensão, associada à erosão do acrômio na presença de ruptura crônica maciça do manguito rotador; iatrogênica durante o reparo aberto do manguito rotador
        c. Grande dorsal: raro; sobrecarga excêntrica durante a finalização do arremesso
    - Apresentação clínica
        a. Peitoral maior: edema, equimose, defeito palpável, fraqueza na adução/rotação interna
        b. Grande dorsal: sensibilidade, dor com adução e rotação interna
    - Avaliação diagnóstica: MRI
    - Tratamento
        a. Peitoral maior: reparo cirúrgico se estende até o osso para ruptura aguda da inserção tendínea, reconstrução com aloenxerto (semitendinoso) para ruptura crônica
        b. Deltoide: reparo que se estende até o osso na deltoplastia completa; geralmente resultado desfavorável
        c. Grande dorsal: reparo cirúrgico em atletas de alta demanda
    - Resultados: reparo aberto do tendão do peitoral maior até o osso após ruptura tem os melhores resultados em longo prazo, quando comparado ao tratamento não cirúrgico

8. Tendinite calcária
    - Patogênese: calcificação autolimitante do tendão do manguito rotador, mais comumente o supraespinal; mais comum em mulheres
        a. Três estágios: pré-calcária, calcária, pós-calcária
    - Apresentação clínica: dor; abdução limitada se envolve o supraespinal
    - Avaliação diagnóstica
        a. Radiografia: calcificação no tendão supraespinal é o achado mais comum

- Tratamento
  a. Conservador: tratamento inicial: aquecimento, fisioterapia para alongamento, agulhamento
  b. Cirúrgico: desbridamento com ou sem reparo do manguito rotador

9. Capsulite adesiva
   - Patogênese
     a. Diferenciar a forma idiopática de outra etiologia; a forma idiopática tem etiologia desconhecida; mais comum em mulheres, ombro não dominante
     b. Pós-traumática, imobilização prolongada, pós-operatória, síndrome dolorosa complexa regional (CRPS), distúrbio da coluna cervical, cardiopulmonar
     c. Condições associadas: diabetes, doença da tireoide
     d. Proliferação miofibroplástica na cápsula da articulação glenoumeral
     e. Estágios clínicos
        ○ Doloroso: dor difusa; dor com o movimento de alcance
        ○ Enrijecimento: dor e amplitude de movimento reduzida
        ○ Descongelamento: dor se resolve, movimento aumenta gradualmente
     f. Alterações artroscópicas
        ○ Sinovite fibrosa
        ○ Contração capsular, aderências, sinovite
        ○ Sinovite em fase de resolução, contração agravada
        ○ Contratura grave
   - Apresentação clínica: perda da amplitude de movimento; dor sentida no final da amplitude de movimento
   - **Amplitudes de movimento passiva e ativa equivalentes com dor nos extremos do movimento é comumente observada na capsulite adesiva**
   - Avaliação diagnóstica
     a. Exame físico: amplitudes de movimento ativa e passiva equivalentemente reduzidas; dor no extremo de todos os movimentos; translação glenoumeral limitada
     b. Radiografia: geralmente normal, exceto na osteopenia variável
     c. Espessamento da cápsula inferior e ligamento coracoumeral na MRI: realçado com gadolínio IV, volume capsular reduzido (ausência de bolsa inferior com o corante); não necessariamente realizada para avaliação e tratamento inicial
   - Tratamento
     a. Conservador: fisioterapia para alongamento (evitar fortalecimento), anti-inflamatórios, injeção glenoumeral de corticosteroides; tratamento conservador é menos eficaz na rigidez pós-traumática
     b. Dilatação/distensão artrográfica
     c. Cirúrgico: após falha em responder a pelo menos 12-16 semanas de terapia conservadora; lise de aderências com manipulação; liberação capsular artroscópica, manipulação sob anestesia
   - Complicações: fratura/luxação após manipulação, ruptura do manguito rotador
   - **Resultado mais comum após o tratamento conservador é o movimento reduzido, quando comparado com o ombro não afetado**

10. Distúrbios nervosos
    - "Queimações"/lesões do plexo braquial
      a. Patogênese: jogadores de futebol americano, compressão do plexo entre o coxim do ombro e a porção superomedial da escápula
      b. Apresentação clínica: sintomas neurológicos unilaterais na extremidade superior que são temporários e se resolvem completamente
      c. Tratamento: resolução completa dos sintomas antes do retorno ao jogo; proibição da prática do jogo e radiografias da coluna cervical se ocorre repetitivamente
    - Neurite do plexo braquial (síndrome de Parsonage-Turner)
      a. Patogênese: etiologia desconhecida; possivelmente síndrome pós-viral similar à paralisia de Bell

b. Apresentação clínica: manifestação inicial de dor com fraqueza subsequente, dor em queimação do ombro, perda do movimento ativo, movimento passivo completo; déficit apenas motor; geralmente no tronco superior, C5-6
  c. Avaliação diagnóstica: radiografias e MRI são normais
  d. Tratamento: observação, exercícios de amplitude de movimento
  e. Resultado: a maioria se resolve com observação
- Síndrome do desfiladeiro torácico (Capítulo 9)
  a. Patogênese: compressão das estruturas neurovasculares; pode ser secundária à costela cervical, ptose escapular ou anormalidades do músculo escaleno
  b. Apresentação clínica: dor, parestesia ulnar, teste de Wright positivo
  c. Descartar lesão compressiva, trombose da veia subclávia, costela cervical
  d. Tratamento
    ○ Conservador: fortalecimento do músculo escapular e exercícios posturais
    ○ Ressecção da primeira costela é, ocasionalmente, necessária; ressecção do músculo escaleno
- Paralisia do serrátil (escápula alada medial)
- **Direção do deslocamento da escápula na paralisia do serrátil e paralisia do espinal acessório é baseada na disfunção de seus músculos inervados e na perda de suas trações normais sobre a escápula**
  a. Patogênese
    ○ Paralisia do nervo torácico longo (C5, C6, C7): paralisia do serrátil anterior; observada em mochileiros, levantadores de peso, trauma
  b. Apresentação clínica
    ○ Dor no ombro e escápula, fraqueza com atividades realizados por cima da cabeça e flexão anterior
    ○ Rotação medial do polo escapular inferior e elevação da escápula **(Fig. 7.40)**
  c. Tratamento
    ○ Observação; a maioria se resolve em 18 meses
    ○ Em casos refratários, transferência do peitoral maior para a borda inferior da escápula
- Paralisia do trapézio
  a. Patogênese
    ○ Paralisia do nervo espinal acessório; paralisia do trapézio; lesão iatrogênica durante a cirurgia (geralmente dissecção no triângulo posterior do pescoço para biópsia linfonodal)
  b. Apresentação clínica
    ○ Dor no ombro e escápula, fraqueza com atividades realizados por cima da cabeça e flexão anterior
    ○ Queda do ombro
    ○ Rotação lateral do polo capsular inferior e depressão da escápula
  c. Tratamento
    ○ Conservador: observação
    ○ Reparo cirúrgico do nervo: realizado em até 1 ano
    ○ Transferência do elevador da escápula e romboides (Eden-Lange) em casos refratários ou fusão escapulotorácica
- Compressão do nervo supraescapular
  a. Patogênese: compressão por gânglio ou banda fascial na incisura supraescapular (ramos supraespinal e infraespinal) ou incisura espinoglenoidal (somente ramo infraespinal), lesão SLAP associada a um cisto da incisura espinoglenoidal; atletas que praticam movimentos repetitivos realizados por cima da cabeça (beisebol, voleibol)

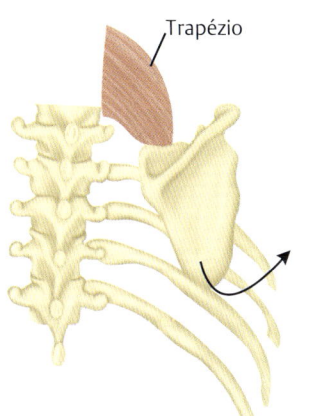

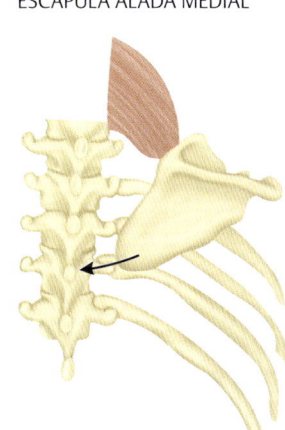

Fig. 7.40 Rotação medial do polo escapular inferior e elevação da escápula.

b. Apresentação clínica: dor sobre a face dorsal do ombro, teste de O'Brien positivo (quando associada à lesão SLAP), atrofia do ombro posterior na fossa infraespinal, fraqueza na rotação interna (infraespinal)
- Compressão da incisura supraescapular: fraqueza e atrofia do supraespinal e infraespinal
- Compressão da incisura espinoglenoidal: fraqueza e atrofia apenas do infraespinal

c. Avaliação diagnóstica: MRI para localizar o efeito de massa; eletromiografia (EMG)/velocidade da condução nervosa (NCV) para avaliar neuropatia e musculatura afetada

d. Tratamento
- Aspiração do cisto ganglônico: alta taxa de recidiva
- Descompressão cística artroscópica e reparo labral: indicados para compressão nervosa sintomática causada por cistos gangliônicos em associação à ruptura labral
- **Cisto geralmente é observado com uma ruptura no *labrum*: tratar a ruptura labral para abordar a etiologia**
- Liberação do ligamento escapular transverso: indicado para compressão nervosa sintomática, realizada quando nenhuma lesão estrutural é identificada

- Síndrome do espaço quadrangular
  a. Patogênese: observada em atletas que praticam movimentos realizados por cima da cabeça durante as fases de armação tardia e de aceleração; banda fibrosa entre o redondo maior e a cabeça longa do tríceps, compressão do nervo axilar ou artéria circunflexa posterior do úmero
  b. Apresentação clínica: dor e parestesia com atividades de movimentos acima da cabeça; fraqueza ou atrofia do deltoide e redondo menor
  c. Avaliação diagnóstica: arteriografia mostra compressão da artéria circunflexa posterior do úmero
  d. Tratamento
  - Conservador: tratamento inicial: fisioterapia
  - Descompressão cirúrgica e liberação das bandas fibrosas

- Distrofia muscular facioescapuloumeral
  a. Patogênese: distúrbio autossômico dominante; início entre 6 e 20 anos de idade
  b. Apresentação clínica: anormalidades do músculo facial, escápula alada
  - **Pacientes não conseguem assobiar**
  c. Tratamento
  - Conservador: tratamento inicial; fisioterapia
  - Fusão escapulotorácica

11. Outros distúrbios do ombro
- Infecção da articulação esternoclavicular
  a. Patogênese: risco aumentado no abuso de drogas IV
  - **Podem-se observar pseudomonas em usuários de drogas IV**
  b. Apresentação clínica: dor, edema, sensibilidade
  c. Avaliação diagnóstica
  - Radiografia
  - CT do tórax: descartar extensão ao tórax e área pericárdica antes da intervenção cirúrgica
  - MRI
  d. Tratamento: antibioticoterapia é a primeira linha de tratamento; na falha, desbridamento cirúrgico
- Osteíte condensante

a. Patogênese: esclerose óssea da extremidade medial da clavícula, possivelmente etiologia traumática; ocorre em mulheres de meia-idade
   b. Apresentação clínica: dor, edema, sensibilidade; agravamento da dor com a elevação anterior e abdução do ombro
   c. Avaliação diagnóstica
      ○ Radiografia: mancha esclerótica na extremidade medial da clavícula
   d. Tratamento
      ○ Conservador: tratamento inicial; NSAIDs
      ○ Cirúrgico: quando permanece sintomática apesar do tratamento não cirúrgico; excisão da clavícula medial
- Hipoplasia da glenoide
   a. Patogênese: bilateral, não associada a outras síndromes
   b. Apresentação clínica: achados clínicos variados, incluindo estalos indolores, instabilidade ou dor
   c. Predisposição ao desenvolvimento de osteoartrite glenoumeral
   d. Avaliação diagnóstica
      ○ Radiografia: deficiência glenoidal inferior e posterior; clavícula distal aumentada
   e. Tratamento: fisioterapia é o tratamento inicial; tratamento cirúrgico para abordar os sintomas refratários à terapia
- *Os acromiale* (Fig. 7.41)
   a. Patogênese: centro de ossificação secundário não fundido; incidência de 3%; geralmente na junção do mesoacrômio e meta-acrômio; associado à patologia do manguito rotador
   b. Apresentação clínica: dor, sensibilidade sobre o acrômio; a maioria é identificada acidentalmente
   c. Tratamento
      ○ Conservador: observação se assintomático
      ○ Cirúrgico: para sintomas persistentes; acromioplastia, ORIF *versus* excisão (tipos pré-acrômio e mesoacrômio)
- Déficit de rotação interna glenoumeral (GIRD)
   a. Patogênese: múltiplas causas de ausência de rotação interna
      ○ Impacto interno: geralmente ocorre na GIRD em atletas jovens que praticam movimentos realizados por cima da cabeça; na fase de armação tardia ocorre impacto do manguito rotador posterossuperior entre o úmero e o labrum posterossuperior, causa rupturas na superfície articular em alguns casos; associado à SLAP
   b. Apresentação clínica
      ○ Rotação interna reduzida, rotação externa aumentada, contratura capsular posterior
      ○ Impacto interno: dor no ombro posterior e maior redução da velocidade de arremesso em 90 graus e rotação externa máxima
         ♦ Rotação interna diminuída, rotação externa aumentada, contratura capsular posterior
   c. Diagnóstico imagiológico: lesão de Bennett: mineralização da glenoide posteroinferior no impacto interno/atletas que praticam movimentos realizados por cima da cabeça
   d. Tratamento: alongamento capsular posterior e posteroinferior; modificação da atividade com cessação de movimentos de arremesso em atletas com rupturas parciais na superfície articular
- Osteólise distal da clavícula
   a. Patogênese: levantadores de peso, lesão traumática
   b. Diagnóstico
      ○ Radiografia: osteopenia, osteólise da clavícula distal
      ○ MRI: sinal elevado da clavícula distal

1. Pré-acrômio
2. Mesoacrômio
3. Meta-acrômio
4. Basiacrômio

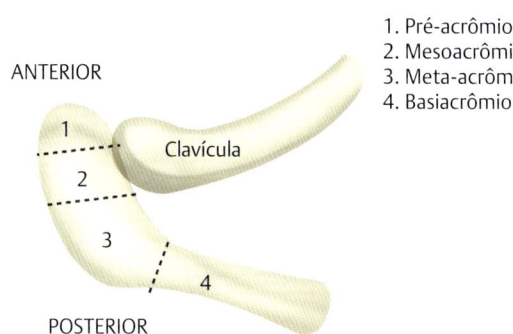

Fig. 7.41 *Os acromiale.*

c. Tratamento
- Conservador: tratamento inicial: NSAIDs, modificação da atividade, injeções de corticosteroides
- Cirúrgico: indicado na falha do tratamento conservador; excisão da clavícula distal

- Ombro da liga menor
  a. Patogênese: atletas jovens que praticam movimentos realizados por cima da cabeça, síndrome do uso excessivo
  b. Diagnóstico
     - Radiografia: fratura de Salter Harris I, colo cirúrgico ampliado da fise umeral proximal
     - MRI: quando o diagnóstico é incerto
  c. Tratamento: não cirúrgico com repouso, modificação da atividade, retorno ao jogo quando assintomático

- Doença degenerativa da articulação acromioclavicular
  a. Patogênese: tipicamente idiopática; trabalho pesado repetitivo realizados por cima da cabeça, raramente causado por separação crônica da articulação AC grau 1 ou 2
  b. Apresentação clínica: dor associada à atividade, dor com movimentos realizados por cima da cabeça e atividades de adução, rotação interna e alcance atrás das costas, e dormir sobre o lado afetado; sensibilidade sobre a articulação, teste da adução cruzada positivo, dor na articulação AC com a rotação interna de O'Brien aliviada pela rotação externa/supinação
  c. Diagnóstico
     - Radiografia: AP da articulação AC, incidência de Zanca
     - MRI: edema da articulação AC
  d. Tratamento
     - Conservador: tratamento inicial: NSAIDs, modificação da atividade, injeção de corticosteroide
     - Cirúrgico: indicado após falha do tratamento conservador
       - Ressecção artroscópica da clavícula distal
       - Ressecção aberta da clavícula distal (Mumford); resseccionar menos do que 1 cm para prevenir lesão aos ligamentos coracoclaviculares
  e. Complicações
     - Instabilidade AC superior-inferior: secundária à ressecção excessiva da clavícula distal > 1 cm, rompimento dos ligamentos coracoclaviculares
     - Instabilidade anterior-posterior: secundária à ressecção dos ligamentos acromioclaviculares posterior e superior
     - Outros: ossificação heterotópica

- Doença degenerativa da articulação esternoclavicular
  a. Apresentação clínica: dor, sensibilidade localizada, proeminência e edema
  b. Diagnóstico: radiografia (incidência de Serendipity)
     - CT: elucida a anatomia e patologia óssea, avalia a presença de subluxação/luxação
     - MRI: ajuda a analisar a presença de etiologia infecciosa
  c. Tratamento
     - Conservador: tratamento inicial; NSAIDs, modificação da atividade, injeção de corticosteroides (considerar a orientação ultrassonográfica)
     - Cirúrgico: ressecção da clavícula medial; preservar os ligamentos esternoclavicular e costoclavicular
  d. Complicações
     - Ressecção excessiva da clavícula medial compromete os ligamentos costoclaviculares, resultando em instabilidade clavicular; reparo com reconstrução por enxerto da articulação SC
     - Lesão das estruturas retroesternais, vasos subclávios

- Distúrbios escapulares
    a. Discinesia escapular
        - Patogênese: movimento escapular anormal secundário à outra patologia primária do ombro; também secundário à lesão neurológica, cifose torácica, mecânica de arremesso deficiente
        - Apresentação clínica: dor e disfunção no ombro, piora com atividades realizados por cima da cabeça; crepitação escapulotorácica, escápula protraída e mais inferior; sintomas melhoram com exercícios de estabilização escapular; alamento escapular medial
        - Tratamento: conservador: fisioterapia para estabilização escapular, NSAIDs
    b. Crepitação escapulotorácica
        - Apresentação clínica: crepitação dolorosa com a elevação do braço, discinesia escapular, dor aliviada quando a escápula é estabilizada
        - Diagnóstico: radiografias e CT para avaliar a presença de anomalia esquelética, como exostose escapular
        - Tratamento
            - Conservador: tratamento inicial; fisioterapia, NSAIDs, injeção de corticosteroides
            - Cirúrgico: na falha em responder ao tratamento conservador; bursectomia; ressecção da escápula superomedial
12. Outras considerações
    - Insuficiência respiratória é uma contraindicação relativa ao bloqueio interescalênico na cirurgia do ombro
    - Complicação mais comum após o bloqueio interescalênico é parestesia por até 6 meses

III. Distúrbios do Cotovelo

1. Testes no exame físico do cotovelo (**Tabela 7.5**)
2. Distúrbios tendíneos
    - Epicondilite lateral (cotovelo de tenista)
        a. Patogênese: uso excessivo dos músculos extensores; microrruptura da origem tendínea com hiperplasia angiofibroblástica na origem do tendão do extensor radial curto do carpo (ECRB)

Tabela 7.5 Testes no Exame Físico do Cotovelo

Nome do Teste	Técnica	Patologia Associada
Teste do gancho	Paciente ativamente coloca o antebraço na posição supina e o examinador tenta enganchar o dedo abaixo do tendão do bíceps	Ausência de estrutura em forma de cordão para enganchar o dedo é indicativo de ruptura distal do tendão do bíceps
Teste de movimento de estresse em valgo	Aplicar estresse em valgo constante ao cotovelo durante o movimento de flexão para extensão	Dor máxima no cotovelo medial entre 120 e 70 graus é indicativo de lesão do ligamento colateral medial
Teste da ordenha	Movimento distal e estresse em valgo, com antebraço em supinação e cotovelo flexionado > 90 graus	Lesão do ligamento colateral medial
Teste do deslocamento do pivô lateral	Supinação do antebraço, valgo em estresse e compressão axial enquanto um cotovelo totalmente estendido é flexionado; articulação radiocapitelar reduzirá com flexão além de 40 graus	Lesão do ligamento colateral lateral

- Hiperplasia angiofibroblástica é observada no tendão do ECRB no cotovelo de tenista
b. Apresentação clínica: sensibilidade no epicôndilo lateral/origem do extensor; dor com a extensão do punho contra resistência; dor com extensão do dedo médio
c. Avaliação diagnóstica: diagnóstico é clínico, radiografias simples para demonstrar calcificação ou formação de esporão
d. Tratamento
    - Conservador: base do tratamento; modificação da atividade, fisioterapia para fortalecimento excêntrico e alongamento passivo, NSAIDs, órtese para punho, órtese para cotovelo, injeção de corticosteroides, injeção de plasma rico em plaquetas (PRP) (controverso)
    - **Tratamento conservador é o padrão-ouro para o cotovelo de tenista; em casos refratários, cirurgia é indicada. Injeções de corticosteroides podem mudar a história natural do cotovelo de tenista, que demora mais tempo para se resolver**
    - Cirúrgico: desbridamento aberto ou artroscópico/liberação da origem do ECRB; indicado para casos refratários
e. Complicações: ressecção excessiva pode romper o LUCL, causando instabilidade rotatória posterolateral
    - **Fique atento com a instabilidade rotatória posterolateral após a luxação de cotovelo ou desbridamento excessivamente agressivo do cotovelo de tenista**

- Epicondilite medial (cotovelo do golfista)
    a. Patogênese: uso excessivo dos músculos flexores/pronadores
    b. Apresentação clínica: sensibilidade sobre o epicôndilo medial/origem do flexor-pronador, dor com flexão do punho contra resistência e pronação do antebraço
    c. Avaliação diagnóstica: diagnóstico é clínico; radiografias simples para avaliar a presença de calcificação ou formação de esporão
    d. Tratamento
        - Conservador: base do tratamento, modificação da atividade, NSAIDs, injeção de corticosteroides, alongamento passivo, órtese
        - Cirúrgico: desbridamento aberto ou artroscópico; indicado para casos refratários
    e. Complicação: lesão do nervo ulnar

- Ruptura/laceração distal do tendão do bíceps
    a. Patogênese: mais comum em homens; carga excêntrica forçada no cotovelo parcialmente flexionado; ruptura parcial é rara e geralmente ocorre na borda radial da inserção
    b. Apresentação clínica: deformidade do músculo bíceps, dor na fossa antecubital, equimose no antebraço anterior, sensibilidade na inserção do bíceps; teste do gancho
    c. Avaliação diagnóstica
        - Radiografia: geralmente normal
        - MRI: para diagnosticar suspeita de ruptura parcial, determinar a localização da ruptura e grau de retração; não é necessário estabelecer o diagnóstico na ruptura aguda completa
    d. Tratamento
        - Não cirúrgico: ruptura parcial
        - Cirúrgico: indicado para restaurar a força de supinação; técnica de duas incisões (Boyd-Anderson) ou uma incisão
            ♦ Desinserção e reparo da ruptura parcial que prejudica o tratamento conservador
    e. Complicações
        - Tratamento conservador: até 50% de fraqueza na supinação, até 50% de fraqueza na flexão do cotovelo

- Lesão nervosa: neuropraxia do nervo cutâneo lateral do antebraço (LABC) é a lesão nervosa mais comum, bem como a complicação mais comum da abordagem de incisão única; lesão do PIN é mais frequente com a técnica de duas incisões
- **Uma lesão do LABC pode ocorrer com uma incisão, e uma lesão do PIN (nervo interósseo posterior) com duas incisões**
- Ossificação heterotópica: sinostose radioulnar com a técnica de duas incisões; anterior com a incisão única
- Sinostose: taxa elevada na técnica de duas incisões
- Perda da extensão terminal; perda da pronação

- Ruptura/laceração distal do tendão do tríceps
  a. Patogênese: desaceleração do cotovelo estendido, bursite olecraniana crônica, múltiplas injeções de corticosteroides, esteroides anabólicos, osteodistrofia renal, fluoroquinolona
  b. Apresentação clínica: dor, incapacidade de estender ativamente o cotovelo
  c. Avaliação diagnóstica
  d. Exame físico: defeito palpável, extensão fraca do cotovelo
    - Radiografia: "sinal do floco de neve" exibindo fratura por avulsão, patognomônico; esporão do olécrano fraturado
    - MRI: confirma a lesão, determina a gravidade
  e. Tratamento
    - Cirúrgico: reparo com suturas transósseas *versus* âncoras de sutura

3. Lesões ligamentares (**Figs. 7.13b,c** e **7.42**)
   - Ligamento colateral medial (MCL); ligamento colateral ulnar (UCL)
     a. Patogênese: estresse em valgo repetitivo, fase tardia da armação e fase de aceleração do arremesso; torque de rotação interna elevado durante o arremesso aumenta a carga em valgo do cotovelo
       - Banda anterior do UCL é o estabilizador medial mais importante do cotovelo flexionado
     b. Apresentação clínica: dor e sensibilidade no cotovelo medial, do epicôndilo medial ao tubérculo elevado, instabilidade em valgo em 25-50%
       - Instabilidade em valgo dinâmico: detectado pelo teste de movimento de estresse em valgo e teste da ordenha

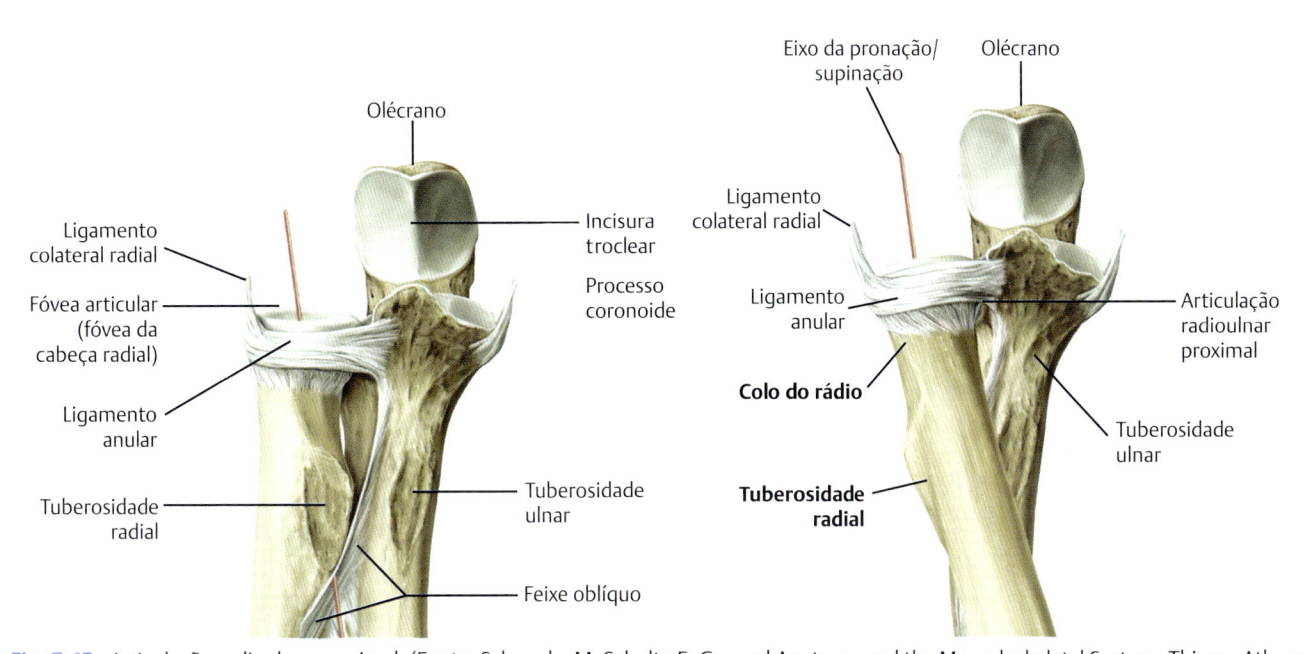

Fig. 7.42 Articulação radioulnar proximal. (Fonte: Schuenke M, Schulte E. General Anatomy and the Musculoskeletal System: Thieme Atlas of Anatomy. New York: Thieme; 2005. Ilustração por Karl Wesker.)

c. Avaliação diagnóstica
- Radiografia: osteófitos na fossa olecraniana posteromedial
- Artografia por RM: confirma o diagnóstico; modalidade imagiológica de escolha

d. Tratamento
- Conservador: tratamento inicial; repouso, fisioterapia para fortalecimento do flexor/pronador; especificamente do flexor ulnar do carpo (FCU), visto que este é um estabilizador dinâmico importante do cotovelo medial
- Cirúrgico: indicado em atletas de alto nível que desejam retornar ao jogo, falha do tratamento conservador
  - Reconstrução ligamentar: palmar longo, transplante autólogo da musculatura ísquiotibial ou aloenxerto na configuração em forma de oito (cirurgia de Tommy John) ou pela técnica de *docking*; transposição do nervo ulnar na presença de sintomas do nervo ulnar no pré-operatório

e. Resultados: 75% de retorno ao mesmo ou maior nível de atividade em 1 ano; a reconstrução é preferível ao reparo direto; melhores resultados para tratamento de lesões crônicas do que agudas

f. Complicações: perda do movimento, morbidade no sítio de extração do enxerto

- Ligamento colateral lateral (**Fig. 7.13a**)
  a. Patogênese
  - Lesão aguda: primeiro ligamento lesionado na luxação de cotovelo (Capítulo 3)
  - Incompetência crônica: porção ulnar (LUCL) resulta em instabilidade rotatória posterolateral

  b. Apresentação clínica (instabilidade rotatória posterolateral): dor, estalo ou travamento durante a extensão do cotovelo, ou seja, ao se levantar da cadeira
  - **Paciente será incapaz de se levantar de uma cadeira com este braço em razão da instabilidade**
  - Teste do deslocamento do pivô lateral

  c. Avaliação diagnóstica
  - MRI: insuficiência nas lesões crônicas

  d. Tratamento: incompetência crônica
  - Conservador: modificação da atividade em paciente mais velho/enfermo
  - Cirúrgico: reconstrução ligamentar e plicatura capsular

4. Osteocondrite dissecante (OCD) e doença de Panner
- Patogênese
  a. OCD: envolve o capítulo; ocorre em adolescentes e atletas envolvidos em atividades com apoio dos membros superiores ou esportes com movimentos realizados por cima da cabeça (ginastas e arremessadores) causando microtrauma repetitivo e insuficiência vascular
  b. Doença de Panner: osteocondrose do capítulo em pacientes < 12 anos de idade; mais benigna e autolimitante
- Apresentação clínica: dor no cotovelo lateral, travamento, bloqueio, perda precoce da extensão do cotovelo
- Avaliação diagnóstica
  a. Radiografia: irregularidade e fragmentação do capítulo
  b. MRI
  - OCD: separação da cartilagem do capítulo, fissuras condrais
  - Doença de Panner: lesão condral com envolvimento de todo o núcleo de ossificação do capítulo
- Tratamento
  a. Conservador
  - Doença de Panner: observação; resolver-se-á sem sequelas residuais; repouso por 3-6 semanas com retorno gradual às atividades; tratamento inicial para lesões estáveis da OCD

- OCD: inicialmente observação, com repouso por 3-6 semanas e gradual retorno às atividades
b. Cirúrgico: falha do tratamento conservador, com sintomas contínuos
- Lesão sintomática com superfície articular intacta: perfuração artroscópica *in-situ*
- Fragmento grande parcialmente deslocado: redução e estabilização
- Fragmento instável ou solto: excisão e perfuração do defeito
- Defeito grande não tratável por fixação: enxerto osteocondral [transplante osteocondral autólogo (OATS)]
- Resultados: resultados favoráveis em 90% com o tratamento conservador para lesões estáveis da OCD

5. Cotovelo da liga menor
- Patogênese: fratura por estresse do epicôndilo medial; atletas de arremesso, estresse em valgo repetitivo
- Apresentação clínica: dor no cotovelo com desempenho reduzido no arremesso; dor medialmente e com o estresse em valgo
- Avaliação diagnóstica
  a. Radiografia: fise ampliada do epicôndilo medial; epicôndilo medial aumentado e fragmentado
- Tratamento
  a. Conservador: base do tratamento; repouso, modificação da atividade, limitar o número de arremessos
  b. Cirúrgico: fixação *in-situ* do epicôndilo medial para casos refratários

6. Sobrecarga em extensão em valgo (cotovelo do arremessador)
- Patogênese: combinação de tensão medial, compressão lateral, sobrecarga em extensão posterior
- Apresentação clínica: dor na região posteromedial do cotovelo durante a fase de desaceleração, dor com a extensão forçada do cotovelo, aumento do valgo, hipertrofia da massa do pronador, ausência de extensão do cotovelo
- Avaliação diagnóstica
  a. Radiografia: osteófitos na região posteromedial do olécrano, condromalácia na parede medial da fossa olecraniana
- Tratamento
  a. Conservador: tratamento de primeira linha; NSAIDs, instruções de arremesso para melhorar a mecânica, modificação da atividade
  b. Cirúrgico: sintomas persistentes apesar do tratamento conservador; desbridamento intra-articular, ressecção dos osteófitos posteromediais e remoção de corpos livres; contraindicado em cotovelos com insuficiência do MCL
- Complicações: instabilidade em valgo com ressecção olecraniana excessiva (criando insuficiência do MCL)
- **Cuidado para não criar instabilidade em valgo em razão de um desbridamento medial exagerado**

7. Fratura por estresse do olécrano
- Patogênese: atletas que praticam movimentos realizados por cima da cabeça, tração causada por contração do tríceps durante a fase de desaceleração do arremesso
- Apresentação clínica: dor na região posterior do cotovelo
- Avaliação diagnóstica
  a. Radiografia: possível observar uma linha de fratura oblíqua ou transversa
- Tratamento
  a. Conservador: tratamento inicial; repouso, imobilização temporária
  b. Cirúrgico: indicado quando o tratamento não cirúrgico falha; ORIF com parafuso de compressão

8. Luxação congênita da cabeça radial
   - Patogênese: luxação da cabeça radial no parto, resultando em uma cabeça radial em forma de cúpula com capítulo hipoplásico
   - Apresentação clínica: limitação da flexão e supinação do cotovelo; dor não está necessariamente presente
   - Avaliação diagnóstica: radiografias do cotovelo; cabeça radial de formato anormal (forma de projétil ou cúpula) e capítulo de formato anormal; subluxação da região posterior da cabeça radial
   - Tratamento
     a. Conservador: para pacientes assintomáticos com amplitude de movimento adequada
     b. Cirúrgico: ressecção da cabeça radial para controle da dor; pode não afetar a amplitude de movimento do cotovelo
9. Osteoartrite: artrite degenerativa primária
   - Patogênese: trabalhadores de obras, predominantemente do sexo masculino
   - Apresentação clínica: movimento limitado, dor nos extremos do movimento
   - Avaliação diagnóstica
     a. Radiografia: osteófitos, especialmente na ponta do coronoide e olécrano, bem como nas fossas coronoide e olecraniana; espaço articular estreitado; esporão no colo radial; superfície articular/espaço articular ulnoumeral geralmente preservado
   - Tratamento
     a. Conservador: modificação da atividade, NSAIDs, injeções
     b. Tratamento cirúrgico
       - Desbridamento artroscópico, remoção de corpos livres, liberação de tecidos moles para aumentar a amplitude de movimento; artrite precoce; idade mais jovem, operários com trabalhado pesado
       - Artroplastia por distração/interposição naqueles em que a artroplastia total de cotovelo é contraindicada; pacientes jovens ativos com dor grave e artrite em estágio final com a arquitetura articular normal intacta
       - Artroplastia ulnoumeral (aberta/Outerbridge-Kashiwagi, ou osteoplastia osteocapsular artroscópica); pacientes jovens ativos
       - Artroplastia total do cotovelo (TEA): raramente necessária; pacientes idosos com baixa demanda funcional
     c. Reabilitação: fisioterapia para manter a amplitude de movimento (ver Reabilitação, na próxima seção)
10. Artrite reumatoide (RA)
    - Patogênese: causa incerta; resposta imune mediada por células está supostamente envolvida
    - Apresentação clínica: dor em todo o arco de movimento, perda do movimento, instabilidade dependendo da gravidade da doença
    - Avaliação diagnóstica
      a. Radiografia
        - Reumatoide: sistema de classificação de Larsen **(Fig. 7.43)**
          - Larsen 1: radiografias quase normais
          - Larsen 2: erosão periarticular e perda leve de cartilagem, edema de tecidos moles, osteopenia
          - Larsen 3: estreitamento acentuado do espaço articular
          - Larsen 4: erosões avançadas que penetram no osso subcondral
          - Larsen 5: lesão articular avançada, perda do contorno articular
    - Tratamento
      a. Não cirúrgico: tratamento médico, imobilização, injeções
      b. Cirúrgico
        - Larsen 1, 2: sinovectomia artroscópica, sinovectomia aberta com excisão da cabeça radial

- Larsen 3-5: artroplastia total do cotovelo
    - ♦ Indicações: sintomas persistentes apesar do tratamento conservador ou intervenção cirúrgica limitada
    - ♦ Contraindicações: artropatia de Charcot, infecção ativa
- Reabilitação: artroplastia total do cotovelo com a abordagem de Bryan-Morrey de reflexão do tríceps; sustentação do peso limitada a 11 kg ou menos; imobilização por 5-10 dias para possibilitar cicatrização do tecido mole; iniciar flexão ativa e extensão passiva; não realizar fortalecimento por 6-8 semanas
- Resultados: melhor sobrevivência da artroplastia total de cotovelo quando realizada para artrite reumatoide
- **Resultados da TEA são melhores na RA; provavelmente em razão do estilo de vida enfermo de baixa demanda**
- Complicações
    a. Falha do mecanismo extensor após a abordagem de Bryan-Morrey
        - Afrouxamento: próteses ligadas na artroplastia total de cotovelo
        - Instabilidade: próteses separadas na artroplastia total de joelho
        - Infecção: tratar infecção crônica com revisão em estágios na presença de um estoque ósseo adequado
11. Contratura do cotovelo
    - Patogênese: trauma, doença articular degenerativa; diferenciar intra-articular, extra-articular e combinada
    - Apresentação clínica: movimento reduzido
    - Avaliação diagnóstica
        a. Radiografia: crescimento excessivo da fossa (radial, olecraniana, coronoide), ossificação heterotópica
    - Tratamento
        a. Conservador
            - Observação: indicada para perda da extensão terminal após luxação; fisioterapia; órtese estática progressiva
            - Objetivo do movimento de 30-130 graus (arco de movimento de 100 graus para atividades funcionais)
        b. Cirúrgico
            - Excisão capsular e liberação capsular aberta com preservação do ligamento; abordagens através da coluna lateral ou medial
            - Liberação da banda oblíqua posterior do MCL para restaurar a flexão
            - **Liberar/excisar a cápsula anterior para ganhar extensão**
            - Liberação ou transposição do nervo ulnar na presença de perda grave da flexão, a fim de evitar neuropatia ulnar pós-operatória
    - Resultados: o sucesso depende da etiologia e da adesão do paciente ao tratamento

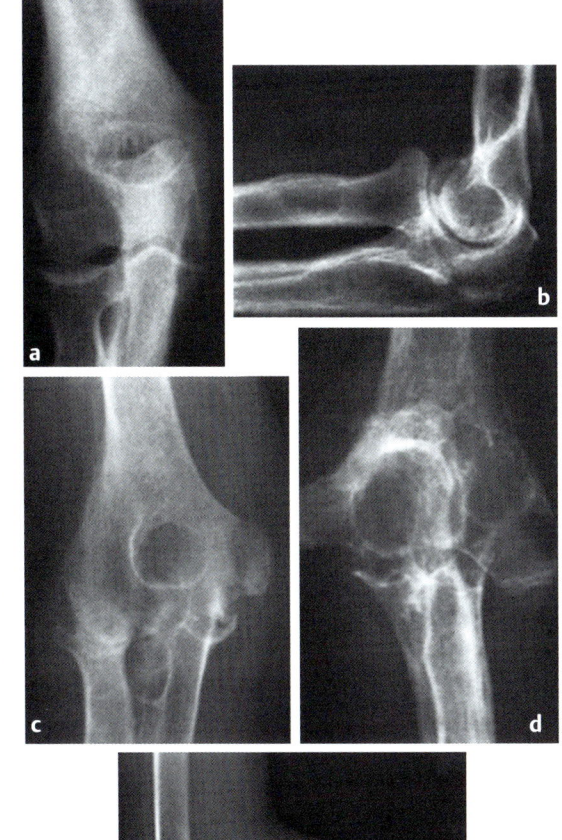

Fig. 7.43 Reumatoide: sistema de classificação de Larsen (Fonte: Morrey BF. Linked total elbow arthroplasty in patients with rheumatoid arthritis. In: Morrey's The Elbow and Its Disorders, 4th ed. New York: Elsevier: 2009. Reimpresso com permissão.)

8

Medicina Desportiva – Lesões dos Membros

Stephen Klinge ▪ *Gregory A. Sawyer* ▪ *Paul Fadale*

I. Quadril

A. Anatomia

1. Acetábulo é antevertido (flexionado) a 15-20 graus e abduzido a 45 graus
2. O colo femoral é antevertido a 15 graus com relação ao côndilo femoral, com um ângulo cervicodiafisário médio de 126 graus
3. O quadril é uma articulação esferoide e estável em razão da arquitetura óssea; entretanto, a estabilização secundária é fornecida pelo *labrum* fibrocartilaginoso e cápsula; a cápsula é composta pelos ligamentos iliofemoral (ligamento de Bigelow), isquiofemoral e pubofemoral (**Fig. 8.1**)
4. Amplitude de movimento (ROM) normal do quadril (**Fig. 8.2**)
    - Flexão de 140 graus
    - Extensão de 20 graus
    - Abdução de 80 graus
    - Adução de 20 graus
    - Rotação interna de 40 graus
    - Rotação externa de 50 graus
5. Musculatura e inervação do quadril (**Tabela 8.1**)
6. Trocânter maior é o sítio de inserção dos rotadores externos curtos e abdutores, e é uma estrutura lateral; o trocânter menor é o sítio de inserção do iliopsoas e é uma estrutura posteromedial
7. A cabeça femoral recebe contribuições de suprimento sanguíneo da artéria femoral circunflexa medial (ramo da femoral profunda), femoral circunflexa lateral

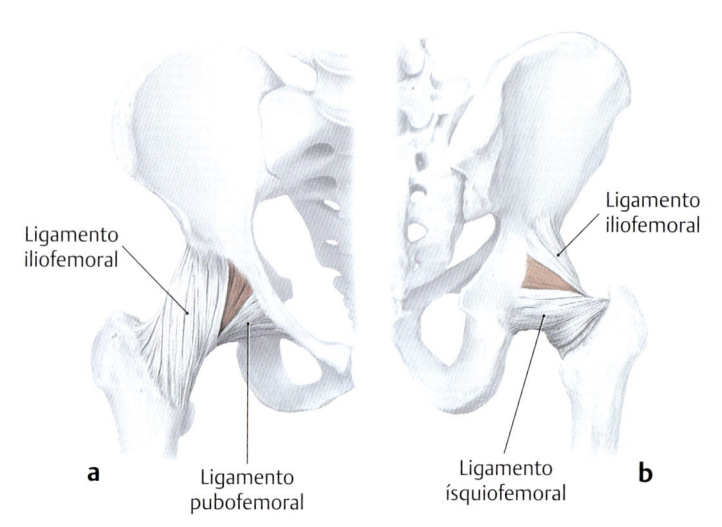

Fig. 8.1 Cápsula do quadril consistindo dos ligamentos (**a**) iliofemoral, pubofemoral e (**b**) isquiofemoral. (Fonte: Schuenke M, Schulte E. General Anatomy and the Musculoskeletal System: Thieme Atlas of Anatomy. New York: Thieme; 2005. Ilustração por Karl Wesker.)

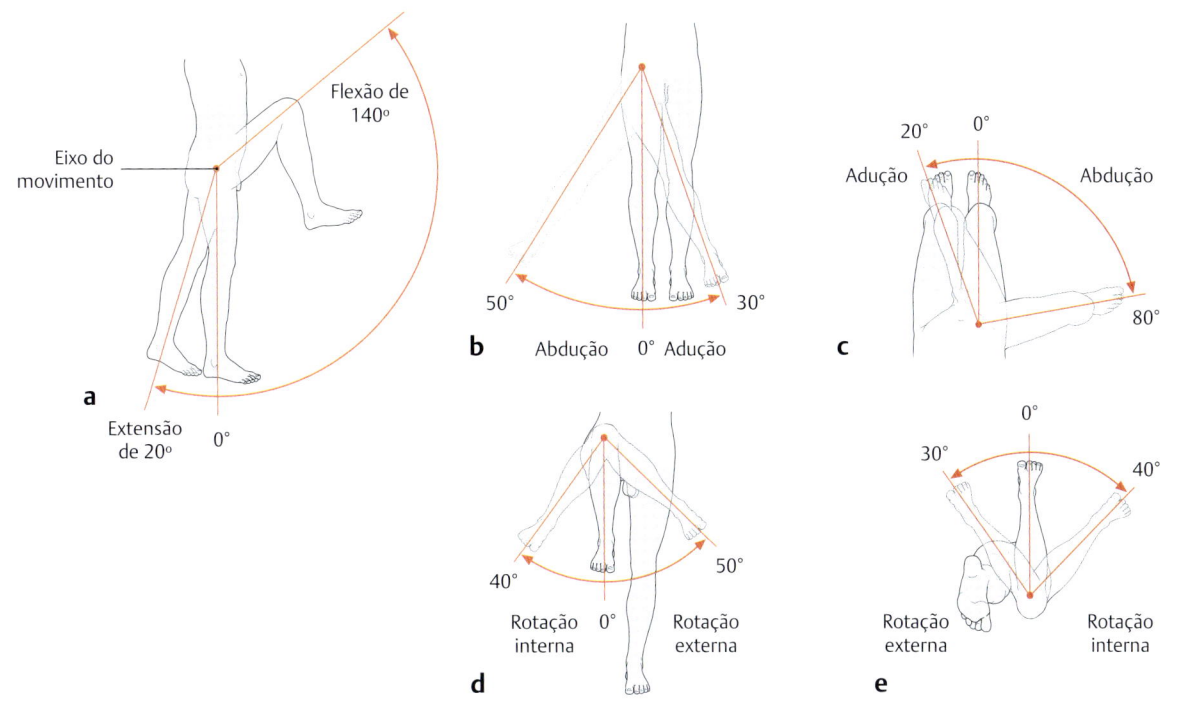

Fig. 8.2 (a-e) Amplitudes de movimento do quadril, usando o método neutro-zero. (Fonte: Schuenke M, Schulte E. General Anatomy and the Musculoskeletal System: Thieme Atlas of Anatomy. New York: Thieme; 2005. Ilustração por Karl Wesker.)

(ramo da femoral profunda) e artéria do ligamento redondo (ramo da artéria obturatória)

8. Suprimento sanguíneo primário na vida adulta provém da artéria femoral circunflexa medial, que fornece fluxo retrógrado para a cabeça a partir da face posterior

- **Proteger a artéria femoral circunflexa medial com abordagens mediais e posteriores ao quadril**

9. Na vida adulta, as contribuições das artérias femoral circunflexa lateral e ligamento redondo são insignificantes

B. Exame Físico (Tabela 8.2)

1. Tuberosidade isquiática é uma estrutura posterior, e sensibilidade à palpação pode indicar uma lesão de origem na musculatura isquiotibial
2. Adutor longo é uma estrutura inguinal palpável, e sensibilidade é consistente com uma distensão ("estiramento da virilha")
3. Sinal de Trendelenburg positivo indica fraqueza do abdutor do quadril; quando o paciente fica em pé sobre o membro afetado, ocorre a queda da pelve contralateral abaixo da linha horizontal (**Fig. 8.3**)

C. Artroscopia de Quadril

1. Indicações: lacerações do labrum, corpos livres intra-articulares, impacto femoroacetabular (FAI), artrite séptica, lesões condrais, distúrbios sinoviais
2. Portais comuns: anterior, anterolateral e posterolateral
   - Portal anterior situa-se na junção da linha vertical traçada a partir da espinha ilíaca anterossuperior (ASIS) e da linha horizontal traçada a partir ponta do trocânter maior; nervo cutâneo femoral lateral e vasos femorais estão em risco
   - Portal anterolateral situa-se na superfície anterior do trocânter maior; nervo glúteo superior está em risco

Tabela 8.1 Musculatura e Inervação do Quadril

	Origem	Inserção	Inervação	Ação no Quadril[1]
Anterior				
Iliopsoas	Corpos vertebrais de T12-L5/fossa ilíaca	Trocânter menor	Femoral	Flexão
Reto femoral	Espinha ilíaca anteroinferior/cápsula anterior do quadril	Patela	Femoral	Flexão
Sartório	Espinha ilíaca anterossuperior	Pata de ganso superficial	Femoral	Flexão, abdução, rotação externa
Posterior				
Piriforme	Espinha sacral anterior	Trocânter maior	Ramos do plexo sacral L5-S2	Rotação externa
Gêmeo superior/inferior	Espinha/tuberosidade isquiática	Trocânter maior	Ramos do plexo sacral L4-S3	Rotação externa
Obturador interno	Ramo púbico inferior/membrana obturatória	Trocânter maior	Ramos do plexo sacral L5-S2	Rotação externa, abdução
Obturador externo	Membrana/forame obturador	Fossa trocantérica	Obturador	Rotação externa, adução
Quadrado femoral	Tuberosidade isquiática	Crista intertrocantérica	Ramos do plexo sacral L4-S1	Rotação externa, adução
Glúteo máximo	Ílio/fáscia lombar/sacro	Tuberosidade glútea/trato iliotibial	Glúteo inferior	Extensão, rotação externa ER
Cabeça longa do bíceps	Tuberosidade isquiática medial	Fíbula proximal	Tibial	Extensão
Semimembranoso	Tuberosidade isquiática proximal/lateral	Múltiplas inserções[2]	Tibial	Extensão
Semitendinoso	Tuberosidade isquiática distal/medial	Pata de ganso profunda/distal	Tibial	Extensão
Lateral				
Glúteo médio	Ílio, abaixo do glúteo máximo	Trocânter maior	Glúteo superior	Abdução, rotação interna
Glúteo mínimo	Ílio, abaixo do glúteo médio	Trocânter maior	Glúteo superior	Abdução, rotação interna
Trato iliotibial	Crista ilíaca anterior	Tubérculo de Gerdy	Glúteo superior	Flexão, abdução, rotação interna
Medial				
Adutor longo	Corpo púbico/abaixo da crista	Linha áspera/terço médio	Obturador	Adução, flexão
Adutor curto	Ramo/corpo púbico inferior	Linha áspera/trocânter menor	Obturador	Adução
Adutor magno	Tuberosidade isquiática/púbis	Linha áspera/tubérculo do adutor	Obturador	Adução, flexão/extensão[3]
Grácil	Arco púbico inferior	Pata de ganso (profunda/proximal)	Obturador	Adução, flexão, rotação interna

[1] Vários músculos ao redor do quadril têm múltiplas ações, de acordo com suas relações com o eixo de rotação do quadril.
[2] Inserções incluem ligamento oblíquo posterior, cápsula posterior, tíbia posterior medial, poplíteo e menisco medial.
[3] Parte adutora do adutor magno flexiona o quadril, enquanto a parte isquiotibial estende o quadril.

Tabela 8.2 Exame Físico do Quadril

Nome do Teste	Técnica	Importância
Impacto anterior	Flexão/adução/rotação interna passiva do quadril reproduz os sintomas	Indicativo de impacto femoroacetabular
Ressalto externo	Flexão do quadril (na posição aduzida)	Irritação/travamento do trato iliotibial sobre o trocânter maior
Ressalto interno	Movimento passivo de rotação externa/flexão para extensão/rotação interna	Irritação/travamento do tendão iliopsoas sobre o trocânter menor[1]
Ober	Incapacidade de aduzir além da linha média com o quadril estendido/abduzido na posição lateral	Tensão do trato iliotibial
FAIR	FAIR do quadril	Alongamento do piriforme pode exacerbar sintomas da síndrome do piriforme

Abreviação: FAIR, flexão/adução/rotação interna.
[1] Tendão iliopsoas também pode alcançar a espinha ilíaca anteroinferior ou a eminência iliopectínea.

- Portal posterolateral situa-se na superfície posterior do trocânter maior: nervo ciático em risco; realizar rotação interna da perna para evitar lesão neurológica
3. Complicações: as mais comuns são paralisia do nervo pudendo causada pelo componente perineal e lesão neurovascular provocada pelos portais

D. Patologia do Quadril

1. Bursite
   - Bursite trocantérica maior
     a. Dados demográficos: mulheres de meia-idade ou corredoras treinando em superfícies inclinadas
     b. Apresentação: dor no quadril lateral com sensibilidade à palpação, ROM passiva normal, dor com abdução e rotação interna contra resistência
        - Associada à tensão da banda iliotibial (IT) e teste de Ober positivo. O teste de Ober é realizado com o paciente na posição lateral, com o quadril afetado abduzido e estendido, e com o joelho em extensão (ou flexão). Teste é positivo quando o paciente não consegue aduzir o quadril além da linha média, a partir daquela posição

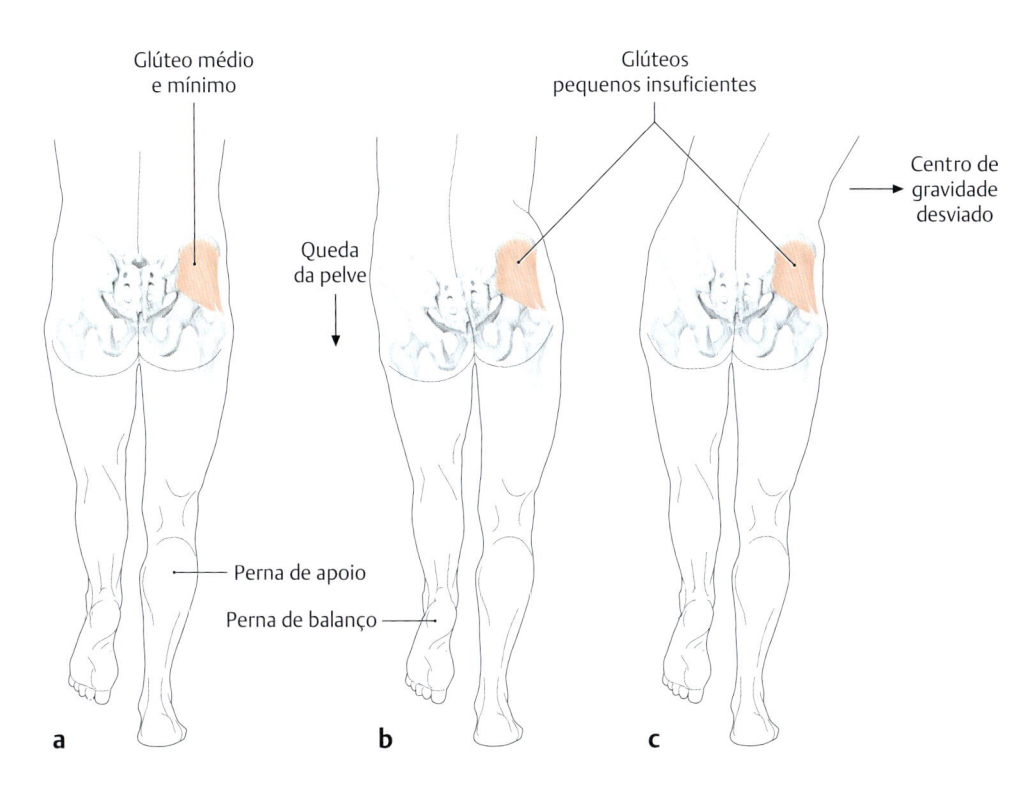

Fig. 8.3 (a) Marcha normal. (b) Queda do quadril contralateral observada com o padrão de marcha de Trendelenburg. (c) Desvio compensatório do tronco ipsolateral observado com a marcha de Trendelenburg. (Fonte: Schuenke M, Schulte E. General Anatomy and the Musculoskeletal System: Thieme Atlas of Anatomy. New York: Thieme; 2005. Ilustração por Karl Wesker.)

- Tensão da banda IT pode resultar em ressalto externo do quadril
- **Ressalto externo do quadril pode ser palpado sobre o trocânter à medida que a banda IT desliza sobre ele; ressalto interno do quadril é produzido pelo movimento passivo do quadril de flexão/rotação externa para extensão/rotação interna**
- *Coxa saltans*

c. Patologia: tendinose do glúteo médio ou tendão mínimo

d. Imagens: nenhuma, diagnóstico clínico

e. Tratamento: conservador com drogas anti-inflamatórias não esteroidais (NSAIDs), alongamento, repouso, injeção de corticosteroides
- Tratamento cirúrgico com desbridamento do tendão e reinserção ("reparo do manguito rotador do quadril")
- Na coxa saltans, tratar com uma zetaplastia da banda IT

- Bursite do iliopsoas
    a. Dados demográficos: atletas jovens (ginastas, corredores) e dançarinos de ballet
    b. Apresentação: dor no quadril anterior após flexão/extensão repetida do quadril
    - Pode resultar em estalidos "internos" (estalo audível é escutado) e dor ao movimentar o quadril de flexão/rotação externa para extensão/rotação interna
    c. Patologia: bursite entre a cápsula do quadril e o tendão iliopsoas; estalido causado pelo deslizamento do tendão sobre a linha iliopectínea ou cabeça femoral
    d. Imagens: ultrassonografia convencional e dinâmica para identificar o estalo do tendão iliopsoas
    e. Tratamento: conservador com repouso, NSAIDs, alongamento/fortalecimento do flexor do quadril, injeção de corticosteroides
    - Cirurgia raramente é indicada; liberação artroscópica do tendão iliopsoas
    - Zona orbicular é um anel de tecido capsular que fornece uma referência artroscópica para identificação do iliopsoas

2. Lesões musculotendíneas (estiramento/lacerações)
- Isquiotibiais
    a. Consiste do semimembranoso, semitendinoso e bíceps femoral (cabeça longa e cabeça curta)
    b. Dados demográficos: lesão comum em todas as idades; frequente durante corridas de velocidade
    c. Apresentação: dor com a flexão do quadril e extensão do joelho, equimose na coxa posterior
    d. Patologia: estiramento ou laceração, frequentemente na junção miotendínea
    e. Imagens: radiografia - avulsão da tuberosidade isquiática é observada na população pediátrica; MRI para diagnóstico e classificação da lesão
    f. Tratamento
    - Tratamento conservador é o padrão-ouro; sustentação do peso protegida por muletas; alongamento e fortalecimento
    - Reparo cirúrgico é considerado para atletas de alto nível com rupturas do tendão proximal

- Reto femoral
    a. Consiste das cabeças direta e indireta: a cabeça direta (reta) se origina da espinha ilíaca anteroinferior (AIIS), enquanto a cabeça indireta (refletida) se origina na borda acetabular superior e cápsula do quadril
    b. Dados demográficos: atletas jovens, particularmente jogadores de futebol e futebol americano
    c. Apresentação: dor na coxa anterior (proximal ou distal), reproduzida com a flexão do quadril contra resistência
    d. Patologia: estiramento/lacerações na origem proximal, porção média ou na inserção distal

e. Imagens: radiografia é útil para identificação de avulsão óssea na AIIS, comum em adolescentes
   f. Tratamento: conservador com repouso, NSAIDs, alongamento por 4-6 semanas
- Adutor
   a. Consiste em adutor longo, adutor curto, adutor magno
   b. Dados demográficos: qualquer atleta
   c. Apresentação: lesão ocorre com a rotação externa forçada de uma perna abduzida; manifesta-se com dor significativa na virilha e sensibilidade à palpação ao longo do ramo púbico
   d. Patologia: estiramento da junção musculotendínea ou laceração da origem
   e. Imagens: imagem por ressonância magnética (MRI): sinal no púbis significando avulsão tendínea
   f. Tratamento: conservador com repouso, gelo, NSAIDs e sustação de peso protegida; reabilitação com alongamento e fortalecimento
3. Hérnia do Esporte/Pubalgia Atlética
   - Dados demográficos: atletas de qualquer idade, especialmente jogadores de futebol e hóquei, homens > mulheres
   - Apresentação: dor na região pélvica anterior ou virilha, sem evidência de hérnia inguinal no exame físico; dor é exacerbada com atividades que aumentam a pressão intra-abdominal (manobra de Valsalva, abdominais etc.); sensibilidade sobre a origem do adutor longo
      a. Secundário a esportes com frequente hiperextensão abdominal e abdução do quadril
      b. Pode ser confundida com osteíte púbica, em que os pacientes têm sensibilidade focal sobre a sínfise púbica e dor com o teste de resistência do reto abdominal
   - Patologia: pouco compreendida e controversa; causada pelo uso excessivo crônico com microlacerações da parede abdominal anterior (reto abdominal, oblíquos ou fáscia transversa) e envolvimento do adutor com alterações púbicas associadas
   - Imagens: diagnóstico de exclusão; radiografia e MRI são úteis para descartar outras etiologias, como osteíte púbica
   - Tratamento: conservador, com 6-8 semanas de repouso e reabilitação
      a. Cirurgia focada no sítio da queixa pode ser indicada, com reconstrução do assoalho pélvico, liberação do adutor ou reinserção do reto
      b. Em pacientes com dor crônica do adutor e imagens por MRI normais, foi demonstrado que uma única injeção de corticosteroide fornece alívio
4. Fraturas por estresse do colo femoral
   - Dados demográficos: atletas jovens do sexo feminino, particularmente corredoras
   - Apresentação: dor na virilha com a sustação de peso em atletas com um histórico de uso excessivo ou recente aumento no treinamento: exame físico é geralmente benigno
   - Patologia: carga crônica e repetitiva resulta em microfraturas no colo femoral; observado no lado de tensão (superior-lateral) ou no lado de compressão (inferior-medial)
   - Imagens: radiografia pode identificar a linha de fratura na fase tardia do processo; MRI é o exame de escolha para identificação em pacientes com radiografias normais
   - Tratamento
      a. Fratura por estresse no lado de compressão: em pacientes que aderem ao tratamento, pode ser tratada de modo conservador por sustação de peso com muletas até que estejam livres de dor, e abandono da corrida por 8-12 semanas
      b. Lado de compressão: tratamento conservador; lado de tensão: cirurgia
      c. Fratura no lado da tensão e lesões que abrangem mais de 50% do pescoço: apresentam uma maior taxa de propagação e são cirurgicamente tratadas por fixação percutânea com parafusos

5. Impacto femoroacetabular (FAI)
   - Síndrome do impacto do quadril é secundária ao contato anormal entre o fêmur e o acetábulo
   - Dados demográficos: adultos jovens e de meia-idade, resultando em disfunção do quadril de início precoce, patologia labral e artrite secundária
   - Três tipos de FAI: cam, pincer e combinado
     a. Cam: anormalidade do fêmur proximal, incluindo cabeça femoral assimétrica, redução do recuo femoral, relação cabeça/colo anormal e retroversão do colo femoral [secundário a uma fratura antiga ou escorregamento epifisário proximal do fêmur (SCFE)]: observado em atletas jovens
     b. **Deformidade em cabo de pistola (*pistol grip*) é uma irregularidade do contorno da junção da cabeça/colo femoral superolateral, indicando impacto tipo *cam***
     c. Pincer: anormalidade do acetábulo devido à retroversão acetabular, protrusão acetabular (*protrusio acetabuli*), coxa profunda (acetábulo profundo) e excesso de borda acetabular anterior-superior; observado em pacientes ativos de meia-idade
     d. **O sinal do cruzamento na radiografia indica retroversão acetabular, observada no impacto tipo *pincer***
     e. Combinado: envolvimento do fêmur e do acetábulo
   - Apresentação: dor na virilha associada à atividade, especialmente com a flexão intensa do quadril; pode haver sintomas mecânicos; o exame revela rotação interna e flexão limitada do quadril
     a. Teste do impacto anterior positivo: reprodução dos sintomas com a flexão, adução e rotação interna
     b. Patologia: *cam*, *pincer* ou mecanismos combinados, resultando em patologia labral ou degeneração condral
       ○ Lacerações labrais são observadas no quadrante anterossuperior do acetábulo
     c. Imagens: radiografias são úteis na avaliação da anatomia do fêmur proximal e acetábulo
       ○ Nas incidências anteroposteriores (AP) da pelve, verificar a presença do sinal do cruzamento, indicando retroversão acetabular e impacto tipo *pincer*; analisar a presença de deformidade em cabo de pistola da cabeça/colo femoral, o que indica um impacto tipo *cam*
       ○ Incidência em falso perfil de Lequesne: importante e frequentemente testada (**Fig. 8.4**)
         ♦ Avalia a cobertura do acetábulo anterior para impacto tipo pincer; realizada com um ângulo de 65 graus entre a pelve e o cassete de raios X
       ○ Tomografia computadorizada (CT): para avaliar a anatomia óssea
       ○ Artrografia por MR: para analisar o *labrum*
       ○ MRI: exame de escolha para avaliar o local e padrão da laceração; é necessário cautela, visto que resultados falso-positivos são comuns
     d. Tratamento
       ○ Tratamento conservador: mais bem-sucedido para pacientes com mínimos sintomas e nenhuma queixa mecânica
       ○ Tratamento cirúrgico: aberto ou artroscópico; aberto é considerado o padrão ouro; entretanto, literatura recente indica resultados similares com os procedimentos artroscópicos; cirurgia direcionada à correção da patologia
       ○ Cam: osteocondroplastia da cabeça/colo femoral, possível osteotomia femoral
       ○ Pincer: osteocondroplastia da borda acetabular, desbridamento/reparo labral

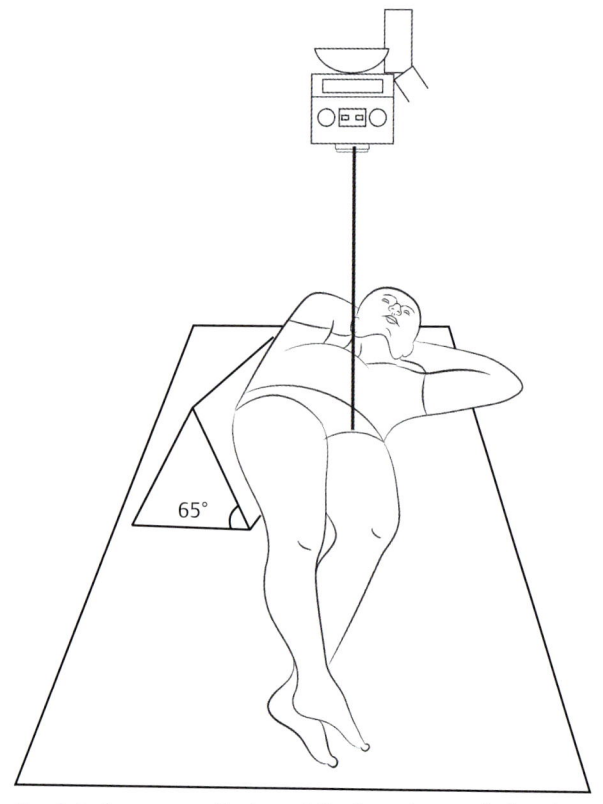

Fig. 8.4 Representação da posição do paciente e do ângulo do feixe de raios X para a obtenção de uma incidência radiográfica em falso perfil.

- Para pacientes com alterações artríticas significativas, artroplastia de quadril é indicada
6. Síndromes de compressão nervosa do quadril
    - Compressão do nervo ilioinguinal
        a. Patologia: músculos abdominais hipertrofiados, resultando em hiperestesia e dor
        b. Apresentação: disestesia na região inguinal; dormência exacerbada com a hiperextensão do quadril
        c. Tratamento: conservador, alongamento/modificação da atividade; liberação cirúrgica indicada se os sintomas persistem
    - Compressão do nervo obturatório
        a. Patologia: hipertrofia do músculo adutor, resultando em dor crônica na coxa medial
        b. Estudos de condução nervosa podem ajudar no diagnóstico
        c. Tratamento: conservador, alongamento
    - Compressão do nervo cutâneo femoral lateral ("meralgia parestésica")
        a. Apresentação: dor e disestesia na coxa lateral proximal; sintomas são exacerbados com a flexão prolongada do quadril e cintos de segurança subabdominais apertados
        b. Tratamento: conservador, alongamento
    - Compressão do nervo ciático
        a. Patologia: ocorre no nível da tuberosidade isquiática ou do piriforme ("síndrome do piriforme"), causando dor nas nádegas e coxa posterior
        b. Tratamento: conservador, alongamento; liberação cirúrgica raramente é necessária

E. Diversos

1. Fraturas por avulsão da espinha ilíaca anterossuperior
    - Dados demográficos: atletas adolescentes, secundário a contrações súbitas do sartório ou tensor da fáscia lata
    - Tratamento: conservador, sustentação de peso protegida
        a. Cirurgia é considerada nas pseudoartroses doloridas e na luxação > 3 cm
2. Contusão do quadríceps
    - Pode resultar em hemorragia intramuscular e comporta um baixo risco de síndrome compartimental
    - **Tratamento agudo requer gelo e imobilização em flexão (120 graus)**

II. Joelho

A. Anatomia (Fig. 8.5)

1. Côndilos femorais, ambos convexos **(Fig. 8.6)**
    - Lateral: mais amplo no plano medial-lateral, projeta-se mais anteriormente
    - Medial: maior/mais curvo, projeta-se mais distalmente/posteriormente
2. Platô tibial, inclinação posterior de 7 a 10 graus
    - Medial: oval, maior, bicôncavo **(Fig. 8.7)**
    - Lateral: circular, menor, convexo (sagital)/côncavo (coronal)
3. Tíbia proximal
    - Tubérculo tibial anterior, inserção do tendão patelar
    - Tubérculo de Gerdy 2-3 cm lateral, inserção da banda IT
    - Cápsula articular 1,5 cm abaixo da linha articular nos recessos posteriores
    - **Pinos fixadores devem não se situar a uma distância de 15 mm da articulação em razão do risco de se tornarem intracapsular**

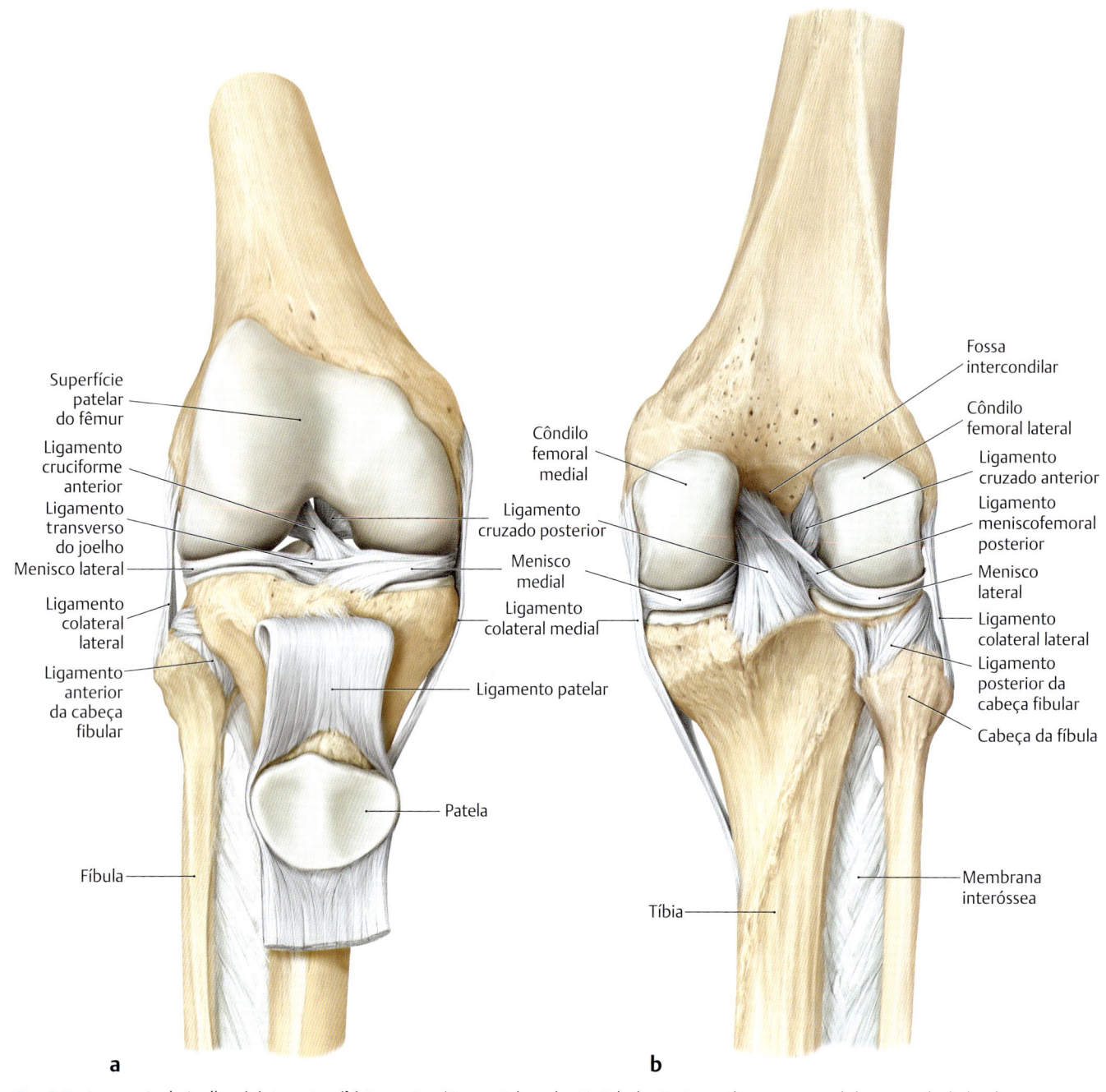

Fig. 8.5 Anatomia do joelho. (a) Anterior. (b) Posterior. (Fonte: Schuenke M, Schulte E. General Anatomy and the Musculoskeletal System: Thieme Atlas of Anatomy. New York: Thieme; 2005. Ilustração por Karl Wesker.)

4. Fíbula proximal
   - Articulação tibiofibular proximal, distal à articulação do joelho
   - Processo estiloide, inserção dos estabilizadores laterais do joelho (**Fig. 8.8**)
     a. Inserções na direção anterior para posterior: ligamento colateral lateral (LCL), ligamento popliteofibular, tendão do bíceps
5. Patela, maior osso sesamoide, cartilagem mais espessa (porção média tem 5 mm)
   - Eixo para aumentar a força do quadríceps, protetor
   - Patela bipartida (superolateral), diferenciar de fratura
6. Estabilizadores patelofemorais
   - Anatomia óssea/cartilaginosa adaptada (**Fig. 8.9**)

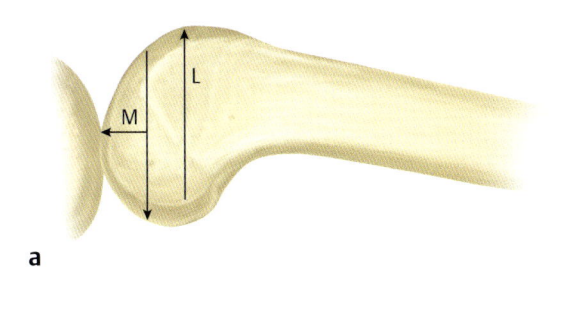

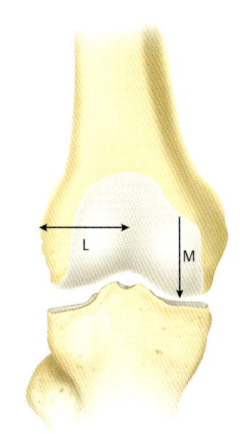

Fig. 8.6 Anatomia do côndilo femoral. **(a)** Incidência lateral e **(b)** incidência anteroposterior. M refere-se às dimensões do côndilo medial e L refere-se às dimensões do côndilo lateral.

Fig. 8.7 Diferenças na anatomia dos platôs tibiais medial/lateral, como demonstradas na incidência axial. **(a)** O platô medial é maior, de formato oval e bicôncavo. **(b)** O platô lateral é menor, circular e convexo (sagital)/côncavo (coronal).

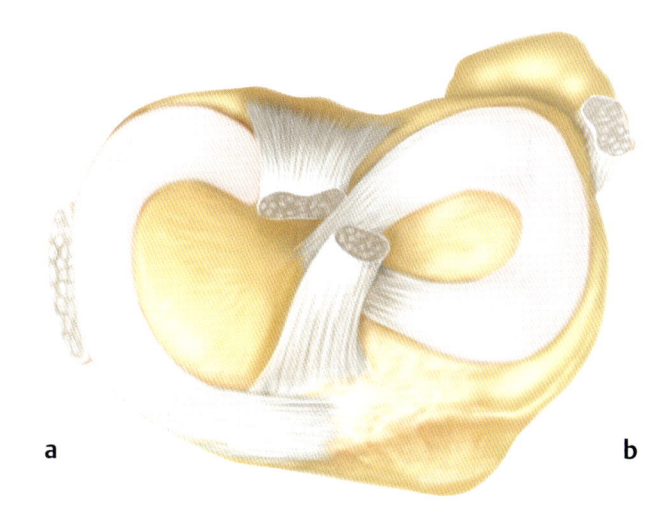

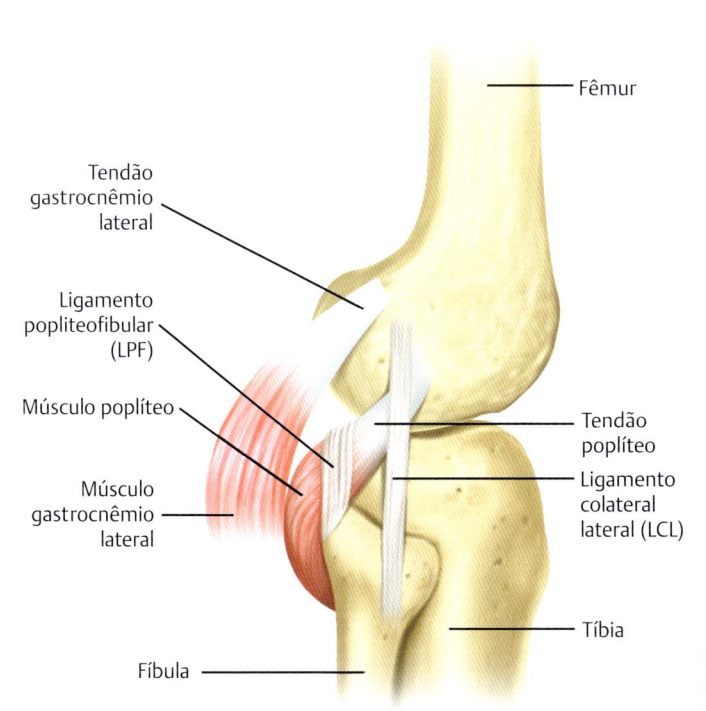

Fig. 8.8 Origem/inserções dos estabilizadores laterais do joelho. (Modificado de Schuenke M, Schulte E. General Anatomy and the Musculoskeletal System: Thieme Atlas of Anatomy. New York: Thieme; 2005. Ilustração por Karl Wesker.)

8 Medicina Desportiva – Lesões dos Membros

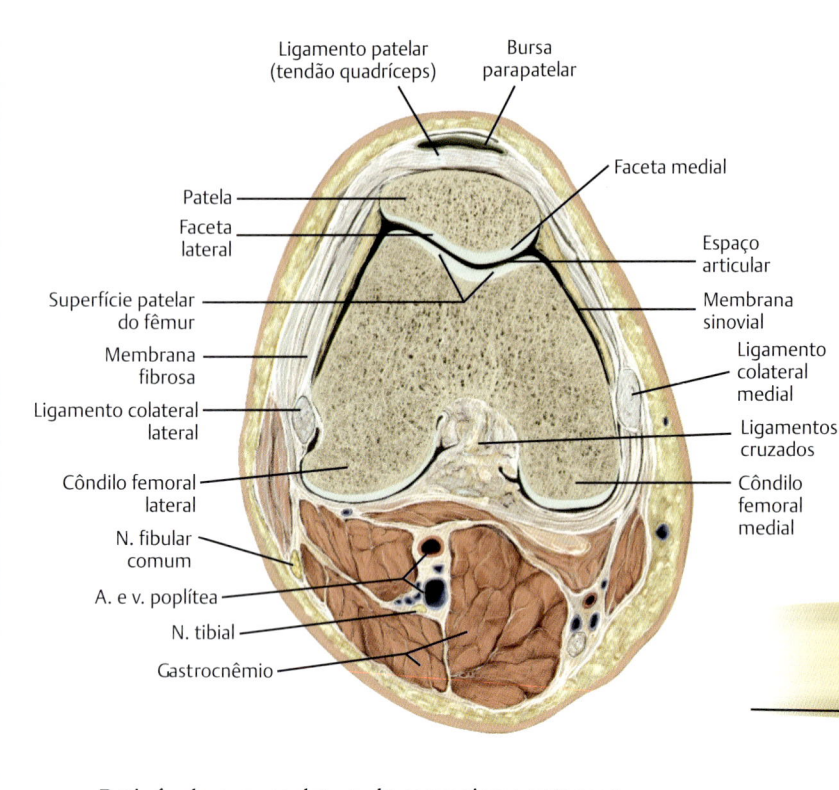

Fig. 8.9 Corte transverso no nível da articulação patelofemoral. (Fonte: Schuenke M, Schulte E. General Anatomy and the Musculoskeletal System: Thieme Atlas of Anatomy. New York: Thieme; 2005. Ilustração por Karl Wesker. Desenhado a partir de uma amostra na Coleção Anatômica da *Kiel University*.)

- Retináculo e musculatura do mecanismo extensor
- Ligamentos patelofemorais: ligamento patelofemoral medial (MPFL), mais importante
- **Ligamento patelofemoral medial fornece mais de 50% da estabilidade medial total à instabilidade patelar lateral**
    a. Origem: intersecção do ponto imediatamente anterior à diáfise femoral posterior e proximal à linha de Blumensaat (**Fig. 8.10**), imediatamente anterior e distal à inserção do adutor magno, entre o epicôndilo medial e o tubérculo do adutor
    b. Insere-se na junção da face superior e média da patela medial
7. Ligamento cruzado anterior (ACL)
    - Ligação/inserção, dimensões (**Fig. 8.11**)
    - Feixes: anteromedial e posterolateral
    - **Feixe anteromedial é tenso em flexão; o feixe posterolateral é tenso em extensão**
        a. Anteromedial (AM): mais forte, estabilidade tibial anterior, tenso em flexão
        b. Posterolateral (PL): estabilidade rotatória, tenso em extensão
            ○ Laceração AM isolada: translação anterior aumentada na flexão de 90 graus
            ○ Laceração PL isolada: aumento da translação tibial anterior e instabilidade rotatória na flexão do joelho de 30 graus
    - Força nativa: 2.200 N (tensão máxima na extensão total do joelho)
8. Ligamento cruzado posterior (PCL)
    - Ligação/inserção, dimensões (**Fig. 8.12**)
    - Feixes: anterolateral e posterolateral
    - **Feixes são opostos àqueles do ACL**

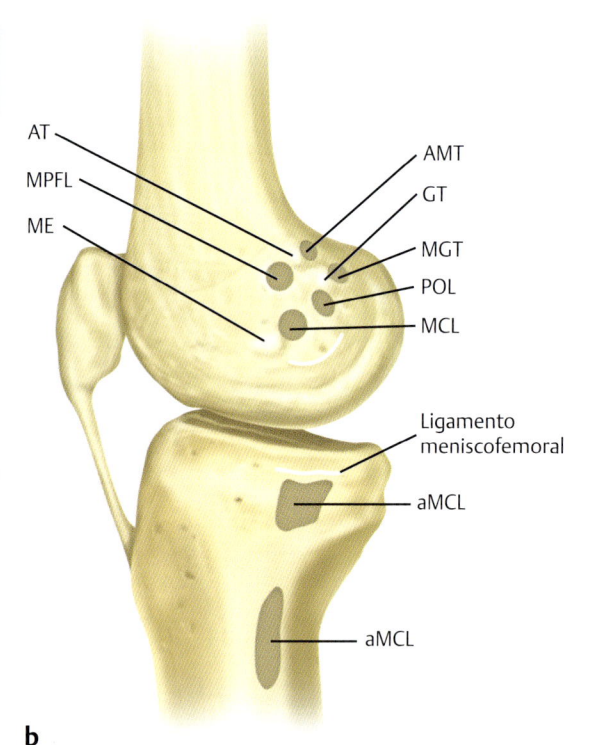

Fig. 8.10 (a) Representação da inserção do ligamento patelofemoral medial (MPFL) na intersecção de um ponto imediatamente anterior à diáfise femoral posterior e proximal à linha de Blumensaat. **(b)** Outra anatomia relevante do joelho medial. aLCM, ligamento colateral medial anterior; AMT, tendão do adutor magno; AT, tubérculo do adutor; GT, tubérculo do gastrocnêmio; MCL, ligamento colateral medial; ME, epicôndilo medial; MGT, tendão do gastrocnêmio medial; POL, ligamento oblíquo posterior.

Crista bifurcada

Cruzado anterior

Feixe AM

Feixe PL

Feixe AM

Feixe PL

Crista intercondilar

Cruzado posterior

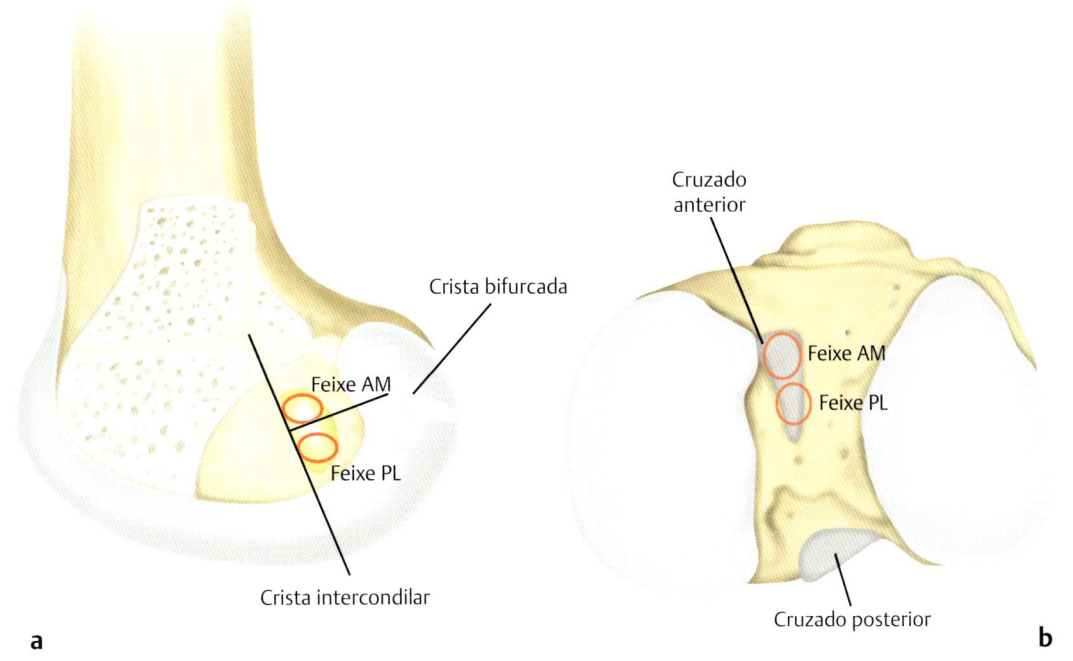

a
b

Fig. 8.11 **(a,b)** Anatomia do ligamento cruzado anterior: dimensões e origens/inserções do feixe. AM, anteromedial; PL, posterolateral.

Cruzado anterior

Anatomia do PCL no fêmur medial

Feixe AL

Feixe PM

Cruzado posterior

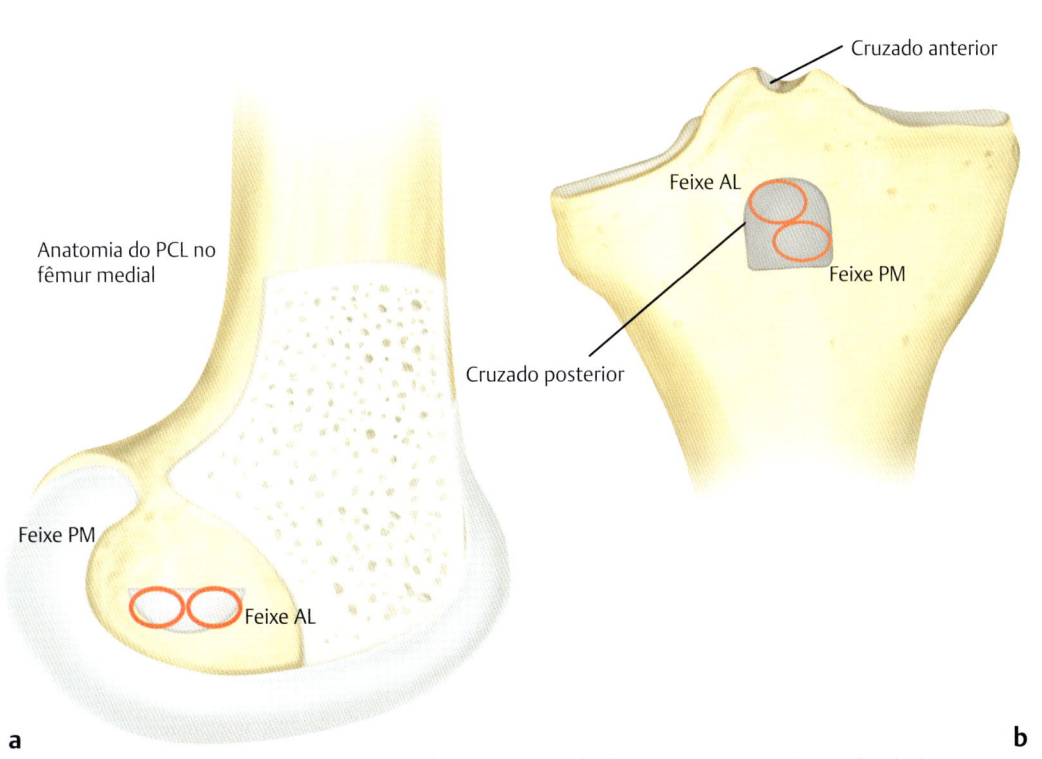

Feixe PM

Feixe AL

a
b

Fig. 8.12 **(a,b)** Anatomia do ligamento cruzado posterior (PCL): dimensões e origens/inserções do feixe. AL, anterolateral; PM, posteromedial.

a. Anterolateral (AL): estabilidade tibial posterior, tenso em flexão (reconstruído em uma reconstrução com feixe único)
b. Posteromedial (PM): estabilidade rotatória
- Força: 2.500-3.000 N
9. Características comuns do ACL/PCL
   - **Feixes anteriores: tenso em flexão; feixes posteriores: tenso em extensão**
   - Ambos são estabilizadores secundários ao estresse em varo/valgo do joelho
   - Composição: 90% de colágeno tipo I, 10% de colágeno tipo III
   - Suprimento vascular: primariamente a artéria genicular média
   - Inervação: nervo tibial (ciático) (ramo articular posterior)
10. Estabilizadores mediais (**Fig. 8.13** e **Tabela 8.3**)

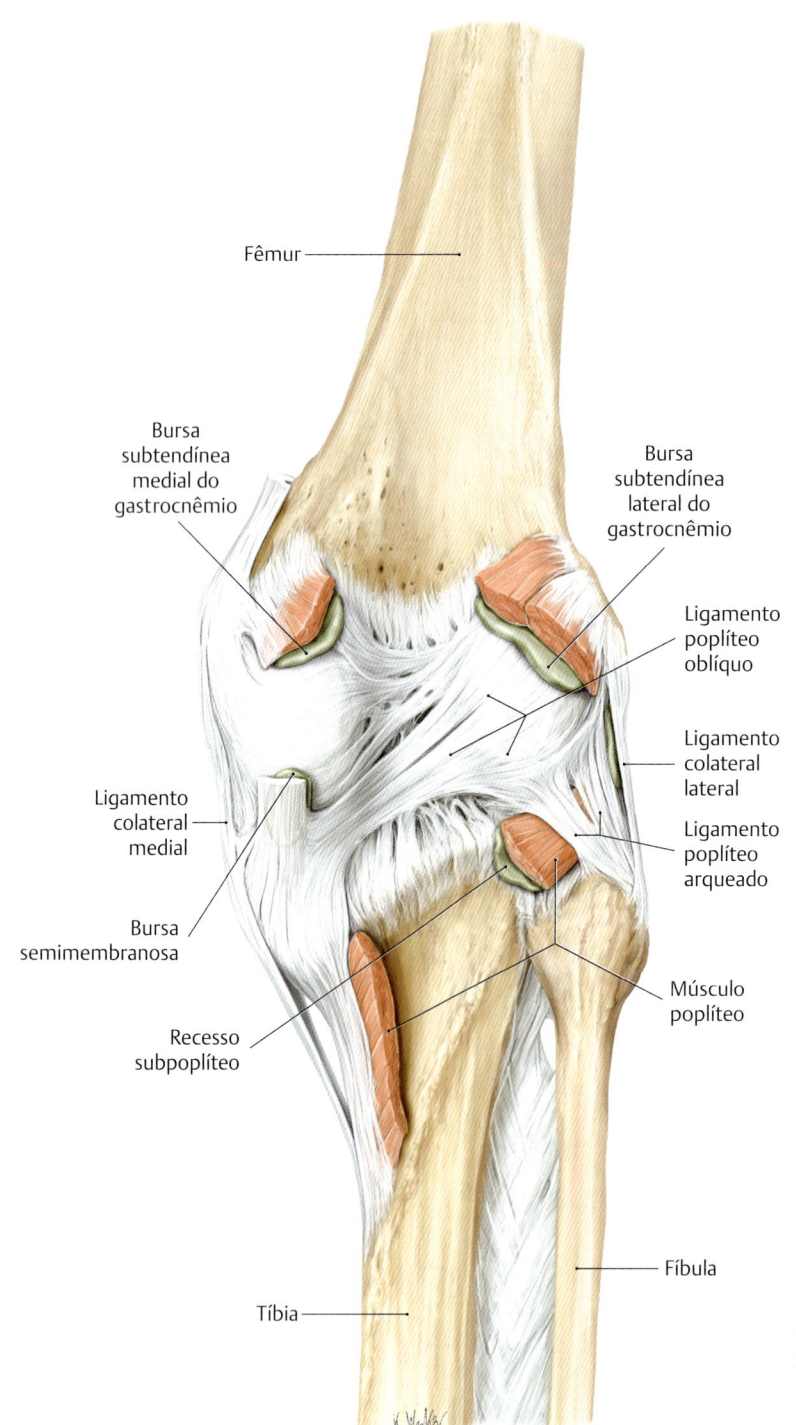

Fig. 8.13 Estabilizadores posteriores medial e lateral do joelho. (Fonte: Schuenke M, Schulte E. General Anatomy and the Musculoskeletal System: Thieme Atlas of Anatomy. New York: Thieme; 2005. Ilustração por Karl Wesker.)

Tabela 8.3 Camadas/Estabilizadores Dinâmicos do Joelho Medial

Camada medial

I	Fáscia do sartório/vasto medial
II	MCL superficial, ligamento oblíquo posterior, semimembranoso, MPFL
III	MCL profundo e cápsula
Estabilizadores dinâmicos	Semimembranoso, grácil, semitendinoso, sartório, vasto medial
CPM	Ligamento oblíquo posterior (origina-se no tubérculo do adutor), ligamento poplíteo oblíquo (espessamento capsular posterior, contínuo com o MCL profundo), semimembranoso (múltiplas inserções tendíneas)

Abreviações: MCL, ligamento colateral medial; MPFL, ligamento patelofemoral medial; PMC, canto posteromedial.

- Três camadas anatômicas do joelho medial; estabilizador estático e dinâmico do ligamento colateral medial (MCL)
  a. MCL superficial: camada vertical, abaixo da pata de ganso que se origina 3 mm proximal e 5 mm posterior ao epicôndilo femoral medial; insere-se distal à linha articular (4-6 cm)
     ○ Estabilidade em valgo é a função primária; porção anterior é tensa em flexão; a posterior é tensa em extensão
  b. MCL profundo: espessamento capsular com componentes meniscofemoral e meniscotibial
- Componentes do canto posteromedial (PMC) **(Tabela 8.3)**
  a. Função: estabilidade da rotação interna do joelho
11. Estabilizadores laterais **(Fig. 8.13 e Tabela 8.4)**
    - Ligamento colateral lateral (ou fibular) (LCL)
      a. Estrutura em forma de cordão; 3-4 mm de diâmetro, 6 cm de comprimento
      b. Estabilizador do joelho em varo; isolar na flexão de 30 graus; também estabilizador anteroposterior secundário (junto com o MCL)
    - Outros estabilizadores laterais **(Fig. 8.8)**
      a. Três camadas anatômicas do joelho lateral; estabilizadores estáticos e dinâmicos
      b. Poplíteo: rotador interno da tíbia
         ○ Origina-se na tíbia posterior; insere-se anterior, inferior e profundamente à origem do LCL
         ○ Segmento intra-articular atravessa o hiato poplíteo (face posterolateral do menisco lateral)
         ○ Ligamento popliteofibular é um ramo do poplíteo

Tabela 8.4 Camadas/Estabilizadores Dinâmicos do Joelho Lateral

Camada lateral

I	Banda iliotibial, cabeça longa do bíceps femoral, fáscia
II	Retináculo patelar lateral/ligamento patelofemoral
III	LCL, ligamento fabelo-fibular, ligamentos arqueado/coronário, tendão poplíteo/ligamento popliteofibular, cápsula
Estabilizadores dinâmicos	Cabeça longa do bíceps, poplíteo, banda iliotibial, gastrocnêmio lateral
Componentes PLC	Ligamento popliteofibular/poplíteo, cabeça longa do bíceps femoral, cápsula lateral, banda iliotibial, ligamento fabelo-fibular, ligamento arqueado

Abreviações: LCL, ligamento colateral medial; PLC, canto posterolateral.

- Componentes do canto posterolateral (PLC) **(Tabela 8.4)**
  a. Função: estabilidade da rotação externa do joelho
12. Meniscos
- Forma de meia-lua, triangular, no corte transversal
- Conectados anteriormente pelo ligamento intermeniscal, perifericamente pelos ligamentos coronários
- Os ligamentos meniscofemorais (MFLs) estão variavelmente presentes, 70%
  a. Ligamento de Humphrey (anterior ao PCL), ligamento de Wrisberg (posterior ao PCL), originam-se no corno posterior, inserem-se no côndilo femoral medial/PCL
- Tipos de fibras meniscais (circunferencial, radial e oblíqua)
  a. Circunferencial é a mais abundante, dissipa a tensão circunferencial
  b. Material fibrocartilaginoso, primariamente colágeno tipo I
- Suprimento vascular (artérias geniculares)
  a. Terço distal é bem vascularizado (zona vermelha), terço médio é relativamente avascular (zona vermelho-branca), terço proximal é avascular (zona branca; nutrição por difusão) **(Fig. 8.14)**
    ○ Cornos posteriores são abastecidos pela artéria genicular média
    ○ Menisco posterolateral no hiato poplíteo tem mínimo a nenhum suprimento vascular
- Menisco medial *versus* lateral **(Fig. 8.15)**
  a. Dimensões
    ○ Medial: formato em "C", menos móvel (5 mm), mais inserções de tecido mole/conformidade articular
    ○ Lateral: circular, mais amplo, mais móvel (11 mm), menos inserções de tecido mole
  b. Suprimento vascular
    ○ Medial: periférico, 20-30%
    ○ Lateral: periférico, 10-25%
- Função/biomecânica
  a. Diminui a pressão de contato da articulação do joelho pelo aumento da área; aumenta a estabilidade do joelho e intensifica a concavidade articular
  b. Resiste às forças de tensão circunferencial associadas à sustentação de peso
- **Menisco medial se torna o estabilizador secundário na translação tibial anterior em joelhos com deficiência do ACL**

B. Musculatura e Inervação do Joelho (Tabela 8.5)

C. Exame Físico do Joelho (Tabela 8.6)

D. Abordagens Cirúrgicas Abertas do Joelho

1. Abordagem ao complexo MPFL/ligamento medial
   - Intervalo superficial: sartório (nervo femoral) e retináculo patelar medial
   - Profundo: semimembranoso (nervo ciático) e MCL
2. Extração de enxerto nos ísquiotibiais/reparo aberto de menisco medial
   - Orientação do tendão: grácil/semimembranoso percorrem obliquamente ao MCL, abaixo da fáscia do sartório (entre as camadas mediais I e II)
   - Feixe neurovascular do safeno em risco
     a. Ramo do sartório anterior ao semitendinoso durante a extensão do joelho; ramo infrapatelar continua até o joelho anteromedial

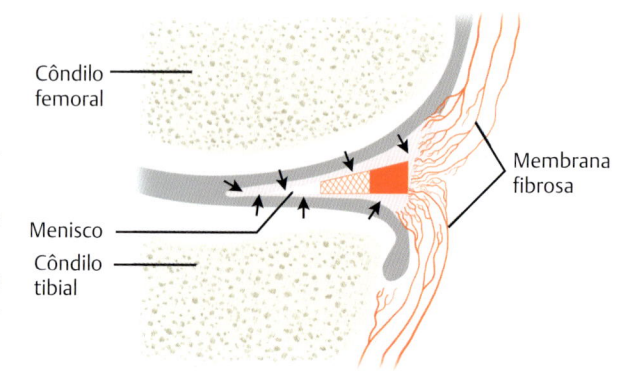

Fig. 8.14 Dimensões dos meniscos medial e lateral. Suprimento sanguíneo aos meniscos é dividido em periférico/altamente vascular nas zonas **(a)** vermelho-vermelho, **(b)** vermelho-branco, e o interno/avascular **(c)** na zona branco-branco. As setas indicam as forças articulares. (Modificada de Schuenke M, Schulte E. General Anatomy and the Musculoskeletal System: Thieme Atlas of Anatomy. New York: Thieme; 2005. Ilustração por Karl Wesker.)

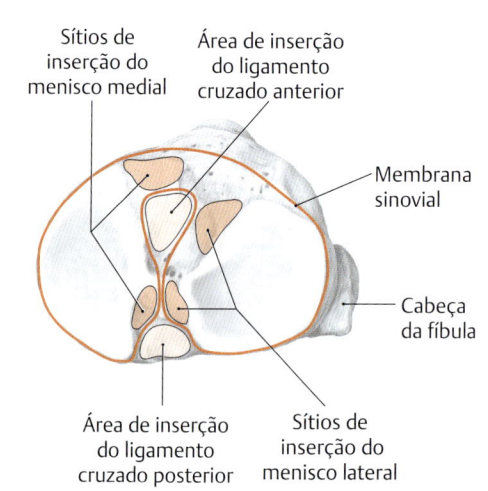

Fig. 8.15 Sítios de inserção dos meniscos e ligamentos cruzados. (Fonte: Schuenke M, Schulte E. General Anatomy and the Musculoskeletal System: Thieme Atlas of Anatomy. New York: Thieme; 2005. Ilustração por Karl Wesker.)

Tabela 8.5 Tabela dos Músculos ao Redor do Joelho

	Origem	Inserção	Inervação	Ação no Joelho
Coxa anterior				
Vasto lateral	Face lateral da linha áspera	Patela lateral	Femoral	Extensão do joelho
Vasto medial	Face medial da linha áspera	Patela medial	Femoral	Extensão do joelho[2]
Vasto intermédio	Fêmur anterior/proximal	Patela	Femoral	Extensão do joelho
Coxa posterior				
Cabeça longa do bíceps	Tuberosidade isquiática medial	Fíbula proximal	Tibial	Flexão do joelho[1]
Cabeça curta do bíceps	Face lateral distal da linha áspera	Côndilo tibial lateral	Fibular	Flexão do joelho
Semimembranoso	Tuberosidade isquiática proximal/lateral	Múltiplas inserções[3]	Tibial	Flexão do joelho[2]
Semitendinoso	Tuberosidade isquiática distal/medial	Pata de ganso profunda/distal	Tibial	Flexão do joelho[2]
Coxa medial				
Grácil	Arco púbico inferior	Pata de ganso profunda/proximal	Obturador	Estabilidade medial
Sartório	Espinha ilíaca anterossuperior	Pata de ganso superficial	Femoral	Estabilidade medial
Coxa anterior				
Banda iliotibial (tensor da fáscia lata)	Crista ilíaca anterior	Tubérculo de Gerdy	Glúteo superior	Flexão do joelho[1,4]
Panturrilha posterior				
Gastrocnêmio lateral/medial	Côndilos femorais posteriores (medial/lateral)	Calcâneo	Tibial	Flexão do joelho[1,2]
Poplíteo	Côndilo femoral lateral[5]	Tíbia proximal/posterior	Tibial	Rotação interna da tíbia

[1]Também contribui com a estabilidade dinâmica do joelho lateral.
[2]Também contribui com a estabilidade do joelho medial.
[3]Inserções incluem o ligamento oblíquo posterior, cápsula posterior, tíbia posterior-medial, poplíteo e menisco medial.
[4]A banda iliotibial também estende o joelho de < 20-30 graus de flexão do joelho.
[5]Ligamento popliteofibular conecta o poplíteo à fíbula proximal.

    b. Incisão horizontal, flexão do joelho/rotação interna do quadril diminui o risco de lesão nervosa (relaxa as estruturas)
3. Complexo LCL/poplíteo/PLC/reparo aberto do menisco lateral
   - Intervalo: Banda IT (nervo glúteo superficial) e cabeça longa do bíceps femoral (ciático), retrai o gastrocnêmio lateral posteriormente
   - Nervo fibular comum em risco, percorre ao longo da borda posterior do bíceps, entre as camadas laterais I e II; artéria genicular inferolateral percorre entre o gastrocnêmio lateral e a cápsula posterolateral do joelho
4. Enxerto de tendão patelar/tubérculo tibial (linha média anterior)
   - Estruturas em risco: ramos terminais do ramo infrapatelar do nervo safeno, resulta em anestesia lateral à incisão
5. Joelho posterior/PLC
   - Veia safena parva é uma referência anatômica importante durante a incisão
   - Lembrar de permanecer medial para evitar o nervo cutâneo sural medial
   - Vasos poplíteos/nervo tibial percorrem entre as cabeças do gastrocnêmio

E. Artroscopia do Joelho
1. Padrão-ouro para o diagnóstico de patologia intra-articular do joelho (*versus* aberta)
2. Incisões pequenas, baixa morbidade, recuperação rápida, melhor visualização
3. Portais **(Fig. 8.16)**
   - Inferomedial/inferolateral: portais de trabalho padrão
     a. Imediatamente abaixo e adjacente à patela: realizar em flexão

Tabela 8.6 Exame Físico do Joelho

Nome do Teste	Técnica	Importância
Ligamento cruzado anterior (ACL)		
Lachman	Translação tibial anterior com joelho em flexão de 30 graus	Laceração do ACL (mais sensível)
Deslocamento do pivô	Valgo/rotação interna, extensão à flexão	Laceração do ACL (mais específico)
Ligamento cruzado posterior (PCL)		
Gaveta posterior	Translação tibial posterior com joelho em flexão de 90 graus	Laceração do PCL
Pivô reverso	Valgo/rotação externa, flexão à extensão	Laceração do PCL
Arqueamento da tíbia	Translação posterior com joelho em flexão de 90 graus	Laceração do PCL
Ativo do quadríceps	Queda melhora com a ativação do quadríceps	Laceração do PCL
Menisco		
Palpação da linha articular	Sensibilidade à palpação na linha articular medial/lateral	Lesão do menisco
McMurray (medial)	Flexão à extensão total do joelho durante a rotação externa da perna (força em valgo no joelho)	Lesão do menisco medial (dor ou clique)
McMurray (lateral)	Flexão à extensão total do joelho durante a rotação interna da perna (força em varo no joelho)	Lesão do menisco lateral (dor ou clique)
Apley	Técnica de McMurray, posição prona/joelho em flexão de 90 graus	Lesão do menisco ou artrite
Ligamento colateral medial (MCL)/ligamento colateral lateral (LCL)/canto posterolateral (PCL)		
Estresse em varo/valgo a 30 graus	Abertura articular medial/lateral com joelho em flexão de 30 graus	Lesão do MCL/LCL
Estresse em varo/valgo a 0 graus	Abertura articular medial/lateral em extensão completa	Lesão do MCL/LCL, e ACL ou PCL
Rotação tibial em 30 graus	Prona, aumento da rotação externa quando comparado ao lado não lesionado (> 10 graus)	Lesão do PCL
Rotação tibial em 90 graus	Prona, aumento da rotação externa quando comparado ao lado não lesionado (> 10 graus)	Lesão do PCL
Patelar		
Apreensão	Deslocamento lateral com joelho em flexão de 20-30 graus	Desconforto, questões quanto à estabilidade
Crepitação	Palpação de crepitação com a amplitude de movimento passiva	Patologia patelofemoral
Compressão	Força posterior com joelho em extensão ativa	Patologia patelofemoral
Deslizamento	Deslocamento passivo lateralmente com o joelho em flexão de 20-30 graus, translação normal de dois quadrantes	Instabilidade patelar lateral (na presença de translação de três ou mais quadrantes)

    b. Portais transversos diminuem o risco de lesão ao ramo infrapatelar do nervo safeno
- Superolateral/medial para trabalho acessório, influxo incomum
  a. Realizar em extensão
  b. Outros portais acessórios
     - Acessório posteromedial: 1 cm atrás do MCL, nervo/veia safena em risco
     - Acessório posterolateral: entre o LCL e o bíceps (como acima, abordagem lateral)
     - Transpatelar: 1 cm abaixo do polo inferior da patela, acesso central
     - Anteromedial baixo: medial (para reconstrução do ACL) e extremo medial ou lateral para remoção de corpo livre etc

4. Técnica diagnóstica: realizar exame completo
   - Avaliar, posteromedialmente, através da fossa intercondilar, utilizando a manobra de Gillquist, inclinação de 70 graus pode ajudar na visualização; intervalo entre PCL e côndilo femoral medial
   - Evitar dano iatrogênico à cartilagem (principal complicação), infecção, quebra de instrumentais

- Artéria poplítea situa-se anterior à veia, 9 mm do platô tibial posterior com o joelho em 90 graus de flexão

F. Patologia do Joelho

1. Lesão do ACL
   - Laceração do ACL pode ser sutil e, portanto, alto índice de suspeita deve ser mantido
   - Mecanismo: lesão geralmente relacionada a esportes; sem contato, hiperextensão, desaceleração; geralmente um "estalo" audível
     a. Golpe direto é menos comum
   - Dados demográficos: mulheres > homens (2-10:1)
     a. Fator de risco principal: alteração do controle neuromuscular e da biomecânica da aterrissagem, especialmente um maior valgo dinâmico; porém, lesão do ACL tem muitas etiologias propostas, tais como maior ativação do quadríceps do que dos isquiotibiais
     b. Apresentação: dor aguda, edema (> 70%) e fraqueza; efusão aguda (hemartrose); frouxidão anterior e rotacional
       ○ Teste de Lachman (mais sensível): translação tibial anterior com o fêmur fixo em 20-30 graus de flexão do joelho
       ○ Deslocamento do pivô (mais específico): rotação interna e estresse em valgo da tíbia, começando com o joelho em extensão total até o joelho em 30-40 graus de flexão
         ♦ Positivo quando ocorre redução da subluxação anterior da tíbia, mais notável sob anestesia
       ○ Realizar o teste de rotação tibial para descartar lesões do canto posterolateral
   - Imagens/exames suplementares
     a. Radiografia: fratura de Segond-avulsão capsular lateral da tíbia (ligamento meniscotibial): patognomônico para laceração do ACL
       ○ Fratura tibial por avulsão é rara, população pediátrica
     b. MRI: não necessária, porém pode confirmar o diagnóstico, especialmente em casos sutis, bem como avaliar a presenta de patologia concomitante (ver Lesões associadas, abaixo)
     c. Artrômetro KT-1.000/2.000: força anterior (14 kg) em 20-30 graus de flexão do joelho
       ○ Diferença > 3 mm (comparado ao lado normal) é significativa
   - Lesões associadas
     a. Microfraturas trabeculares ("contusão óssea") em > 50%
       ○ Localizadas no platô tibial posterolateral e na região média do côndilo femoral lateral (sulco terminal)
       ○ **Padrão trabecular de contusão óssea corresponde ao "deslocamento do pivô" inicial durante a lesão**
     b. Laceração de menisco (em até 70%)
       ○ Lacerações laterais são mais comuns nas lacerações agudas do ACL, geralmente reparável
       ○ Lacerações mediais (corno posterior degenerativo, geralmente não reparável) são típicas na lesão crônica do ACL, visto que o menisco é recrutado para estabilização translacional
     c. Diferenciar da fratura osteocondral ou fratura/luxação patelar, rupturas do quadríceps/patela
       ○ Alguns sinais/sintomas são similares
   - Tratamento
     a. Tratamento inicial: fisioterapia (PT)/imobilização para alcançar ROM total, resolução da efusão, marcha normal
     b. Individualizado com base na idade, nível de atividade, instabilidade lesões/comorbidades associadas

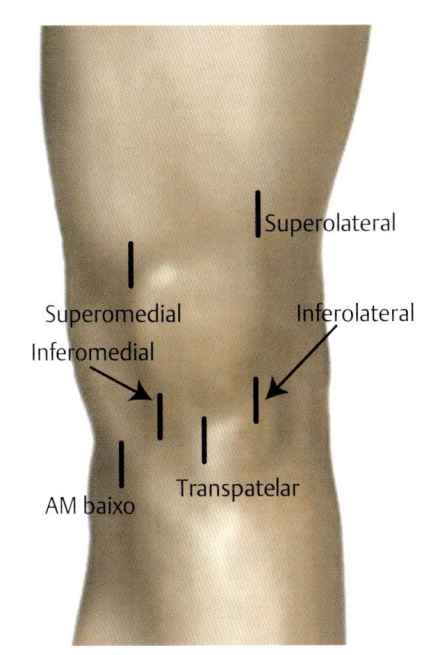

Fig. 8.16 Locais dos portais na artroscopia de joelho. AM, anteromedial.

c. Tratamento conservador
   - Indicações: lesão isolada do ACL, relativamente assintomática, paciente sedentário ou com baixo nível de atividade
   - Reabilitação: similar à cirúrgica (abaixo), enfatizar o fortalecimento da musculatura isquiotibial, treinamento proprioceptivo, uso de órtese é controverso
d. Tratamento cirúrgico:
   - Indicações: instabilidade sintomática, particularmente em atletas competitivos/recreacionais para melhorar a função e evitar uma lesão secundária
   - Contraindicações: disfunção do quadríceps, clinicamente instável, osteoartrite significativa
   - Técnica cirúrgica: reconstrução ligamentar com feixe único anatômico (atualmente, é a técnica mais comumente realizada)
     * Reservar o portal anteromedial baixo para perfuração de túnel femoral
     * Colocação horizontal do enxerto (posição de 2 ou 10 horas), no centro da inserção anatômica
     * *Versus* perfuração transtibial, tendência para colocação vertical do enxerto (posição de 12 horas)
     * Tracionar todos os fios igualmente em flexão de 30 graus
     * Duplo feixe (realizado com menor frequência)
       - Separar os feixes/túneis AM/PL
       - Melhores resultados no teste biomecânico, porém, os resultados clínicos, atualmente, não apresentam melhora significativa quando comparado ao feixe único
e. Seleção do enxerto – enxerto autólogo
   - Enxerto autólogo osso-tendão patelar-osso (BTB)
     * Escolha para atletas jovens de esportes de contato/giro
     * Resistente; 10 mm BTB: 2.900 N (*versus* 2.200 N no ACL nativo)
     * Retorno mais rápido às atividades esportivas, cicatrização interóssea
     * Maior incidência de dor no joelho anterior (especialmente ao se ajoelhar)/perda da extensão terminal (*versus* a musculatura ísquiotibial)
     * Risco raro de fratura da patela/ruptura de tendão e síndrome da contratura infrapatelar (rigidez global)
   - Enxerto autólogo quádruplo de ísquiotibiais (grácil e semitendinoso em laço)
     * Maior resistência máxima (até 4.000 N) *versus* ACL nativo, 10 mm de BTB ou 10 mm de enxerto do quadríceps
     * **Enxerto autólogo quádruplo de isquiotibiais tem maior resistência máxima, embora resultados clínicos equivalentes**
     * Semitendinoso é mais resistente que o grácil
     * Crescimento ósseo no tendão é o fator limitante
     * Maiores índices de falha quando comparado ao BTB em atletas jovens
   - Sucesso clínico geral é similar com vários enxertos autólogos
   - Aloenxertos
     * Bons resultados em pacientes mais velhos/revisão
     * Índice de falha mais elevado é demonstrado em pacientes jovens ativos
     * Risco de infecção/imune
       - Risco de HIV é de 1:1,6 milhões (não eliminado com a dose padrão de 3 Mrad, e doses maiores comprometem a resistência)
       - Infecção por *Clostridium difficile* foi relatada nos últimos 20 anos; hepatite B, tuberculose, HIV foram relatados há mais de 20 anos
       - Cultura de rotina pré-implantação não é útil
       - Antigenicidade mais elevada para enxertos ósseos em bloco

f. Reabilitação
  - Fisioterapia inicial:
    - 0-90 graus em 2 semanas, minimizar a imobilização; aspirar hemartrose pós-operatória persistente, não realizar exercícios em cadeia aberta
  - Fortalecimento/resistência graduada (2 semanas a 3 meses)
    - Exercícios iniciais de cocontração/cadeia fechada (extremidade distal fixa); forças compressivas/previsíveis; proteger a cicatrização do enxerto
      - Menor tensão durante as contrações isométricas dos isquiotibiais com joelho em 60 graus de flexão
    - Exercícios em cadeia aberta são introduzidos em 6 semanas (evitar introduzi-los antes), altas forças de cisalhamento com movimentos terminais do joelho em 0 a 60 graus
    - Corrida e exercícios específicos ao esporte após 3-4 meses
      - Incluir exercícios excêntricos funcionais/de fortalecimento
    - Retorno aos esportes em 6-12 meses
      - Requer retorno da força ≥ 80% quando comparado ao lado normal
    - Uso pós-operatório de órtese é controverso (beneficia esquiadores)
- Resultados
  a. Resultados clínicos são geralmente excelentes
    - 75-97% < 3 mm no KT-1.000 (quando comparado ao lado normal), dois terços dos pacientes retornam aos níveis pré-lesão, metade retorna às competições
    - **Eliminação do deslocamento do pivô no pós-operatório está correlacionada com resultados positivos**
- Complicações
  a. Falha do enxerto (2-5%): mais de dois terços devido à colocação aberrante do túnel/material de síntese **(Fig. 8.17a)**
    - Principal erro: colocação de túnel na região femoral anterior; flexão limitada, estiramento do enxerto (necessária a visualização clara da fossa posterior)
    - Colocação vertical ou não anatômica do enxerto no fêmur
    - Túnel tibial: muito anterior causa impacto da fossa; muito posterior causa impacto do PCL
      - Falha em colocar o túnel tibial posterior à linha de Blumensaat causa impacto na extensão
    - Túnel femoral: muito anterior é tenso em flexão, frouxo em extensão; muito posterior é tenso em extensão
    - Parafusos de interferência excessivamente divergentes > 15-30 graus estão associados a uma fixação deficiente
  b. Instabilidade ou rigidez
    - Enxerto vertical limita a estabilidade rotacional, especialmente com os movimentos de corte (teste de deslocamento do pivô é positivo no pós-operatório) **(Fig. 8.17b)**
    - Lesão ciclope: cicatrização anterior limita a extensão
    - Cisto no ACL (gânglio) é raro e causa dor/perda do movimento; MRI para diagnóstico; pode necessitar de desbridamento
    - Artrofibrose: reabilitação precoce e agressiva é fundamental
  c. Infecção profunda: < 1%; aspirar na presença de qualquer suspeita
  d. Extração de enxerto osso-tendão-osso da patela pode resultar em fratura 8-12 semanas após a cirurgia
  e. Enxerto extraído da musculatura ísquiotibial pode danificar o nervo safeno (anterior ao grácil, entre o grácil e o sartório)
- Considerações pediátricas da lesão do ACL
  a. Incidência elevada em decorrência da participação em esportes e conscientização
  b. Maturidade esquelética influencia no tratamento (técnicas são controversas)

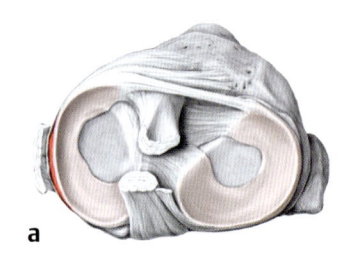

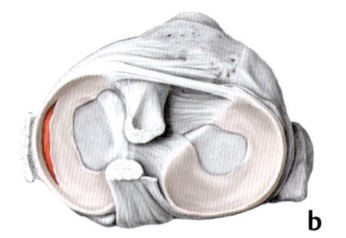

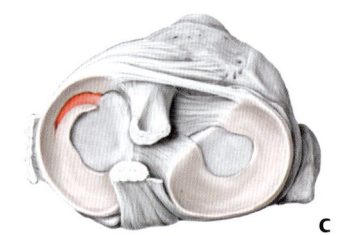

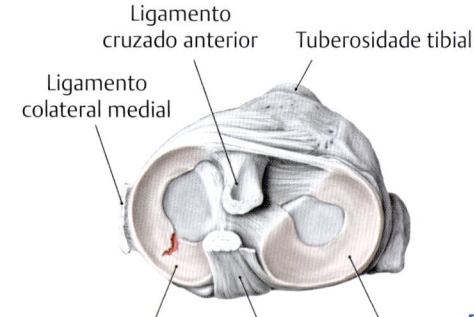

Fig. 8.17 Diferentes padrões das lacerações de menisco. Platô tibial direito, incidência proximal. **(a)** Laceração periférica. **(b)** Laceração em alça de balde. **(c)** Laceração longitudinal ou em *flap* do corno anterior. **(d)** Laceração radial do corno posterior.

  c. Estágios de Tanner I e II: recomendável técnicas de preservação física

  d. Estágios de Tanner III e IV: várias técnicas transfisárias com excelentes resultados, nenhum comprometimento significativo do crescimento

- Prevenção

  a. Controle neuromuscular/regimes proprioceptivos podem ser eficazes (especialmente para atletas do sexo feminino); mínimo de 6 semanas de exercícios pliométricos/flexores do joelho

  b. Protocolos não comprovados cientificamente estão disponíveis para reduzir risco de nova lesão

2. Lesão do PCL

- Mecanismo: força anterior sobre o joelho hiperflexionado (painel do carro) ou estendido; queda sobre o joelho flexionado com o pé em flexão plantar
- Apresentação: dor, edema e, em menor frequência, instabilidade (quando comparado ao ACL)

  a. Teste da gaveta posterior (mais preciso): translação tibial posterior com joelho em flexão de 90 graus; aumento da rotação externa em 90 graus (teste de rotação tibial)

- Imagens: radiografia/CT pode revelar fratura por avulsão da tíbia posterior

  a. Deficiência crônica do PCL está associada à artrite do compartimento medial/patelofemoral

  b. MRI: confirmatória, e avalia a presença de patologia concomitante

- Classificação: pautada no grau de subluxação posterior da tíbia sobre o fêmur (normal: 1 cm no platô tibial medial) em 90 graus

  a. Grau I: PCL isolado, tíbia permanece anterior (com relação ao côndilo femoral)

  b. Grau II: PCL isolado, tíbia alinhada ao fêmur

  c. Grau III: geralmente lesão multiligamentar, tíbia posterior ao fêmur

- Tratamento

  a. Inicial: PT/mobilização para alcançar amplitude de movimento total, resolução da efusão, marcha normal (similar ao ACL)

  b. Tratamento conservador: indicado para as lacerações de grau I-II mais isoladas

  c. Tratamento cirúrgico: para instabilidade persistente, lesões de grau III ou combinadas

- Técnica de reconstrução transtibial: "giro mortal" de 180 graus, possível atenuação/dano do enxerto
- Fixação no leito tibial: risco de lesão aos vasos poplíteos e nervo tibial, porém evita o "giro mortal"
- Construto com feixe único reconstrói o feixe AL, e deve ser tensionado em 90 graus (tensão com duplo feixe, feixe AM em 30 graus de flexão)
- Aloenxerto do tendão do calcâneo tipicamente é usado
  d. Reabilitação: extensão ativa imediata de 0 a 90 graus (protetor do quadríceps); nenhuma flexão ativa do joelho até que o enxerto tenha cicatrizado
  - **Fortalecimento do quadríceps é o principal fator na proteção do enxerto**
- Resultado: frouxidão pós-operatória residual geralmente maior (quando comparado ao ACL); tratar lesões ligamentares concomitantes

3. Lesão de menisco
- Lesão de joelho mais comum necessitando de cirurgia
- Patologia: lacerações traumáticas agudas em jovens; lacerações degenerativas em indivíduos mais velhos
  a. Medial > lateral (3:1): lateral está associada à laceração de clivagem horizontal, cistos (terço médio) e menisco discoide
  b. Lateral mais comum com as lacerações agudas do ACL
  c. Corno posterior medial é mais comum no joelho com deficiência crônica do ACL
     - Apresentação: edema subagudo, dor/travamento com a flexão (laceração do corno posterior) ou extensão (corno anterior); efusão; sensibilidade à palpação positiva na linha articular
  d. McMurray positivo: estalo palpável ou dor sobre a linha articular durante a flexão/extensão e rotação da tíbia sobre o fêmur, combinado com um estresse em varo ou valgo, pressionando o menisco no compartimento afetado
     - Imagens: radiografias negativas
     - MRI é utilizada para confirmar o exame físico
     - **"Sinal do PCL duplo": laceração em alça de balde do menisco medial**
     - MRI em T2 pode revelar cisto parameniscal (coleção de líquido sinovial adjacente ao menisco) ou cisto de Baker (coleção de líquido entre os músculos semimembranoso e gastrocnêmio medial)
- Classificação (**Fig. 8.17b**)
- Tratamento
  a. Tratamento conservador: PT, fortalecimento para lacerações assimétricas, especialmente lacerações degenerativas
  b. Tratamento cirúrgico: laceração em alça de balde/joelho travado, sintomas mecânicos (apreensão/travamento), falha do tratamento conservador, lesão do ligamento cruzado
     - Meniscectomia parcial para lacerações que não podem ser reparadas
       ♦ Objetivo: ressecção mínima, contorno estável
       ♦ Cistos de Baker sintomáticos se resolvem após a meniscectomia
     - Reparo de menisco para lacerações periféricas/longitudinais na zona vermelha (periférica) e para pacientes mais jovens
       ♦ Laceração concomitante do ACL e irritação sinovial; trefinação intensifica a cicatrização
       ♦ laceração em alça de balde grandes, agudas e periféricas geralmente são reparáveis
- **Padrão ouro é a sutura de colchoeiro vertical de dentro para fora, mas o método totalmente intra-articular está cada vez mais popular**
  - Resultados superiores quando realizado em conjunto com a reconstrução do ACL

- Transplante de aloenxerto
  a. Opção para pacientes mais jovens que necessitam de meniscectomia quase total
  b. Utilizar enxertos ósseos em blocos, tipicamente fresco congelado
     - **Tamanho do enxerto de menisco deve corresponder ao do menisco nativo em 5-10%. Este é o principal fator associado ao sucesso**
     - Requer ACL/PCL intactos, alinhamento axial normal para preservar o enxerto
     - Contraindicações: osteoartrite avançada (grau III-IV) ou artrite inflamatória
- Resultados: aumento da osteoartrite é observado com laceração, com ou sem meniscectomia; o aumento na pressão de contato é proporcional à quantidade excisada
- Menisco discoide (lateral)
  a. Apresentação: pode ser assintomático, ou causar dor ou sintomas mecânicos
  b. Imagens
     - Radiografia: espaço articular lateral ampliado, quadratura do côndilo femoral lateral, encanoamento do platô lateral
     - MRI: três ou mais cortes sagitais contíguos de 5 mm com menisco ainda em continuidade; sinal da "gravata borboleta"
  c. Tratamento: observar se assintomático; meniscectomia artroscópica
     - Saucerização ou reparo se sintomático (e periférico)
  d. Complicações
     - Reparo de menisco: abordagem medial pode lesionar o nervo safeno (permanecer anterior ao sartório); abordagem lateral pode lesionar o nervo fibular e a artéria poplítea (permanecer anterior ao bíceps)

4. Lesão do MCL
   - Mecanismo: estresse em valgo súbito; geralmente lesionado no lado femoral
     a. Ligamento do joelho mais comumente lesionado
   - Apresentação: dor ou instabilidade com o estresse em valgo a 30 graus
     a. Instabilidade em valgo na extensão total indica lesão capsular posteromedial e lesão do ligamento cruzado (isolar o colateral com uma flexão em 30 graus)
     b. Grande efusão para lesões grau II, porém, pode ser mínima para lesões grau III devido ao extravasamento de fluidos pela laceração capsular
        - Uma diferença entre a patologia meniscal medial e a lesão do MCL é que geralmente não há efusão com a lesão do MCL, mas um inchaço extra-articular considerável
     c. Imagens
        - Radiografia: ampliação do espaço articular medial; lesão de "Pellegrini-Stieda" é um sinal de laceração crônica, com calcificação na origem femoral; incidências sob estresse podem diferenciar da lesão fisária
        - MRI: localização/extensão da lesão, patologia concomitante
   - Classificação (**Tabela 8.7**)
   - Tratamento
     a. Tratamento conservador
        - Lesões de grau I/II ou III que são estáveis em extensão, sem lesão associada do ligamento cruzado
        - ROM progressiva em órtese articulada para joelho; exercícios para o quadríceps e elevação da perna estendida
        - Melhor cicatrização com as lacerações proximais/mediais
          - Usar de cautela e monitorar de perto, visto que lesões proximais do ligamento colateral medial podem frequentemente resultar em rigidez
        - Órtese profilática é eficaz na prevenção de lesões do LCM (p. ex., atacantes na linha ofensiva no futebol americano)
     b. Tratamento cirúrgico

Tabela 8.7 Classificação das Lesões de Ligamento Colateral

Graus das Lesões de Ligamento Colateral Medial (MCL)/Ligamento Colateral Lateral (LCL)[1]	Achados
I (leve)	1-5 mm
II (moderada)	6-10 mm
III (grave)[2]	> 10 mm

[1] Frouxidão, quando comparado ao lado normal.
[2] Frouxidão grosseira com ausência de ponto final.

- Raro; indicado para lacerações do MCL de grau III persistentemente instáveis ou quando frouxidão em valgo na extensão total também está presente (lesão capsular ou do cruzado concomitante com instabilidade posteromedial)
- Ligamento pode se tornar encarcerado na articulação ou ter tecido interposto ("lesão de Stener"), necessitando de reparo
- Avulsões agudas podem ser reinseridas com âncoras de sutura, quando comparado ao reparo direto de lacerações mediais que pode necessitar de avanço do ligamento oblíquo posterior (POL)
- Lesões crônicas ou lesões que não podem ser reparadas são reconstruídas com enxerto autólogo (p. ex., semitendinoso)

5. Lesão do LCL
   - Mecanismo: estresse em varo súbito; lesão isolada é rara
   - Apresentação: dor ou instabilidade com estresse em varo a 30 graus (isola o LCL)
     a. Instabilidade em varo na extensão total indica lesão capsular posterolateral ou de ligamento cruzado concomitante
   - Imagens
     a. Radiografias: ampliação do espaço articular lateral
     b. MRI: para avaliar o padrão da lesão
   - Classificação (**Tabela 8.7**)
   - Tratamento
     a. Tratamento conservador: lesões parciais isoladas; PT
     b. Tratamento cirúrgico: rupturas completas e lesões combinadas; reparo agudo ou reconstrução crônica

6. Lesão do canto posterolateral (PLC)
   - Mecanismo: hiperextensão do joelho, angulação em varo e rotação externa
     a. Tipicamente lesões atléticas ou acidentes com veículo automotor
     b. Geralmente parte de uma lesão multiligamentar, frequentemente o PCL
   - Apresentação: dor e instabilidade; teste de rotação tibial quando a diferença laterolateral for > 10 graus de rotação externa (em posição prona), comparado ao lado não lesionado
     a. Positivo em 90 graus indica lesão do PCL
     b. Positivo em 30 graus indica lesão isolada do PLC
     c. Positivo em 90 e 30 graus indica lesão do PCL e PLC
     d. Aproximadamente 30% apresentam lesões do nervo fibular
     e. Cronicamente, pode-se observar desvio em varo ou hiperextensão durante a marcha
   - Imagens
     a. Radiografia: imagens de toda a perna para medir o eixo mecânico
     b. MRI: sinal no PLC, avaliar a presença de lesão
   - Tratamento
     a. Tratamento conservador: lesões de baixo grau com joelho estável: PT
     b. Tratamento cirúrgico: reparo agudo precoce, sutura direta da porção média da laceração, comparado à fixação com âncoras das avulsões
     c. Necessário tratar qualquer mau alinhamento (varo) com procedimento concomitante
     d. Reconstruir lesões concomitantes do ligamento cruzado
     e. Lacerações crônicas com instabilidade: reconstrução anatômica do LCL e ligamento poplíteo/popliteofibular
       - **Correção do mau alinhamento em varo previne falha das reconstruções de PLC**

7. Lesão multiligamentar do joelho
   - Mecanismo: trauma de alta energia, ou menor energia em pacientes obesos
   - **Alta suspeita para luxação de joelho quando três ou mais ligamentos estão lesionados**

- Apresentação: dor; alto risco de lesão neurovascular associada
- Classificação **(Tabela 8.8)**
- Imagens
  a. Radiografias: diagnóstico e confirmação da relocação
  b. MRI: avalia todas as lesões ligamentares e de tecidos moles associadas
- Tratamento
  a. Redução fechada precoce e monitorização do estado vascular, recomenda-se 48-72 horas
  b. Tratamento conservador: idoso, baixa demanda, clinicamente enfermo
  c. Tratamento cirúrgico: lesão aberta, lesão vascular, síndrome compartimental
     ○ Reconstrução ligamentar tardia após PT
     ○ Tratar primeiro as fraturas associadas, movimentação precoce é fundamental para diminuir a alta taxa de artrofibrose associada

8. Tendinite do mecanismo extensor
   - Patologia: degeneração tendínea ou "tendinose"; "joelho do saltador"
     a. Mecanismo: carga excêntrica agressiva, repetitiva
     b. Dados demográficos: patela afetada em indivíduos mais jovens; quadríceps afetado em indivíduos de meia-idade ou mais velhos
     c. Apresentação: sensibilidade/edema do polo patelar
        ○ Inflexibilidade do quadríceps/isquiotibiais associada a taxas mais elevadas de tendinite patelar crônica
     d. Imagens: MRI: espessamento tendíneo
     e. Tratamento
        ○ Tratamento conservador: modificação da atividade, fisioterapia, tiras para supressão de carga, exercícios excêntricos (mais importante)
        ○ Tratamento cirúrgico: raro; desbridamento na linha média do tendão degenerativo
     f. Complicação: evitar injeções de corticosteroides, risco de ruptura

9. Apofisite do mecanismo extensor
   - Patologia: lesão pediátrica por uso excessivo/tração
     a. Doença de Osgood-Schlatter (tubérculo tibial), Sinding-Larson-Johansson (polo patelar inferior)
   - Tratamento: conservador; sintomático, excisão de ossículo raramente é indicada e realizado na falha do tratamento conservador

10. Ruptura tendínea do mecanismo extensor **(Fig. 8.18)**
    - Mecanismo: carga excêntrica no joelho apoiado, parcialmente flexionado
    - Apresentação: dor, defeito palpável, perda ou atraso da extensão
      a. Quadríceps (idade > 40 anos) *versus* patela (idade < 40 anos)
      b. Riscos: obesidade, diabetes, outra doença sistêmica, esteroides anabólicos, corticosteroides locais, prévia extração de BTB
    - Imagens
      a. Radiografias: patela alta (ruptura patelar) *versus* patela baixa (ruptura do quadríceps) **(Fig. 8.19)**
      b. MRI: laceração parcial *versus* completa, tendinose subjacente
    - Tratamento
      a. Tratamento conservador: imobilização/PT para laceração parcial, extensão intacta
      b. Tratamento cirúrgico: laceração completa; realizar precocemente; fixação da sutura com pontos transósseos através dos orifícios de perfuração patelar
    - Reabilitação (objetivo de proteger o reparo)

Tabela 8.8 Classificação da Luxação de Joelho (KD)

Grau da Lesão[1]	Padrão da Lesão
I[2]	ACL ou PCL (um intacto) ± MCL ou LCL
II	ACL e PCL (ambos os cruzamentos lacerados)
III	ACL e PCL e MCL ou LCL
IV	ACL e PCL e MCL e LCL
V	Fratura/luxação (periarticular)

Abreviações: ACL, ligamento cruzado anterior; PCL, ligamento cruzado posterior; MCL, ligamento colateral medial; LCL, ligamento colateral lateral.
[1]Classificada pela direção do deslocamento tibial.
[2]Raro.

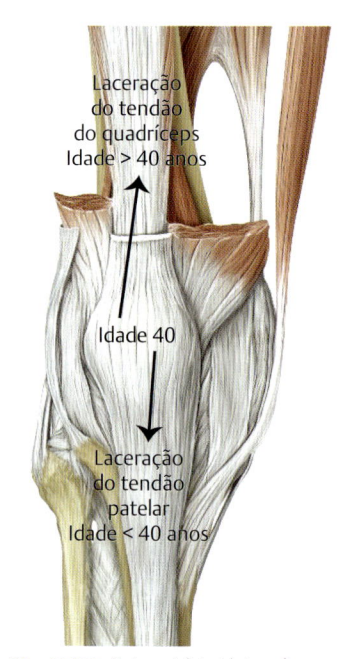

Fig. 8.18 Faixa etária típica das rupturas tendíneas do quadríceps *versus* patelar.

a. Imobilização, ROM progressiva/fortalecimento
b. Sem sustentação de peso inicial, flexão ativa do joelho (deslizamento do calcanhar)
c. Extensão passiva, nenhuma extensão ativa por 4-6 semanas

11. Instabilidade lateral da patela (subluxação/luxação)
    - Dados demográficos: adolescência à segunda década de vida, mais provável mulher se recorrente, probabilidade equivalente de gêneros, se for primeiro episódio
    - Fatores de risco/patologia
        a. Ângulo Q alto, (média normal em mulheres: 17 graus), joelho valgo, patela alta, displasia troclear (superficial), frouxidão ligamentar
        b. Inclinação lateral da patela, anteversão femoral, torção tibial, "mau alinhamento discreto"
        c. Deslocamento lateral anormal do tubérculo tibial a partir do sulco troclear (> 15 mm)
        d. Prévio episódio de instabilidade (risco mais elevado de recidiva)
    - Mecanismo: tipicamente lesão do pivô sem contato; rotação externa da perna/pé
    - Apresentação: inchaço (agudo), dor medial, fraqueza; apreensão patelar, deslocamento patelar lateral excessivo; ausência de efusão se crônica ou congênita
    - Imagens
        a. Radiografias: raramente revelam avulsão ou fratura por compressão
        b. MRI: contusão óssea *versus* lesão osteocondral à faceta patelar medial, e face anterior do côndilo lateral
        c. Delineamento da lesão do MPFL (em ordem de frequência):
            ○ Avulsão de tecidos moles no lado femoral (mais comum)
            ○ Lesão de tecidos moles no lado patelar ou na porção média
            ○ Avulsões ósseas mediais (menos comum)
    - Tratamento
        a. Tratamento conservador: fortalecimento de todo o membro, musculatura central e músculos vastos
        b. Tratamento cirúrgico: controverso; atualmente, a reconstrução do MPFL está ganhando popularidade
            ○ Artroscopia para remoção de fragmentos ósseos
            ○ Realinhamento distal do tubérculo tibial para patela alta; realinhamento do tubérculo medial para lateralização excessiva da patela (deslocamento lateral > 15 mm)
            ○ Realinhamento anteromedial é contraindicado na presença de artrite da faceta patelar medial significativa
            ○ Cirurgia provavelmente benéfica para instabilidade com dor

12. Síndrome de compressão da faceta patelar lateral
    - Patologia: retináculo patelar lateral tenso ou frouxidão medial
    - Apresentação: sensibilidade lateral, com mobilidade patelar normal
    - Imagens: radiografia: incidência tangencial exibe inclinação patelar lateral elevada, que normalmente é igual ou inferior a 5 graus **(Fig. 8.20)**
    - Tratamento
        a. Tratamento conservador: inicialmente com PT, enfoque no fortalecimento medial, vasto medial oblíquo
        b. Tratamento cirúrgico: se refratário e na presença de inclinação patelar lateral (com ausência de abertura lateral), liberação lateral aberta ou artroscópica

13. Doença degenerativa patelofemoral (o termo "condromalácia patelar" não é mais usado)

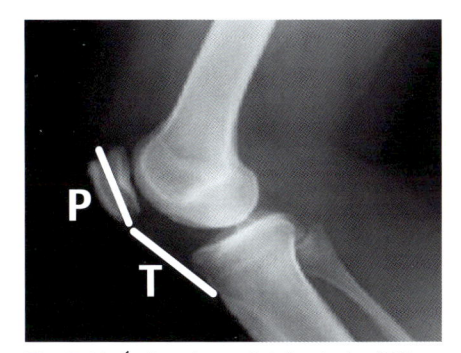

Fig. 8.19 Índice de Insall-Salvati: alto (T/P ≥ 1,2, ruptura patelar) *versus* baixo (T/P ≤ 0,8, ruptura do quadríceps). P, patela; T, tendão.

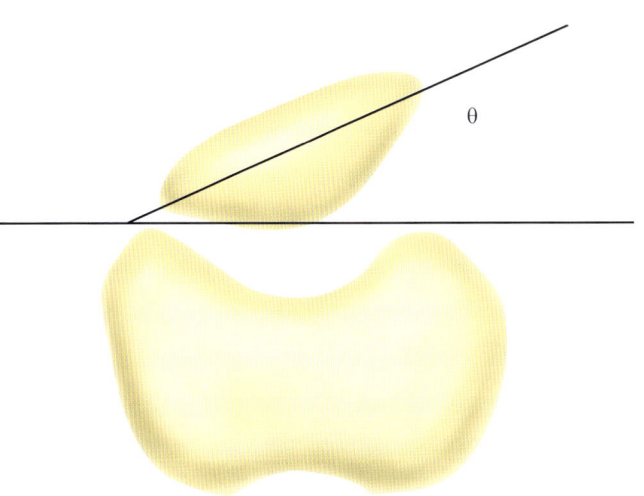

Fig. 8.20 Inclinação patelar lateral. Inclinação patelar lateral normal é igual ou inferior a 5 graus. **(Esquerda)**, lateral; **(direita)**, medial. θ, ângulo de inclinação.

- Apresentação: dor na região anterior do joelho que piora ao sentar/subir escadas, em que o joelho fica rígido/travado em flexão ("sinal do teatro")
- Imagens
  a. Radiografias: estreitamento do espaço articular na doença grave
  b. MRI: mais sensível para lesão condral patelar
- Tratamento
  a. Tratamento conservador: PT para exercícios isométricos e de cadeia fechada; fortalece, porém limita adicional desgaste
  b. Tratamento cirúrgico: se refratário, artroscopia/desbridamento, realinhamento, artroplastia patelofemoral, patelectomia (salvamento)
  c. Resultados: resultados inconsistentes para procedimentos restaurativos de cartilagem

14. Outras patologias ao redor do joelho
    - Bursite pré-patelar: comum com o ajoelhamento prolongado
      a. Tratamento: almofadas protetoras, aspiração (descartar infecção)
    - Bursite da pata de ganso: inflamação sobre a fáscia do sartório e abaixo dos tendões grácil/semitendinoso
      a. Tratamento: fisioterapia, medicamentos anti-inflamatórios, injeções
      b. Síndrome do atrito da banda iliotibial
         ○ Irritação comum sobre o côndilo femoral lateral (corredores)
         ○ Tratamento: treinamento cruzado/alongamento, excisão parcial rara
      c. Síndrome do corpo adiposo anterior (doença de Hoffa)
         ○ Dor em "beliscão"/fibrose na região anteroinferior do joelho
         ○ Relacionada à alteração do corpo adiposo associada a um trauma
         ○ Tratamento conservador, injeção; excisão cirúrgica se refratária
      d. Lesão do gastrocnêmio ("perna do tenista")
         ○ Edema agudo da região média da panturrilha; laceração musculotendínea da cabeça medial do gastrocnêmio
         ○ Tratamento: conservador; muitos pacientes necessitam inicialmente de imobilização para controle da dor
         ○ Menos comum na ruptura do plantar

15. Osteocondrite dissecante (OCD)
    - Patologia: etiologia desconhecida, lesão vascular/traumática; separação da cartilagem articular do osso subcondral subjacente
    - Dados demográficos: forma juvenil implica em uma fise aberta; forma adulta implica em uma fise fechada
    - **Casos de OCD juvenil tendem a se resolver**
    - Apresentação: dor (nem sempre localizada); pode haver efusão e/ou crepitação
    - Imagens
      a. Radiografias: translucência subcondral, classicamente localizada na face posterolateral do côndilo femoral medial (minoria de 15-20% no côndilo lateral); mais bem observada na incidência posteroanterior (PA) em 30 graus com carga (incidência axial)
      b. MRI: melhor delimitação da lesão; fluido circundando toda a lesão é um indicador prognóstico desfavorável
    - Tratamento
      a. Tratamento conservador: sustentação de peso protegida para pacientes jovens, geralmente bem-sucedido quando a fise está aberta
      b. Tratamento cirúrgico: para sintomas mecânicos, fragmento deslocado, falha do tratamento conservador
      c. Perfuração retrógrada se a superfície articular for estável
      d. Excisão/desbridamento: cartilagem danificada com < 3 mm de osso subcondral

e. Resultados: a grande maioria das lesões de OCD juvenil se resolvem com o tratamento não cirúrgico (probabilidade de 50% de resolução espontânea em adolescentes, raro em adultos)
16. Defeito/lesão osteocondral
    - Mecanismo: trauma agudo com forças de cisalhamento/rotacionais
    - Apresentação: dor (nem sempre localizável); pode haver efusão e/ou crepitação
    - Tratamento
      a. Tratamento conservador: para lesões sem carga
      b. Tratamento cirúrgico: indicado para lesões sintomáticas com carga
         ○ Perfuração *in situ*: para lesões estáveis/intactas
         ○ Fixação de parafuso de baixo perfil: para lesões instáveis/deslocadas, porém intactas (osso subcondral ≥ 3 mm)
         ○ Excisão/desbridamento: cartilagem lesionada com < 3 mm de osso subcondral
         ○ Restauração de cartilagem: opções para perda de espessura total (requer desbridamento para uma base estável)
           ♦ Tamanho pequeno a médio (< 2 cm^2)
             ▪ Microfratura: perfuração no osso subcondral; tecido de reparo fibrocartilaginoso (colágeno tipo I); sucesso clínico precoce de até 80%
             ▪ Blocos de enxertos osteocondrais autólogos/mosaicoplastia: para perda cartilaginosa e óssea; limitado pelo tamanho/morbidade do sítio doador
           ♦ Grande (> 2 cm^2)
             ▪ Implante autólogo de condrócitos (ACI): método de cultura de cartilagem nativa explantada que produz cartilagem tipo hialina (colágeno tipo II); osso intacto é necessário; limitado pelo custo e necessidade de múltiplos procedimentos
             ▪ Aloenxertos osteocondrais: para defeitos maiores com perda óssea; limitado pelo risco de infecção e incorporação do enxerto
         ○ Outras considerações: estes procedimentos de restauração de cartilagem estão evoluindo as opções de tratamento; o sucesso sustentado com a substituição de cartilagem tipo II nativa permanece elusivo
17. Patologias sinoviais
    - Plicas: pregas embriologicamente derivadas; consideradas anatomia normal; raramente sintomáticas clinicamente
    - Condromatose sinovial: metaplasia cartilaginosa proliferativa, múltiplos corpos livres (Capítulo 2)
      a. Tratamento: desbridar/excisar, se sintomática

G. Patologia da Perna Associada a Esportes

1. Síndrome compartimental crônica induzida pelo exercício
   - Patologia: típica em atletas com perna musculosa; geralmente compartimento anterior
   - Apresentação: similar à síndrome compartimental, porém, é de início gradativo e diminui com o repouso
   - Diagnóstico: teste da pressão compartimental após exercício; resultado positivo se
     a. > 15 mmHg em repouso
     b. > 20 mmHg em 5 minutos pós-exercício
     c. > 30 mmHg em 1 minuto pós-exercício
   - Tratamento: fasciotomias compartimentais, se refratária à modificação da atividade
   - Diagnóstico diferencial
     a. Compressão da artéria poplítea: pulsos pediosos reduzidos pela dorsiflexão/posição plantar do tornozelo; tratar com liberação do gastrocnêmio medial

b. Compressão do nervo fibular superficial: flexão/inversão plantar passiva dolorosa do tornozelo; tratar com liberação fascial ± neurólise
c. Compressão do nervo safeno: dor na região anteromedial do joelho
2. Fratura por estresse na tíbia
- Patologia: devido ao microtrauma repetitivo; comum em corredores, especialmente em mulheres e após treinamento alterado ou aumentado
- Apresentação: início lento de dor na perna anterior associada à atividade, com sensibilidade focal
- Imagens
  a. Radiografia: pode não ser reveladora
     - **Linha radiotransparente persistente indica fratura por estresse repetitivo na tíbia**
  b. Cintilografia óssea: altamente sensível para lesão
  c. MRI: modalidade de escolha (sinal aumentado nas sequências em T1 e T2); revela edema e fratura
- Tratamento: inicialmente, sustentação de peso protegida; treinamento cruzado quando livre de sintomas; fixação intramedular para linha radiotransparente persistente na diáfise
- Outras considerações
  a. Lesão por estresse apresenta sensibilidade local óssea e uma área focal de captação na cintilografia óssea, quando comparado a uma sensibilidade mais difusa no terço distal da canela e captação difusa na cintilografia óssea com periostite tibial ou "tibialgia"
  b. Diáfise tibial anterior: área de alto risco para consolidação tardia ou não consolidação em razão da enorme resistência à tração; menor risco de lesões posteromediais por estresse na região mais proximal
3. Lesão do tendão do calcâneo
- Patologia: degeneração secundária à região avascular do tendão
- **Lesão está relacionada com suprimento sanguíneo escasso (zona limítrofe) a aproximadamente 4 cm da inserção do tendão do calcâneo**
- Tipos de lesão
  a. Tendinite *versus* tendinose: uso excessivo doloroso *versus* degeneração
     - Tratamento: fortalecimento excêntrico, desbridamento/reparo pode ser necessário
  b. Tratamento da laceração parcial: fortalecimento excêntrico, desbridamento/reparo, conforme necessário
  c. Laceração completa
     - Apresentação: dor aguda na panturrilha distal; teste de Thompson anormal (normalmente observa-se flexão plantar com a compressão da panturrilha)
     - Tratamento: comparado ao tratamento não cirúrgico, o reparo cirúrgico está associado a taxas reduzidas de rerruptura e flexão plantar mais forte/mobilidade mais precoce, mas também complicações mais frequentes (problemas com a cicatrização da ferida/pele e infecção)
  d. Guia de Prática Clínica da American Academy of Orthopaedic Surgeons (AAOS): Forte evidência: uso de dispositivo protetor que permita a mobilização em 2-4 semanas após a cirurgia. Evidência moderada: tratamento cirúrgico deve ser considerado com cautela em pacientes com diabetes melito (DM), neuropatia, pacientes imunocomprometidos, idade > 65 anos, fumantes, sedentários, índice de massa corporal (BMI) > 30, doença vascular periférica: < 2 semanas de sustentação de peso protegida no pós-operatório

H. Outros Aspectos da Medicina do Esporte
1. Concussão
- Patologia: representa um espectro de lesão cerebral/axonal difusa
- Apresentação: confusão, cefaleia, irritabilidade, problemas de concentração ou perda da consciência

- Diagnóstico:
  a. CT: recomendada para perda da consciência prolongada (> 5 minutos)
  b. Teste neuropsicológico (linha de base e pós-lesão): medidas que avaliam a cognição (p. ex., atenção, orientação e memória):
      - Avaliação Padronizada de Concussão (SAC)
      - Avaliação Pós-concussão imediata e Teste Cognitivo (ImPACT), bateria ou computador
  c. Técnicas atuais de avaliação são inadequadas para uma classificação precisa da concussão
- Classificação (**Tabela 8.9**)
- Retorno às atividades desportivas
  a. O médico deve manter em mente os melhores interesses do atleta
      - Requisitos: paciente deve estar completamente livre de sintomas nas atividades progressivas, retorno à linha de base no teste neuropsicológico
  b. Retorno no mesmo dia: não recomendado
      - Particularmente na presença de amnésia e sintomas por tempo > 15 minutos, histórico de prévia concussão ou retorno dos sintomas com o esforço físico
      - Alguns defendem o retorno se negativo para os itens acima e se o paciente retorna à linha de base no teste
  c. Retorno em 7-30 dias: após primeira concussão, grau leve a moderado
  d. Retorno em 30 dias: após primeira concussão, grau grave
  e. Retorno na próxima temporada: concussão repetida, qualquer grau
  f. As recomendações de tratamento e retorno ao jogo estão evoluindo constantemente à medida que dados epidemiológicos são revisados
- Outras considerações
  a. Proteção da cabeça é recomendada; diminui as taxas de lesão craniana de forma significativa, especialmente em esportes equestres e de contato
  b. Lesão axonal difusa grave: perda da consciência > 6 horas, cessação vitalícia do esporte é recomendada
  c. Síndrome do "segundo impacto": rara; associada a um segundo impacto após recente concussão; hérnia cerebral e possível disfunção autorreguladora; alta mortalidade (50%) e adesão minuciosa às diretrizes de retorno é fundamental

2. Tratamento da lesão de coluna vertebral no campo
- Tratamento inicial: controle minucioso de todas as lesões suspeitas da coluna vertebral
  a. Manter as ombreiras/capacete
  b. Estabilizar a cabeça-coluna cervical, rolamento lateral para a tábua de transferência
  c. Remover a máscara facial somente se uma ressuscitação cardiopulmonar for necessária
- Queimação/fisgada (lesão por tração do plexo braquial/neuropraxia)
  a. Mecanismo: depressão do ombro ipsolateral e dobra lateral do ombro oposto, quando comparado ao golpe direto
  b. Apresentação: transitório (a maioria < 1 minuto, não > 15 minutos), unilateral, extremidade superior, dor em queimação não dermatomal (± fraqueza); ausência de dor cervical
  c. Tratamento: conservador/de suporte
  d. Retorno às atividades desportivas: quando livre de sintomas, função e força normais; após três episódios ou uma temporada, requer um exame completo antes do retorno

Tabela 8.9 Classificação de Concussão da American Academy of Neurological Surgeons

Grau	Achados
I	Ausência de perda da consciência, amnésia ausente ou < 30 minutos
II	Perda da consciência < 5 minutos, amnésia por 30 minutos a 24 horas
III	Perda da consciência ≥ 5 minutos ou amnésia > 24 horas

e. Sintomas atípicos: dor cervical axial, sintomas persistentes ou bilaterais
   - Exames com radiografias, eletromiografia (EMG) ou MRI (se bilateral; também para descartar hérnia de disco)
f. Recidiva: risco triplicado de recidiva após a primeira fisgada

- Quadriplegia transitória
  a. Mecanismo: carga cervical axial durante a hiperflexão/extensão
  b. Apresentação: similar à queimação, com sintomas bilaterais, ou paralisia completa
  c. Imagens: radiografia e MRI para descartar lesões/condições associadas
  d. Tratamento: imobilização da coluna, rolamento lateral, tábua de transferência (não pode retornar ao jogo até que os exames sejam negativos)
  e. Contraindicações para o retorno aos esportes
     - Artrodese ou estenose cervical congênita (canal < 13 mm, "estenose relativa", *versus* < 10 mm, "estenose absoluta")
     - Sintomas prolongados
     - Contraindicações ao retorno permanecem controversas

3. Problemas com o tratamento médico
   - Anormalidades cardíacas
     a. Patologia: cardiomiopatia hipertrófica (HCM) é a principal causa de morte cardíaca súbita em atletas jovens
     b. Anamnese/exame físico prévio
        - Ferramenta de rastreio com a melhor relação custo-benefício
        - Perguntar sobre dor torácica, tontura, síncope ou dispneia
        - Perguntar sobre histórico familiar de morte súbita em jovem
        - Sopro: diastólico ou intensidade aumentada com a Valsalva; considerar HCM
     c. Avaliação cardíaca formal (se o pré-rastreio for positivo)
        - Eletrocardiograma; ecocardiograma é o mais sensível
        - **HCM é uma contraindicação absoluta a atividades/esportes intensos**
   - *Commotio cordis* (contusão cardíaca associada à prática de esportes)
     a. Mecanismo: em razão a um trauma fechado em esportes com bola; prognóstico desfavorável
     b. Tratamento: ressuscitação cardiopulmonar, cardioversão de emergência
   - Lesão esplênica/esplenomegalia
     a. Órgão sólido mais comumente lesionado, trauma fechado
     b. Esplenomegalia na mononucleose
        - Tratamento: retorno 4 semanas após mononucleose infecciosa
        - Os colegas de equipe devem evitar o compartilhamento de bebedouros etc
   - "Tríade da mulher atleta" (**Fig. 8.21**)
     a. Patologia: amenorreia, fraturas por estresse e distúrbios alimentares
     b. Amenorreia secundária (> 6 meses) é comum (50% das corredoras de elite)
        - Geralmente em razão de consumo calórico insuficiente (causa principal) ou treinamento excessivo
        - Se > 1 ano, risco significativamente maior de fratura por estresse
     c. Tratamento: avaliação diagnóstica dos três componentes, aconselhamento clínico necessário (histórico menstrual, problemas alimentares)

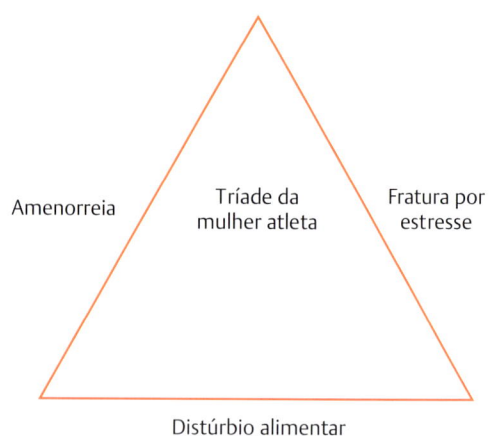

Fig. 8.21 Tríade da mulher atleta.

9

Mão e Microvasculatura

Eric Cohen ▪ *Byung J. Lee* ▪ *Arnold-Peter Weiss*

I. Anatomia

1. Anatomia óssea e articular
   - Antebraço
     a. Osteologia (**Figs. 9.1** e **9.2**)
        - Rádio e ulna
        - Cabeça do rádio é intra-articular no cotovelo
        - Porção anterolateral da cabeça do rádio possui menos osso subcondral, tornando-a mais suscetível à fratura
        - Tuberosidade radial é o sítio de inserção do tendão do músculo bíceps, e aponta para a ulna em supinação
        - Encurvamento do rádio permite a rotação ao redor da ulna; restauração do encurvamento e comprimento do rádio é crucial durante o reparo do rádio
        - Rádio e ulna são estabilizados pelas articulações radioulnares proximal e distal, e pela membrana interóssea
     b. Membrana interóssea: transfere carga compressiva do punho para o cotovelo
        - Composta pelo ligamento interósseo próprio, ligamentos interósseos proximais e ligamentos acessórios
        - Tubérculo de Lister na superfície dorsal do rádio distal; extensor longo do polegar (EPL) passa ao redor do tubérculo de Lister, inserindo-se na falange distal do polegar
        - **Na porção ulnar do tubérculo de Lister está o terceiro compartimento dorsal/tendão do EPL. Esta também é a referência anatômica utilizada para criar o portal ¾ para a artroscopia do punho**
     c. Amplitude de movimento (ROM): supinação de 80-90 graus, pronação de 75-90 graus
        - **Aproximadamente 10-15 graus de rotação ocorrem no punho**

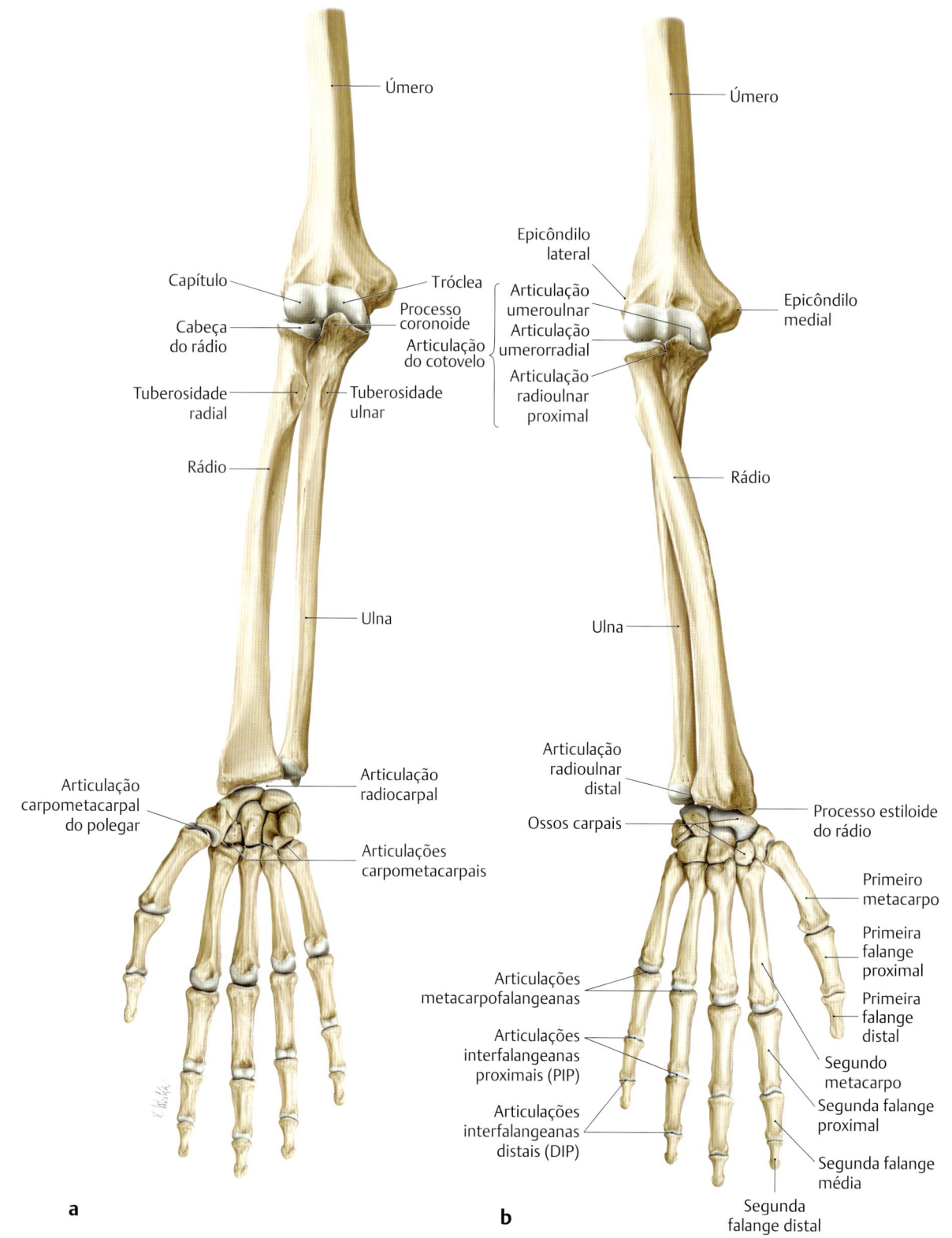

Fig. 9.1 Rádio e ulna do braço direito em (a) supinação e (b) pronação. (Fonte: Schuenke M, Schulte E. General Anatomy and the Musculoskeletal System: Thieme Atlas of Anatomy. New York: Thieme; 2005. Ilustração por Karl Wesker.)

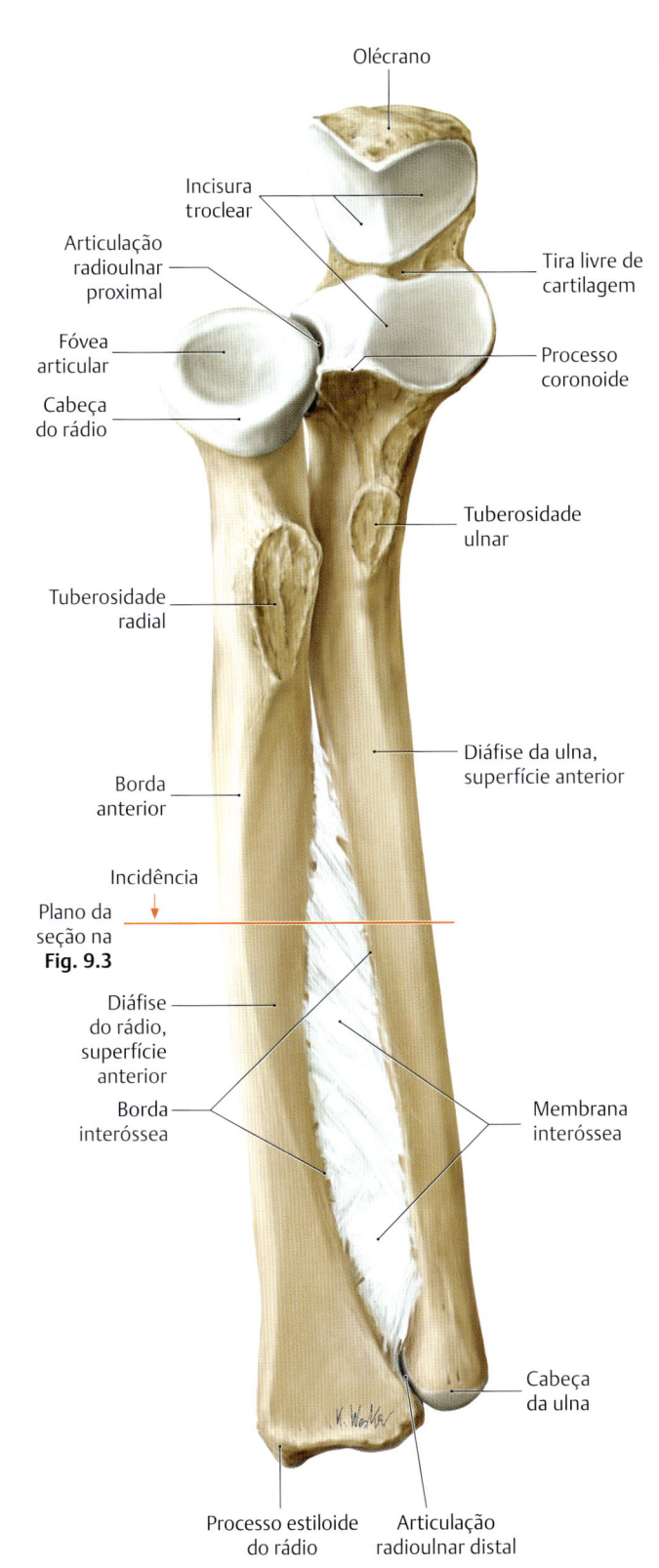

Fig. 9.2 Radio e ulna do antebraço direito. Incidência anterossuperior. As articulações radioulnares proximal e distal estão funcionalmente interligadas pela membrana interóssea entre o rádio e a ulna. (Fonte: Schuenke M, Schulte E. General Anatomy and the Musculoskeletal System: Thieme Atlas of Anatomy. New York: Thieme; 2005. Ilustração por Karl Wesker.)

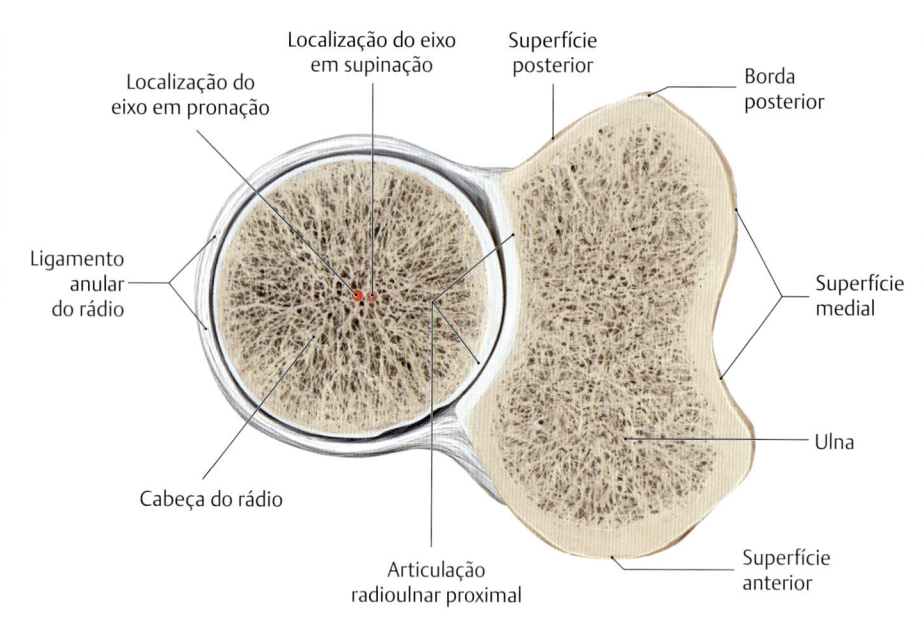

Fig. 9.3 Corte transversal da articulação radioulnar proximal direita em pronação. Em razão do formato relativamente oval da cabeça radial, o eixo pronação/supinação que passa pela cabeça radial se desloca ~2 mm radialmente durante a pronação. Isto garante que haverá espaço suficiente para a tuberosidade radial quando a mão estiver pronada. (Fonte: Schuenke M, Schulte E. General Anatomy and the Musculoskeletal System: Thieme Atlas of Anatomy. New York: Thieme; 2005. Ilustração por Karl Wesker.)

- Articulação radioulnar distal (**Figs. 9.3**, **9.4**, **9.5**)
- **Articulação radioulnar distal é a mais estável em supinação**
- Incisura sigmoide da ulna sobre o rádio distal é uma depressão para a cabeça ulnar e o sítio da articulação radioulnar distal

  a. A porção distal do rádio tem duas facetas separadas por uma crista anterior/posterior: escafoide e semilunar

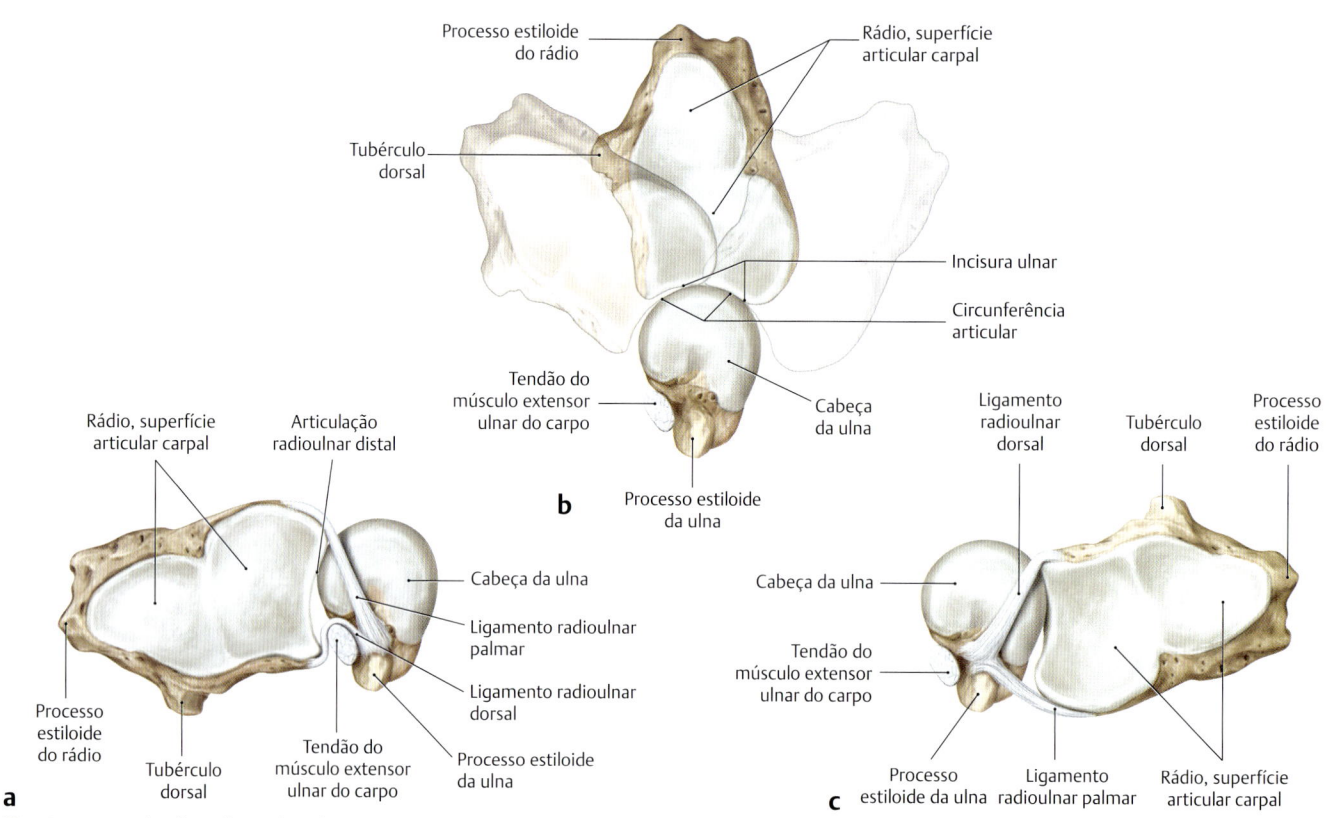

Fig. 9.4 Rotação do radio e ulna durante **(a)** supinação, **(b)** semipronação e **(c)** pronação. Os ligamentos radioulnares dorsal e palmar fazem parte do "complexo ulnocarpal", que serve para estabilizar a articulação radioulnar distal. O modo de contato entre os dois segmentos articulares distais varia com a posição do rádio e ulna. (Fonte: Schuenke M, Schulte E. General Anatomy and the Musculoskeletal System: Thieme Atlas of Anatomy. New York: Thieme; 2005. Ilustração por Karl Wesker.)

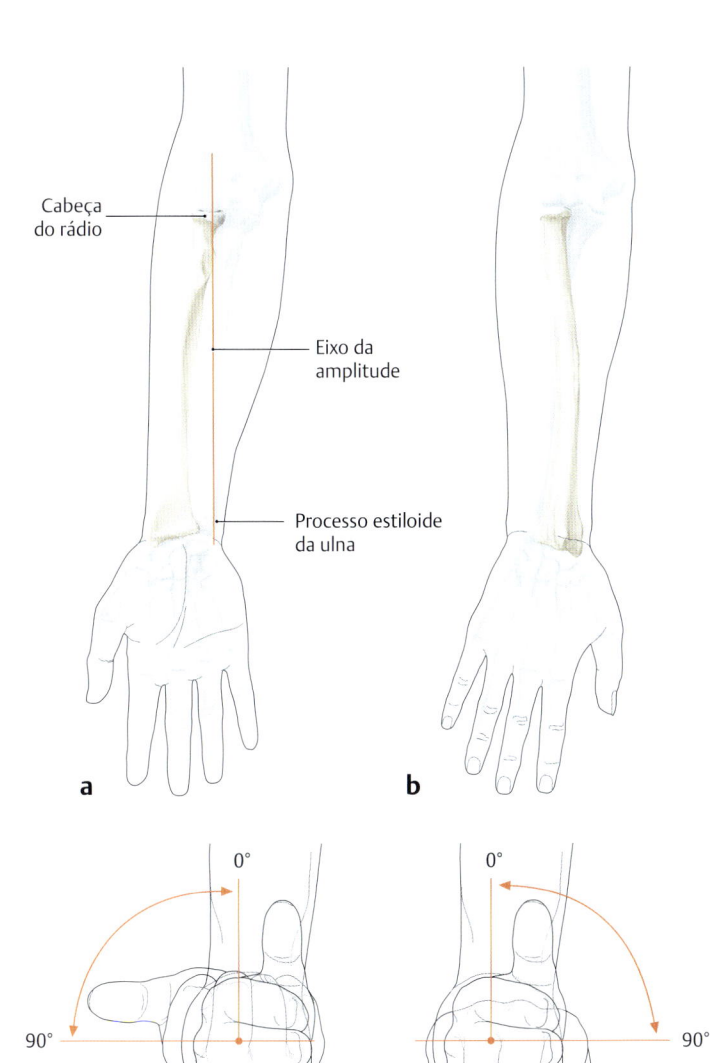

Fig. 9.5 Amplitude e eixo de pronação/supinação da mão direita. A posição neutra (0 grau) da mão e antebraço é chamada de semipronação. O eixo de pronação/supinação se estende pela cabeça do rádio e do processo estiloide da ulna. **(a)** Supinação. **(b)** Pronação. **(c)** Supinação da mão com o cotovelo flexionado. **(d)** Pronação da mão com o cotovelo flexionado. (Fonte: Schuenke M, Schulte E. General Anatomy and the Musculoskeletal System: Thieme Atlas of Anatomy. New York: Thieme; 2005. Ilustração por Karl Wesker.)

b. Na base do estiloide ulnar está a fóvea, a inserção das fibras profundas dos ligamentos radioulnares, a qual faz parte do complexo fibrocartilaginoso triangular (TFCC)

c. Apenas 10 a 15 graus de pronação e supinação do punho

- Carpo
  a. Articulação radiocarpal (**Figs. 9.6, 9.7, 9.8**)
     - Composta pelo rádio distal, escafoide, semilunar e piramidal
     - Composta pelos ligamentos radiocarpais palmares e dorsais, e ligamentos colaterais ulnares
     - **Os ligamentos radiocarpais palmares são os ligamentos de suporte mais fortes**
     - Amplitude de movimento (**Fig. 9.9**)
       ♦ ROM de 75 graus, flexão de 80 graus
       ♦ Desvio radial de 15-25 graus, ulnar de 30-45 graus

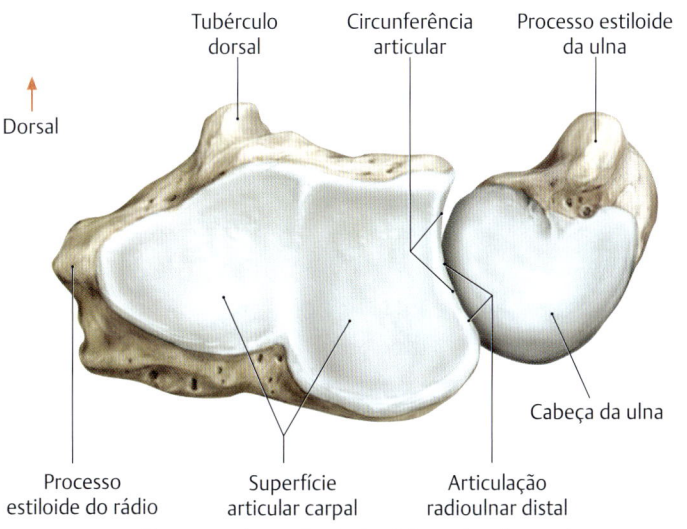

Fig. 9.6 Superfícies articulares distais do rádio e ulna do antebraço direito. (Fonte: Schuenke M, Schulte E. General Anatomy and the Musculoskeletal System: Thieme Atlas of Anatomy. New York: Thieme; 2005. Ilustração por Karl Wesker.)

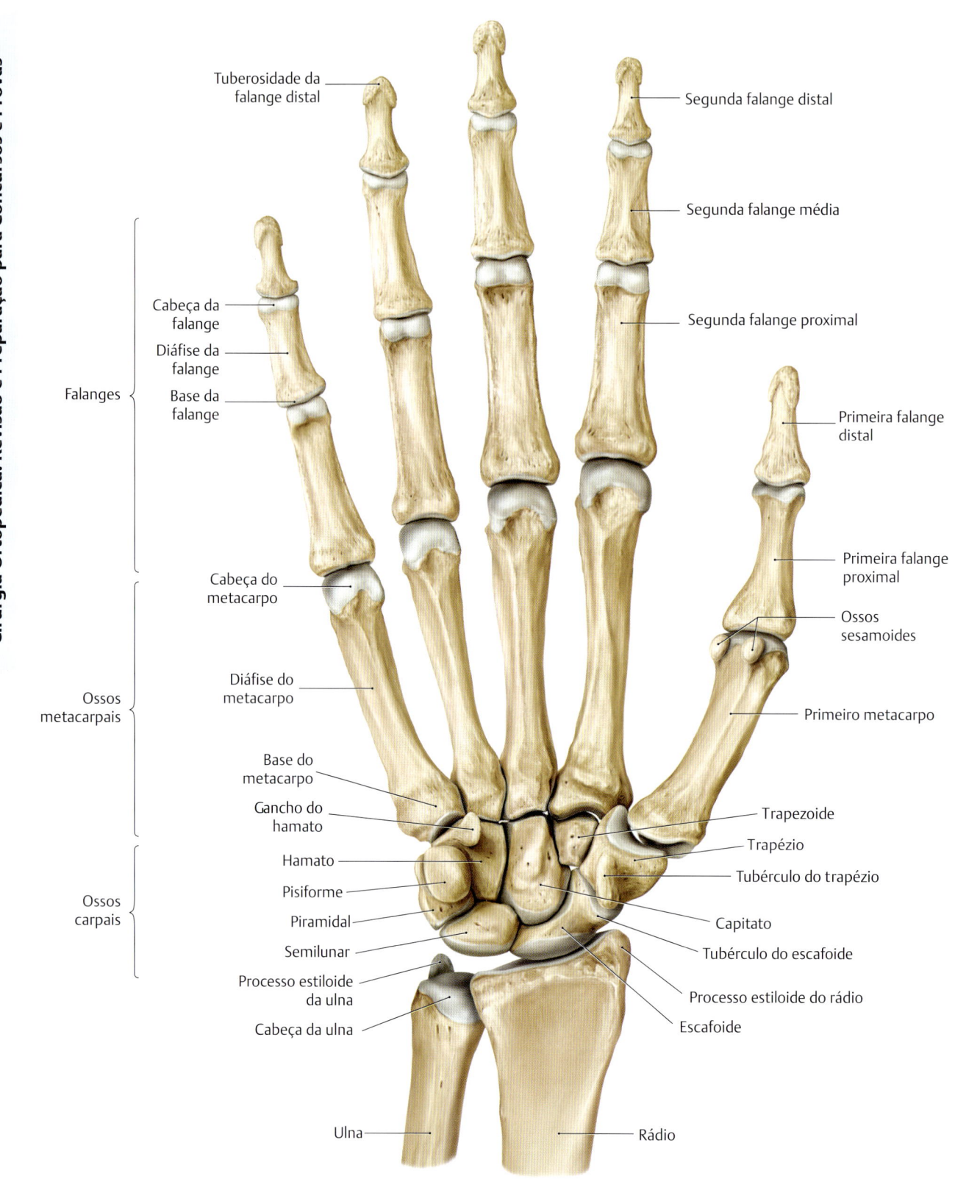

Fig. 9.7 Os ossos da mão direita. Incidência palmar. (Fonte: Schuenke M, Schulte E. General Anatomy and the Musculoskeletal System: Thieme Atlas of Anatomy. New York: Thieme; 2005. Ilustração por Karl Wesker.)

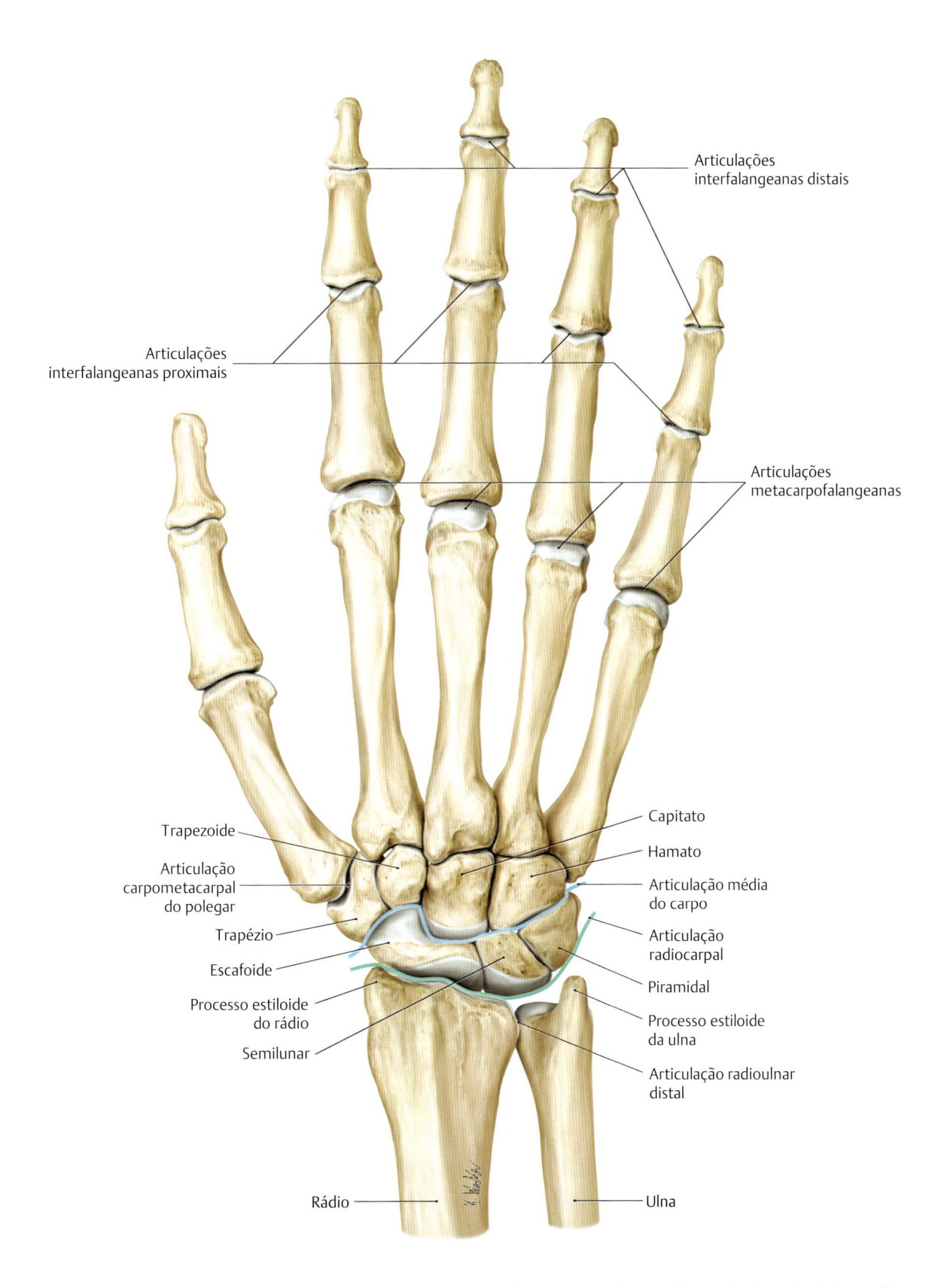

Fig. 9.8 Ossos da mão direita. Incidência dorsal. As articulações radiocarpal e mediocarpal são indicadas pelas *linhas verdes e azuis*, respectivamente. (Fonte: Schuenke M, Schulte E. General Anatomy and the Musculoskeletal System: Thieme Atlas of Anatomy. New York: Thieme; 2005. Ilustração por Karl Wesker.)

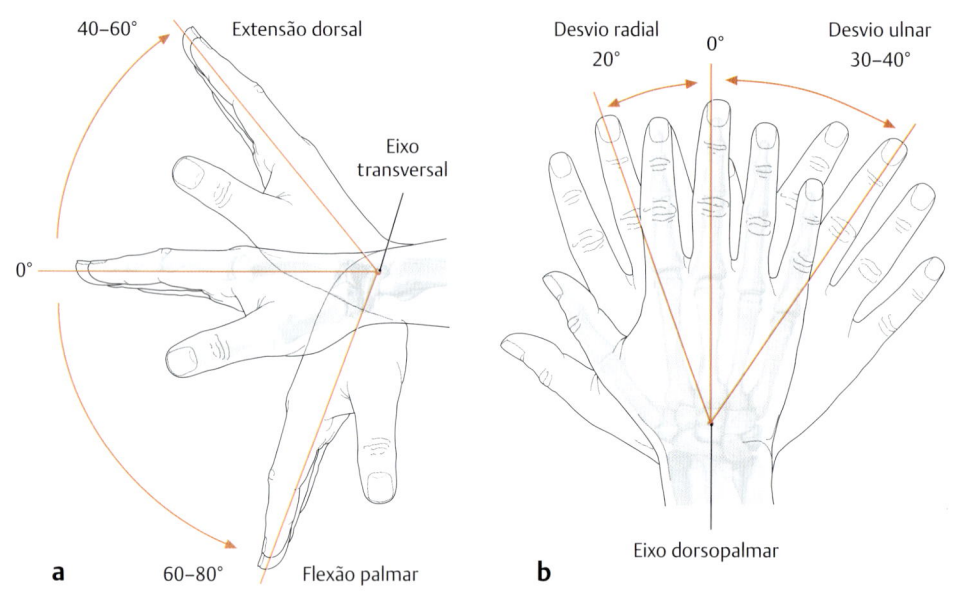

Fig. 9.9 Movimento das articulações radiocarpal e mediocarpal. Começando da posição neutra (0 grau): **(a)** flexão palmar e extensão dorsal são realizadas sobre o eixo transversal, enquanto **(b)** os desvios radial e ulnar ocorrem sobre um eixo dorsopalmar. O eixo transversal passa pelo semilunar em direção à articulação radiocarpal e através do capitato em direção à articulação mediocarpal. O eixo dorsopalmar atravessa os ossos capitatos. Desta forma, embora a flexão palmar e extensão dorsal possam ocorrer em ambas as articulações radiocarpal e mediocarpal, desvio radial e ulnar ocorre na articulação radiocarpal. (Fonte: Schuenke M, Schulte E. General Anatomy and the Musculoskeletal System: Thieme Atlas of Anatomy. New York: Thieme; 2005. Ilustração por Karl Wesker.)

- b. Fileira proximal: escafoide, semilunar, piramidal (sesamoide, pisiforme)
    - Fileira proximal não possui inserções musculares ou tendíneas. É um segmento intercalar
    - **Suprimento sanguíneo primário do escafoide provém da artéria radial, localizada na prega dorsal distal ao punho; polo proximal é perfundido de modo retrógrado**
- Ligamento transverso do carpo se insere no tubérculo palmar
  a. Fileira distal: trapézio, trapezoide, capitatos, hamato
  b. Pisiforme é um osso sesamoide que contém o tendão do flexor ulnar do carpo (FCU); também é a origem para o abdutor do dedo mínimo
  c. Ligamentos carpais significativos
      - Ligamento escafossemilunar: mais forte dorsalmente, e a ruptura resulta na deformidade conhecida como instabilidade do segmento intercalado dorsal (DISI)
      - Ligamento semilunar-piramidal: mais forte palmarmente e a ruptura resulta na deformidade conhecida como instabilidade do segmento intercalado palmar (VISI)
  d. Ossificação carpal **(Fig. 9.10)**
      - O primeiro a ossificar é o capitato, em 1 ano; o último a ossificar é o pisiforme, ao redor de 12 anos; a ossificação ocorre em um padrão anti-horário característico
- Dedos
  a. Posição funcional da mão **(Fig. 9.11)**
  b. Articulação carpometacarpal (CMC) do polegar (trapeziometacarpal)
      - Formato de sela, permitindo um grande grau de movimento
      - articulação CMC do polegar é estabilizada pela cápsula, ligamento dorsorradial, ligamentos colaterais ulnares, ligamento oblíquo posterior e anterior

Ossificação dos ossos da mão

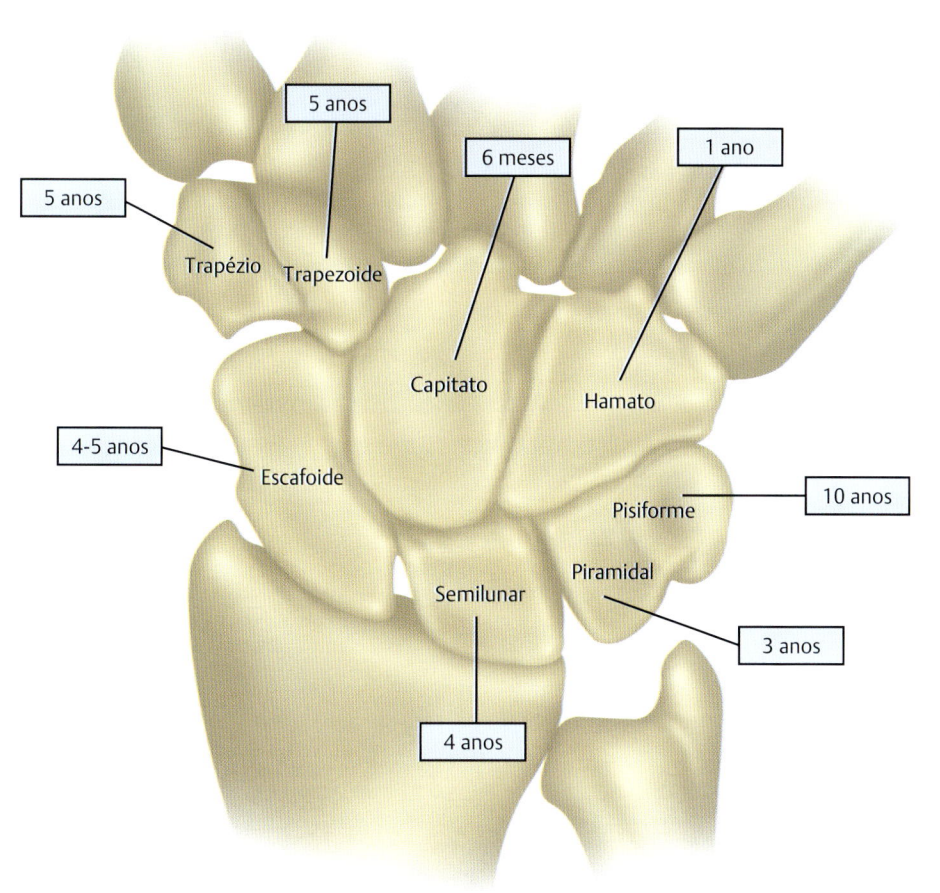

Fig. 9.10 Ossificação carpal. Oito ossos que ossificam em uma ordem anti-horária característica (ao olhar na superfície palmar do punho direito), começando com o hamato e terminando com o pisiforme.

- 5 anos — Trapézio
- 5 anos — Trapezoide
- 6 meses — Capitato
- 1 ano — Hamato
- 4-5 anos — Escafoide
- 10 anos — Pisiforme
- 3 anos — Piramidal
- 4 anos — Semilunar

- Estabilizador primário é o ligamento oblíquo anterior (ligamento em bico)
c. Articulação CMC dos dedos (**Figs. 9.12 e 9.13**)
  - Articulação deslizante
  - Estabilizada pela cápsula, CMC dorsal e palmar, e ligamentos interósseos
  - Ligamento CMC dorsal é o mais forte
d. Articulação metacarpofalangeana (MCP)
  - Elipsoide, criando um efeito de rotação na ROM
  - Estabilizada pela placa palmar, ligamentos colateral e metacarpiano transverso profundo
  - ROM: extensão/flexão 0-90 graus, adução/abdução 0-20 graus (**Fig. 9.14**)
e. Articulações interfalangeanas (IP)
  - Articulação em dobradiça, sem efeito de rotação na ROM
  - Cápsula e ligamentos colaterais oblíquos
  - ROM:
    - Interfalangeana proximal (PIP): extensão/flexão 0-110 graus
    - Interfalangeana distal (DIP): extensão/flexão 0-80 graus

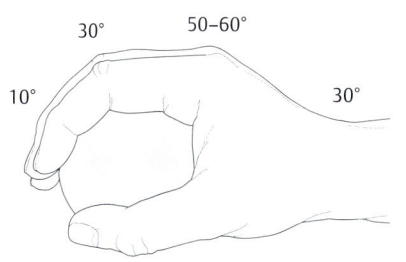

Fig. 9.11 Posição funcional da mão. Para imobilização pós-operatória da mão, a posição desejada do punho e dedos deve ser considerada quando o gesso, tala ou outro dispositivo é aplicado. Caso contrário, os ligamentos podem encurtar e a mão pode não mais assumir uma posição de repouso. (Fonte: Schuenke M, Schulte E. General Anatomy and the Musculoskeletal System: Thieme Atlas of Anatomy. New York: Thieme; 2005. Ilustração por Karl Wesker.)

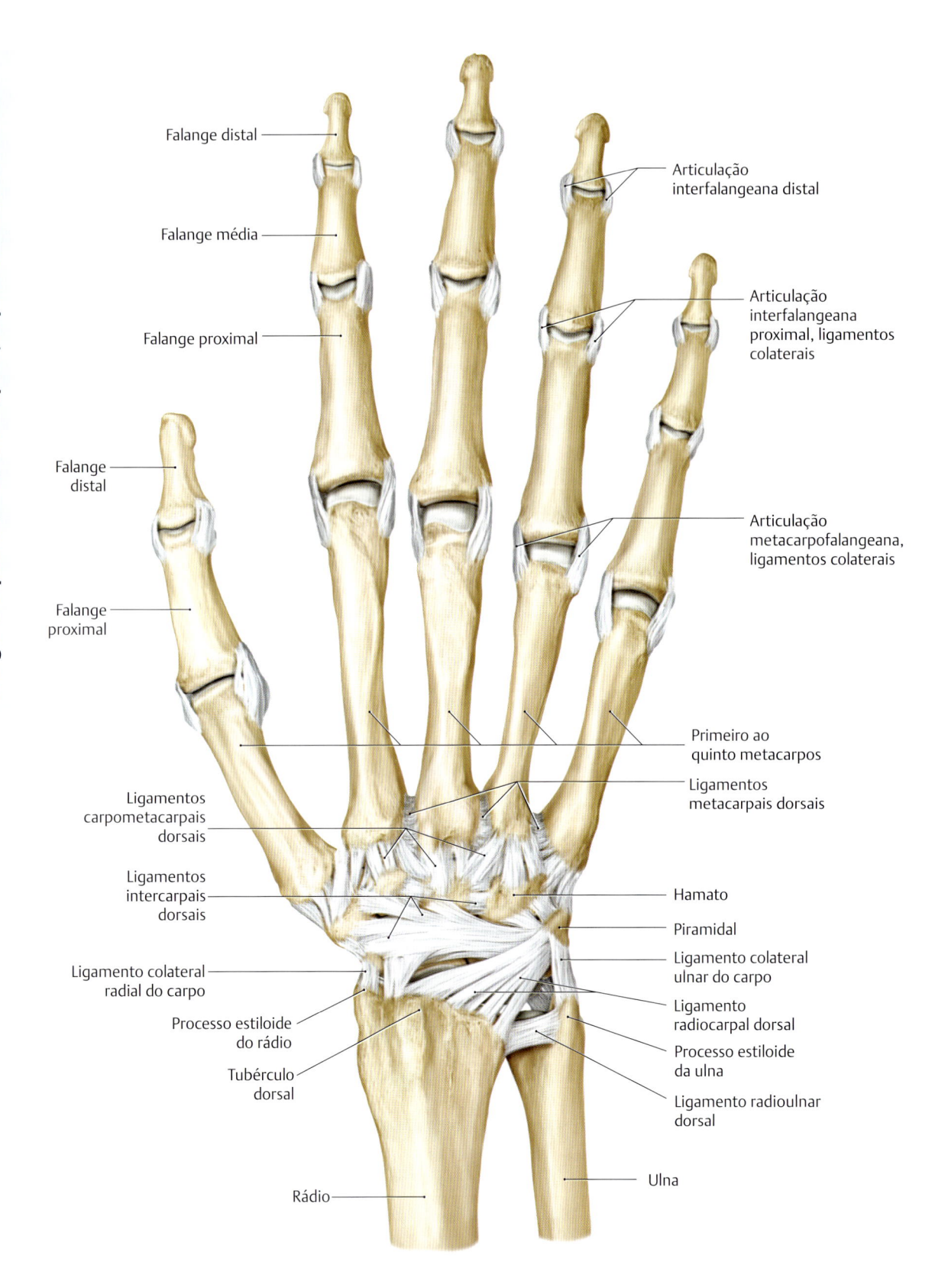

Fig. 9.12 Ligamentos da mão direita. Incidência posterior. Os vários ligamentos na região carpal formam uma rede densa que fortalece a cápsula articular do punho. Quatro grupos de ligamentos podem ser diferenciados com base na localização e organização (Fonte: Schuenke M, Schulte E. General Anatomy and the Musculoskeletal System: Thieme Atlas of Anatomy. New York: Thieme; 2005. Ilustração por Karl Wesker.)

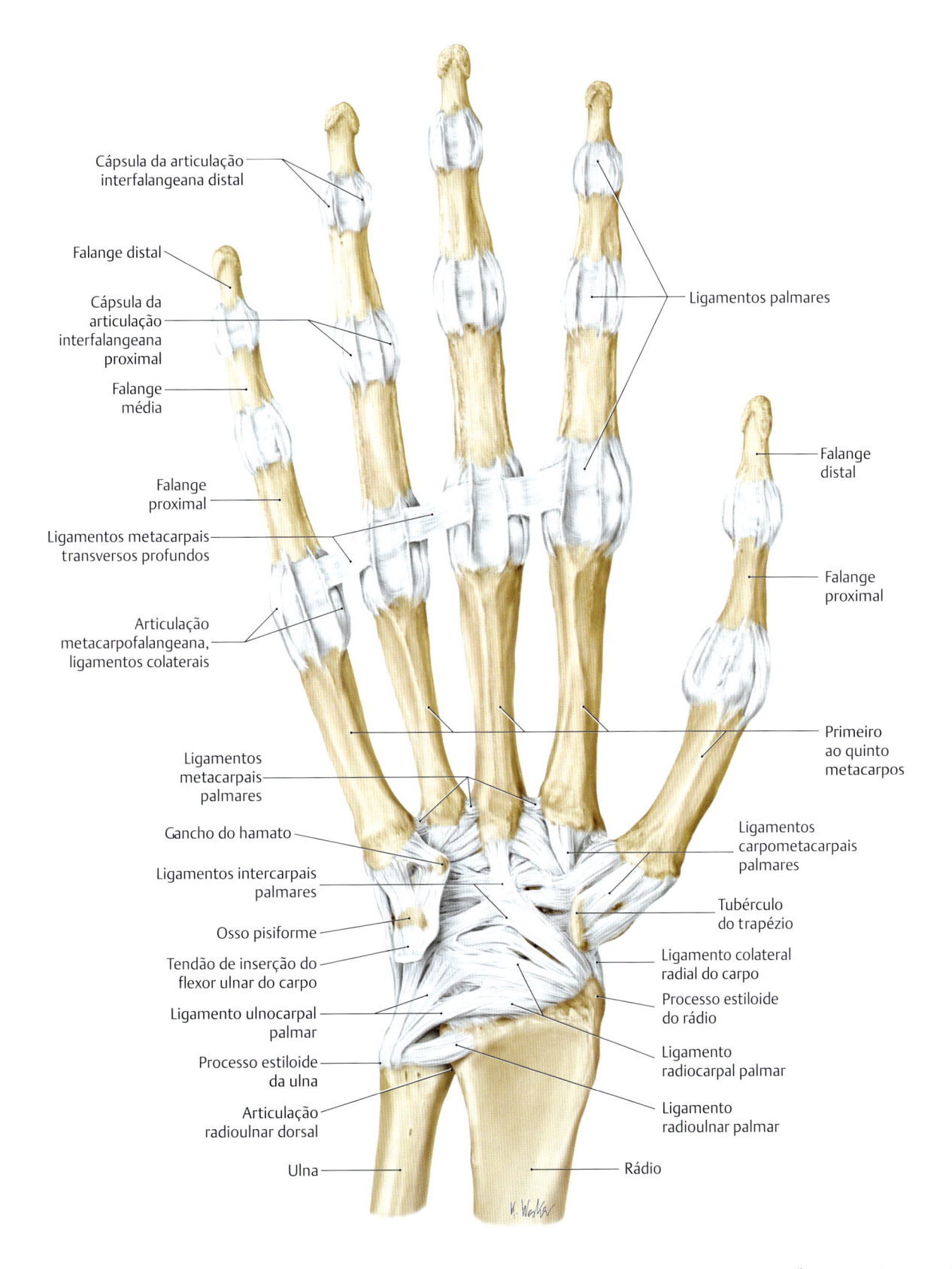

Fig. 9.13 Ligamentos da mão direita. Incidência anterior. Dentre os ligamentos que unem os ossos carpais (ligamentos intercarpais) é feita uma distinção entre os ligamentos internos e os ligamentos superficiais. Os ligamentos internos interconectam os ossos individuais em um nível mais profundo e incluem os ligamentos intercarpais interósseos (não exibidos aqui). Os ligamentos superficiais consistem em ligamentos intercarpais dorsal (ver A) e palmar. (Fonte: Schuenke M, Schulte E. General Anatomy and the Musculoskeletal System: Thieme Atlas of Anatomy. New York: Thieme; 2005. Ilustração por Karl Wesker.)

Fig. 9.14 Amplitude de movimento das articulações dos dedos. **(a)** Flexão na articulação interfalangeana distal (DIP). **(b)** Flexão na articulação interfalangeana proximal (PIP). **(c)** Flexão na articulação metacarpofalangeana (MCP). **(d)** Extensão na articulação interfalangeana distal (DIP). **(e)** Extensão na articulação metacarpofalangeana (MCP). **(f)** Abdução e adução na articulação MCP. (Fonte: Schuenke M, Schulte E. General Anatomy and the Musculoskeletal System: Thieme Atlas of Anatomy. New York: Thieme; 2005. Ilustração por Karl Wesker.)

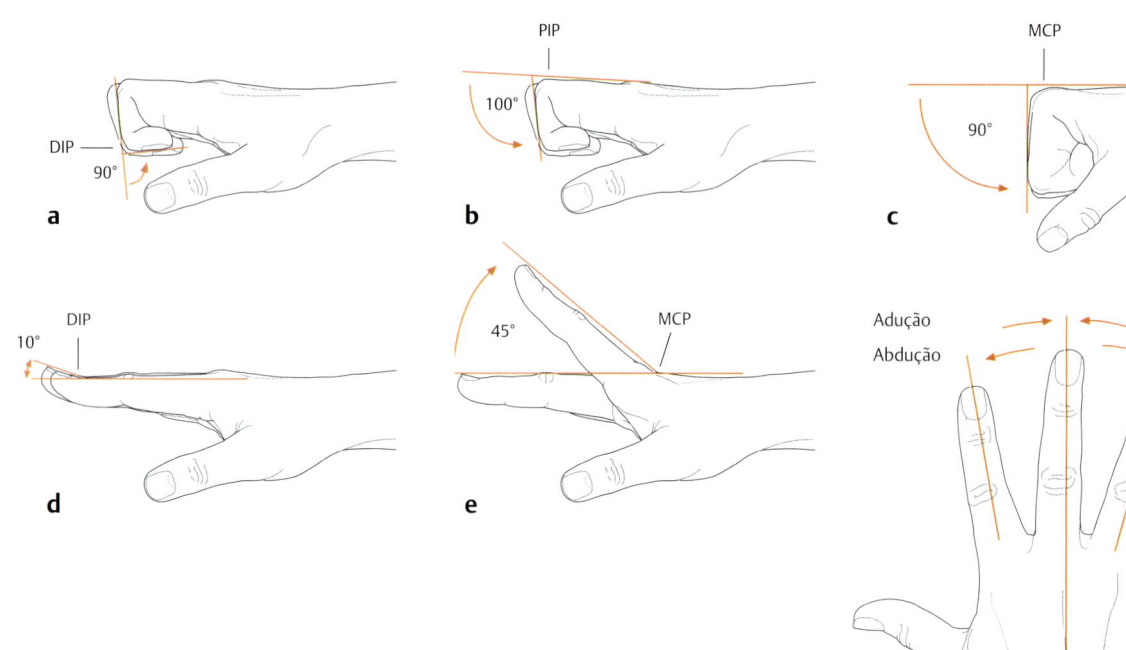

2. Compartimentos extensores (**Fig. 9.15** e **9.16**) (seis compartimentos)
    - **Necessário reconhecer quais tendões estão em qual compartimento em uma imagem por ressonância magnética (MRI)**
    - Recobertos pelo retináculo dos extensores na região dorsal do punho
    - I. Abdutor longo do polegar (APL), extensor curto do polegar (EPB)
        a. Tenossinovite de De Quervain
        b. APL possui múltiplas tiras tendinosas; necessário avaliar se o EPB possui uma bainha tendinosa separada que necessita ser liberada durante a cirurgia
    - II. Extensor radial longo (ECRL) e curto (ECRB) do carpo
        a. Síndrome da interseção: na interseção do primeiro e segundo compartimento, geralmente há crepitação palpável com o movimento do punho
    - III. Extensor longo do polegar (EPL)
        a. Ruptura no tubérculo de Lister após fratura do rádio distal
        b. Tratar com transposição do extensor próprio do indicador (EIP) para o EPL
    - IV. Extensor comum dos dedos, extensor próprio do indicador (EIP)
        a. EIP é o último músculo a ser reinervado nas lesões de nervo radial
        b. Nervo interósseo posterior (PIN) está localizado no assoalho do quarto compartimento
    - V: Extensor do dedo mínimo
        a. Síndrome de Vaughan-Jackson na artrite reumatoide, ruptura dos extensores na direção ulnar para radial; extensor do dedo mínimo (EDM) é o primeiro a romper
    - VI: Extensor ulnar do carpo (ECU)
        a. Patologia: pode ter instabilidade no estiloide ulnar

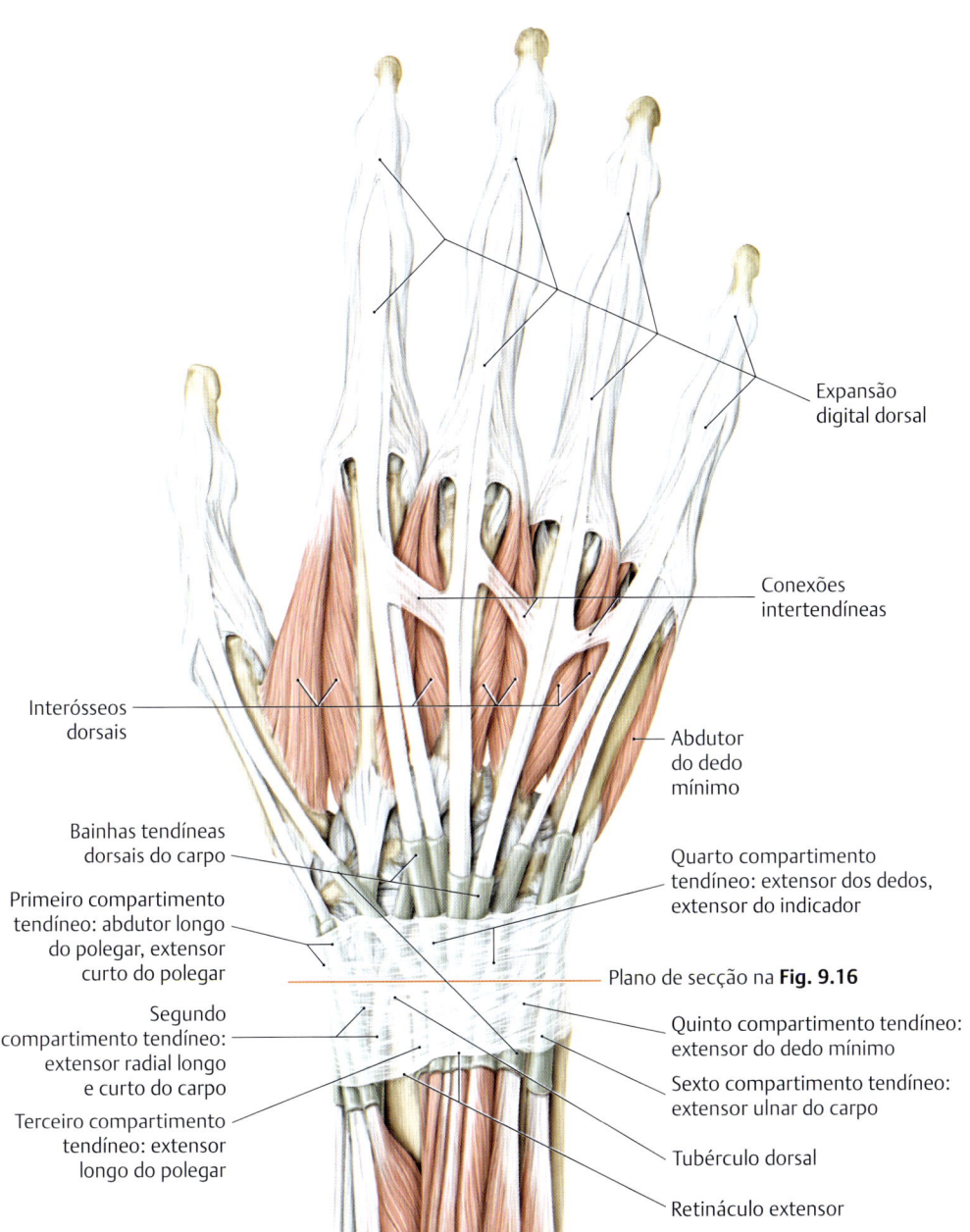

Fig. 9.15 Compartimentos extensores. Incidência dorsal. Há um total de seis compartimentos, numerados de 1 a 6, da face radial à face ulnar do punho. (Fonte: Schuenke M, Schulte E. General Anatomy and the Musculoskeletal System: Thieme Atlas of Anatomy. New York: Thieme; 2005. Ilustração por Karl Wesker.)

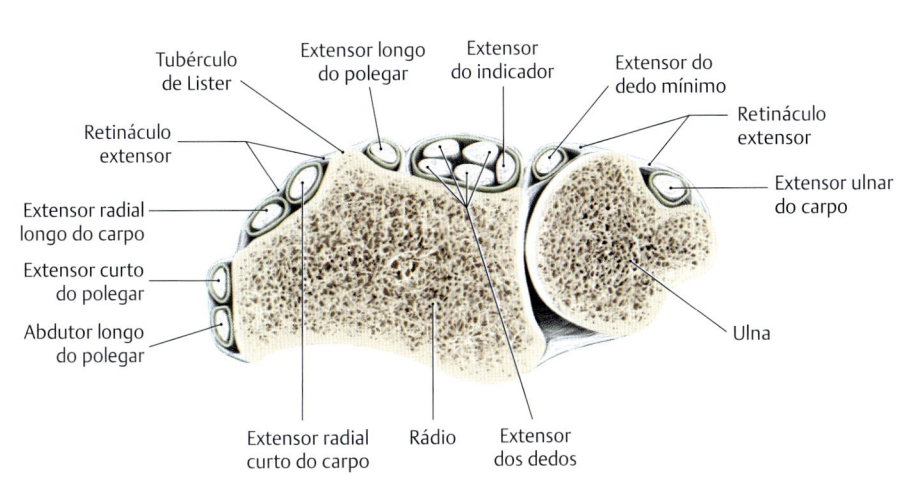

Fig. 9.16 Incidência axial da articulação radioulnar distal e compartimentos extensores do punho. Há seis túneis fibro-ósseos criados pelo retináculo extensor e septos intermediários que dividem os tendões extensores. Note que o tubérculo de Lister redireciona o extensor longo do polegar para o polegar. (Modificado de Schuenke M, Schulte E. General Anatomy and the Musculoskeletal System: Thieme Atlas of Anatomy. New York: Thieme; 2005. Ilustração por Karl Wesker.)

3. Tendões
   - Tendões flexores
     a. Flexor profundo dos dedos (FDP): ação é a flexão na articulação DIP; o FDP se insere na falange distal
     b. Flexor superficial dos dedos (FDS): ação é a flexão na articulação PIP. Antes da inserção do FDS na falange média, o FDS se divide para formar o quiasma de Camper. O FPD passa pelo quiasma de Camper e se insere na falange distal
     c. Zonas do tendão flexor (**Fig. 9.17**)
   - Bainhas do tendão flexor
     a. Fornecem nutrição aos tendões através da vincula
     b. Fornecem proteção ao tendão
   - Polias
     a. Cinco polias anulares (A1-A5) e três polias cruciformes (C1-C3)
     b. A2, A4: originam-se a partir do periósteo de P1 e P2, respectivamente; importantes para prevenir encurvamento
     c. A1, A3, A5: originam-se a partir da placa palmar da articulação MCP, PIP e DIP, respectivamente
     d. Polia A1: envolvida no dedo em gatilho
        ○ Suprimento sanguíneo do tendão provém de duas fontes: suprimento vascular direto e difusão através da bainha sinovial (**Fig. 9.18**)
        ○ **Na zona II (ver Fig. 9.17), o suprimento sanguíneo do tendão é, primeiramente, através da difusão**
4. Nervos (**Figs. 9.19, 9.20, 9.21**)
   - Nervo mediano (**Figs. 9.22 e 9.23**)
     a. Percorre entre o FDS e o flexor longo do polegar (FPL) no interior no túnel do carpo para entrar no punho
     b. Fornece sensação ao polegar, dedos indicador e médio, e para a metade radial do dedo anelar
     c. Ramos terminais significativos
        ○ No antebraço, ramos motores para o pronador redondo, flexor radial do carpo, palmar longo, flexor superficial dos dedos
        ○ Nervo cutâneo palmar
           ♦ Percorre entre o palmar longo e o flexor radial do carpo

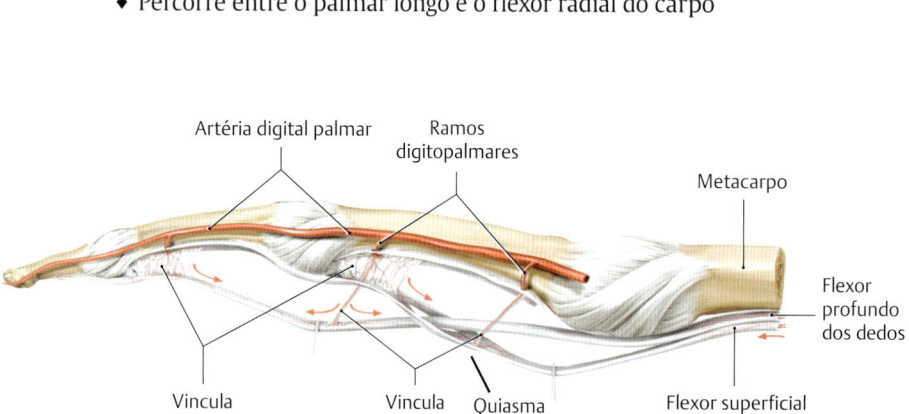

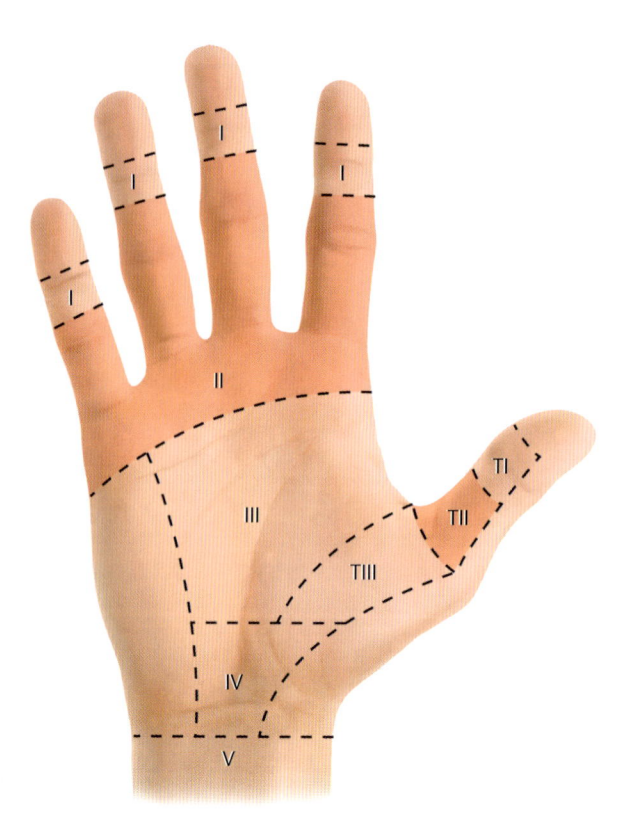

Fig. 9.17 Zonas do tendão flexor da mão. As zonas da mão são usadas para ajudar a guiar a lesão e o reparo do tendão flexor. A zona I está distal à inserção do flexor superficial dos dedos (FDS). A zona II está entre a prega palmar distal e a inserção do FDS. A zona II está na porção central da palma. A zona IV está no túnel do carpo. A zona V é o antebraço distal.

Fig. 9.18 Suprimento vascular para os tendões flexores. Os tendões flexores são abastecidos em suas bainhas pelos ramos das artérias digitais palmares através da vincula longa e curta. Note o flexor profundo dos dedos (FDP) atravessando o quiasma de Camper para se inserir na falange distal. (Fonte: Schuenke M, Schulte E. General Anatomy and the Musculoskeletal System: Thieme Atlas of Anatomy. New York: Thieme; 2005. Ilustração por Karl Wesker.)

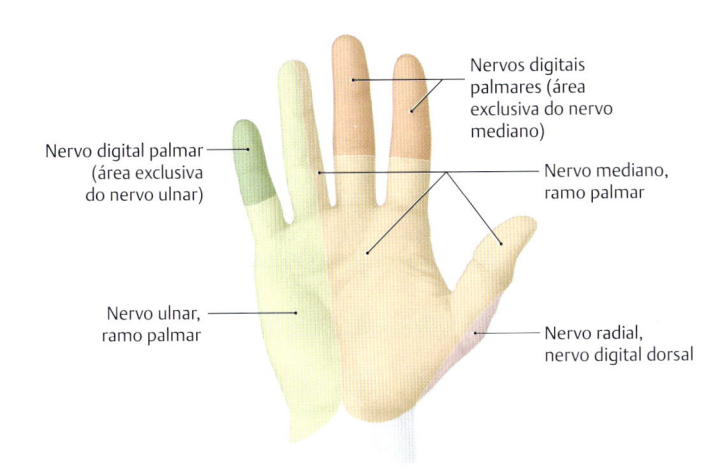

Fig. 9.19 Inervações sensoriais da palma da mão. (Fonte: Schuenke M, Schulte E. General Anatomy and the Musculoskeletal System: Thieme Atlas of Anatomy. New York: Thieme; 2005. Ilustração por Karl Wesker.)

- **Os ramos do nervo cutâneo palmar se originam no nervo mediano 4 a 6 cm proximal à prega do punho, e lesão pode ser causada por retração durante a abordagem palmar de Henry ao rádio distal, causando alteração sensorial sobre a eminência tenar**
- **Fornece sensação à palma central**
  - Ramo recorrente motor inerva o oponente do polegar, abdutor curto do polegar, flexor curto do polegar
  - Nervo interósseo anterior inerva o flexor profundo dos dedos indicador e médio, FPL, pronador quadrado
  - Primeiro e segundo lumbricais são inervados pelo nervo mediano pelos ramos dos nervos digitais

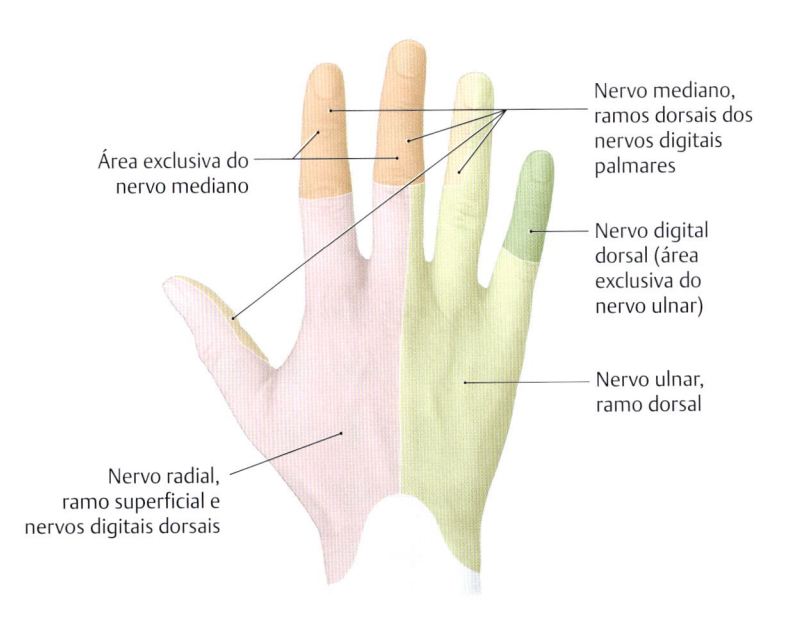

Fig. 9.20 Inervações sensoriais da região dorsal da mão. (Fonte: Schuenke M, Schulte E. General Anatomy and the Musculoskeletal System: Thieme Atlas of Anatomy. New York: Thieme; 2005. Ilustração por Karl Wesker.)

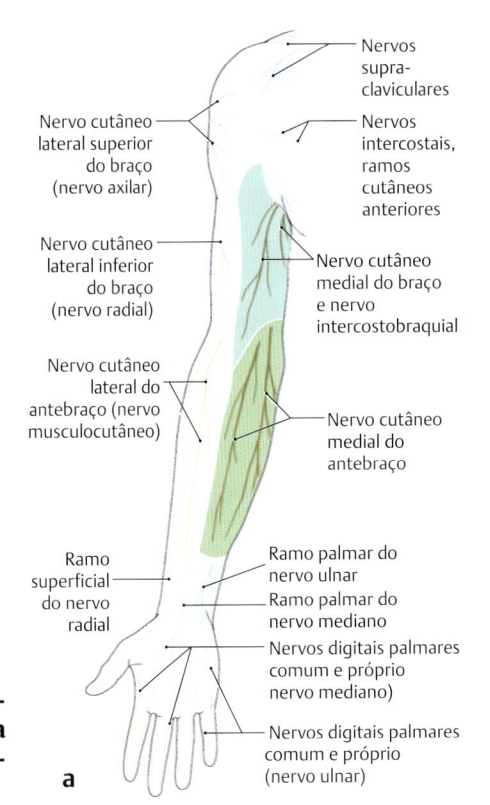

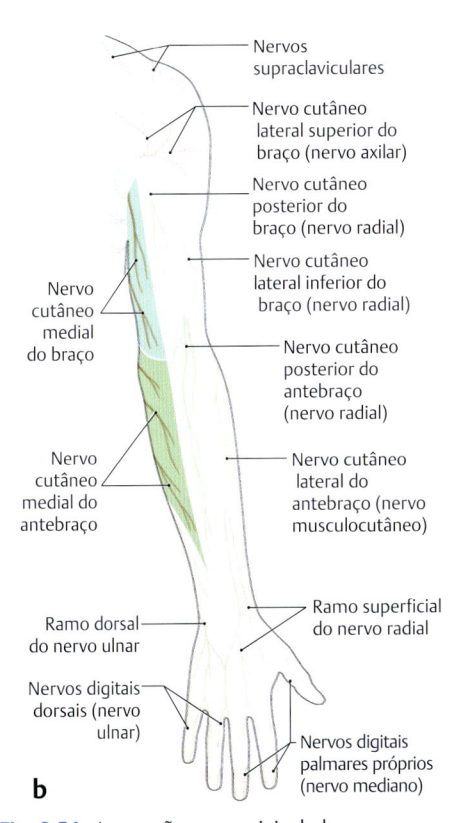

Fig. 9.21 Inervações sensoriais do braço e antebraço anterior **(a)** e **(b)** posterior. (Fonte: Schuenke M, Schulte E. General Anatomy and the Musculoskeletal System: Thieme Atlas of Anatomy. New York: Thieme; 2005. Ilustração por Karl Wesker.)

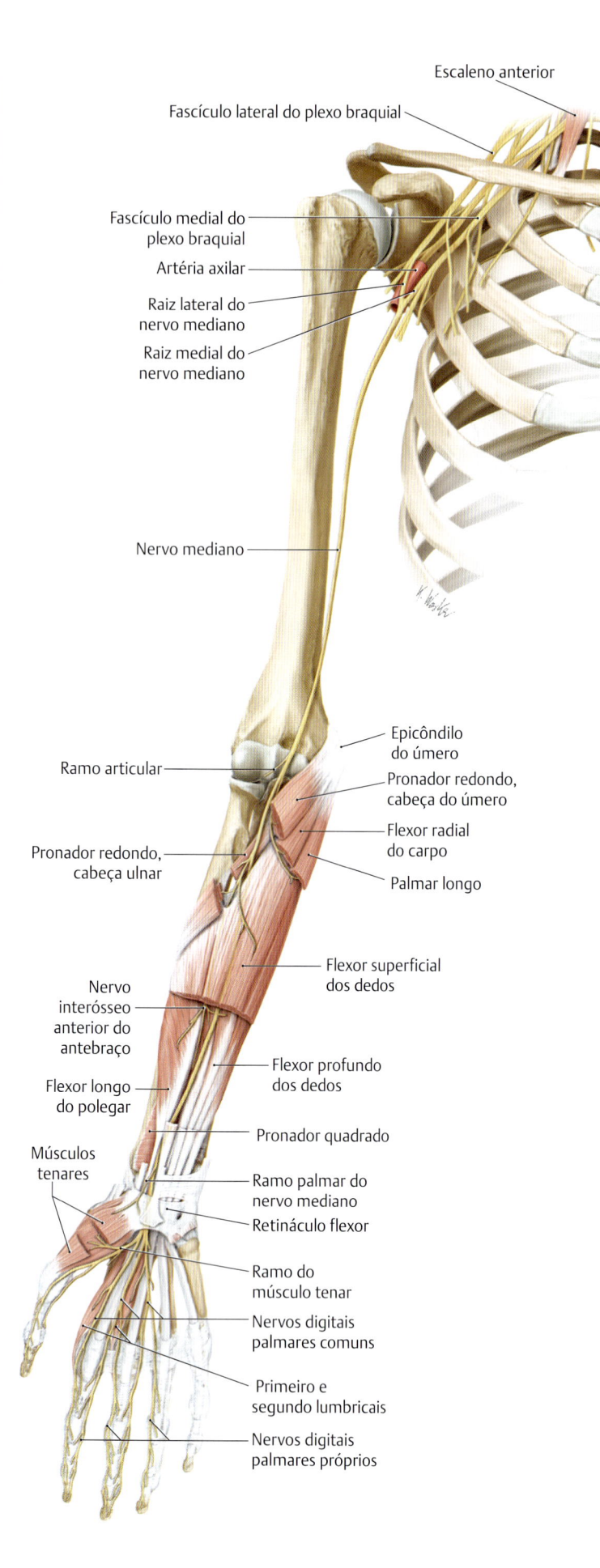

Fig. 9.22 Trajeto do nervo mediano. O nervo mediano é composto dos fascículos medial e lateral do plexo braquial. O nervo mediano atravessa o sulco bicipital medial e, então, passa sob a aponeurose bicipital e entre as duas cabeças do pronador redondo até o antebraço. Após originar o nervo interósseo anterior distal ao pronador redondo, o nervo mediano percorre entre o flexor superficial e profundo dos dedos até o punho. O nervo mediano, então, atravessa o túnel do carpo e origina seus ramos terminais. (Fonte: Schuenke M, Schulte E. General Anatomy and the Musculoskeletal System: Thieme Atlas of Anatomy. New York: Thieme; 2005. Ilustração por Karl Wesker.)

Fig. 9.23 Visualização do túnel do carpo. O nervo mediano atravessa o túnel do carpo entre o flexor superficial dos dedos (FDS) e o flexor longo do polegar (FPL). O ramo recorrente motor do nervo mediano tem um trajeto variável, sendo extraligamentar em 50%, subligamentar em 30% e transligamentar em 20%. (Fonte: Schuenke M, Schulte E. General Anatomy and the Musculoskeletal System: Thieme Atlas of Anatomy. New York: Thieme; 2005. Ilustração por Karl Wesker.)

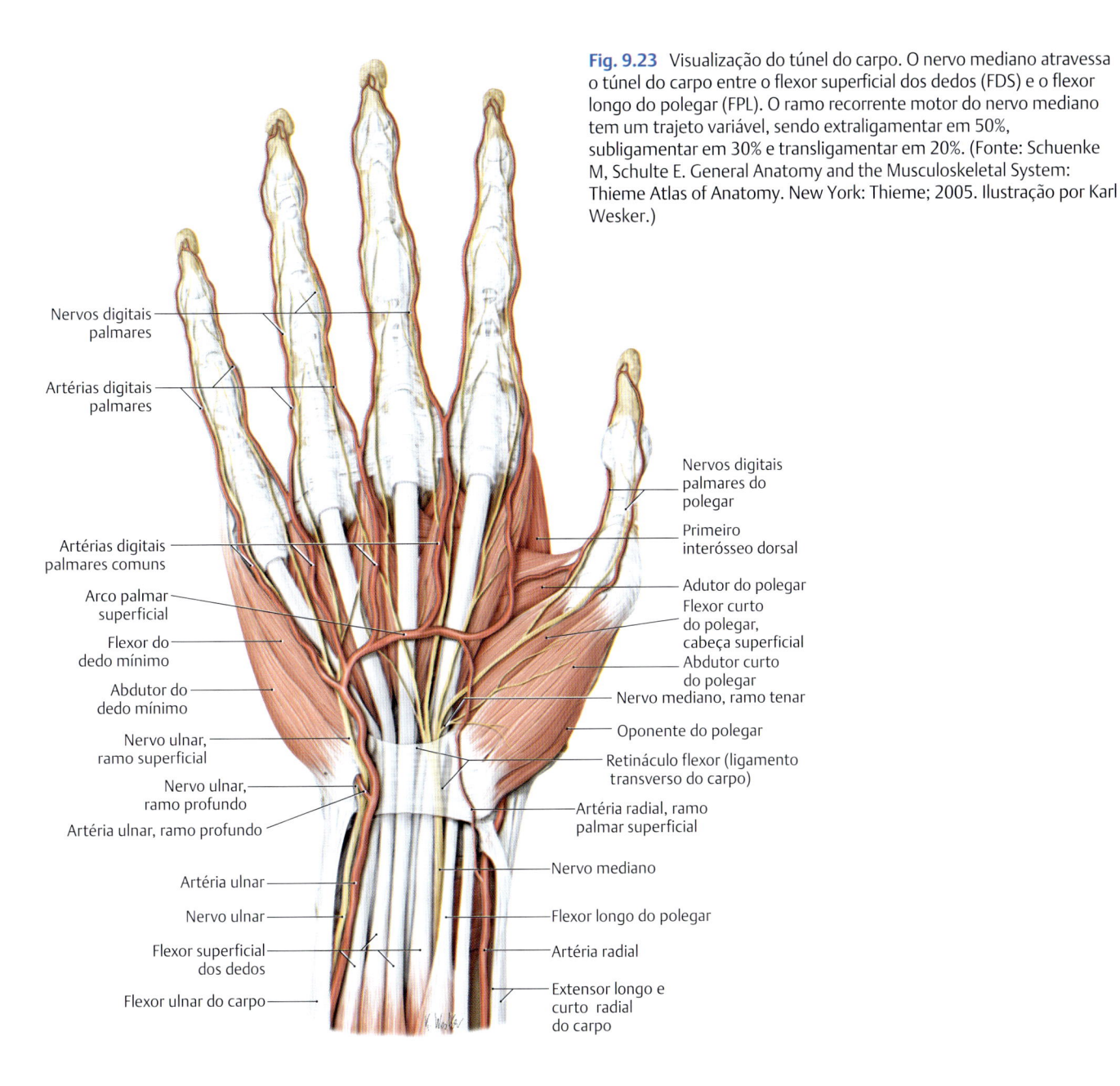

- Nervo ulnar (**Fig. 9.24**)
    a. Penetra no compartimento anterior do antebraço pelo túnel cubital e entra no punho através do canal de Guyon (**Fig. 9.25**)
    b. Fornece sensação à metade ulnar dos dedos anelar e mínimo
    c. Ramos terminais significativos
        ○ No antebraço, ramos motores para o FCU e FDP dos quarto e quinto dedos
        ○ Ramo cutâneo dorsal, 5-7 cm proximal ao punho
        ○ No interior do canal de Guyon, o nervo ulnar se bifurca em dois ramos:
            ♦ Ramo superficial é o ramo sensorial e também inerva o palmar curto
            ♦ Ramo profundo inerva todos os interósseos, o terceiro e quarto lumbricais, o abdutor do dedo mínimo, oponente do dedo mínimo, flexor do dedo mínimo, adutor do polegar e a cabeça profunda do flexor curto do polegar
- Nervo radial (**Fig. 9.26**)
    a. Ramifica-se em ramo profundo e superficial no antebraço proximal
    b. Fornece sensação ao primeiro espaço interdigital dorsal

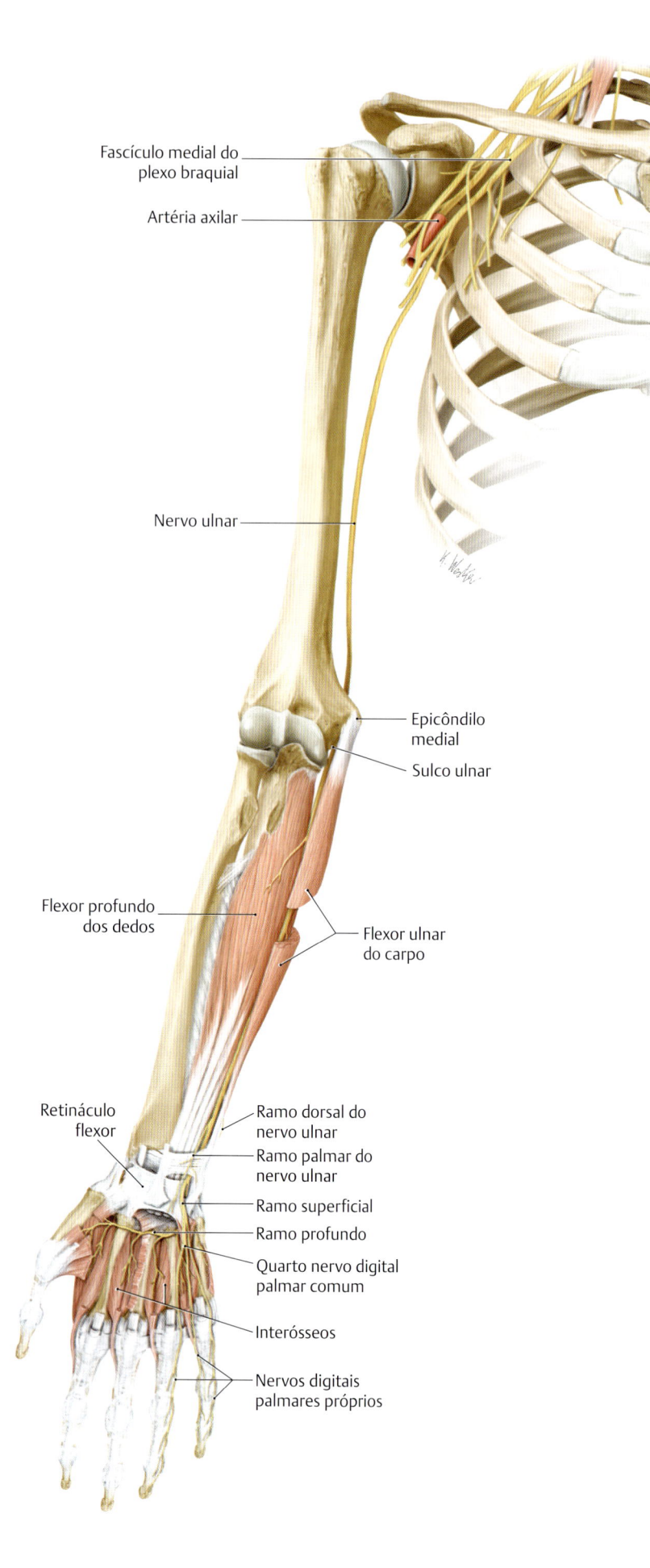

Fig. 9.24 Trajeto do nervo ulnar. O nervo ulnar é uma continuação do fascículo medial do plexo braquial. O nervo ulnar perfura o septo intermuscular medial na metade do braço. O nervo alcança a articulação do cotovelo entre o septo e a cabeça medial do tríceps, e passa sobre a articulação imediatamente distal ao epicôndilo medial. O nervo ulnar, então, percorre entre as duas cabeças do flexor ulnar do carpo (FCU) e, depois, percorre abaixo do FCU até o punho. O nervo entra na mão através do túnel ulnar, onde se divide em seu ramo sensorial superficial e ramo motor profundo. (Fonte: Schuenke M, Schulte E. General Anatomy and the Musculoskeletal System: Thieme Atlas of Anatomy. New York: Thieme; 2005. Ilustração por Karl Wesker.)

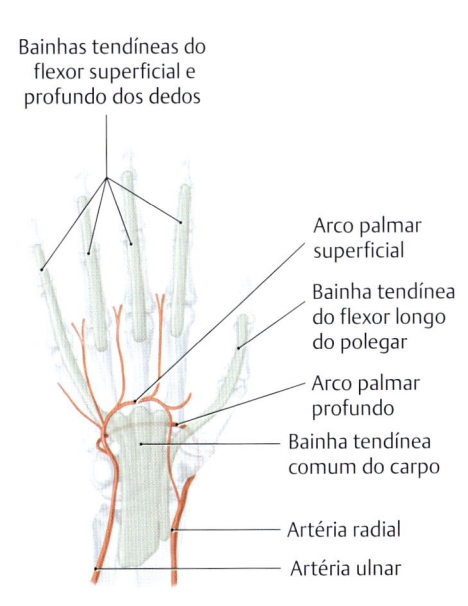

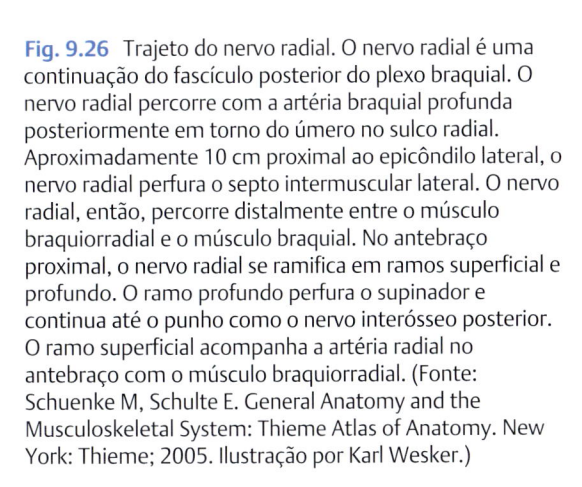

Fig. 9.25 Referências ósseas do túnel ulnar (canal de Guyon). O pisiforme (ulnar) e o gancho do hamato (distal e radial) fornecem as referências ósseas do trajeto da artéria e nervo ulnar. O ligamento transverso do carpo atua como o assoalho, e o ligamento palmar do carpo como o teto do canal de Guyon. (Fonte: Schuenke M, Schulte E. General Anatomy and the Musculoskeletal System: Thieme Atlas of Anatomy. New York: Thieme; 2005. Ilustração por Karl Wesker.)

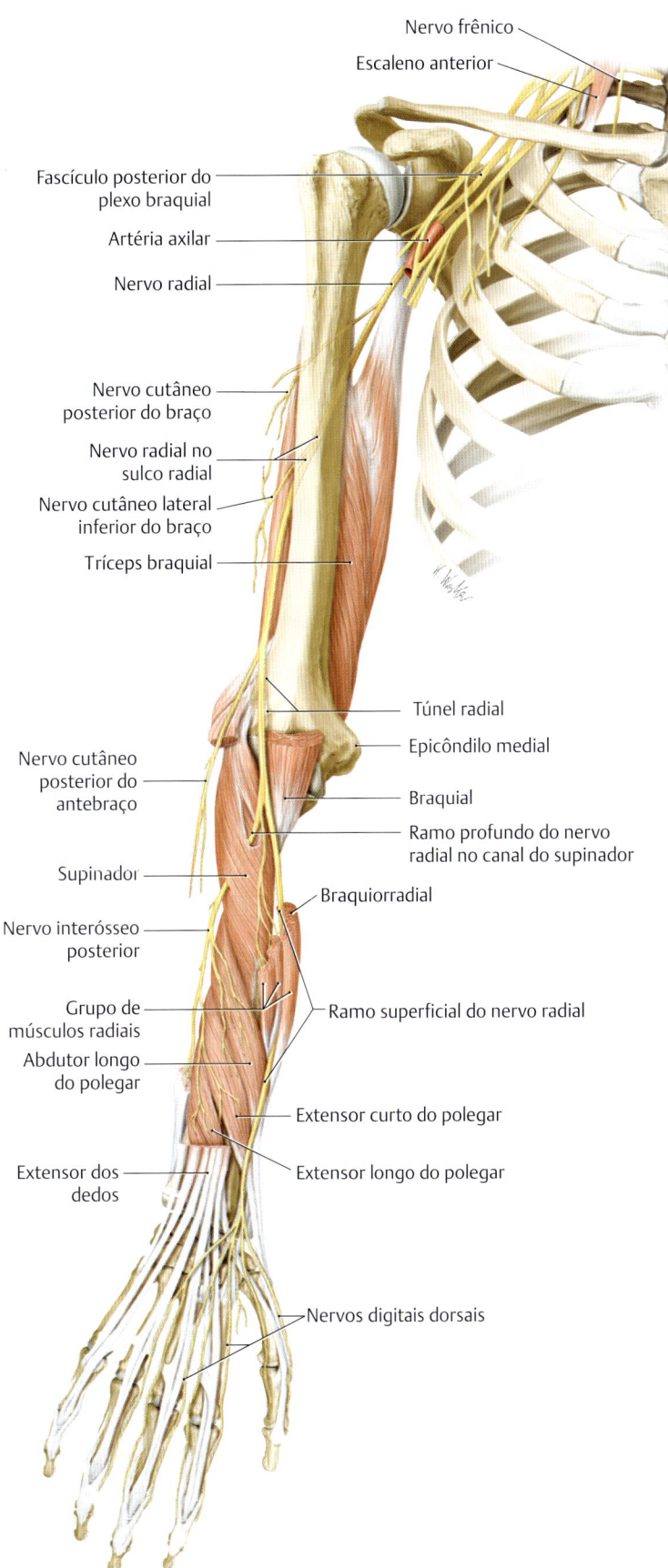

Fig. 9.26 Trajeto do nervo radial. O nervo radial é uma continuação do fascículo posterior do plexo braquial. O nervo radial percorre com a artéria braquial profunda posteriormente em torno do úmero no sulco radial. Aproximadamente 10 cm proximal ao epicôndilo lateral, o nervo radial perfura o septo intermuscular lateral. O nervo radial, então, percorre distalmente entre o músculo braquiorradial e o músculo braquial. No antebraço proximal, o nervo radial se ramifica em ramos superficial e profundo. O ramo profundo perfura o supinador e continua até o punho como o nervo interósseo posterior. O ramo superficial acompanha a artéria radial no antebraço com o músculo braquiorradial. (Fonte: Schuenke M, Schulte E. General Anatomy and the Musculoskeletal System: Thieme Atlas of Anatomy. New York: Thieme; 2005. Ilustração por Karl Wesker.)

c. Ramos significativos
   - Ramos musculares para o tríceps, ancôneo, extensor radial longo do carpo, braquiorradial [ocasionalmente, extensor radial curto do carpo (ECRB)]
   - Nervo interósseo posterior (PIN): continuação do nervo radial; inerva o ECRB, supinador, extensor comum dos dedos, extensor do dedo mínimo, extensor ulnar do carpo, extensor do indicador, abdutor longo do polegar, extensor longo do polegar, extensor curto do polegar
   - Ramo superficial do nervo radial: ramos provenientes do nervo radial; emerge entre o braquiorradial e o tendão do extensor radial longo do carpo a 7 cm do estiloide radial e se tornar superficial

5. Vascular
   - Artéria ulnar: percorre radialmente ao nervo ulnar no antebraço e é a principal supridora do arco palmar superficial (**Fig. 9.27**)

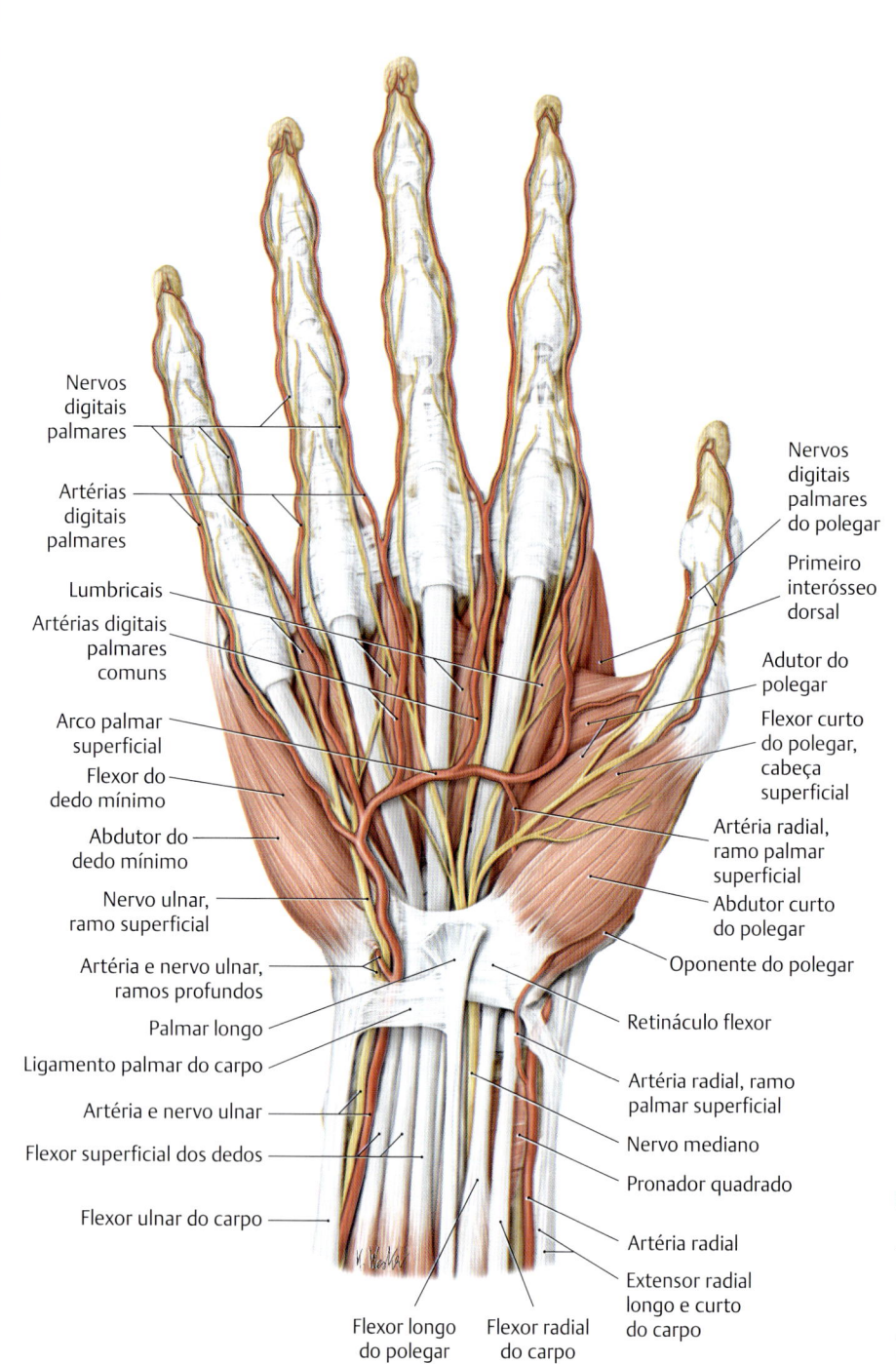

Fig. 9.27 Arco palmar superficial e seus ramos. O arco palmar superficial é o ramo terminal da artéria ulnar. (Fonte: Schuenke M, Schulte E. General Anatomy and the Musculoskeletal System: Thieme Atlas of Anatomy. New York: Thieme; 2005. Ilustração por Karl Wesker.)

- **Percorre com o nervo mediano, mas passa abaixo da cabeça do pronador redondo no antebraço proximal; o nervo mediano separa as duas cabeças do pronador redondo**
- Artéria radial: percorre entre o braquiorradial e o flexor radial do carpo no antebraço, e é a principal supridora do arco palmar profundo (**Figs. 9.28** e **9.29**)
- **Feixe vasculonervoso digital: nervo situa-se anterior à artéria no dedo**

6. Músculos
   - Músculos da mão (**Figs. 9.30, 9.31, 9.32, 9.33, 9.34** e **Tabela 9.1**)
   - Músculos do antebraço (**Figs. 9.35, 9.36, 9.37, 9.38, 9.39, 9.40** e **Tabelas 9.2** e **9.3**)
7. Exame físico da extremidade superior
   - Cotovelo
     a. Inspeção
        ○ Deformidade grosseira ou edema pode indicar fratura
        ○ Ângulo de carregamento: média é de 11 graus em homens, 13 graus em mulheres; cúbito varo < 5 graus e cúbito valgo > 15 graus
     b. Palpação
        ○ Sensível ao toque no epicôndilo medial: cotovelo do golfista ou patologia do ligamento colateral medial (MCL)

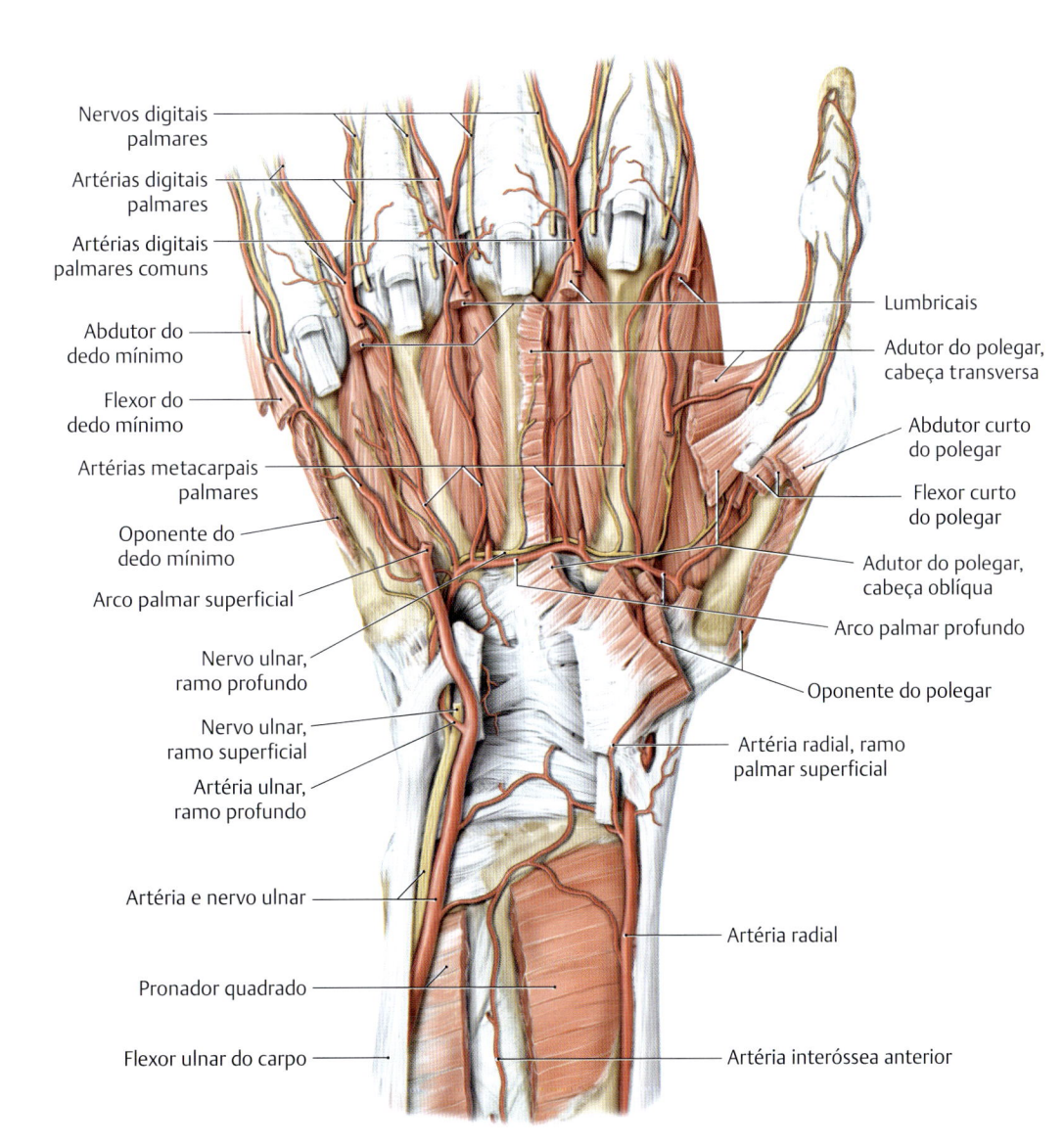

Fig. 9.28 Arco palmar profundo e seus ramos. O arco palmar profundo é o ramo terminal da artéria radial. (Fonte: Schuenke M, Schulte E. General Anatomy and the Musculoskeletal System: Thieme Atlas of Anatomy. New York: Thieme; 2005. Ilustração por Karl Wesker.)

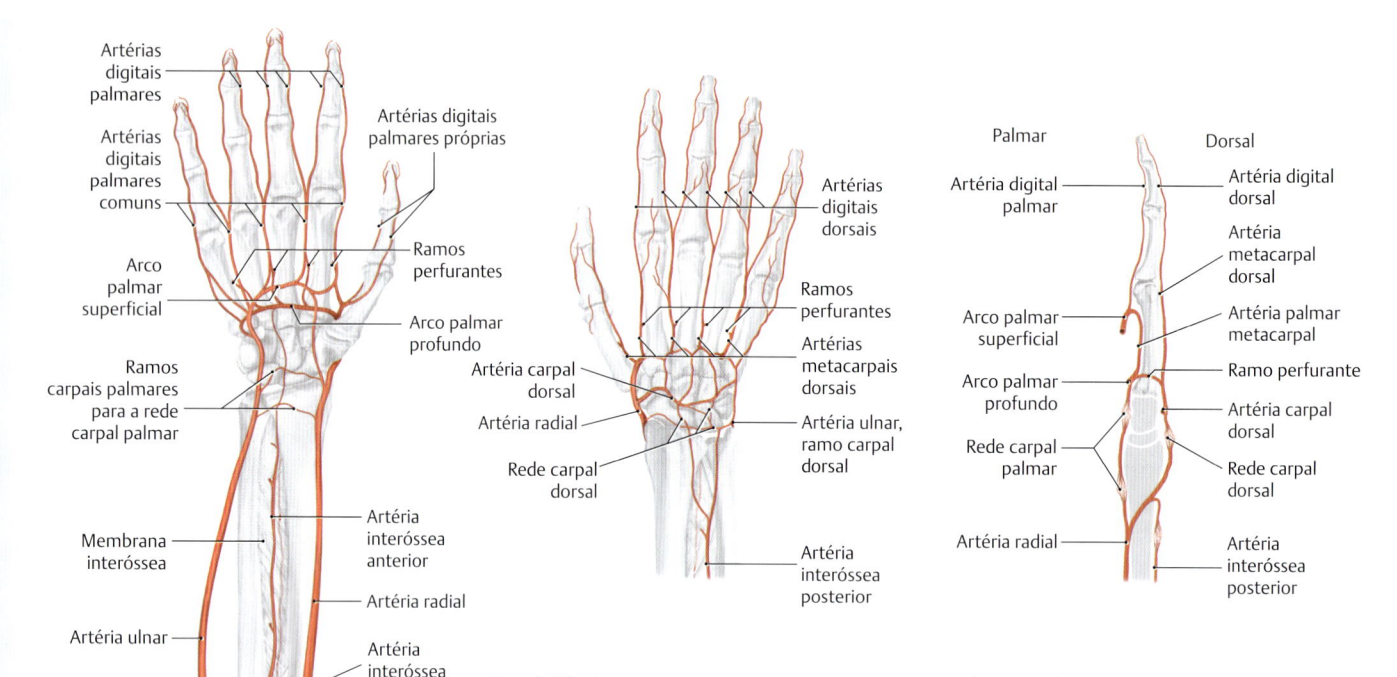

Fig. 9.29 Anastomoses arteriais na mão. A artéria ulnar e radial estão conectadas pelo arco palmar superficial e profundo, os ramos perfurantes e a rede dorsal do carpo. (Fonte: Schuenke M, Schulte E. General Anatomy and the Musculoskeletal System: Thieme Atlas of Anatomy. New York: Thieme; 2005. Ilustração por Karl Wesker.)

- Sensível ao toque no epicôndilo lateral: cotovelo de tenista
- Sensível ao toque na cabeça radial: fratura, artrite
- Palpar tendão do bíceps, ausência pode ser devido à ruptura do tendão do bíceps

c. ROM
   - ROM na extensão/flexão: 0 a 140-150 graus
   - Supinação 80-90 graus, pronação 75-90 graus

d. Neurológico
   - Teste motor e sensorial
   - Reflexos: bíceps C5, braquiorradial C6, tríceps C7; ausência ou hipoatividade indica uma radiculopatia

e. Testes especiais
   - Cotovelo de tenista (epicondilite lateral): testes provocativos incluem extensão do punho contra resistência
   - **Hiperplasia angiofibroblástica é a patologia do tendão do ECRB**
   - Cotovelo do golfista (epicondilite medial): testes provocativos incluem flexão e pronação contra resistência; também dor no epicôndilo medial com supinação e extensão do cotovelo e punho
   - Túnel radial: extensão contra resistência do dedo médio
   - Teste do deslocamento do pivô: o paciente deita na posição supina com o braço sobre a cabeça e o cotovelo estendido. O antebraço é, então, supinado com um estresse valgo aplicado enquanto o cotovelo está fletido. Se o paciente exibe apreensão ou subluxação palpável da cabeça radial, então o teste é positivo para instabilidade rotatória posterolateral
   - Teste do gancho: incapacidade de "enganchar" o bíceps em razão de ruptura do tendão do bíceps
   - Sinal de Tinel: percussão do sulco ulnar causa formigamento ou dor aguda na distribuição do nervo ulnar

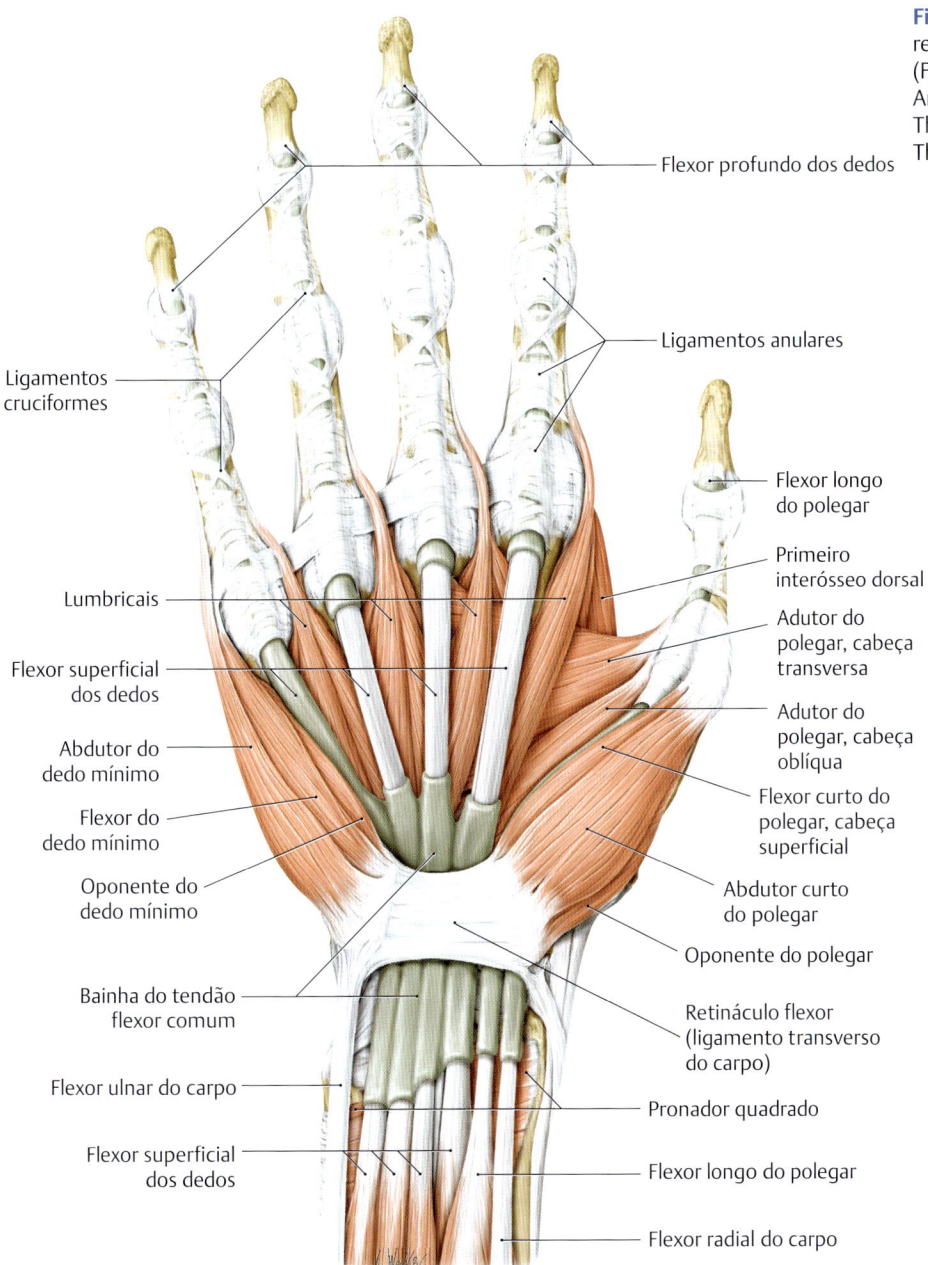

Fig. 9.30 Músculos superficiais após remoção de uma aponeurose palmar. (Fonte: Schuenke M, Schulte E. General Anatomy and the Musculoskeletal System: Thieme Atlas of Anatomy. New York: Thieme; 2005. Ilustração por Karl Wesker.)

- Punho
    a. Inspeção
        - Deformidade grosseira ou edema pode indicar uma fratura
        - Edema ou massa palpável na face dorsal ou palmar do punho pode indicar um cisto ganglônico
        - Perda de massa muscular: atrofia do tenar indica patologia do nervo mediano
    b. Palpação
        - Sensibilidade na fossa radial pode indicar uma fratura do escafoide
        - Sensibilidade no estiloide radial ou ulnar ou na fileira carpal pode indicar fratura
        - Sensibilidade sobre o semilunar pode indicar uma laceração do TFCC
        - Palpar tendões extensores. Sensibilidade sobre o primeiro compartimento dorsal representa sinovite de De Quervain

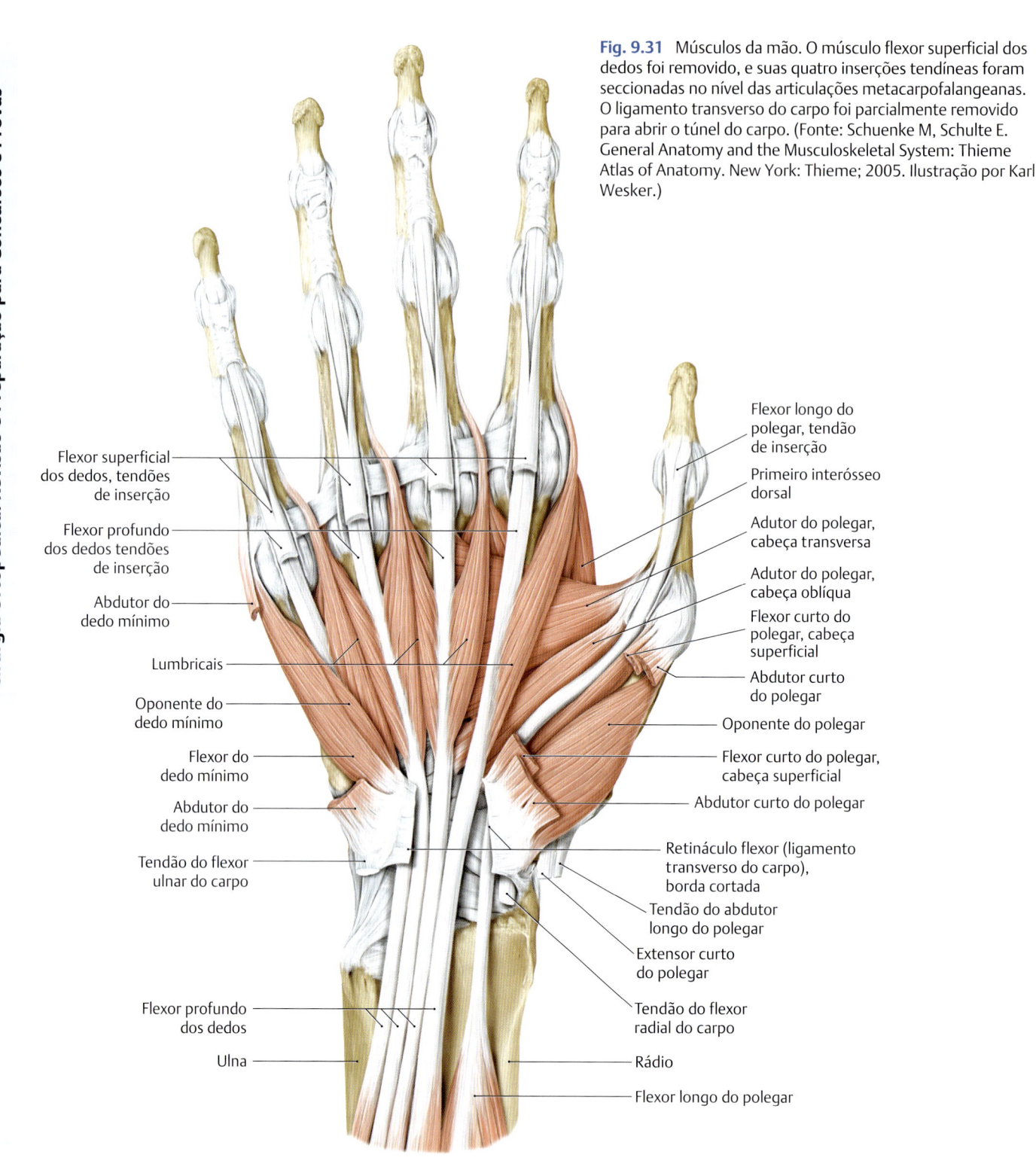

Fig. 9.31 Músculos da mão. O músculo flexor superficial dos dedos foi removido, e suas quatro inserções tendíneas foram seccionadas no nível das articulações metacarpofalangeanas. O ligamento transverso do carpo foi parcialmente removido para abrir o túnel do carpo. (Fonte: Schuenke M, Schulte E. General Anatomy and the Musculoskeletal System: Thieme Atlas of Anatomy. New York: Thieme; 2005. Ilustração por Karl Wesker.)

c. ROM
- ROM em extensão 75 graus, flexão 80 graus
- Desvio radial 15-25 graus, ulnar 30-45 graus
- Apenas 10 a 15 graus de pronação e supinação do punho

d. Neurológico
- Teste motor e sensorial

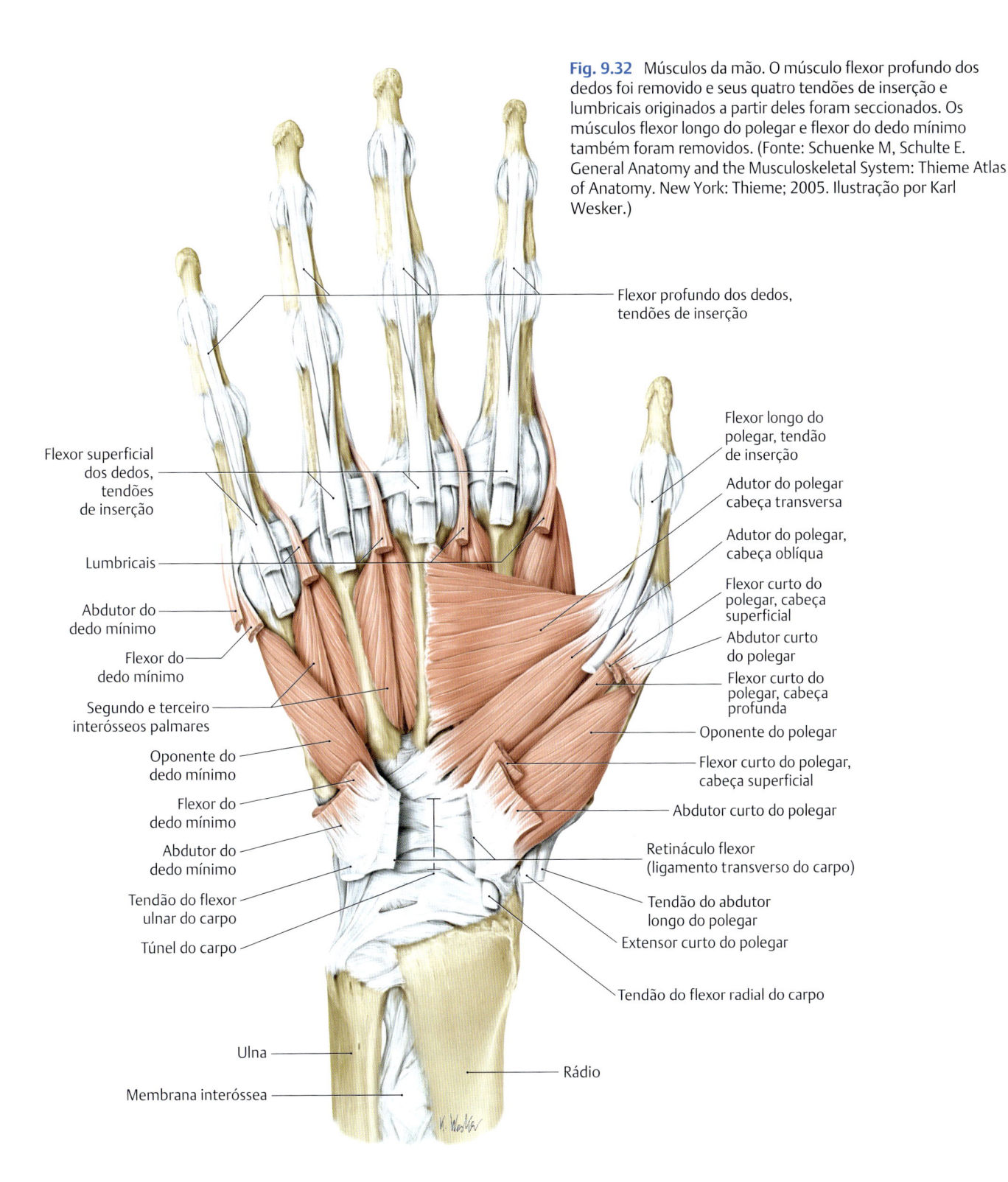

Fig. 9.32 Músculos da mão. O músculo flexor profundo dos dedos foi removido e seus quatro tendões de inserção e lumbricais originados a partir deles foram seccionados. Os músculos flexor longo do polegar e flexor do dedo mínimo também foram removidos. (Fonte: Schuenke M, Schulte E. General Anatomy and the Musculoskeletal System: Thieme Atlas of Anatomy. New York: Thieme; 2005. Ilustração por Karl Wesker.)

e. Testes especiais
- Teste de compressão carpal de Durkan: pressão manual sobre o túnel do carpo reproduz sintomas do túnel do carpo
    - **♦ Teste mais sensível para a síndrome do túnel do carpo**
- Teste de Phalen: a flexão do punho reproduz sintomas do túnel do carpo
- Sinal de Tinel: percussão do túnel do carpo causa formigamento e dor aguda na distribuição do nervo mediano

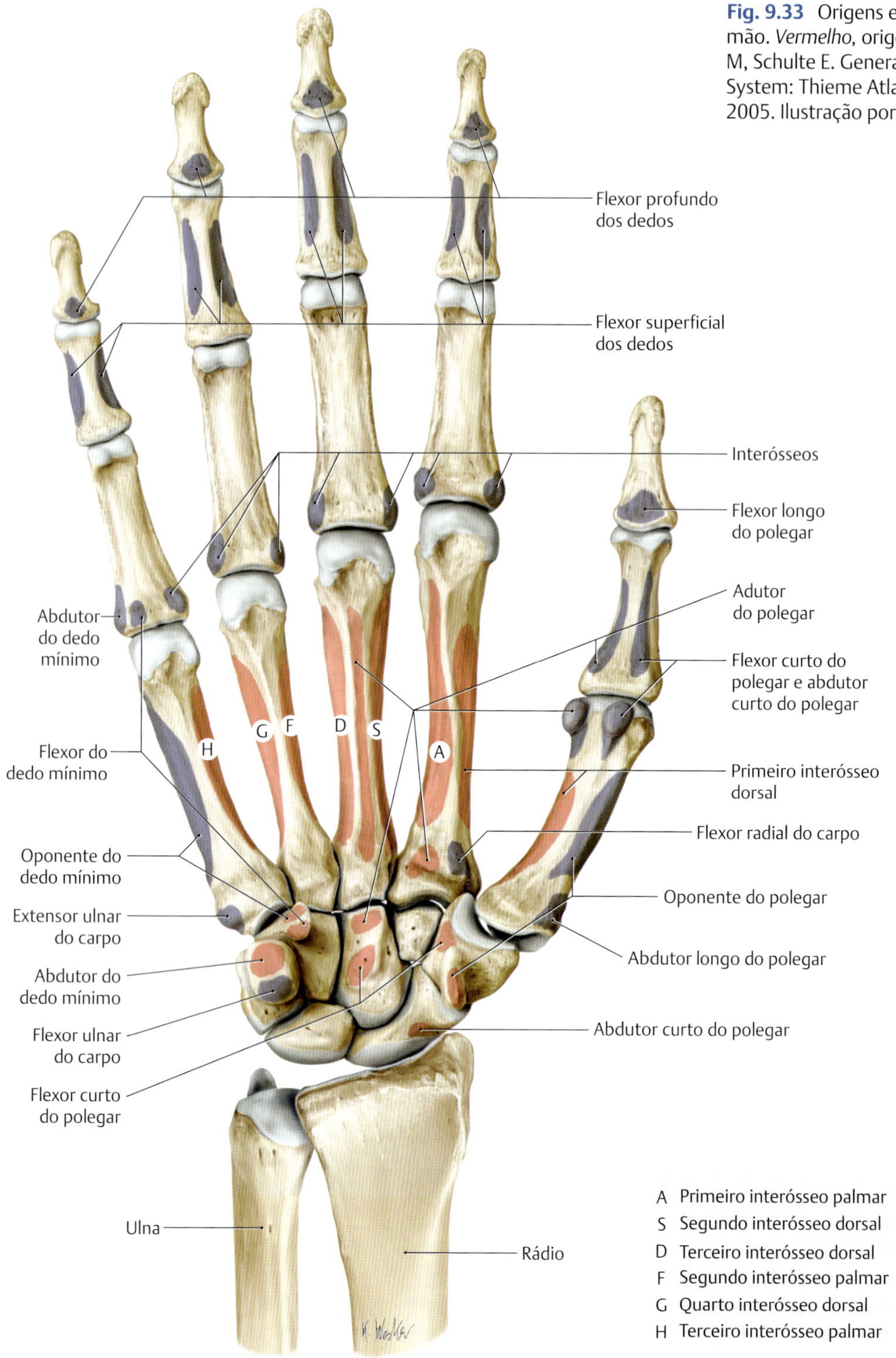

Fig. 9.33 Origens e inserções dos músculos palmares da mão. *Vermelho*, origem; *azul*, inserção. (Fonte: Schuenke M, Schulte E. General Anatomy and the Musculoskeletal System: Thieme Atlas of Anatomy. New York: Thieme; 2005. Ilustração por Karl Wesker.)

A Primeiro interósseo palmar
S Segundo interósseo dorsal
D Terceiro interósseo dorsal
F Segundo interósseo palmar
G Quarto interósseo dorsal
H Terceiro interósseo palmar

- Teste de Finkelstein: flexionar o polegar em direção à palma e desviar o punho ulnarmente. Dor no primeiro compartimento dorsal sugere a presença de sinovite de De Quervain
- Teste de Watson: dor ou rangido com pressão aplicada na superfície palmar do tubérculo do escafoide e ao punho desviado no sentido ulnar para radial; comparar com o lado contralateral; testa a instabilidade carpal causada por lesão no ligamento escafoide
- Teste da tecla do piano: estabilização da ulna e rádio dorsal/palmar; subluxação ou frouxidão indica lesão na articulação radioulnar distal (DRUJ)

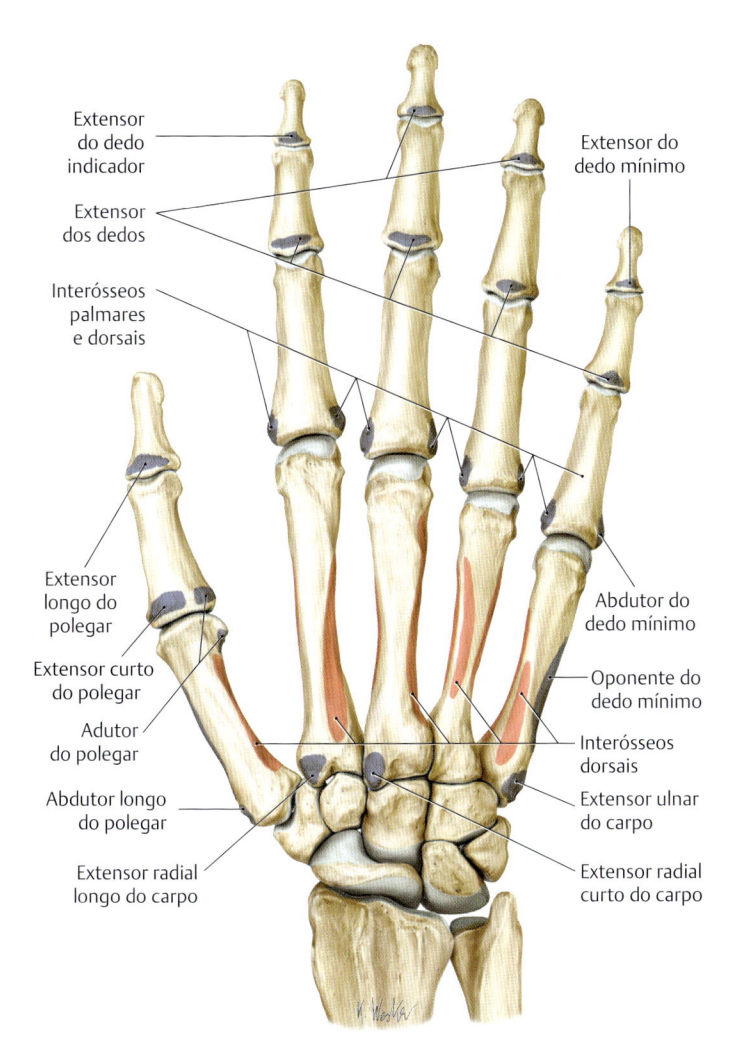

Fig. 9.34 Origens e inserções dos músculos dorsais da mão. *Vermelho,* origem; *azul,* inserção. (Fonte: Schuenke M, Schulte E. General Anatomy and the Musculoskeletal System: Thieme Atlas of Anatomy. New York: Thieme; 2005. Ilustração por Karl Wesker.)

- Mão
  a. Inspeção
     ○ Deformidade grosseira ou edema podem indicar fratura
     ○ Deformidade rotacional ou angular dos dedos podem indicar fratura. Rotação é avaliada solicitando ao paciente para cerrar os punhos; todos os dedos devem apontar na direção do escafoide sem sobreposição dos dedos
     ○ Posição do dedo: dedo fletido pode ser secundário à tenossinovite do flexor, ruptura de tendão ou contratura de Dupuytren
     ○ Edema fusiforme do dígito observado na infecção aguda, tal como na tenossinovite do flexor
     ○ Edema da articulação DIP causado por osteoartrite: nódulos de Heberden
     ○ Edema da articulação DIP causado por osteoartrite: nódulos de Bouchard
     ○ Edema da articulação MCP observado na artrite reumatoide (RA)
     ○ **Artrite reumatoide afeta, primeiramente, o punho e as articulações MCP**
     ○ Desvio ulnar ou deformidade em botoeira observada na RA
        ♦ Atrofia da eminência hipotenar ou primeiro espaço interdigital dorsal indica lesão do nervo ulnar. Atrofia do tenar indica lesão do nervo mediano

Tabela 9.1 Músculos da Mão

Músculo	Ação	Nervo	Origem	Inserção	Compartimento
Abdutor curto do polegar (APB)	Pronação palmar	Mediano	Escafoide, trapézio	Falange proximal do polegar	Compartimento tenar
Flexor curto do polegar (cabeça superficial e profunda)	Flexão da MCP do polegar	Dupla inervação mediano/ulnar	Ligamento transverso do carpo, trapézio	Falange proximal do polegar (base)	Compartimento tenar
Oponente do polegar	Oposição do polegar	Mediano	Trapézio	Metacarpo do polegar (lateral)	Compartimento tenar
Palmar curto	Distende a pele da mão durante a preensão	Ulnar	TCL	Aponeurose palmar	Compartimento hipotenar
Flexor curto do dedo mínimo	Flexão da MCP do dedo mínimo	Ulnar	TCL e hamato	Falange proximal do dedo mínimo (base)	Compartimento hipotenar
Oponente do dedo mínimo	Oposição do dedo mínimo	Ulnar	TCL e hamato	5º metacarpo (borda ulnar)	Compartimento hipotenar
Abdutor do dedo mínimo (ADM)	Abdução do dedo mínimo	Ulnar	Pisiforme	Falange proximal do dedo mínimo (base ulnar)	Compartimento hipotenar
Adutor do polegar (cabeça oblíqua e transversa)	Adução do polegar e flexão da MCP	Ulnar	Capitato, 2º e 3º metacarpos (cabeça oblíqua), 3º metacarpo (cabeça transversa)	Falange proximal do polegar (base ulnar)	Compartimento adutor
Lumbricais: 1º e 2º	Extensão da PIP, flexão da MCP	Mediano	Tendões do FDP (radial 1-2)	Fascículos radiais laterais	Intrínseco, não considerado um compartimento
Lumbricais: 3º e 4º	Extensão da PIP, flexão da MCP	Ulnar	Tendão do FDP (3-5)	Fascículos radiais laterais	Intrínseco, não considerado um compartimento
Interósseos dorsais Interósseos dorsal e palmar DAB – Abdução dorsal PAD – Adução palmar	Abdução dos dígitos, flexão do MCP	Ulnar	Metacarpos	Expansão do extensor e falange proximal	Interósseos dorsais (quatro)
Interósseos palmares	Adução dos dígitos, flexão do MCP	Ulnar	Metacarpos	Expansão do extensor e falange proximal	Interósseos palmares (três)

Abreviações: FPD, flexor profundo dos dedos; MCP, metacarpofalangeana; PIP, interfalangeana proximal; TCL, ligamento transverso.

   b. Palpação
      - Nódulos: doença de Dupuytren, cisto, tumor de células gigantes da bainha tendínea
      - Nódulos de Garrod: nódulos na articulação IP dorsal observados na doença de Dupuytren
      - Sensível ao toque na polia A1: dedo de gatilho
      - Sensível ao toque na face palmar do dedo nos tendões flexores: tenossinovite do flexor
   c. ROM
      - MCP: extensão/flexão 0-90 graus, adução/abdução 0-20 graus
      - PIP: extensão/flexão 0-110 graus
      - DIP: extensão/flexão 0-80 graus
   d. Vasculonervoso
      - Palpação da artéria braquial, radial e ulnar
      - Teste de Allen (ver seção IX, Distúrbios Vasculares, abaixo, para uma explicação de como realizar este teste)
      - Avaliar a perfusão dos dedos com Doppler; avaliar o preenchimento capilar em menos de 2 segundos

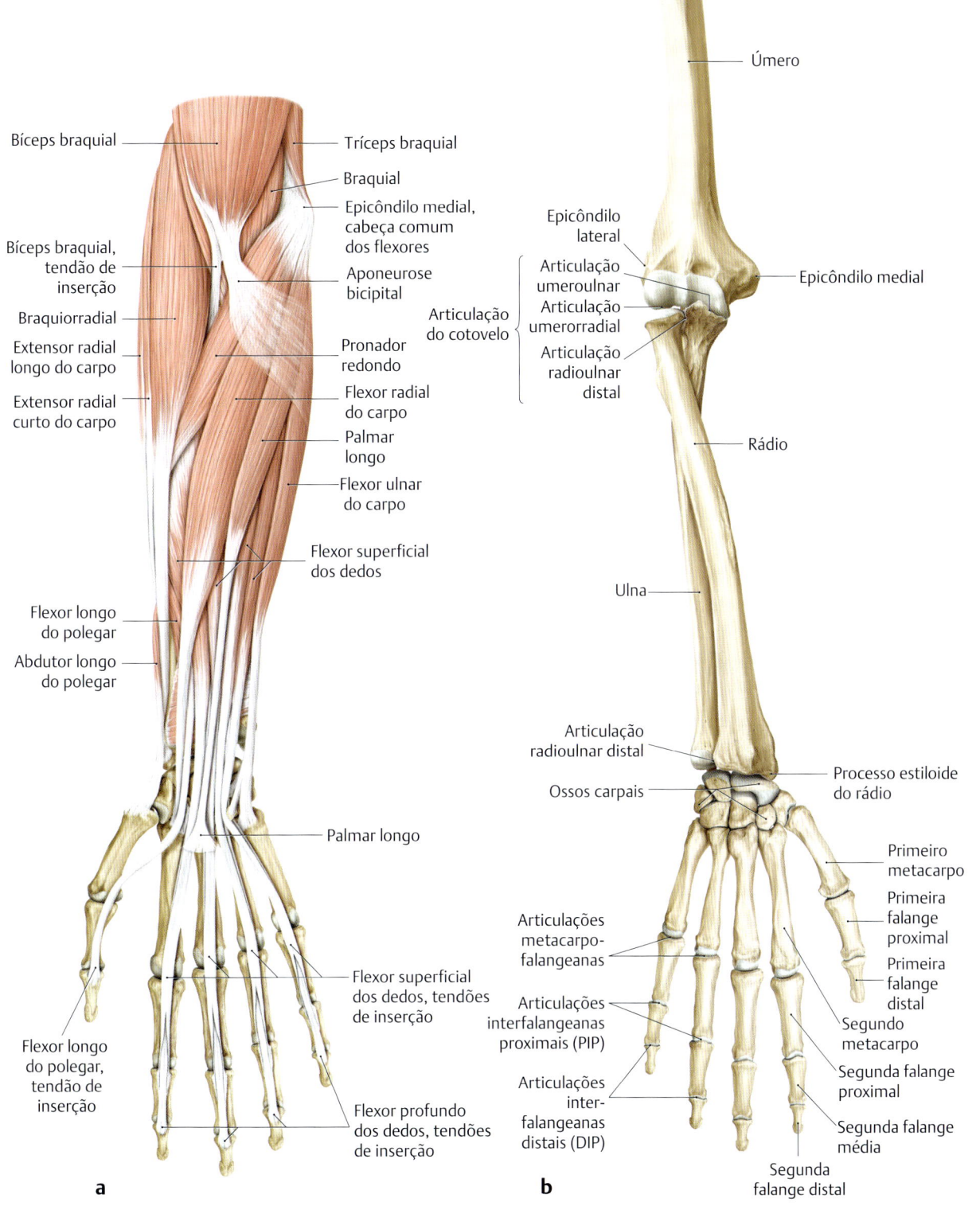

Fig. 9.35 Músculos anteriores do antebraço. **(a)** Os flexores superficiais e o compartimento lateral são demonstrados. **(b)** O compartimento lateral é removido, assim como o flexor radial do carpo, flexor ulnar do carpo, abdutor longo do polegar, palmar longo e bíceps braquial. (Fonte: Schuenke M, Schulte E. General Anatomy and the Musculoskeletal System: Thieme Atlas of Anatomy. New York: Thieme; 2005. Ilustração por Karl Wesker.)

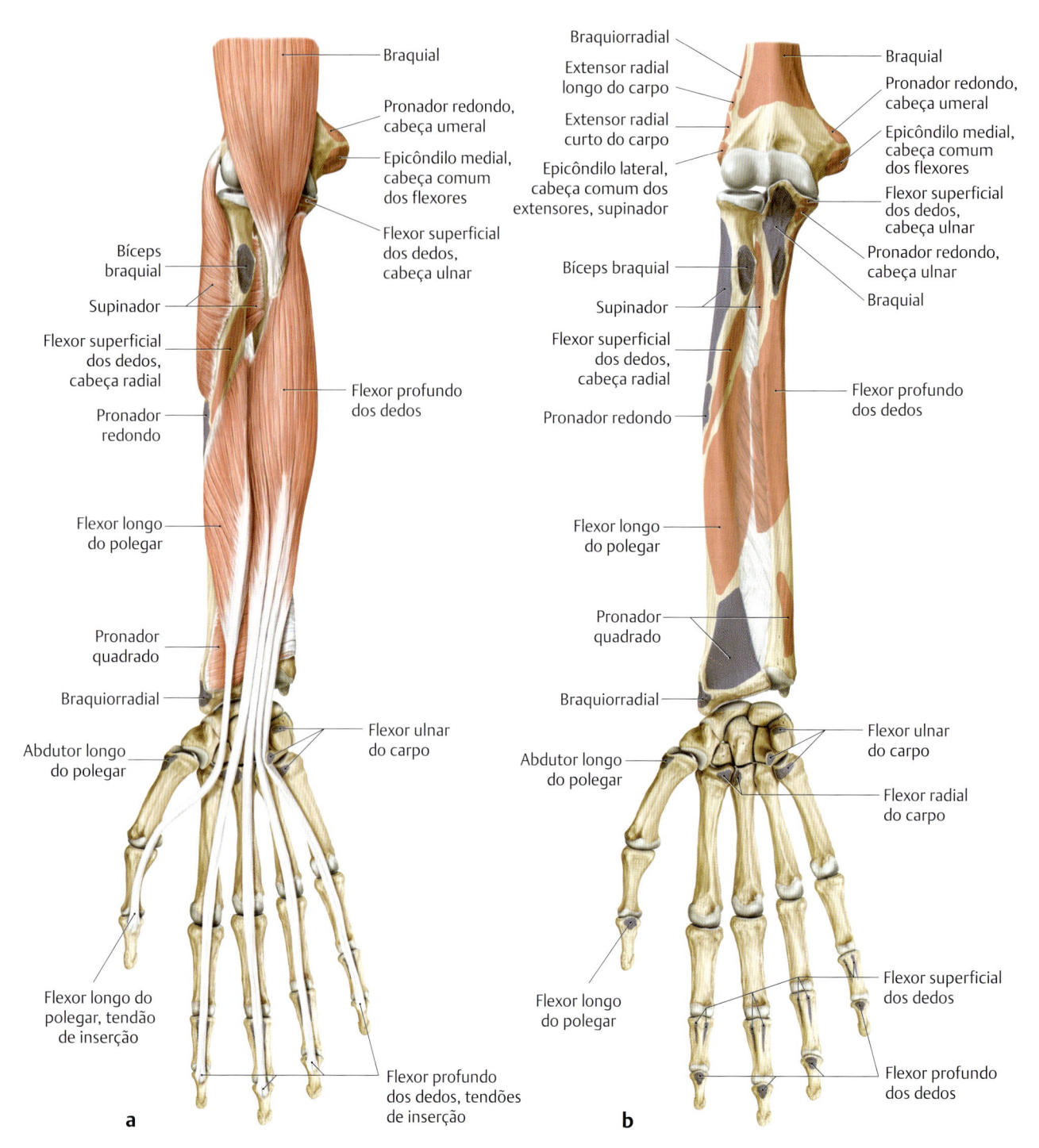

Fig. 9.36 Músculos anteriores do antebraço. (a) Pronador redondo e flexor superficial dos dedos foram removidos. (b) Todos os músculos foram removidos. *Vermelho,* origem; *azul,* inserção. (Fonte: Schuenke M, Schulte E. General Anatomy and the Musculoskeletal System: Thieme Atlas of Anatomy. New York: Thieme; 2005. Ilustração por Karl Wesker.)

- Teste motor e sensorial
e. Testes especiais
  - **Sinal de Froment, sinal de Wartenberg, atrofia intrínseca e garra são todos sinais de lesão do nervo ulnar**
  - Teste de Elson: Dobrar o dedo do paciente em 90 graus sobre uma mesa e estendê-lo ativamente contra resistência na articulação PIP. Se a articulação ID permanecer flexível e a falange média estender, então o fascículo central está intacto. Se a articulação DIP estiver rígida com a ausência de

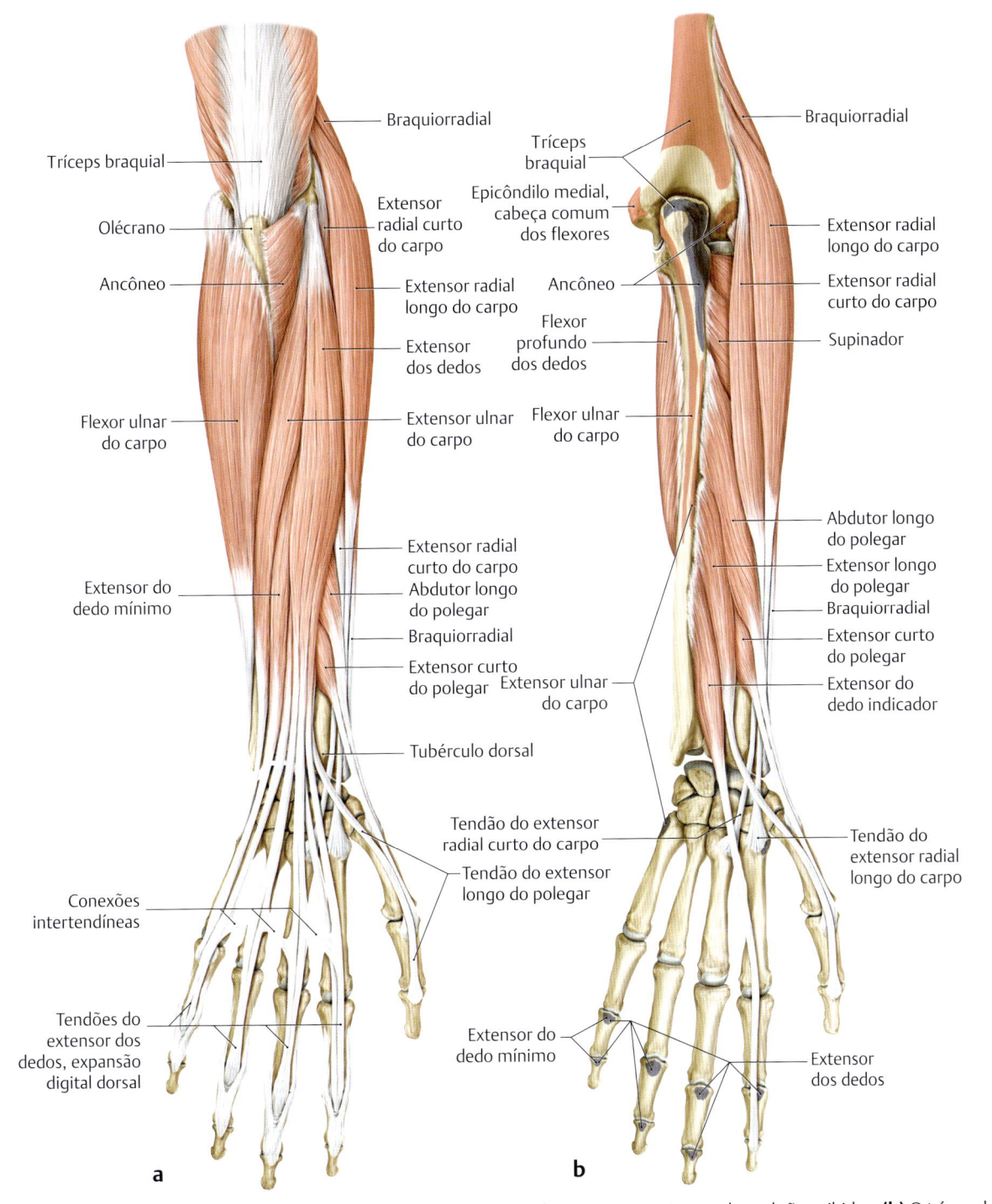

Fig. 9.37 Músculos posteriores do antebraço. **(a)** Extensores superficiais e compartimento lateral são exibidos. **(b)** O tríceps braquial, ancôneo, flexor ulnar do carpo, extensor ulnar do carpo e extensor dos dedos foram removidos. (Fonte: Schuenke M, Schulte E. General Anatomy and the Musculoskeletal System: Thieme Atlas of Anatomy. New York: Thieme; 2005. Ilustração por Karl Wesker.)

extensão da PIP, então o fascículo central está rompido e os fascículos laterais estão estendendo a DIP
- Sinal de FromMent: Flexão da PIP, quando o paciente tenta pinçar algo entre o polegar e o dedo indicador, em decorrência do adutor do polegar fraco (nervo ulnar); observado no túnel cubital e nas lesões de nervo ulnar
- Sinal de Wartenberg: abdução do dedo mínimo secundária à tração sem oposição do EDM e fraqueza do terceiro interósseo palmar (nervo ulnar); observado no túnel cubital e lesões de nervo ulnar

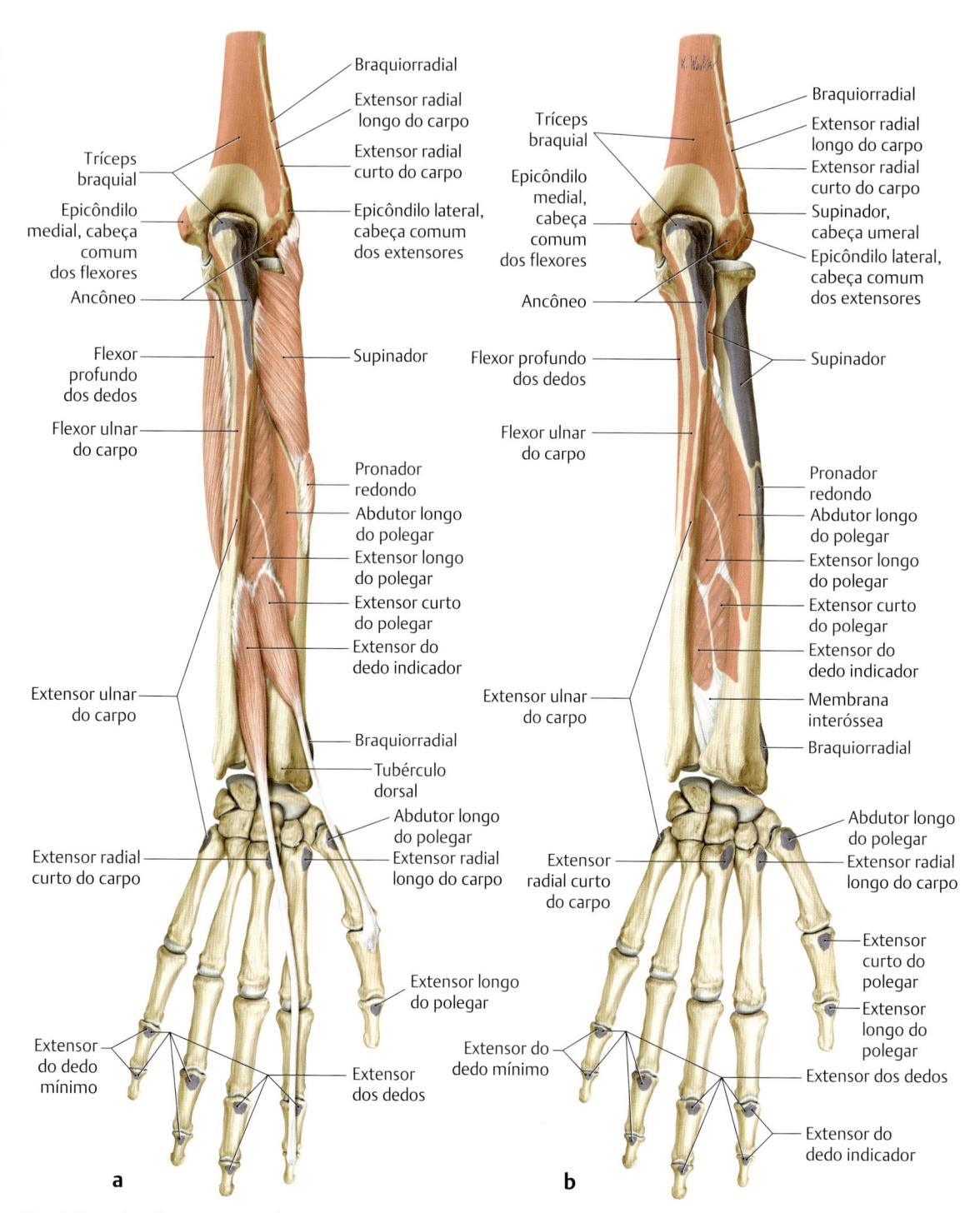

Fig. 9.38 Músculos posteriores do antebraço. **(a)** Abdutor longo do polegar, extensor longo do polegar e compartimento lateral foram removidos. **(b)** Todos os músculos foram removidos. *Vermelho,* origem; *azul,* inserção. (Fonte: Schuenke M, Schulte E. General Anatomy and the Musculoskeletal System: Thieme Atlas of Anatomy. New York: Thieme; 2005. Ilustração por Karl Wesker.)

- Sinal de Jeanne: hiperextensão da MCP do polegar com a preensão chave pelo EPL (nervo radial) devido à fraqueza do adutor do polegar (nervo ulnar); observado no túnel cubital e lesões do nervo ulnar
- Teste de instabilidade do polegar: desvio radial do polegar com o polegar em extensão e 30 graus de flexão para testar os ligamentos colaterais ulnares (UCL) próprio e acessório, respectivamente

Fig. 9.39 (a,b) Corte transversal do antebraço. Note que o antebraço está dividido em três compartimentos: anterior, posterior e o compartimento lateral (que inclui o braquiorradial e o extensor radial longo e curto do carpo). (Fonte: Schuenke M, Schulte E. General Anatomy and the Musculoskeletal System: Thieme Atlas of Anatomy. New York: Thieme; 2005. Ilustração por Karl Wesker.)

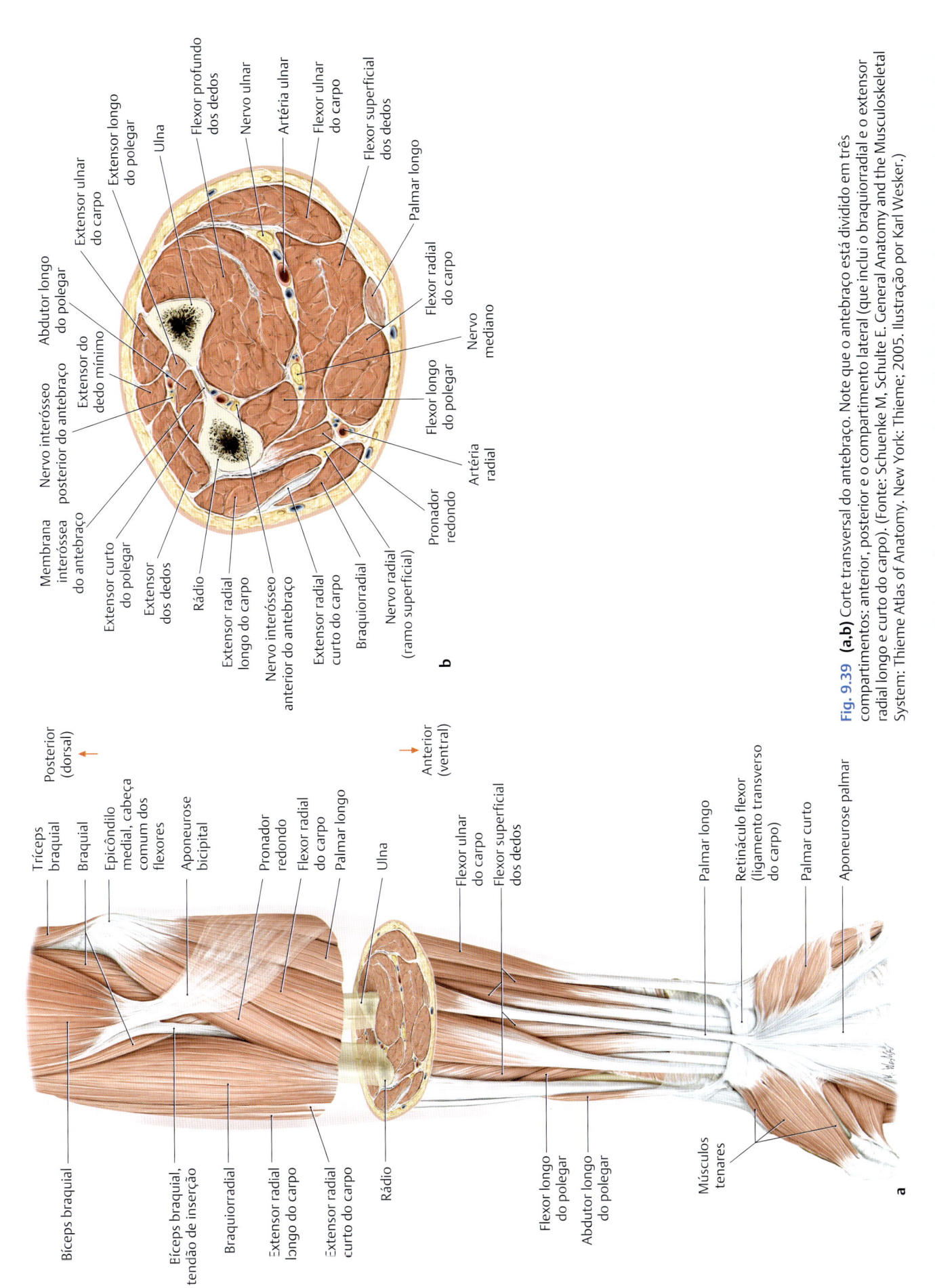

9 Mão e Microvasculatura

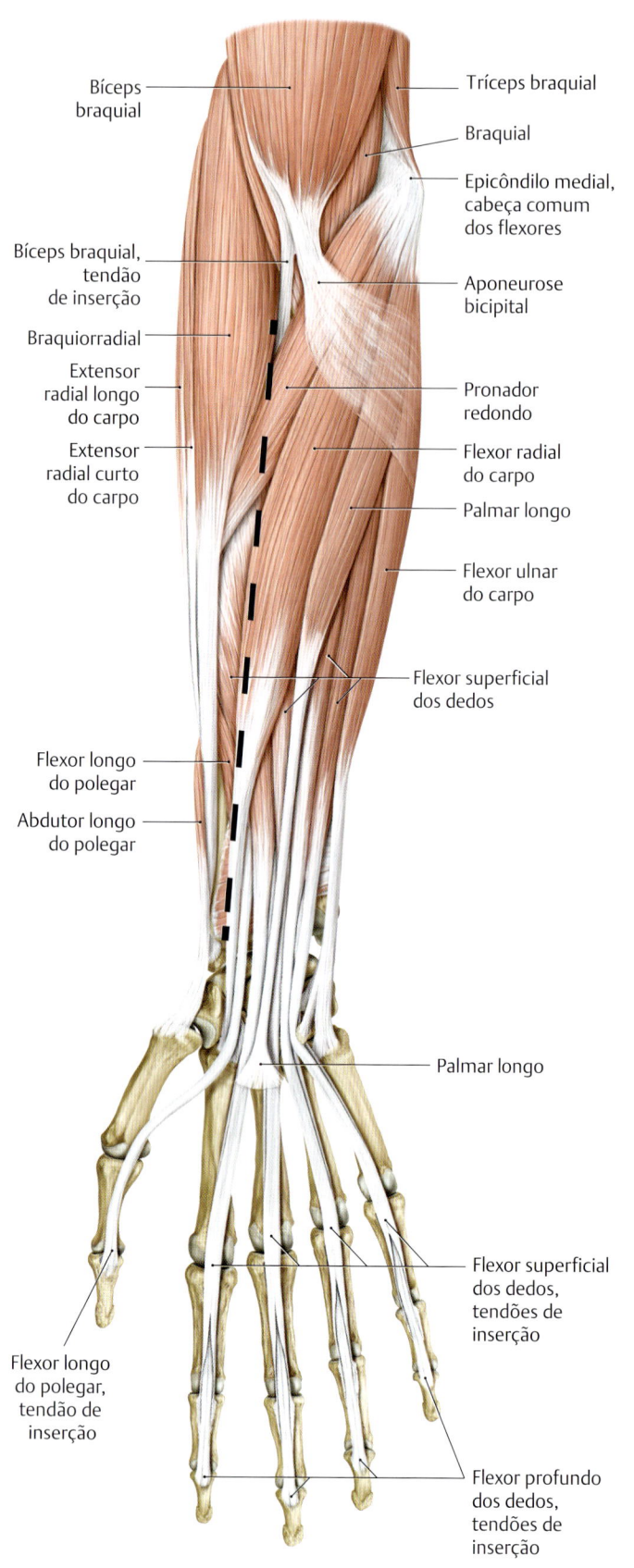

Fig. 9.40 Abordagem anterior de Henry. Proximal entre o braquiorradial e o pronador redondo, e distalmente, entre o flexor radial do carpo e a artéria radial. (Fonte: Schuenke M, Schulte E. General Anatomy and the Musculoskeletal System: Thieme Atlas of Anatomy. New York: Thieme; 2005. Ilustração por Karl Wesker.)

Tabela 9.2 Músculos do Antebraço

Músculo	Ação	Nervo	Origem	Inserção	Compartimento
Flexor radial do carpo (FCR)	Flexão do punho, desvio radial	Mediano	Epicôndilo medial	Base do 2º/3º metacarpo	Compartimento anterior (superficial)
Palmar longo	Flexão do punho	Mediano	Epicôndilo medial	Retináculo do flexor e aponeurose palmar	Compartimento anterior (superficial)
Pronador redondo (cabeça umeral e ulnar)	Pronação e flexão do antebraço	Mediano	Epicôndilo medial, ulna proximal	Porção média lateral do rádio	Compartimento anterior (superficial)
Flexor ulnar do carpo (FCU)	Flexão do punho, desvio ulnar	Ulnar	Epicôndilo medial, olécrano e ulna proximal	5º metacarpo, pisiforme, gancho do hamato	Compartimento anterior (superficial)
Flexor superficial dos dedos (FDS)	Flexão da articulação PIP	Mediano	Epicôndilo medial, ulna/rádio proximal	Falange média	Compartimento anterior (superficial)
Flexor profundo dos dedos (FDP)	Flexão da articulação DIP	AIN; ulnar (RF, dedo mínimo, ocasional- mente MF)	Ulna anterior, membrana interóssea	Falange distal	Compartimento anterior (profundo)
Flexor longo do polegar (FPL)	Flexão da articulação IP do polegar	AIN	Rádio anterior/ulnar proximal	Falange distal do polegar	Compartimento anterior (profundo)
Pronador quadrado (PQ)	pronação do antebraço	AIN	Ulna distal	Rádio anterior	Compartimento anterior (profundo)
Extensor comum dos dedos (ECD)	Extensão dos dígitos	PIN	Epicôndilo lateral	Expansão do extensor	Compartimento posterior (superficial)
Extensor do dedo mínimo (EDM)	Extensão do dedo mínimo	PIN	Epicôndilo lateral	Expansão do extensor do 5º dígito	Compartimento posterior (superficial)
Extensor ulnar do carpo (ECU)	Extensão/adução da mão	PIN	Epicôndilo lateral	Base do 5º metacarpo	Compartimento posterior (superficial)
Ancôneo	Extensão do antebraço	Radial	Epicôndilo lateral	Ulna proximal dorsal	Compartimento posterior (superficial)
Abdutor longo do polegar (APL)	Extensão e abdução da articulação CMC	PIN	Proximal dorsal do rádio/ulna	Base do 1º metacarpo	Compartimento posterior (profundo)
Supinador	Supinação do antebraço	PIN	Região posteromedial da ulna	Região dorsolateral do rádio	Compartimento posterior (profundo)
Extensor curto do polegar (EPB)	Extensão do polegar na articulação MCP	PIN	Proximal dorsal do rádio	Falange proximal do polegar (base)	Compartimento posterior (profundo)
Extensor longo do polegar (EPL)	Extensão do polegar na articulação IP	PIN	Proximal dorsal da ulna	Falange distal do polegar (base)	Compartimento posterior (profundo)
Extensor próprio do indicador (EIP)	Extensão do dedo indicador	PIN	Proximal dorsal da ulna	Expansão do extensor do dedo indicador	Compartimento posterior (profundo)
Braquiorradial	Flexão do antebraço	Radial	Côndilo lateral	Rádio distal	Compartimento lateral
Extensor radial longo do carpo (ECRL)	Extensão do punho	Radial	Côndilo lateral	Base do 2º metacarpo	Compartimento lateral
Extensor radial curto do carpo (ECRB)	Extensão do punho	Radial/PIN	Côndilo lateral	Base do 3º metacarpo	Compartimento lateral

Abreviações: AIN, nervo interósseo anterior; CMC, carpometacarpal; DIP, interfalangeana distal; IP, interfalangeana; MCP, metacarpofalangeana; MF, dedo médio; NIP, nervo interósseo posterior; PIP, interfalangeana proximal; RF, dedo anelar.

- ♦ **Mais de 30 graus de frouxidão indica uma laceração instável. Na extensão, o esforço testa o ligamento colateral acessório e a placa palmar. Em 30 graus de flexão, o esforço testa o ligamento colateral**
  - Teste de compressão do CMC: rotação e compressão axial da articulação CMC; dor indica artrite no CMC
  - Teste do flexor profundo: estabilização da articulação PIP e flexão da articulação DIP; incapacidade de flexionar a articulação DIP indica lesão do FDP

Tabela 9.3 Músculos do Braço

Músculo	Ação	Nervo	Origem	Inserção	Compartimento
Coracobraquial	Flexão, adução do braço	Musculocutâneo	Coracoide	Diáfise do úmero	Anterior
Bíceps braquial (cabeça longa e curta)	Supinação, flexão do braço	Musculocutâneo	Tubérculo supraglenoide (cabeça longa), coracoide (cabeça curta)	Tuberosidade radial	Anterior
Braquial	Flexão do antebraço	Musculocutâneo (medial), radial (lateral)	Úmero anterior	Tuberosidade ulnar	Posterior
Tríceps braquial (cabeça longa, lateral e medial)	Extensão do antebraço	Radial	Infraglenoide (cabeça longa), úmero posterior (cabeça lateral e medial)	Olécrano	Posterior

Nota: ver também o Capítulo 7.

- Teste dos tendões superficiais dos dedos: estender todos os dedos e flexionar um dedo na articulação PIP; impossibilidade de flexionar a articulação PIP indica lesão do FDS
- Sinais de Kanavel para a tenossinovite dos flexores: (1) postura flexionada em repouso, (2) dor com a extensão passiva, (3) edema fusiforme e (4) sensibilidade palmar sobre a bainha tendínea

8. Imagens
   - Cotovelo
     a. Incidências anteroposterior (AP) padrão, lateral e oblíqua
     b. Radiografias com manobras de tração podem ajudar a delinear as fraturas no úmero distal
     c. Incidência de Greenspan avalia a articulação radiocapitelar; útil para fraturas da cabeça radial; obtenção da imagem com o antebraço em rotação neutra e feixe radiográfico com angulação cranial de 45 graus
   - Antebraço
     a. Radiografias AP padrão e lateral; incidências oblíquas são úteis para avaliação adicional de fraturas
   - Punho
     a. Incidências PA padrão, lateral e oblíquas
     b. Incidência escafoide para avaliar fraturas do escafoide; punho supinado a 30 graus e em desvio ulnar
        - **Incidência posteroanterior (PA) do punho cerrado para avaliar lesão do ligamento escafossemilunar; afastamento escafossemilunar > 3 mm indica lesão**
     c. Incidência do túnel do carpo para avaliar fratura do gancho do hamato; obter a imagem com o punho totalmente estendido, a palma colocada sobre o cassete e o feixe radiográfico angulado a 15 graus em direção à palma
     d. Incidência dorsal horizontal: punho é hiperflexionado e o feixe do intensificador de imagem é direcionado ao longo do eixo longo do rádio; usada para pesquisar a presença de um parafuso dorsal saliente na placa palmar
   - Mão
     a. Incidências PA padrão, lateral e oblíquas
     b. Incidência de Robert para avaliar as articulações CMC e escafo-trapézio-trapezoide (STT); incidência AP pronada do polegar
     c. Radiografias pronadas a 30 graus: procurar por luxações na quarta/quinta CMC dorsal
9. Abordagens cirúrgicas
   - Antebraço
     a. Anterior (Henry): intervalo entre o braquiorradial (nervo radial) e o pronador redondo (nervo mediano) proximal entre o flexor radial do carpo (nervo mediano) e a artéria radial distalmente **(Fig. 9.40)**
     b. Posterior (Thompson): intervalo entre o extensor radial curto do carpo (nervo radial) e o extensor comum dos dedos (PIN) **(Fig. 9.41)**
     c. Ulnar: intervalo entre o ECU (PIN) e o FCU (nervo ulnar)

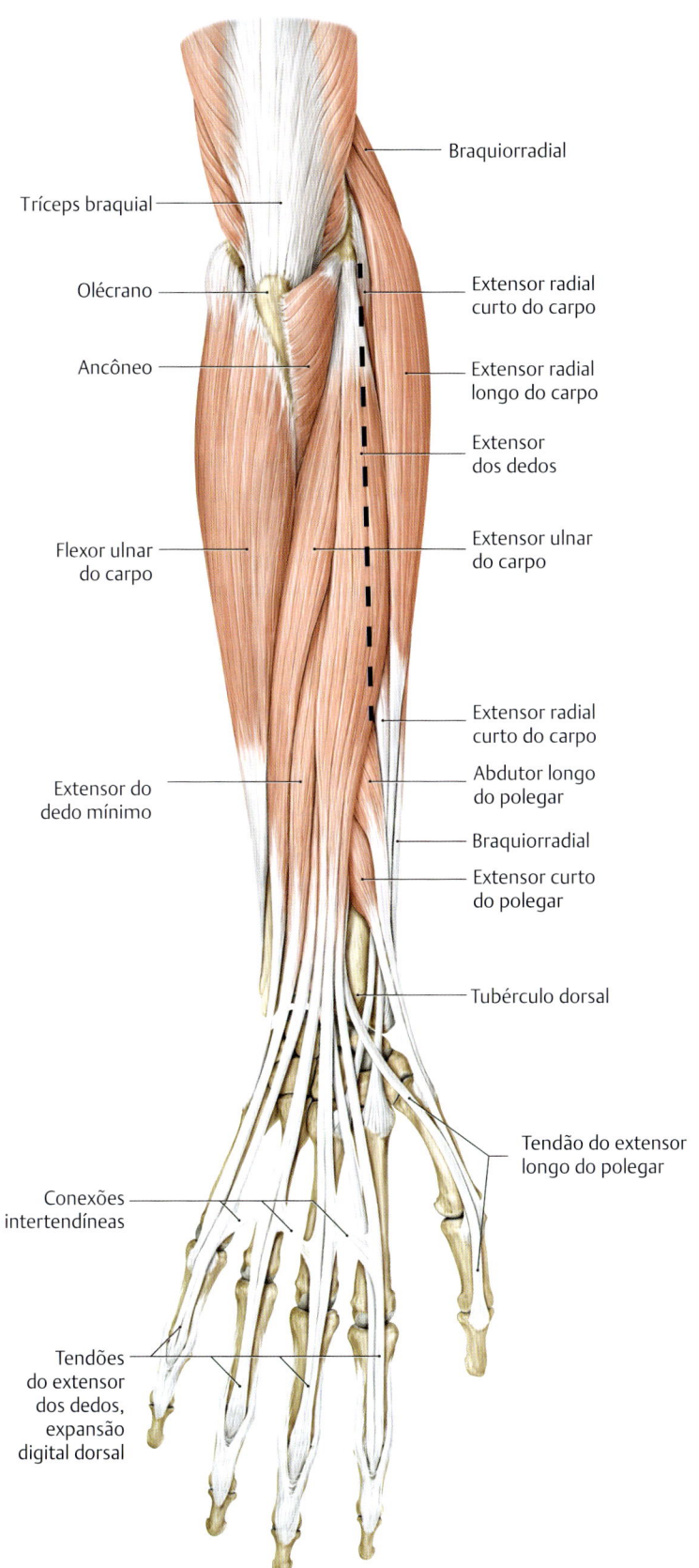

Fig. 9.41 Abordagem posterior ao radio. Fornece exposição do terço proximal do rádio e do intervalo entre o extensor radial curto do carpo (nervo radial) e o extensor comum dos dedos (nervo interósseo posterior). Modificado de THIEME Atlas of Anatomy. General Anatomy and Musculoskeltal System. © Thieme 2005. Ilustração [Karl Wesker]

- Punho
  a. Dorsal: intervalo entre o terceiro (extensor longo do polegar) e quarto (extensor comum dos dedos); PIN na base do quarto compartimento; excisar para desnervar o carpo (**Fig. 9.42**)
  b. Escafoide palmar: entre o flexor radial do carpo e a artéria radial
- Dígitos
  a. Bruner: incisões palmares em ziguezague através da prega do flexor para permitir acesso aos tendões flexores e prevenir cicatrização transversa na prega de flexão (**Fig. 9.43**)
  b. Mediolateral: incisão lateral, dorsal ao feixe vasculonervoso na extensão dorsal da prega interfalangeana
  c. Medioaxial: incisão lateral, centrada nas falanges ósseas

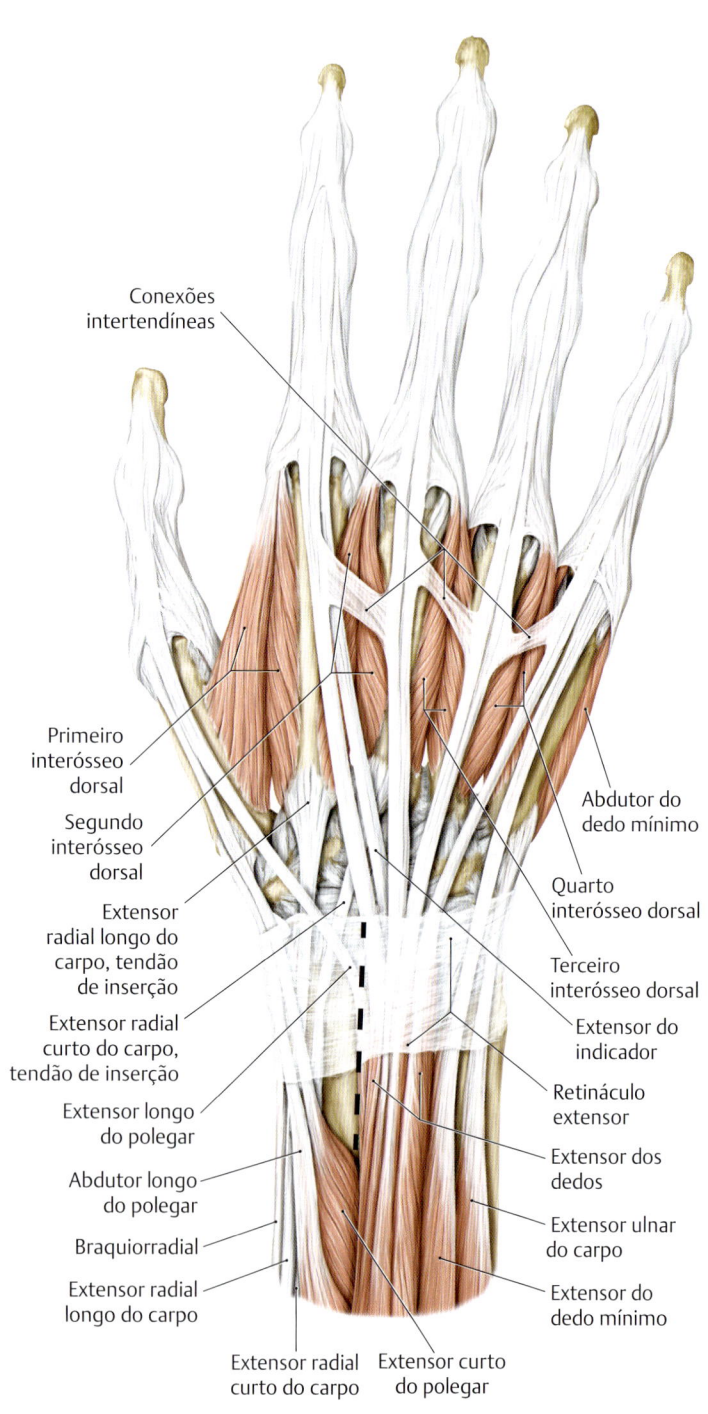

Fig. 9.42 Abordagem dorsal ao punho. Intervalo entre o terceiro (extensor longo do polegar) e quarto (extensor comum dos dedos) compartimento dorsal do punho. Indicada para redução aberta e fixação interna (ORIF) do rádio distal ou fratura carpal, carpectomia da fileira proximal, artrodese do punho, neurectomia do nervo interósseo posterior (PIN), ou reparo ou sinovectomia do tendão extensor. (Fonte: Schuenke M, Schulte E. General Anatomy and the Musculoskeletal System: Thieme Atlas of Anatomy. New York: Thieme; 2005. Ilustração por Karl Wesker.)

- Artroscopia (**Fig. 9.44**)
  a. Indicações: laceração do TFCC, suspeita de laceração do ligamento escafossemilunar ou semilunar-piramidal, impacto ulnocarpal, desbridamento de sinovite, gânglio no punho, fraturas do rádio distal para avaliar a congruência articular, remoção de corpos livres, desbridamento e irrigação séptica do punho
  b. Portais (nomeado pela relação com os compartimentos extensores):
     ○ portal 1-2: risco de lesão do nervo sensitivo radial superficial
     ○ portal 3-4: localizado 1 cm distal ao tubérculo de Lister
     ○ 4-5: imediatamente ulnar ao quarto compartimento; deve ser proximal ao portal 3-4 em razão da inclinação radial
     ○ 6R: radial ao tendão do ECU
     ○ 6U: ulnar ao tendão do ECU; risco de lesão ao ramo sensitivo dorsal do nervo ulnar
     ○ Portais radial e mediocarpal ulnar
  c. Complicações: lesão nervosa (ramo sensitivo radial superficial ou dorsal do nervo ulnar é o mais comum), dor na articulação MCP secundária à tração, lesão tendínea iatrogênica (EPL ou EDM são os mais comuns), infecção
     ○ **Tendão do ECU não pode ser visualizado artroscopicamente**

II. Trauma

1. Fratura do rádio distal
   - No idoso, fraturas do rádio distal e por compressão vertebral são preditivas de futura fratura do quadril
   - Obter uma absorciometria de raios X de dupla energia (DEXA) em mulheres com fratura do rádio distal e indivíduos com idade > 50 anos
   - Lesões associadas: fratura do estiloide ulnar, ruptura da DRUJ
     a. Grau mais elevado de fratura-luxação inicial
     b. Fratura na base associada à laceração do TFCC
     c. Redução aberta e fixação interna (ORIF) do estiloide ulnar apenas se houver instabilidade da DRUJ associada
   - Imagens
     a. Normal (**Fig. 9.45**)
        ○ Radiografia PA: altura radial, 12 mm; inclinação, 23 graus
        ○ Radiografia lateral com inclinação palmar: 11 graus
        ○ Radiografias comparativas do punho contralateral
     b. Variância ulnar: neutra, positiva, negativa
     c. Avaliar a DRUJ com radiografa lateral
     d. Critérios aceitáveis de redução: ver diretrizes da American Academy of Orthopaedic Surgeons (AAOS)
   - Classificação
     a. Múltiplos esquemas classificatórios: AO, Frykman, Fernandez, Mayo etc
     b. Epônimos comuns
        ○ Smith: fratura extra-articular deslocada palmarmente
        ○ Barton: fratura/luxação coronal por cisalhamento da articulação radiocarpal
        ○ Colles: extra-articular de baixa energia deslocada dorsalmente
        ○ Chauffer: fratura do estiloide radial
        ○ *Die-punch*: fratura articular deprimida da fossa do semilunar

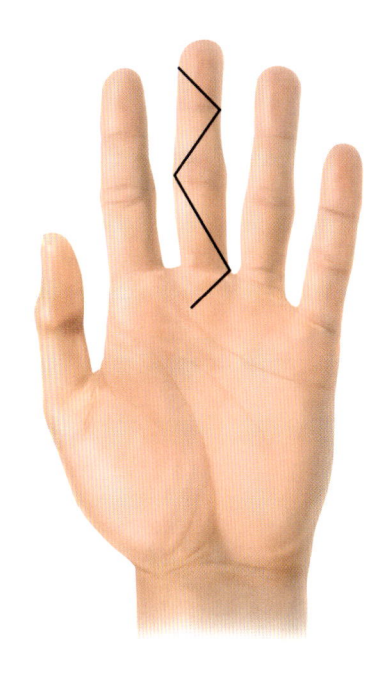

Fig. 9.43 Incisão de Bruner.

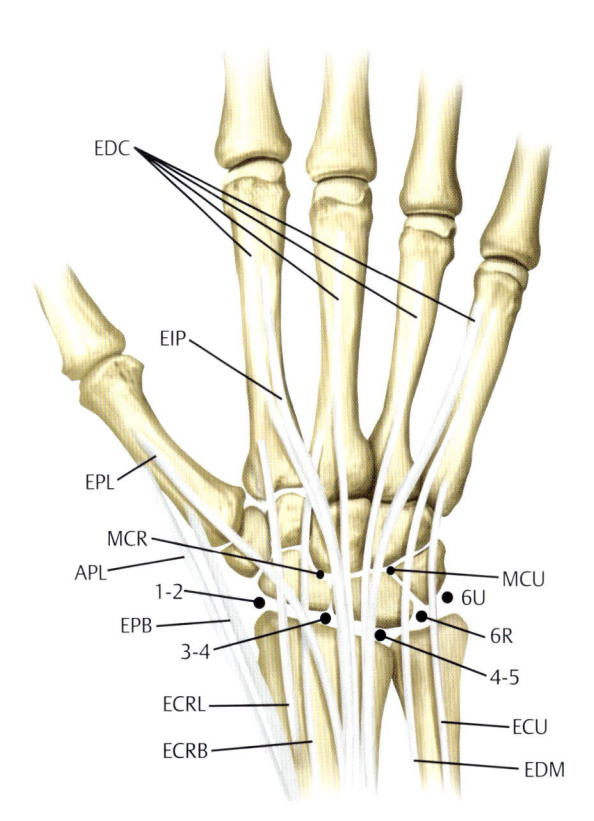

Fig. 9.44 Portais artroscópicos do punho. APL, abdutor longo do polegar; ECRB, extensor radial curto do carpo; ECRL, extensor radial longo do carpo; ECU, extensor ulnar do carpo; EDC, *extensor comum dos dedos*; EDM, *extensor do dedo mínimo*; EIP, extensor próprio do indicador; EPB, extensor curto do polegar; EPL, extensor longo do polegar; MCR, articulação radial mediocarpal; MCU, articulação ulnar mediocarpal.

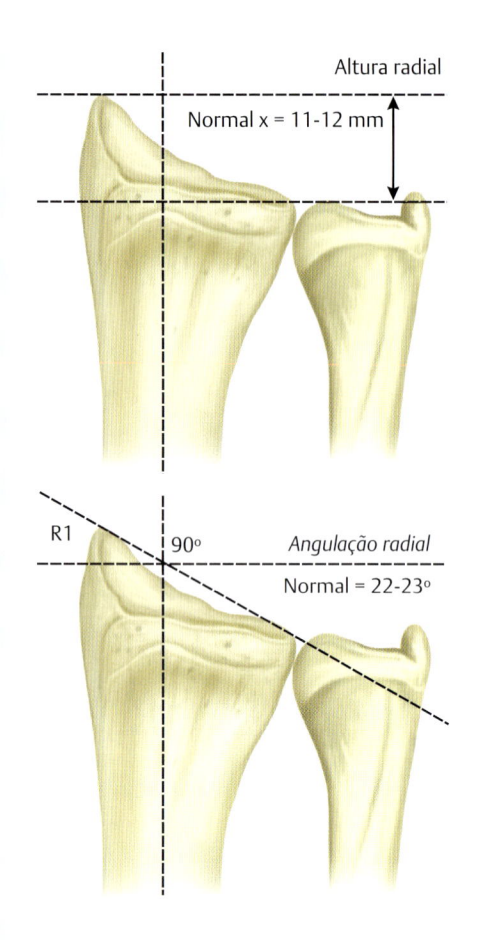

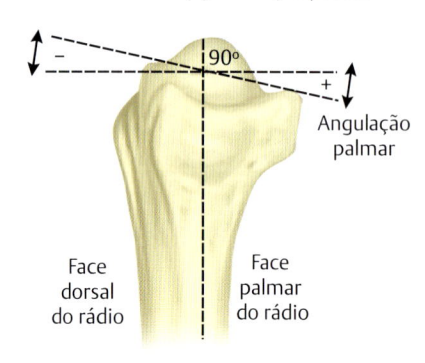

Fig. 9.45 Parâmetros radiográficos do rádio distal.

- Tratamento
  a. Controle conservador: redução fechada e imobilização
     - Para a maioria das fraturas extra-articulares de rádio distal
     - Acompanhar com radiografias seriadas (uma vez por semana durante 3 semanas)
     - Tempo total de imobilização: cerca de 6 semanas
     - Controle conservador para fraturas instáveis de rádio distal no idoso (idade > 65 anos) demonstrou ter resultados equivalentes à fixação
  b. Tratamento cirúrgico
     - Indicações para cirurgia
       - **Diretrizes de Prática Clínica da AAOS: fixação cirúrgica das fraturas de rádio distal pós-redução (evidência moderada): encurtamento radial pós-redução > 3 mm, inclinação dorsal > 10 graus, deformidade ou deslocamento intra-articular > 2 mm; amplitude de movimento ativa precoce do punho não é necessária com a fixação estável (evidência moderada); tratamento adjuvante com vitamina C (evidência moderada)**
       - Fraturas abertas
       - Deslocamento intra-articular > 2 mm
       - Fraturas oblíquas palmares
       - Fraturas intra-articulares palmares por laceração
       - Fraturas tipo *die-punch*
       - Cominuição dorsal significativa
     - Métodos de fixação
       - Redução fechada e pinagem percutânea
         - Indicado para fraturas extra-articulares instáveis do rádio dorsal

- uso isolado de pinagem percutânea é contraindicado em fraturas com cominuição palmar
    ◆ Redução aberta e fixação interna
        - Placas palmares bloqueadas de rádio distal resistem ao encurtamento e angulação dorsal; suportam o rádio distal (biomecanicamente mais resistente do que as placas dorsais)
        - Sítio mais comum de ruptura do tendão flexor com placa palmar é o FLP; o sítio mais comum de lesão do tendão extensor após o uso de placa palmar é o EPL devido aos parafusos salientes
        - **Incidência dorsal horizontal garante a ausência de parafusos dorsais salientes**
    ◆ Fixação externa
        - Atua por ligamentotaxia
        - Pode lesionar o ramo sensitivo do nervo radial
        - Hiperdistração pode causar síndrome dolorosa complexa regional, rigidez e amplitude de movimento limitada dos dedos
        - Placa em ponte atua como um fixador interno-externo com maior vantagem biomecânica e resultados clínicos similares à placa palmar
- Reabilitação
    a. Fisioterapia, quando comparada a exercícios caseiros, não mostra uma diferença significativa nos resultados
- Complicações
    b. Síndrome do túnel do carpo aguda
        ○ Complicação neurológica mais comum; 1-12% na fratura de baixa energia, 30% na fratura de alta energia
        ○ Descomprimir o nervo se a parestesia for progressiva ou não responder à redução e persistir por mais de 24-48 horas
    c. Neuropatia do nervo ulnar com lesões da DRUJ
    d. Síndrome compartimental
    e. Ruptura do EPL
        ○ Ruptura tendínea mais comum, supostamente secundária ao atrito *versus* isquemia local secundária ao impacto mecânico
        ○ Tratar com transposição do EIP para EPL
    f. Encarceramento do ECU ou EDM com lesões da DRUJ
    g. Tenossinovite: primeiro e terceiro compartimentos dorsais são os mais comuns
    h. Consolidação viciosa
        ○ Revisão com osteotomia, ORIF e enxerto ósseo em > 6 semanas
        ○ Consolidação viciosa do encurtamento radial tratada com osteotomia de encurtamento ulnar
    i. Distrofia simpático-reflexa/síndrome dolorosa complexa regional
        ○ **Vitamina C (500 mg/dia) reduz o risco de síndrome dolorosa complexa regional tipo I em pacientes com fraturas do rádio distal**
2. Fraturas do carpo
    - Escafoide
        a. Suprimento sanguíneo: ramo carpal dorsal da artéria radial entra no tubérculo do escafoide (80% do suprimento sanguíneo do escafoide proximal ocorre através de fluxo retrógrado); ramo palmar superficial da artéria radial entre no tubérculo distal e abastece 20% do escafoide distal
        b. Mecanismo: queda sobre a mão espalmada com hiperextensão e desvio radial do punho
        c. Apresentação: sensibilidade da caixa de rapé, sensibilidade à palpação no tubérculo do escafoide (palmar), dor com carga axial do primeiro metacarpo
        d. Imagens

- Obter incidências PA, lateral e escafoide (30 graus do punho em extensão e 20 graus do desvio ulnar)
  - Radiografias simples podem inicialmente aparecer negativas
  - Na suspeita clínica alta, tratar com imobilização com gesso do polegar e repetir as radiografias em 2 semanas
- **MRI: teste mais sensível para diagnosticar fraturas ocultas dentro de um período de 24 horas**
- MRI: pode avaliar a localização da fratura, lesões ligamentares associadas e vascularidade
- Cintilografia óssea: eficaz no diagnóstico de fraturas ocultas do escafoide quando realizada dentro de um período de 72 horas
- Tomografia computadorizada (CT): mais apropriada para a avaliação das características da fratura e quantidade de deslocamento; menos eficaz no diagnóstico de fraturas ocultas, quando comparada à MRI e cintilografia óssea

e. Classificação
- Localização: punho (mais comum), tubérculo, polo distal, polo proximal
- **Em pacientes pediátricos, as fraturas do escafoide são mais comuns no terço distal, pois o polo distal ossifica antes do polo proximal, embora dados recentes sugiram que essas fraturas também ocorram em outros locais**
- Estabilidade: estável (transversa) *versus* instável (oblíqua, cominutiva ou deslocada)

f. Tratamento
- Não cirúrgico
- **Somente fraturas não deslocadas da cintura do escafoide, tubérculo e placa distal devem ser tratadas de forma conservadora (não o polo proximal)**
  - Imobilização com gesso do polegar é indicada para fraturas não deslocadas. (Um estudo sugeriu que o polegar não precisa ser incluído no controle conservador de fraturas não deslocadas da cintura)
  - Quanto mais proximal a fratura, maior o tempo de imobilização com gesso; cintura distal por 3 meses, cintura média por 4 meses e terço proximal por 5 meses
  - Não foi comprovado o benefício adicional da luva engessada, quando comparada ao gesso no braço todo
- Cirúrgico
  - Indicações: deslocamento > 1 mm, ângulo intraescafoide > 35 graus, fraturas oblíquas ou verticais instáveis, fraturas do escafoide associadas à luxação perilunar, fraturas do polo proximal, profissões/esportes de elevada exigência
  - Fixação percutânea, realizada para fraturas do escafoide minimamente deslocadas
    - Fixação percutânea: implica um risco aumentado de saliência do parafuso do osso subcondral, comparado à abordagem aberta
    - Fixação percutânea de fraturas da cintura não deslocadas: diminui o tempo para consolidação e possibilita o retorno precoce ao trabalho e esportes; custo similar àquele do gesso
  - Redução aberta e fixação interna
    - Fixação ótima obtida com a colocação de um parafuso central longo
    - **Parafuso centralmente colocado é biomecanicamente mais forte**
    - Fratura do escafoide no polo proximal é mais apropriadamente tratada com parafuso de compressão sem cabeça, aplicado na região dorsal
    - Pseudoartrose do polo proximal tratado com enxerto ósseo vascularizado ± parafuso intraósseo sem cabeça
    - **Enxerto vascularizado é indicado para a pseudoartrose do polo proximal ou pseudoartrose após fratura previamente enxertada**

- Pseudoartrose da cintura do escafoide tratada com enxerto cortico-esponjoso ou enxerto esponjoso com parafuso sem cabeça
    g. Complicações
        ○ Necrose avascular: maior incidência com fratura proximal
        ○ Pseudoartrose: atraso no tratamento > 28 dias aumenta de forma significativa o risco de pseudoartrose; pode resultar no desenvolvimento de colapso avançado por pseudoartrose do escafoide (ver entradas Pós-traumática na seção de Artrite, adiante)
        ○ **Tempo de tratamento > 1 mês aumenta o risco de pseudoartrose**
- Fratura pisiforme: incomum; tratar por imobilização com gesso; excisão na ocorrência de uma pseudoartrose dolorosa
- Fratura do gancho do hamato
    a. Mecanismo: trauma contuso da palma; comumente observado no beisebol, hóquei e esportes com raquete
    b. Apresentação: dor sobre o gancho do hamato; pode causar compressão do nervo ulnar ou irritação do tendão flexor
    c. Imagens: incidência do túnel do carpo ou CT (nota: hamato bipartido tem bordas corticais lisas)
    d. Tratamento: imobilização com gesso por 4-6 semanas; falha da consolidação com dor persistente é tratada com excisão do fragmento
3. Instabilidade carpal
    - Instabilidade do segmento intercalado dorsal (DISI): extensão do semilunar
        a. Mecanismo: queda sobre o punho hiperestendido e com desvio ulnar
        b. Biomecânica: transmissão de força através da fossa do escafoide maior no punho em extensão do que na posição neutra; transmissão de força através da fossa do semilunar maior na posição neutra do que na extensão
        c. Causada por ruptura do escafossemilunar; o ligamento escafossemilunar dorsal é mais resistente que o palmar
        d. Resulta em hiperflexão do escafoide e hiperextensão do semilunar
        e. Apresentação
            ○ Sensibilidade da tabaqueira anatômica, dor do punho dorsal, força de preensão reduzida
            ○ Teste de Watson: dor ou um estampido com pressão aplicada ao tubérculo do escafoide palmar e punho levado do desvio ulnar para radial; comparar com o lado contralateral
        f. Imagens: radiografia AP: afastamento escafossemilunar > 3 mm na incidência com punho fechado (sinal de Terry Thomas), sinal do anel cortical; radiografia lateral: ângulo escafossemilunar > 60 graus
        g. Artroscopia: padrão-ouro para o diagnóstico
        h. Tratamento: reparo do ligamento escafossemilunar (precoce) ou reconstrução (tardio)
    - VISI: flexão do semilunar
        a. Mecanismo: queda sobre o punho hiperestendido e com desvio radial
        b. Causada por ruptura do semilunar-piramidal; a porção palmar do ligamento semilunar-piramidal é mais resistente do que a porção dorsal
        c. Imagens: radiografia lateral: ângulo escafossemilunar reduzido (< 30 graus)
        d. Tratamento: redução fechada e pinagem percutânea, ou reparo ligamentar em um cenário agudo; instabilidade crônica tratada com artrodese semilunar-piramidal (LT)
    - Luxação perilunar
        a. Mecanismo: alta energia, queda sobre o braço estendido, punho com desvio ulnar
        b. Apresentação: edema, equimose e punho dolorido; síndromme do túnel do carpo aguda em 25%, secundária ao deslocamento palmar do semilunar; geralmente não diagnosticado; frequentemente ocorre com fratura do escafoide
        c. Imagens: radiografia PA: ruptura nas linhas de Gilula, sobreposição dos ossos carpais; radiografia lateral: luxação do semilunar ou da articulação mediocarpal

- Olhar primeiro na incidência PA do punho; se as linhas de Gilula estiverem rompidas, então o carpo está mal alinhado
- Classificação de Mayfield: direção anti-horária da ruptura do ligamento
  - Estágio I: escafossemilunar
  - Estágio II: escafocapitato
  - Estágio III: semilunar-piramidal
  - Estágio IV: luxação do semilunar
d. Sequência da instabilidade progressiva: extensão do escafoide, abertura do espaço de Poirier, falência do escafoide, dissociação da fileira distal, hiperextensão do piramidal, falência do ligamento LT, luxação dorsal do carpo
e. Tratamento: redução fechada emergente resulta em redução dos sintomas do nervo mediano e morte celular da cartilagem; ORIF imediato, reparo ligamentar e possível liberação do túnel do carpo agudo

4. Lesão da DRUJ (ver seção da DRUJ, a seguir)
5. Fratura/luxação das articulações CMC
   - Imagens: radiografias em pronação de 30 graus para procurar por luxações na região dorsal do quarto/quinto CMC; pode-se obter uma CT para maior detalhamento
   - Fratura do CMC do polegar: forças deformantes da fratura de Rolando/Bennett: abdutor longo do polegar (PIN) e adutor do polegar (nervo ulnar)
   - Fratura do CMC do dedo mínimo (baby Bennett): força deformante do ECU
   - Tratamento: tentar redução fechada. Estas lesões são geralmente instáveis e requerem CRPP e ORIF
6. Fraturas metacarpais
   - Fratura do boxeador: fratura do colo do metacarpo do dedo mínimo
   - Músculos intrínsecos causam angulação dorsal do ápice
   - Tratamento: redução fechada (manobra de Jahss) e imobilização por 3-4 semanas, ou CRPP/ORIF. Indicações cirúrgicas: fratura intra-articular, mau alinhamento rotatório, múltiplas fraturas da diáfise do metacarpo, angulação significativa (**Tabela 9.4**)
   - **Múltiplas fraturas da diáfise do metacarpo devem ser tratadas com ORIF para permitir movimento imediato**
   - Déficit do mecanismo extensor de 7 graus para cada 2 mm de encurtamento (**Tabela 9.4**)
7. Polegar do caçador/esquiador
   - Instabilidade em valgo da articulação MCP do polegar devido ao rompimento do ligamento colateral ulnar
   - Polegar do esquiador (agudo) *versus* polegar do caçador (crônico)
   - Dois componentes do UCL: próprio (confere estabilidade na flexão da MCP) e acessório (confere estabilidade na extensão da MCP)
   - Exame físico: polegar desviado radialmente com o polegar em extensão e 30 graus de flexão para testar a frouxidão do UCL próprio e acessório; < 20 graus indica laceração parcial
   - **Lesão de Stener: ocorre quando a aponeurose do adutor se torna interposta entre o UCL avulsionado**

Tabela 9.4 Angulação Aceitável das Fraturas de Metacarpo

	Indicador/Médio	Anelar	Mínimo
Diáfise do metacarpo (graus)	10-20	30	40
Colo do metacarpo (graus)	10/20	30-40	50-60

- Quase sempre presente se a fratura-avulsão estiver significativamente deslocada na radiografia; requer ruptura de ambos os ligamentos próprio e acessório; indicação para reparo cirúrgico
- Tratamento: imobilização por 4-6 semanas se lacerações parciais. Indicações cirúrgicas para reparo ligamentar: > 30 graus de frouxidão, quando comparado ao lado contralateral, ou lesão de Stener

8. Fraturas de falanges
    - **Qualquer fratura dos dedos que cause sua má rotação deve ser reparada**
    - Fratura da falange proximal
        a. Geralmente no ápice palmar: extensão do fragmento distal pela tira central e flexão do fragmento proximal pelos interósseos
        b. Indicações cirúrgicas: fraturas instáveis, angulação > 10 graus, encurtamento de 2 mm, deformidade rotacional
        c. Fratura da falange proximal causa consolidação viciosa com o osso na região da fossa subcondilar, bloqueando a flexão da PIP; tratar com osteotomia do fragmento ósseo que está bloqueando o movimento
    - Fratura da falange média
        a. Tratamento: indicações cirúrgicas incluem fraturas instáveis, angulação > 10 graus, encurtamento de 2 mm, deformidade rotacional
        b. Fratura da base da falange média é tratada com artroplastia de placa palmar; os ligamentos colaterais devem ser excisados ou liberados para permitir o deslizamento da falange média sobre a superfície articular da falange proximal
    - Fratura da falange distal
        a. Tratamento: lesão do leito ungueal associada; deve-se remover a unha, irrigar e reparar o leito ungueal
            - Lesão do leito ungueal: reparo primário *versus* o uso de 2-octil-cianoacrilato (Dermabond): resultados equivalentes com procedimento mais rápido com o Dermabond
        b. Pseudoartrose da falange distal: pode ser tratada com ORIF, porém, geralmente, requer remoção após a consolidação
        c. **Pseudoartrose ou união fibrosa da falange distal é comum; tratar apenas quando clinicamente sintomática**
        d. **Fratura de Seymour: fratura fisária com lesão do leito ungueal na falange distal (P3). Tratamento: irrigação, desbridamento, redução da fratura e reparo do leito ungueal**

9. Luxação da PIP
    - Luxação dorsal: lesão da placa palmar e ligamento colateral
        a. Associada à fratura da falange média (P2) proximal à fissura palmar
        b. Luxação crônica pode resultar na deformidade em pescoço de cisne
        c. Placa palmar pode-se tornar interposta e bloquear a redução; não realizar tração longitudinal durante a redução
        d. Tratamento: redução fechada e tala dorsal bloqueada; fracasso da redução fechada geralmente ocorre devido à interposição da placa palmar, necessitando de redução aberta; fratura/luxação da PIP com envolvimento/instabilidade > 40% da articulação requer ORIF ou CRPP
    - Luxação palmar: lesão na tira central do tendão extensor e ligamento colateral
        a. Lesão crônica pode resultar em deformidade em botoeira (flexão da PIP com extensão da DIP)
        b. Tratamento: redução fechada e imobilização em extensão

10. Luxação da DIP
    - Luxação dorsal irredutível, causada por interposição da placa palmar
    - Tratamento: redução fechada e imobilização em leve flexão; fracasso da redução secundário à interposição da placa palmar requer redução aberta

III. Patologia Tendinosa

1. Lesão tendínea
   - Fases da cicatrização dos tendões
     a. Fase inflamatória (0-1 semana): a resistência do reparo depende das suturas; macrófagos que fagocitam tecido necrótico e fibroblastos migram para o sítio de lesão; o tendão é mais fraco após reparo em 7-10 dias
     b. Fase proliferativa (1-3 semanas): resistência crescente; fibroblastos começam a depositar colágeno tipo III, que é, posteriormente, convertido para colágeno tipo I
     c. Fase de remodelamento (3-12 semanas): tendão não ganha resistência à tração até o início da fase de remodelamento; o paciente tolera ROM ativa; colágeno se organiza e se torna linear
   - Perfusão dos tendões extensores
     a. Na articulação do punho, os tendões extensores são perfundidos através de difusão proveniente do mesotenon. Distalmente, vasos pequenos perfundem o tendão através do paratenon
   - Perfusão dos tendões flexores
     a. Vasos segmentares pequenos fornecem perfusão através da *vincula* longa e curta; na região proximal da palma, vasos longitudinais maiores provenientes dos ventres musculares entram no tendão
     b. Zona arterial limítrofe sobre a falange proximal é nutrida via difusão do líquido sinovial. Lesões na zona II são primariamente abastecidas por difusão pela bainha sinovial
   - Reparo das lesões de tendões flexores
     a. **Laceração parcial do tendão flexor > 60% ou evidência de dedo em gatilho deve ser reparada**
     b. Pequenos retalhos tendíneos devem ser removidos para evitar dedo em gatilho
     c. **O fator mais importante na resistência do reparo do tendão flexor é o número de suturas que atravessa o sítio de reparo**
     d. Quatro a seis suturas centrais fornecem resistência para uma ROM ativa precoce
     e. Sutura epitendinosa diminui a formação de espaço, aumenta a resistência e contorno (10-50%)
     f. Preservação das polias A2 e A4; preserva a polia oblíqua no polegar
     g. Risco de ruptura tendínea é mais elevado até 3 semanas após a cirurgia e ocorre nos nós de sutura

IV. Zonas dos Tendões Flexores (Fig. 9.17)

1. Zona I: distal à inserção do FDS
   - Dedo de Jersey: lesão do FDP por avulsão
     a. Mecanismo: extensão forçada da articulação DIP durante a preensão
     b. Exame físico: dedo está ligeiramente estendido na articulação DIP, quando comparado aos outros dedos
     c. Classificação: Leddy e Packer (Tabela 9.5)
        - **Lesão tipo 1 é a mais desfavorável (tendão na palma), enquanto a tipo 3 é a menos desfavorável**

Tabela 9.5 Classificação de Leddy e Packer da Ruptura e Tratamento do Tendão Flexor na Zona I

Tipo	Localização do Flexor Profundo dos Dedos	Tempo para o Reparo
I	Retraído na palma	Dentro de 7 dias
II	Ainda no interior da bainha, indicando que a *vincula* ainda está intacta	Até 6 semanas após a lesão
III	Avulsão de fragmento ósseo na articulação interfalangeana distal	Até 6 semanas após a lesão

d. Tratamento: reparo direto do tendão com lesão aguda (tipo I) ou ORIF do fragmento (tipo III); lesões crônicas com ROM passiva total podem ser tratadas com reconstrução por enxerto em dois estágios, com prótese de silicone seguida por enxerto livre do tendão
e. Complicações
   - **Avanço excessivo do FDP por mais de 1 cm diminui a excursão de outros tendões do FPD, pois eles compartilham o mesmo ventre muscular, resultando em contratura em flexão da DIP ou quadriga**
   - Taxa de rerruptura de até 20%
2. Zona II: "terra de ninguém"; inserção do FDS na prega palmar distal; FDS/FDP na mesma bainha tendínea e geralmente ambos lesionados; lesão vasculonervosa é comum; reparo direto de ambos os tendões; tradicionalmente, resultados desfavoráveis secundários à formação de aderências, porém, melhorados devido aos protocolos pós-operatórios de reabilitação (ver Reabilitação a seguir)
3. Zona III: palma; recomenda-se reparo direto; alta incidência de lesões vasculonervosas
4. Zona IV: túnel do carpo; reparo direto do tendão; ligamento transverso do carpo deve ser reparado para evitar encurvamento
5. Zona V: antebraço distal, reparo direto do tendão
6. TI, TII, TIII do polegar: reparo direto
   - **Laceração crônica do FPL com amplitude de movimento passiva total pode ser tratada com transposição do FDS do dedo anelar**
7. Reabilitação
   - Protocolo de ROM ativa precoce: pode diminuir a aderência, porém, implica risco de rerruptura ou formação de espaço
   - Protocolo de Kleinert: baixa força e excursão do tendão; tala de bloqueio dorsal com 45 graus de flexão e bandas elásticas conectadas aos dedos; o paciente ativamente se estende e as bandas elásticas passivamente flexionam
   - Protocolo de Duran: baixa força e excursão do tendão; tala de bloqueio dorsal com flexão passiva com a outra mão e extensão ativa dos dedos; o paciente ativamente se estende e as bandas elásticas passivamente flexionam
   - Se o paciente não pode seguir as instruções (p. ex., criança), tratar com imobilização por gesso
8. Zonas dos tendões extensores **(Fig. 9.46)**
   - Zonas: números ímpares localizados sobre as articulações
   - **Polias anulares em número ímpar (A1, A3, A5) também localizadas sobre as articulações, mas em ordem oposta**
   - Zona I: dedo em martelo: ruptura do tendão extensor terminal
     a. Mecanismo: flexão forçada da ponta do dedo estendida
     b. Tratamento:
        - Em até 12 semanas: tala de extensão da DIP; indicação cirúrgica: subluxação palmar da falange distal (pinagem da articulação DIP para mantê-la reduzida)
        - Lesão crônica (> 12 semanas): reconstrução cirúrgica do tendão extensor terminal; lesão crônica pode resultar na deformidade em pescoço de cisne necessitando de reparo
        - Articulação DIP rígida dolorida é tratada com artrodese
     c. Complicações: lesão tratada fechada geralmente com déficit residual do mecanismo extensor
   - Zona II: localizada sobre a falange média; comumente secundária à laceração ou lesão por esmagamento
   - Zona III: deformidade em botoeira; ruptura da tira central e subluxação palmar das bandas laterais, causando flexão da PIP e hiperextensão da DIP
     a. Mecanismos mais comuns: lacerações ou luxação palmar da PIP
     b. Exame físico: teste de Elson: dobrar o dedo do paciente a 90 graus sobre a mesa e ativamente estendê-lo contra resistência na articulação PIP; se a articulação DIP permanecer flexível e a falange média estender, então a tira central está intacta; se a articulação DIP estiver rígida com a ausência

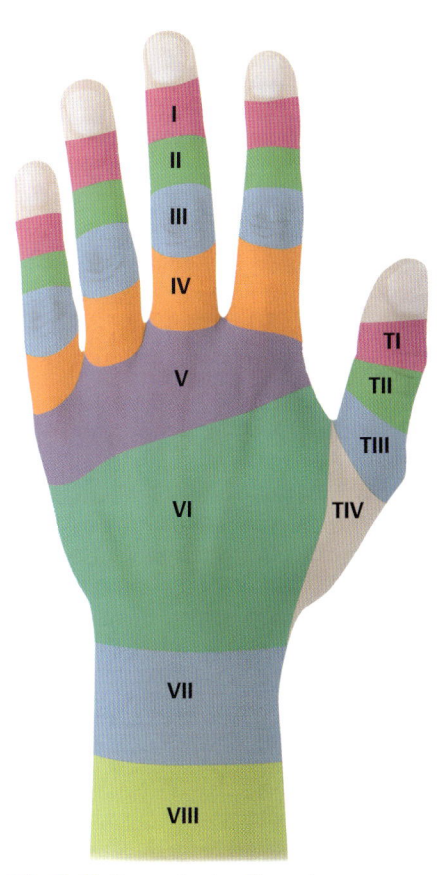

Fig. 9.46 Zonas dos tendões extensores.

de extensão da PIP, então a tira central está rompida e os feixes laterais estão estendendo a DIP
   c. Tratamento: tala de extensão da DIP em tempo integral durante 4 semanas, com as articulações MCP e DIP livres; lesões crônicas podem necessitar de reconstrução da tira central ou transposição dorsal da banda lateral
- Zona IV: localizada sobre a falange proximal; complicação comum do reparo de tendão nesta zona é a formação de aderências
- Zona V: localizada sobre a articulação MCP/CMC
   a. Ficar atento com a "mordida de luta", que requer irrigação e desbridamento
   b. Ruptura da banda sagital "fratura do boxeador"
      ○ Afeta mais comumente o dedo médio
      ○ Comumente há uma subluxação ulnar em razão da ruptura da banda sagital radial
      ○ Exame físico: paciente incapaz de estender ativamente a MCP, porém, capaz de manter extensão da MCP se esta é passivamente colocada em extensão
      ○ **Ruptura da banda sagital: paciente capaz de manter, mas não de realizar, extensão da MCP**
      ○ Tratamento: lesões agudas (≤ 1 semana) tratadas com tala de extensão da MCP; diagnóstico ou tratamento (> 1 semana) tardio requer reconstrução cirúrgica da banda sagital
- Zona VI: localizada sobre os metacarpos
- Zona VII: localizada sobre o punho; formação de aderências após o reparo é comum

9. Reparo
   - Lesões do tendão extensor > 60%, laceração do tendão
10. Reconstrução
    - Reconstruir a ruptura crônica do EPL com transposição do EIP para o EPL
11. Complicações
    - complicação mais comum é a formação de aderências
    - Lumbrical mais o dedo: extensão paradoxal da articulação IP ao passo que se tenta flexionar o dígito; os lumbricais se originam do FDP, então, quando o FDP está lacerado, a contração ativa do FDP traciona os lumbricais, o que causa extensão das articulações IP; causa inclui enxerto do tendão do FPD extensivamente longo, laceração do FDP distal à inserção do lumbrical, e amputação da falange distal na região distal à inserção da tira central; tratar com reparo do FDP (na presença de laceração) ou liberação do lumbrical
12. Dedo em gatilho/tenossinovite estenosante
    - Patologia: inflamação da bainha do tendão flexor
    - Mecanismo: captura dos tendões flexores na polia A1
    - Condições associadas: diabetes, artrite reumatoide, amiloidose
    - Tratamento: tratamento conservador com tala noturna, drogas anti-inflamatórias não esteroidais (NSAIDs) e injeções de esteroides; os diabéticos são menos responsivos ao tratamento com esteroides; na falha do tratamento conservador, realizar tratamento cirúrgico com liberação da polia A1
    - **Em crianças, além da polia A1, o dedo em gatilho pode ser devido à decussação mais proximal do tendão do FDS; pode necessitar de liberação da tira tendinosa do FDS**
    - Complicações: lesão do nervo digital radial no tratamento do polegar em gatilho; atravessa o campo cirúrgico na polia A1
13. Cistos retinaculares
    - Patologia: cistos arredondados firmes que se originam do sistema de polia; não se movimentam com o movimento do tendão; pode ser doloroso com a preensão
    - Tratamento: aspiração com agulha ou excisão
14. Tenossinovite de De Quervain
    - Patologia: inflamação do primeiro compartimento dorsal (APL/EPB)
    - Associada ao estado pós-parto, e com esportes de raquete e golfe

- Exame físico: teste de Finkelstein positivo, dor no lado radial do punho
- Tratamento: tala, injeção de esteroides no primeiro compartimento dorsal; na falha do tratamento conservador, liberação do primeiro compartimento dorsal
- Complicações
  a. **Falha em descomprimir após liberação ocorre, geralmente, por falha em reconhecer uma bainha distinta do EPB**
  b. Lesão do nervo sensitivo radial causando dormência e formação de neuroma doloroso; evitar trauma cirúrgico durante a dissecção

15. Síndrome da interseção
   - Lesão por uso excessivo na junção do primeiro [EPL/abdutor curto do polegar (APB)] compartimento atravessando o segundo (ECRL/ECRB) compartimento
   - Crepitação palpável e dor com a extensão do punho contra resistência e extensão do polegar
   - Associada à prática de remo
   - Tratamento: injeção de esteroides no segundo compartimento; liberação do primeiro e segundo compartimentos dorsais

16. Ressalto do ECU
   - Patologia: ruptura da sub-bainha do ECU causa subluxação do tendão do ECU com a supinação do punho; o ECU é o único tendão extensor que possui seu próprio túnel fibro-ósseo
   - Associado a remadores e jogadores de tênis
   - Exame físico: estalido audível com a supinação do punho e desvio ulnar; na pronação, o ECU realoja
   - Tratamento: agudo (<6 semanas): imobilização com o antebraço em pronação e desvio radial; crônico: reconstrução da sub-bainha do ECU

V. DRUJ

1. TFCC
   - Mecanismo: carga axial com punho pronado
   - Anatomia: o TFCC estabiliza a DRUJ; composto da sub-bainha do ECU, disco articular, menisco homólogo, ligamentos radioulnares dorsal e palmar, ligamentos ulnossemilunar e ulnopiramidal **(Fig. 9.47)**
   - Porção central pouco vascularizada, periferia bem vascularizada
   - **Tal como o menisco no joelho, apenas lacerações periféricas podem ser reparadas**
   - Sintomas/exame físico: dor no lado ulnar do punho, dor distal ao estiloide ulnar, dor com desvio ulnar contra resistência
   - Imagens: radiografias são geralmente negativas; a MRI detecta a alteração do TFCC; artrografia exibe extravasamento ativo na região ulnar do punho
   - Classificação do TFCC: Palmer tipo I (traumático), tipo II (degenerativo) **(Tabela 9.6)**
   - Tratamento: tratar inicialmente com NSAIDs e imobilização; reparo artroscópico ou aberto é indicado quando o tratamento conservador falha

2. Instabilidade
   - Lesão aguda pode ocorrer isoladamente ou associada às lesões de Galeazzi (fratura da diáfise radial distal), de Essex-Lopresti ou do estiloide ulnar
   - Instabilidade crônica devido à lesão do TFCC, pseudoartrose do estiloide ulnar ou consolidação viciosa do rádio distal
   - Imagens: mais apropriadamente avaliado na radiografia lateral, que exibe o deslocamento dorsal da ulna; radiografia AP pode exibir expansão da DRUJ
   - Tratamento: agudamente na lesão de Galeazzi, necessário avaliar a estabilidade da DRUJ após a fixação do rádio; se instável, considerar a pinagem quando reduzido (tipicamente em supinação) com ou sem reparo do TFCC

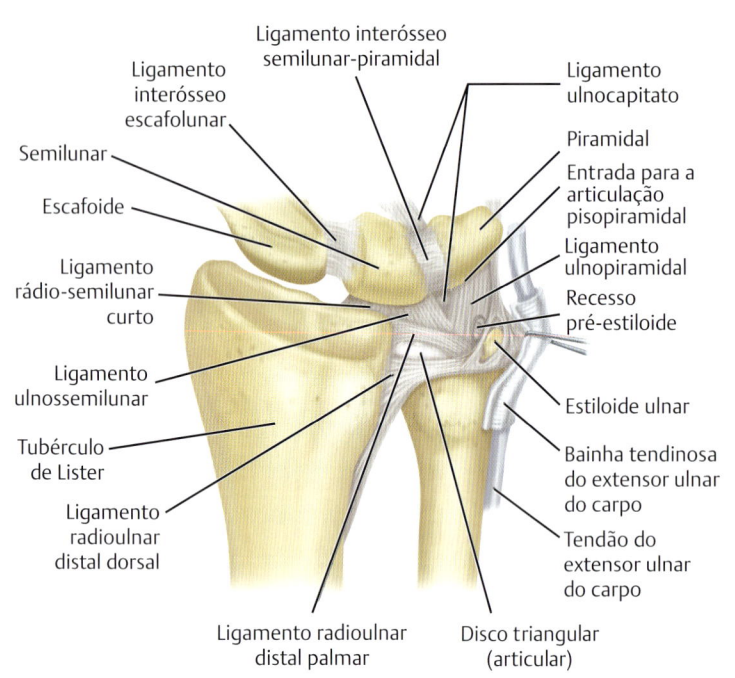

Fig. 9.47 Anatomia do complexo fibrocartilaginoso triangular. O complexo fibrocartilaginoso triangular (TFCC) é composto por sub-bainha do extensor ulnar do carpo (ECU), disco articular, menisco homólogo, ligamentos radioulnares dorsal e palmar, e ligamentos ulnossemilunar e ulnopiramidal.

  a. Instabilidade crônica em razão de pseudoartrose do rádio distal requer osteotomia corretiva
  b. Instabilidade crônica causada por lesão ligamentar requer reparo ou reconstrução do ligamento
3. Artrite da DRUJ
  - Exame físico: dor no dorso do punho, piora com a pronação/supinação; pode-se realizar injeção diagnóstica de lidocaína na DRUJ, resultando em melhora na supinação/pronação e força de preensão
  - Imagens: radiografias PA/lateral para alterações degenerativas da DRUJ
  - Tratamento conservador: AINES, injeção de esteroides, tala de Munster limitando a rotação do antebraço
  - Tratamento cirúrgico
    a. Artroplastia de hemirressecção da ulna: o reparo do TFCC deve ser realizado para evitar instabilidade; apropriado para trabalhadores braçais
    b. Procedimento de Suave-Kapandji: artrodese da DRUJ com osteotomia ulnar distal/pseudoartrose; apropriado para trabalhadores braçais
    c. Procedimento de Darrach: excisão da ulna distal; pode produzir instabilidade ulnar distal; apropriado para pacientes idosos com baixa demanda funcional, tais como aqueles com RA
    d. Reposição da cabeça ulnar/DRUJ
4. Síndrome do impacto ulnocarpal
  - Patologia: impacto da ulna sobre os ossos do carpo provocada pela variância ulnar positiva
  - Causas: fratura do rádio distal com encurtamento, fratura de Galeazzi, lesão de Essex-Lopresti com encurtamento, lesão da epífise distal do rádio, deformidade de Madelung ou variância ulnar positiva espontânea
  - Exame físico: dor localizada no dorso da DRUJ, dor com desvio ulnar, teste de cisalhamento (deslocamento dorsal e palmar da ulna durante o desvio ulnar do punho)
  - Imagens: radiografia PA para avaliar a variância ulnar; variância ulnar positiva aumenta a pronação e preensão de força; pode-se considerar a obtenção destas incidências; a MRI avalia o TFCC, que pode estar lacerado em razão do impacto; procurar por edema ósseo na face ulnar proximal do semilunar
  - Lesão associada: laceração do TFCC

Tabela 9.6 Classificação de Palmer das Lacerações do Complexo Fibrocartilaginoso Triangular (TFCC)

Tipo I: lacerações traumáticas	
IA	Laceração traumática central
IB	Avulsão ulnar
IC	Avulsão distal
ID	Avulsão radial na fossa sigmoide
Tipo II: lacerações degenerativas	
IIA	Desgaste do TFCC
IIB	IIA + condromalácia do semilunar ou ulna
IIC	Perfuração do TFCC + condromalácia do semilunar ou ulna
IID	IIC + perfuração do ligamento semilunar-piramidal
IIE	IID + artrite da articulação ulnocarpal e radioulnar distal

- Tratamento: osteotomia de encurtamento da ulna para variância ulnar positiva e incongruência da DRUJ; procedimento de Darrach é uma opção para pacientes idosos com baixa demanda funcional
- Alterações císticas dos ossos do carpo se resolvem após o tratamento cirúrgico

VI. Artrite

1. Pós-traumática
   - Colapso avançado escafossemilunar (SLAC) **(Tabela 9.7)**
     a. Patologia: laceração crônica do ligamento interósseo escafossemilunar resultando em flexão do escafoide e extensão do semilunar sem oposição (padrão DISI), com um subsequente padrão de desgaste anormal
     b. Imagens: a classificação de Watson descreve a progressão previsível da artrite degenerativa do rádio estiloescafoide para o radioescafoide, e para a articulação capitatossemilunar
        - **Articulação rádio-semilunar é poupada em um punho com SLAC**
     c. Radiografia lateral: ângulo escafossemilunar aumentado > 60 graus
     d. Radiografia PA: aumento > 3 mm do intervalo escafossemilunar
     e. Tratamento depende do estágio da artrite SLAC
        - **Tratamento de punhos com SLAC/colapso avançado por pseudoartrose do escafoide (SNAC) depende de quais articulações não estão afetadas. Em uma radiografia PA do punho, determinar quais articulações estão livres de artrite. No estágio I e II do SLAC/SNAC, a articulação rádio-semilunar deve estar normal, e tanto a carpectomia da fileira proximal (PRC) como a artrodese dos quatro cantos é possível. No estágio II do SLAC/SNAC, a articulação capitatossemilunar está afetada. Pelo fato de a cabeça do capitato não estar mais normal, o estágio III não pode ser tratado com uma PRC**
        - **Após a PRC, o estabilizador primário do punho é o ligamento rádio escafossemilunar. Este previne o desvio ulnar do carpo**
   - Colapso avançado por pseudoartrose do escafoide (SNAC)
     a. Patologia: pseudoartrose do escafoide resulta em padrões anormais de desgaste e artrite progressiva similar a um punho com SLAC
     b. Imagens: estágios radiográficos do SNAC são similares àqueles do SLAC. Um punho com SNAC estágio II apresenta alterações degenerativas da articulação escafocapitato
     c. A articulação rádio-semilunar geralmente é poupada
     d. Tratamento **(Tabela 9.8)**
2. Artrite da articulação radioulnar distal (ver seção DRUJ acima)

Tabela 9.7 Estágios Radiográficos do Colapso Avançado Escafossemilunar (SLAC)

Estágio	Achados Radiográficos	Tratamento
I	Alterações degenerativas localizadas do estiloide radial	Estiloidectomia radial e estabilização do escafoide
II	Alterações degenerativas da articulação rádio-escafoide	Carpectomia da fileira proximal ou excisão do escafoide e artrodese dos quatro cantos
III	Alterações degenerativas da articulação capitatossemilunar	Excisão do escafoide e artrodese dos quatro cantos; nota: carpectomia da fileira proximal é contraindicada na artrite do capitatossemilunar
IV	Artrite pancarpal	Artrodese total do punho versus artroplastia total do punho

Tabela 9.8 Estágios Radiográficos e Tratamento do Colapso Avançado do Punho por Pseudoartrose do Escafoide (SNAC)

Estágio	Achados Radiográficos	Tratamento
I	Alterações degenerativas localizadas no escafoide radial e estiloide radial	Estiloidectomia radial e fixação do escafoide com enxerto ósseo
II	Alterações degenerativas da articulação rádio-escafoide e articulação escafocapitato	Artrodese escafocapitato e excisão escafoide distal ou excisão do escafoide e artrodese dos quatro cantos
III	Alterações degenerativas do periescafoide (incluindo a articulação capitatossemilunar)	Excisão do escafoide e artrodese dos quatro cantos
IV	Artrite pancarpal	Artrodese total do punho *versus* artroplastia total do punho

3. Osteoartrite primária
   - Artrite da CMC do polegar
     a. Patologia
        - **Atenuação do ligamento oblíquo anterior (bico) resultando em subluxação dorsorradial do metacarpo e alterações degenerativas**
        - Recentes evidências sugerem que os ligamentos dorsais podem ser tão importantes quanto ou mais
     b. Exame físico: sensibilidade na articulação trapeziometacarpal, forças de pinça e preensão reduzidas, teste de compressão do CMC positivo; achados tardios incluem adução do metacarpo, hiperextensão compensatória da MCP e contratura
        - **Subluxação dorsal (Sinal do ombro) e deformidade em Z com hiperextensão da MCP são observados**
     c. Imagens: incidência de Robert: incidência AP do polegar pronado (**Tabela 9.9**)
     d. Tratamento
        - Tratamento não cirúrgico com tala engessada no polegar; NSAIDs e injeções de esteroides
        - Injeção com salina, esteroide ou ácido hialurônico possuem eficácia equivalente

Tabela 9.9 Classificação de Eaton e Littler da Artrite Carpometacarpal (CMC) do Polegar

Estágio	Achados Radiográficos	Tratamento
I	Normal, exceto por uma leve expansão do espaço articular secundária à sinovite	1. Tratamento conservador 2. Sinovectomia artroscópica e desbridamento 3. Na presença de dor e frouxidão articular excessiva, reconstrução do ligamento palmar 4. Osteotomia
II	Estreitamento do espaço articular, osteófitos ≤ 2 mm	1. Tratamento conservador 2. Excisão do trapézio ± LRTI (ou implante) 3. Trabalhadores braçais jovens: artrodese trapézio-metacarpiana (uma opção) ou osteotomia
III	Estreitamento significativa do espaço articular, osteófitos > 2 mm	1. Tratamento conservador 2. Excisão do trapézio ± LRTI (ou implante) 3. Trabalhadores braçais jovens: artrodese trapézio-metacarpiana
IV	Artrite pantrapezial	Excisão do trapézio ± LRTI (ou implante)

Abreviação: LRTI, reconstrução ligamentar e interposição tendinosa.

- Há muitas técnicas cirúrgicas e procedimentos diferentes para excisão do trapézio e reconstrução ligamentar e interposição tendinosa (LRTI). Excisão do trapézio é a etapa mais importante do procedimento, e nenhuma técnica foi demonstrada ter resultados superiores à trapezectomia e artroplastia de distração de hematoma
- Quando em conjunto com a hiperextensão da articulação MCP (deformidade em Z), o tratamento pode ser realizado com pinagem em flexão (hiperextensão a 10-20 graus), capsulodese da placa palmar (hiperextensão a 20-40 graus) ou artrodese da MCP (deformidade fixa, deformidade > 40 graus, artrite avançada)

- Artrite da articulação MCP do polegar
  a. Não comumente envolvida na osteoartrite primária
  b. Tratamento: artrodese
- Artrite da STT
  a. **Deve-se diferenciar artrite da CMC e artrite da STT nas radiografias de pacientes com dor na superfície radial do punho**
  b. Idiopática ou causada por SLAC em decorrência da rotação do escafoide ou artrite da CMC (estágio IV)
  c. Tratamento: artrite isolada da STT tratada com artrodese ou excisão do escafoide distal; artrite pantrapezial requer trapezectomia
- Artrite pisopiramidal
  a. Tratamento: conservador com injeções de esteroides; tratamento cirúrgico com excisão ou artrodese do pisiforme
- Artrite da MCP
  a. Apresentação: perda de movimento com a dor
  b. Tratamento:
    - NSAIDs ou injeção de corticosteroide
    - Artroplastia: mais comum no dedo médio. Implantes de silicone ainda são o padrão ouro, mas implantes de pirocarbono também apresentam resultados favoráveis
    - Artrodese: raramente indicada
- Artrite da PIP
  a. Exame físico: contratura articular, fibrose dos ligamentos colaterais, nódulos de Bouchard causados por osteófitos marginais
  b. Tratamento
    - Excisão do ligamento colateral, liberação da placa palmar e excisão de osteófitos: indicado na contratura predominante com mínimo envolvimento articular
    - Artroplastia: indicada para os dedos médio e anelar > dedos indicador e mínimo com um estoque ósseo adequado e sem deformidade rotacional
    - **Dedo indicador geralmente não deve ser substituído em razão dos altos estresses colocados durante o pinçamento; preferir, realizar artrodese**
    - Artrodese: fixação com parafuso sem cabeça apresenta uma alta taxa de fusão. A articulação deve ser unida em graus crescentes de flexão (radial → ulnar): dedo indicador, 40 graus; dedo médio, 45 graus; dedo anelar, 50 graus; dedo mínimo, 55 graus
- Artrite da DIP
  a. A OIP sustenta as forças articulares mais elevadas na mão, causando artrite, dor e deformidade
  b. Nódulos de Heberden
  c. Separação da lâmina ungueal de seu leito, deformidade ou perda do brilho
  d. Tratamento: artrodese com fixação por parafuso sem cabeça/fios (0-20 graus de flexão)
  e. Cisto mucoso: massa da articulação DIP secundária à osteoartrite
    - Tratamento: excisão cirúrgica com desbridamento do osteófito, que diminui o risco de recidiva

VII. Doença Autoimune

1. Artrite reumatoide
   - Nódulos subcutâneos sobre as superfícies extensoras representam a manifestação extra-articular mais comum no membro superior
   - Problemas tendíneos
     a. Rupturas de tendão devido ao atrito sobre as proeminências ósseas ou tenossinovite crônica
     b. Tendões flexores
        - **Lesão de Mannerfelt: ruptura do FPL em razão do atrito/tendinopatia causado por sinovite/osteófito da articulação STT; tratar com reconstrução com enxerto de tendão (palmar longo), transposição do FDS do dedo anelar ou artrodese da IP**
        - Tenossinovite dos tendões flexores no túnel do carpo pode apresentar sintomas de nervo mediano. O tratamento é realizado com tenossinovectomia, além da liberação do túnel do carpo
        - Dedo em gatilho: tratamento é realizado com liberação da polia A1 e tenossinovectomia
     c. Tendões extensores
        - Extensor comum dos dedos e o extensor do dedo mínimo para dedo anelar ao dedo mínimo são os mais suscetíveis ao rompimento
        - Ruptura da banda sagital
        - Síndrome de Vaughan-Jackson: rupturas por atrito dos tendões extensores na artrite reumatoide; a ruptura começa com o EDM e continua radialmente
        - **EDM é o tendão extensor mais propenso a se romper em razão de proeminência dorsal da cabeça distal da ulna**
        - Tratamento da ruptura do extensor comum dos dedos (EDC) do quarto e quinto dedos com transferência EIP não tem efeito sobre a extensão do dedo indicador
        - Tratamento de múltiplas rupturas do EDC com transposição do FDS do dedo médio/anelar para o EDC: os tendões devem ser passados radial e dorsalmente ao redor do rádio para melhorar o desvio ulnar dos dígitos e evitar sinovite do punho
   - Articulações
     a. Cotovelo
        - Sinovite difusa causa destruição articular e frouxidão ligamentar; pode causar paralisia do nervo radial
        - Exame físico: contraturas em flexão fixa, instabilidade radial causada por atenuação do ligamento anular, instabilidade em valgo e varo, neuropatia ulnar
        - Estadiamento radiográfico de Larsen para RA (**Tabela 9.10**)
        - Estágios de Larsen I e II são tratados mais adequadamente por sinovectomia, com a sinovectomia artroscópica sendo mais eficaz em pacientes com flexão > 90 graus
        - Artroplastia com prótese na doença de grau mais elevado (Larsen estágio III), com a artroplastia semicontida apresentando um melhor desempenho (do que a não contida) após prévia ressecção da cabeça radial
        - Semicontida é mais adequada do que a contida em razão da alta taxa de afrouxamento protético na artroplastia contida

Tabela 9.10 Estadiamento Radiográfico de Larsen da Artrite Reumatoide

Estágio	Achados Radiográficos
I	Achados somente nos tecidos moles: radiografias próximas do normal
II	Erosões periarticulares: pode ser edema de tecido mole ou evidência de osteopenia
III	Estreitamento acentuado do espaço articular
IV	Erosões extensas com envolvimento da placa óssea subcondral
V	Lesão articular extensa e perda do contorno

b. Punho reumatoide
- Sinovite extensa crônica resultando em deformidade do punho: supinação, luxação palmar, desvio radial e translocação ulnar
- Tratamento
  - ♦ Doença precoce: Transposição do ECRL para o ECU para contrapor as forças deformantes, e sinovectomia
  - ♦ Mediocarpo preservado: artrodese da articulação rádio-semilunar (técnica de Chamay)
  - ♦ Doença avançada: artrodese do punho ou artroplastia do punho (cimentada com estoque ósseo deficiente, não cimentada com estoque ósseo adequado)

c. Síndrome da cabeça da ulna
- Sinovite crônica resulta em instabilidade da DRUJ, supinação dos ossos do carpo para longe da ulna, e subluxação dorsal e proeminência da cabeça ulnar; resulta em ruptura por atrito dos tendões extensores
- Tratamento: procedimento de Darrach, procedimento de Suave-Kapandji ou opções de artroplastia

d. Articulação PIP
- Deformidade em botoeira: atenuação da tira central resulta em flexão na presença de subluxação palmar das bandas laterais da articulação PIP
- **Deformidade: flexão da PIP e hiperextensão da DIP**
  - ♦ Tratamento: tala de extensão da PIP em tempo integral; lesões crônicas podem necessitar de reconstrução da tira central ou transposição da banda lateral dorsalmente
- Deformidade em pescoço de cisne: atenuação da placa palmar resulta em hiperextensão da PIP, subluxação dorsal das bandas laterais
- **Deformidade: hiperextensão da PIP e flexão da DIP**
  - ♦ Tratamento: deformidades flexíveis devem ser imobilizadas com tala para prevenir hiperextensão da PIP. Tratamento cirúrgico inclui tenodese do FDS ou tenotomia de Fowler da tira central. Contratura rígida é tratada com artrodese

e. Articulação MCP
- Desvio ulnar causado por sinovite extensa, subluxação do tendão extensor e desvio radial do punho
- Tratamento: a doença precoce pode ser tratada com procedimentos de realinhamento dos tecidos moles. Tratamento definitivo com artroplastia da MCP alivia a dor e restaura o alinhamento (apesar do eventual retorno do desvio ulnar). Envolvimento da articulação MCP do polegar é tratado com artrodese

2. Artrite reumatoide juvenil (JRA)
- Artropatia inflamatória autoimune que persiste por mais de 6 semanas antes dos 16 anos
- Diagnóstico de exclusão; infecção deve ser descartada
- Maioria dos pacientes é soronegativa para fator reumatoide
- Classificação da JRA
  a. Poliarticular: ≥ 5 articulações envolvidas, simétrica; mão geralmente envolvida; punho desviado ulnarmente e dígitos desviados radialmente (oposto da RA de adultos)
  b. Pauciarticular: mais comum; < 5 articulações envolvidas, articulações maiores assimétricas
     - **Associada à uveíte ou iridociclite; o exame oftalmológico com lâmpada de fenda é mandatório**
  c. Sistêmica (doença de Still): início agudo com múltiplas articulações envolvidas, febre, esplenomegalia, erupção cutânea

3. Artrite psoriática
- Erupção cutânea precede o envolvimento articular; ausência de tenossinovite

- Achados característicos: dígitos em salsicha e depressão ungueal
- Imagens: articulação DIP apresenta deformidade em "lápis na taça"; erosões centrípetas diferenciam a artrite psoriática da osteoartrite (OA) da DIP
- Tratamento: tratamento médico [fármacos antirreumáticos modificadores da doença (DMARDs)]

4. Gota
   - Deposição de cristais de urato monossódico na articulação, provocando uma resposta inflamatória que causa destruição articular; o diagnóstico geralmente é estabelecido por análise microscópica do líquido sinovial
   - Radiografias: erosões periarticulares; tofo pode ser visível
   - Cristais de urato monossódico microscópicos com birrefringência fracamente positiva e em formato de agulha
   - Tratamento: colchicina (inibe a migração de granulócitos), indometacina, corticosteroides para exacerbações agudas; alopurinol (inibidor da xantina oxidase) para prevenir exacerbações, probenecida (aumenta a excreção de ácido úrico na urina)

5. Pseudogota
   - Deposição de cristal de pirofosfato de cálcio
   - Cristais de pirofosfato de cálcio microscópicos com birrefringência positiva e em forma de bastão
   - Radiografias: condrocalcinose do TFCC
   - Tratamento: NSAIDs, talas para exacerbação aguda
   - **Gota: cristais de urato monossódico com birrefringência negativa**
   - **Pseudogota: cristais de pirofosfato de cálcio com birrefringência positiva**

6. Esclerodermia
   - Pele tensa, brilhante e edematosa, com perda das pregas cutâneas regulares
   - Pode se manifestar com o fenômeno de Raynaud, calcinose cutânea, contraturas em flexão da PIP, atrofia da ponta dos dedos ou ulcerações digitais
   - Tratamento
     a. Artrodese para contraturas em flexão da PIP
     b. Simpatectomia digital para o fenômeno de Raynaud refratário
     c. Ulcerações da ponta dos dedos são tratadas com desbridamento e possível amputação

7. Osteoartropatia hipertrófica pulmonar
   - Causada por neoplasia maligna do pulmão, herança familiar ou doença pulmonar
   - Baqueteamento digital, rigidez matinal, artralgia, periostite ossificante
   - Radiografia: Espessamento ou elevação periosteal
   - Tratamento: para a causa pulmonar do distúrbio

VII. Distúrbios Nervosos

1. Neuropatia compressiva
   - Eletrofisiologia
     a. Eletromiografia (EMG): mede o potencial elétrico das células musculares após elas terem sido eletricamente estimuladas, e fornece informações com relação a fibrilações, ondas agudas, recrutamento motor e atividade insercional do músculo
     b. Estudo de condução nervosa (NCS): mede a velocidade de condução nervosa (NCV) motora e sensorial
        ◦ Perda de amplitude = lesão axonal
        ◦ Desaceleração da latência = degeneração mielínica
   - Fenômeno do duplo impacto

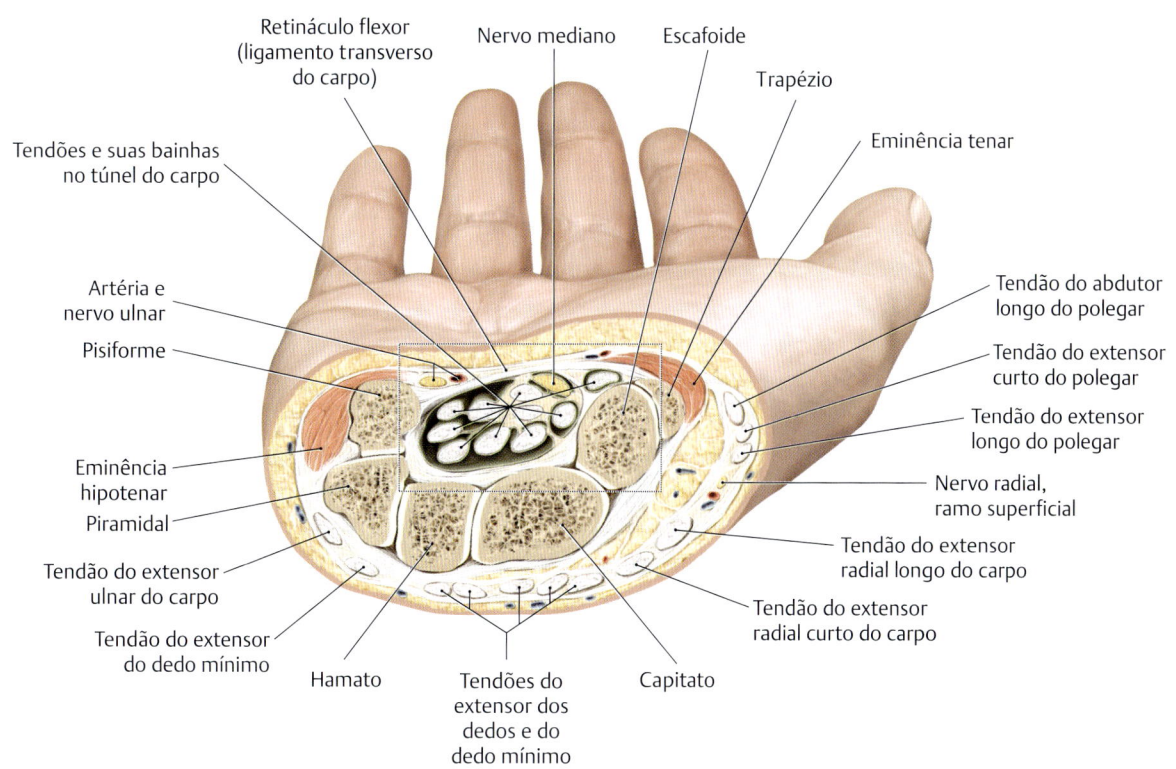

Fig. 9.48 Túnel do carpo. O túnel do carpo contém nove tendões flexores e o nervo mediano. Tendão do flexor longo do polegar (estrutura mais radial), quatro tendões do flexor superficial dos dedos e quatro tendões do flexor profundo dos dedos. O flexor radial do carpo não está no túnel do carpo. (Fonte: Schuenke M, Schulte E. General Anatomy and the Musculoskeletal System: Thieme Atlas of Anatomy. New York: Thieme; 2005. Ilustração por Karl Wesker.)

- a. Encarceramento nervoso proximal (p. ex., radiculopatia cervical) pode coexistir com a compressão nervosa distal. Comprometimento do transporte axonal de nutrientes proximal torna o nervo mais suscetível à compressão distal
- b. Ambos os sítios de compressão devem ser descomprimidos para aliviar os sintomas
- Mediano
  - a. Túnel do carpo (**Fig. 9.48**)
    - Anatomia: contém nove tendões flexores e o nervo mediano; flexor longo do polegar (um), flexor superficial dos dedos (quatro), flexor profundo dos dedos (quatro)
    - **Conteúdos do túnel do carpo: nervo mediano, flexor longo do polegar, flexor superficial dos dedos, flexor profundo dos dedos**
    - Flexor radial do carpo não está no túnel
    - Ligamento transverso do carpo se insere no tubérculo do escafoide/trapézio radialmente e no pisiforme/hamato ulnarmente (**Fig. 9.49**)
    - Condições associadas: diabetes, gravidez, obesidade, artrite inflamatória, alcoolismo, doenças do armazenamento, insuficiência renal crônica, hipotireoidismo, esforço repetitivo
    - Sintomas: dor noturna, parestesia ou dor nos 3 1/2 primeiros dedos radiais e na lareral radial do quarto dedo; fraqueza
    - Exame físico: teste de compressão de Durkan (teste mais sensível), Diagrama de Mão Autoadministrado (teste mais específico), teste de Tinel, teste de Phalen, teste do monofilamento de Semmes-Weinstein
    - **teste de Semmes-Weinstein é mais sensível no diagnóstico precoce; testa o limiar das fibras se adaptando lentamente**
    - Parestesia ou dor nos 3 1/2 primeiros dedos radiais e na lateral radial do terceiro dedo radiais; atrofia tenar em casos avançados; testes eletrodiagnósticos não são necessários para confirmar o diagnóstico

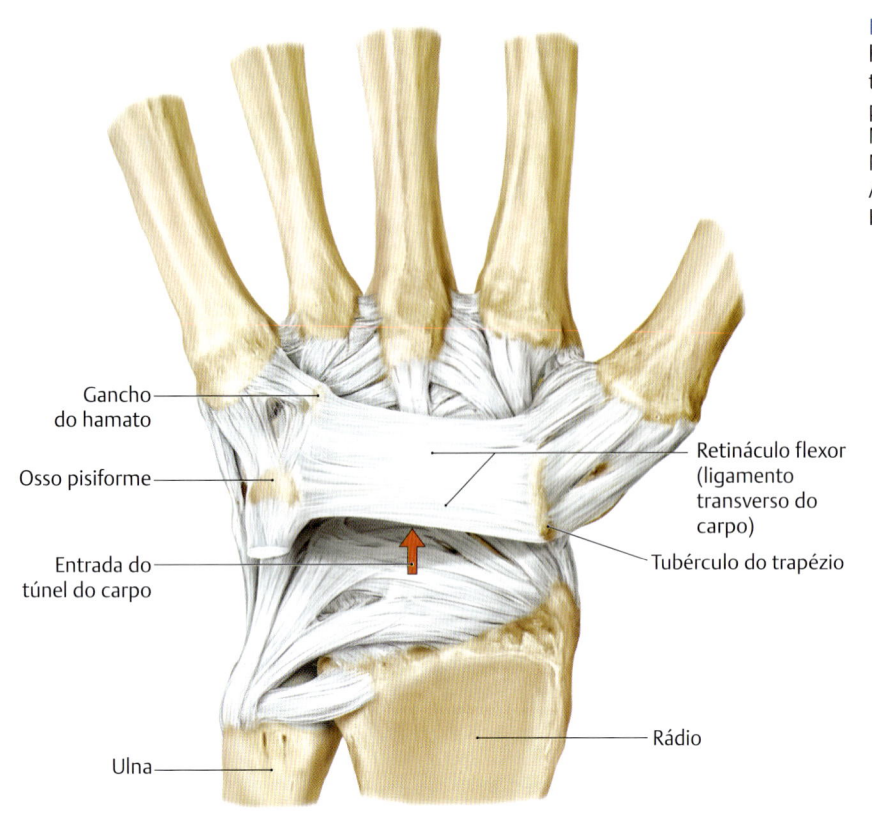

Fig. 9.49 Ligamento transverso do carpo. O ligamento transverso do carpo se insere no tubérculo escafoide e trapézio radialmente e no pisiforme e hamato ulnarmente. (Fonte: Schuenke M, Schulte E. General Anatomy and the Musculoskeletal System: Thieme Atlas of Anatomy. New York: Thieme; 2005. Ilustração por Karl Wesker.)

- Gancho do hamato
- Osso pisiforme
- Entrada do túnel do carpo
- Ulna
- Retináculo flexor (ligamento transverso do carpo)
- Tubérculo do trapézio
- Rádio

- Cuidado: radiculopatia C7 produzirá parestesia nos dedos indicador, médio e anelar; também fraqueza do músculo tríceps e na flexão do punho
- Pressões no túnel do carpo em neutro: normal, 2,5 mmHg, e 30 mmHg na flexão do punho; túnel do carpo com o punho neutro, 30 mmHg, e com flexão pode ser de 90-110 mmHg
- Tratamento não cirúrgico: tala noturna, NSAIDs e injeção local de esteroides
- Tratamento cirúrgico: liberação do túnel do carpo
- Nenhum benefício adicional na realização de tenossinovectomia dos flexores, além da liberação do túnel do carpo
- Alcança a força de pinça e preensão pré-operatória 3 meses após a liberação do túnel do carpo

b. Síndrome do pronador (**Figs. 9.50** e **9.51**)
- Neuropatia compressiva no cotovelo/antebraço proximal
- Sintomas: dor e sensibilidade na face palmar do antebraço, parestesia induzida por atividades; ausência de sintomas noturnos, quando comparado ao túnel do carpo
- Exame físico: dor ou parestesia nos 3 primeiros dedos radiais e na lateral radial do quarto dedo, manobras provocativas incluem dor com a flexão do cotovelo contra resistência se o lacerto fibroso estiver envolvido, dor com a pronação do antebraço contra resistência se o pronador redondo estiver envolvido, ou dor com a flexão do dedo médio contra resistência se o FDS estiver envolvido
- Sítio potencial de compressão
  - Ligamento de Struthers: banda vestigial que percorre do processo supracondilar até o epicôndilo medial (**Fig. 9.52**)
  - Processo supracondilar: estrutura óssea no úmero distal anterior; mais facilmente observado na radiografia lateral; afeta 1% dos pacientes

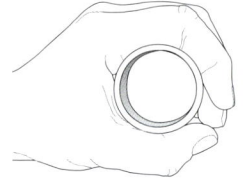

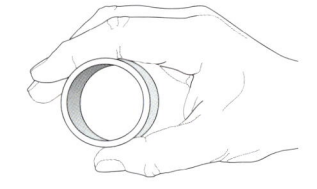

Em uma mão saudável, o polegar pode ser abduzido para apreender totalmente um objeto cilíndrico

Com uma lesão do nervo mediano proximal, o polegar não pode ser totalmente abduzido

Fig. 9.50 Mão de benção após uma lesão do nervo mediano proximal. Quando os pacientes tentam cerrar o punho, eles conseguem flexionar apenas a porção ulnar dos dedos. Pode haver distúrbios sensoriais associados nos 3½ dígitos radiais. Isto ocorre em razão da perda do primeiro e segundo lumbricais e do FDP dos dedos indicador e médio. (Fonte: Schuenke M, Schulte E. General Anatomy and the Musculoskeletal System: Thieme Atlas of Anatomy. New York: Thieme; 2005. Ilustração por Karl Wesker.)

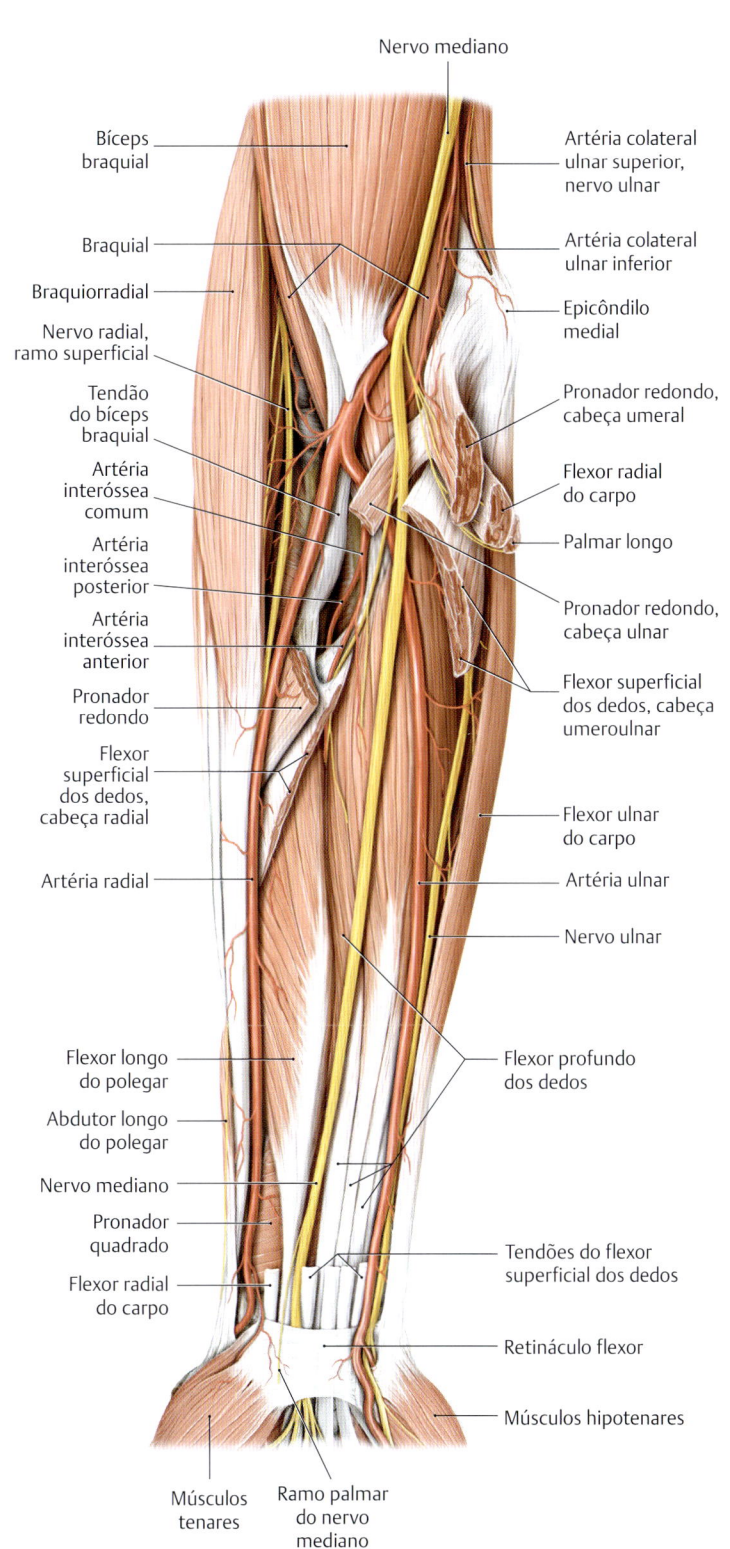

Fig. 9.51 Trajeto do nervo mediano no antebraço. O pronador redondo (cabeça do úmero) está refletido. Os sítios potenciais de encarceramento do nervo mediano incluem o espaço entre o pronador redondo, arco aponeurótico de FDS, ligamento de Struthers, processo supracondilar acima do epicôndilo medial e lacerto fibroso. (Fonte: Schuenke M, Schulte E. General Anatomy and the Musculoskeletal System: Thieme Atlas of Anatomy. New York: Thieme; 2005. Ilustração por Karl Wesker.)

- Lacerto fibroso (aponeurose bicipital)
- Entre as duas cabeças do pronador redondo
- Arco aponeurótico do FDS
  - Tratamento: tratamento conservador com talas e NSAIDs; descompressão na falha do tratamento não cirúrgico
c. Síndrome do nervo interósseo anterior
  - Anatomia: suprimento motor para o FPL, FDP dos dedos indicador e médio, e pronador quadrado; ausência de suprimento sensorial; o ramo motor sai do nervo mediano, 4-6 cm distal ao cotovelo
  - Sítios de compressão
    - Sítio de compressão da síndrome do pronador
    - Músculo de Gantzer: cabeça acessória do FPL
    - Bursa bicipital aumentada
  - Sintomas: apenas déficits motores; ausência de queixas sensoriais
  - Exame físico: testar o pronador quadrado por pronação contra resistência com o cotovelo flexionado ao máximo; testar o FPL e o FDP do indicador solicitando ao paciente para fazer o sinal de "OK"; pinça e preensão fracas
  - teste nervoso de EMG é útil para o diagnóstico
  - **Parsonage-Turner pode causar paralisia do nervo interósseo anterior (AIN); frequentemente, a paralisia é precedida por enfermidade viral e dor no ombro: tende a se resolver ao longo de 4-6 semanas**
  - Tratamento
    - Não cirúrgico: imobilização do cotovelo em 90 graus por 8-12 semanas e NSAIDs
    - Cirúrgico: descompressão na falha do tratamento não cirúrgico
- Ulnar
  a. Túnel cubital
    - Sítios anatômicos de compressão
      - Arcada de Struthers: banda da fáscia profunda que recobre o nervo ulnar 8 cm proximal ao epicôndilo medial, conectando a cabeça medial do tríceps ao septo intermuscular medial
      - Septo intermuscular medial
      - Epicôndilo medial
      - Túnel cubital: o assoalho é o MCL e a cápsula articular do cotovelo, o teto é o ligamento de Osbourne (inserção aponeurótica do FCU)
      - Ancôneo epitroclear: músculo anômalo encontrado em 10% dos pacientes sendo submetidos à liberação do túnel cubital
      - Ligamento arqueado: aponeurose do FCU entre as cabeças ulnar e umeral do FCU no antebraço proximal
    - Condições associadas: cúbito varo/valgo, queimaduras, ossificação heterotópica, fratura e pseudoartrose do epicôndilo medial, epicondilite medial, cistos ganglionicos, tumores
    - Sintomas: dor noturna, parestesia no quinto dedo e na metade ulnar do quarto dedo; dor exacerbada por flexão do cotovelo ou abdução do ombro
    - Exame físico
      - Achados: atrofia do primeiro espaço interdigital, atrofia interóssea, curvatura do dedo anelar ou mínimo, subluxação do nervo ulnar no epicôndilo medial, pinça fraca (**Fig. 9.53**)
      - Sinal de Froment: flexão da IP quando o paciente tenta pinçar algo entre o polegar e o dedo indicador, devido ao adutor do polegar fraco (**Fig. 9.54**)

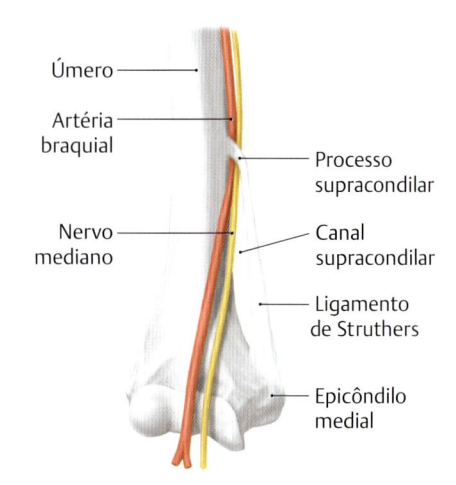

Fig. 9.52 Processo supracondilar do úmero. O processo supracondilar é raro (0,7%): uma protuberância óssea acima do epicôndilo medial. Quando presente, pode servir como uma inserção para uma banda de tecido conjuntivo chamada de ligamento de Struthers, que termina no epicôndilo medial. Este canal supracondilar fibro-ósseo pode encarcerar e comprimir a artéria braquial e o nervo mediano. Fonte: THIEME Atlas of Anatomy and Musculoskeletal System, © Thieme 2005. Ilustração por [Karl Wesker].

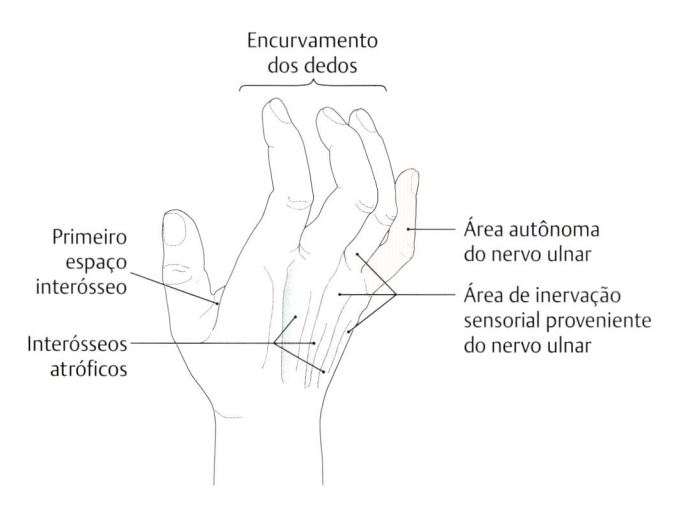

Fig. 9.53 Mão em garra causada por lesão do nervo ulnar. Lesão do nervo ulnar pode se manifestar com mão em garra e atrofia da musculatura interóssea. Anormalidades sensoriais são frequentemente confinadas ao dedo mínimo. (Fonte: Schuenke M, Schulte E. General Anatomy and the Musculoskeletal System: Thieme Atlas of Anatomy. New York: Thieme; 2005. Ilustração por Karl Wesker.)

- Sinal de Wartenberg: dedo mínimo abduzido secundário à ação sem oposição do EDM e fraqueza do terceiro interósseo palmar
- Sinal de Jeanne: hiperextensão do MCP do polegar com a preensão chave pelo EPL (nervo radial) em razão do adutor do polegar fraco (nervo ulnar)
- Outras manobras de exame físico que reproduzem os sintomas: teste da compressão direta, teste de Tinel e flexão do cotovelo
  - Tratamento
    - Tratamento não cirúrgico com tala de extensão noturna e NSAIDs
    - **Tratamento cirúrgico com descompressão: nenhum benefício comprovado além da transposição subcutânea anterior, mesmo na presença de subluxação do nervo**
  - Complicações
    - Dor persistente na região posteromedial do cotovelo devido à lesão iatrogênica e formação de neuroma do nervo cutâneo medial do antebraço
    - Recidiva secundária à formação cicatricial ou liberação inadequada
b. Túnel ulnar/canal de Guyon (**Fig. 9.55**)
  - Anatomia
    - Limites do canal de Guyon:
      - Teto: ligamento carpal palmar, palmar curto, gordura hipotenar
      - Assoalho: ligamento transverso do carpo, ligamento piso-hamato e pisometacarpal, e oponente do dedo mínimo
      - Parede medial (ulnar): FCU, pisiforme, abdutor do dedo mínimo
      - Parede lateral (radial): gancho do hamato
    - Zonas de lesão:
      - Zona 1: proximal à bifurcação do nervo ulnar, afetando as fibras motoras e sensoriais

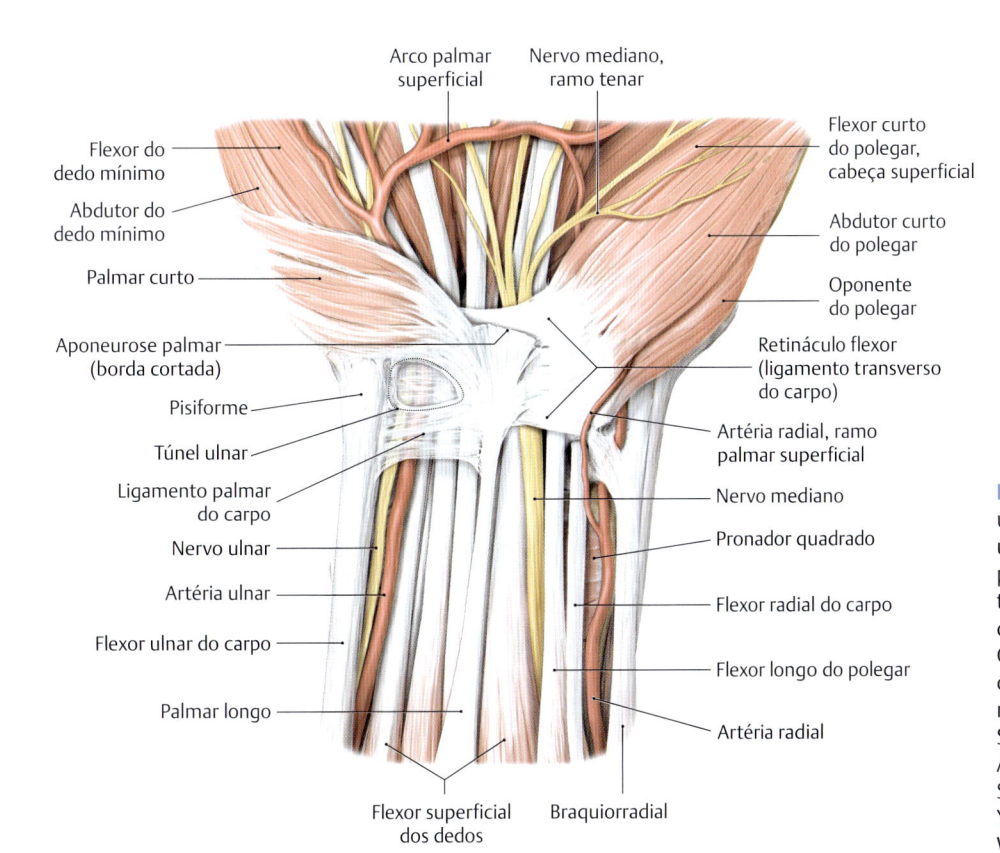

Fig. 9.54 Sinal de Froment. O polegar flexiona na articulação interfalangeana quando o paciente tenta pinçar algo entre o polegar e o dedo indicador, causado pelo adutor do polegar fraco (lesão do nervo ulnar). (Fonte: Schuenke M, Schulte E. General Anatomy and the Musculoskeletal System: Thieme Atlas of Anatomy. New York: Thieme; 2005. Ilustração por Karl Wesker.)

Fig. 9.55 Trajeto da artéria e nervo ulnar no túnel ulnar. As bordas do túnel ulnar (canal de Guyon) é o ligamento palmar do carpo (teto), ligamento transverso do carpo (assoalho), gancho do hamato (radial) e pisiforme (ulnar). O nervo ulnar se bifurca no interior do canal em ramos sensorial superficial e motor profundo (mais radial). (Fonte: Schuenke M, Schulte E. General Anatomy and the Musculoskeletal System: Thieme Atlas of Anatomy. New York: Thieme; 2005. Ilustração por Karl Wesker.)

- Zona 2: distal à bifurcação do nervo ulnar, onde o ramo motor profundo percorre para inervar os interósseos (afeta apenas o motor)
- Zona 3: distal à bifurcação, onde o ramo sensorial superficial percorre (afeta apenas a sensação)

○ Ramo sensorial dorsal está situado proximal ao canal de Guyon e, portanto, uma compressão nesse local não afetará a sensação ulnar dorsal

○ Nervo motor profundo inerva os intrínsecos (exceto o radial a dois lumbricais), adutor do polegar e cabeça profunda do flexor curto do polegar (FPB)

○ Causas incluem: gânglio (mais comum) ou lipoma (zona I ou II), trauma repetitivo, fratura do gancho do hamato, luxação do pisiforme, trombose ou aneurisma da artéria ulnar (zona III), hipertrofia do palmar curto

○ Exame físico: depende do sítio de compressão: sinal de Froment, sinal de Wartenberg, encurvamento dos dedos anelar e mínimo

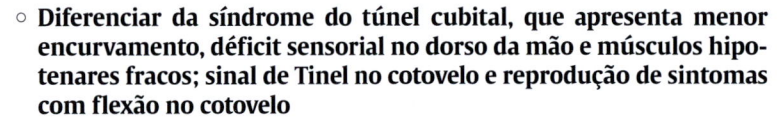

○ **Diferenciar da síndrome do túnel cubital, que apresenta menor encurvamento, déficit sensorial no dorso da mão e músculos hipotenares fracos; sinal de Tinel no cotovelo e reprodução de sintomas com flexão no cotovelo**

○ Testes diagnósticos: MRI para procurar por gânglio; CT para procurar por fratura do gancho do hamato; ultrassonografia (US) Doppler para avaliar a artéria ulnar

○ Tratamento
- Não cirúrgico: imobilização e NSAIDs
- Cirúrgico: descompressão quando os sintomas forem graves ou na falha do tratamento não cirúrgico

- Radial (**Fig. 9.56**)
  a. Compressão/lesão proximal
  ○ Etiologias: fratura da diáfise do úmero, compressão direta ("Paralisia de sábado à noite"), torniquete prolongado
  ○ Exame físico: fraqueza da extensão do cotovelo, extensão do punho/dedo
  ○ Tratamento: observação; na ausência de recuperação em 3 meses, realizar EMG/NCS; possível exploração
  ○ **Lesão do nervo radial após uma fratura do úmero é tratada não cirurgicamente, com uma taxa de recuperação de 85-95%**
  ○ **Se a EMG após 6 semanas não demonstrar recuperação, continuar a observar e repeti-la em 12 semanas**
  ○ **Na ausência de recuperação em 3-6 meses, realizar cirurgia exploratória**

  b. Síndrome do PIN
  ○ Sítios anatômicos de compressão
  - Arcada de Frohse: borda proximal do supinador
  - Borda distal do supinador
  - Borda do ECRB
  - Banda fascial na cabeça radial
  - Ramo recorrente da artéria radial (trela de Henry)
  - Outras causas incluem fratura/luxação de Monteggia, luxação crônica da cabeça radial, sinovite reumatoide
  ○ Sintomas/exame físico: dor no cotovelo lateral, dor na cápsula do punho causada por inervação da porção dorsal da cápsula do punho, fraqueza motora; ramo terminal do PIN encontra-se no assoalho do quarto com-

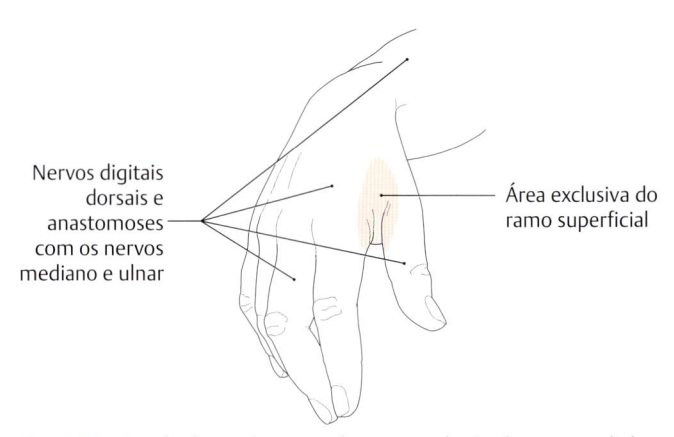

Fig. 9.56 Queda do punho causada por uma lesão do nervo radial. (Fonte: Schuenke M, Schulte E. General Anatomy and the Musculoskeletal System: Thieme Atlas of Anatomy. New York: Thieme; 2005. Ilustração por Karl Wesker.)

partimento dorsal; desvio do punho com extensão ativa (ERCL intacto, ECU fora); ausência de queixas sensoriais
- **Diferenciar da lesão de tendão extensor por tenodese do punho**
- Teste diagnóstico: EMG pode ser útil
- Tratamento: não cirúrgico, com imobilização, modificação das atividades e AINES; falha na melhora após 3 meses requer descompressão

c. Síndrome do túnel radial
- **Mesmo sítio de compressão que a síndrome do NIP, manifestando-se apenas com dor**
- Sítio anatômico de descompressão: mesmo que da síndrome do NIP
- Os sintomas se manifestam na forma de dor, com sensibilidade mais anterior e distal do que na epicondilite lateral; ausência de fraqueza motora
- Exame físico: ausência de fraqueza muscular; dor na face lateral do cotovelo e face dorsorradial do antebraço; dor com extensão do dedo médio contra resistência; o diagnóstico pode ser estabelecido por injeção diagnóstica/terapêutica
- Pode coexistir com a epicondilite lateral
- Tratamento: não cirúrgico, com tala, AINES e modificação das atividades por pelo menos 1 ano; descompressão cirúrgica na falha da terapia não cirúrgica

d. Encarceramento do nervo radial sensitivo
- **Síndrome de Wartenberg: compressão entre o braquiorradial e o ERCL no antebraço distal produzindo somente alterações sensoriais (não motoras)**
- Etiologia: trauma direto, fixação externa, algemas, gessos apertados, pulseira de relógio apertada
- Sintomas: dor e dormência sobre a região dorsorradial da mão
- Exame físico: manobra provocativa inclui pronação do antebraço, a qual comprime o nervo entre o ERCL e o braquiorradial, reproduzindo sintomas; sinal de Tinel positivo
- Tratamento: tratamento não cirúrgico com tala, AINES e modificação das atividades por 6 meses; descompressão cirúrgica na falha da terapia não cirúrgica; resultados variáveis

- Síndrome do desfiladeiro torácico
  a. Neurogênica (geralmente no tronco inferior do plexo braquial) ou vascular (vasos subclávios)
  b. Etiologia: primeira costela cervical, processo transverso vertebral, anormalidades do músculo escaleno, banda fibrosa, pseudoartrose da clavícula ou costela cervical, atletas como remadores ou levantadores de peso
  c. Sintomas: dor branda na extremidade superior, parestesia ou fadiga
  d. Exame físico: manobra provocativa
     - Teste de Roos: o paciente segura a mão acima da cabeça, e abre/fecha a mão repetidamente por 1 minuto
     - Teste de Adson: mão na lateral, e pescoço estendido e virado em direção à mão, resultando em perda do pulso radial ou reprodução dos sintomas
     - Teste de Wright: abdução do braço com o pescoço estendido e virado em direção ao lado contralateral
     - Exames diagnósticos: radiografia torácica para descartar tumor de Pancoast; radiografia de coluna cervical para avaliar as costelas cervicais; ultrassonografia duplex na suspeita de comprometimento vascular; testes eletrodiagnósticos geralmente não ajudam no diagnóstico
     - Tratamento: fisioterapia focada na cintura escapular (primeira linha); na presença de dor persistente ou comprometimento vasculonervoso, realizar cirurgia direcionada à etiologia

- Ombro
  a. Nervo supraescapular

- Anatomia: raiz nervosa C5-C6; o nervo supraescapular percorre abaixo do ligamento escapular transverso; a artéria supraescapular passa acima, o nervo abaixo; o nervo supraescapular abastece o supraespinal e, então, ruma através da incisura espinoglenoidal para abastecer o infraespinal
- **artéria supraescapular percorre acima do ligamento escapular transverso, o nervo percorre abaixo; mnemônico: *Army over Navy***
- Sítios de encarceramento
   - Incisura supraescapular: supraespinal e infraespinal afetados
   - Incisura espinoglenoidal: somente o infraespinal afetado
- Etiologia: gânglio, trauma contuso, fraturas
- Exame físico: dor na região posterolateral do ombro, sensibilidade na incisura supraescapular; fraqueza com abdução em 90 graus (supraespinal), fraqueza na rotação externa, atrofia da escápula posterior
- Exames diagnósticos: RM para procurar por massa, EMG/VCN
- Tratamento: Se nenhuma massa compressiva for observada na RM, tratar com um programa de reabilitação do ombro. Uma massa compressiva ou falha do tratamento não cirúrgico requer descompressão cirúrgica

b. Nervo musculocutâneo
- Anatomia: C5-C7; inerva o bíceps braquial, coracobraquial, metade do braquial; sensação através do nervo cutâneo lateral do antebraço
- Etiologia: luxação do ombro comprimindo o coracobraquial, lesão iatrogênica causada por retração intraoperatória
- Sintomas/exame físico: parestesia da região lateral do braço, fraqueza na flexão do cotovelo
- Tratamento: observação, raramente requer cirurgia

c. Paralisia do nervo torácico longo
- Anatomia: C5-C7; inerva o serrátil anterior; mantém a posição da escápula e auxilia com a elevação do ombro
- **Lesão causa rotação medial do polo escapular inferior e elevação da escápula**
- Etiologia: lesão por estiramento repetitivo, trauma direto, iatrogênica (p. ex., dissecção do linfonodo axilar)
- Tratamento
   - Não cirúrgico: observação, órtese e fortalecimento da escápula por pelo menos 6 meses
   - Cirúrgico: transferência do músculo peitoral maior

d. Paralisia do nervo acessório espinal
- Anatomia: nervo craniano XI; inerva o trapézio e o esternocleidomastoideo

e. Lesão causa paralisia do trapézio, e resultante rotação lateral do polo escapular inferior e depressão da escápula
- Etiologia: golpe direto, luxações acromioclaviculares (AC), lesão iatrogênica (p. ex., dissecções cervicais)
- Tratamento
   - Não cirúrgico: observação e fortalecimento do trapézio
   - Cirúrgico: procedimento de Eden-Lange modificado, o qual implica na transposição do ADMboide maior/menor e elevador da escápula

f. Compressão do nervo axilar (síndrome do espaço quadrangular)
- Anatomia
   - **Limites do espaço quadrangular: medial, cabeça longa do tríceps; lateral, diáfise do úmero; superior, redondo maior; inferior, redondo menor**
   - Nervo axilar passa pelo espaço quadrangular com a artéria circunflexa posterior do úmero

Tabela 9.11 Classificações de Seddon e Sunderland

Seddon	Sunderland	Patologia	Prognóstico
Neuropraxia	Tipo 1	Lesão mielínica	Geralmente recuperação total
Axonotmese	Tipo 2	Lesão axonal com endoneuro, perineuro e epineuro intactos	Geralmente recuperação total, porém, pode demorar semanas a meses
	Tipo 3	Lesão axonal e do endoneuro, com perineuro e epineuro intactos	Recuperação parcial
	Tipo 4	Lesão axonal do endoneuro e perineuro com epineuro intacto	Recuperação insatisfatória
Neurotmese	Tipo 5	Ruptura completa do nervo	Nenhuma regeneração espontânea

- Etiologia: luxações glenoumerais anteriores, trauma, atletas de arremesso
- Exame físico: dor provocativa com abdução, elevação e rotação externa do ombro; sensibilidade sobre o espaço quadrangular
- Diagnóstico: angiografia mostra compressão com a abdução do ombro
- Tratamento
    - Não cirúrgico: modificação das atividades
    - Cirúrgico: liberação da banda fibrosa ou liberação do redondo menor
- Neurite braquial/síndrome de Parsonage-Turner
  a. Distúrbio raro de etiologia desconhecida que causa dor ou fraqueza da extremidade superior
  b. Frequentemente presente após enfermidade viral; 1-2 semanas de dor intensa no ombro que diminui e, então, início de fraqueza; comumente envolve o AIN
  c. Tratamento: observação
2. Lesão nervosa
  - Lesões de nervos periféricos
    a. Classificação: Seddon e Sunderland (**Tabela 9.11**)
    b. Regeneração cerca de 1 mm/dia do nervo
    c. O reparo mais eficaz é o reparo epineural primário
    d. Reparo da perda segmentar do nervo com condutos, aloenxerto descelularizado ou transplante autólogo
       - **Reparo nervoso com transplante autólogo apresenta os melhores resultados, quando comparado aos condutos e aloenxerto descelularizado**
       - Fontes do enxerto autólogo: nervos cutâneos sural, medial e lateral do antebraço
       - **Idade é o principal fator prognóstico para a recuperação do nervo: idade > 30 anos resulta em prognósticos mais desfavoráveis**
       - **Localização é o segundo fator prognóstico; proximal é mais desfavorável do que distal**
    e. Lesões crônicas podem ser tratadas com transposição tendinosa ou de nervos
       - Transposições tendinosas clássicas (ver Transposições tendinosas, a seguir, para descrição completa)
          - Paralisia do nervo radial: flexor radial do carpo para o extensor comum dos dedos (restaura a extensão digital); palmar longo para o extensor longo do polegar (restaura a extensão do polegar); pronador redondo para o extensor radial curto do carpo (restaura a extensão do punho)
  - Plexo braquial (**Fig. 9.57**)
    a. **Plexo braquial é dividido em raízes, troncos, divisões, fascículos e ramos. Mnemônico:** *Randy Travis Drinks Cold Beer*

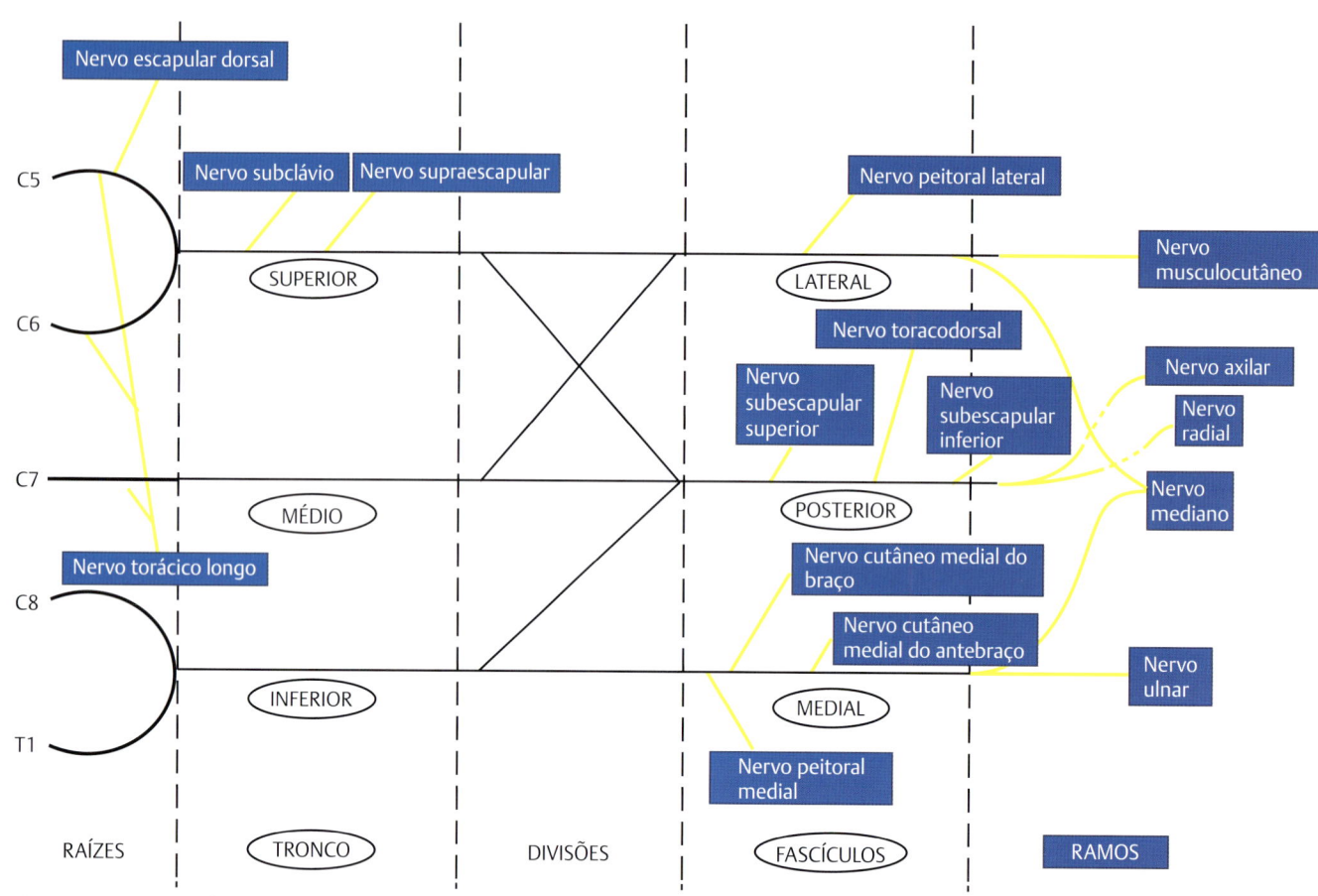

Fig. 9.57 Diagrama do plexo braquial.

- Anatomia
    a. Proximal para distal: raízes, troncos, divisões, fascículos, ramos terminais
    b. Classicamente de C5 a T1
    c. Variantes anatômicas do plexo braquial:
        ○ Prefixado C4-C8
        ○ Pós-fixado C6-T2
    d. Ramos nervosos terminais que se originam das raízes podem ajudar a delinear o nível da lesão. Se os músculos funcionam, então a lesão é distal às raízes
        ○ **Síndrome de Horner é indicativa de uma lesão pré-ganglionar do tronco inferior (C8-T1)**
        ○ Nervo frênico (C3-C5)
        ○ Nervo torácico longo (C5-C7)
        ○ Nervo escapular dorsal (C5)
        ○ Músculos paraespinais
    a. Ramo nervoso terminal que se origina de um tronco é o nervo supraescapular e subclávio
        ○ **As raízes nervosas C5 e C6 unem-se para formar o tronco superior (no ponto de Erb). Os ramos nervosos supraescapulares provêm do tronco superior no ponto de Erb**
    b. Não há ramos terminais saindo das divisões
    c. Ramos terminais do fascículo lateral: nervos musculocutâneo e mediano
    d. Ramos terminais do fascículo posterior: nervos axilar e radial

- e. Ramo terminal do fascículo medial: nervos ulnar e mediano
- Classificação
  - a. Pré-ganglionar *versus* pós-ganglionar
  - b. Lesões pré-ganglionares (avulsões da raiz nervosa) apresentam o prognóstico mais desfavorável; não reparável
  - c. Lesões pós-ganglionares são estiradas ou rompidas. Se uma lesão nervosa focal estiver presente, a mesma pode ser diretamente reparada ou submetida a um enxerto de nervo (enxertos em cabo do nervo sural)
  - d. Descrição anatômica do nível da lesão: supraclavicular, retroclavicular, infraclavicular. Lesões infraclaviculares apresentam prognóstico mais favorável do que as lesões supraclaviculares
- Mecanismo: acidentes com motocicleta ou veículo automotor; ombro forçado caudalmente (favorece lesão do plexo superior); abdução forçada do ombro (favorece lesão do plexo inferior)
- Paralisia obstétrica do plexo braquial: ver Capítulo 4
- Avaliação aguda
  - a. Exame físico, incluindo força motora e exame sensorial; testar os romboides (nervo escapular dorsal) e o serrátil anterior (nervo torácico longo); se estiverem funcionando, então a lesão de C5 é pós-ganglionar
  - b. Examinar os olhos para evidência de síndrome de Horner: ptose, miose e anidrose indicando avulsão pré-ganglionar de T1
  - c. Exame vascular completo
  - d. Radiografias
    - Radiografia torácica para procurar por dissociação escapulotorácica, fratura clavicular ou fraturas da primeira/segunda costela, que podem indicar lesão do plexo braquial; se o nervo frênico estiver lesionado, o hemidiafragma estará elevado
    - CT da coluna cervical para procurar por múltiplas fraturas do processo transverso, que pode indicar lesão da raiz por avulsão ou fratura cervical/lesão da coluna vertebral
    - Radiografias do ombro
    - Mielografia por CT é o padrão ouro na avaliação; obter 3-4 semanas após a lesão
    - **Procurar por pseudomeningoceles nas rupturas pré-ganglionares**
    - MRI está cada vez mais substituindo a mielografia por CT na avaliação de lesões do plexo
- Exames a longo prazo
  - a. EMG entre 2-6 semanas; pode determinar a diferença entre lesões pré e pós-ganglionares; necessário permitir a ocorrência de degeneração walleriana antes que a EMG seja útil
  - b. NCS
    - **Potenciais de ação nervosos sensoriais (SNAPs) são normais em pacientes com lesões pré-ganglionares, pois os corpos celulares sensoriais estão intactos no interior do gânglio da raiz dorsal**
- Tratamento
  - a. Prioridades (em ordem decrescente de importância): flexão do cotovelo, abdução do ombro, extensão do punho/flexão dos dedos, flexão do punho/extensão dos dedos, e função intrínseca
  - b. Indicações
    - Trauma penetrante do plexo braquial tratado com exploração e reparo imediato
    - Ferimentos por arma de fogo: lesão nervosa geralmente causada por neuropraxia
    - Trauma contuso causando lesão pré-ganglionar: transposições tendinosas precoces (3-6 semanas)
    - Trauma contuso causando lesões pós-ganglionares: tratamento é adiado para permitir a regeneração dos nervos (3-6 meses)

- Identificação e tratamento tardios (1 ano após a lesão inicial): pacientes tipicamente respondem de forma insatisfatória ao enxerto de nervos, sendo mais bem tratados com transposições tendinosas
c. Enxerto de nervos: mais adequado para lesões do tronco superior e médio, pois o músculo inervado é mais proximal; resultados insatisfatórios para lesões do tronco inferior devido à natureza distal dos músculos e maior tempo necessário para reinervação
    - **Há perda de aproximadamente 1% ao dia de placa motora terminal de um músculo desnervado, ou cerca de 50% das placas motoras terminais em 1 ano, de modo que lesões nervosas não tratadas por mais de 12-18 meses, ou lesões nervosas longe de suas placas motoras terminais (lesões nervosas ulnares altas, por exemplo) têm baixa probabilidade de recuperação motora funcional**
    - Fontes: nervo sural, nervo cutâneo ipsolateral, nervo ulnar vascularizado ipsolateral
d. Neurotização (transposição de nervo): transposição de nervo motor funcional, porém menos importante, para um nervo não funcionante inervando um músculo mais importante
    - Fontes extraplexais: nervo espinal acessório, nervo intercostal, C7 contralateral e nervo hipoglosso
    - Fontes intraplexais: nervo frênico, nervo ulnar, ramo motor do tríceps
    - Transposições comuns
        - Ramo do nervo ulnar do FCU para o nervo musculocutâneo para restaurar a flexão do cotovelo (bíceps): transposição de Oberlin
        - Ramo motor do tríceps para o nervo axilar para restaurar a abdução do ombro (deltoide)
        - **Transposição de Oberlin: ramo do nervo ulnar para o nervo musculocutâneo para restaurar a flexão do cotovelo**
e. Transposição muscular livre: grácil é o músculo mais comumente usado
- Transposições tendinosas
    a. Indicadas para apresentação tardia ou transposição precoce para lesões das raízes inferiores (em razão do tempo para inervação dos músculos distais e perda das placas motoras terminais)
    b. Perda de um grau motor com a transposição; transpor músculo com grau motor 5/5
    c. Transposições tendinosas comuns
        - Paralisia do nervo musculocutâneo
            - Perda da flexão do cotovelo
                - Transposição livre do grácil
                - Transposição do peitoral maior/grande dorsal para o bíceps
                - Ou transposição da massa do flexor comum mais proximal no úmero (flexoplastia de Steindler)
        - Nervo radial/paralisia do PIN
            - Perda da extensão do cotovelo
                - Transposição do deltoide, grande dorsal ou bíceps para o tríceps
            - Perda da extensão do punho
                - Transposição do pronador redondo para o ECRB
            - Perda da extensão dos dedos
                - Transposição do flexor radial do carpo (FCR) para o extensor comum dos dedos (EDC) (FDS e FCU também foram descritos)
            - Perda da extensão do polegar
                - Transposição do palmar longo (PL) para o EPL
                - Ou transposição do FDS para a banda lateral do rádio
        - Paralisia do nervo ulnar
            - Perda da adução do polegar

- Transposição do FDS, ECRB ou BR (braquiorradial) para o adutor do polegar
♦ Perda da abdução dos dedos
- Transposição do APL, ECRL ou EIP para o primeiro interósseo dorsal
◦ Paralisia baixa do nervo mediano
♦ Perda da oposição e abdução do polegar
- Transposição do FDS anelar, por uma polia criada pelo FCU, para a base da falange proximal ou APB (oponentoplastia de Bunnel)
- Ou EIP (direcionado em torno da ulna) para a base da falange proximal
- Abdutor do dedo mínimo (ADQ) para o APB (Huber)
- PL para o APB (Camitz)
◦ Paralisia alta do nervo mediano
♦ Perda da flexão da IP do polegar
- Transposição BR para FPL
♦ Perda da flexão dos dedos indicador e médio
- Transposição laterolateral do FPD dos dedos anelar e mínimo para o FDP dos dedos indicadores e médio

IX. Distúrbios Vasculares

1. Anatomia
   - **Artéria ulnar é dominante em 88% dos pacientes; contribui com o arco palmar superficial**
   - Artéria radial contribui com o arco palmar profundo e artéria principal do polegar
   - 80% dos indivíduos têm arcos completos; se a artéria ulnar ou radial estiver lesionada, há colaterais suficientes para completar o arco e abastecer os dígitos; presença de um arco incompleto (20%) pode ser detectada pelo teste de Allen
2. Diagnóstico
   - Teste de Allen: comprimir manualmente as artérias radial e ulnar proximal ao punho e pedir ao paciente para abrir e fechar a mão várias vezes. Em seguida, liberar a artéria radial e continuar a comprimir a artéria ulnar, e avaliar a reperfusão digital. Repetir o teste, liberando a artéria ulnar e comprimindo a artéria radial
   - Ultrassonografia duplex: avalia aneurismas verdadeiros e falsos; avalia a perfusão
   - Cintilografia óssea trifásica:
     a. Fase I (2 minutos): similar à arteriografia; avalia a perfusão
     b. Fase II (5-10 minutos): avalia o tecido mole e inflamação
     c. Fase III (2-3 horas): inútil na avaliação de distúrbio vascular da mão; uma fase III positiva não está correlacionada com o diagnóstico da fase I-II: distrofia simpático-reflexa
   - Arteriografia: padrão-ouro para fontes trombóticas e embólicas
3. Oclusiva
   - Síndrome do martelo hipotenar
     a. Doença oclusiva vascular mais comum da mão
     b. **Síndrome do martelo hipotenar: trombose pós-traumática da artéria ulnar no canal de Guyon, causada por trauma contuso da eminência hipotenar**
     c. Comum em carpinteiros ou qualquer indivíduo que utilize as palmas como um "martelo" durante o trabalho
     d. Exames diagnósticos: Doppler e arteriografia
     e. Tratamento: ressecção do segmento trombosado, simpatectomia

- Embólica
  a. Geralmente de origem cardíaca; outras origens: vasos subclávios devido à síndrome do desfiladeiro torácico
  b. Tratamento: embolectomia de emergência e anticoagulação
- Tromboangeíte obliterante (doença de Buerger)
  a. Inflamação de vasos pequenos e médios da mão e pés, com subsequente trombose
  b. Geralmente ocorre em fumantes jovens do sexo masculino
  c. Sintomas: fenômeno de Raynaud, dor severa em repouso, intolerância ao frio, ulceração ou isquemia digital
  d. Tratamento: abandono do tabagismo (mais importante); evitar o frio e medicamentos que causem vasoconstrição; amputação
- Doença vasoespástica
  a. Fenômeno de Raynaud: doença vasoespástica com causa conhecida
    ○ Causas: escleredormia, lúpus eritematoso sistêmico (SLE), RA, dermatomiosite, síndrome de CREST (calcinose, fenômeno de Raynaud, dismotilidade esofágica, esclerodactilia e telangiectasia), síndrome do desfiladeiro torácico, policitemia, crioproteinemia, fármacos derivados do ergot, betabloqueadores, distrofia simpático-reflexa
    ○ Sintomas: unilateral, pulsos periféricos ausentes
    ○ Tratamento: direcionado para a causa subjacente; evitar o tabagismo e o frio
  b. Doença de Raynaud: idiopática
    ○ Geralmente afeta mulheres na pré-menopausa
    ○ Sintomas: bilateral, pulsos periféricos presentes
    ○ Tratamento: bloqueadores dos canais de cálcio, abandono do tabagismo e evitar o frio; na falha no tratamento conservador, realizar simpatectomia digital

4. Aneurisma/pseudoaneurisma
   - Apresentação: massa pulsátil, causada por trauma contuso ou penetrante
   - Diagnóstico: ultrassonografia Doppler ou arteriografia; solicitar uma MRI se o diagnóstico for incerto
   - Tratamento: exploração cirúrgica com ligadura, reparo ou excisão da lesão

5. Síndrome compartimental
   - Pressão intracompartimental aumentada, resultando em redução do fluxo sanguíneo capilar, restringindo a perfusão/oxigenação tecidual
   - Causas: trauma de alta energia, fraturas supracondilianas do úmero (causa mais comum em crianças), queimaduras
   - Diagnóstico clínico: dor com estiramento passivo (mais sensível), dor fora de proporção, compartimento tenso; achados tardios incluem parestesia, palidez, pulsos impalpáveis e paralisia
   - Compartimento deve ser monitorado na presença de achados ambíguos no exame físico com alto índice de suspeita ou em pacientes inconscientes
   - Tratamento: fasciotomia de emergência
     a. Três compartimentos no antebraço: lateral, dorsal e palmar
     b. Dez compartimentos na mão: tenar, hipotenar, quatro interósseos dorsais, três interósseos palmares, adutor do polegar; nota: liberação do túnel do carpo é realizada no mesmo cenário
   - Contratura isquêmica de Volkmann
     a. Sequelas da síndrome compartimental, com fibrose e contratura muscular
     b. Achado mais comum no exame físico da síndrome compartimental não tratada da mão: posição intrínseca negativa antes da extensão e após a flexão do MCP em razão do desequilíbrio entre os músculos extrínsecos relativamente resistentes e os músculos intrínsecos fracos

X. Osteonecrose

(Nota: osteonecrose é a condição mais comum no semilunar, seguido pelo escafoide e cabeça do capitato)

1. Doença de Preiser
   - Necrose avascular do escafoide
   - Incomum; idade média de início, 45 anos
   - Sintomas: início insidioso de dor na região dorsorradial do punho; força de preensão diminuída; sensibilidade da caixa de rapé; sem histórico de trauma ou prévia fratura
   - Imagens
     a. Radiografias: podem exibir esclerose ou fragmentação
     b. MRI: para avaliar doença inicial e vascularidade; possibilita a classificação do envolvimento completo (tipo I) ou envolvimento parcial (tipo II)
   - Tratamento: não existe um consenso ou algoritmo: pode-se tentar um período de imobilização, porém, com sucesso limitado; outros procedimentos incluem descompressão do núcleo, microfratura, procedimentos de revascularização, substituição por aloenxerto ou procedimentos de salvamento, como carpectomia da fileira proximal ou excisão do escafoide e artrodese dos quatro cantos

2. Doença de Kienböck
   - Necrose avascular do semilunar
   - Mais comum em homens de 20 a 40 anos de idade
   - Etiologia: múltiplos fatores, incluindo variância ulnar negativa, suprimento vascular único ao semilunar (suprimento sanguíneo de padrão I [vaso único] supostamente possui um risco mais elevado, geometria alterada do semilunar, trauma repetitivo
   - Sintomas: dor na região dorsal do punho, edema leve, limitação da amplitude de movimento ou da força de preensão
   - Imagens: radiografias do punho, incidência PA do punho avalia a variância ulnar; MRI detecta doença precoce, hipossinal nas imagens em T1
   - Tratamento baseia-se na classificação de Lichtman (Tabela 9.12)

Tabela 9.12 Classificação de Lichtman

Estágio	Achados Radiográficos	Tratamento
I	Nenhuma alteração na radiografia; achado na MRI: hipossinal em T1 do semilunar	Imobilização com gesso
II	Esclerose do semilunar	• Procedimento de nivelamento articular para pacientes com variância negativa da ulna, com osteotomia de encurtamento radial • Variância positiva da ulna; submeter ao encurtamento do capitato com artrodese da articulação capitato-hamato • Descompressão do núcleo do rádio distal para estimular resposta vascular • Revascularização com enxertos pediculados • Adolescentes devem ser submetidos à pinagem temporária da STT
IIIA	Colapso do semilunar, ausência de rotação do escafoide ou carpo	Idem ao estágio II
IIIB	Colapso do semilunar, rotação fixa do escafoide (sinal do anel), capitato migra proximal; carga desviada para o semilunar, progredindo para colapso	Tratar a instabilidade carpal com carpectomia da fileira proximal ou artrodese da STT; pode-se considerar osteotomia de encurtamento radial
IV	Colapso do semilunar com alterações degenerativas do mediocarpal ou radiocarpal	Carpectomia da fileira proximal ou artrodese do punho ou artroplastia total do punho

Abreviação: STT, escafo-trapézio-trapezoide.

XI. Contratura de Dupuytren

1. Anatomia/anatomia patológica
   - Contratura de Dupuytren se manifesta como resultado da transformação patológica das estruturas fasciais palmares normais, resultando na formação de fascículos (estruturas de colágeno altamente organizadas) e nódulos (coleções densas de miofibroblastos)
   - Estruturas anatômicas normais geralmente são referidas como bandas, enquanto que as estruturas patológicas são referidas como fascículos
   - Estruturas normais: bandas pré-tendinosas, banda espiral, ligamento natatório, bainha digital lateral, banda retrovascular, ligamento de Grayson
     a. Os ligamentos de Grayson e Cleland percorrem palmar e dorsalmente, respectivamente, até o feixe vasculonervoso no dígito

     b. O ligamento de Grayson é palmar, em direção ao chão

     c. O ligamento de Grayson pode se tornar parte do fascículo espiral, ao passo que o ligamento de Cleland geralmente não está envolvido na contratura de Dupuytren, embora possa estar

     d. Bandas espirais passam profundamente na palma ao redor da cabeça do metacarpo e abaixo (dorsal) ao feixe vasculonervoso, e se unem com a bainha digital lateral
   - Fascículos patológicos: fascículo espiral, fascículo central, fascículo lateral, fascículo retrovascular, fascículo intercomissural do primeiro espaço interdigital, fascículo do abdutor do dedo mínimo, fascículo natatório

     a. Fascículo espiral recebe contribuições da banda pré-tendinosa, banda espiral, bainha digital lateral e ligamento de Grayson

     b. O fascículo espiral desaloja o feixe vasculonervoso palmarmente (superficial) e na linha média à medida que o fascículo espessa e endireita

2. Fisiopatologia
   - **Miofibroblastos e fibroblastos com microfilamentos contráteis de actina que são a entidade celular patológica na contratura de Dupuytren**
   - Fases
     a. Proliferativa: alta concentração de fibroblastos e miofibroblastos desorganizados

     b. Involutiva: fibroblastos alinham-se longitudinalmente

     c. Residual: relativamente acelular, com alto teor de colágeno
   - Níveis mais elevados de colágeno tipo III são encontrados na fáscia de Dupuytren
   - Associada ao fator de crescimento de fibroblastos básico, fator de crescimento derivado de plaquetas, fator β de transformação do crescimento, que desempenham papeis na mediação de proliferação celular patológica

3. Epidemiologia
   - Mais prevalente em ascendentes do povo da Europa Setentrional
   - Associada a diabetes, tabagismo, alcoolismo, HIV, epilepsia (embora isto possa representar uma relação com medicamentos anticonvulsivantes)
   - Diatese de Dupuytren: uma forma da doença de natureza mais agressiva e associada a uma idade mais jovem no início, forte histórico familiar, doença bilateral e doença ectópica
     a. Sítios ectópicos incluem coxins interfalangeanos (nódulos de Garrod), fibromatose peniana (doença de Peyronie) e fibromatose plantar (doença de Ledderhose)

4. Tratamento
   - Não cirúrgico
     a. Colagenase: colagenase injetável derivada do *Clostridium histolyticum*, usada para produzir lise e ruptura dos fascículos; aprovada pela Food and Drug Administration (FDA) em 2010

- Cirúrgico
    a. Indicações: contratura da MCP > 30 graus, contraturas em flexão da PIP
    b. Aponeurotomia percutânea com agulha: agulha de pequeno calibre usada para romper os fascículos; maior risco de recidiva do que com a cirurgia aberta
    c. Fasciectomia limitada: remoção do tecido fascial macroscopicamente patológico por meio de múltiplas incisões transversas de 1 a 1,5 cm
    d. Fasciectomia palmar total: remoção de toda a fáscia palmar, incluindo o tecido de aparência normal; alta taxa de complicação
    e. Dermofasciectomia: remoção da fáscia e da pele sobrejacente
        ○ Alguns estudos não demonstraram nenhuma vantagem na taxa de recorrência ou movimento com dermofasciectomia em comparação com a fasciectomia padrão, mas essa técnica pode ser considerada para casos recorrentes ou de diátese
    f. Incisões cutâneas e déficits podem ser tratados de várias maneiras diferentes, incluindo avanço V-Y, enxerto cutâneo por segunda intenção, e zetaplastia
        ○ Técnica de McCash da palma aberta pode controlar edema, reduzir formação de hematomas e permitir a movimentação precoce
    g. Artrodese ou amputação pode ser necessária em casos avançados
5. Complicações
    - Recidiva é a complicação mais comum
    - Hematoma
    - Lesão vasculonervosa, hematoma, síndrome dolorosa complexa regional (CRPS), infecção

XII. Infecção

1. Infecção da polpa do dedo
    - Infecção da polpa palmar da ponta dos dedos; a polpa é composta de múltiplos compartimentos pequenos de gordura subcutânea separada por septos; há formação de abscesso, aumentando a pressão intracompartimental e edema do dígito, causando dor
    - Microrganismo mais comum: *Staphylococcus aureus*
    - Etiologia: energia penetrante (verificação da glicose por punção digital) ou disseminação da paroníquia
    - Tratamento: incisão e drenagem (I&D) com incisão lateral média; ruptura dos septos para descomprimir a ponta dos dedos infeccionada; deixar a incisão aberta
2. Paroníquia
    - Infecção da dobra ungueal
    - Aguda
        a. Etiologia: ato de roer as unhas, sucção digital ou outro trauma menor
        b. Infecção da mão mais comum
        c. Microrganismo mais comum: *S. aureus*
        d. Fase inicial da paroníquia se manifesta com dor, edema e eritema ao redor das dobras ungueais; ausência de flutuação; tratar com compressas quentes, antibióticos e evitar comportamento ofensor (como roer as unhas)
        e. Progressão da paroníquia com flutuação deve ser tratada com I&D, remoção ungueal parcial/total, e antibióticos
    - Crônica
        a. Ocorre em indivíduos com exposição prolongada à água (lavadores de louça, floristas etc.)
        b. Sintomas: episódios recorrentes de inflamação da dobra ungueal; como resultado, a dobra ungueal se torna fraca e retraída; a unha pode hipertrofiar
        c. Microrganismo comumente encontrado: *Candida albicans*
        d. Tratamento

- Não cirúrgico: compressas quentes, antifúngicos tópicos e evitar agentes ofensores
- Cirúrgico: marsupialização

3. Mordida
   - Humana: "mordida de luta" envolvendo a articulação MCP
     a. Microrganismos comuns: *Streptococcus, Staphylococcus, Eikenella corrodens*
     b. Tratamento: I&D e antibióticos intravenosos (IV)
   - Animal
     a. Microrganismos mais comuns: *Pasteurella*, de mordidas de cães (*Pasteurella canis*) e gatos (*Pasteurella multocida*)

4. Tenossinovite dos tendões flexores
   - Microrganismo mais comum: *S. aureus*
   - **Sinais de Kanavel: (1) postura fletida em repouso, (2) dor com extensão passiva, (3) edema fusiforme e (4) sensibilidade palmar sobre a bainha tendínea**
   - Abscesso em ferradura: as bainhas do polegar e dedo mínimo se comunicam no punho; infecção de um dedo pode resultar em infecção do outro
   - Tratamento: quando reconhecido precocemente, tratar com antibióticos IV. Intervenção cirúrgica é necessária na ausência de melhora após 24 horas. Em geral, o tratamento é com I&D da bainha do tendão flexor

5. Infecção do espaço profundo
   - Espaços palmares profundos: tenar, hipotenar, mediopalmar
   - Abscesso em "botão de colarinho": espaço interdigital
   - Tratamento: I&D, antibióticos IV

6. Artrite séptica
   - Geralmente lesões penetrantes ou "mordida de luta"
   - Microrganismo mais comum: *S. aureus*
   - Em indivíduos sexualmente ativos, considerar infecção gonocócica
   - Tratamento: I&D, antibióticos IV

7. Panarício herpético
   - Mais comum em profissionais de odontologia, terapeutas respiratórios e crianças
   - Sintomas/exame físico: dor na ponta do dedo, edema, eritema, dor em queimação e vesículas claras; as vesículas coalescem em um período de 2 semanas e formam bolhas (excreção viral ativa)
   - Tratamento: aciclovir oral alivia os sintomas; I&D é contraindicado em razão do risco aumentado de superinfecção bacteriana

8. Fúngica
   - Onicomicose: microrganismos comuns incluem *Trichophyton rubrum* e *Candida*. Tratamento com antifúngico oral e remoção ungueal apresenta a maior taxa de sucesso
   - *Sporothrix schenckii*: esporos implantados a partir de uma lesão penetrante durante a jardinagem, classicamente espinhos de roseiras. Apresentação: infecção subcutânea com ulceração e edema do linfonodo proximal. Tratamento: itraconazol oral preferível ao iodeto de potássio pelo menor número de efeitos colaterais
   - Histoplasmose: endêmica no Vale do Rio Ohio-Mississipi nos Estados Unidos. Apresentação: tenossinovite, queixas pulmonares, achados na radiografia torácica. Diagnosticada por antígeno urinário. Tratamento: tenossinovectomia e anfotericina B IV
   - Coccidiomicose: endêmico na região sudoeste dos E.U.A. Apresentação: sinovite, artrite, osteomielite e queixas pulmonares. Tratamento: desbridamento cirúrgico e anfotericina B IV

9. Gangrena gasosa
   - Microrganismo comum: espécies de *Clostridium*
   - Ocorre em feridas muito contaminadas
   - Tratamento: irrigação extensa e desbridamento

10. Lesão por injeção de alta pressão
    - **Lesões por injeção de alta pressão acarretam uma grande quantidade de dano/necrose tecidual e requerem desbridamento emergente e agressivo, com taxas de amputação de até 50-80%**
    - Alta taxa de amputação de dedos
    - Tratamento: irrigação e desbridamento cirúrgico imediato
11. Diversas
    - Micobacteriana
        a. Sintomas de pápulas ou úlceras crônicas que podem evoluir para tenossinovite, artrite ou osteomielite
        b. *Mycobacterium tuberculosis:* granuloma caseoso; cultivado em meio de Lowenstein-Jensen
        c. *Mycobacterium marinum:* comum em ambientes marinhos. Tratamento: irrigação e desbridamento; etambutol, rifampina ou claritromicina
    - Antrax
        a. *Bacillus anthracis* anaeróbio Gram-negativo
        b. Manifestações cutâneas incluem pequenas máculas indolores que ulceram e evoluem para escaras negras; pode progredir com linfadenopatia e febre
        c. Tratamento: penicilina, doxiciclina, quinolonas IV; após, mudar para antibióticos orais
    - Diabetes: taxa aumentada de amputação associada à insuficiência renal e infecção por bactéria Gram-negativa ou polimicrobiana profunda; antibióticos
12. Diferencial
    - Picada de aranha castanha solitária, granuloma piogênico, pioderma gangrenoso, gota aguda, artrite reumatoide

XIII. Microvascular

1. Amputação
    - Indicações para reimplante
        a. Polegar
        b. Múltiplos dígitos
        c. Amputação em criança
        d. Amputação na mão/punho ou proximal
        e. Único dígito na zona I
    - Contraindicações
        a. Amputação na zona II (proximal à inserção do FDS)
        b. Amputação por esmagamento ou compressão com lesão multissistêmica
        c. Isquemia prolongada
            - Isquemia fria > 12 horas, se a amputação for proximal ao carpo ou > 24 horas para dígito amputado
            - Isquemia quente > 6 horas se a amputação for proximal ao carpo ou > 12 horas para dígito amputado
        d. Amputação segmentar
    - Técnica cirúrgica
        a. Tecido amputado deve ser armazenado em gaze úmida em um saco plástico e, então, colocada em água com gelo
        b. Sequência: estabilização óssea (geralmente com encurtamento para possibilitar a ressecção dos vasos lesionados e subsequente reparo terminoterminal) → reparo do tendão extensor → reparo do tendão flexor → reparo arterial → reparo nervoso → reparo venoso → fechamento frouxo
            - **No reimplante de múltiplos dígitos, o reimplante de estrutura por estrutura é mais rápido do que de dígito por dígito**

- Cuidado pós-operatório
  a. Ambiente aquecido
  b. Hidratação com monitoramento da pressão sanguínea e débito urinário
  c. Agentes vasoconstritores, como cafeína e nicotina, são proibidos
  d. Monitoramento da temperatura digital, preenchimento capilar e turgor da polpa do dedo; redução > 2º C na temperatura em 1 hora, ou temperatura < 30º C, sugere perfusão reduzida do dígito
- Resultado
  a. Complicações
    ◦ causa mais comum de falha precoce (< 12 horas) é insuficiência arterial devido a uma trombose causada por vasoespasmo persistente; manifestada por redução na temperatura, perda do preenchimento capilar, perda do sinal Doppler e cor pálida
      ♦ Tratar com infusão de heparina, liberação da bandagem potencialmente apertada, posicionamento dependente, bloqueio ganglionar ou exploração precoce
    ◦ Falha tardia geralmente decorre de congestão venosa, identificada por pele de coloração vermelha escura, atraso no preenchimento capilar, ingurgitamento do tecido
      ♦ Tratar com liberação do curativo, elevação, aplicação de esponja embebida em heparina no leito ungueal, sanguessugas ou, quando malsucedido, exploração e revisão
      ♦ Sanguessugas: *Hirudo medicinalis* produz o anticoagulante hirudina
        ▪ Deve-se observar para potencial infecção por *Aeromonas hydrophila* associada aos sanguessugas; pode ser tratada com antibióticos profiláticos
  b. O fator mais importante que influencia no resultado é o mecanismo de lesão (mecanismo por esmagamento tem o resultado mais desfavorável); gênero masculino e tabagismo também são fatores de risco negativos
    ◦ **Fator mais importante que influencia no resultado é o mecanismo de lesão (mecanismo por esmagamento tem o resultado mais desfavorável)**
  c. Tenólise é o procedimento secundário mais comum
  d. A complicação mais comum é a infecção; intolerância ao frio também pode ocorrer
- Farmacologia
  a. Aspirina infantil (81 mg/d) e dextrano 40 (20 mL/h) podem ser usados para anticoagulação
  b. Heparina IV (1.000 U/h) pode ser usada para lesões por esmagamento
  c. Alopurinol: inibidor da xantina oxidase: inibição da conversão da hipoxantina para xantina pode reduzir a lesão de reperfusão

2. Cobertura do tecido mole
- Enxerto: tecido transferido do sítio doador para o leito receptor sem seu próprio suprimento vascular
  a. Enxerto cutâneo de espessura parcial (STSG): preferível para ferimentos na região dorsal da mão
  b. Enxerto cutâneo de espessura total (FTSG): preferível para ferimentos na região palmar da mão e ponta dos dedos; mais durável, melhor sensibilidade e contrai menos do que o STSG
- Retalho: tecido transferido do sítio doador para o leito receptor com seu próprio suprimento vascular; pode ser classificado pelo sítio doador, tipo de tecido, suprimento vascular e método de transferência
  a. Sítio doador: local *versus* distante
  b. Tipo de tecido
    ◦ Tecido único: fáscia, músculo ou osso
    ◦ Composto: p. ex., cutâneo, fasciocutâneo, musculocutâneo, osteocutâneo
  c. Suprimento vascular

- Padrão aleatório: pedículo arteriovenoso inespecífico; depende da microcirculação, portanto a razão comprimento/largura não deve exceder 2:1; p. ex., retalho cruzado e retalho tenar
- Padrão axial: pedículo arteriovenoso específico, portanto um suprimento sanguíneo mais previsível; p. ex., retalho radial do antebraço
  d. Método de transferência
    - Avanço: ao longo do eixo linear
    - Rotação: giro em torno de um ponto fixo
    - Transposição: retalho girado sobre a ponte cutânea incompleta no sítio receptor
    - **Zetaplastia com membros em 30, 45 e 60 graus possibilita um alongamento de 25, 50 e 75%, respectivamente**
    - Interpolação: transversal ou abaixo da pele intacta, pode necessitar de uma divisão do retalho em um segundo estágio se realizada sobre a pele intacta; p. ex., retalho cruzado
    - Retalho livre: retalho com suprimento arteriovenoso conhecido é removido do sítio doador (incluindo a secção do suprimento sanguíneo) e revascularizado no leito doador por reanastomose microcirúrgica
- Escada reconstrutiva: hierarquia do tratamento do ferimento, usada para descrever os procedimentos de cobertura de complexidade crescente
- **Escada reconstrutiva:**
  a. **Cicatrização por segunda intenção**
  b. **Fechamento primário**
  c. **Fechamento primário tardio**
  d. **Enxerto cutâneo de espessura parcial**
  e. **Enxerto cutâneo de espessura total**
  f. **Retalho local de padrão aleatório**
  g. **Retalho local de padrão axial**
  h. **Retalho distante de padrão aleatório**
  i. **Retalho distante de padrão axial**
  j. **Retalho livre**
- Sítios comuns/cobertura
  a. Dígito palmar: retalho cruzado para defeito mais proximal do que a ponta
  b. Ponta do dedo
    - Crianças pequenas com amputação da ponta dos dedos podem ser tratadas com trocas de curativo mesmo se o osso estiver exposto; um retalho composto também pode ser tentado em crianças pequenas (reinserção do tecido amputado sem reparo vascular)
    - Avanço V-Y pode ser utilizado para lesões na ponta dos dedos com perda de tecido mole mais dorsal do que palmar
    - Retalho tenar pode ser usado para lesões da ponta dos dedos indicador e médio; rigidez é uma complicação potencial
    - Retalho cruzado para lesões palmares oblíquas com pele dorsal do dígito adjacente é usado para cobrir o ferimento, e o STSG é usado para preencher o sítio doador
  c. Ponta do polegar
    - Retalho de Moberg: retalho de avanço palmar que pode ser usado para defeitos pequenos (< 2 cm) da face palmar do polegar; contratura da IP ou MCP é uma complicação comum
  d. Região dorsal do polegar
    - Retalho em IPa: retalho baseado na primeira artéria metacarpiana dorsal
  e. Região dorsal da mão
    - Retalho radial do antebraço: abastecido pela artéria radial e pode incluir parte da diáfise do rádio, fáscia do antebraço, braquiorradial e palmar longo

- Retalho lateral do braço: abastecido pela artéria colateral radial posterior
- Retalho inguinal: abastecido pela artéria ilíaca circunflexa superficial
f. Espaço interdigital entre o dedo polegar e o indicador
  - Zetaplastia
- Cobertura com retalho dos ferimentos da extremidade inferior
  a. Terço proximal da tíbia
    - Medial: retalho rotacional do gastrocnêmio medial; abastecido pelo ramo medial da artéria sural
    - Lateral: retalho rotacional do gastrocnêmio lateral; abastecido pelo ramo lateral da artéria sural
    - Terço médio da tíbia: retalho do músculo sóleo; abastecido pelos ramos perfurantes das artérias tibial posterior e fibular
    - Terço distal da tíbia: retalhos fasciocutâneos de perfurantes ou retalhos livres (grácil, grande dorsal ou reto abdominal)
- Retalhos ósseos
- Expansão tecidual

XIV. Tumores da Mão (Capítulo 2)

XV. Congênitos

1. Embriologia
   - Os brotos dos membros aparecem na 4ª semana de gestação e se desenvolvem em uma camada (34-38 dias), seguido pela separação dos dígitos (início no 38-40º dia)
   - Os brotos dos membros induzem a formação da crista ectodérmica apical (AER), que é um centro de sinalização principal para o desenvolvimento apropriado
   - zona de atividade polarizadora (ZPA) é outro centro de sinalização principal, essencial para a manutenção do desenvolvimento ao longo do eixo anterior-posterior (radial-ulnar)
   - Eixo dorsoventral (extensor-flexor) é mediado pela proteína Wnt7a
2. Tipos
   - Falha de formação
     a. Amputação congênita: supostamente secundária a um insulto vascular à AER, e geralmente ocorre no nível do antebraço proximal
        - Tratar com protetização precoce
     b. Deficiência longitudinal radial (RLD): falha longitudinal de formação da porção radial do antebraço, punho e estruturas da mão
        - Classificação de Bayne e Klug (**Tabela 9.13**); rádio anaplásico tipo IV é o mais comum
        - Frequentemente associado a outras malformações congênitas
          - Trombocitopenia e rádio ausente (TAR): anemia e trombocitopenia ao nascimento que melhoram no primeiro ano de vida; autossômica recessiva; polegar está presente
          - **Polegar está presente na TAR**
          - Anemia de Fanconi: pancitopenia; autossômica recessiva
          - Síndrome de Holt-Oram: defeitos do septo atrial e arritmias; autossômica dominante
          - Síndrome de VATER (anomalias vertebrais, atresia anal, fístula traqueoesofágica, atresia esofágica e agenesia renal): esporádica

Tabela 9.13 Classificação de Bayne e Klug da Deficiência Longitudinal Radial

Tipo	Deficiência
I	Rádio curto causado por aparecimento tardio da epífise distal do rádio
II	Crescimento deficiente da epífise radial proximal e distal
III	Aplasia radial parcial; geralmente rádio proximal ainda presente
IV	Rádio ausente

- Os exames devem incluir ecocardiograma, hemograma completo e ultrassonografia renal
- **Síndromes associadas à deficiência longitudinal radial incluem TAR, anemia de Fanconi, síndrome de Holt-Oran e VATER. Os exames devem incluir ecocardiografia, CBC e ultrassonografia renal**
- Tratamento
    - Alongamento precoce e gesso para alongar as estruturas radiais estreitas e manter o movimento passivo
    - As opções cirúrgicas incluem centralização [alinhar a ulna até o terceiro metacarpal (MC)] e radicalização (alinhar a ulna até o segundo MC)
    - Evitar cirurgia no contexto de rigidez significativa do cotovelo

c. Deficiência longitudinal ulnar (ULD): falha longitudinal de formação da região ulnar do antebraço, punho e estruturas da mão
- Menos comum do que a RLD e menos frequentemente associada a síndromes
- Geralmente de caráter esporádico, mas, ocasionalmente, com padrões de herança autossômica dominante
- Punho é geralmente estável, mas disfunção do cotovelo é mais comum (instabilidade do cotovelo, luxação da cabeça radial, sinostose radioumeral)
- As opções cirúrgicas incluem excisão dos apêndices ulnares, osteotomia corretiva do rádio ou úmero ou formação de um único osso no antebraço

d. Mão em 0fenda
- Geralmente bilateral, envolve os pés, hereditário e envolve os metacarpos ausentes (ao contrário da simbraquidactilia)
- As metas do tratamento incluem fechamento da fenda e reconstrução da membrana do polegar

- Diferenciação da falha
  a. Sinostose radioulnar: pode ser tratada com observação, exceto no envolvimento bilateral, para o qual a osteotomia com fusão em pronação para um braço e em supinação para o outro braço pode ser realizado
  b. Sinfalangismo: rigidez digital congênita, a qual pode variar de sinfalangismo fibroso à fusão óssea
    - Forma hereditária é autossômica dominante e associada à perda auditiva corrigível
    - Forma não hereditária é observada com a sindactilia, síndrome de Apert e síndrome de Poland
    - Tratamento: geralmente observação, mas uma osteotomia angular pode ser realizada no final do crescimento adolescente para fins estéticos ou funcionais
  c. Camptodactilia: deformidade congênita de flexão digital geralmente ocorre na PIP do quinto dígito
    - Tipo I: observada na primeira infância e tratada com alongamento e imobilização
    - Tipo II: em decorrência da inserção anormal do lumbrical ou origem/inserção anormal do FDS, pode ser tratada cirurgicamente com exploração e transposição do tendão anormal; geralmente observada em meninas adolescentes
    - Tipo III: contraturas severas em flexão com envolvimento de múltiplos dígitos, geralmente associada a uma síndrome
    - Tratamento: normalmente não cirúrgico, porém, se o déficit funcional persiste, um realinhamento por meio de osteotomia pode ser realizado na maturidade esquelética
  d. Clinodactilia: curvatura congênita do dígito no plano radioulnar; geralmente observada no dedo mínimo
    - Quando observada em associação com a síndrome de Down, frequentemente implica em uma segunda falange curta
    - Tratamento: geralmente conservador, mas na presença de angulação significativa da falange delta, tratar com excisão precoce se a falange delta for um osso separado e o dígito for muito longo; caso contrário, osteotomia para corrigir a deformidade

e. Polegar flexionado: pode ser causado por um polegar em gatilho pediátrico ou polegar na palma congênito
f. Polegar em gatilho pediátrico: acionamento mecânico do polegar pode resultar em contratura em flexão da interfalangeana se não tratado
   o Tratamento: pode responder à imobilização ou pode ser tratado com liberação cirúrgica da polia A1; o nervo digital radial do polegar está em risco durante a liberação cirúrgica da polia A1
   o **Nervo digital radial do polegar está em risco durante a liberação cirúrgica da polia A1**
   o Polegar na palma congênito: deformidade em flexão/adução da articulação MCP do polegar causada por hipoplasia ou ausência do extensor curto do polegar; deformidades rígidas podem envolver extensores hipoplásicos, hipoplasia do músculo tenar, deficiência cutânea do primeiro espaço interdigital e deficiência do UCL
     ♦ Tratamento: deformidades flexíveis tratadas com imobilização ou transposição do FDS do dedo médio/anelar para o ECP; deformidades rígidas podem necessitar de liberação da MCP, FPB, liberação do adutor do polegar, transposição dos tendões extensor ou oponente, e/ou aprofundamento do primeiro espaço interdigital
g. Artrogripose: manifesta-se na mão com fraqueza, punho flexionado/desviado ulnarmente, rigidez da (MCP)/IP e polegar aduzido
   o Tratamento: transposições tendinosas podem ser realizadas se o movimento passivo puder ser alcançado, porém fusão pode ser mais funcional em alguns casos
h. Sindactilia: estreitamento ou fusão congênita dos dígitos em razão da falha de apoptose entre os dígitos
   o Classificada como incompleta e completa (envolvimento de todo o comprimento da unha)
   o Classificada como simples ou complexa com base na ausência ou presença de conexão óssea, respectivamente
   o Geralmente envolve os dedos médio e anelar
   o Sindactilia grave é observada na síndrome de Apert devido ao defeito no gene do receptor 2 do fator de crescimento de fibroblastos (*FGFR2*)
     ♦ Também associada à síndrome de Poland, síndrome de Holt-Oram e síndrome de Carpenter
   o Tratamento: realização de liberação cirúrgica aos 9-12 meses, mais cedo na presença de aderência dos dedos; no caso de sindactilia múltipla, apenas um digito por vez deve ser liberado, a fim de evitar compromtimento vascular
     ♦ Complicação mais comum após a cirurgia é de uma retração do espaço interdigital
- Duplicação
  a. Polidactilia pré-axial: duplicação do polegar (**Tabela 9.14**)
     o **Tipo VII associado à síndrome de Holt-Oram, anemia de Fanconi, anemia de Blackfan-Diamond, anemia hipoplásica, ânus imperfurado, fenda palatina e defeitos tibiais**
     o Tipo IV é o mais comum (43%)
     o Tratamento: geralmente com ablação do dedo mínimo; se os dígitos forem de tamanho igual, preservar o polegar ulnar, a fim de preservar o ligamento colateral da ulna para pinçamento
       ♦ Procedimento de Bilhaut-Cloquet: remoção das porções centrais dos polegares duplicados, com reparo da metade radial do polegar até a metade ulnar do polegar ulnar; pode ser usado para Wassel I, II ou III simétrico
  b. Polidactilia pós-axial: duplicação do dedo mínimo
     o Dez vezes mais comum em afro-americanos; herança autossômica dominante
     o Se presente em caucasianos, pode estar associada a uma síndrome
     o Tipo A: dígito extra bem formado; tratado com ablação do dígito ulnar
     o Tipo B: apêndice cutâneo rudimentar, o qual pode ser removido no período neonatal

Tabela 9.14 Classificação de Wassel da Polidactilia Pré-Axial

Tipo	Descrição
I	Falange distal bífida
II	Falange distal duplicada
III	Falange proximal bífida
IV	Falange proximal duplicada (mais comum)
V	Metacarpo bífido
VI	Metacarpo duplicado
VII	Trifalangismo

- c. Polidactilia central: dedo anelar, médio ou indicador extra
    - Menos comum do que outras formas de polidactilia e comumente associada à sindactilia
    - Tratamento: cirurgia precoce com osteotomia e reconstruções ligamentares para prevenir deformidades angulares de crescimento
- Crescimento excessivo
    - a. Macrodactilia: aumento digital não hereditário
        - 90% unilateral e 70% envolvem múltiplos dígitos
        - Classificação
            - ♦ Estático: presente ao nascimento com crescimento linear com a idade
            - ♦ Progressivo: não aparente ao nascimento, mas crescimento desproporcional com a idade
        - Tratamento: epifisiodese quando o dígito alcança o tamanho do progenitor do mesmo sexo
            - ♦ Também osteotomia angular ou de encurtamento, excisão cirúrgica, avulsão de nervo, osteotomia de estreitamento
- Subcrescimento
    - a. Hipoplasia do polegar
        - Classificação de Blauth (**Tabela 9.15**)
        - Função do polegar é em grande parte dependente da estabilidade da articulação CMC
        - Tratamento
            - ♦ Tipo I: sem tratamento
            - ♦ Tipo II-IIIA (CMC estável): estabilização da ULC da MCP, aprofundamento do espaço interdigital e reconstrução do extensor extrínseco
            - ♦ Tipo IIIB-V (CMC instável): policização do indicador
            - ♦ **Decisão de realizar policização para hipoplasia de polegar em grande parte depende da estabilidade da CMC (diferença entre os tipos de Blauth IIIA e IIIB)**
- Síndrome da banda de constrição: malformação causada por anéis ou bandas intrauterinas que retraem o tecido fetal
    - a. Quatro categorias
        - Anéis de constrição simples
        - Deformidade da parte distal com ou sem linfedema
        - Acrossindactilia
        - Amputação
    - b. Tratamento: na presença de comprometimento linfático ou vascular, tratar com excisão da banda

Tabela 9.15 Classificação de Blauth da Hipoplasia do Polegar

Tipo	Descrição
I	Encurtamento e estreitamento menor
II	Hipoplasia tenar, instabilidade da MCP, contratura em adução
IIIA	Tipo II mais metacarpo hipoplásico, anormalidades tendinosas extrínsecas e articulação CMC estável
IIIB	Tipo II mais aplasia metacarpal parcial, anormalidades tendinosas extrínsecas e articulação CMC instável
IV	*Pouce flottant* (polegar flutuante): músculos tenares ausentes e tendões funcionais conectados à mão por ponte cutânea
V	Polegar ausente

Abreviações: CMC, carpometacarpal; MCP, metacarpofalangeana.

- Generalizada
    a. Luxação congênita da cabeça radial
        ○ Cabeça radial em forma de cúpula frequentemente associada a outras anomalias congênitas, capítulo hipoplásico e envolvimento bilateral
        ○ Queixa mais comum é a deformidade estética de uma massa indolor sobre a região posterior do cotovelo; rotação e flexão/extensão do antebraço afetadas
        ○ Tratamento: observação, salvo na presença de dor significativa e restrição de movimento; pode-se realizar excisão da cabeça radial na maturidade esquelética
        ○ **Síndrome de Poland: simbraquidactilia dos dedos, hipoplasia da mão e antebraço e hipoplasia da parede torácica afetando um lado corpo**
        ○ Extensão do envolvimento da mão e tórax varia
        ○ Simbraquidactilia: causada por ausência ou encurtamento da falange média
        ○ Hipoplasia da parede torácica: provocada por ausência da cabeça esternocostal do peitoral maior
        ○ Outras condições associadas: escoliose, deformidade de Sprengel, dextrocardia, mamas assimétricas, sinostose radioulnar, tendões flexores/extensores ausentes, unhas ausentes
        ○ Unilateral, lado direito > esquerdo
    b. Síndrome de Apert: sindactilia complexa bilateral das mãos/pés, craniossinostose e aspectos faciais dismórficos (fronte alta proeminente com crânio posterior plano e olhos amplamente espaçados)
        ○ Autossômica dominante, mutação do gene *FGFR2*
        ○ Síndrome do primeiro arco braquial
        ○ Síndrome inclui: sindactilia complexa bilateral das mãos e pés, sinfalangismo (ancilose das articulações IP), craniossinostose, hipertelorismo, hipoplasia da glenoide, sinostose radial e disfunção cognitiva
    c. Deformidade de Madelung
        ○ **Deformidade do punho causada por distúrbios no crescimento da fise distal do rádio palmar/ulnar; frequentemente provocada pelo ligamento de Vicker (ligamento anormal entre o semilunar e o rádio)**
        ○ Deformidade de Madelung bilateral associada à discondrosteose de Leri-Weill, a qual é causada por mutação ou deleção do gene *SHOX* no cromossomo X ou Y
        ○ Geralmente assintomática, mas muitos manifestam sintomas de rotação reduzida do antebraço, compressão do nervo mediano ou impacto ulnocarpal
        ○ Tratamento: pode-se realizar a liberação precoce do ligamento de Vicker ou uma osteotomia do rádio, com ou sem ressecção da ulna distal

10

Pé e Tornozelo

Craig R. Lareau ▪ *Jason T. Bariteau* ▪ *Christopher W. DiGiovanni*

I. Anatomia do Pé e Tornozelo

1. Ossos
   - São 26 ossos não sesamoides no pé: 7 tarsos, 5 metatarsos e 14 falanges (**Figs. 10.1, 10.2, 10.3, 10.4**)
   - Dividido em retropé (calcâneo e tálus), mediopé (navicular, três cuneiformes e cuboide) e antepé (metatarsos e falanges) (**Fig. 10.5**)
     a. Os ossos tarsais incluem todos os ossos no retropé e mediopé
   - Calcâneo (**Figs. 10.6 e 10.7**)
     a. Sustentáculo do pé (o "fragmento constante") é a eminência no calcâneo anteromedial que suporta o corpo medial do tálus e forma parte das facetas anterior e média da articulação subtalar; também cria um sulco inferior para o flexor longo do hálux (FHL)
       ○ fragmento constante raramente se move com uma patologia no retropé (p. ex., fratura do calcâneo) devido às suas fortes inserções ligamentares no tálus
       ○ **Reconstruir os fragmentos de fratura ao fragmento constante nas fraturas do calcâneo**
   - Tálus (**Figs. 10.8 e 10.9**)
     a. Domo talar é mais amplo anteriormente; tornozelo mais estável na dorsiflexão (DF)
     b. Ausência de inserções musculares e inserções tendinosas: dois terços cobertos com cartilagem
     c. Suprimento sanguíneo primário do corpo do tálus: artéria do canal do tarso (proveniente da artéria tibial posterior)
     d. Suprimento sanguíneo secundário do corpo do tálus: ramo deltoide da artéria tibial posterior
     e. A cabeça e colo do tálus são abastecidos pelas artérias dorsal do pé e fibular, que anastomosam para formar a artéria do seio do tarso
   - Navicular
     a. Projeção plantar medial: inserção do tendão tibial posterior
     b. Suprimento sanguíneo centrípeto tênue
   - Cuneiformes: medial, intermédio (médio) e lateral
   - Cuboide: sulcado em sua superfície plantar pelo fibular longo
   - Metatarsos (MTs)
     a. Primeiro MT possui cristas plantares para articulação com os sesamoides contidos no flexor curto do hálux (FHB)
     b. Ligamentos intermetatarsais transversos profundos conectam as cabeças dos MTs
       ○ Primeiro interespaço: ligamento conecta a cabeça do segundo MT ao sesamoide fibular
     c. Falanges (o hálux tem duas falanges, os demais dedos do pé têm três)
   - Ossos acessórios: osso trígono, osso fibular, navicular acessório etc
     a. Síndrome do osso trígono comumente ocorre em dançarinos com sintomas na elevação na "ponta dos pés", e é tratada com excisão artroscópica ou aberta se o tratamento conservador falha

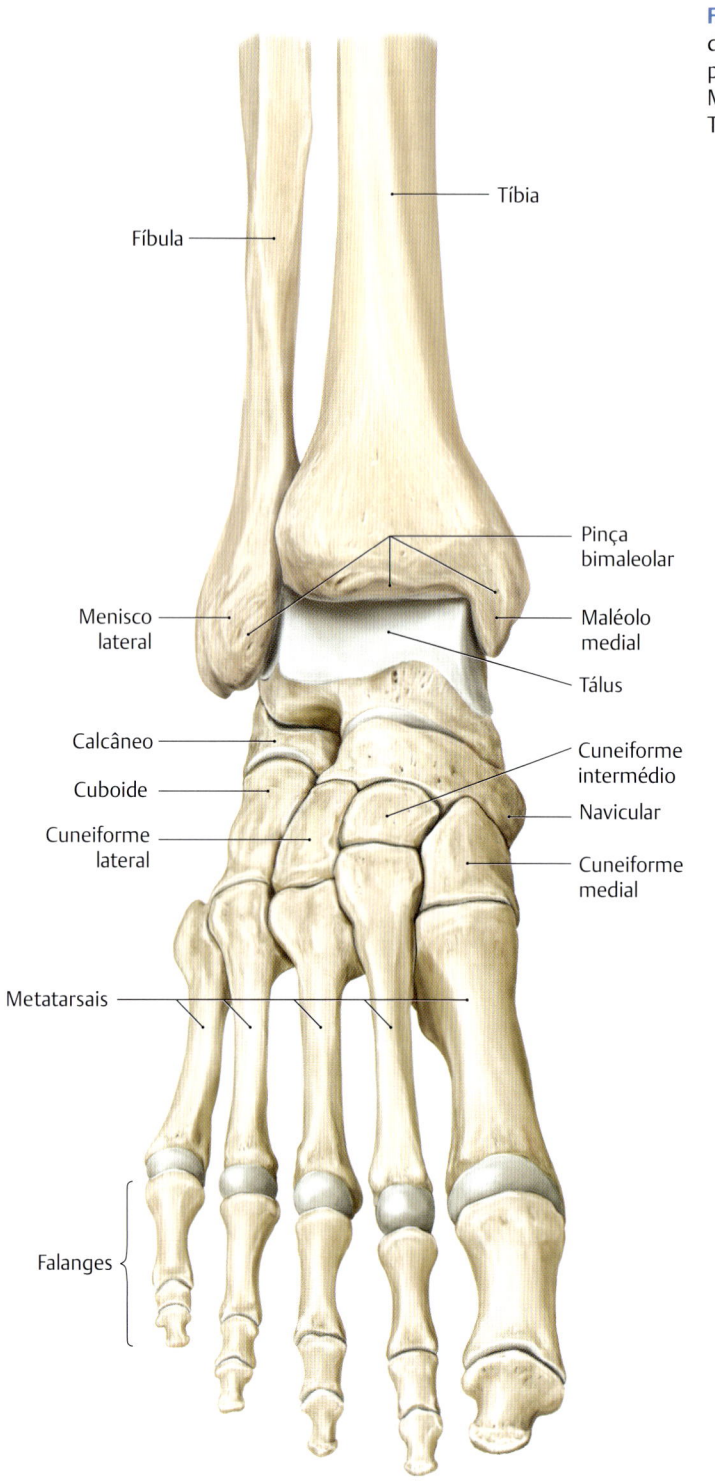

Fig. 10.1 Ossos articulados em diferentes articulações do pé direito. Incidência anterior com a articulação talocrural na flexão plantar. (Fonte: Schuenke M, Schulte E. General Anatomy and the Musculoskeletal System: Thieme Atlas of Anatomy. New York: Thieme; 2005. Ilustração por Karl Wesker.)

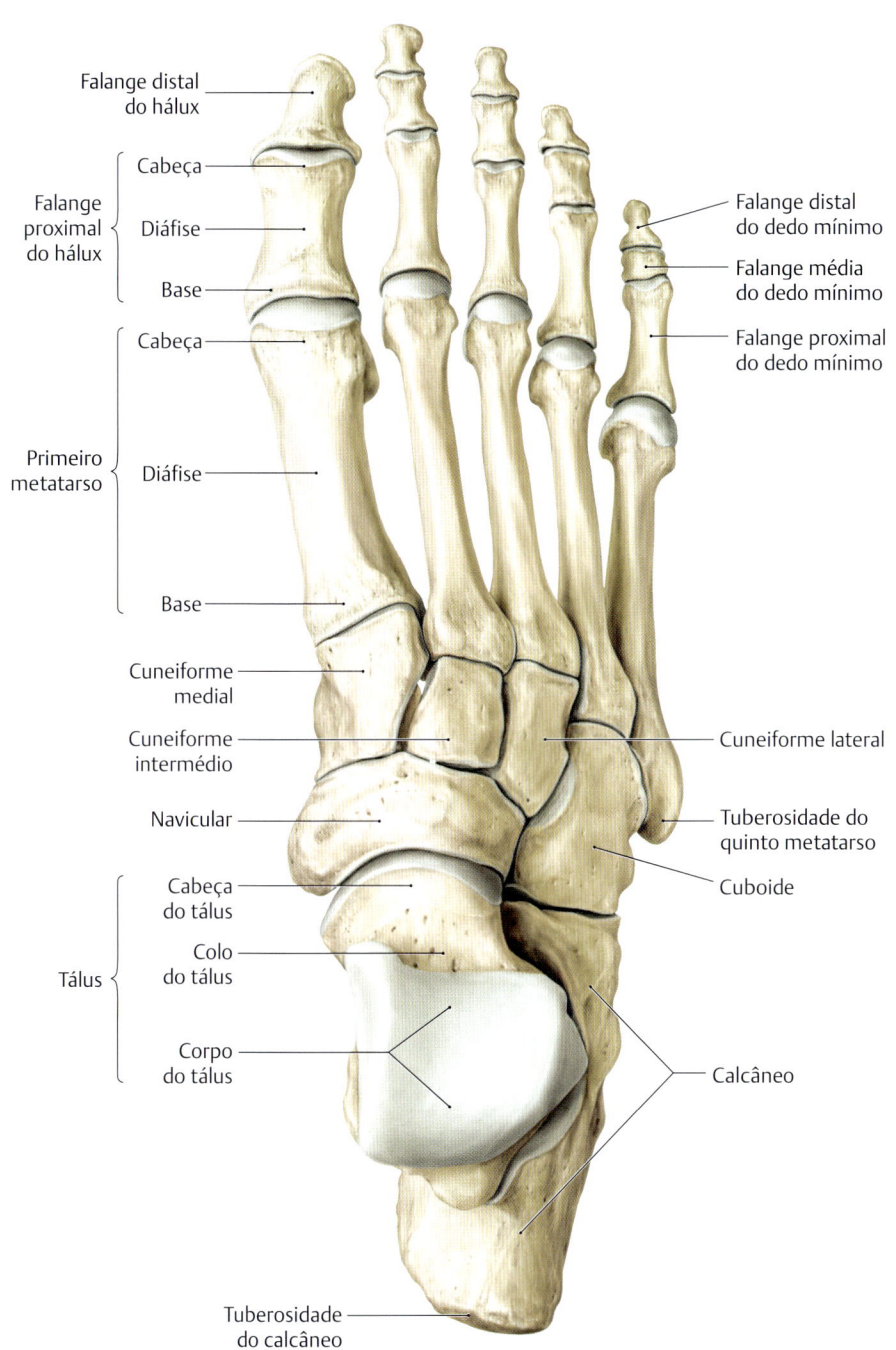

Fig. 10.2 Ossos do pé direito. Incidência dorsal. (Fonte: Schuenke M, Schulte E. General Anatomy and the Musculoskeletal System: Thieme Atlas of Anatomy. New York: Thieme; 2005. Ilustração por Karl Wesker.)

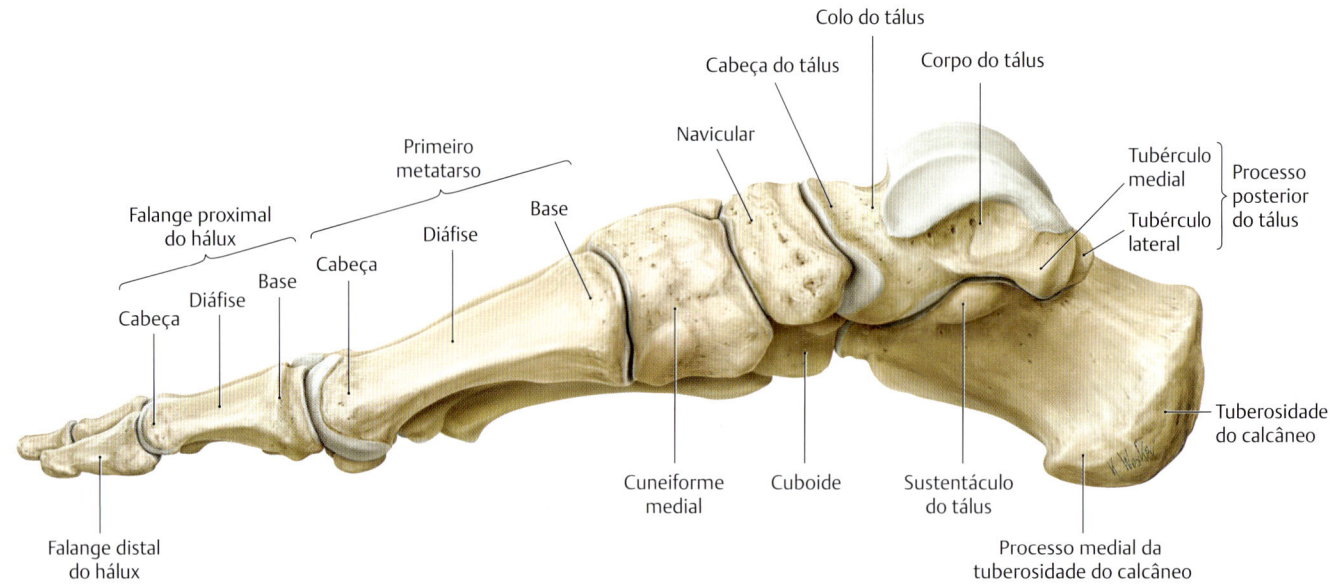

Fig. 10.3 Ossos do pé direito. Incidência medial. (Fonte: Schuenke M, Schulte E. General Anatomy and the Musculoskeletal System: Thieme Atlas of Anatomy. New York: Thieme; 2005. Ilustração por Karl Wesker.)

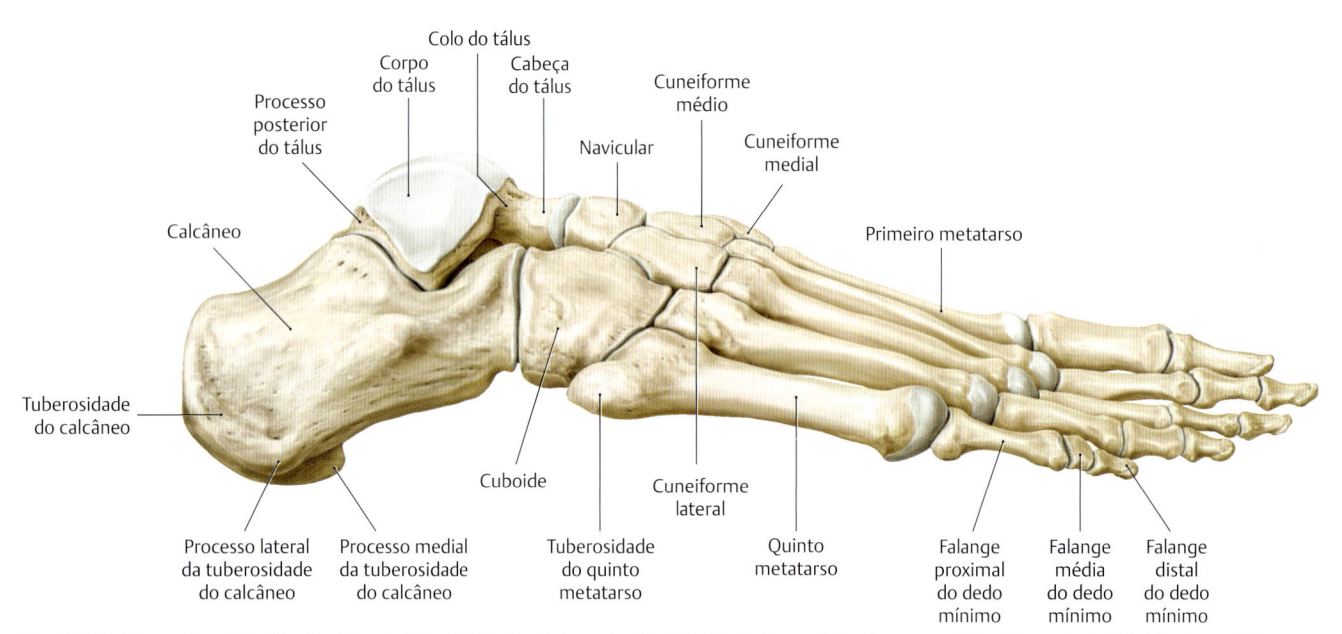

Fig. 10.4 Ossos do pé direito. Incidência lateral. (Fonte: Schuenke M, Schulte E. General Anatomy and the Musculoskeletal System: Thieme Atlas of Anatomy. New York: Thieme; 2005. Ilustração por Karl Wesker.)

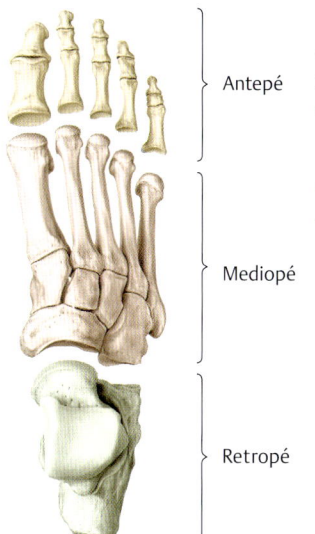

Fig. 10.5 Subdivisão funcional do esqueleto do pé. Pé direito, incidência dorsal. O esqueleto do pé geralmente é subdividido com base nos critérios funcionais e clínicos, como segue: retropé (calcâneo e tálus); mediopé (cuboide, navicular, cuneiformes e metatarsos); antepé (as falanges proximal, média e distal). (Fonte: Schuenke M, Schulte E. General Anatomy and the Musculoskeletal System: Thieme Atlas of Anatomy. New York: Thieme; 2005. Ilustração por Karl Wesker.)

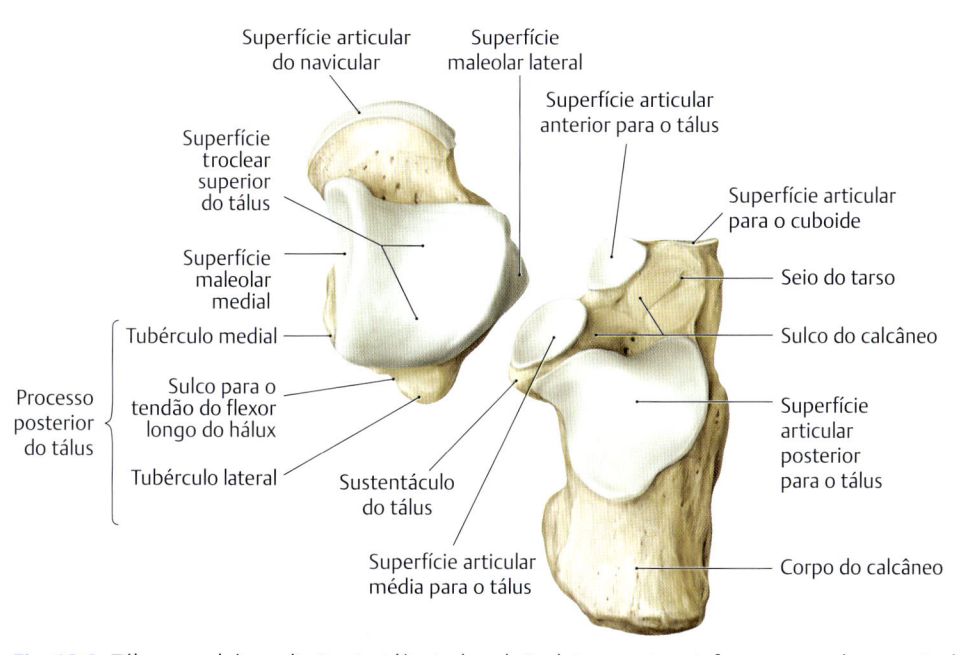

Fig. 10.6 Tálus e o calcâneo direito. Incidência dorsal. Os dois ossos tarsais foram separados na articulação subtalar para demonstrar suas superfícies articulares. (Fonte: Schuenke M, Schulte E. General Anatomy and the Musculoskeletal System: Thieme Atlas of Anatomy. New York: Thieme; 2005. Ilustração por Karl Wesker.)

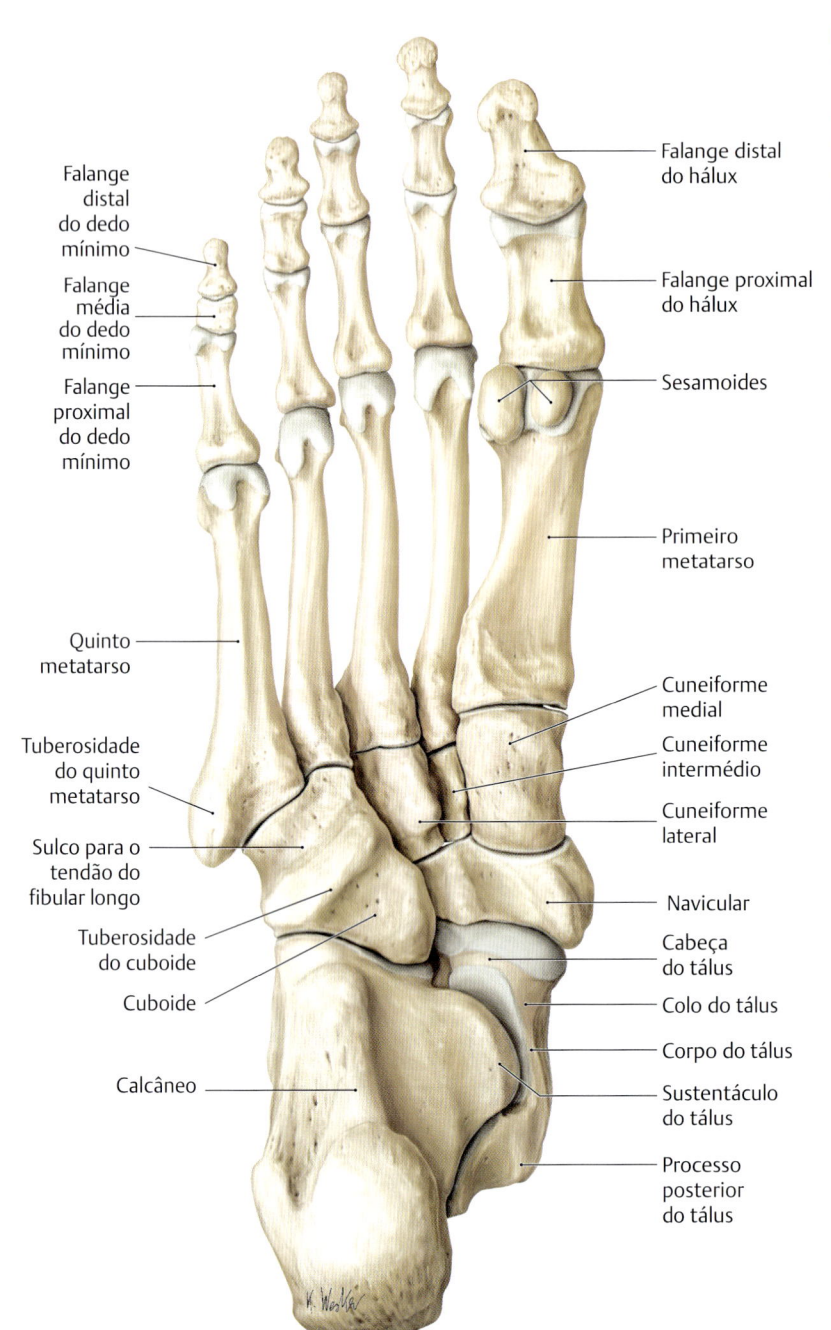

Fig. 10.7 Tálus e calcâneo direito. Incidência plantar. Os dois ossos tarsais foram separados na articulação subtalar para demonstrar suas superfícies articulares. (Fonte: Schuenke M, Schulte E. General Anatomy and the Musculoskeletal System: Thieme Atlas of Anatomy. New York: Thieme; 2005. Ilustração por Karl Wesker.)

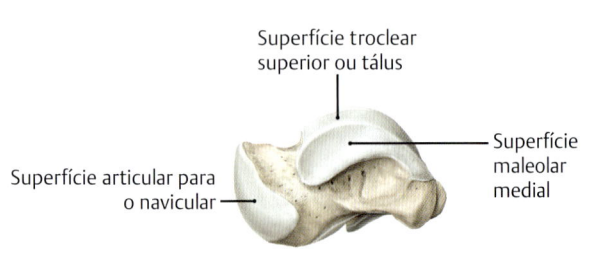

Fig. 10.8 Tálus e calcâneo direito. Incidência medial. Os dois ossos tarsais foram separados na articulação subtalar para demonstrar suas superfícies articulares. (Fonte: Schuenke M, Schulte E. General Anatomy and the Musculoskeletal System: Thieme Atlas of Anatomy. New York: Thieme; 2005. Ilustração por Karl Wesker.)

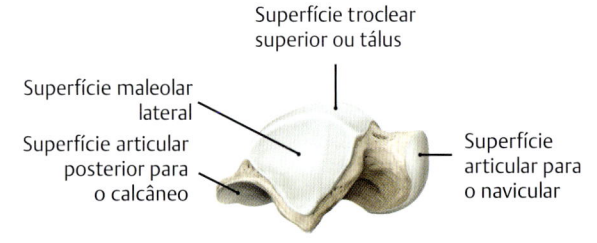

Fig. 10.9 Tálus e calcâneo direito. Incidência lateral. Os dois ossos tarsais foram separados na articulação subtalar para demonstrar suas superfícies articulares. (Fonte: Schuenke M, Schulte E. General Anatomy and the Musculoskeletal System: Thieme Atlas of Anatomy. New York: Thieme; 2005. Ilustração por Karl Wesker.)

2. Articulações
   - Articulação tibiotalar (tornozelo)
     a. A pinça, que se articula com o tálus, é composta pelo pilão tibial, maléolo medial e maléolo lateral (**Figs. 10.10**, **10.11**, **10.12**)
     b. Ligamento deltoide: principal estabilizador do tornozelo durante o apoio
        ○ Deltoide superficial: ligamentos tibionavicular, tibiotalar anterior e tibiocalcâneo

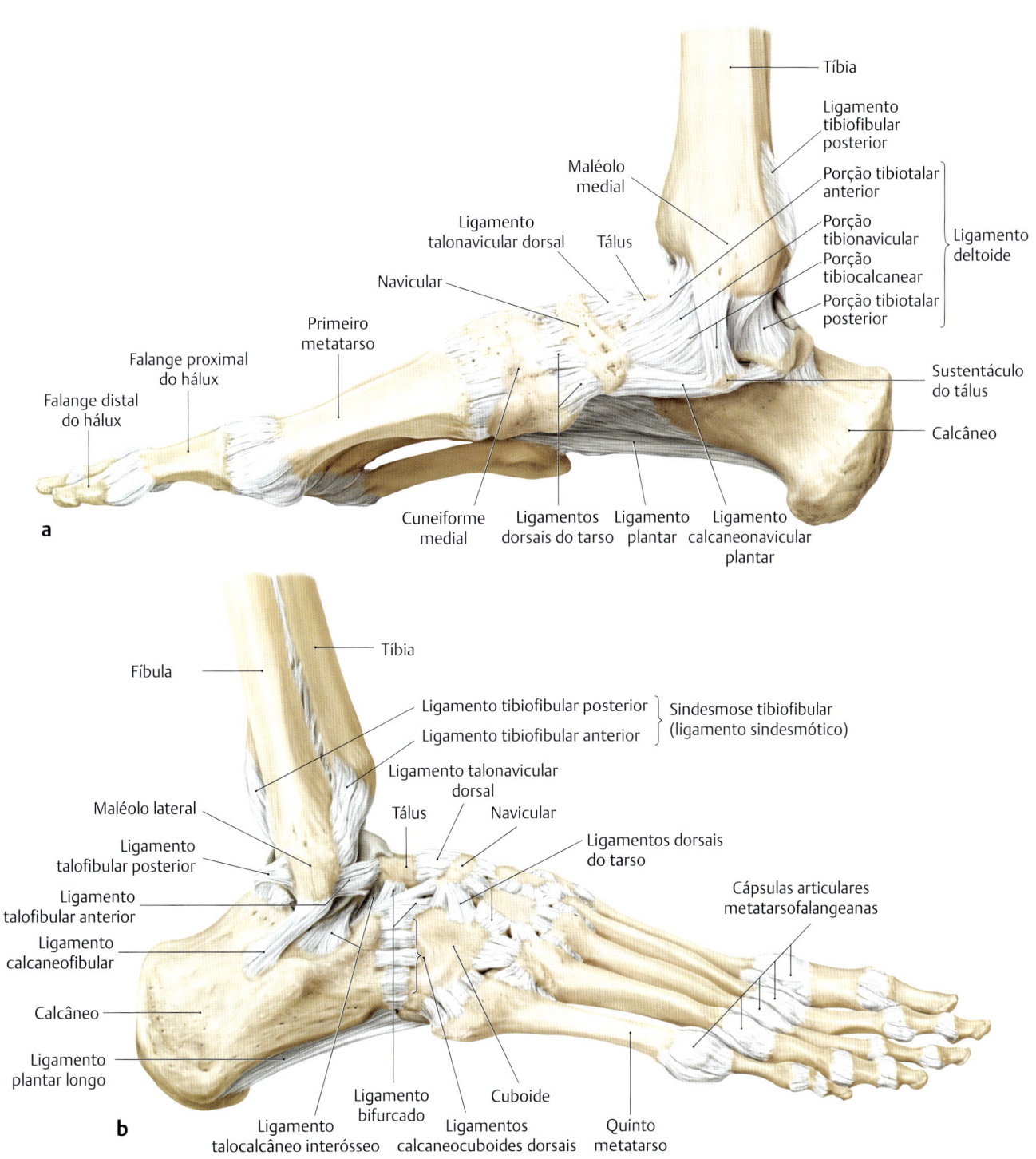

Fig. 10.10 (a) Ligamentos do pé direito, incidência medial. (b) Ligamentos do pé direito, incidência lateral. (Fonte: Schuenke M, Schulte E. General Anatomy and the Musculoskeletal System: Thieme Atlas of Anatomy. New York: Thieme; 2005. Ilustração por Karl Wesker.)

Fig. 10.11 Visão geral de uma articulação subtalar aberta. (Fonte: Schuenke M, Schulte E. General Anatomy and the Musculoskeletal System: Thieme Atlas of Anatomy. New York: Thieme; 2005. Ilustração por Karl Wesker.)

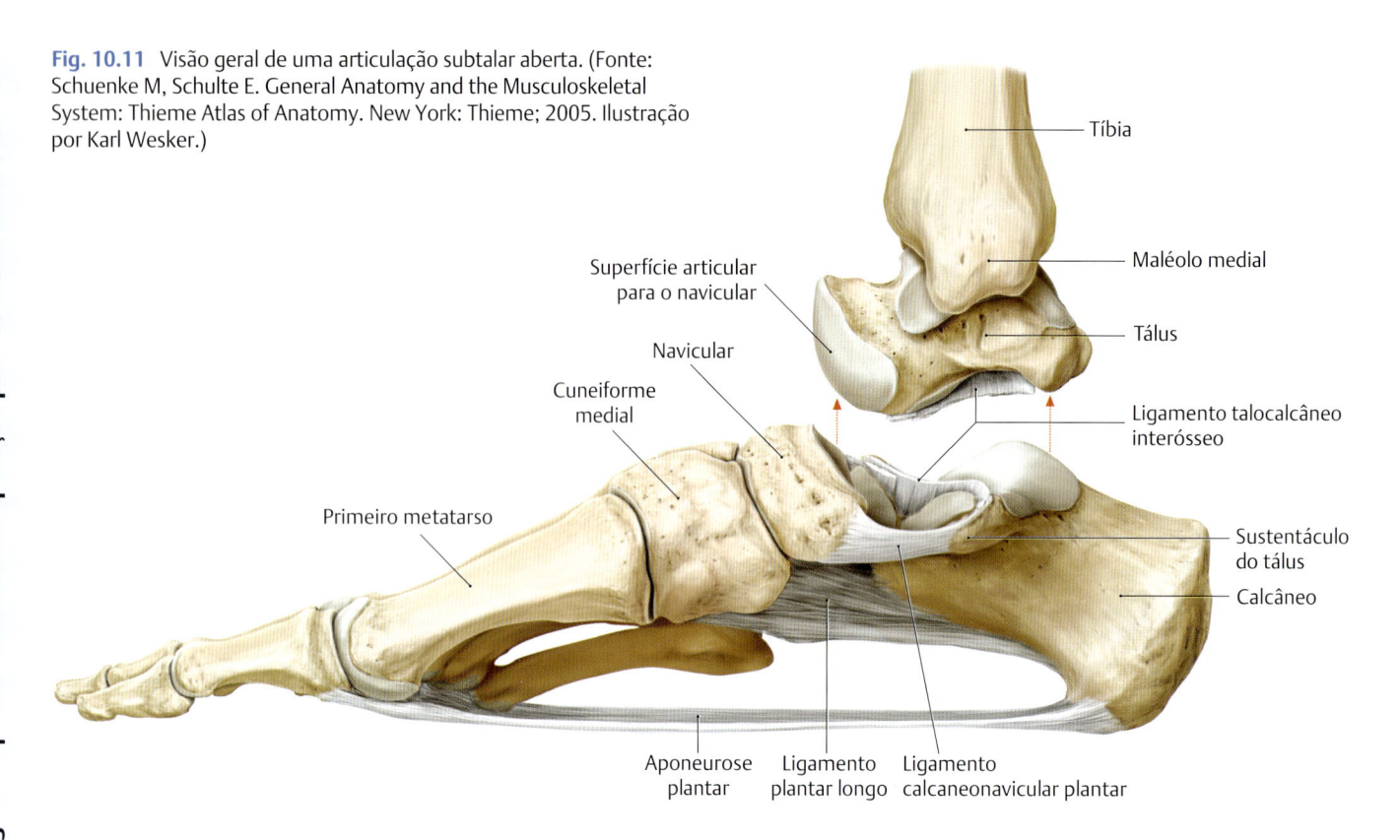

- ♦ Origem: colículo anterior; resiste à força em valgo do tornozelo
- ♦ Atravessa as articulações tibiotalar, subtalar e talonavicular
- ○ Deltoide profundo = ligamento tibiotalar anterior e posterior
    - ♦ Origem = colículo posterior
    - ♦ Resiste à translação lateral e rotação externa
  c. Ligamentos laterais do tornozelo resistem às forças em varo
    - ○ Ligamento talofibular anterior (ATFL): resiste à inversão com o tornozelo em plantiflexão (PF)
      - ♦ Intracapsular, o mais fraco dos ligamentos
    - ○ Ligamento calcaneofibular (CFL): resiste à inversão com o tornozelo na posição neutra/DF
    - ○ Ligamento talofibular posterior (PTFL): o mais forte dos três ligamentos, raramente rompido
- Articulação tibiofibular inferior (sindesmose): resiste à translação talar
  a. A fíbula distal medial convexa articula com a incisura fibular côncava
  b. Composta de quatro ligamentos: ligamento tibiofibular inferior anterior (AITFL), ligamento tibiofibular inferior posterior (PITFL), tibiofibular transverso e interósseo
    - ○ PITFL é o mais forte, sendo, geralmente, lesionado por último
- Articulações do retropé incluem as articulações subtalar (ST) e transversa do tarso (Chopart)
  a. A articulação ST é estabilizada pelos ligamentos medial, lateral, talocalcâneo transverso e cervical
  b. Articulações transversas do tarso (mediotársica ou Chopart): articulações TN (talonavicular) e calcaneocuboide (CC)
  c. O ligamento "mola" (calcaneonavicular plantar), o qual se origina no sustentáculo do tálus, é fundamental para a manutenção do arco
    - ○ Ruptura deste ligamento pode ocorrer, ou contribuir, com a deformidade do pé plano valgo grave; observada na imagem por ressonância magnética (MRI)

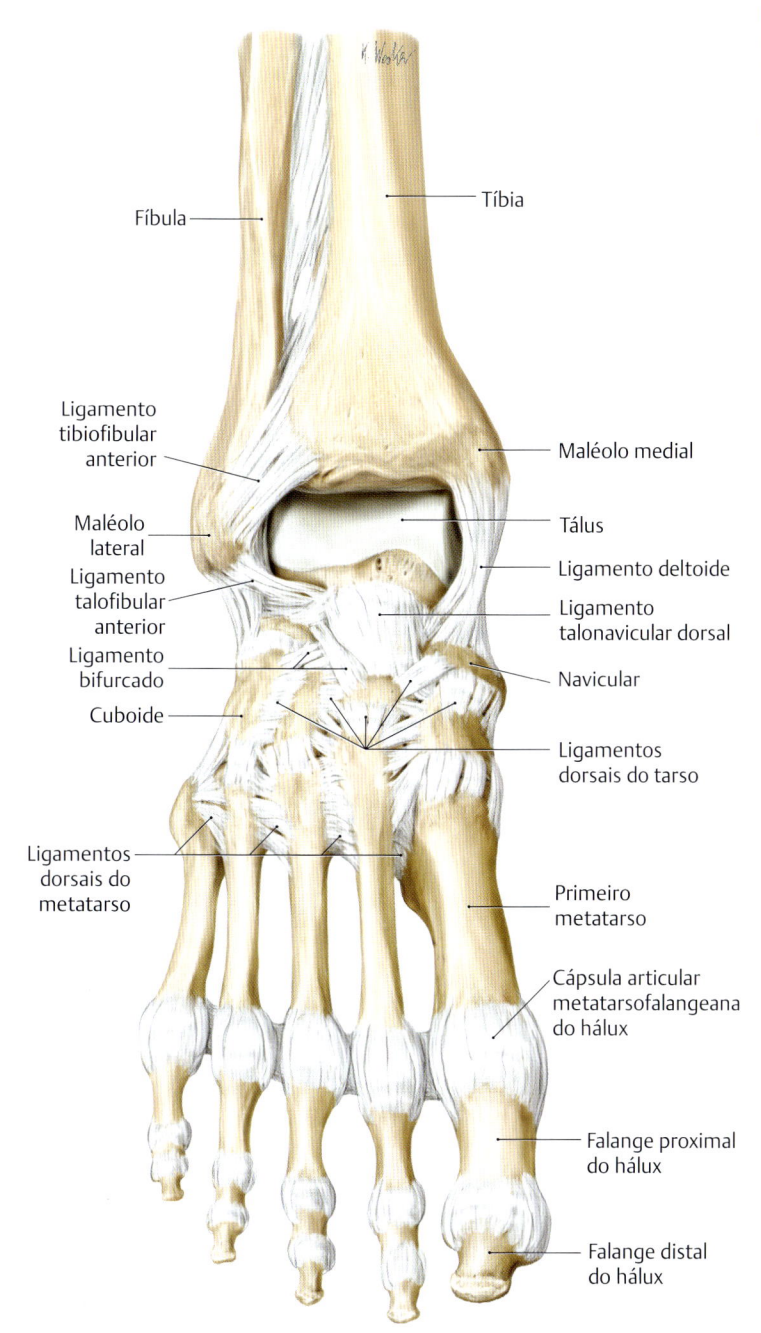

Fig. 10.12 Ligamentos do pé direito. Incidência anterior (articulação talocrural na flexão plantar). (Fonte: Schuenke M, Schulte E. General Anatomy and the Musculoskeletal System: Thieme Atlas of Anatomy. New York: Thieme; 2005. Ilustração por Karl Wesker.)

- Articulações do mediopé incluem as articulações naviculocuneiforme (NC), intercuneiforme e tarsometatársica (TMT, também conhecida como Lisfranc)
    a. Articulações de Lisfranc
        ○ Nenhuma conexão ligamentar entre as bases do primeiro e segundo MT
        ○ chamado ligamento de Lisfranc conecta o cuneiforme medial ao segundo MT
- Articulações metatarsofalangeanas (MTP): o estabilizador primário é a placa plantar
    a. Também suportada pelos ligamentos colaterais e plantares
3. Músculos (**Figs. 10.13, 10.14, 10.15** e **Tabela 10.1**)
    - Principais tendões atravessando a articulação do tornozelo em direção ao pé (músculos extrínsecos):
        a. Anterior: tibial anterior (TA), extensor longo do hálux (EHL), extensor longo dos dedos (EDL), fibular terceiro

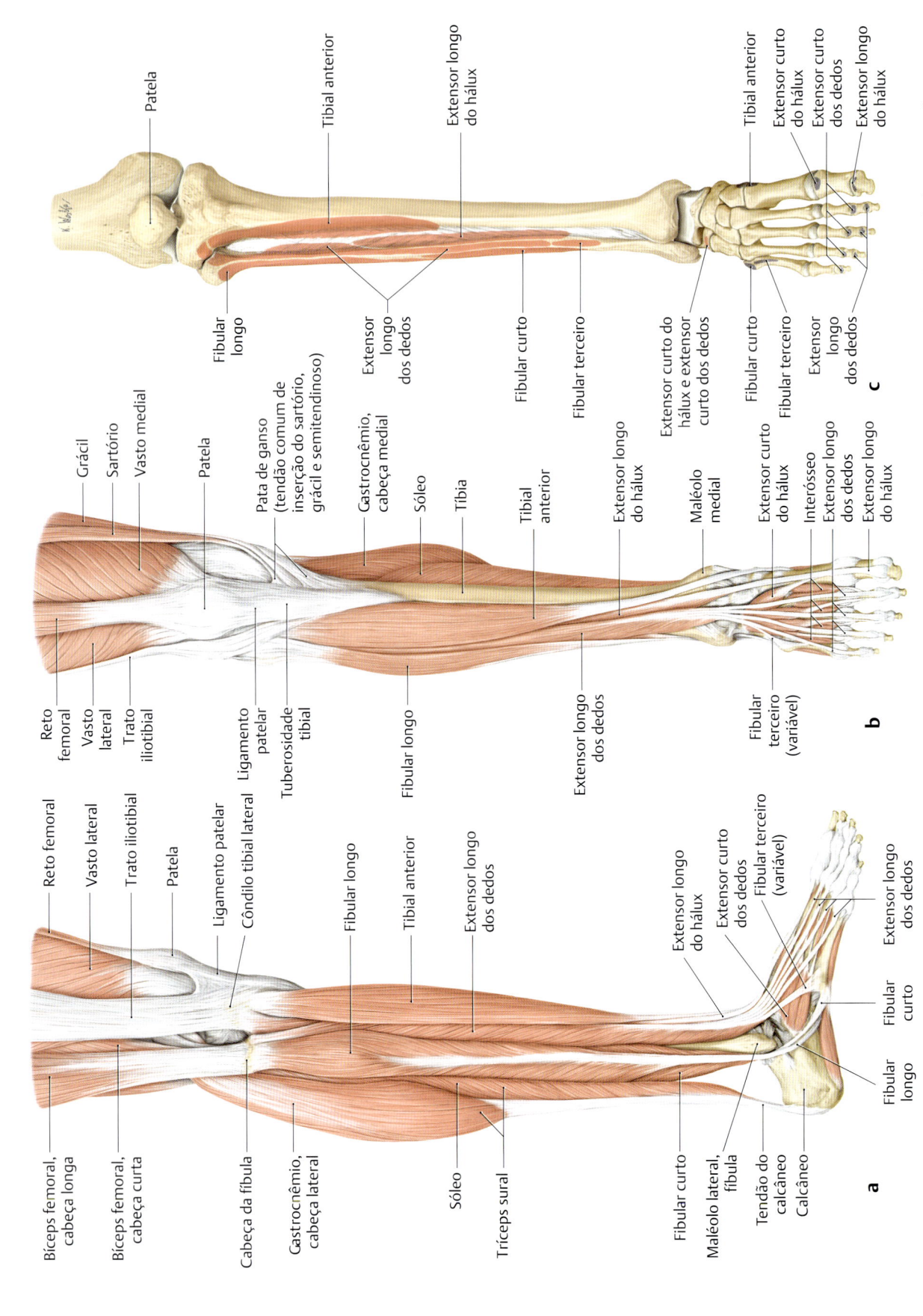

Fig. 10.13 Músculos da perna direita. **(a)** Incidência lateral. **(b)** Incidência anterior. **(c)** Todos os músculos foram removidos. (Fonte: Schuenke M, Schulte E. General Anatomy and the Musculoskeletal System: Thieme Atlas of Anatomy. New York: Thieme; 2005. Ilustração por Karl Wesker.)

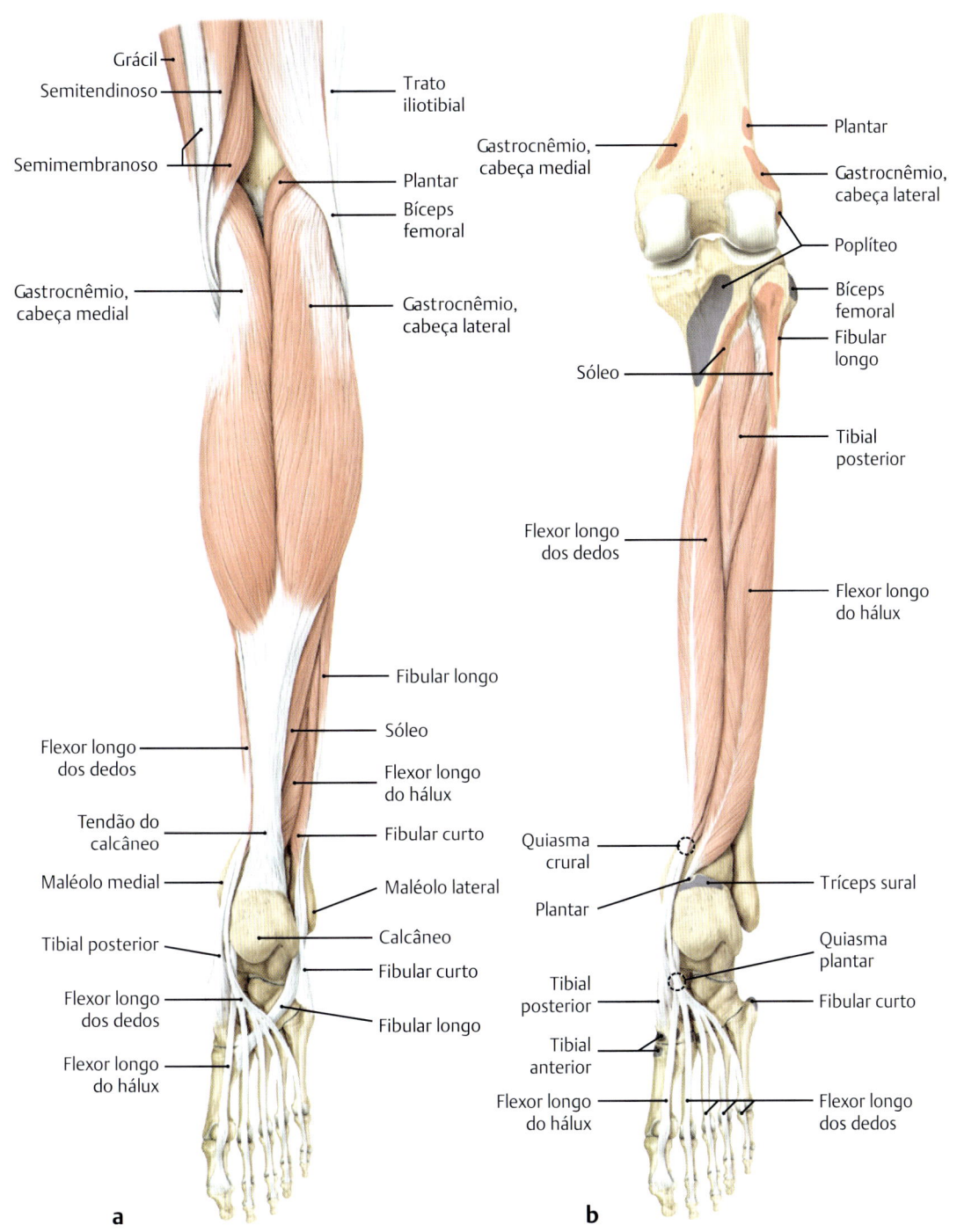

Fig. 10.14 Músculos da perna direita a partir da incidência posterior. **(a)** A protuberância da panturrilha é produzida, principalmente, pelo tríceps sural (o sóleo mais as duas cabeças do gastrocnêmio). **(b)** Ambas as cabeças do gastrocnêmio foram removidas. (*Continua.*)

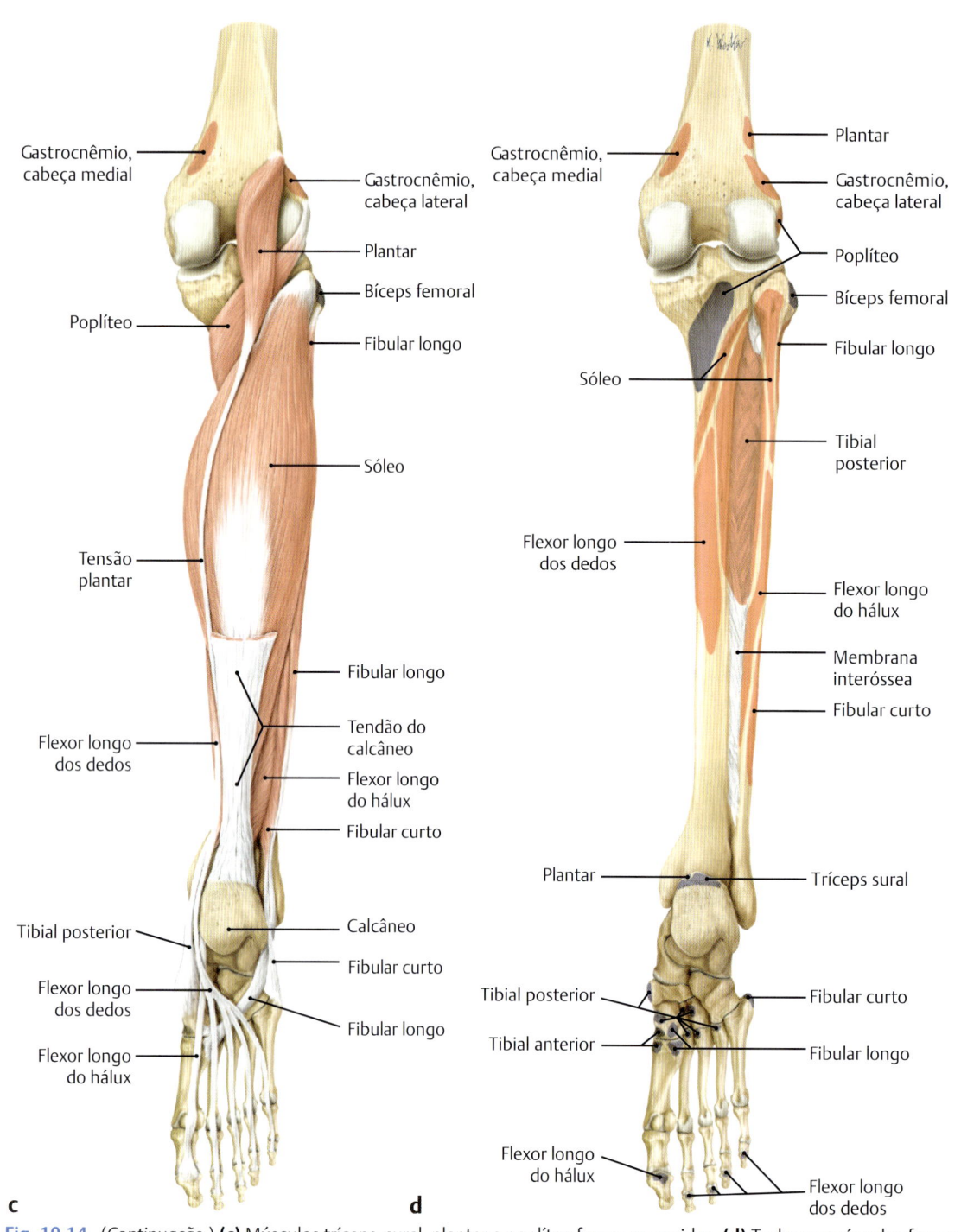

Fig. 10.14 (*Continuação.*) **(c)** Músculos tríceps, sural, plantar e poplíteo foram removidos. **(d)** Todos os músculos foram removidos. (Fonte: Schuenke M, Schulte E. General Anatomy and the Musculoskeletal System: Thieme Atlas of Anatomy. New York: Thieme; 2005. Ilustração por Karl Wesker.)

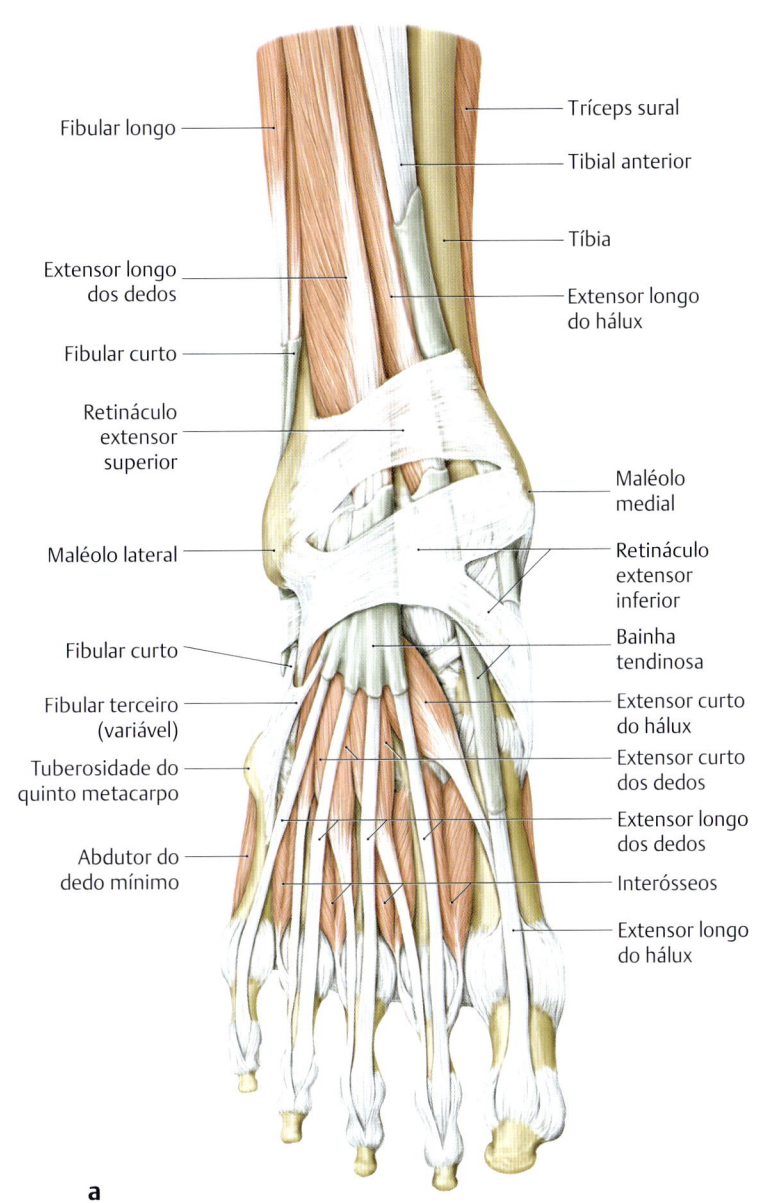

Fig. 10.15 Bainhas tendinosas e os retináculos do pé direito. **(a)** Incidência anterior. *(Continua.)*

Fig. 10.15 (*Continuação.*) **(b)** Incidência medial. **(c)** Incidência lateral. (Fonte: Schuenke M, Schulte E. General Anatomy and the Musculoskeletal System: Thieme Atlas of Anatomy. New York: Thieme; 2005. Ilustração por Karl Wesker.)

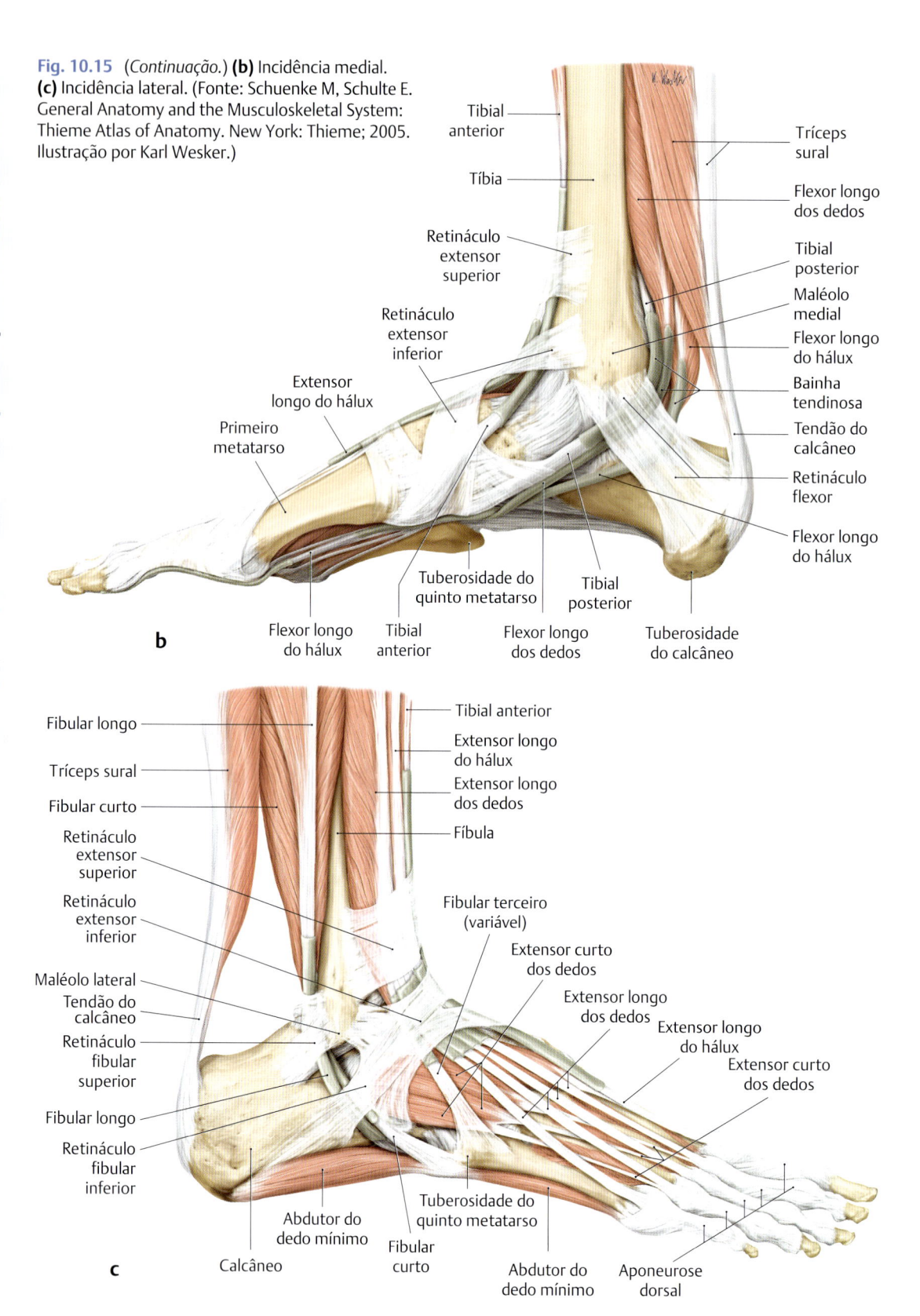

Tabela 10.1 Anatomia: Origens, Inserções, Suprimento Nervoso, Ação e Compartimento dos Músculos

Músculo	Origem	Inserção	Suprimento Nervoso	Ação	Compartimento
TA	Côndilo lateral da tíbia, membrana IO	Primeiro cuneiforme e base do primeiro MT	DP	Dorsiflexão do tornozelo, inversão do pé	Anterior
EDL	Fíbula proximal	Face dorsal das falanges média e distal	DP	Extensão dos dedos 2-5 do pé, dorsiflexão do tornozelo	Anterior
EHL	Superfície anterior da fíbula	Base da falange distal do hálux	DP	Dorsiflexão do hálux	Anterior
Fibular terceiro	EDL e diáfise da fibular medial	Base dorsal do quinto MT	DP	Dorsiflexão, eversão e abdução do pé	Anterior
PL	Cabeça da fíbula, diáfise fibular superior	Face plantar do cuneiforme medial e base do primeiro MT	SP	Eversão do pé, plantiflexão do tornozelo	Lateral
PB	Dois terços inferiores da superfície fibular lateral	Base do quinto MT	SP	Eversão do pé, plantiflexão do tornozelo	Lateral
Gastrocnêmio	Côndilos femorais posteriores	Tubérculo do calcâneo (via tendão do calcâneo)	Tibial	Plantiflexão do tornozelo, flexão do joelho	Superficial posterior
Sóleo	Cabeça fibular posterior, terço médio da diáfise tibial medial	Tubérculo do calcâneo (via tendão do calcâneo)	Tibial	Plantiflexão do tornozelo	Superficial posterior
Plantar	Linha supracondilar lateral do fêmur distal	Terço médio do calcâneo posterior (imediatamente medial ao Aquiles)	Tibial	Plantiflexão do tornozelo, flexão do joelho	Superficial posterior
PT	Faces posterossuperiores da tíbia e fíbula, membrana IO	Tuberosidade navicular, cuneiforme medial, plantar dos MTs 2-4	Tibial	Inversão do pé, plantiflexão do tornozelo	Profundo posterior
FDL	Superfície posterior da tíbia	Superfícies plantares das bases da segunda a quinta falanges distais	Tibial	Flexão dos dedos 2-5, plantiflexão do tornozelo	Profundo posterior
FHL	Dois terços inferiores da superfície posterior da fíbula	Base da falange distal do hálux	Tibial	Flexão do hálux, plantiflexão do tornozelo	Profundo posterior

Abreviações: DP, fibular profundo; EDL, extensor longo dos dedos; EHL, extensor longo do hálux; FDL, flexor longo dos dedos; FHL, flexor longo do hálux; IO, interósseo; MT, metatarso; PB, fibular curto; PL, fibular longo; PT, tibial posterior; SP, fibular superficial; TA, tibial anterior.

b. Lateral: fibular longo (PL) e fibular curto (PB)
   - PB situa-se anterior e medial ao PL no sulco retromaleolar
c. Posterior: Aquiles (confluência dos músculos gastrocnêmio e sóleo, o maior e mais forte tendão no corpo)
   - Gira aproximadamente 90 graus: as fibras do sóleo se inserem na face medial da área de inserção do tendão do calcâneo; as fibras do gastrocnêmio se inserem na face lateral (provocada pela rotação embrionária do broto do membro)
d. Medial: tibial posterior (PT), flexor longo dos dedos (FDL) e flexor longo do hálux (FHL)
   - **No sentido anterior para posterior: PT, FDL, Veia, Artéria, Nervo, FHL; utilizar o mnemônico "Tom, Dick, and a Very Angry Nervous Harry"**
     - Veia e artéria tibial posterior, e nervo tibial
   - PT inicia a inversão do retropé durante a marcha
   - No tornozelo, o FDL é medial/anterior ao FHL; cruza no mediopé (nó de Henry) onde o FHL passa por baixo (dorsal) do FDL
e. Camadas musculares da região plantar do pé (**Figs. 10.16**, **10.17**, **10.18** e **Tabela 10.2**)
   - Músculos intrínsecos dominam a primeira e terceira camadas
   - Músculos extrínsecos têm maior contribuição à segunda e quarta camadas
   - Nervos plantares medial e lateral percorrem na segunda camada

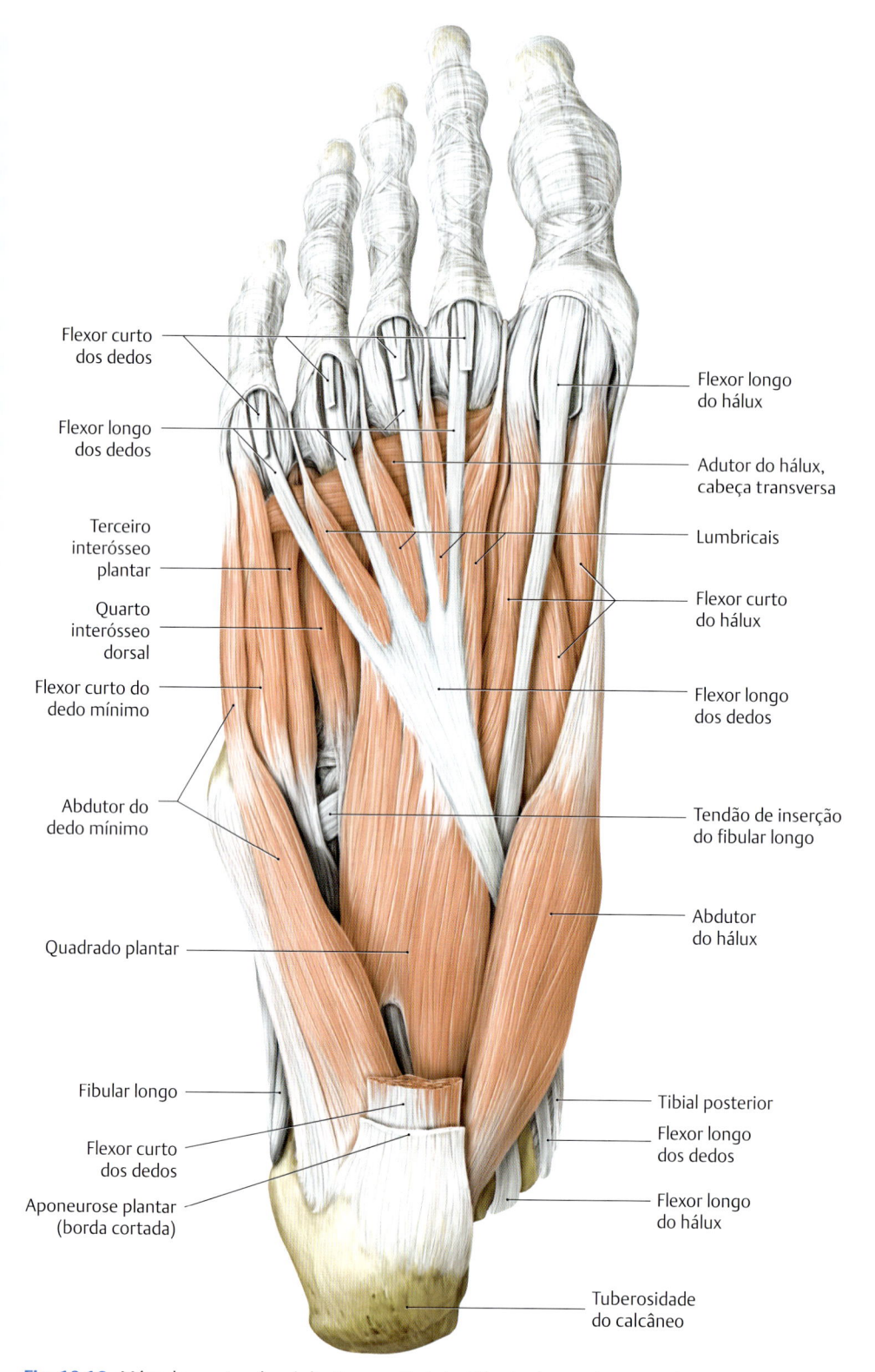

Fig. 10.16 Músculos curtos do pé direito a partir de incidência plantar. (Fonte: Schuenke M, Schulte E. General Anatomy and the Musculoskeletal System: Thieme Atlas of Anatomy. New York: Thieme; 2005. Ilustração por Karl Wesker.)

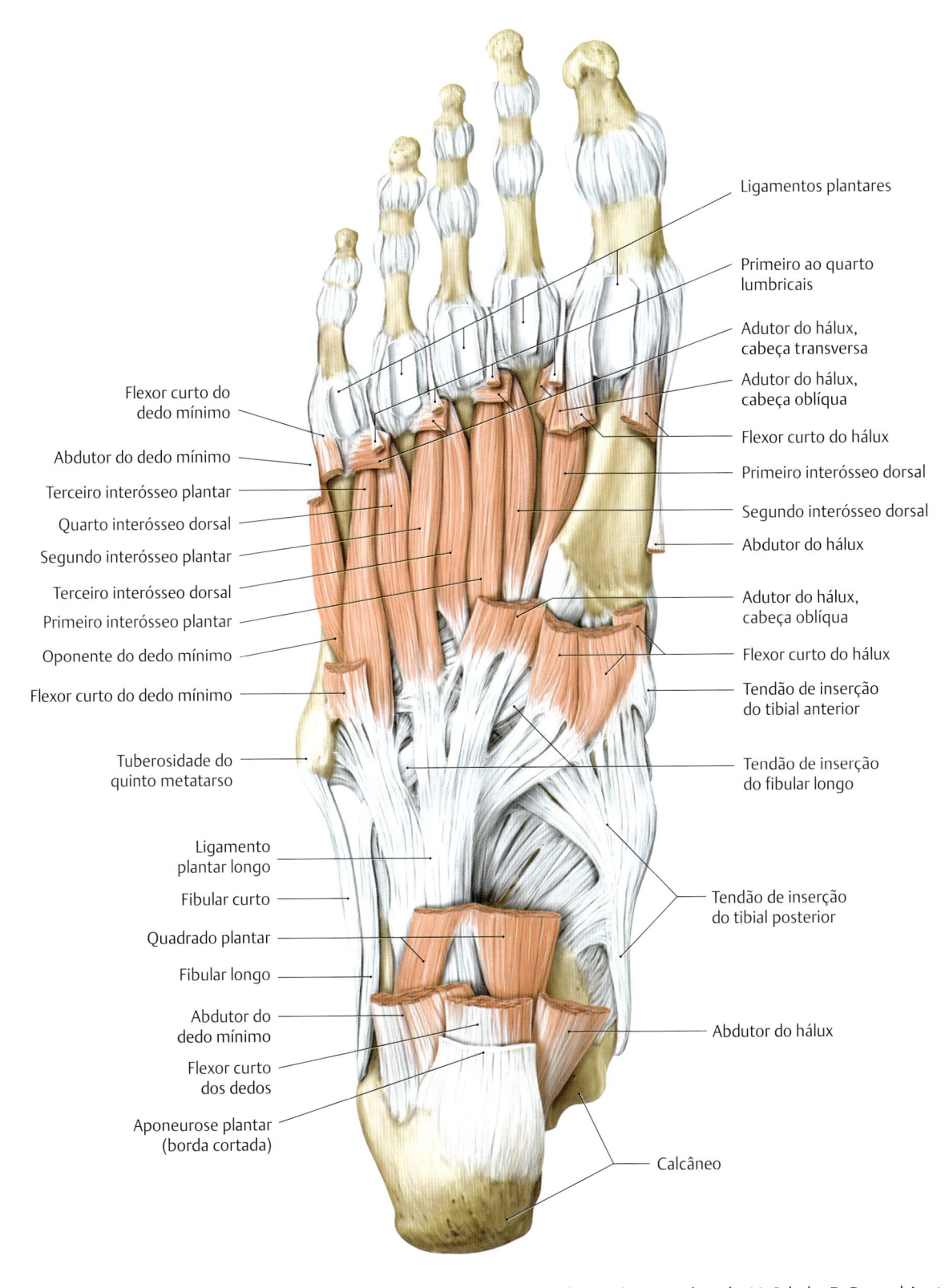

Fig. 10.17 Os músculos curtos do pé direito a partir de uma incidência plantar. (Fonte: Schuenke M, Schulte E. General Anatomy and the Musculoskeletal System: Thieme Atlas of Anatomy. New York: Thieme; 2005. Ilustração por Karl Wesker.)

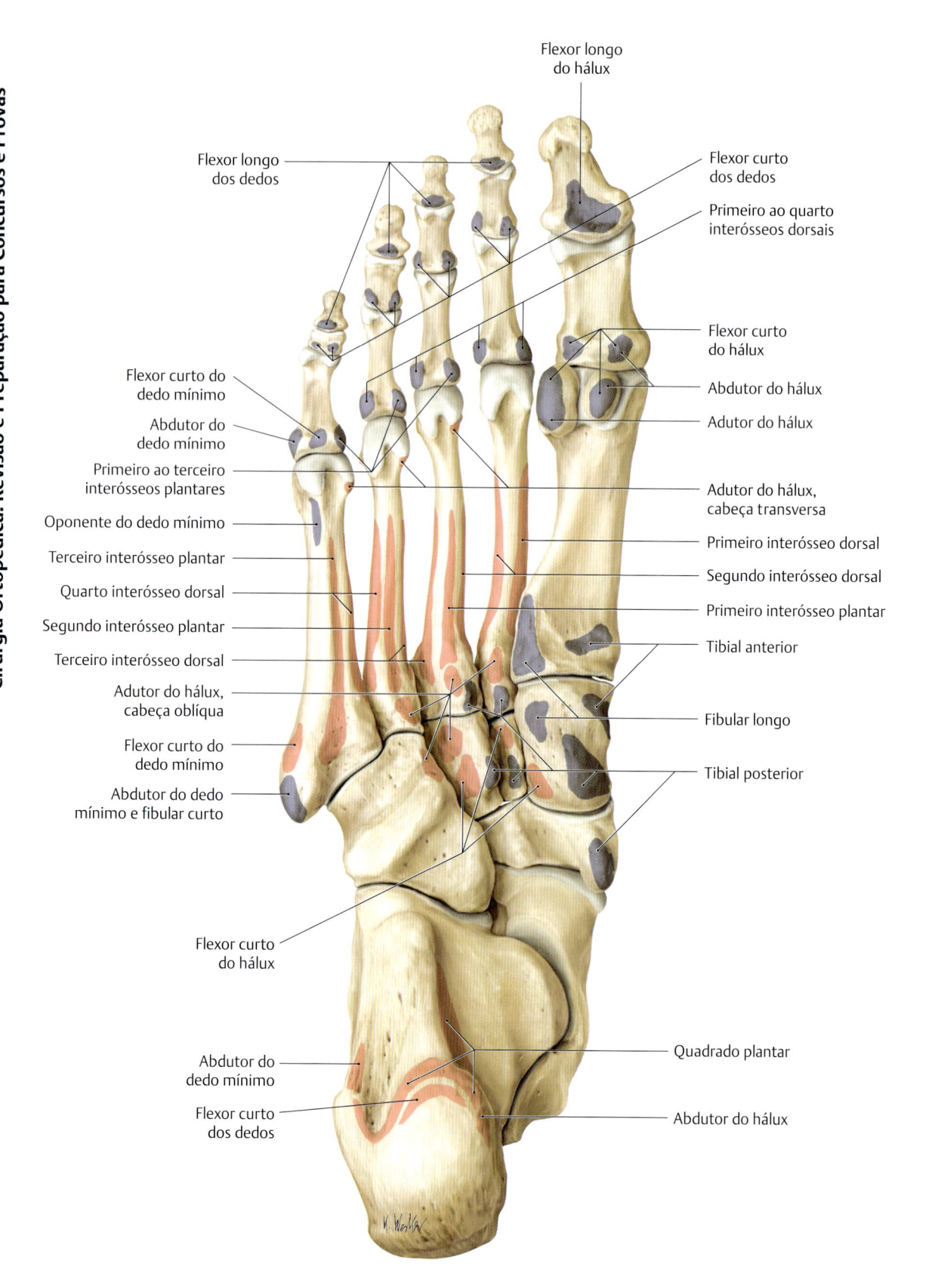

Fig. 10.18 Origens e inserções musculares na incidência plantar do pé direito. As origens musculares estão em vermelho; as inserções da unidade músculo/tendão estão em azul. (Fonte: Schuenke M, Schulte E. General Anatomy and the Musculoskeletal System: Thieme Atlas of Anatomy. New York: Thieme; 2005. Ilustração por Karl Wesker.)

- Arco plantar profundo desemboca na quarta camada
- Os músculos lumbricais são plantares em relação ao ligamento do MT transverso, enquanto que os interósseos são dorsais

f. Extensor curto dos dedos (EDB): único músculo intrínseco dorsal do pé
- Origina-se no calcâneo superolateral
- Insere-se na base das falanges proximais [exceto o hálux: *extensor curto do hálux* (EHB)]
- Localizado lateral ao EDL de cada dedo do pé

g. Esporões do calcâneo plantar (calcanhar) ocorrem na origem do flexor curto dos dedos (DFB)

4. Nervos (Figs. 10.19, 10.20, 10.21)
- Nervo tibial (Fig. 10.22)
  a. Abastece todos os músculos intrínsecos do pé, exceto o EDB (nervo fibular profundo [DP])
  b. Percorre no túnel do tarso, abaixo do retináculo flexor, e divide-se em nervo plantar medial (MPN), nervo plantar lateral (LPN) e ramo sensorial do calcâneo
     - MPN inerva o FHB, abdutor do hálux (AbH), FDB e primeiro músculo lumbrical, e fornece sensibilidade à região plantar medial de 3½ dígitos
     - LPN inerva os intrínsecos restantes e fornece sensibilidade à região plantar de 1½ dígitos
  c. LPN passa abaixo do AbH; o LPN passa abaixo do quadrado plantar (QP)
  d. Primeiro ramo do LPN (nervo de Baxter) abastece o abdutor do dedo mínimo
- Nervo fibular superficial (SP)
  a. Os nervos cutâneos dorsais medial e intermédio do nervo SP fornecem sensibilidade à região dorsal do pé, exceto para o primeiro espaço interdigital
  b. O nervo cutâneo medial dorsal (ramo do nervo SP) fornece sensibilidade à face dorsomedial do hálux e está em risco durante a cirurgia de correção do hálux valgo

Tabela 10.2 Camadas Musculares da Região Plantar do Pé

Primeira (mais plantar)	AbH, FDB, ADM
Segunda	QP, Lumbricais, FDL, FHL
Terceira	FHB, AdH, FDMB
Quarta (mais dorsal)	Interósseos dorsal e plantar, PL, PT

Abreviações: AbH, abdutor do hálux; AdH, adutor do hálux; ADM, abdutor do dedo mínimo; FDB, flexor curto dos dedos; FDL, flexor longo dos dedos; FDMB, flexor curto do dedo mínimo; FHB, flexor curto do hálux; FHL, flexor longo do hálux; QP, quadrado plantar; PL, fibular longo; PT, tibial posterior.

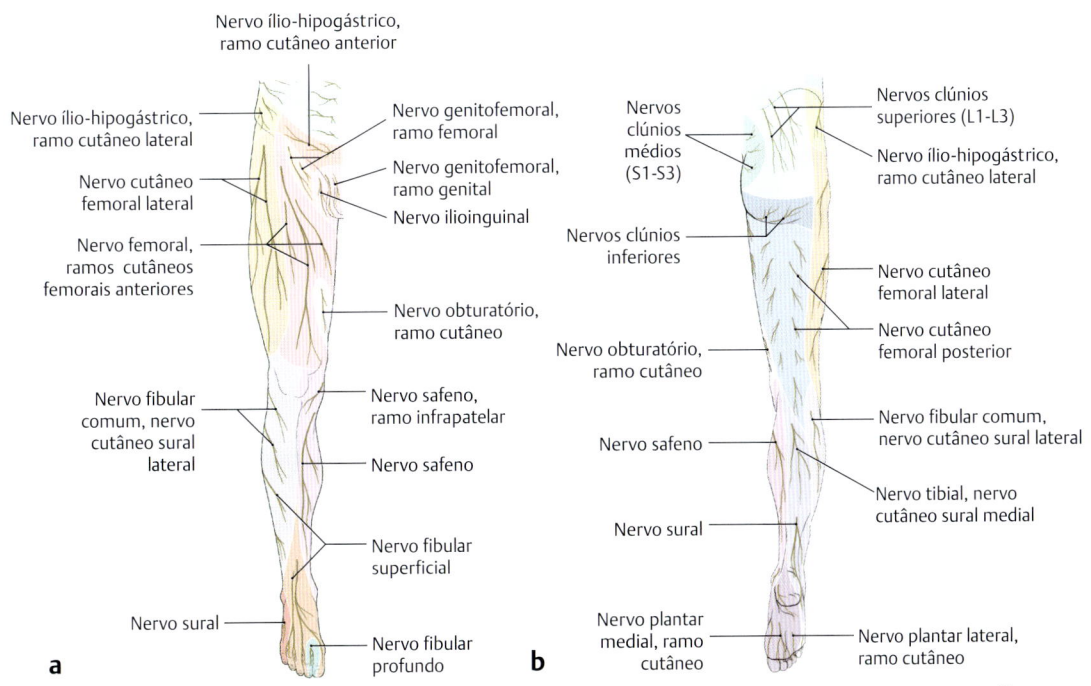

Fig. 10.19 (a) Padrão da inervação sensitiva periférica no membro inferior direito. (b) Padrão da inervação sensitiva periférica no membro inferior esquerdo. (Fonte: Schuenke M, Schulte E. General Anatomy and the Musculoskeletal System: Thieme Atlas of Anatomy. New York: Thieme; 2005. Ilustração por Karl Wesker.)

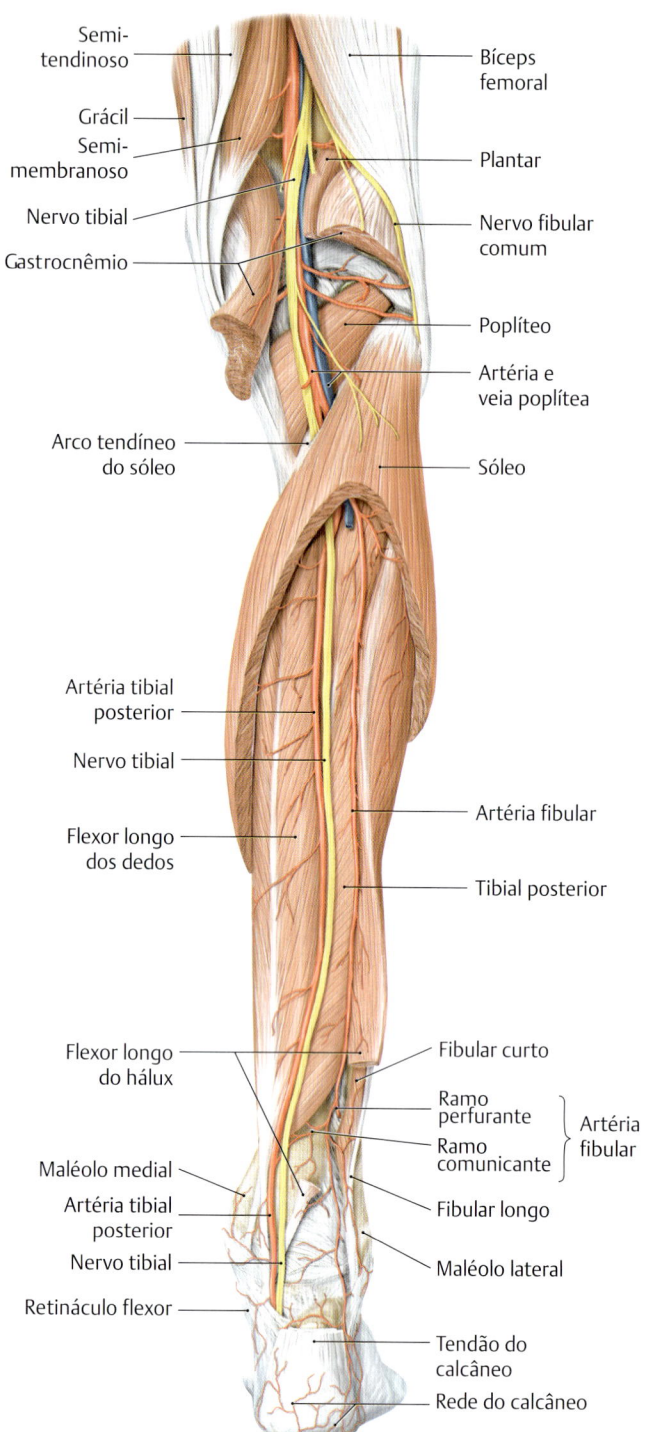

Fig. 10.20 As estruturas neurovasculares nos compartimentos posteriores superficial e profundo. Perna direita, incidência posterior. Estruturas neurovasculares no compartimento posterior profundo após remoção parcial do tríceps sural e da camada profunda da fáscia da perna. A artéria poplítea se divide em artérias tibiais anterior e posterior na borda distal do poplíteo. A artéria tibial anterior perfura a membrana interóssea (não demonstrado aqui) e passa para o lado anterior da perna, entrando no compartimento anterior. A artéria tibial posterior, acompanhada pelo nervo tibial, passa abaixo do arco tendíneo do sóleo, seguindo para o compartimento posterior profundo, quase que imediatamente emite a artéria fibular e, então, continua distal atrás do maléolo medial até a face plantar do pé. O compartimento posterior profundo é um dos quatro compartimentos musculares pouco distensíveis na perna ("canais fibro-ósseos"), que são sítios potenciais para o desenvolvimento de uma síndrome compartimental após lesão vascular (ver p. 445). (Fonte: Schuenke M, Schulte E. General Anatomy and the Musculoskeletal System: Thieme Atlas of Anatomy. New York: Thieme; 2005. Ilustração por Karl Wesker.)

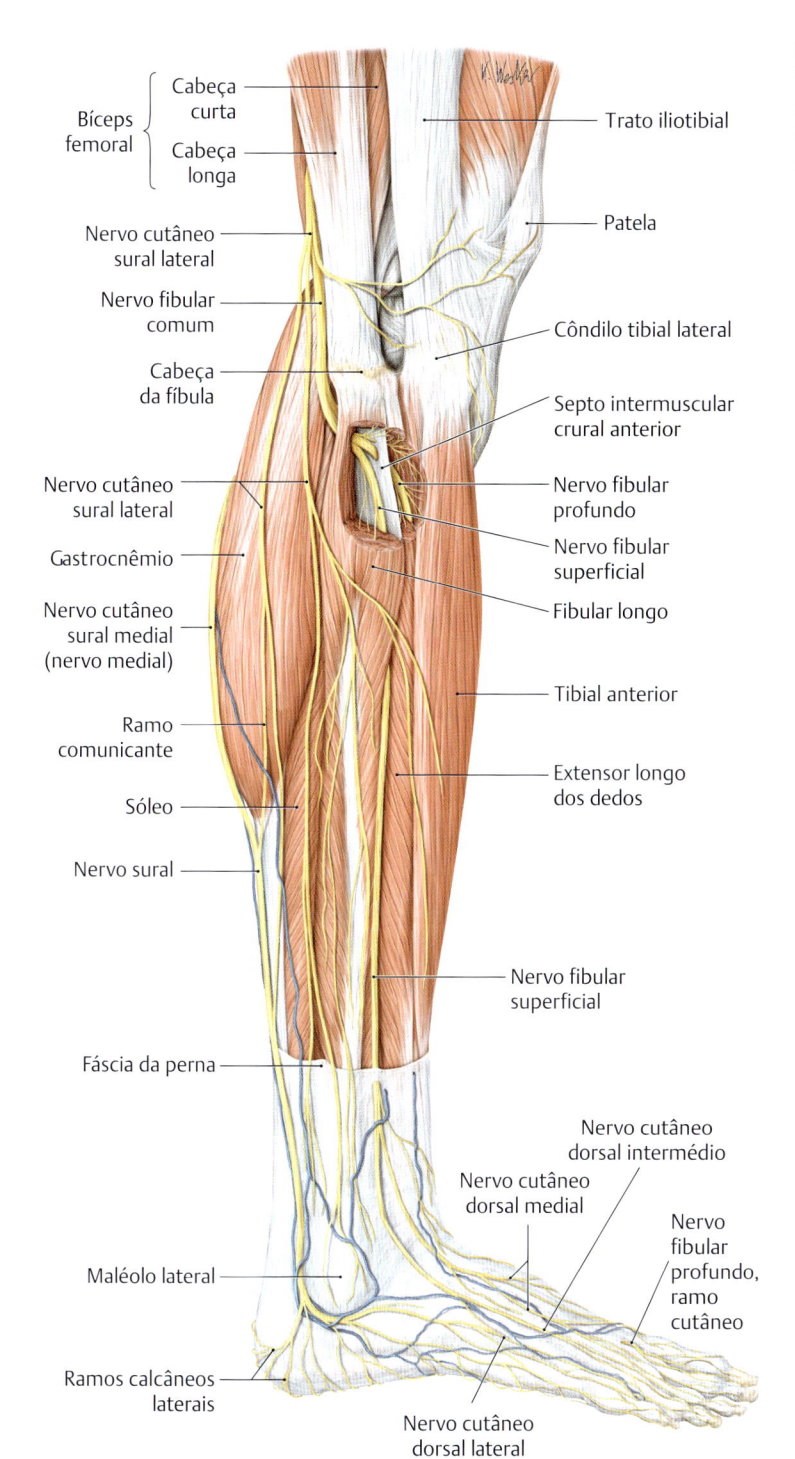

Fig. 10.21 Divisão do nervo fibular comum em nervos fibulares profundo e superficial. (Fonte: Schuenke M, Schulte E. General Anatomy and the Musculoskeletal System: Thieme Atlas of Anatomy. New York: Thieme; 2005. Ilustração por Karl Wesker.)

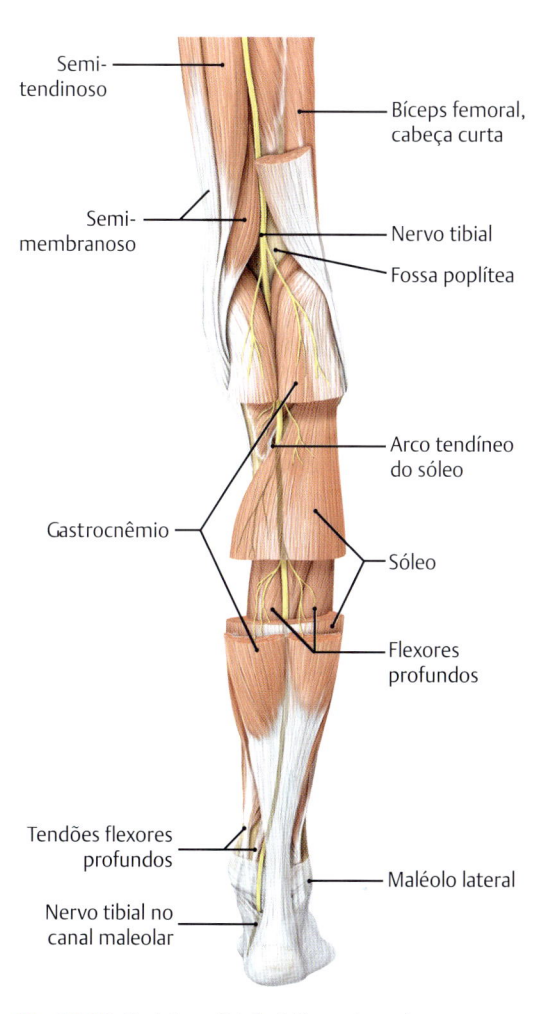

Fig. 10.22 Trajeto e distribuição motora do nervo ciático: a parte tibial (nervo tibial). Membro inferior direito, incidência posterior. (Fonte: Schuenke M, Schulte E. General Anatomy and the Musculoskeletal System: Thieme Atlas of Anatomy. New York: Thieme; 2005. Ilustração por Karl Wesker.)

10 Pé e Tornozelo

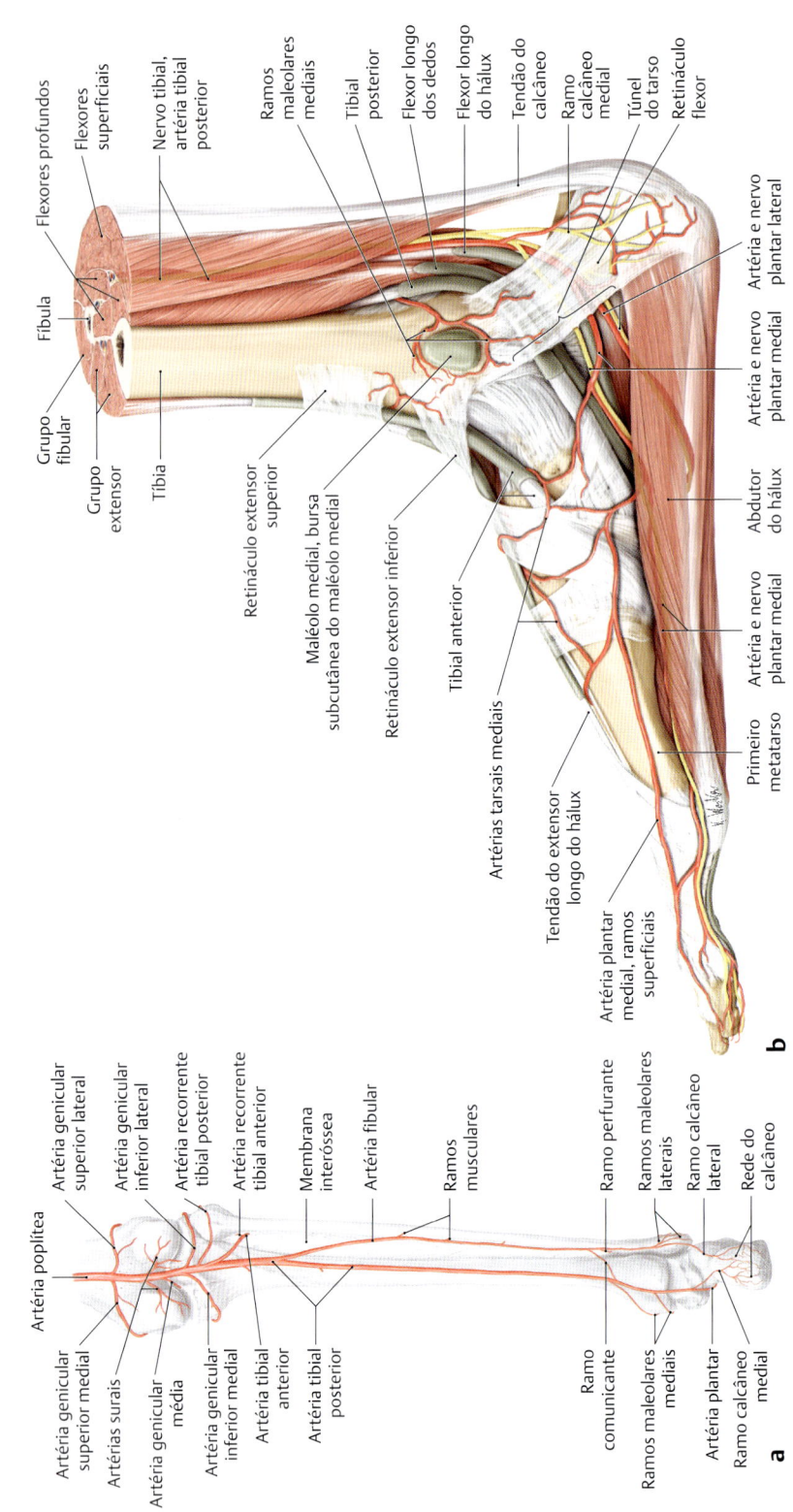

Fig. 10.23 (a) Artérias da perna. Incidência posterior. **(b)** Estruturas neurovasculares da região maleolar medial. (Fonte: Schuenke M, Schulte E. General Anatomy and the Musculoskeletal System: Thieme Atlas of Anatomy. New York: Thieme; 2005. Ilustração por Karl Wesker.)

- Nervo fibular profundo (DP)
  a. Ramo recorrente terminal lateral do nervo DP abastece o EDB
  b. Ramo terminal medial do nervo DP fornece sensibilidade ao primeiro espaço interdigital
- Nervo safeno (posterior à veia safena magna)
  a. Toda a sensibilidade do pé é fornecida pelo nervo ciático, exceto o pé medial (nervo safeno é a terminação do nervo femoral)
- Nervo sural: fornece sensibilidade à face lateral do pé
- Nervos digitais rumam plantar aos ligamentos do MT transverso (interdigital)
- **Neuromas de Morton se desenvolvem nessa região, comumente no segundo ou terceiro interespaço**

5. Vasos (**Figs. 10.20 e 10.23**)
   - Artéria dorsal do pé: continuação da artéria tibial anterior da perna (**Fig. 10.24**)
     a. Maior ramo, a artéria plantar profunda, ruma entre o primeiro e segundo MTs e contribui ao arco plantar (implicado na síndrome compartimental do pé)
   - Artéria PT (**Fig. 10.25**)
     a. Divide-se em ramos plantares medial e lateral abaixo do músculo AbH
     b. O maior ramo lateral recebe a artéria plantar profunda e forma o arco plantar na quarta camada do pé plantar
6. Abordagens cirúrgicas (**Figs. 10.26, 10.27, 10.28 e Tabela 10.3**)
7. Artroscopia (**Tabela 10.4**)

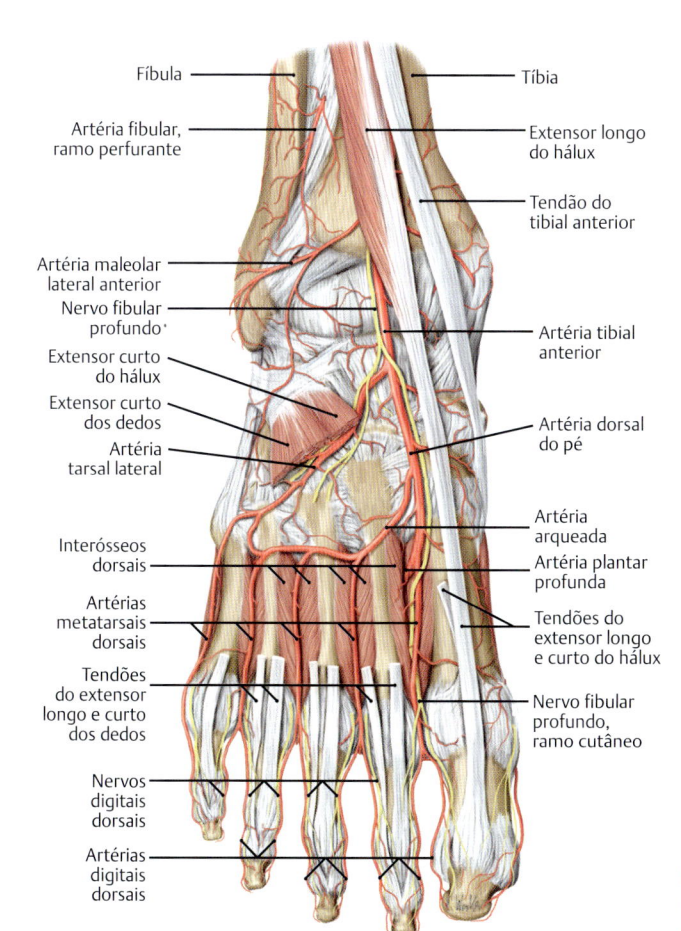

Fig. 10.24 Artérias e nervos dorsais do pé. (Fonte: Schuenke M, Schulte E. General Anatomy and the Musculoskeletal System: Thieme Atlas of Anatomy. New York: Thieme; 2005. Ilustração por Karl Wesker.)

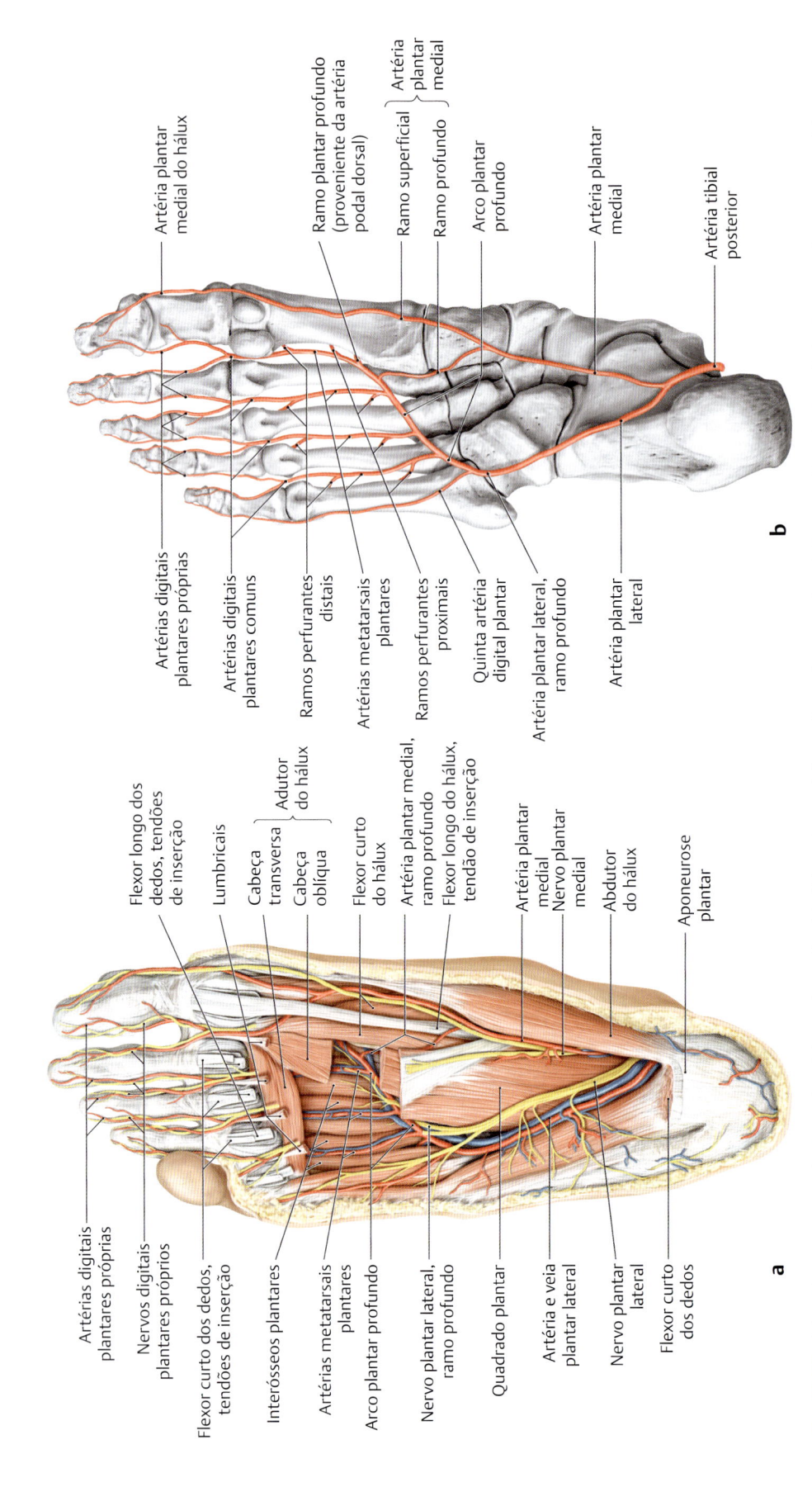

Fig. 10.25 **(a)** Artérias e nervos plantares do pé (camada profunda). **(b)** Visão geral das artérias plantares do pé. (Fonte: Schuenke M, Schulte E. General Anatomy and the Musculoskeletal System: Thieme Atlas of Anatomy. New York: Thieme; 2005. Ilustração por Karl Wesker.)

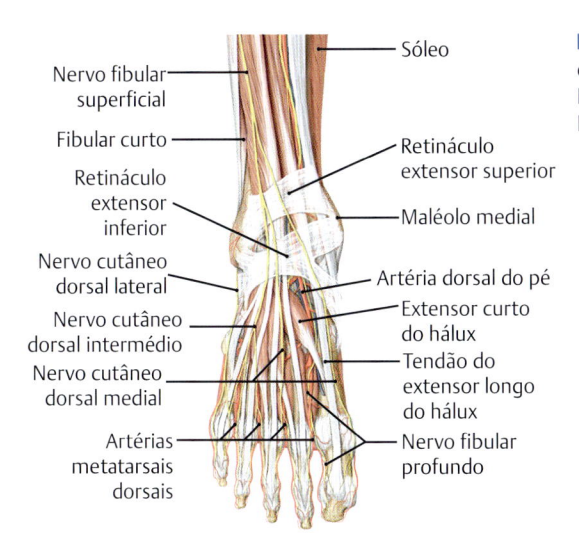

Fig. 10.26 As estruturas neurovasculares do compartimento anterior e região dorsal do pé. (Fonte: Schuenke M, Schulte E. General Anatomy and the Musculoskeletal System: Thieme Atlas of Anatomy. New York: Thieme; 2005. Ilustração por Karl Wesker).

Fig. 10.27 Perna direita, incidência posterior. Estruturas neurovasculares no compartimento posterior profundo após remoção parcial do tríceps sural e da camada profunda da fáscia da perna. A artéria tibial posterior, acompanhada pelo nervo tibial, passa abaixo do arco tendíneo do sóleo, seguindo em direção ao compartimento posterior profundo, e quase imediatamente emite a artéria fibular e, então, continua distal atrás do maléolo medial até a face plantar do pé. (Modificado de Schuenke M, Schulte E. General Anatomy and the Musculoskeletal System: Thieme Atlas of Anatomy. New York: Thieme; 2005. Ilustração por Karl Wesker.)

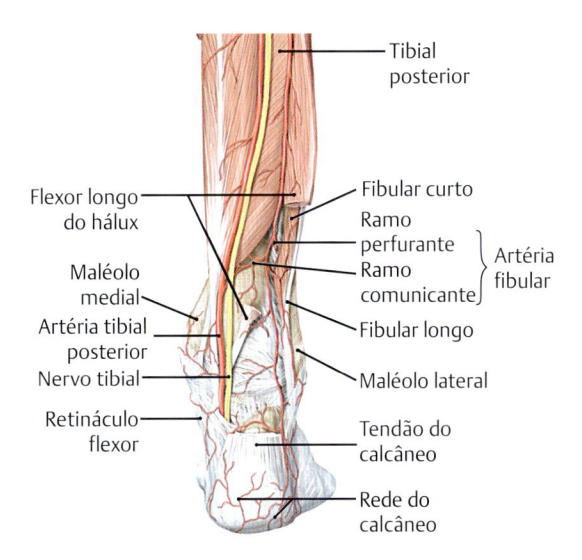

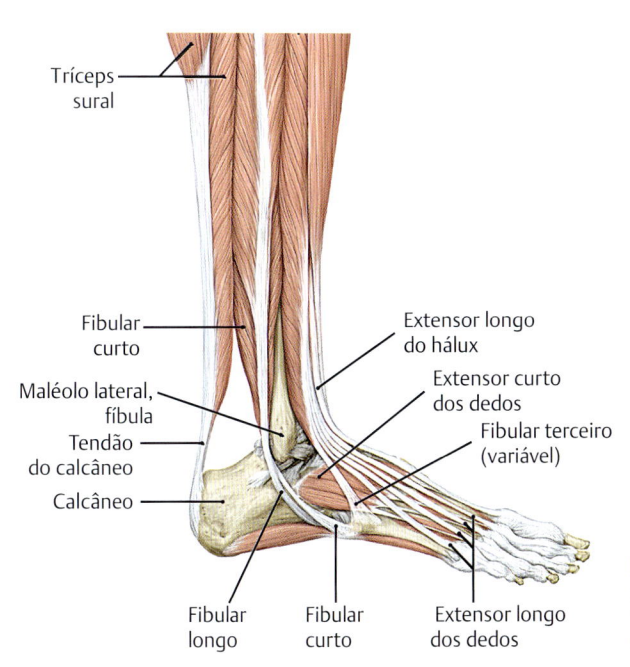

Fig. 10.28 Os músculos da perna direita. Incidência lateral. (Fonte: Schuenke M, Schulte E. General Anatomy and the Musculoskeletal System: Thieme Atlas of Anatomy. New York: Thieme; 2005. Ilustração por Karl Wesker.)

Tabela 10.3 Abordagens Cirúrgicas

Abordagem	Intervalo	Riscos
Abordagem anterior ao tornozelo (Fig. 10.29)	Entre o EHL (nervo DP) e o EDL (nervo DP)	Feixe NV anterior (retrai medialmente)
Abordagem anteromedial ao tornozelo (Fig. 10.29)	Medial ao tibial anterior (nervo DP)	Nervo safeno
Abordagem anterolateral ao tornozelo (Fig. 10.29)	Lateral ao EDL (nervo DP)	Nervo SP (anterior)
Abordagem ao maléolo medial (Fig. 10.30)	Ausência de plano internervoso	Nervo safeno Veia safena magna
Abordagem posteromedial ao tornozelo (Fig. 10.31)	Aquiles e face posteromedial da tíbia	Artéria tibial posterior Nervo tibial
Abordagem posterolateral ao tornozelo (Fig. 10.29)	Entre os fibulares (nervo SP) e o FHL (nervo tibial)	Artéria fibular Nervo sural
Abordagem lateral ao maléolo lateral (Fig. 10.29)	Subcutâneo	Nervo sural (posterior) Nervo SP (anterior)
Abordagem lateral estendida ao calcâneo (Fig. 10.32)	Entre os fibulares (nervo SP) e o Aquiles (nervo tibial)	Nervo sural
Abordagem lateral ao retropé (abordagem no seio do tarso) (Fig. 10.32)	Entre o fibular terceiro (nervo DP) e os fibulares (nervo SP)	Veia safena parva Nervo sural
Incisão de utilidade medial (abordagem ao tálus e articulação talonavicular) (Fig. 10.31)	Entre o tibial anterior (nervo DP) e o tibial posterior (nervo tibial)	Veia safena e seus ramos
Abordagem de Lisfranc (mediopé) (centrada dorsalmente sobre a primeira articulação TMT) (Fig. 10.30)	Bainha tendínea do EHL (nervo DP) incisada e tendão retraído lateralmente	Artéria dorsal do pé e nervo DP situam-se lateral ao EHL

Abreviações: DP, fibular profundo; EDL, extensor longo dos dedos; EHL, extensor longo do hálux; FHL, flexor longo do hálux; NV, neurovascular; SP, fibular superficial; TMT, tarsometatársica.

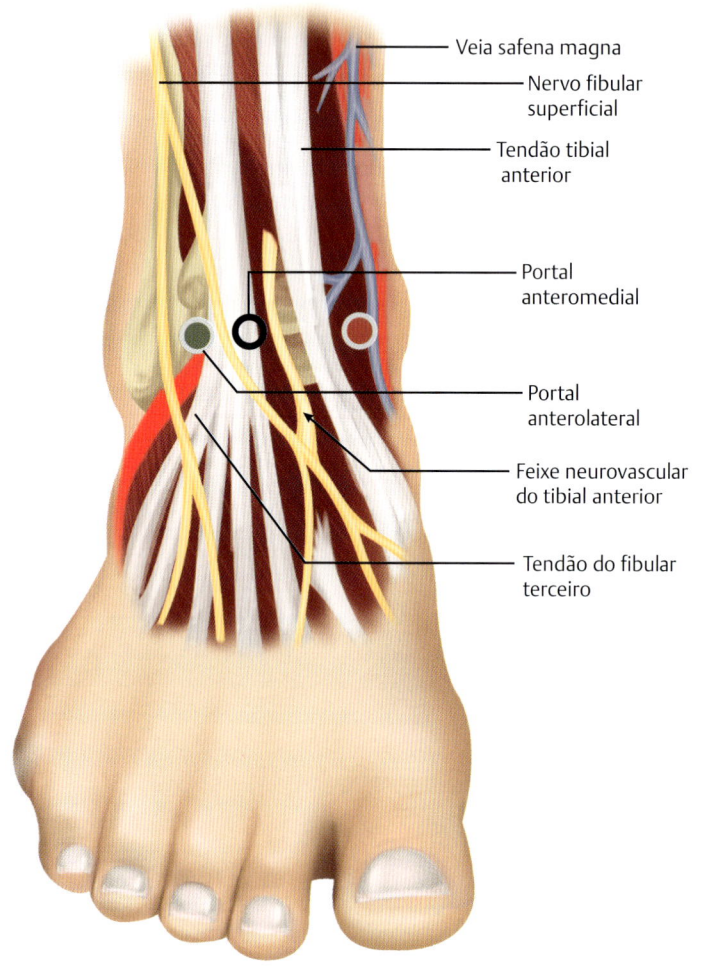

Fig. 10.29 Portais artroscópicos e anatomia relevante, e os portais anteromediais e anterolaterais mais comumente utilizados.

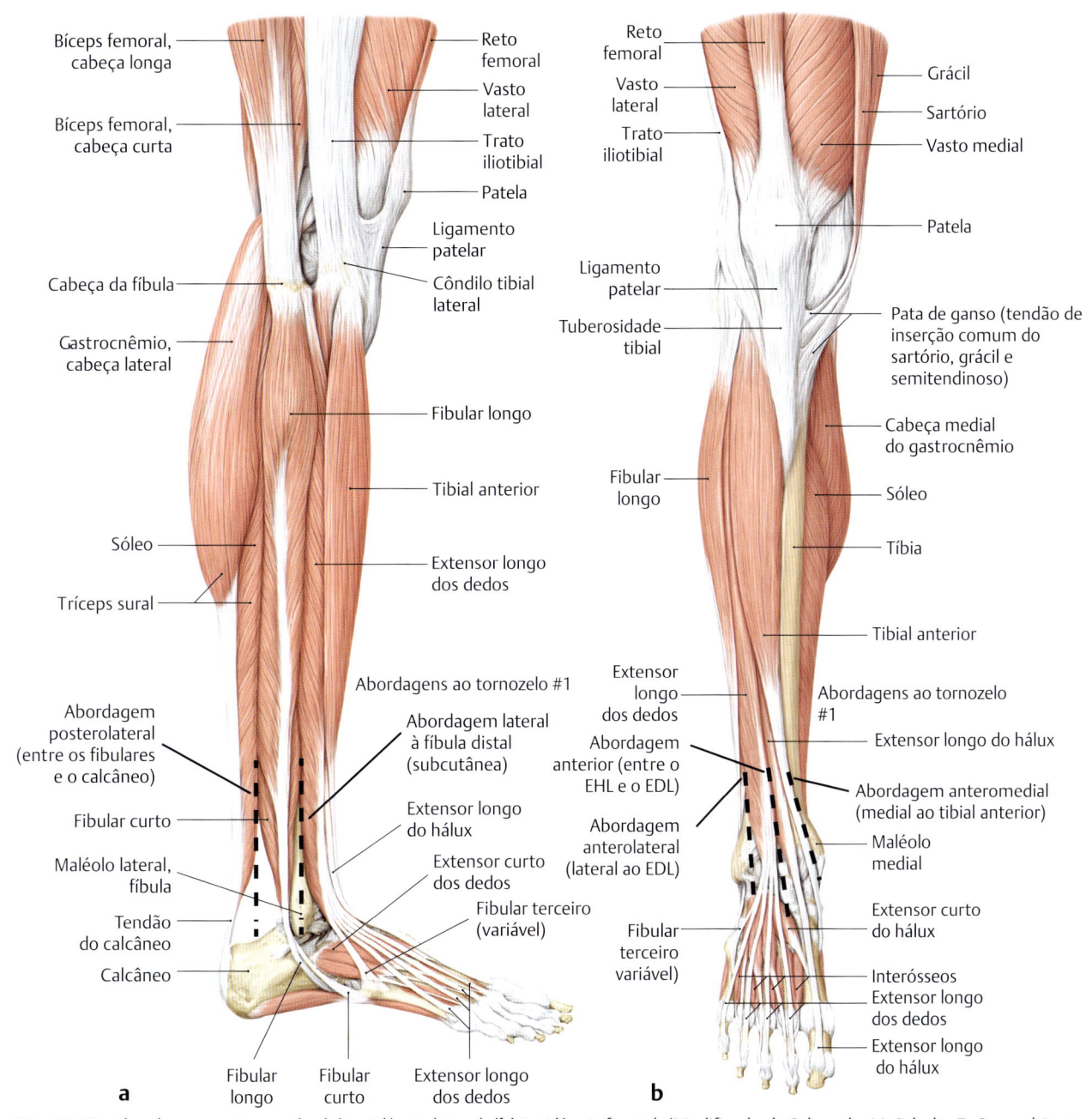

Fig. 10.30 Abordagens ao tornozelo. (a) incidência lateral; (b) incidência frontal. (Modificado de Schuenke M, Schulte E. General Anatomy and the Musculoskeletal System: Thieme Atlas of Anatomy. New York: Thieme: 2005. Ilustração por Karl Wesker.)

Abordagens ao Tornozelo #2

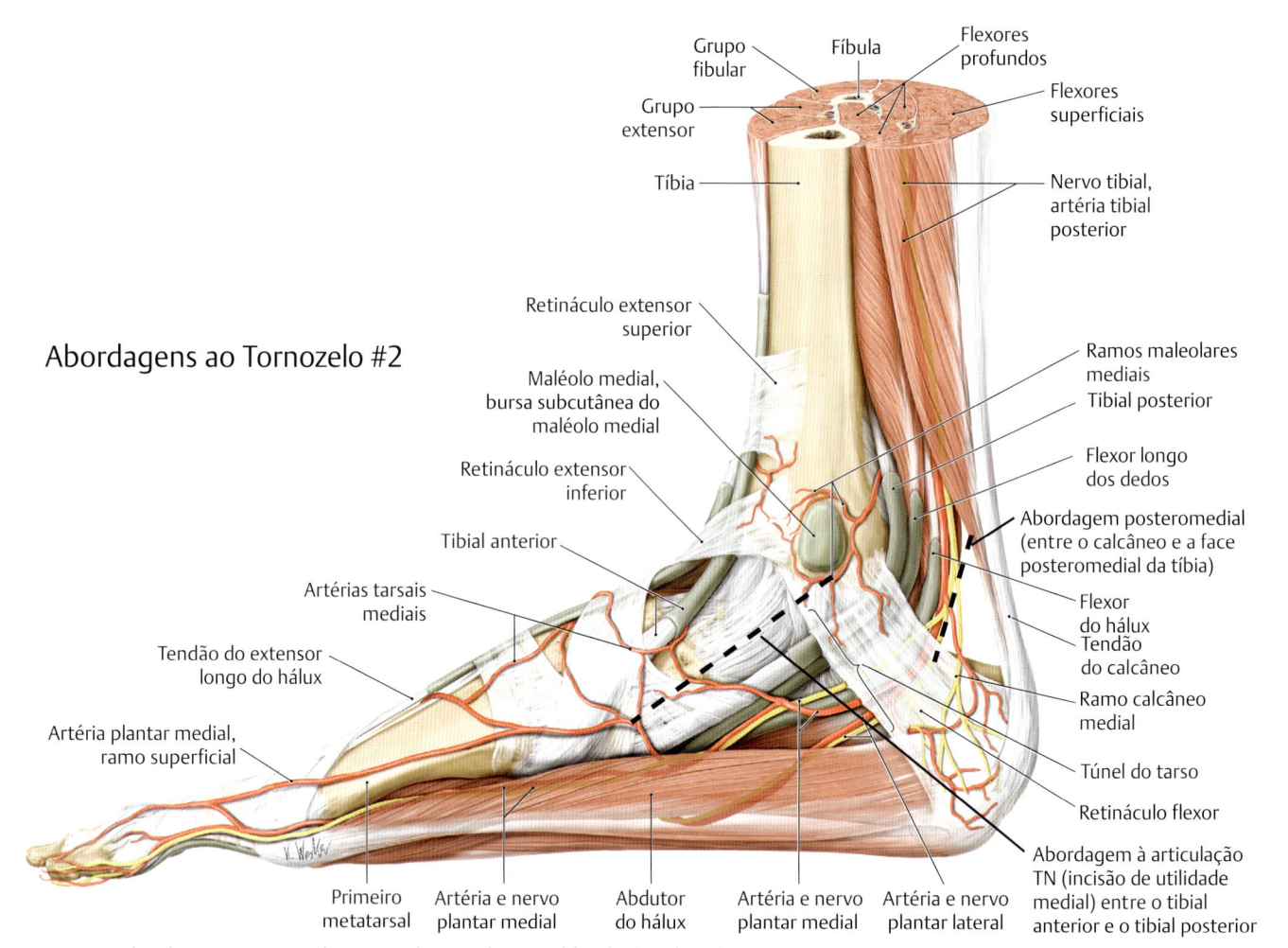

Fig. 10.31 Abordagens ao tornozelo 2. TN, talonavicular. (Modificado de Schuenke M, Schulte E. General Anatomy and the Musculoskeletal System: Thieme Atlas of Anatomy. New York: Thieme; 2005. Ilustração por Karl Wesker.)

Abordagens ao Retropé

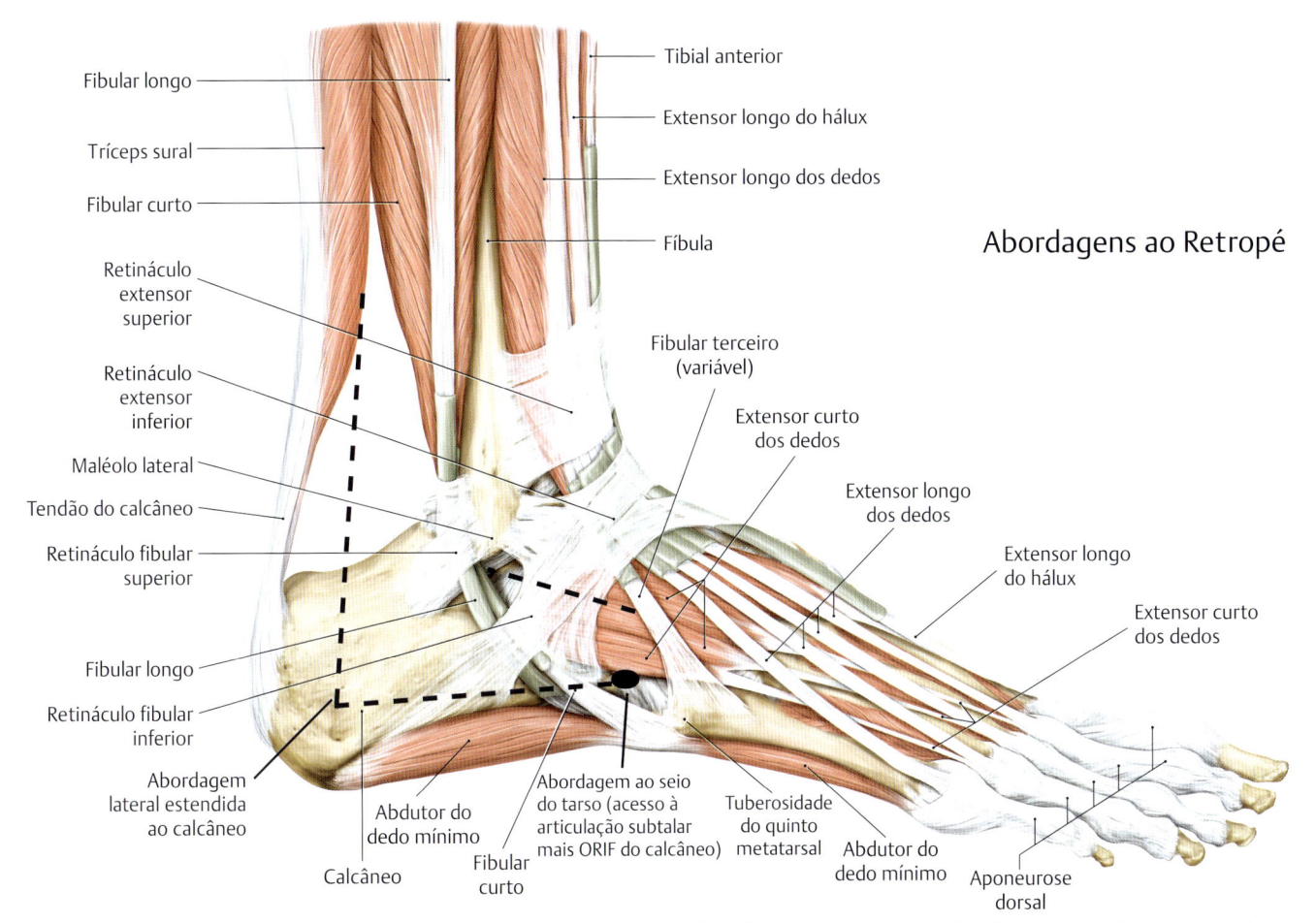

Fig. 10.32 Abordagens ao retropé. ORIF, redução aberta e fixação interna. (Modificado de Schuenke M, Schulte E. General Anatomy and the Musculoskeletal System: Thieme Atlas of Anatomy. New York: Thieme; 2005. Ilustração por Karl Wesker.)

Tabela 10.4 Artroscopia (Fig. 10.33)

Localização do Portal	Riscos
Anterolateral (Figs. 10.33 e 10.34)	Ramo cutâneo intermédio dorsal do nervo SP
Anteromedial (Figs. 10.33 e 10.35)	Nervo safeno e veia safena magna
Anterocentral (não recomendado) (Fig. 10.33)	Artéria dorsal do pé
Posteromedial (Figs. 10.35 e 10.36)	Artéria tibial posterior e nervo tibial
Posterolateral (Fig. 10.36)	Nervo sural

Abreviação: SP, fibular superficial.

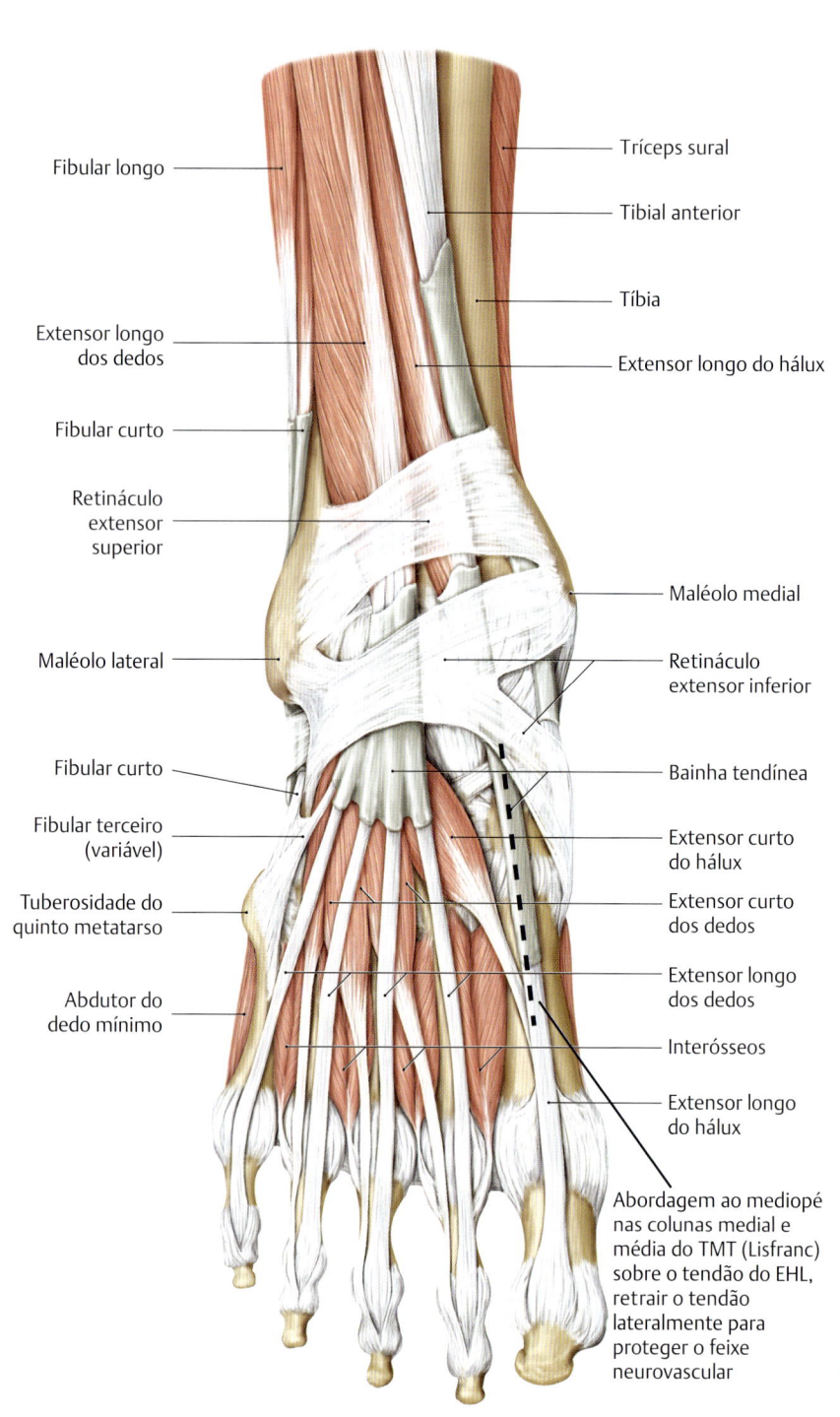

Fig. 10.33 Abordagens ao mediopé. EHL, extensor longo do hálux; TMT, tarsometatársica. (Modificado de Schuenke M, Schulte E. General Anatomy and the Musculoskeletal System: Thieme Atlas of Anatomy. New York: Thieme; 2005. Ilustração por Karl Wesker).

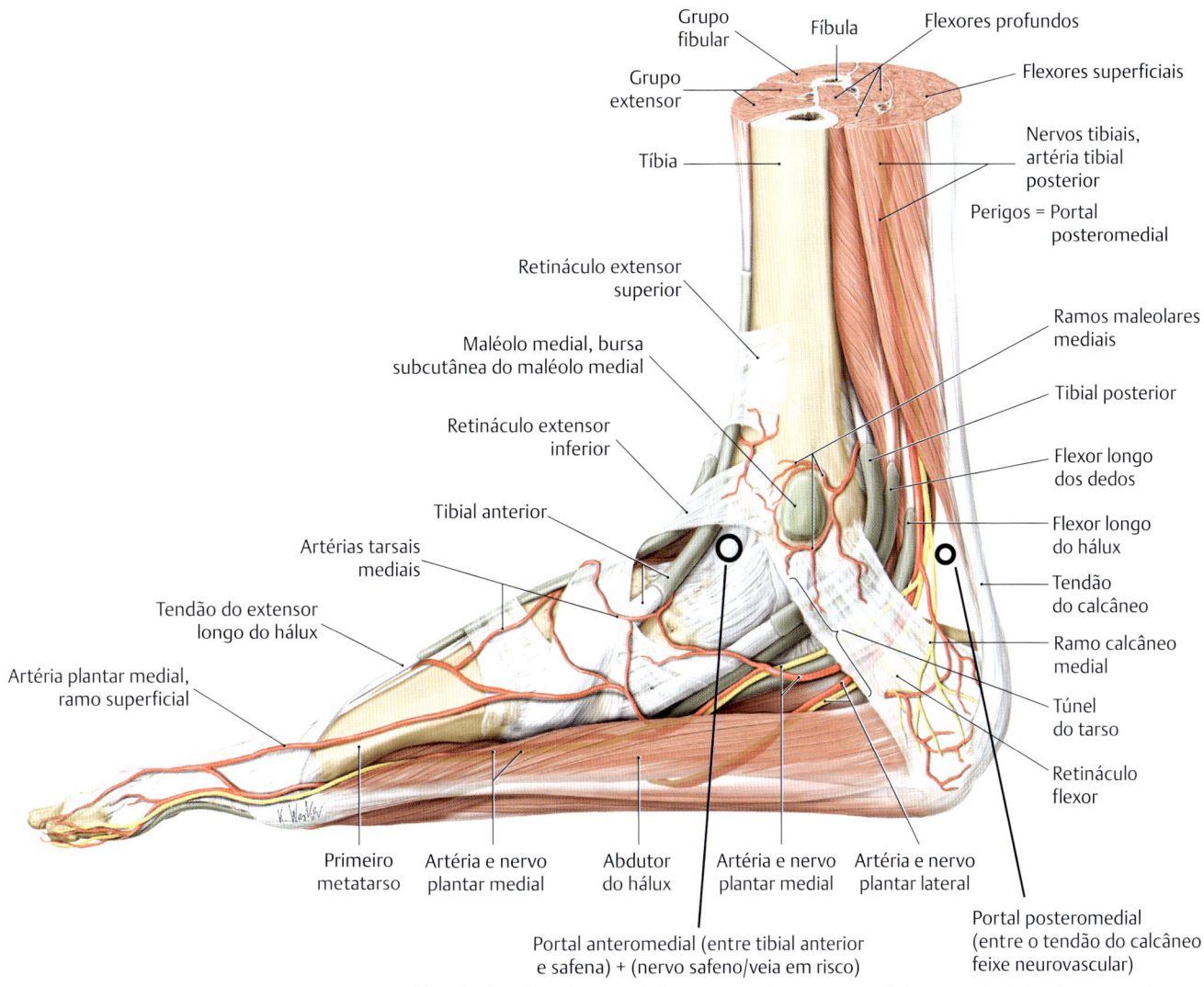

Fig. 10.34 Portais/perigos artroscópicos 1. (Modificado de Schuenke M, Schulte E. General Anatomy and the Musculoskeletal System: Thieme Atlas of Anatomy. New York: Thieme; 2005. Ilustração por Karl Wesker.)

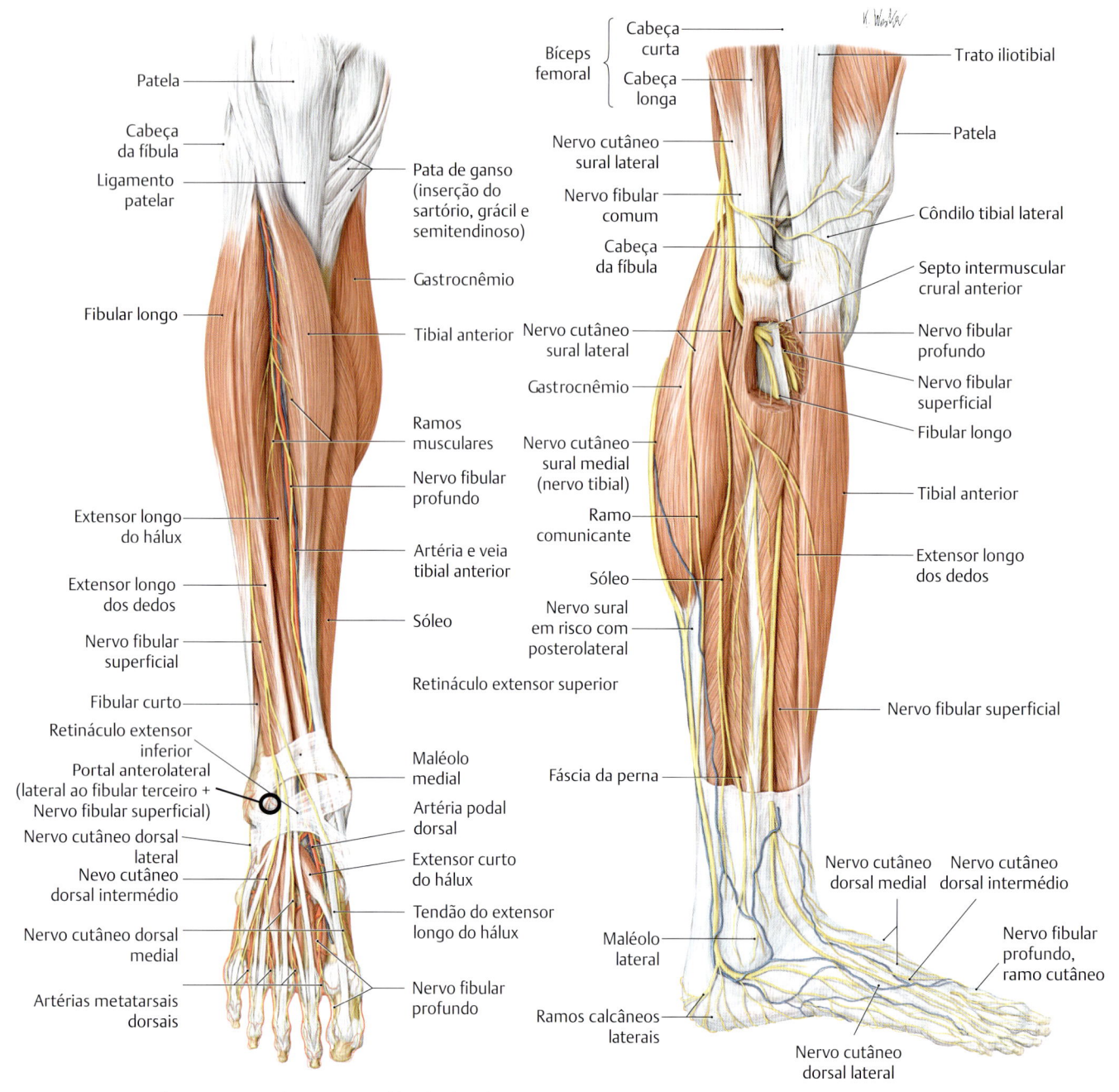

Fig. 10.35 Portais/perigos artroscópicos 2. (Modificado de Schuenke M, Schulte E. General Anatomy and the Musculoskeletal System: Thieme Atlas of Anatomy. New York: Thieme; 2005. Ilustração por Karl Wesker.)

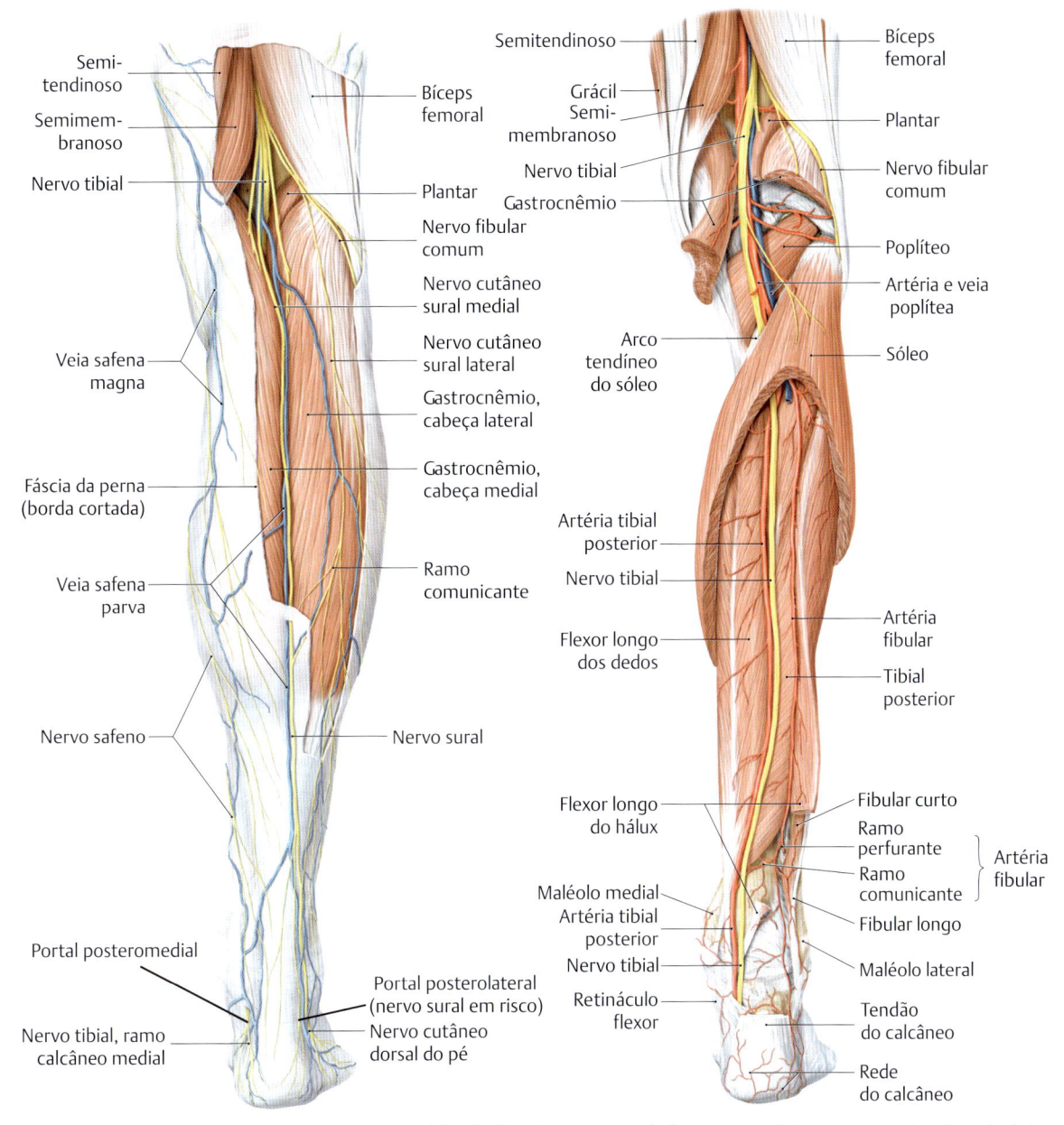

Fig. 10.36 Portais/perigos artroscópicos 3. (Modificado de Schuenke M, Schulte E. General Anatomy and the Musculoskeletal System: Thieme Atlas of Anatomy. New York: Thieme; 2005. Ilustração por Karl Wesker.)

10 Pé e Tornozelo

463

II. Biomecânica do Pé e Tornozelo

1. Tornozelo
   - Responsável pelo movimento do pé e tornozelo no plano mais sagital
   - Alguma contribuição para a inversão/eversão e rotação
2. Sindesmose
   - Fíbula rotaciona aproximadamente 2 graus na incisura durante a marcha
   - Com a DF, a fíbula distal gira externamente e sofre translação proximal
3. Retropé e mediopé
   - Articulações transversas do tarso
     a. Fornecem estabilidade do retropé/mediopé; alavanca rígida no teste da ponta do pé
     b. Durante o toque do calcanhar no solo (retropé valgo, abdução do antepé e DF do tornozelo), os eixos das articulações transversas do tarso são paralelos e flexíveis, possibilitando que se adaptem ao solo irregular (**Fig. 10.37**)
     c. Durante a retirada do pé (retropé varo, adução do antepé e PF do tornozelo), os eixos destas articulações divergem. Isto provoca o travamento dessas articulações, criando um braço de alavanca rígido durante a propulsão
        ○ Falha do tendão do PT em travar as articulações transversas do tarso em pacientes com insuficiência do tendão tibial posterior (PTTI) resulta em uma incapacidade de realizar o teste da ponta do pé em um único membro
   - O pé é dividido em três colunas:
     a. Coluna medial: primeiro MT, cuneiforme medial, navicular
        ○ Movimento em plano menos sagital, braço de alavanca rígido durante a propulsão
     b. Coluna intermediária: segundo e terceiro MTs, cuneiformes médio e lateral
     c. Coluna lateral: quarto e quinto MTs, e cuboide
        ○ Movimento em plano mais sagital; ajuda o pé a se adaptar ao solo irregular
   - Estabilidade ligamentar do mediopé é fornecida pelos ligamentos longitudinal e transverso nas superfícies plantar e dorsal de cada articulação
     a. Ligamentos plantares são mais espessos e mais fortes do que os ligamentos dorsais
     b. Estabilizador primário do arco longitudinal: ligamentos interósseos
     c. Estabilizador secundário do arco longitudinal: fáscia plantar
   - Complexo articular de Lisfranc é estável em decorrência da arquitetura óssea e ligamentar
     a. O cuneiforme médio termina mais proximal, de modo que o segundo MT é recuado (pedra angular fornecendo estabilidade óssea) (**Fig. 10.38**)
     b. Os cuneiformes e bases mediais de três MT são trapezoides (mais amplo dorsal do que plantarmente), permitindo estabilidade no plano sagital com a sustentação de peso
     c. Ligamentos dorsais e plantares se estendem do segundo MT até os cuneiformes
        ○ Maior/mais forte desses ligamentos é o ligamento de Lisfranc, o qual conecta a base do segundo MT ao cuneiforme medial
        ○ **Lesão do ligamento de Lisfranc resulta em instabilidade da articulação de Lisfranc**

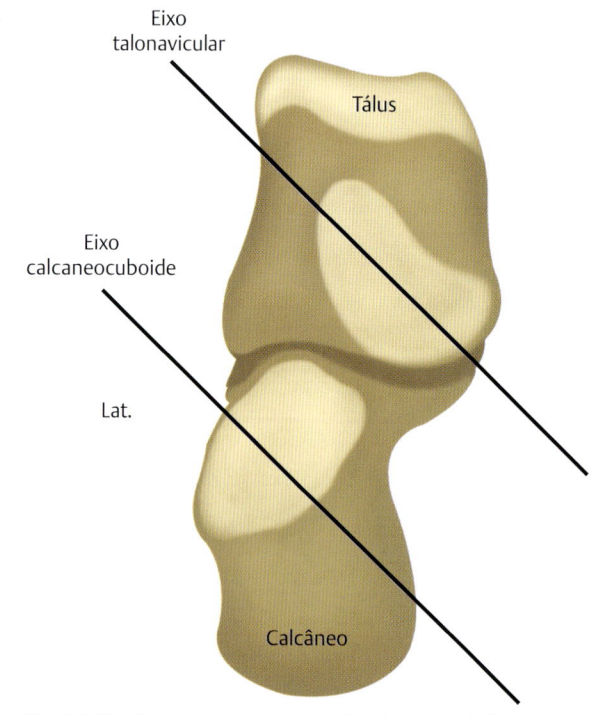

Fig. 10.37 Durante o toque do calcanhar no solo (retropé valgo, abdução do antepé e dorsiflexão do tornozelo), os eixos das articulações transversas do tarso são paralelos e flexíveis, possibilitando que se adaptem ao solo irregular.

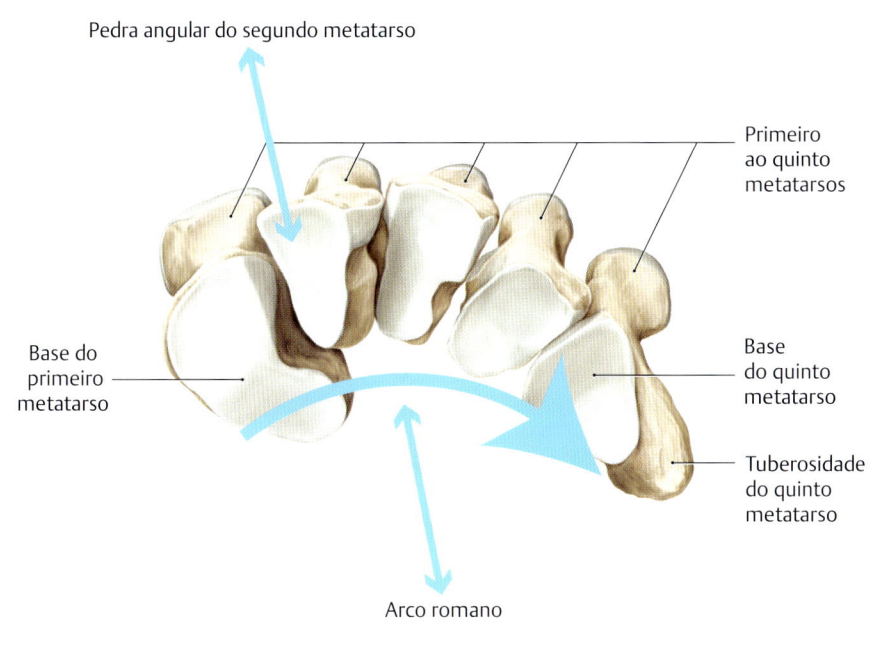

Fig. 10.38 Superfícies articulares proximais. Pé direito, incidência proximal. Articulações tarsometatársicas: bases do primeiro ao quinto metatarso. (Fonte: Schuenke M, Schulte E. General Anatomy and the Musculoskeletal System: Thieme Atlas of Anatomy. New York: Thieme; 2005. Ilustração por Karl Wesker.)

- Pedra angular do segundo metatarso
- Primeiro ao quinto metatarsos
- Base do primeiro metatarso
- Base do quinto metatarso
- Tuberosidade do quinto metatarso
- Arco romano

4. Antepé
   - Todas as estruturas distais às articulações TMT
   - Primeiro MT sustenta 50% do peso durante a marcha
   - Segundo MT é geralmente o mais longo e sofre mais tensão do que os outros metatarsos menores em virtude de seu comprimento e estabilidade (restrição)
   - Tendões intrínsecos percorrem plantar ao eixo da articulação MTP, proximal (força de flexão) e dorsal ao eixo distal (força de extensão)
     a. Osteotomia de Weil pode resultar em migração plantar deste centro de rotação, e causar uma deformidade em *cock-up toe* ("dedo flutuante") (os tendões tornam-se dorsais ao eixo da MTP e, portanto, estendem-se)
   - Perda da função intrínseca secundária à neuropatia motora e sensorial hereditária (HMSN) [p. ex., doença de Charcot-Marie-Tooth (CMT)] resulta em dedos do pé em garra
5. Posições do pé *versus* movimentos do pé
   - Posições do pé: varo/valgo (retropé), abdução/adução (mediopé), equino/calcâneo (tornozelo)
   - Movimentos do pé (definidos em três eixos de rotação) **(Fig. 10.39)**
     a. Movimento no plano sagital: DF/PF
     b. Movimento no plano coronal: inversão/eversão
     c. Movimento no plano transverso: adução/abdução do antepé/mediopé, rotação interna/externa do tornozelo/retropé
     d. Movimento triplanar
        ○ Supinação: adução, inversão, PF
        ○ Pronação: abdução, eversão, DF
     e. Se o calcanhar está em uma posição subtalar neutra, o antepé deve estar paralelo ao solo, rente ao chão (plantígrado)
        ○ Se o primeiro raio estiver elevado, o antepé está em varo (supinação); se o primeiro raio estiver fletido, o antepé está em valgo (pronação)
        ○ Em uma deformação prolongada de pé plano, o antepé compensa com a supinação em uma tentativa de alcançar um pé plantígrado

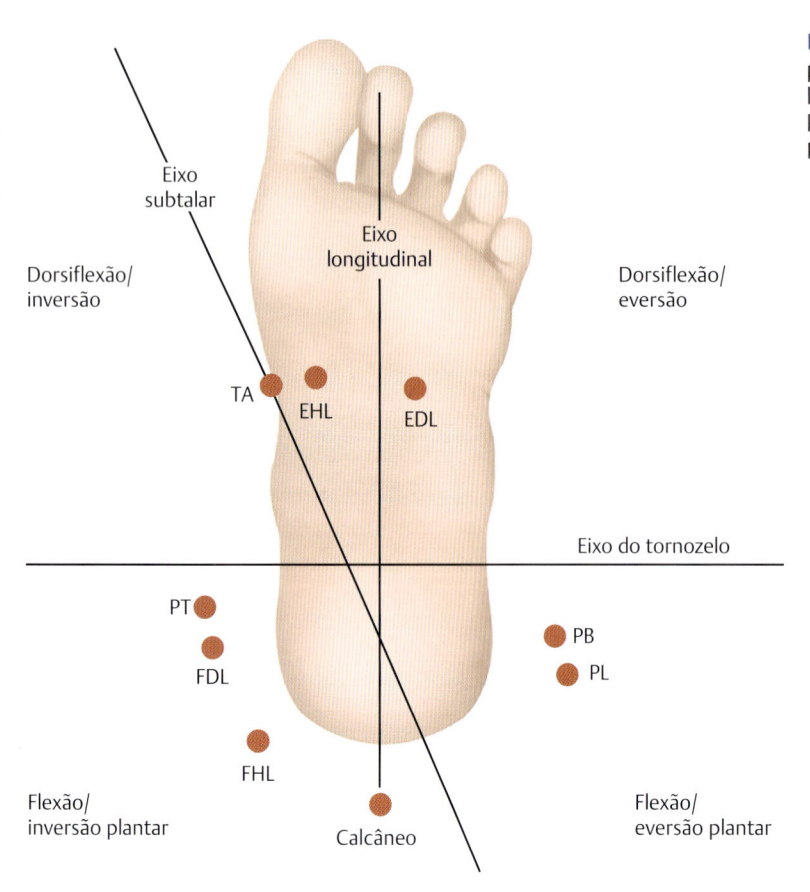

Fig. 10.39 Eixos do pé e músculos atuando naqueles planos. EDL, extensor longo dos dedos; EHL, extensor longo do hálux; FDL, flexor longo dos dedos; FHL, flexor longo do hálux; PB, fibular curto; PL, fibular longo; PT, tibial posterior; TA, tibial anterior.

III. Exame Físico do Pé e Tornozelo

1. Inspeção
    - Alinhamento
        a. Cavovaro: arco longitudinal elevado com retropé varo e flexão plantar do primeiro raio **(Fig. 10.40)**
        b. Pé plano: arco longitudinal plano com retropé valgo **(Fig. 10.41)**
2. Exame vascular
    - Se os pulsos do DP e PT não são palpáveis, considerar estudos não invasivos
    - Indicativo de cicatrização:
        a. Índice tornozelo-braquial (ABI) > 0,5 (intervalo normal, 0,9 a 1,3)
        b. Pressão do dedo > 40 mmHg
        c. Pressão transcutânea de oxigênio (TCPO$_2$) > 40 mmHg
3. Exame neurológico
    - Exame sensorial
        a. Avalia os cinco nervos cutâneos que inervam o pé **(Fig. 10.42)**
        b. Incapacidade de sentir um monofilamento de Semmes-Weinstein 5,07 é o mais indicativo de desenvolvimento de ulceração do pé em pacientes com neuropatia (testes da sensação protetora)
    - Exame motor
        a. Ter em mente o local do tendão e relação ao eixo do tornozelo
        b. Os seguintes músculos devem ser testados:
            ○ Tibial anterior (L3-4): DF do tornozelo
            ○ Extensor longo do hálux (L4-5): DF do hálux

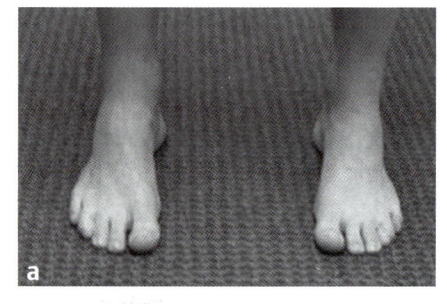

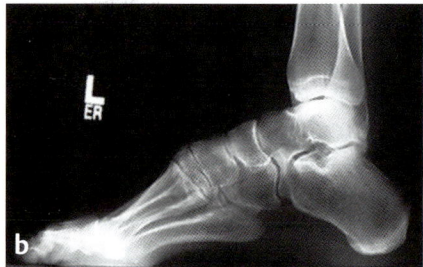

Fig. 10.40 Pé cavovaro. **(a)** Foto clínica. **(b)** Radiografia.

- PL e PB (L5-S1): eversão do retropé
- Tibial posterior (L4-5): inversão do retropé
- Gastrocnêmio-sóleo (S1): PF do tornozelo
c. Déficits neurológicos podem ser secundários a uma etiologia mais proximal
4. Palpação e estabilidade
- Palpar tendões à procura de edema, nódulos e subluxação
- Sinais de Tinel podem ser verificados nos seguintes locais:
  a. Túnel do tarso (nervo tibial)
  b. Perna anterolateral (nervo SP)
  c. Tornozelo anterior e retropé dorsal no retináculo extensor inferior (nervo FP): síndrome do túnel do tarso anterior
  d. Margem inferior do abdutor do hálux (nervo de Baxter)
- Os espaços interdigitais devem ser palpados à procura de neuromas interdigitais (de Morton) e um sinal de Mulder associado (clique palpável com reprodução da dor irradiada quando pressão dorsalmente direcionada é aplicada ao espaço interdigital plantar, simultaneamente à compressão das cabeças do MT)
- Estabilidade dos ligamentos laterais do tornozelo pode ser avaliada como segue:
  a. Teste da gaveta anterior:
    - Pressão anteriormente direcionada no retropé, com o tornozelo em 20 graus de PF, avalia o ligamento talofibular anterior (ATFL)
    - Teste com o tornozelo em posição neutra/DF avalia o CFL (calcâneo fibular)
  b. Teste de inclinação talar: > 15 graus de inclinação significa ruptura do ATFL e do CFL
    - **Lesão musculoesquelética aguda mais comum em dançarinos: entorse de inversão do tornozelo causada por fraqueza relativa do músculo fibular**
- Eversão resistida pode produzir subluxação/luxação fibular se o retináculo fibular superior tiver sido agudamente rompido

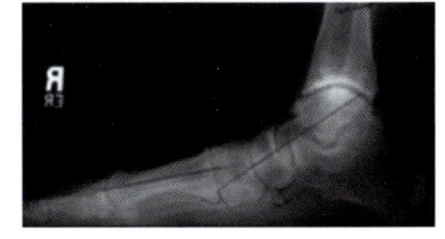

Fig. 10.41 Radiografia do pé plano.

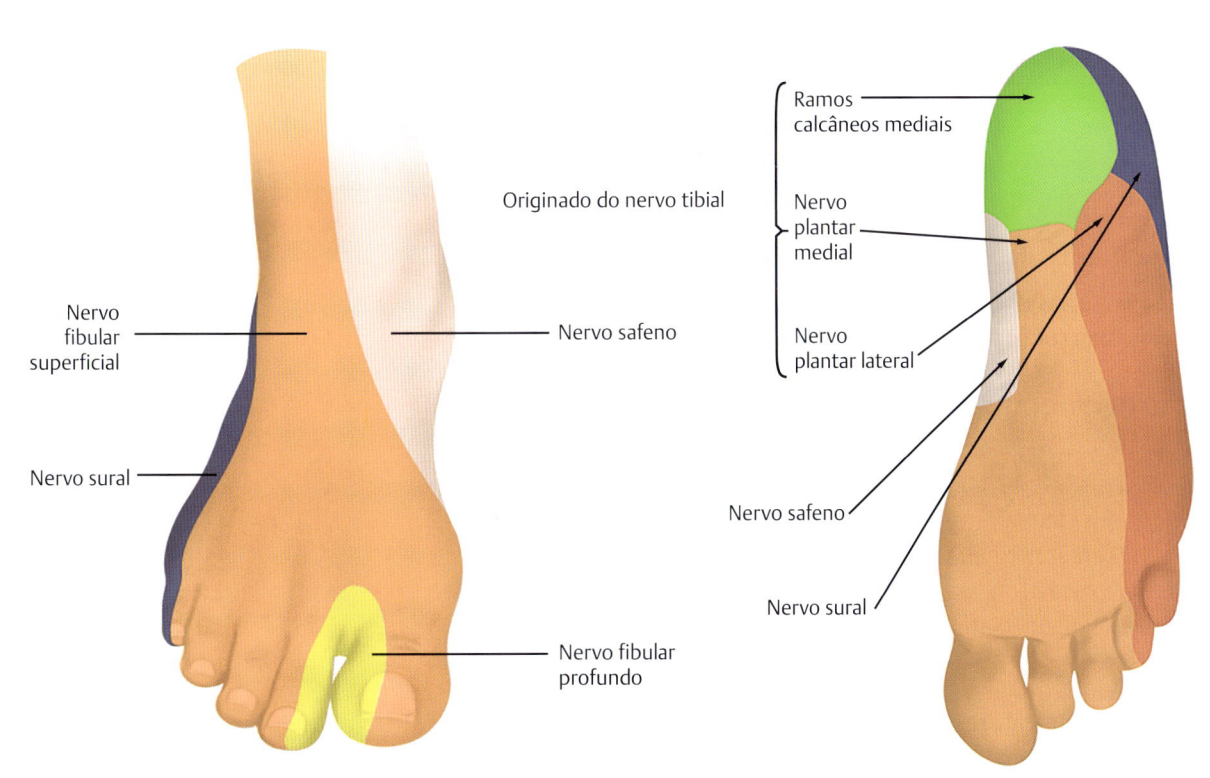

Fig. 10.42 Nervos cutâneos inervando os pés. Todos os nervos devem ser avaliados.

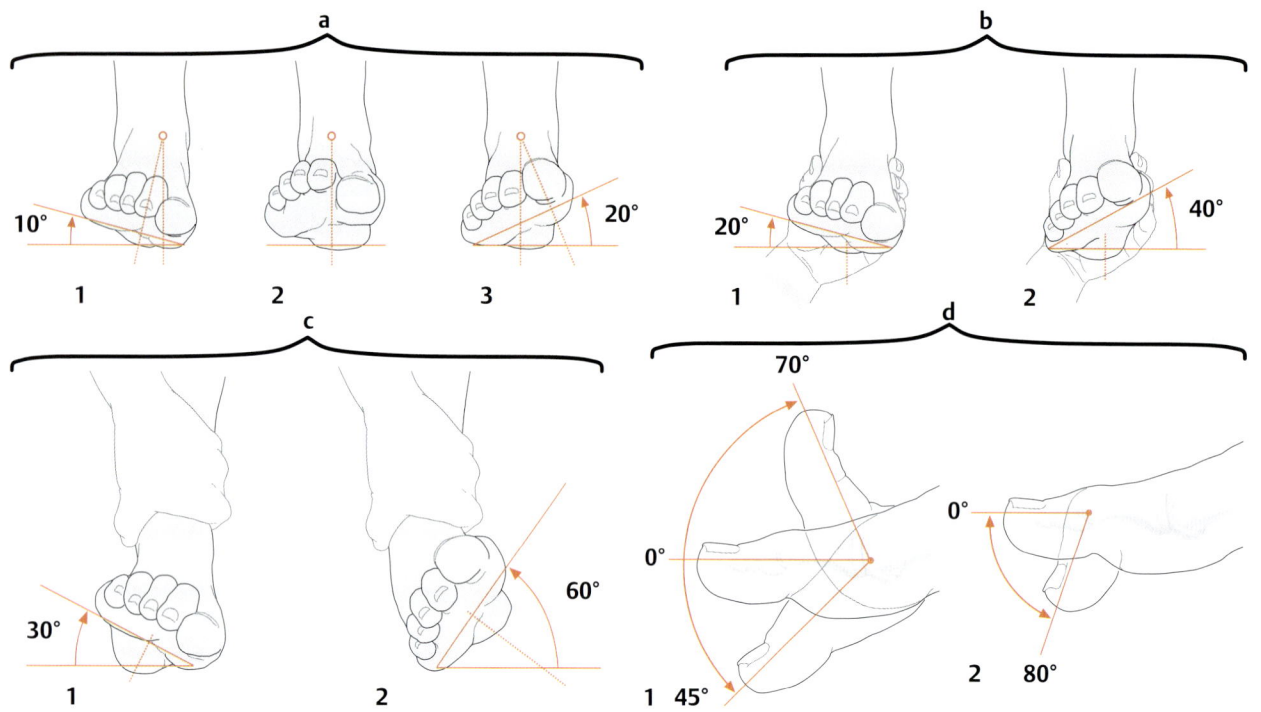

Fig. 10.43 (a) Amplitude de movimento da articulação subtalar. Pé direito, incidência anterior. 1, evertido em 10 graus; 2, posição neutra (0 graus); 3, invertido em 20 graus. (b) Amplitude de pronação/supinação das articulações transversa do tarso e tarsometatársica. 1, amplitude de pronação do antepé: 20 graus; 2, amplitude de supinação do antepé: 40 graus. (c) Amplitude de movimento total do antepé e retropé. Pé direito, incidência anterior. 1, eversão e pronação do antepé: 30 graus; 2, inversão e supinação do antepé: 60 graus. (d) Amplitude de movimento das articulações do hálux. Incidência lateral. 1, flexão/extensão da primeira articulação metatarsofalangeana; 2, flexão da primeira articulação interfalangeana. (Fonte: Schuenke M, Schulte E. General Anatomy and the Musculoskeletal System: Thieme Atlas of Anatomy. New York: Thieme; 2005. Ilustração por Karl Wesker.)

5. Amplitude de Movimento (Fig. 10.43)
   - Avaliar a ROM ativa/passiva e comparar com o lado contralateral
   - Aumento na DF do tornozelo pode ser indicativo de uma ruptura do tendão do calcâneo
   - Teste de Silfverskiöld: avaliação da DF do tornozelo com o retropé invertido nas posições de flexão completa do joelho e, então, extensão completa do joelho, para diferenciar a contratura isolada do gastrocnêmio da contratura combinada do gastrocnêmio e sóleo (Aquiles); baseado no fato de que o gastrocnêmio tem sua origem acima do joelho
     a. Normalmente, deve haver aproximadamente 10 graus de DF com o joelho estendido
     b. Com o joelho flexionado, a DF do tornozelo deve aumentar em 10 graus
        - DF aumentada com flexão do joelho: contratura do gastrocnêmio
        - DF inalterada com a flexão do joelho: contratura do calcâneo

IV. Avaliação Radiográfica do Pé e Tornozelo

1. Tornozelo
   - Incidências padrão com carga: anteroposterior (AP), pinça (girado internamente a 15 graus), lateral
     a. Ângulo talocrural normal: 83 ± 4 graus
     b. Espaço claro medial = espaço claro superior ≤ 4 mm
     c. Espaço claro tibiofibular (entre a parede medial da fíbula e a superfície da incisura da tíbia) < 6 mm
   - Gravidade ou rotação externa manual pode ser usada para diagnosticar suspeitas de lesões do ligamento deltoide e lesões sindesmóticas
   - Incidências da gaveta anterior e inclinação talar são úteis para diagnosticar instabilidade do tornozelo

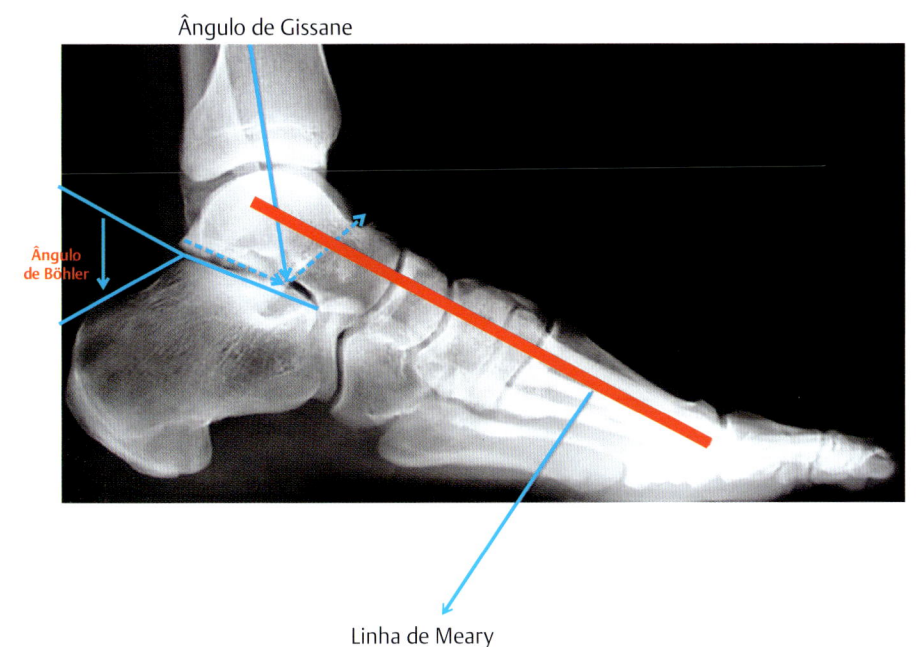

Fig. 10.44 Linha de Meary (ângulo tálus lateral-primeiro metatarso).

Ângulo de Gissane

Ângulo de Böhler

Linha de Meary

2. Pé
   - Incidências padrão com carga do pé: AP (coluna medial e média visualizadas), oblíqua (colunas média e lateral visualizadas), lateral
   a. Na incidência lateral, o alinhamento sagital do pé é avaliado com o uso da linha de Meary (ângulo tálus-primeiro MT) (normal: 0-4 graus) **(Fig. 10.44)** para diagnosticar pé plano ou cavo
   b. Ângulo de Gissane (normal: 95-105 graus): ângulo entre a margem lateral da faceta posterior e o bico anterior do calcâneo
   c. Ângulo de Böhler (normal: 2-40 graus): ângulo entre uma linha traçada do ponto mais alto do processo anterior até o ponto mais alto da faceta posterior, e uma linha traçada tangencial à borda superior da tuberosidade
3. Incidências especiais
   - Incidência de Canale (equino máximo, pronação de 15 graus, feixe de raios X direcionado 75 graus proximal em relação ao plano horizontal): visualização ótima do colo do tálus
   - Incidência de Harris (axial) (dorsiflexão máxima do pé, feixe angulado a 45 graus): avalia a cominuição do calcâneo, envolvimento da articulação subtalar, alinhamento do calcanhar, perda da altura, expansão, impacto no espaço fibular
   - Incidências de Broden (tornozelo girado internamente a 40 graus, flexão neutra, incidências tomadas a 10, 20, 30 e 40 graus em relação ao plano vertical): primariamente permite a visualização da faceta posterior da articulação ST (e, em menor grau, das facetas medial/anterior)
   - Incidência sesamoide: avalia os sesamoides e as articulações MT-sesamoide
4. Incidências contralaterais de comparação, ou incidências sob estresse, devem ser usadas em casos de suspeita de lesão ligamentar (Lisfranc, sindesmótico, placa plantar)
5. Procedimentos imagiológicos
   - Tomografia computadorizada (CT): útil na avaliação de fraturas complexas (pilão, tálus, calcâneo, Lisfranc, mediopé) e coalização tarsal
   - MRI: para diagnosticar fraturas por estresse, osteonecrose, anormalidades de tecidos moles (tendão, ligamento), neoplasia e osteocondrite dissecante (OCD) oculta
   - Cintilografia óssea: para diagnosticar fraturas por estresse, porém a MRI é superior (pode simultaneamente avaliar as estruturas dos tecidos moles)
   - Cintilografia com leucócitos (WBC) marcados com índio: para diagnosticar osteomielite (sensível e específica)

V. Deformidade Adquirida do Pé Plano em Adultos (AAFD)

1. Crucial para diferenciar se a deformidade é flexível ou fixa
2. PTTI: causa mais comum de AAFD
   - Tendão tibial posterior (PTT) é o suporte dinâmico primário do arco
   - Etiologia da PTTI é multifatorial:
     a. Zona de hipovascularidade: 2-6 cm da inserção tendínea no navicular
     b. Sobrecarga do arco causada por obesidade ou atividade
     c. Condições inflamatórias [p. ex., artrite reumatoide (RA)]
   - Ligamento mola: estabilizador estático primário da articulação TN
     a. Incompetência do ligamento mola pode ocorrer à medida que a deformidade evolui
        - Componente superomedial geralmente atenuado na AAFD
        - Ligamento deltoide (une-se ao ligamento mola) pode estar envolvido
3. Apresentação: dor precoce na região dorsal do tornozelo/pé, perda progressiva do arco, dor na região lateral do tornozelo devido ao impacto subfibular (achado tardio)
4. Exame físico: retropé valgo, perda do arco, abdução do antepé ("muitos dedos" na incidência posterior), incapacidade de realizar o teste da ponta do pé em uma única perna, contratura em equino
   - Devido ao retropé valgo, o tendão do calcâneo é lateral ao eixo de rotação da articulação subtalar e atua como um eversor do calcâneo
5. Exame radiográfico
   - Ângulo lateral negativo tálus-primeiro MT (Meary)
   - Abdução do antepé medida com base no ângulo talonavicular não coberto **(Tabela 10.2)**
6. Tratamento: com base no estágio **(Tabela 10.5)**
   - **Cuidado: Pé plano com ângulo de cobertura TN normal e PTT funcional é, provavelmente, devido a um colapso do mediopé causado por uma lesão de Lisfranc não diagnosticada. Tratar com artrodese do mediopé**
   - Estágio I
     a. Conservador: imobilização, órteses (p. ex., cunha medial do calcanhar)
     b. Cirúrgico: sinovectomia
   - Estágio II
     a. Conservador: órtese tornozelo-pé (AFO) ou órtese Arizona

Tabela 10.5 Estágios da Deformidade Adquirida do Pé Plano em Adultos

Estágio	Deformidade	Exame Físico	Radiografias
I	Nenhuma Tenossinovite	Capaz de realizar o teste da ponta do pé em uma única perna	Normal
IIA	Deformidade do pé plano Retropé flexível Antepé normal	Incapaz de realizar o teste da ponta do pé em uma única perna Dor leve do seio do tarso	Deformidade com colapso do arco
IIB	Deformidade do pé plano Retropé flexível Abdução do antepé ("muitos dedos") (ângulo talonavicular não coberto > 30-40%)		
III	Deformidade do pé plano Antepé em abdução rígida Retropé valgo rígido	Incapaz de realizar o teste da ponta do pé em uma única perna Dor severa no seio do tarso	Deformidade com colapso do arco Artrite subtalar
IV	Deformidade do pé plano Antepé em abdução rígida Retropé valgo rígido Comprometimento do ligamento deltoide	Incapaz de realizar o teste da ponta do pé em uma única perna Dor severa no seio do tarso Dor no tornozelo	Deformidade com colapso do arco Artrite subtalar Inclinação talar na pinça do tornozelo

b. Cirúrgico
- Transposição do FDL (em fase muscular com função dinâmica similar)
- Retração do gastrocnêmio (na presença de contratura)
    - Estágio IIA: osteotomia de medialização do calcâneo (MCO)
    - Estágio IIB: alongamento da coluna lateral (LCL) ± MCO
    - Estágio IIC (supinação/varo do antepé fixo): osteotomia em cunha de abertura dorsal no cuneiforme medial (Cotton)
- **Osteotomia de Cotton é usada para corrigir antepé varo residual após reconstrução do pé plano**

- Estágio III: conservador: AFO ou órtese Arizona; cirúrgico: artrodese tripla
- Estágio IV:
    a. Se o tornozelo valgo for flexível: reconstrução do ligamento deltoide e retropé
    b. Se a deformidade do tornozelo for rígida: artrodese tibiotalocalcânea

VI. Deformidade do Pé Cavovaro

1. Definição: pé cavo, frequentemente associado ao retropé varo (cavovaro)
2. Etiologia
   - Neuromuscular (NM)
     a. Unilateral: lesão da medula espinal deve ser descartada
     b. Bilateral: geralmente doença de CMT
   - Idiopática: geralmente bilateral, discreta
   - Traumática: devido ao não diagnóstico da síndrome compartimental ou a uma fratura do tálus mal consolidada
3. Provocada por flexão plantar do primeiro raio ou retropé varo
4. Sinal "cadê-achou" positivo: visualização do lado medial do calcanhar na incidência frontal **(Fig. 10.45)**
5. Associada à instabilidade do tornozelo lateral, lesão do tendão fibular, fratura por estresse do quinto MT
6. Pé cavo discreto tratado conservativamente com fisioterapia e órtese (destacamento e retração da cabeça do primeiro MT no retropé lateral)
7. Teste dos blocos de Coleman **(Fig. 10.46)** é usado para avaliar a flexibilidade do retropé
   - Se o retropé é passivamente corrigido quando o paciente fica de pé em um bloco de madeira posicionado lateral ao primeiro raio, a deformidade de retropé varo é induzida pelo antepé
     a. Tratamento: osteotomia em DF do primeiro MT
   - Se o retropé não é corrigido, a deformidade está associada ao retropé
     a. Tratamento: osteotomia em cunha de fechamento lateral do calcâneo (Dwyer), osteotomia lateralizante do calcâneo (LCO) e osteotomia em DF do primeiro MT (artrodese ST para doença artrítica)
8. Doença de Charcot-Marie-Tooth (CMT)
   - Apresentação mais comum: HMSN tipo I
   - Herança: autossômica dominante, duplicação do cromossomo 17 (proteína da mielina periférica)
   - Fraqueza do TA e PB dominada pelo antagonista PL e PT, respectivamente
   - **TA é antagonista do PL; PT é antagonista do PB**
   - PF do primeiro raio ocorre em razão da dominação do TA pelo PL
   - Atrofia intrínseca: tentativa de compensação pelos extrínsecos (EHL, EDL, FHL, FDL) resulta na deformidade de dedo em garra

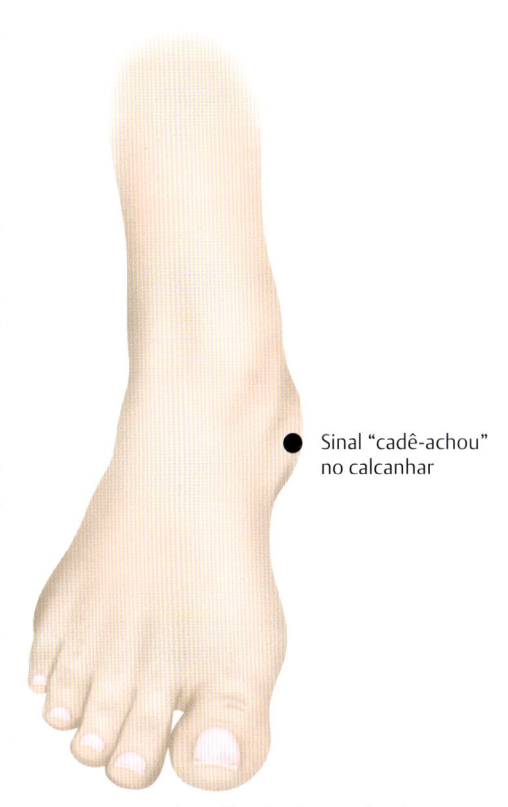

Fig. 10.45 Sinal "cadê-achou" no calcanhar na deformidade do pé cavovaro.

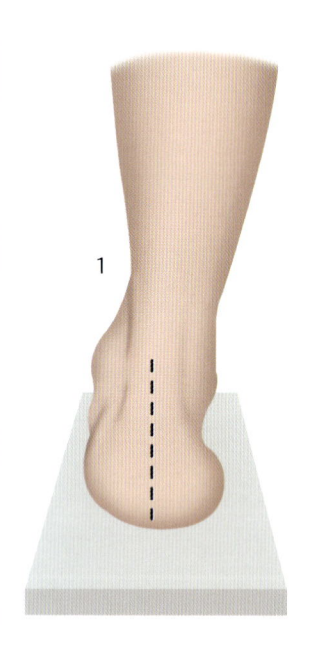

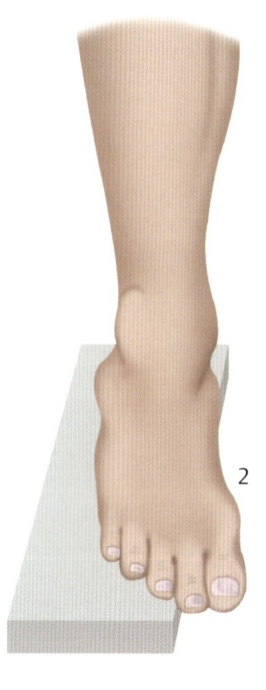

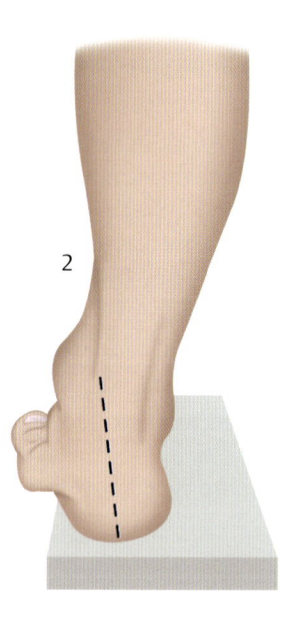

Fig. 10.46 Correção do retropé varo com o teste dos blocos de Coleman (indicando deformidade induzida pelo antepé). O eixo do retropé (*linha pontilhada*) demonstra correção de varo para valgo fisiológico.

- Fraqueza do TA resulta em recrutamento de extensores (EDL e EHL) durante a fase de rotação da marcha, exacerbando a deformidade de dedo do pé em garra
- Tratamento de uma deformidade flexível (retropé varo induzido pelo antepé) envolve uma osteotomia de dorsiflexão do primeiro MT, transposição do PL para o PB no nível da fíbula distal, e liberação da fáscia plantar
    a. Em adolescentes com deformidade flexível e epífises fechadas, o tratamento cirúrgico é recomendado devido à natureza progressiva desta doença
- Deformidade fixa (não é corrigida com o teste dos blocos de Coleman)
    a. Tratamento conservador pode ser tentado (AFO, solado tipo Rocker)
    b. Tratamento cirúrgico: LCO
        ○ Artrodese tripla geralmente é necessária para correção do retropé
9. Poliomielite (Capítulos 4 e 11)
    - Síndrome pós-pólio pode ocorrer; afeta cerca da metade daqueles com poliomielite

VII. Distúrbios do Pé Diabético

1. Fisiopatologia/etiologia
    - Neuropatia diabética
        a. Neuropatia sensorial
            ○ Perda polineuropática da sensação começa com uma distribuição em forma de luvas e meias, e progride em sentido proximal
            ○ Quando incapaz de sentir um monofilamento de Semmes-Weinstein 5,07, 90% dos pacientes perderam a sensação protetora de seus pés
            ○ *Therapeutic Shoe Bill* do Medicare: plano com cobertura de sapatos de profundidade adicional e palmilhas de contato total (três por ano) para prevenção de úlcera em pacientes neuropáticos
        b. Neuropatia motora
            ○ Frequentemente envolve o nervo fibular comum; pé caído
            ○ Musculatura intrínseca do pé está também geralmente envolvida: dedos do pé em garra
        c. Neuropatia autonômica → mecanismo de sudorese anormal → pé seco suscetível a rachaduras com fissura → portas de entrada para infecção

- Doença vascular periférica
  a. Vasos grandes e pequenos em 60-70% dos pacientes com diabetes melito (DM) > 10 anos de idade
  b. Exames vasculares não invasivos (essencial na ausência de pulsos):
     - Formas de onda (normal: trifásico)
     - ABI: valor mínimo para cicatrização: 0,5
       - Vasos calcificados falsamente aumentam o ABI (> 1,3 não fisiológico)
     - Pressões absolutas nos dedos do pé: mínima para cicatrização: 40 mmHg; normal: 100 mmHg
     - Pressão transcutânea de oxigênio: > 40 mmHg
  c. Ausência de pelos nos pés indica má cicatrização
- Comprometimento do sistema imune
- Deficiência metabólica
  a. Potencial de má cicatrização é indicado por um nível de proteína total < 6 g/dL, contagem total de linfócitos < 1.500/mm^3 ou albumina < 3 g/dL

2. Problemas clínicos
- Úlceras
  a. Etiologia: causadas por neuropatia e pressão excessiva sobre o pé plantar
  b. **Fator de risco primário para o desenvolvimento de úlcera do pé diabético: perda da sensação protetora, a qual é testada com um monofilamento de Semmes-Weinstein 5,07**
  c. **O solado tipo Rocker reduz de forma mais eficaz a pressão plantar no antepé**
  d. Classificação de Wagner-Meggitt (com base na profundidade e isquemia)
     - Profundidade
       - Grau 0: pele intacta com deformidade óssea, eritema
         - Tratamento: modificação do sapato (sapato de profundidade adicional)
       - Grau 1: úlcera superficial, tendão ou osso não exposto
         - Tratamento: incisão e drenagem (I&D) à beira do leito, gesso de contato total
       - Grau 2: úlcera profunda com tendão/cápsula articular exposta
         - Tratamento: I&D cirúrgica, seguida por trocas de curativo e gesso de contato total uma vez que o leito da ferida estiver saudável
         - **Úlcera de grau 2 sob a cabeça do primeiro MT com falha do tratamento conservador deve ser tratada com retração do gastrocnêmio e transposição de PL para PB**
       - Grau 3: úlcera extensa com osso exposto (osteomielite por definição) ou abscesso
         - Tratamento: o mesmo que para o grau 2
         - Calcanectomia parcial é indicada para um paciente com úlcera no calcanhar de grau 3, osteomielite calcânea, perda da sensação protetora e pulsos palpáveis, que tenha fracassado o tratamento conservador
         - MRI não é necessária (osso exposto: osteomielite)
     - Isquemia
       - Grau A: vascularidade normal
       - Grau B: isquemia sem gangrena
         - Exames vasculares não invasivos: revascularização, se indicado
       - Grau C: gangrena parcial (antepé)
         - Exames vasculares não invasivos: revascularização, se indicado
         - Dosar albumina e proteína total
           - Se os níveis estiverem anormais, melhorar o estado nutricional do paciente no pré-operatório
         - Tratamento cirúrgico: amputação parcial do pé

- Grau D: gangrena completa do pé
  - Tratamento: amputação abaixo do joelho (BKA)
e. Contratura em equino associada é muito comum
  - Alongamento do tendão do calcâneo deve ser realizado para evitar:
    - Ulceração recorrente do antepé/mediopé
    - Ulceração com deformidade de pé equino
    - **Pacientes com contratura do gastrocnêmio no teste de Silverskiöld e úlcera na região plantar do antepé apresentam uma retração do gastrocnêmio**
f. Objetivo: evitar surgimento de úlceras, manter funcional e plantígrado, capaz de encaixar em uma órtese/sapato
  - Tratamento de úlceras neuropáticas crônicas sem evidência de infecção: gesso de contato total

- Artropatia de Charcot
  a. Apresentação: processo crônico, progressivo e destrutivo alterando a arquitetura óssea e o alinhamento articular em pacientes sem a sensação protetora
  b. O processo de reabsorção/fragmentação óssea para formação/consolidação óssea leva de 6 a 18 meses
  c. Edema/eritema/calor tipicamente se resolvem no período da manhã e após um curto período de elevação, ao contrário da osteomielite ou abscesso
  d. **Charlot: edema/eritema/calor melhoram com a elevação (isto é explicado na parte C)**
  e. Classificação
    - Eichenholtz **(Tabela 10.6)**
    - Localização:
      - Tipo 1: mediopé (mais comum)
      - Tipo 2: retropé
      - Tipo 3: articulação tibiotalar
  f. Objetivo do tratamento: alcançar o estágio 3 **(Tabela 10.6)** ao mesmo tempo em que o alinhamento é mantido (previne subsequente colapso), estado de deambulação e integridade dos tecidos moles
    - Tratamento inicial: imobilização/sem sustentação de peso (NWB)
      - Gesso de contato total é o mais adequado inicialmente; transição para bota imobilizadora (CROW) após diminuição do edema
    - Tratamento cirúrgico é reservado para ulceração/infecção profunda recorrente ou mau alinhamento macroscópico:
      - Deformidade estável: osteotomia da proeminência óssea plantar (geralmente cuboide)
      - Deformidade instável/sem possibilidade de uso de órteses: artrodese de realinhamento; alongamento do tendão do calcâneo (TAL) quase sempre é necessário
      - Amputação se todas as outras medidas fracassarem

Tabela 10.6 Classificação de Eichenholtz da Artropatia de Charcot

Estágio	Sinais/Sintomas	Radiografias
0 (pré-fragmentação)	Inflamação aguda (confundida com infecção)	Desmineralização óssea regional
1 (fragmentação)		Desmineralização óssea regional, fragmentação periarticular, luxação articular
2 (coalescência)	Menos inflamação	Absorção de debris ósseos, cicatrização óssea precoce, neoformação óssea periosteal
3 (resolução)	Inflamação resolvida	Margens ósseas lisas, ancilose óssea/fibrosa

- Infecções do pé diabético
    a. MRI apresenta uma alta taxa de resultados falso-positivos no diagnóstico de osteomielite, especialmente na presença de artropatia de Charcot concorrente **(Tabela 10.6)**
    b. Cintilografia com WBC marcados ou cintilografia combinada com tecnécio/índio é mais sensível e específica para osteomielite do que uma cintilografia óssea convencional
    c. Culturas cirúrgicas de sítios profundos (ou biópsia óssea) são necessárias para identificar o microrganismo
    d. Tratamento
        ○ Antibióticos de amplo espectro após a obtenção de culturas cirúrgicas e, então, cobertura antibiótica limitada com base nos resultados da cultura
        ○ Abscessos: drenagem cirúrgica e antibióticos
        ○ Osteomielite: antibioticoterapia IV cultura-específicos, baseada na biópsia óssea; ressecção cirúrgica do osso infectado na falha da antibioticoterapia
    e. Nível de amputação (Capítulo 11)
        ○ Transmetatarsiana: nenhuma transposição tendinosa necessária; menor consumo energético
        ○ Lisfranc: os fibulares devem ser transpostos para o cuboide para prevenir varo, e o tendão do calcâneo deve ser alongado para prevenir a deformidade de pé equino
        ○ Chopart: TA deve ser transposto para o tálus e o tendão do calcâneo alongado para prevenir a deformidade de pé equino
        ○ Syme: menor consumo energético do que as amputações de Lisfranc/Chopart
            ♦ Menor consumo energético do que amputações de Lisfranc/Chopart
            ♦ Requer um coxim adiposo do calcanhar viável e não envolvido (suprimento sanguíneo: ramos da artéria tibial posterior)
    f. Gesso de contato total transfere as forças de sustentação de peso plantar para a panturrilha/perna
        ○ Manter o alinhamento; reduzir o edema e a pressão nas proeminências ósseas
        ○ Indicado para úlcera com um leito da ferida saudável

VIII. Hálux Valgo

1. Hálux valgo do adulto
    - Definição: desvio lateral do hálux, com desvio medial do primeiro MT
    - Etiologia: multifatorial
        a. Fatores intrínsecos: predisposição genética (94% com um histórico familiar têm transmissão materna), frouxidão ligamentar, anatomia (cabeça do MT convexa)
        b. Fatores extrínsecos: sapato (biqueira estreita, salto alto)
    - Anatomia patológica **(Figs. 10.47 e 10.48)**
        a. Atenuação capsular medial
        b. Migração plantar-lateral do AbH resulta em flexão/pronação plantar da falange
            ○ Translação lateral dos flexores plantares faz com que estes exerçam força em valgo sobre a articulação MTP
        c. Desvio lateral do EHL e FHL causa progressão do valgo e pronação do hálux
        d. Cabeça do primeiro MT desloca-se do sesamoide em direção medial, aumentando o ângulo intermetatarsal (IMA)
        e. Contratura secundária da cápsula lateral, adutor do hálux (AdH), ligamento lateral MT-sesamoide e ligamento intermetatarsal
    - Radiografias **(Figs. 10.49 e 10.50)**
        a. Ângulo de valgismo do hálux (HVA): ângulo formado pela linha ao longo da diáfise do primeiro MT e a linha ao longo da diáfise da falange proximal
            ○ Normal: < 15 graus

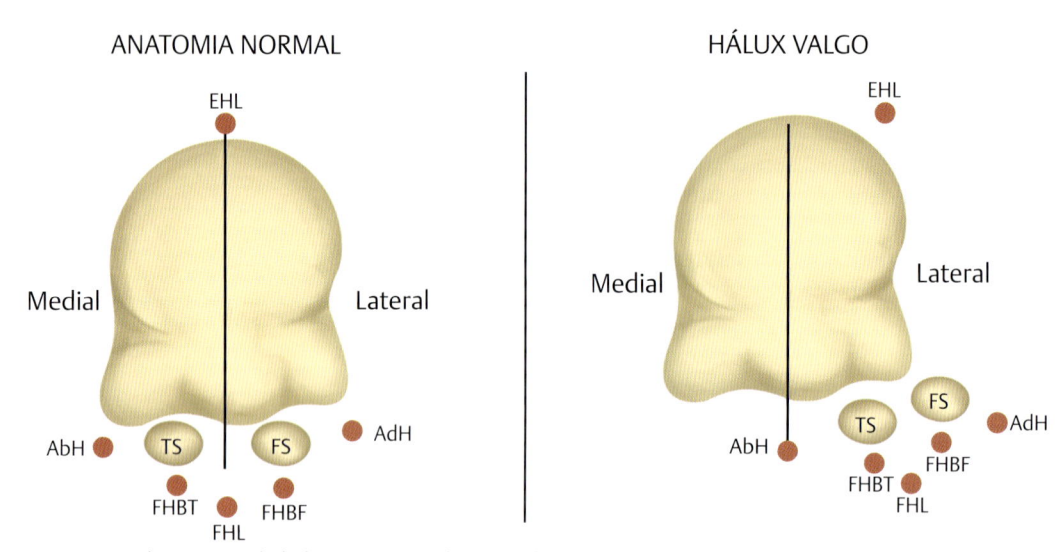

Fig. 10.47 Flexor curto do hálux ao sesamoide tibial. AbH, abdutor do hálux; AdH, adutor do hálux; EHL, extensor longo do hálux; FHBF, curto do hálux ao sesamoide fibular; FHBT, flexor curto do hálux ao sesamoide tibial; FHL, flexor longo do hálux; FS, sesamoide fibular; TS, sesamoide tibial.

b. Primeiro-segundo IMA: ângulo formado pela linha ao longo da diáfise do primeiro MT e a linha ao longo da diáfise do segundo MT
   ○ Normal: < 9 graus
c. Ângulo hálux valgo interfalangeano (HVI): ângulo formado pela linha ao longo da diáfise da falange proximal e a linha ao longo da diáfise da falange distal
   ○ Normal: < 10 graus
   ○ Associado a uma deformidade congruente
d. Ângulo articular distal do metatarso (DMAA): ângulo entre a linha ao longo da superfície articular do primeiro MT e a linha perpendicular ao eixo do primeiro MT
   ○ Normal: < 10 graus
   ○ Associado a uma deformidade congruente
e. Congruência da primeira articulação MTP é determinada comparando-se a linha que conecta a borda medial e lateral da superfície articular da cabeça do primeiro MT com a linha correspondente para a falange proximal (**Fig. 10.51**)
   ○ Quando estas linhas são paralelas, a articulação é congruente
   ○ Quando estas linhas são divergentes, a articulação é incongruente
f. Nas deformidades crônicas ou graves, os sesamoides geralmente estão deslocados lateralmente
g. Se a primeira articulação MTP é artrítica/anquilosada, uma artrodese da primeira MTP é necessária
- Procedimentos cirúrgicos
a. O tratamento cirúrgico apropriado é baseado na natureza e gravidade da deformidade subjacente
b. Osteotomias não devem ser realizadas isoladamente, para reduzir a taxa de recorrência. Outros procedimentos incluem:
   ○ Liberação distal de tecidos moles (McBride modificado)
   ○ Ressecção da eminência medial e imbricação capsular

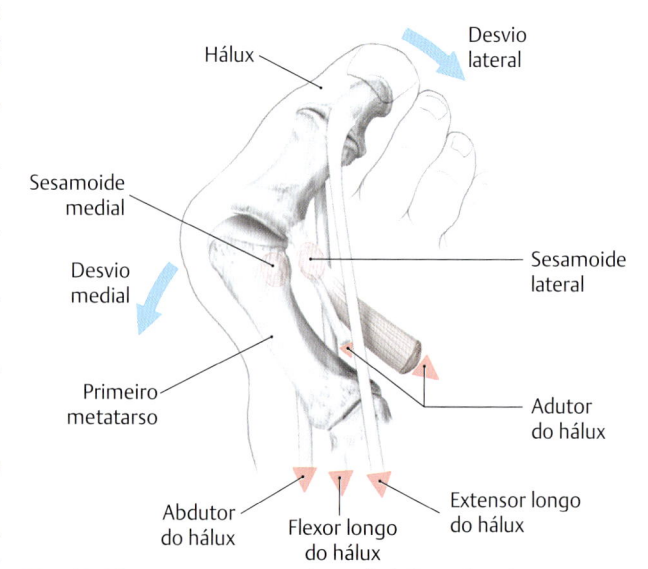

Fig. 10.48 Mecanismo patogênico do hálux valgo. (Fonte: Schuenke M, Schulte E. General Anatomy and the Musculoskeletal System: Thieme Atlas of Anatomy. New York: Thieme; 2005. Ilustração por Karl Wesker).

c. Tratamento
- IMA < 13 graus e HVA < 40 graus: osteotomia distal do metatarso (p. ex., Chevron), liberação distal de tecidos moles, ressecção da eminência medial e imbricação capsular
- IMA > 13 graus ou HVA > 40 graus: osteotomia proximal do MT (p. ex., scarf), liberação distal de tecidos moles, ressecção da eminência medial e imbricação capsular
- Instabilidade ou doença articular degenerativa (DJD) da primeira articulação TMT: procedimento de Lápidus (artrodese de realinhamento da primeira articulação TMT)
    - PF anatômica do primeiro MT com um procedimento de Lápidus é necessária para prevenir carga excessiva dos MTs menores
- Primeira MTP artrítica ou espasticidade: artrodese da primeira MTP
- DMAA aumentado: osteotomia de redirecionamento distal do MT e osteotomia de translação do MT (biplanar)
- HVI: osteotomia em cunha de fechamento medial da falange proximal (Akin)

- Complicações cirúrgicas
    a. Necrose avascular (AVN)
        - Osteotomia distal do MT e liberação lateral de tecidos moles podem ser realizadas simultaneamente sem aumento no risco de AVN
        - Evitar comprometimento do suprimento sanguíneo para a cabeça do MT
        - AVN: tratar com fusão da primeira MTP (bloco ósseo para restaurar o comprimento)
    b. Recidiva está associada à subcorreção do IMA e HVA pré-operatório alto, procedimentos isolados de tecidos moles ou ressecção de eminência medial, cabeça do primeiro MT arredondada e deslocamento lateral do sesamoide tibial
    c. Consolidação viciosa dorsal
        - Produz metatarsalgia de transferência
        - Associada ao procedimento de Lapidus e à osteotomia proximal em forma de crescente
        - Tratamento: osteotomia em plantiflexão
    d. Hálux varo pode ocorrer com:
        - Ressecção do sesamoide fibular (McBride original)
        - Sobrerressecção da eminência medial
        - Liberação lateral excessiva
        - Sobrecorreção do IMA
    e. Pseudoartrose (maior risco associado a um procedimento de Lapidus)
    f. Metatarsalgia de transferência: osteotomia de encurtamento (p. ex., Weil, Maceira) do segundo MT deve ser realizada na presença de pressão anormal sobre o segundo MT mais longo

2. Hálux valgo juvenil e do adolescente
    - Apresentação: diferente do hálux valgo do adulto; varo do primeiro MT com um grande IMA está comumente presente
    - Histórico familiar frequentemente positivo
    - Tratamento
        a. Se IMA ≤ 13 graus, osteotomia em Chevron biplanar distal é suficiente
        b. Se IMA > 13 graus, uma osteotomia em cunha de abertura medial também deve ser realizada
        c. Osteotomia cuneiforme medial proximal em pacientes com epífise aberta do primeiro MT
            - Se artrodese da primeira TMT é necessária para frouxidão, a intervenção é adiada até o fechamento epifisário do primeiro MT
    - Complicação: recidiva é a mais comum

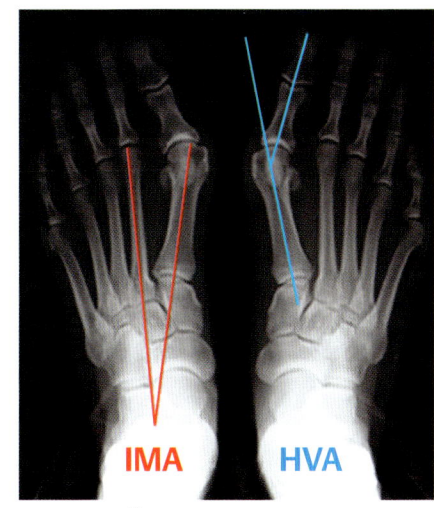

Fig. 10.49 Ângulo intermetatarsal (IMA) e ângulo de valgismo do hálux (HVA).

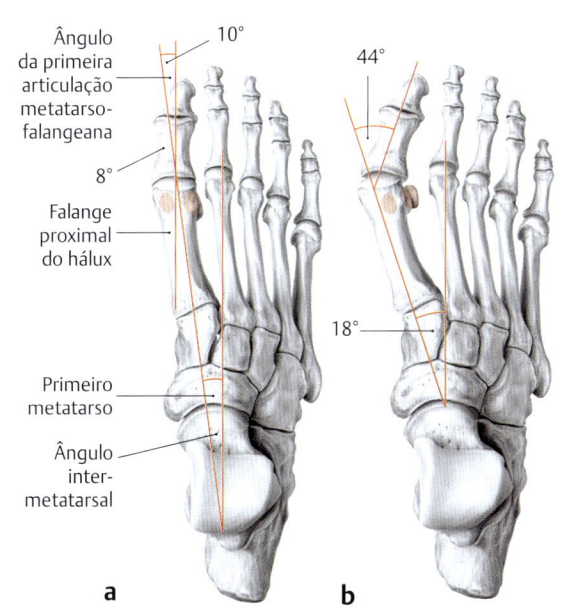

Fig. 10.50 Alteração no ângulo da primeira articulação intermetatarsal e no ângulo da primeira articulação metatarsofalangeana no hálux valgo. Pé direito, incidência superior. (a) Esqueleto de um pé direito normal. (b) Desvio lateral do primeiro raio, com subluxação da articulação metatarsofalangeana no hálux valgo. (Fonte: Schuenke M, Schulte E. General Anatomy and the Musculoskeletal System: Thieme Atlas of Anatomy. New York: Thieme; 2005. Ilustração por Karl Wesker).

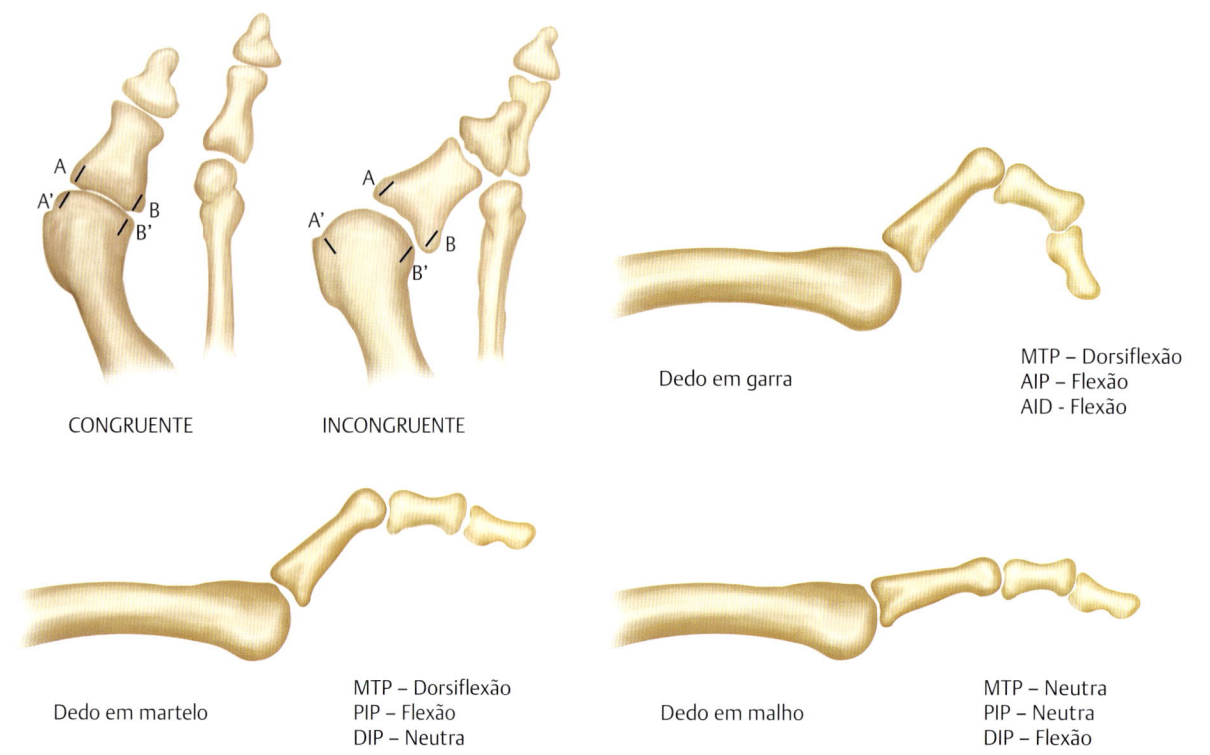

Fig. 10.51 Determinação da congruência na deformidade de hálux valgo. Se A e B na cartilagem articular da cabeça do metatarso alinham-se com A e B na falange proximal, então a deformidade é congruente.

IX. Outros Distúrbios da Primeira Articulação Metatarsofalangeana

1. Hálux rígido (oesteoartrite da primeira MTP)
   - Apresentação: sensibilidade ao toque, DF limitada devido a um grande osteófito dorsal, dor com o teste de compressão
     a. Classificação
        - Grau 0: radiografia normal, amplitude de movimento (ROM) reduzida
        - Grau I: formação leve de osteófitos, espaço articular preservado, dor nos extremos da ROM
        - Grau II: formação moderada de osteófitos, estreitamento do espaço articular (< 50%)
        - Grau III: formação grave de osteófitos com dor durante toda a ROM
        - Grau IV: mesmo que o grau III, com dor durante toda a ROM
     b. Tratamento conservador
        - Tratamento ortopédico: placa de base rígida com extensão de Morton
     c. Tratamento cirúrgico
        - Graus I e II: queilectomia dorsal com desbridamento articular; considerar a osteotomia de Moberg para aumentar a dorsiflexão
        - Graus III e IV: padrão ouro – artrodese da primeira MTP
        - **Pacientes jovens ativos com hálux rígido grau IV são tratados com uma artrodese da primeira MTP**
           ♦ Algumas autoridades também alegam que grau III com > 50% da cartilagem da cabeça do MT restante pode ser tratada com queilectomia

- ♦ Posição ideal: rotação neutra, 10-15 graus de DF, valgo leve
  - Artrodese muito reta: dificuldade na corrida
  - Artrodese em valgo: pressão excessiva no segundo pododáctilo
- ○ Artroplastia de ressecção (Keller) da primeira MTP é indicada somente para pacientes idosos com mínima deambulação e doença grau IV
  - ♦ Riscos: deformidade em *cock-up toe,* metatarsalgia de transferência e incapacidade de sustentar peso
- ○ Artroplastia com implante não é recomendada pois apresenta resultados insatisfatórios (p. ex., afrouxamento asséptico, falha mecânica)
  - ♦ Artroplastia com implante de silicone: sinovite com destruição articular
    - Tratamento: remoção do implante e sinovectomia

2. Hálux varo
   - Etiologia: geralmente iatrogênico; secundário à sobrecorreção do hálux valgo, liberação lateral excessiva, ressecção do sesamoide fibular
   - Tratamento conservador: imobilização do hálux junto ao antepé lateral para prevenir desvio em varo
   - Tratamento cirúrgico
     a. Deformidade flexível
        ○ Liberação do AbH, cápsula medial e fáscia
        ○ Transposição de porção do EHL ou EHB abaixo do ligamento intermetatarsal transverso para o colo distal do MT (lateral para medial)
        ○ Considerar osteotomia do MT
     b. Deformidade rígida: tratar com artrodese da primeira MTP

3. Problemas nos sesamoides
   - Anatomia
     a. Sesamoides do hálux situam-se no interior das duas cabeças do tendão do FHB, separados pela crista (crista intersesamoidea)
     b. Outras inserções dos sesamoides: placa plantar, ligamentos colaterais da articulação MTP, ligamentos metatarsosesamoideos, AbH e AdH
     c. Sesamoides aumentam a vantagem mecânica dos intrínsecos (FHB)
     d. Sesamoides dissipam as forças abaixo da cabeça do primeiro MT
   - *Turf toe*
     a. Patogênese: lesão ocorre devido a uma DF forçada, causando avulsão da placa plantar da base da falange, resultando em migração proximal do sesamoide
     b. Tratamento
        ○ Grau 1: distensão capsular – palmilha rígida, imobilização, retorno ao jogo
        ○ Grau 2: laceração capsular parcial – palmilha rígida, não realizar atividades atléticas por 2. semanas, retorno as atividades desportivas quando capaz de realizar dorsiflexão sem dor a 60 graus
        ○ Grau 3: laceração completa – reparo cirúrgico
     c. Fratura de sesamoide: tratar inicialmente com bota para fratura, migrar para almofada plantar, retorno gradual às atividades
        ○ Pseudoartrodeses sintomáticas podem ser tratadas com enxerto ósseo, ou osteotomia parcial ou completa
          ♦ Complicação da excisão do sesamoide tibial: hálux valgo
          ♦ Complicação da excisão do sesamoide fibular: hálux varo
          ♦ Complicação da excisão de ambos os sesamoides: deformidade em *cock-up*
        ○ Excisão do polo distal produz os melhores resultados
     d. Fragmentação do sesamoide medial: mais adequadamente tratado com excisão cirúrgica
     e. Sesamoidite: tratar com anti-inflamatórios
     f. Sesamoide tibial é mais provável de estar envolvido em traumas, e também mais propenso a ser bipartido ou multipartido

X. Distúrbios dos Dedos Menores

1. Anatomia e função
   - Estabilidade dos dedos menores é fornecida por:
     a. Congruência das articulações MTP e interfalangeana (IP)
     b. Placa plantar: previne hiperextensão da MTP e depressão da cabeça do MT
     c. Estabilidade dinâmica: tendões se inserindo nos dedos menores [extrínsecos: EDL, flexores; intrínsecos: EDB, lumbricais, interósseos (quatro dorsais, três plantares)]
       ○ EDL é primariamente extensor da articulação MTP
       ○ EDB estende a articulação interfalangeana proximal (PIP)
       ○ FDL é primariamente flexor plantar da articulação interfalangeana distal (DIP)
       ○ FDB é primariamente flexor plantar da articulação PIP
       ○ Intrínsecos flexionam a articulação MTP e estendem as articulações IP
         ♦ Tração dos intrínsecos é plantar ao eixo rotacional da articulação MTP
           ▪ Translação plantar da cabeça do MT após osteotomia distal do MT posiciona os intrínsecos dorsalmente ao eixo de rotação da articulação MTP, o que resulta na deformidade do "dedo flutuante"
   - Deformidades dos dedos menores é muito mais comum em mulheres (5:1) em razão do uso de sapatos de salto alto que são muito estreitos para o antepé e que colocam as articulações MTP em hiperextensão, resultando em atenuação das estruturas plantares, depressão da cabeça do MT e migração distal do coxim adiposo, resultando em calosidades plantares
2. Deformidade do dedo em martelo: extensão da MTP, flexão da PIP, extensão da DIP (**Fig. 10.52**)
   - Desenvolve-se quando os intrínsecos menores são dominados pelos extrínsecos
   - Mais comum no segundo dedo (o dedo mais longo dos dedos menores), causado por uma biqueira baixa
   - articulação MTP aparece em dorsiflexão com a sustentação de peso
     a. "Simples": corrige tirando-se o pé do solo
     b. "Complexa": não corrige (análoga ao dedo em garra)
   - Tratamento conservador: almofada protetora, biqueira alta, talas corretivas (apenas na deformidade flexível)
   - Tratamento cirúrgico: ditado pela flexibilidade da deformidade
     a. Flexível: transposição de Girdlestone-Taylor do tendão flexor para o extensor
     b. Fixa: artroplastia ou artrodese da PIP
3. Deformidade do dedo em garra: flexão da articulação PIP e DIP com hiperextensão fixa da MTP
   - Etiologia: deformidade em cavo, doença NM causando desequilíbrio muscular, artropatias inflamatórias causando atenuação de tecidos moles, trauma, sequelas da síndrome compartimental
   - Tratamento conservador: órtese para supressão de carga plantar na cabeça subluxada do MT
   - Tratamento cirúrgico
     a. Flexível: transposição do tendão flexor para extensor do FDL, com tenotomia do EDB e alongamento do EDL
     b. Fixa: artrodese da PIP ou artroplastia de ressecção com capsulotomia da MTP e alongamento do extensor
       ○ Osteotomia de encurtamento (Weil, Maceira) na presença de luxação da MTP
4. Deformidade do dedo em malho: deformidades em flexão isolada na articulação DIP
   - Tratamento
     a. Flexível: tenotomia do FDL
     b. Fixa: artrodese da DIP ou artroplastia excisional

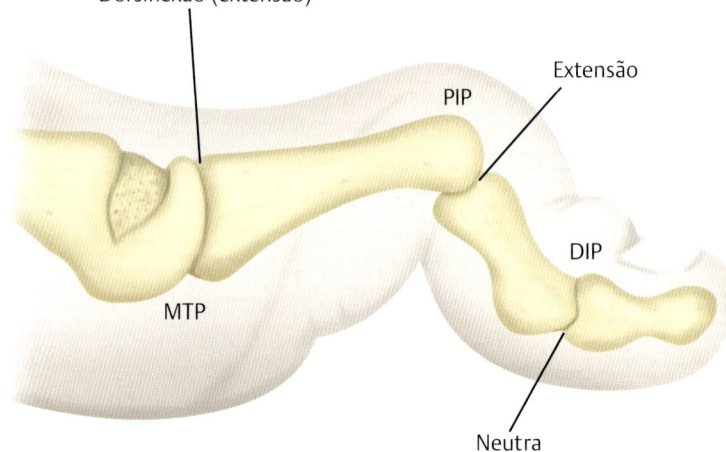

Fig. 10.52 Deformidade do dedo em martelo: extensão da articulação metatarsofalangeana (MTP), flexão da articulação interfalangeana proximal (PIP) e extensão da articulação interfalangeana distal (DIP).

5. Deformidade de dedo cruzado
    - Deformidade de segundo pododáctilo cruzado se desenvolve como resultado de:
        a. Ruptura da placa plantar
        b. Atenuação do ligamento colateral lateral
    - Tratamento: transposição do tendão do EDB para o ligamento intermetatarsal com liberação capsular medial, transposição do tendão flexor para extensor
        a. Osteotomia distal do MT necessária para subluxação/luxação grave do MTP
        b. Sobreposição do quinto pododáctilo: liberação da cápsula dorsal, zetaplastia cutânea dorsal, alongamento do EDL
        c. Subposição ("encurvado") do quinto pododáctilo: tenotomia do FDL equivalente à transposição do flexor para o extensor
        d. Osteotomia de Weil foi associada à deformação do dedo do pé flutuante (dorsiflexão) na articulação MTP
            ○ Para evitar esta complicação, a osteotomia deve ser realizada paralela à superfície plantar do pé, ou uma lâmina do osso deve ser removida para evitar depressão plantar da cabeça do MT
            ○ Foi demonstrado que as osteotomias de Weil são superiores às osteotomias de Helal em todos os aspectos – satisfação do paciente, taxa de recidiva, lesões por transferência, manutenção da redução e taxa de consolidação
        e. Para deformidade grave da segunda articulação MTP, com subluxação ou luxação, o uso isolado de liberação de tecido mole é insuficiente
6. Instabilidade metatarsofalangeana
    - Apresentação: subluxação manifestando-se com dor/edema, dor com a propulsão; o teste da gaveta (aplicando força dorsal à falange proximal, ao mesmo tempo em que o metatarso é estabilizado) reproduz dor
    - Tratamento conservador: imobilização do dedo e órtese dos dedos menores
        a. Injeção de esteroides é contraindicada (pode causar atenuação da placa plantar)
    - Tratamento cirúrgico
        a. Sinovite isolada (articulação MTP estável): sinovectomia da MTP, reconstrução da cápsula articular da MTP
        b. Instabilidade ou deformidade grave: adicionar transposição do tendão flexor para extensor para estabilidade adicional (pode causar rigidez); alternativamente, pode-se realizar o redirecionamento do EHB para abaixo do ligamento transverso do metatarso
7. Doença de Freiberg
    - Osteocondrose do raio menor, geralmente envolvendo a cabeça do segundo MT
    - Achados radiográficos: reabsorção do osso adjacente à superfície articular, com resultante achatamento da cabeça do MT, corpos livres, estreitamento do espaço articular
    - Tratamento cirúrgico
        a. Para doença em seu estágio inicial, desbridamento de toda a sinovite, osteófitos e corpos livres através de uma incisão dorsal
        b. Osteotomia metafisária em cunha de fechamento dorsal (rotação preservada da face plantar da superfície articular)
8. Deformidade de Bunionette (joanete de alfaiate): proeminência sobre a cabeça do quinto MT
    - Bunionette e hálux valgo ipsolateral: *splayfoot*
    - Tratamento cirúrgico é baseado na localização anatômica da deformidade:
        a. Tipo I (cabeça do quinto MT alargada): condilectomia lateral
        b. Tipo II (arqueamento lateral da diáfise do quinto MT): osteotomia de Chevron distal do quinto MT
        c. Tipo III (aumento > 8 graus do quarto-quinto IMA): osteotomia diafisária oblíqua do quinto MT
    - Osteotomia proximal deve ser evitada devido ao fraco suprimento sanguíneo na junção metadiafisária proximal

XI. Doença Articular Degenerativa (Osteoartrite)

1. Geral
   - Frequentemente pós-traumática no retropé e tornozelo
   - Osteoartrite idiopática comumente ocorre na primeira articulação MTP e mediopé
   - Instabilidade lateral do tornozelo, PTTI e deformidades NM contribuem à DJD
2. Artrite do mediopé (TMT)
   - Tratamento conservador: tratamento ortopédico – sapato de sola rígida ou sapato modificado com haste de aço, com solado tipo Rocker e salto almofadado
   - Tratamento cirúrgico: para a deformidade de pé plano, a artrodese de realinhamento pode ser realizada (artrodese da coluna medial: fusão da primeira articulação TMT e da articulação NC) para restaurar o ângulo tálus lateral-primeiro metatarso (Meary)
3. Artrite do retropé
   - Inclui as articulações subtalar (ST), talonavicular (TN) e calcaneocuboide (CC)
   - Tratamento conservador: tratamento ortopédico – AFO ou órtese de couro de amarrar (tipo Arizona)
   - Tratamento cirúrgico: artrodese de uma única articulação resulta em limitação significativa na inversão/eversão do retropé (TN > ST > CC)
     a. Fusão TN isolada apresenta uma alta taxa de pseudoartrose
     b. Na presença de deformidade, o tratamento cirúrgico envolve uma artrodese tripla
        - Posição ideal: 0-5 graus em valgo, abdução/adução neutra, pé plantígrado
        - Artrodese tripla com consolidação viciosa necessita de uma osteotomia do calcâneo (correção varo/valgo) e de uma osteotomia transversa do tarso (restauração da posição plantígrada)
   - Artrite da ST
     a. Apresentação: dor ao andar ou ao pisar em superfícies irregulares
     b. Exame físico: sensibilidade sobre o seio do tarso, dor com a eversão/inversão passiva do retropé
     c. Artrodese subtalar apresenta uma alta taxa de pseudoartrose em fumantes e naqueles com um histórico de artrodese do tornozelo
     d. Prévia fratura do calcâneo com perda de altura: impacto anterior do tornozelo/dor, impacto subfibular
        - Tratado com artrodese por distração óssea em bloco da articulação subtalar
4. Artrite tibiotalar
   - Pode estar associada à deformidade de pé plano rígido (estágio IV), deformidade do pé cavovaro ou instabilidade lateral do tornozelo; também pode estar associada à deformidade em varo ou valgo do tornozelo, tanto no tornozelo como mais proximal (p. ex., tíbia vara)
   - Tratamento conservador: tratamento ortopédico – AFO com modificação de solado tipo Rocker ou órtese de couro de amarrar (tipo Arizona)
   - Tratamento cirúrgico
     a. Artrodese proporciona excelente alívio da dor
        - Posição ideal da artrodese tibiotalar: 0-5 graus do retropé valgo, 5-10 graus de rotação externa, dorsiflexão neutra
        - Adicionar órtese com solado tipo Rocker
        - Causa artrite nas articulações ipsolaterais do mediopé e retropé (ST mais comum)
        - Falha na fusão com a articulação subtalar normal deve ser revisada com placa de compressão e enxerto ósseo
     b. Comparado a outros diagnósticos pré-operatórios, a artroplastia total de tornozelo (TAA) apresenta os desfechos mais previsíveis no tratamento de osteoartrite
        - Menores taxas de falha para o sistema Agility de substituição do tornozelo quando uma fusão sindesmótica concomitante é realizada

- Dor persistente > 6 meses após a TAA com o implante Agility é mais provável devido à pseudoartrose sindesmótica
- Contraindicações absolutas à TAA:
  - Infecção ativa
  - Artropatia neuropática (Charcot)
  - Nenhuma função motora abaixo do tornozelo
  - AVN talar significativa
- Outras contraindicações incluem doença vascular periférica, frouxidão articular significativa com ligamentos do tornozelo não reconstruíveis, osteopenia ou osteoporose grave
- Artroplastia de distração tem um papel limitado em pacientes mais jovens com artrite grave (dados que corroboram seu uso são limitados)
- Nenhum papel atual para artroplastia interposicional de tecidos moles

XII. Artrite Reumatoide e Distúrbios Inflamatórios

1. Artrite reumatoide
   - Antepé é mais comumente envolvido do que o mediopé e retropé
     a. Há subluxação ou luxação dos dedos do pé dorsalmente, desvio lateralmente em valgo, desenvolvimento de deformidades de dedos em martelo
        - Medida que os dedos menores do pé desviam lateralmente, um hálux valgo se desenvolve e piora a metatarsalgia de transferência
        - Sinovite crônica: incompetência das cápsulas articulares e ligamentos colaterais
     b. Reconstrução do antepé com artrite reumatoide: artrodese da primeira MTP, ressecção da cabeça dos MT menores com pinagem das articulações MTP menores, osteoclasia fechada das articulações interfalangeanas *versus* artroplastia da PIP
        - **Na artrite reumatoide grave do antepé, considerar artrose da primeira MTP e ressecções da cabeça dos MTs dos dedos menores**
        - Realizar três incisões dorsais longitudinais adequadamente posicionadas
        - Complicação mais comum da artroplastia de antepé: queratose plantar intratável (IPK)
   - Envolvimento do mediopé geralmente ocorre na articulação TN
   - **Artrite simétrica isolada da articulação TN: pensar em RA**
   - Quando pé plano se desenvolve, a deformidade induzida pelo mediopé deve ser diferenciada da deformidade induzida pelo retropé
     a. Tratar a deformidade induzida pelo mediopé com uma artrodese de realinhamento do mediopé
     b. Tratar a deformidade induzida pelo retropé com uma artrodese tripla
   - Envolvimento da articulação tibiotalar é mais apropriadamente tratada com artrodese de tornozelo (alto risco de complicações da ferida com a artroplastia total de tornozelo)
   - Paciente reumatoide com Bunionette tipo 1: tratar com exostectomia
2. Espondiloartropatia soronegativa [artropatia inflamatória fator reumatoide (RF)-negativa]
   - Apresentação: no pé na forma de fascite plantar, tendinite do calcâneo ou PTTI
   - Tratamento conservador: drogas anti-inflamatórias não esteroidais (NSAIDs), salicilatos ou fármacos citotóxicos (determinados pelo reumatologista)
   - Tratamento cirúrgico: indicado para erosões de articulações pequenas (p. ex., erosões ósseas psoriáticas "lápis na taça"), tendinopatia do calcâneo recalcitrante ou fascite plantar
3. Gota (ver Capítulo 1)
   - articulação MTP do hálux está geralmente envolvida (50-75% dos ataques iniciais)
     a. 90% dos pacientes com ataques gotosos crônicos terão um ou mais episódios envolvendo a articulação MTP do hálux

XIII. Distúrbios Nervosos

1. Neuroma de Morton: neuropatia compressiva do nervo interdigital, mais comumente entre o terceiro e quarto MT ou o segundo e terceiro MT (espaço intermetatarsal)
   - Tratamento conservador: sapatos de biqueira larga, almofadas metatarsais para supressão de carga do espaço interdigital, injeções de cortisona (14% alcançam alívio na primeira injeção, 30% com múltiplas injeções)
   - Tratamento cirúrgico
     a. Incisão dorsal, incisão do ligamento intermetatarsal (IM) transverso e ressecção do nervo 2 a 3 cm proximal ao ligamento IM
     b. Causa mais comum de dor recorrente é uma ressecção inadequada
   - Neuroma recorrente: complicação mais comum
     a. Aumento bulboso do coto neural devido a uma ressecção proximal inadequada ou inexistência de retração do nervo (o coto do nervo se adere ao osso/tecido mole adjacente resultando em neurite por tração)
       - Tratamento cirúrgico: incisão plantar (possibilita uma exposição mais proximal), transposição do novo coto para o tecido muscular
   - Taxa de sucesso da excisão inicial: 80-85%; 60-65% para a excisão de revisão

2. Síndrome do túnel do tarso
   - Definição: neuropatia compressiva do nervo tibial no interior do túnel fibro-ósseo do tarso
   - Apresentação: dor na região posteromedial do tornozelo/calcanhar com parestesia se irradiando para a face plantar do pé
   - Anatomia
     a. Limites do túnel do tarso: retináculo flexor (superficialmente), tálus medial/calcâneo/sustentáculo do tálus (profundo), AbH (inferiormente)
     b. Conteúdos do túnel do tarso: PT, FHL, FDL, artéria tibial posterior, veias comitantes, nervo tibial
     c. Nervo plantar lateral pode ser lesionado durante a artrodese da articulação tíbio-talo-calcaneana (TTC) por meio de uma abordagem plantar usando um pino intramedular
   - Etiologia: cistos sinoviais ou gangliônicos, sinovite vilonodular pigmentada (PVNS), tumores de bainha nervosa, lipomas, fratura, varicosidades, músculos acessórios, tenossinovite, pé plano, correção do pé cavovaro ou doenças sistêmicas causando edema inflamatório (diabetes melito, artrite reumatoide, espondilite ancilosante)
   - Exame físico
     a. Sinal de Tinel positivo sobre o nervo é frequentemente observado
     b. Exame sensorial geralmente não é confiável
     c. Avaliar o alinhamento do retropé
     d. Manifestações crônicas: atrofia do AbH (NPM) ou abdutor do dedo mínimo (ADQ; LPN)
   - Exames imagiológicos/diagnósticos
     a. Testes eletrodiagnósticos usados para determinar o nível de compressão nervosa
       - Estudo de condução nervosa (NCS) sensorial é mais frequentemente anormal do que o NCS motor
       - Eletromiografia (EMG) é menos sensível
     b. MRI pode ajudar a identificar lesões expansivas
   - Tratamento
     a. Geralmente conservador
     b. Indicações cirúrgicas:
       - Lesões expansivas no túnel do tarso
       - Falha de 3-6 meses do tratamento conservador

c. Tratamento cirúrgico: liberação aberta do túnel do tarso (evitar liberação endoscópica)
   - Liberação da fáscia profunda e superficial do abdutor do hálux
3. Síndrome do túnel do tarso anterior
   - Etiologia: neuropatia compressiva do nervo fibular profundo no túnel fibro-ósseo abaixo do retináculo extensor inferior, secundário a sapatos amarrados de forma apertada, presença de osteófitos na articulação tibiotalar anterior, talonavicular ou TMT, cistos gangliônicos, tendinite ou compressão do EHB
   - Tratamento
     a. Conservador: modificações com relação ao uso dos sapatos, técnicas de amarrar alternativas
     b. Tratamento cirúrgico: na falha das medidas conservadoras, incisão do retináculo extensor inferior, excisão de osteófitos, reparo capsular
4. Sequelas dos distúrbios de neurônios motores superiores
   - Causas mais comuns: acidente vascular encefálico (AVE), lesão cerebral traumática, lesão da medula espinal
   - Paralisia, espasticidade, desequilíbrio muscular, contraturas e subluxação articular
   - Deformidade mais comum: equinovaro
     a. A deformidade de pé equino ocorre em razão de hiperatividade do complexo gastrocnêmio-sóleo
        - Tratar com o procedimento de alongamento do tendão do calcâneo
        - Liberação dos flexores dos dedos é geralmente necessária devido a um efeito tenodese quando o tornozelo é afastado do pé equino
     b. Varo resulta da hiperatividade do TA (e FHL, FDL e PT)
        - Tratar com transposição do hemitendão do TA para o cuboide ou cuneiforme lateral, ou transposição do TA total para o cuneiforme lateral
   - Tratamento cirúrgico deve ser adiado pelo menos 6 meses após o início dos sintomas para possibilitar máxima recuperação possível
   - Tratamento conservador: PT, alongamento, manutenção da ROM articular, imobilização, gesso seriado, relaxantes musculares, bloqueio com fenol (menos dispendioso) e injeções de toxina botulínica (mais caro)
5. Lesão do nervo periférico e transposições tendíneas
   - Tratamento conservador: AFOs podem ser usadas inicialmente, mas cirurgia é necessária para uma reabilitação livre de órtese
   - Princípios da transposição tendínea:
     a. Deformidade deve ser flexível (deformidade rígida requer artrodese)
     b. Deve haver uma resistência de nível 4 ou 5 para transposição (um grau é perdido com a transposição)
     c. Redirecionar uma força deformante para criar uma força de restauração
   - Paralisia do nervo fibular provoca perda da DF ativa e eversão do equinovaro
     a. Tratamento: transposição do PTT através da membrana interóssea para o mediopé dorsal com alongamento do tendão do calcâneo; considerar LCO
   - Uma síndrome compartimental não diagnosticada pode causar perda dos compartimentos posterior profundo e anterior
     a. Deformidade: cavovaro (PL) e pé equino (Aquiles)
     b. Tratamento: similar àquele para paralisia do nervo fibular

XIV. Dor no Calcanhar

1. Dor no calcanhar plantar
   - Fascite plantar
     a. Apresentação: dor com o primeiro passo no período da manhã e após um tempo prolongado na posição sentada
     b. Fáscia plantar é o sítio primário de transferência de força entre o retropé e antepé durante a fase de apoio da marcha (mecanismo de molinete)

c. Exame físico
- Sensibilidade sobre a tuberosidade medial plantar do calcâneo na origem fascial plantar
- Associada à contratura do gastrocnêmio
- **Dorsiflexão reduzida do tornozelo é o fator de risco independente mais forte para o desenvolvimento de fascite plantar**

d. Tratamento conservador (eficaz em > 90% dos pacientes):
- Programas de alongamento: alongamento específico da fáscia plantar (mais eficaz) e alongamento do tendão do calcâneo
- Talas noturnas, fisioterapia, medicamentos anti-inflamatórios
- Injeções de corticosteroides deixaram de ser utilizadas em razão do risco de ruptura fascial plantar

e. Tratamento cirúrgico (para casos refratários):
- Liberação fascial plantar limitada (metade medial)
    - Liberação completa pode comprometer a integridade do arco longitudinal e sobrecarregar a coluna lateral
- Outras opções incluem retração do gastrocnêmio e terapia por ondas de choque extracorpórea (ESWT)

- Compressão do primeiro ramo do nervo plantar lateral (LP) (de Baxter)
    a. Manifesta-se como dor na região plantar medial do calcanhar que pode ser difícil de diferenciar da fascite plantar
    - Dor mais medial sobre a origem do abdutor do hálux
    b. Compressão sobre o nervo reproduz a dor e causa irradiação para a região plantar lateral do pé (sinal de Tinel positivo)
    c. Exames imagiológicos/diagnósticos
    - MRI: pode demonstrar infiltração gordurosa do ADQ (achado tardio)
    - EMG/NCS: latência motora aumentada no ADQ
    d. Tratamento conservador: modificação das atividades, gelo, NSAIDs
    e. Tratamento cirúrgico: se as medidas conservadoras falharem, liberação aberta da fáscia profunda do abdutor do hálux

- Fratura por estresse do calcâneo
    a. Pode ocorrer após um aumento recente no nível de atividade (p. ex., recrutas militares)
    b. **Se o aumento da atividade provoca dor com o aperto do calcanhar, considerar fratura por estresse do calcâneo**
    c. MRI (especificidade mais elevada) é preferível à cintilografia óssea, visto que também é capaz de avaliar os tecidos moles adjacentes para outras causas de dor
    d. Tratamento conservador: repouso, sustentação protegida do membro

- Síndrome do coxim plantar
    a. Apresentação: dor e sensibilidade na porção central do calcanhar plantar
    - Associada à atrofia do coxim plantar
    b. Tratamento conservador: sapato com palmilha almofadada ou gesso almofadado
    c. Tratamento cirúrgico: deve ser evitado; nenhuma técnica é capaz de restaurar a arquitetura do coxim adipooso; complicações da ferida neste local podem ser devastadoras

2. Dor no calcanhar posterior
- Bursite retrocalcânea/deformidade de Haglund/tendinopatia insercional do tendão do calcâneo
    a. Bursa retrocalcânea situa-se entre a superfície anterior do tendão do calcâneo e a tuberosidade calcânea posterossuperior
    b. Deformidade de Haglund: proeminência aumentada da tuberosidade calcânea posterossuperior (visível na radiografia lateral do pé)
    c. Bursite retrocalcânea pode ocorrer independentemente ou em razão de presença de uma deformidade de Haglund

- d. Bursite retrocalcânea frequentemente ocorre em conjunto com a tendinopatia insercional do calcâneo
- e. Tendinopatia insercional do calcâneo:
  - Sensibilidade sobre o sítio de inserção do tendão no calcâneo posterior
  - Radiografia lateral do pé: esporão ósseo ou calcificação intratendínea
  - MRI pode ser útil para avaliar o grau de degeneração tendínea
  - Tratamento conservador: modificação do calçado, NSAIDs, gelo
    - ♦ Elevadores de calcanhar, alongamento, PT (treinamento excêntrico)
- f. Injeções de corticosteroides devem ser evitadas (podem causar ruptura do tendão do calcâneo)
- g. Tratamento cirúrgico
  - Bursite retrocalcânea: desbridamento da bursa
  - Deformidade de Haglund: excisão da deformidade de Haglund (exostectomia calcânea)
  - Tendinopatia insercional do calcâneo: desbridamento do tendão degenerativo, incluindo calcificação
    - ♦ Se a desinserção tendinosa (> 50%) é necessária para desbridamento adequado, reinserir com âncoras de sutura
    - ♦ Transposição do tendão do FHL para reforço é indicada se > 50% do tendão do calcâneo requer excisão
      - ▪ único achado objetivo da transposição do FHL é uma diminuição na pressão das falanges no hálux

- Ruptura crônica do tendão do calcâneo
  a. Tratamento conservador: AFO; tratamento cirúrgico: transposição do FHL

XV. Problemas Tendinosos

Nota: ver Deformidade Adquirida do Pé Plano em Adultos, acima, para problemas do tendão PT, e Capítulo 8 para problemas com o tendão do calcâneo

1. Tendões fibulares
   - PL (posterolateral no sulco fibular) geralmente sofre subluxação/luxação
   - PB (anteromedial no sulco fibular) geralmente sofre lacerações
   - Patologia do tendão fibular está associada à deformidade do pé cavovaro
     a. Maior risco de patologia fibular com a fixação fibular posterior com placa
   - Fisiopatologia da subluxação/luxação fibular: dorsiflexão rápida de um pé invertido, com rápida contração dos tendões fibulares resulta em ruptura do retináculo fibular superior
   - Ruptura aguda do PL pode ocorrer em ou através de uma fratura do osso fibular
   - Imagens
     a. Radiografias: demonstram retração ou fratura do osso fibular
     b. Ultrassonografia: uma ferramenta dinâmica para avaliar subluxação/luxação
     c. MRI: comumente mostra lacerações longitudinais falso-positivas
   - Tratamento conservador: repouso, NSAIDs, órtese, fisioterapia
   - Tratamento cirúrgico:
     a. Tenossinovectomia; desbridamento e reparo para degeneração tendínea > 50%
     b. Aprofundamento do sulco fibular é indicado se o sulco for raso
     c. Excisão e tenodese são indicadas em casos de ruptura completa ou degeneração tendínea grave (> 50%) (quando reparo não é possível)
     d. Se o retropé varo é contributivo, uma osteotomia em cunha de fechamento lateral do calcâneo é necessária para corrigir o alinhamento
     e. Para subluxação/luxação fibular, o retináculo fibular superior deve ser reparado (± aprofundamento do sulco fibular se necessário para estabilidade)

f. Se > 50% de degeneração de ambos os tendões PL e PB o tornam irreconstrutíveis, transposição do FHL para o quinto MT pode ser realizada

2. Tendão tibial anterior
   - Rupturas completas (raras, adultos mais velhos) podem ser reparadas primeiramente quando agudas, porém requerem reconstrução com enxertos de tendão interposicionais quando crônicas
      a. O reparo agudo leva a uma melhora no estado do paciente, porém força reduzida em inversão e dorsiflexão permanece um problema

3. Tenossinovite estenosante do FHL
   - Geralmente observada em dançarinos que dançam na ponta dos pés
   - Estenose ocorre ao longo do trajeto do FHL, entre os tubérculos posteromedial e posterolateral do tálus
   - Exame físico: sensibilidade na região posteromedial do tornozelo, desencadeamento da articulação IP do hálux, crepitação dolorosa com a flexão plantar do hálux contra resistência
   - Imagens: MRI – líquido em torno do FHL no nível do tornozelo
   - Tratamento conservador: modificação das atividades
      a. Tratamento cirúrgico: tenossinovectomia do FHL e liberação da fáscia sobrejacente

XVI. Fraturas do Calcâneo

1. Fraturas extra-articulares
   - Fratura por avulsão da tuberosidade (**Fig. 10.53**)
      a. Pode oferecer risco à pele posterior quando deslocado de forma significativa; redução cirúrgica de emergência é indicada quando a pele está em risco
   - **Fraturas em bico: emergência ortopédica: requer redução e fixação imediata devido ao risco de necrose cutânea**
      - Tratar com a técnica percutânea de parafusos de interferência
   - Fraturas do processo anterior
      a. Mecanismo: avulsão do ligamento bifurcado causada por PF/inversão forçada
      b. Tratamento: geralmente conservador
         - Na presença de > 25% de deslocamento na articulação CC, redução aberta e fixação interna (ORIF)
   - Fraturas do sustentáculo
      a. Raramente ocorrem de forma isolada sem o envolvimento da faceta posterior
      b. Fraturas deslocadas devem ser tratadas através de uma abordagem medial
      c. Pode causar estenose do FHL e dor com a flexão do hálux

2. Fraturas intra-articulares
   - 75% envolvem a faceta posterior; a maioria tem o mesmo grau de deslocamento
   - Alargamento da parede lateral: impacto subfibular/patologia fibular
   - Esmagamento do coxim calcâneo pode ocorrer com lesões decorrentes de cargas axiais
   - calcâneo se torna curto, largo e plano, e o calcanhar fica em varo
   - 17% são lesões abertas: a ferida geralmente ocorre medialmente
   - Deve-se verificar a presença de fraturas concomitantes da coluna
   - Imagens
      a. Além das incidências radiográficas padrão, as seguintes podem ser obtidas: incidência de Harris (axial), incidências de Broden, CT
      b. Ângulo de Bohler (normal: 20-40 graus) está diminuído nas fraturas por depressão articular
      c. Ângulo de Gissane (normal: 130-145 graus) está aumentado nas fraturas por depressão articular

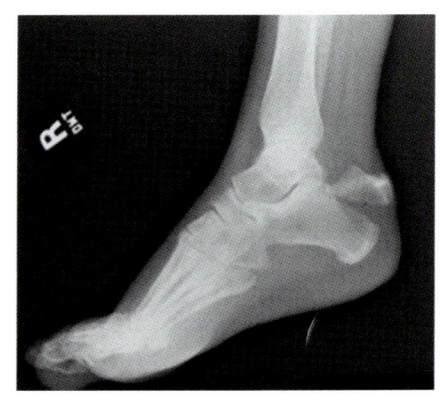

Fig. 10.53 Fratura por avulsão (bico) da tuberosidade do calcâneo deslocada: emergência cirúrgica.

- Classificação de Sanders (com base no padrão da fratura pela faceta posterior na CT coronal oblíqua) **(Fig. 10.54)**
    a. Tipo I (não deslocada): tratamento: movimento precoce, ISSP x 6 semanas
    b. Tipos II e III: fraturas de duas e três partes
        ○ Tratamento: ORIF é indicada na presença de deslocamento da faceta posterior > 2-3 mm, achatamento do ângulo de Bohler, mau alinhamento do calcanhar em varo
    c. Tipo IV: altamente cominutivo, com quatro ou mais fragmentos
        ○ Tratamento: ORIF com artrodese subtalar primária
- Prognóstico:
    a. Resultados mais desfavoráveis nos tipos de fratura mais elevada
    b. Cirurgia possui resultados mais favoráveis do que o tratamento conservador para deslocamento intra-articular significativo, ângulo de Bohler achatado, pacientes mais jovens (idade < 29 anos), mulheres, aqueles não envolvidos em casos de indenização por acidente de trabalho
    c. Indicações para artrodese por distração óssea em bloco da articulação ST: perda significativa de altura do calcâneo, ângulo talocalcaneano diminuído, perda do declínio talar, dor no tornozelo anterior, DF reduzida em razão do impulso tibiotalar
- Complicações
    a. Artrite subtalar pós-traumática é comum e pode necessitar de artrodese (dor sobre o seio do tarso, eversão/inversão reduzida)

Tipo I-Não deslocada
Tipo II-Fratura em duas partes da faceta posterior
Tipo III-Fratura em três partes da faceta posterior
Tipo IV-Fratura em quatro partes da faceta posterior

Fragmento constante
Lateral
Medial
Central

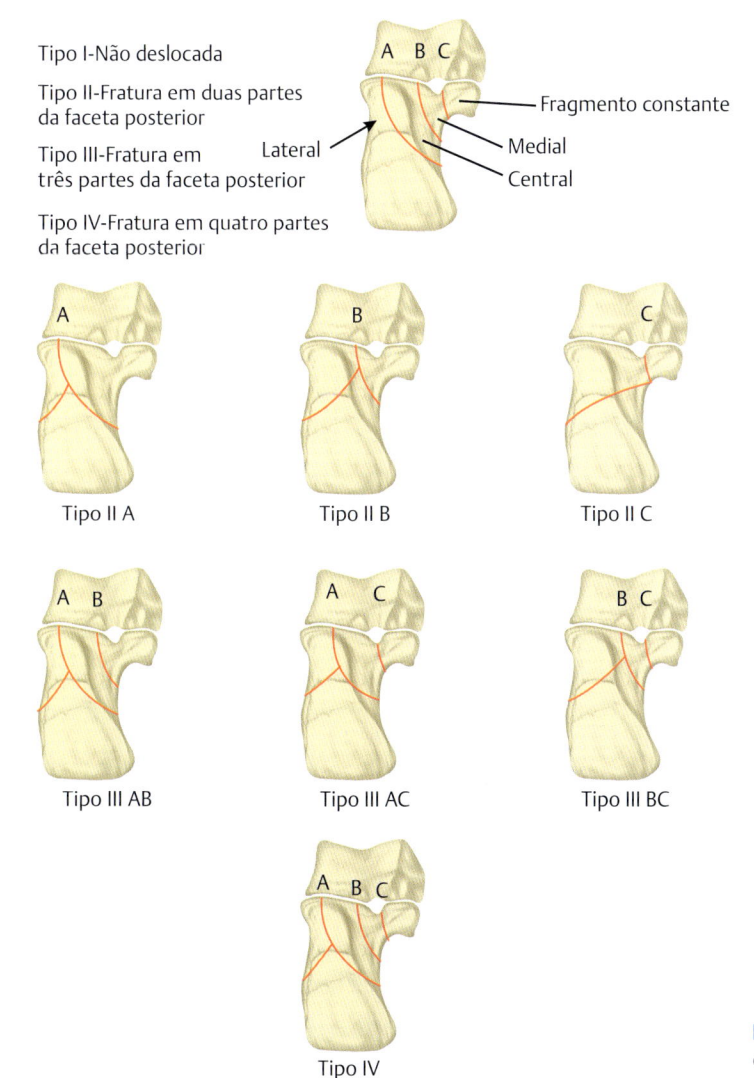

Tipo II A
Tipo II B
Tipo II C
Tipo III AB
Tipo III AC
Tipo III BC
Tipo IV

Fig. 10.54 Classificação de Sanders, com base em imagens coronais de tomografia computadorizada (CT) da faceta posterior.

- Das fraturas calcâneas intra-articulares deslocadas tratadas sem cirurgia, 16% necessitam de artrodese subtalar tardia
- Pacientes do sexo masculino em casos de indenização por acidente de trabalho envolvidos em profissões que demandam trabalho pesado, com um ângulo de Bohler inicial < 0 graus, são os mais propensos a serem submetidos a uma artrodese subtalar

b. Taxa de cicatrização tardia da ferida de 25% com a abordagem lateral extensa

c. **A artéria calcânea lateral (proveniente da artéria fibular) abastece o retalho da abordagem estendida das fraturas de calcâneo**

d. As taxas de complicação da ferida aumentam nas lesões abertas, fumantes e DM

e. O FHL está em risco quando parafusos são colocados no sentido lateral para medial no nível do sustentáculo do tálus (fragmento constante)

f. Neuroma sural após incisão estendida
- Tratar com excisão do neuroma e sepultamento de nervo

g. Consolidação viciosa do calcâneo causa impacto da parede lateral, impacto do tornozelo anterior e dificuldade em usar sapatos
- Tratamento: osteotomia de distração e exostectomia da parede lateral

XVII. Fraturas do Tálus

1. Segunda lesão óssea do tarso mais comum
2. Suprimento sanguíneo é fornecido pelas artérias PT, DP e fibular perfurante
   - Principal suprimento sanguíneo: artéria do canal do tarso (ramo da artéria PT)
3. Classificação
   - Fraturas do colo do tálus (Hawkins) **(Fig. 10.55)**
     a. Tipo I: não deslocada
     b. Tipo II: fraturas deslocadas com luxação de ST
        - Ramo deltoide da artéria PT (abastece metade do corpo medial do tálus) é o único suprimento sanguíneo residual (ligamento deltoide deve ser preservado)
     c. Tipo III: fratura deslocada com luxação de ST e do tendão tibial (TT)
     d. Tipo IV: fratura deslocada com luxações de ST, TT e TN
   - Fraturas do corpo do tálus
     a. O processo lateral atua como a linha divisora
        - Fraturas posteriores ao processo lateral são consideradas fraturas ósseas
     b. Osteotomia maleolar medial geralmente é necessária para uma exposição adequada
4. Diagnóstico
   - Radiografia oblíqua de Canale deve ser obtida para avaliar o colo do tálus
   - CT é benéfica para o planejamento pré-operatório
5. Tratamento: fraturas do colo/corpo do tálus com qualquer deslocamento são cirúrgicas
   - Redução fechada de emergência da luxação é necessária para evitar comprometimento cutâneo ou lesão neurovascular
     a. A redução é realizada com flexão plantar e manipulação do calcanhar
   - Cominuição do colo medial é comum, resultando em deformidade em varo se não estabilizada
   - Incisões duplas anteromedial e anterolateral são recomendadas à exposição
6. Complicações
   - Artrite pós-traumática (subtalar > tibiotalar); complicação mais comum

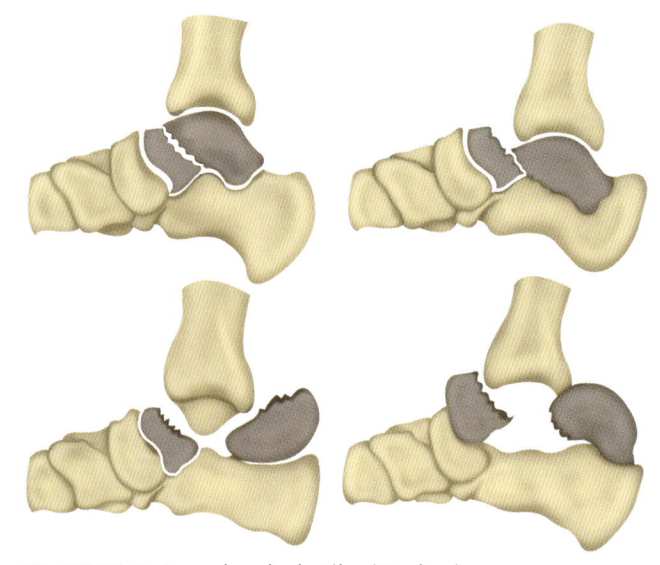

Fig. 10.55 Fraturas do colo do tálus (Hawkins).

- Consolidação viciosa em varo: deformidade do pé cavovaro limitando a eversão do retropé e causando dor na borda lateral do pé
  a. Tratar com osteotomia em cunha de abertura medial do colo do tálus
- Consolidação viciosa dorsal: impacto sintomático do tornozelo, limitando a DF
- Necrose avascular (segunda complicação mais comum)
  a. Aumenta com a gravidade da lesão (atinge 100% com a lesão tipo IV)
  b. Sinal de Hawkins: translucência linear subcondral do domo talar indica revascularização; improvável de desenvolver AVN; melhor observado nas incidências de tornozelo
- Pseudoartrose ocorre em aproximadamente 10%

7. Fratura do processo lateral do tálus (do *snowboarder*)
   - Deve ser considerada em casos de dor persistente após a entorse de tornozelo
   - Imagens
     a. Mais bem visualizada na radiografia AP do tornozelo
     b. CT (exame imagiológico de escolha) deve ser realizada para avaliar a cominuição
   - Tratamento: fraturas deslocadas devem ser tratadas com ORIF (quando tratável por fixação com parafuso) *versus* excisão se pequena ou altamente cominutiva
     a. Ressecção de uma fratura do processo lateral de 1 cm provoca incompetência completa do ligamento talocalcaneano lateral

8. Luxações peritalares (subtalar)
   - Deslocamento medial (mais comum)
     a. Obstáculos para a redução: EDB, retináculo extensor, fibulares e cápsula do TN
   - Deslocamento lateral
     a. Obstáculos para a redução fechada: tendões do PT, FDL e FHL
     b. Osso do tarso mais comumente fraturado com este padrão de lesão: cuboide
   - Imagens: CT é necessária para detectar a presença de pequenos fragmentos intra-articulares
   - Tratamento
     a. Imobilização por 6-12 semanas (se estável): fixação temporária (se instável)
     b. Fragmentos intra-articulares da fratura devem ser removidos cirurgicamente
   - Complicação: mais comum é a artrite subtalar

XVIII. Lesões do Navicular e Mediopé

1. Fraturas do navicular
   - Suprimento sanguíneo: a artéria dorsal do pé abastece a região dorsal; a artéria PT (ramo plantar medial) abastece a superfície plantar; ambas formam um plexo que abastece a tuberosidade
     a. Porção central do osso é relativamente menos vascular e, portanto, está em maior risco de fratura por estresse e pseudoartrose
   - Classificação
     a. Fraturas por avulsão: devido aos ligamentos dorsais do TN, tratar de forma conservadora
     b. Fraturas da tuberosidade
       ○ Tratamento: fixação cirúrgica é necessária para deslocamento > 5 mm
         ♦ Excisar pequenas avulsões ou pseudoartroses sintomáticas
     c. Fraturas do corpo
       ○ Classificação de Sangeorzan
         ♦ Tipo I: fratura transversa no plano coronal, fragmento dorsal < 50% do corpo
         ♦ Tipo II: fratura dorsal-lateral a plantar-medial com medialização do fragmento e antepé
         ♦ Tipo III: cominuição central ou lateral

- Tratamento: ORIF mesmo para fraturas minimamente deslocadas
  - Artrodese quando altamente cominutiva
d. Fraturas por estresse
  - Apresentação: dor no mediopé em corredores e atletas de salto
  - Geralmente ocorre no terço central do navicular
  - Imagens
    - MRI e cintilografia óssea podem ser úteis quando as radiografias são negativas
    - CT é o padrão-ouro: define completo *versus* incompleto, deslocado *versus* não deslocado
  - Tratamento
    - Fraturas não deslocadas: NWB no gesso por 6-8 semanas
      - Fixação percutânea com parafuso é indicada após falha das 6-8 semanas de NWB
    - Fraturas deslocadas ou pseudoartrose: colocação de parafuso transverso no sentido dorsolateral para plantar medial
  - Duas complicações mais comuns: artrite e AVN
    - Tratamento da AVN: fusão talonaviculocuneiforme com enxerto ósseo

2. Fratura-luxação TMT (lesões de Lisfranc)
- Anatomia
  a. Estabilidade óssea: a base do segundo MT se encaixa no pedra angular e forma trapezoide dos cuneiformes no plano coronal (mais amplo dorsalmente, mais estreito plantarmente); cria uma configuração em "arco romano"
  b. Não existe nenhuma inserção ligamentar direta entre o primeiro e segundo MTs
  c. Ligamento de Lisfranc conecta o cuneiforme medial e a base do segundo MT
    - Ligamento interósseo é mais duro e mais forte
    - Ligamento plantar se insere na base do segundo e terceiro MT
    - **Para que ocorra uma instabilidade transversa da articulação de Lisfranc, deve haver lesão nos ligamentos interósseo e plantar**
  d. Diagnóstico
    - Mecanismo de ação
      - Indireto: carga axial de um pé em flexão plantar
      - Direto: MVA, lesão por esmagamento (síndrome compartimental)
  e. Apresentação: edema significativo, incapaz de sustentar peso, equimose plantar
  f. Imagens
    - Imagens com sustentação do peso do lado lesionado e contralateral devem ser obtidas, se possível
    - Incidência com estresse em abdução é outra opção
    - "Sinal de floco de neve": avulsão da base do segundo MT é diagnóstico
  g. Tratamento
    - Redução anatômica é mais indicativa de resultados clínicos favoráveis
      - Técnica de ORIF é necessária (fixação percutânea não é suficiente)
    - Colunas medial e média são estabilizadas por fixação com parafuso (±) placa; coluna lateral é temporariamente fixa com fios de Kirschner (fios K) (removidos em 6 semanas para manter a mobilidade do segmento)
    - **Fusão da coluna lateral não é a abordagem correta; mobilidade da coluna lateral é necessária para acomodação ou solo irregular**
    - ORIF *versus* artrodese permanece controverso
    - Artrodese TMT primária das colunas medial e média é indicada para lesões puramente ligamentares, cominuição intra-articular grave ou lesões crônicas com artrite pós-traumática

- Artrodese de realinhamento do mediopé é um procedimento de salvamento para lesões crônicas não diagnosticadas ou falha da ORIF
3. Fraturas cuneiformes (ocorrem em conjunto com as lesões de Lisfranc)
    - Mais comum no cuneiforme medial
    - Tratamento: requer ORIF quando deslocado/instável
4. Fraturas do cuboide (raramente ocorrem de modo isolado)
    - Fratura em "quebra-nozes" pode ocorrer com a lesão de Lisfranc (força de abdução)
    - Tratamento:
        a. ORIF é necessária quando a cominuição ou deslocamento compromete o comprimento ou alinhamento da coluna lateral
    - Síndrome cuboide: subluxação dolorosa em atletas (dançarinos de balé)
        a. Estalido palpável conforme o pé é levado da posição de PF/inversão para a posição de DF/eversão

XIX. Lesões do Antepé

1. Geral
    - Deslocamento significativo de uma fratura isolada da diáfise do MT é incomum
        a. Fraturas isoladas são estáveis (ligamentos intermetatarsais na base e colo)
    - Lesão de Lisfranc deve ser descartada na presença de múltiplas fraturas MT
    - Primeiro MT suporta um terço do peso corporal; fraturas deslocadas requerem cirurgia
    - Fixação cirúrgica das fraturas MT é indicada para:
        a. Deformidade no plano sagital > 10 graus
        b. Fraturas deslocadas das três diáfises centrais do MT (inerentemente instável)
    - Fraturas na base do MT: cicatrizam rapidamente, alto índice de suspeita para lesão de Lisfranc
2. Fraturas por estresse do MT
    - Deformidade do pé cavovaro resulta em fratura por estresse do quinto MT
        a. O tratamento deve abordar o mau alinhamento do pé
    - Fratura por estresse do segundo MT é mais comum, vista em dançarinas amenorreicas
    - Maioria é tratada com sustentação de peso conforme tolerado em botas ou sapatos de sola dura
3. Fratura do quinto MT
    - Avulsão na zona I da tuberosidade proximal do quinto MT, secundária ao mecanismo de inversão e tração da banda lateral da fáscia plantar e/ou fibular curto (**Fig. 10.56**)

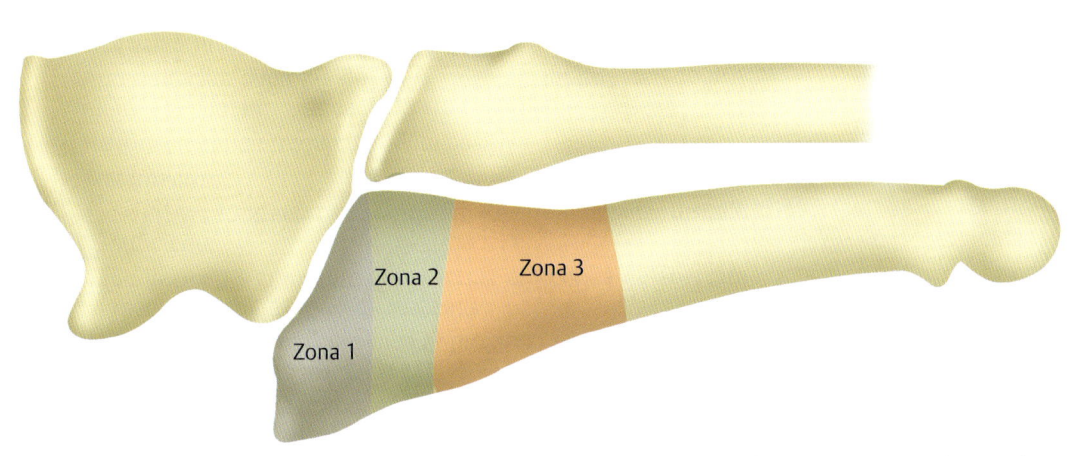

Fig. 10.56 Avulsão da tuberosidade proximal do quinto metatarso (MT) secundária ao mecanismo de inversão e tração da banda lateral da fáscia plantar ou fibular curto.

a. Tratamento: sustentação de peso protegida em sapato ou bota
- Zona 2 (fratura de Jones): envolvendo a junção metáfise-diáfise e se estendendo até a quarta ou quinta articulação intermetatarsal
  a. Tratamento
    - Imobilização NWB por 6 a 8 semanas
    - Fixação IM com parafuso: atletas de elite, aqueles que não aderem ao tratamento conservador
    - **Retorno à participação desportiva antes da consolidação radiográfica resulta em um aumento na taxa de falha**
- Zona 3: fraturas da diáfise proximal (fraturas por estresse)
  a. Tempo lento de cicatrização e maior risco de pseudoartrose
  b. Taxa de refratura de 33% com o tratamento não cirúrgico
  c. Tratamento cirúrgico: tratamento de escolha é a fixação intramedular com parafuso (geralmente em pacientes altamente funcionais)

4. Lesões da articulação metatarsofalangeana
   - Luxação MTP do hálux: geralmente dorsal devido à hiperextensão, causando ruptura da placa volar no sítio de sua inserção no colo do MT
   - Tratamento: redução fechada deve ser a primeira técnica tentada, pinagem percutânea se a articulação for instável após a redução, redução aberta, se irredutível

5. Fraturas falangeanas
   - Esteja ciente de lesão no leito ungueal com fraturas da falange distal (fratura aberta)
   - Geralmente não cirúrgico; cirurgia para algumas fraturas intra-articulares do hálux

6. Feridas por perfuração
   - Os microrganismos infecciosos mais comuns são o *Staphylococcus* e o *Streptococcus*
   - Mais característico é a *Pseudomonas*
     a. Observada se a penetração atravessa o sapato/tênis
     b. Causa mais comum de osteomielite
     c. Tratar com desbridamento local e antibióticos
   - Dor crônica persistente requer exploração cirúrgica (corpo estranho retido)

XX. Síndrome Compartimental do Pé

1. Anatomia (**Fig. 10.57**)
   - Compartimento medial: abdutor do hálux, flexor curto do hálux
   - Compartimento central: FDB, lumbricais, QP, AdH
   - Compartimento lateral: flexores, abdutores e oponentes do quinto pododáctilo
   - Compartimento interósseo: sete músculos interósseos

2. Tratamento
   - Fasciotomia através de três incisões: uma sobre o segundo MT, uma sobre o quarto MT e uma abordagem medial ao longo da borda inferior do quinto MT

3. Complicações
   - Dedos em garra ocorrem devido a uma síndrome compartimental não diagnosticada e não tratada envolvendo os compartimentos profundos do pé

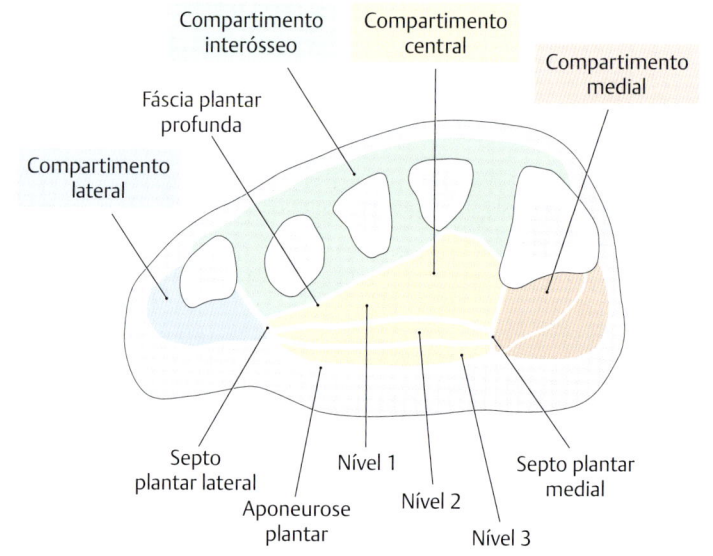

Fig. 10.57 Localização dos compartimentos do pé. Corte transversal esquemático do pé direito, incidência distal. Os diferentes compartimentos musculares são indicados por cores. (Fonte: Schuenke M, Schulte E. General Anatomy and the Musculoskeletal System: Thieme Atlas of Anatomy. New York: Thieme; 2005. Ilustração por Karl Wesker.)

11

Amputações e Reabilitação

Todd Borenstein ▪ *Gregory R. Waryasz* ▪ *Roman Hayda*

I. Marcha e Amputação

1. Marcha (**Fig. 11.1**)
   - Deambulação
     a. Definições
        - Ciclo: contato inicial do calcanhar até o próximo contato inicial (mesmo pé)
        - Cadência: passos por minuto
        - Apoio unipodal: fase da marcha em que o peso corporal é suportado por uma perna
        - Apoio bipodal: período em que ambos os pés estão em contato com o solo (não presente na corrida)
        - Passo: a distância entre o contato inicial de um pé e o contato inicial do pé contralateral
        - Passada: a distância entre o contato inicial até o próximo contato inicial do mesmo pé
          - Uma passada = dois passos (**Fig. 11.1**)
          - Corrida
            - Fase aérea: período em que nenhum membro está em contato com o solo (não presente na deambulação)
          - Fases da marcha
            - Fase de apoio: 60% do ciclo da marcha
              - **Contato inicial, resposta à carga, apoio médio, apoio terminal, pré-balanço**
              - Contato inicial: o calcanhar toca o solo, o quadril está flexionado, o joelho está estendido, o tornozelo está em dorsiflexão
              - Resposta à carga: o pé entra em contato com o solo, o joelho flexiona ligeiramente e a face plantar do tornozelo flexiona para absorver energia enquanto os dorsiflexores contraem excentricamente; o quadríceps se contrai para estabilizar o joelho flexionado à medida que o membro recebe todo o peso corporal (a perna contralateral sai do solo)
              - Apoio médio: apoio unipodal; quadril estendido e quadríceps concentricamente contraído para estender a perna e projetar o corpo para frente; os músculos da panturrilha começam a contrair à medida que o peso passa para a porção anterior da perna e o tornozelo inicia flexão plantar
              - Apoio terminal: o calcanhar se eleva (pé oposto está em contato com o solo); ocorre dorsiflexão dos dedos do pé e os flexores dos dedos estão ativos
              - Pré-balanço: segunda fase, em que ambos os membros estão no solo; o peso corporal é transferido para o outro lado (lado contralateral na resposta à carga), os flexores do quadril contraem para avançar o membro para frente; joelho flexionado e tornozelo em flexão plantar

Fig. 11.1 O ciclo da marcha.

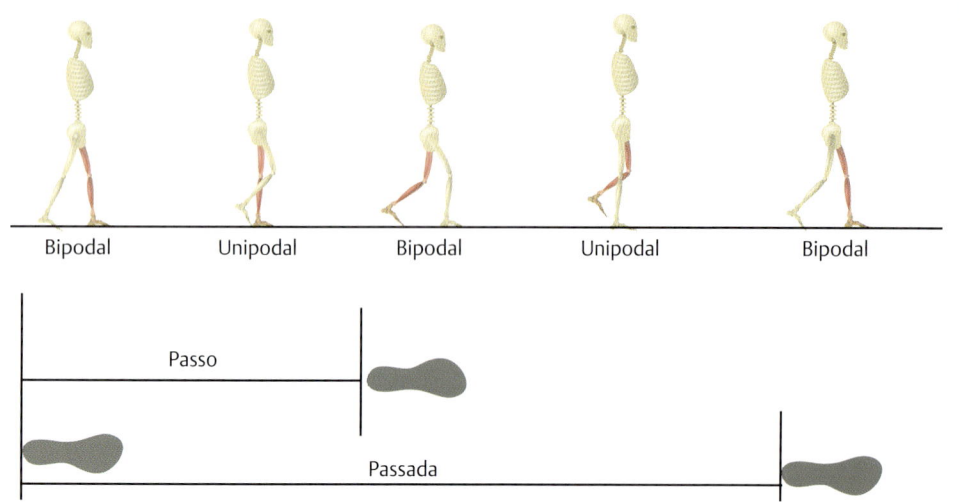

- Imediatamente anterior à elevação do calcanhar no apoio terminal, o tendão tibial posterior se contrai, o que inverte o retropé e trava a articulação transversa do carpo
- **Inversão do retropé no apoio terminal trava a articulação transversa do carpo, tornando o pé rígido e aumentando o comprimento do braço de alavanca do tendão do calcâneo. Esta inversão otimiza a elevação/propulsão do calcanhar. Insuficiência do tendão tibial posterior previne que isso aconteça de forma eficaz**
    - Mecanismo de molinete
        ◊ Após a elevação do calcanhar, a fáscia plantar é tensionada à medida que as articulações metatarsofalangeanas (MTF) se estendem e o arco longitudinal é acentuado, ajudando a travar ainda mais a articulação transversa do tarso em uma plataforma rígida
- Fase de balanço: 40% do ciclo da marcha
    - **Balanço inicial (retirada do pé do solo), aceleração do membro até a fase de balanço médio, desaceleração do membro até a fase de balanço terminal: mnemônico: "In My Teaport"**
    - Balanço inicial: quadril flexionado, joelho flexionado, tornozelo dorsiflexionado (apoio unipodal)
    - Balanço médio: joelho estendido, quadril e tornozelo permanecem flexionados
    - Balanço terminal: isquiotibiais desaceleram a perna, e o quadril e tornozelo permanecem flexionados à medida que o caminhante faz a transição para o impacto do calcanhar no solo
- Pré-requisitos da marcha normal
    - Estabilidade na fase de apoio
    - Distância do solo na fase de balanço
    - Posição do pé antes do contato inicial
    - Comprimento e velocidade do passo energeticamente eficientes
- Dinâmica da marcha
    - Marcha energicamente eficiente minimiza a excursão do centro da gravidade
    - Centro da gravidade (**Fig. 11.2**)
        - Localizado anterior à T10, média de 33 cm acima do quadril
        - Deslocamento vertical: 5 cm; segue a curva sinusoidal
        - Deslocamento lateral, transferência do peso corporal para o membro: 6 cm, também segue a curva sinusoidal
    - Linha de gravidade (**Fig. 11.2**)
        - Anterior à S2

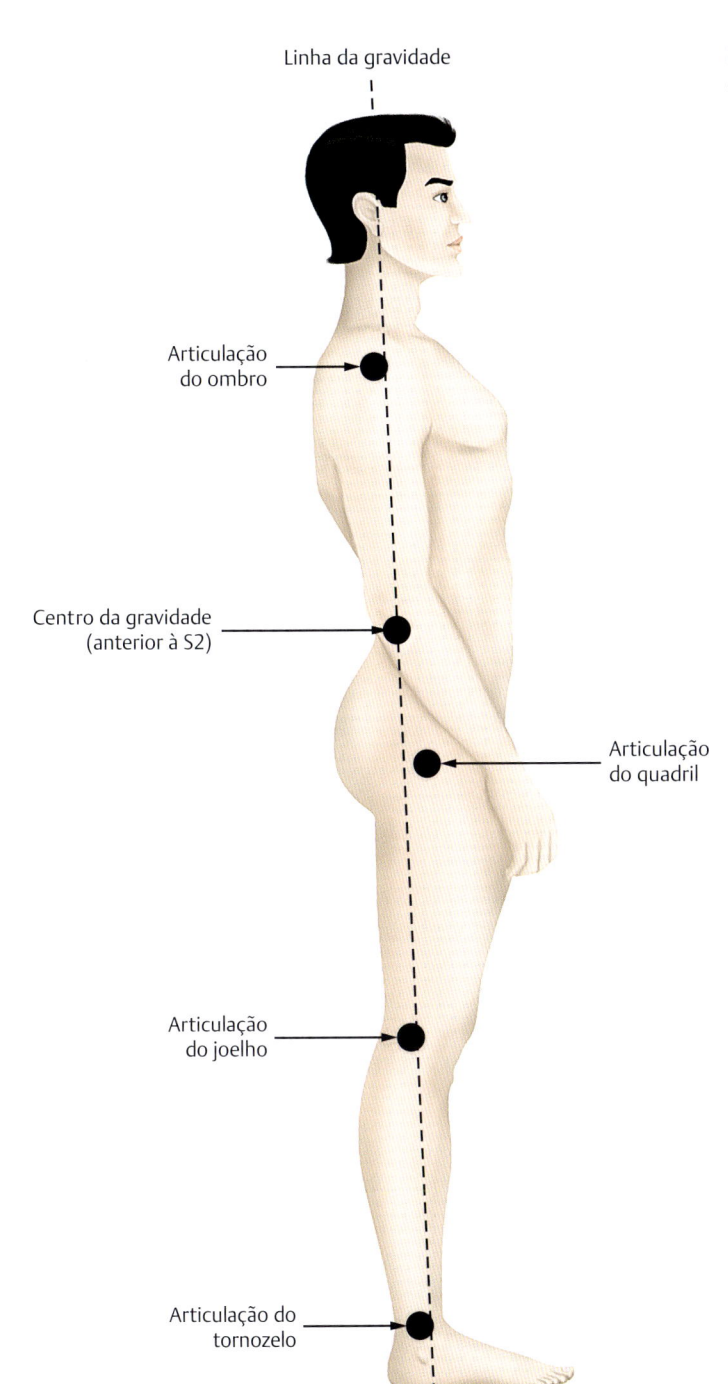

Fig. 11.2 O centro da gravidade do corpo em relação às articulações do joelho e quadril.

- Linha da gravidade
- Articulação do ombro
- Centro da gravidade (anterior à S2)
- Articulação do quadril
- Articulação do joelho
- Articulação do tornozelo

- Refere-se à distância entre o braço de momento e o centro da articulação em consideração, pode ser usada para calcular as forças articulares
  - ◊ linha de gravidade passa anterior à articulação do quadril e posterior à articulação do joelho, o peso do corpo hiperestende estas articulações, que são resistidas pelo ligamento iliofemoral no quadril e a estrutura ligamentar do joelho
- ♦ Determinantes da marcha: seis fatores que ajudam a minimizar a excursão do centro de gravidade do corpo
  - Rotação pélvica: ocorre horizontalmente em torno de um eixo vertical
    - Reduz o desvio do centro de massa
    - Reduz o impacto no contato com o solo

- Inclinação pélvica: o lado sem sustentação de peso declina 5 graus para reduzir o desvio superior
- Flexão do joelho no apoio: na fase de apoio, o membro é flexionado a 15 graus na carga
  - Amortecimento do impacto na carga
  - Reduz o centro da gravidade para diminuir o gasto energético
- Movimento do pé e tornozelo: o impacto da carga é atenuado pela flexão plantar do tornozelo
  - Estabilidade aumentada no apoio médio
  - Eficiência aumentada durante a propulsão
- Movimento do joelho: joelho se estende simultaneamente à flexão plantar do tornozelo após a restauração do comprimento do membro no apoio médio
  - Diminui a queda da pelve quando o calcanhar contralateral toca no solo
- Deslocamento pélvico lateral: deslocamento do centro da gravidade sobre o membro de apoio
  - Aumenta a estabilidade na fase de apoio

♦ Ação muscular
- Agonistas e antagonistas trabalham juntos durante o ciclo da marcha
- Contração excêntrica de um músculo antagonista diminui a atividade de um agonista causando desaceleração, e alongando o músculo durante a resistência ativa de uma força oposta
  - Contração excêntrica está associada a forças de tração mais elevadas sobre a unidade musculotendínea, assim como a lacerações dos tendões principais
  - **Lacerações dos tendões do calcâneo, patelar e quadríceps estão frequentemente associadas a contrações musculares excêntricas, tais como aquelas que ocorrem durante a desaceleração de um salto ou prevenção de uma queda**
- Contração muscular concêntrica encurta o músculo para movimentar a articulação através do espaço
- Durante a fase de balanço, o membro é avançado para frente por meio da contração concêntrica dos flexores do quadril, e desacelerado durante o balanço terminal pela contração excêntrica dos extensores do quadril
- Forças de contração muscular no tornozelo durante o apoio (**Fig. 11.3**):
  - Durante o contato inicial, os dorsiflexores (tibiais anteriores) excentricamente contraem para desacelerar a dorsiflexão do tornozelo e prevenir a colisão do pé com o solo
    ◊ Atividade elétrica máxima do tibial anterior durante o contato inicial
  - Em seguida, os flexores plantares excentricamente contraem durante o apoio para desacelerar a dorsiflexão do tornozelo
  - Contração concêntrica do calcanhar pelos flexores plantares; ausente no final da fase de apoio

♦ Marcha patológica (**Tabela 11.1**)
- fraqueza muscular diminui a capacidade de movimentar uma articulação normalmente através do espaço
- Classificação da fraqueza motora (**Tabela 11.2**)
  - Padrões de deambulação se desenvolvem com base na fraqueza muscular específica e na capacidade do indivíduo em adquirir um padrão de substituição
  - Exemplo: marcha de base alargada (Trendelenburg) (fraqueza dos abdutores do quadril)
    ◊ Lesão do músculo ou nervo glúteo superior (L4,5)
    ◊ Queda da pelve contralateral; como resultado, o tronco oscila para o lado mais fraco para manter o equilíbrio (**Fig. 11.4**)

Apoio inicial   Apoio médio   Propulsão

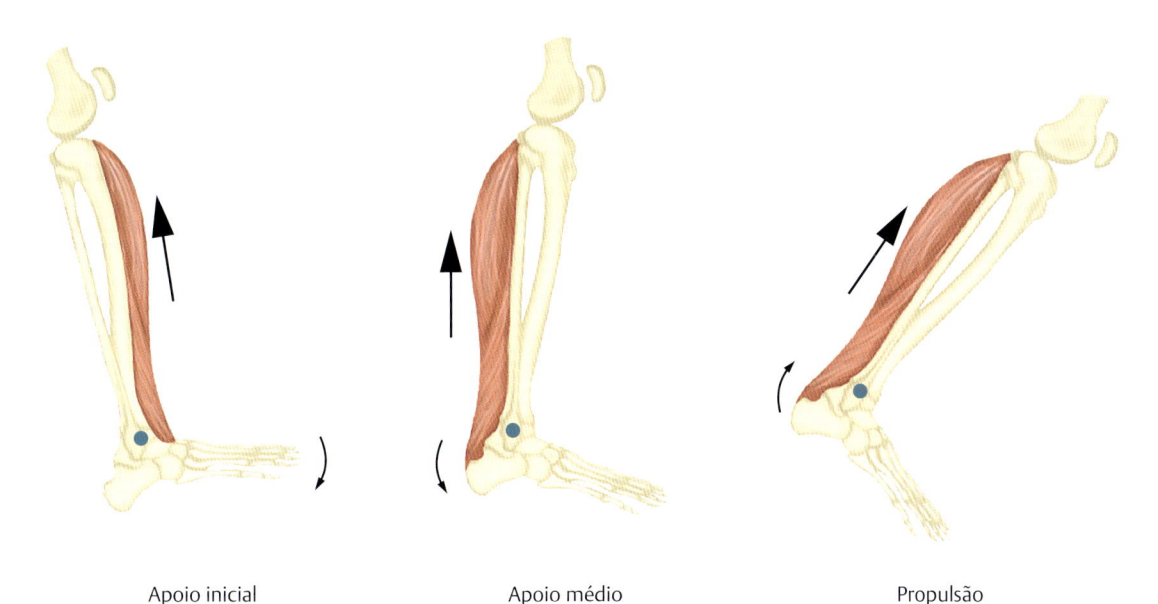

Fig. 11.3 Ação dos músculos da perna durante a marcha. As *setas grandes* indicam a direção da contração muscular. As *setas pequenas* indicam a direção do movimento articular. Direção diferente das setas indica contração excêntrica. O *ponto* indica o eixo de movimento. O tibial anterior contrai excentricamente durante o apoio inicial para controlar o contato do pé com o solo. Flexores plantares excentricamente controlam a dorsiflexão do tornozelo no apoio médio pela contração concêntrica dos flexores plantares durante a propulsão.

- Condições neurológicas podem afetar a marcha pela produção de fraqueza muscular, perda de equilíbrio e coordenação reduzida entre os agonistas e antagonistas, com ou sem contratura articular
  - Marcha escarvante: pé caído
    ◊ Pé em equino e varo e joelhos recuados; resulta da perda dos músculos tibial anterior e fibular (nervo fibular)
  - Hiperextensão do joelho: espasticidade do flexor plantar do tornozelo ou dos extensores do joelho durante a fase de apoio; também pode resultar da fraqueza do quadríceps para prevenir curvatura do joelho com o apoio do membro
  - Marcha em tesoura: hiperatividade dos adutores do quadril
  - Contratura em flexão do joelho: espasticidade dos isquiotibiais
  - Marcha calcânea: gastrocnêmio fraco em razão de lesão do nervo tibial posterior ou laceração muscular
  - Acidente vascular cerebral: equinovaro, gastrocnêmio/sóleo espástico ± tibial anterior e tibial posterior
    ◊ Transferência do hemitendão do tibial anterior e retração do gastrocnêmio para corrigir
- Marcha antálgica: fase de apoio encurtada sobre um membro doloroso; fase de balanço contralateral é mais rápida

Tabela 11.1 Alteração dos Padrões de Marcha Decorrente da Fraqueza Muscular

Marcha Anormal	Fraqueza Muscular
Abdutora cambaleante (Trendelenburg)	Glúteo médio
Hiperextensão/oscilação do quadril	Glúteo máximo
Marcha com joelho recuado	Quadríceps
Calcânea	Gastrocnêmio/sóleo
Escarvante/pé caído	Tibial anterior

Tabela 11.2 Classificação da Fraqueza Muscular

Grau	Descrição
0/5	Ausência contração
1/5	Tremulação muscular, ausência de movimento
2/5	Movimento com a gravidade eliminada
3/5	Movimento contra a gravidade
4/5	Movimento contra certa resistência
5/5	Movimento contra resistência completa/força normal

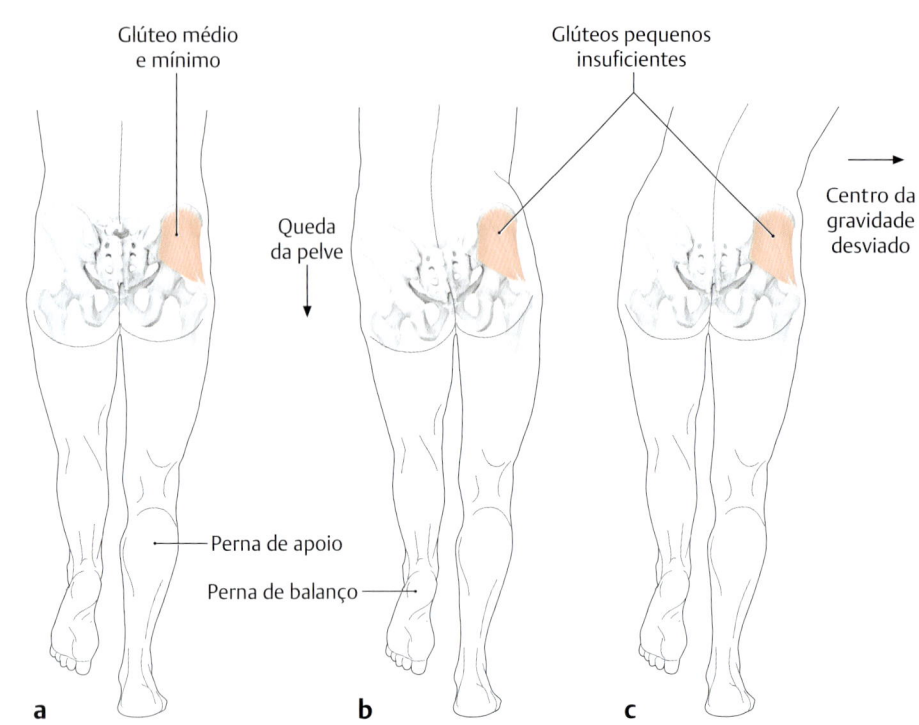

Fig. 11.4 Marcha e apoio de Trendelenburg. **(a)** Função normal dos glúteos (abdutores), mantendo o nível da pelve. **(b, c)** Glúteos fracos ou não funcionais falham em controlar a relação da asa ilíaca e trocânter maior, resultando em **(b)** queda da pelve oposta ou **(c)** compensação pelo desvio do centro da gravidade sobre o quadril afetado. (Fonte: Schuenke M, Schulte E. General Anatomy and the Musculoskeletal System: Thieme Atlas of Anatomy. New York: Thieme; 2005. Ilustração por Karl Wesker.)

- Hemiplegia: apoio prolongado e apoio bipodal
  - Comprometimentos da marcha decorrente de flexão plantar excessiva, fraqueza e problemas de equilíbrio
    ◊ Associada ao tornozelo em equino, limitação da flexão do joelho, flexão do quadril aumentada
- Discrepância no comprimento da perna
  - Trabalho mecânico aumentado pela perna longa
  - Tempo de apoio e comprimento do passo aumentados na perna mais longa
  - Velocidade geral de deambulação é mais lenta
  - Forças de reação do solo aumentadas na perna longa
- Muletas e bengalas atenuam a instabilidade e a dor
  - Muletas aumentam a estabilidade
    ◊ Para apoio leve do membro operado, o paciente deve usar duas muletas axilares
  - Uma bengala desloca o centro da gravidade para o lado afetado quando usada na mão contralateral
    ◊ Diminui a força reativa na articulação pela redução do braço de momento entre o centro da gravidade e a cabeça femoral
- Artrite: forças que percorrem através do joelho podem ser 4 a 7 vezes o peso corporal
  - 70% através do compartimento medial
- Andar na água: diminui as forças de contato articular em razão do efeito da flutuabilidade

2. Amputações
   - Tratamento de doença vascular periférica, trauma, tumor, infecção ou uma anomalia congênita
   - Gasto metabólico do membro amputado
     a. O gasto metabólico da deambulação é aumentado com amputações no nível proximal
        ◦ Inversamente proporcional ao comprimento do membro residual e número de articulações preservadas

Tabela 11.3 Gasto Energético para Deambulação

Nível da Amputação	Energia Acima da Linha Basal (%)	Velocidade (m/min)
Transtibial longa	10	70
Transtibial média	25	60
Transtibial curta	40	50
Transtibial bilateral	41	50
Transfemoral	65	40
Cadeira de rodas	0-8	70

- b. Gasto energético comparado ao membro normal (**Tabela 11.3**):
    - Transfemoral, 65% maior
    - Transfemoral no paciente vascular, 100% maior
    - Transtibial bilateral, 40% maior
    - Transtibial curta, 25% maior
    - Transtibial longa, 10% maior
    - **Nota: uma amputação transfemoral unilateral implica em maior gasto energético do que uma amputação transtibial bilateral**
- Transferência de carga
    - a. Envelope de tecido mole atua como uma interface entre o osso do membro residual e o soquete protético
        - Idealmente composto por massa muscular fixa cobrindo a extremidade óssea e a espessura total da pele que é capaz de tolerar pressão direta
        - Um envelope de tecido mole móvel não aderente diminui as forças de cisalhamento
    - b. A transferência de carga ocorre diretamente ou indiretamente
        - Transferência de carga direta: ocorre nas desarticulações do joelho e tornozelo
            - Carga é transferida diretamente através da superfície terminal de apoio do membro
            - Proximidade da prótese é necessária apenas para suspensão
        - Transferência de carga indireta: ocorre quando a amputação é através de um osso longo, ou seja, transfemoral ou transtibial
            - Carga é transferida indiretamente pelo método de contato total
            - Deve haver um encaixe perfeito do soquete protético
- Amputações no paciente com comprometimento vascular
    - a. Pacientes com diabetes e doença vascular periférica
        - Considerações especiais sobre a cicatrização da ferida e os tecidos moles
            - Neuropatia periférica é o fator de risco mais importante
            - Gessos de contato total podem reduzir pressão e tensão de cisalhamento nas feridas
            - Mioplastia pode ser realizada em vez de miodese
                - Evitar comprometimento adicional do suprimento sanguíneo ao músculo
                - **Mioplastia: o músculo é suturado diretamente no músculo que recobre a extremidade óssea**
                - **Miodese: o músculo ou tendão é suturado diretamente na extremidade óssea**
                    - Amputações comumente para feridas não cicatrizantes e infecções

II. Considerações sobre a Cicatrização da Ferida

1. Suprimento vascular
    - Tensão transcutânea de oxigênio > 40 mmHg (padrão-ouro)

a. Medida da oxigenação e suprimento vascular
   b. Fator mais preditivo para uma cicatrização bem sucedida da ferida
   c. Cicatrização adequada da ferida: > 40 mmHg, cicatrização da ferida insatisfatória: < 20 mmHg
   d. Idealmente > 45 mmHg
- Hemoglobina > 10 g/dL
- Pressão Doppler > 70 mmHg
   a. Mínima pressão de influxo para suportar a cicatrização da ferida
- Pressão no dedo do pé > 40 mmHg
- Índice isquêmico > 0,5
   a. Razão da pressão Doppler no nível comparada com a pressão sistólica braquial
   b. Um índice > 1 pode estar falsamente elevado em virtude de calcificações vasculares

2. Estado nutricional e imune
   - Albumina sérica > 3 g/dL
      a. < 3 g/dL indica que um paciente está subnutrido
   - Linfócito total > 1.500/mm^3
      a. Linfócito total < 1.500/mm^3 indica deficiência imune
   - Alta taxa de falha na cicatrização em pacientes com subnutrição ou deficiência imune
   - amputação deve ser adiada até que os parâmetros nutricionais possam ser melhorados pelo suporte nutricional
   - Amputações pediátricas
      a. Geralmente realizadas para deficiências congênitas de membro, trauma ou tumores
      b. Amputações congênitas são o resultado da falha de formação
         ○ Amputações são raramente indicadas para deficiências congênitas de membro da extremidade superior; apêndices rudimentares podem ser úteis
         ○ Na extremidade inferior, a amputação de um segmento instável pode possibilitar a transferência de carga direta e a melhora na deambulação
            ♦ Fíbula ausente: amputação de Syme
            ♦ Tíbia ausente: desarticulação do joelho
      c. Supercrescimento é a complicação mais comum nas amputações transósseas pediátricas, geralmente no úmero
         ○ Também observado nas amputações diafisárias de fíbula, tíbia e fêmur
         ○ Melhor método para resolver o problema de forma previsível é por revisão cirúrgica com ressecção adequada do osso
         ○ Cobertura osteocondral do coto tem resultados imprevisíveis
         ○ Desarticulação é a única medida confiável para prevenir supercrescimento e subsequentes cirurgias de revisão
            ♦ Manter o máximo de comprimento do membro residual para preservar as placas de crescimento
      d. Encaixe protético
         ○ Membro superior: aos 4-6 meses de idade (posição sentada), 2-3 anos para dispositivo ativo
         ○ Membro inferior: aos 8-12 meses de idade
   - Amputação no paciente vítima de trauma
      a. Existem escalas de classificação para a avaliação de extremidades esmagadas que servem como diretrizes para determinar se um membro é salvável
         ○ LEAP (Projeto de Avaliação de Extremidade Inferior): lesão grave de tecidos moles é o fator mais importante na tomada de decisão
         ○ MESS (Índice de Gravidade da Extremidade Esmagada): leva em consideração a idade, choque, isquemia do membro, e energia da lesão esquelética e de tecidos moles
            ♦ Útil como um guia, mas ainda não comprovado a sua sensibilidade

- b. Os fatores do paciente são sempre uma consideração:
  - Fatores fisiológicos, psicológicos, sociais, recursos econômicos (autoeficácia); histórico de abuso de substâncias
  - Pode influenciar a decisão nos cenários "indefinidos"
- c. Indicações para amputação imediata
  - Lesões tibiais de grau IIIB e IIIC com hemorragia não controlável
    - ♦ Tipicamente devido a múltiplos níveis de lesão arterial/venosa
    - ♦ Vida *versus* membro: pacientes *in extremis* ou em estado muito crítico
  - Lesão por esmagamento com tempo de isquemia quente por mais de 6 horas
  - Amputações traumáticas incompletas com segmento distal significativamente lesionado
- d. Indicações sombrias com alto risco de reconstrução prolongada com complicações e resultando em função insatisfatória
  - Perda muscular ou óssea segmentar significativa
  - Fraturas abertas da tíbia associadas a fraturas abertas do pé
  - Lesão nervosa significativa
    - ♦ Ausência de sensibilidade plantar no exame não é um indicador clínico confiável de lesão nervosa significativa; pode ser neuropraxia
      - ▪ Exploração do nervo tibial é necessária
- e. Nível da amputação
  - Amputar no nível mais distal viável, seguido pelo tratamento da ferida aberta
    - ♦ Fechar ou cobrir quando a condição do paciente for estável e o tecido mole estabilizado
  - Amputação através da zona de lesão causada por um mecanismo explosivo é indicativo de desenvolvimento de ossificação heterotópica
    - ♦ Papel do salvamento do membro no paciente vítima de trauma
      - ▪ Usado nos cenários sombrios, quando os fatores do paciente influenciam na decisão de salvamento do membro
      - ▪ SIP (Perfil de Impacto da Doença) e retorno ao trabalho *não* é significativamente diferente em 2 e 7 anos entre o salvamento do membro e a amputação nas lesões graves que ameaçam o membro
        - • Um membro inferior salvo insensível, quando em contato com a superfície de apoio, com perda do músculo funcional e perda óssea associadas, é improvável de fornecer uma superfície de apoio estável
      - ▪ Considera-se que os custos vitalícios incorridos são mais elevados com a amputação do que com o salvamento do membro
        - • Sociedade ocidental: custos associados a próteses
      - ▪ Taxas de complicação
        - • Fraturas tibiais abertas graves tratadas por salvamento do membro têm altas taxas de complicações, incluindo tempos maiores de hospitalização, infecção, múltiplas cirurgias
- Tumores musculoesqueléticos
  - a. A cirurgia tem como objetivo remover o tumor com margens negativas
  - b. Salvamento do membro *versus* amputação
    - Baseado no resultado funcional esperado se margens aceitáveis podem ser obtidas com o salvamento do membro
    - Há controvérsia acerca dos resultados do salvamento do membro *versus* amputação
    - Pacientes submetidos ao salvamento do membro tendem a ser mais sedentários
    - Amputados tendem a ser mais ativos

- Considerações técnicas
  a. Retalhos cutâneos devem ser de espessura total
  b. Remoção do periósteo ajuda a minimizar o supercrescimento ósseo regenerativo
  c. Feridas não devem ser fechadas sob tensão
  d. O músculo deve ser fixado ao osso (miodese) na tensão de repouso, ao contrário da fixação no músculo antagonista
     ○ Especialmente nos adutores na amputação transfemoral
  e. Massa do membro residual estável reduz atrofia e fornece um envelope de tecido mole estável sobre o osso
  f. Todos os nervos transeccionados formam neuromas
     ○ extremidade do nervo deve estar distante de potenciais áreas de pressão
  g. Curativos compressivos no pós-operatório ajudam com o edema e a dor
  h. Encaixe protético precoce é realizado em 5-21 dias
- Complicações
  a. Dor
     ○ Sensação do membro fantasma ocorre na maioria dos adultos
     ○ Disestesia fantasma no membro ausente
     ○ Síndrome dolorosa complexa regional é uma causa comum de dor residual
        ♦ Pode ser tratada com agentes α-bloqueadores
  b. Edema
     ○ Edema pós-operatório pode prevenir a cicatrização da ferida
     ○ Curativos rígidos e compressão ajudam a reduzir o edema
     ○ Inchaço crônico pode causar hiperplasia verrucosa
        ♦ Deve ser tratado com gesso de contato total
  c. Contraturas articulares
     ○ Contraturas em flexão do quadril e joelho ocorrem se os respectivos músculos estiverem ancorados com as articulações em uma posição flexionada durante a cirurgia
     ○ Evitadas com o posicionamento correto durante a recuperação (mantendo o joelho totalmente estendido e deixando o quadril na posição prona)
  d. Falha de cicatrização da ferida
     ○ Geralmente em diabéticos
     ○ Se não sensível ao tratamento local, excisão de uma cunha de tecido mole e osso, com fechamento sem tensão do tecido mole, é preferível
- Amputações do membro superior
  a. Benefícios do salvamento do membro
     ○ Sensibilidade é crucial para a função no membro superior
     ○ Um membro salvo com sensibilidade parcial e parcialmente funcional é, em geral, mais funcional do que uma prótese sem sensibilidade
  b. Desarticulação do punho
     ○ Vantagens
        ♦ Preserva mais a rotação do antebraço, pois preserva a articulação radioulnar distal (DRUJ) comparada à transradial
        ♦ Afastamento do rádio distal ajuda a suspender a prótese
     ○ Desvantagens
        ♦ Problemas estéticos
           ▪ Prótese é mais longa do que o membro contralateral
           ▪ Motor e bateria dos componentes mioelétricos não podem ser escondidos
           ▪ Amputação transradial e desarticulação do cotovelo
              • Uma mão e antebraço não funcional são tratados de forma mais apropriadamente com uma amputação transradial ou desarticulação do cotovelo

- Comprimento ideal da amputação transradial é na junção dos terços médio e distal
  ◊ Os componentes mioelétricos podem ser escondidos
- Comprimento e formato da desarticulação do cotovelo fornecem um braço de alavanca melhorado; epicôndilos podem aumentar a suspensão
  - Amputação transumeral
    - Uso de prótese é geralmente limitado devido ao desconforto e dificuldade em usar a prótese – funções do cotovelo (flexão/extensão) e mão (abertura/fechamento da mão) realizadas sequencialmente. Pacientes se adaptam com o uso de uma única extremidade superior

- Amputações do membro inferior
  a. Amputações do dedo e raio
     - Pacientes com isquemia ficam bem após amputações de dedos do pé, pois andam com um padrão de marcha propulsiva
     - hálux deve ser amputado distal à inserção do flexor curto do hálux (FHB)
     - Amputações isoladas do segundo pododáctilo são realizadas distal ao alargamento metafisário da falange proximal para prevenir hálux valgo tardio
     - Amputações únicas de raio externo funcionam bem em sapatos
     - Ressecção de mais de um raio cria um antepé estreito, resultando em dificuldade no encaixe do sapato
     - Amputações de raio central apresentam problemas de cicatrização:
       ♦ Raramente obtém resultados mais satisfatórios do que com as amputações de mediopé
  b. Amputações transmetatarsianas e do mediopé (Lisfranc e Chopart)
     - Retalho plantar longo é miocutâneo e o retalho de eleição
     - Amputações transmetatarsianas devem ser realizadas através das metáfises proximais para ajudar a prevenir formação de úlcera
       ♦ Os metatarsos podem ser chanfrados na superfície plantar e na borda medial e lateral
     - Alongamento do tendão do calcâneo deve ser realizado para ajudar a prevenir pé em equino ou equinovaro
       ♦ Resulta da tração excessiva exercida pelo gastrocnêmio e tibial posterior, bem como pelo braço de alavanca curto do antepé ausente
     - Equinovaro pode ser corrigido com transposição do tibial anterior para o colo do tálus
       ♦ sítio de inserção do fibular curto e terceiro na base do quinto metatarso deve ser preservado
       ♦ Atuam como antagonistas ao tendão tibial posterior para prevenir supinação/inversão do pé
     - Evitar amputações do retropé em pacientes com diabetes e doença vascular
  c. Desarticulação do tornozelo (Syme)
     - Possibilita a transferência direta de carga, raramente apresenta problemas com úlceras e rompimento de tecidos
     - Fornece um padrão de marcha estável
     - Apesar de ser mais proximal, é energeticamente mais eficiente do que amputações do mediopé, tais como as amputações de Lisfranc ou Chopart
     - Menos energeticamente eficiente do que a amputação transmetatarsal
     - Artéria tibial posterior abastece o coxim plantar e deve ser patente
       ♦ Pacientes com um índice tornozelo-braquial (ABI) < 0,5 na artéria tibial posterior têm menores taxas de cicatrização
     - Remover os maléolos e os alargamentos metafisários

- Coxim plantar deve ser fixo à tíbia anteriormente com orifícios de perfuração ou posteriormente usando o tendão do calcâneo
  - ♦ Evitar coxim plantar hipermóvel para garantir bons resultados
d. Amputação transtibial (abaixo do joelho)
  - envelope de tecidos moles é criado usando um retalho miocutâneo posterior longo
    - ♦ "Orelhas de cachorro" na borda de um retalho posterior longo são deixadas intactas devido ao risco de lesão às artérias safena e sural. Necrose do retalho também é um risco
  - Um comprimento ósseo ideal é de, no mínimo, 12 cm abaixo da linha articular, porém um comprimento maior é melhor; fornece cobertura de tecido mole e espaço para os componentes protéticos
  - Músculo posterior fixo à tíbia anterior chanfrada por miodese
  - formato cilíndrico é preferível
  - Curativos rígidos são usados no período pós-operatório precoce
  - Encaixe precoce de prótese em 5-21 dias dependendo da cicatrização da ferida e se o membro residual é capaz de transferir carga
  - Modificação da técnica Ertl, em que uma ponte óssea entre a fíbula e a tíbia é criada, foi proposta para criar uma plataforma mais estável para transferência de carga por meio do aumento da área de superfície estável
e. Desarticulação do joelho
  - Utilizar retalho posterior longo com o gastrocnêmio como proteção final
  - Patela é suturada aos ligamentos cruzados, deixando a patela sobre o fêmur anterior
  - Achados do estudo LEAP sugerem que este procedimento está no nível de velocidade mais lenta de deambulação e menor satisfação autorrelatada
    - ♦ Pode ser devido à amputação através da zona de lesão no estudo LEAP e menor tempo de seguimento (24 meses)
  - Os pacientes relatam menos dor, quando comparado às amputações transtibial e transfemoral
  - Geralmente utilizada em pacientes que não andam
  - Implica em uma amputação com equilíbrio muscular, com uma plataforma de sustentação de peso estável; possibilita a transferência de carga direta
  - Pode-se usar joelho policêntrico; manter o centro do joelho próximo à linha articular anatômica
f. Amputação transfemoral (acima do joelho)
  - Aumenta o gasto energético da deambulação
  - Pacientes com amputações transfemorais e doença vascular periférica geralmente não deambulam bem
  - **Amputados transfemorais podem ter gasto energético próximo do máximo e não recuperar a capacidade de andar, especialmente o idoso e o paciente com comprometimento vascular**
  - Um osso cortado 12 cm acima do centro do joelho mantém as linhas articulares simétricas e ajuda a acomodar a prótese
    - ♦ Amputações mais proximais apresentam um menor controle adutor e menor área de superfície para o encaixe protético
    - ♦ Para incorporar um rotador que possibilite ao paciente uma rotação controlada da prótese para ajudar com as alterações posicionais, o osso cortado deve ser 3 cm mais proximal
  - Comprimento femoral maior fornece um braço de alavanca maior, é melhor para o avanço ótimo do membro, melhor equilíbrio ao sentar, melhor adução e maior área de superfície para o soquete protético
  - Miodese dos músculos adutores é importante para manter a adução femoral; a consideração cirúrgica mais importante para uma função bem-sucedida do paciente

- Restaurar a tensão no adutor magno: ancorado ao fêmur lateral com a cabeça do fêmur em adução
- Eixo mecânico próximo do normal após amputação: o membro deve estar em leve adução
- As principais forças de deformação são a flexão e a abdução
  - Miodese dos músculos adutores ajuda a prevenir esse problema
  - Amputação do terço distal resulta em perda de 70% do momento de adução
 g. Desarticulação do quadril
  - Alto gasto energético com a deambulação; poucos pacientes deambulam
  - Paciente senta na prótese e usa o torso para avançar o membro frontalmente

3. Próteses
 - Membro superior
  a. Biomecânica do membro superior
   - Ombro é o centro de rotação
   - Cotovelo atua como um compasso para posicionar a mão no espaço
   - Normalmente, múltiplas ações articulares ocorrem simultaneamente; com uma prótese, elas devem ocorrer de modo sequencial
  b. Momento do encaixe protético
   - Deve ser realizado o mais rápido possível, mesmo antes da completa cicatrização da ferida
   - Nas amputações unilaterais, os pacientes podem aprender estratégias adaptativas que resultam em um baixo uso protético
   - Uso inferior a 30% quando encaixado depois de 30 dias da amputação transradial
  c. Dois tipos de próteses
   - Prótese mioelétrica
     - Utiliza bateria externa e eletrodos de superfície para controlar o movimento
     - Indicações: amputações transradiais, trabalho sedentário, atividades por cima da cabeça
     - Vantagens: melhor estética, ausência de cintas ou correias
     - Desvantagens: pesado, caro, menor retroalimentação sensorial, requer manutenção frequente
   - Prótese acionada pelo corpo
     - Utiliza cabos e correias para mecanicamente manobrar a prótese através do movimento do ombro e braço
       - Anel da correia da órtese em oito deve estar posicionado no processo espinhoso da C7
     - Indicações: trabalhadores realizando trabalhos pesados
     - Vantagens: durável, custo moderado, alta retroalimentação sensorial
     - Desvantagens: esteticamente desagradável, requer movimento da parte superior do corpo para acionar a prótese
  d. Amputação abaixo do cotovelo
   - Prótese acionada pelo corpo
     - Sistema de um cabo
     - Dispositivo terminal ativado pela flexão e abdução do ombro
     - Apropriado para trabalhador realizando trabalhos pesados
   - Prótese mioelétrica para trabalho sedentário
  e. Amputação acima do cotovelo
   - Prótese acionada pelo corpo
     - Sistema de dois cabos: controla a flexão do cotovelo e o dispositivo terminal
     - Dois movimentos contribuem para resultados menos funcionais e próteses mais pesadas
     - Flexão e extensão do cotovelo são controladas pela extensão e depressão do ombro

- Sistema protético híbrido que utiliza um componente mioelétrico e é acionado pelo corpo: fornece a melhor função
f. Amputação com desarticulação do ombro e transumeral proximal
  - Função limitada é alcançada com o posicionamento manual da articulação do ombro com a mão contralateral, com componentes protéticos
- Membro inferior
  a. O fator mais importante ao prescrever componentes para uma prótese de membro inferior em adultos são seus níveis funcionais atual e potencial
     - K1: marcha no domicílio
     - K2: marcha limitada na comunidade
     - K3: marcha ilimitada na comunidade
     - K4: criança, adulto ativo ou atletas
  b. Pé protético
     - Pé de eixo único: dobra do tornozelo fornece flexão plantar e dorsiflexão
     - Tornozelo sólido, salto com amortecedor (SACH), uso descontinuado
       - Era o padrão; útil para pacientes com níveis baixos de atividade
       - Resultava em sobrecarga do pé contralateral; uso descontinuado
     - Pé com resposta dinâmica
       - Quilha flexível deforma sob carga e absorve energia
         - Salto macio pode provocar extensão do joelho
         - Salto rígido pode provocar flexão do joelho
       - Possibilita muitas atividades normais, incluindo corrida em solo irregular
       - Articulado e não articulado
         - Pé articulado com resposta dinâmica
           - Inversão/eversão, rotação do pé
           - Útil para atividades em superfícies irregulares
             - Pacientes jovens ativos
         - Pé não articulado com resposta dinâmica
           - Quilhas curtas ou longas
           - Quilhas curtas não são tão responsivas, indicadas para atividade moderada e deambulação
           - Quilhas longas são mais responsivas, indicadas para atividades de alta demanda
  c. Joelhos protéticos
     - Usados em pacientes com amputações transfemorais e desarticulações do joelho
     - Estabilidade do alinhamento: posição do joelho protético em relação à linha de apoio do membro do paciente (**Fig. 11.2**)
       - Centro de rotação da prótese posterior à linha de apoio do membro possibilita controle no apoio, mas dificulta a flexão
       - Centro de rotação da prótese anterior à linha de apoio do membro facilita a flexão, porém, possibilita menor controle
     - Seis tipos básicos de prótese de joelho:
       - Joelho policêntrico: movimento do centro de rotação fornece diferentes características de estabilidade durante o ciclo da marcha
         - No apoio, o centro de rotação é mantido posterior à linha de gravidade para ajudar na extensão do joelho
         - Recomendado para pacientes com amputações transfemorais, desarticulações do joelho, amputações bilaterais
       - Joelho com atrito constante: uma dobradiça que reduz o balanço do joelho causado pelo atrito

- Prótese de joelho mais comum em crianças
- Apenas uma velocidade de deambulação, não adequado para pacientes mais velhos
- Estabilidade no apoio depende apenas do alinhamento
♦ Joelho com controle da fase de apoio (ativado pelo peso): funciona como o joelho com atrito constante durante a fase de balanço, porém, trava por meio de um breque de alto atrito quando o peso é aplicado ao membro
- Para pacientes mais velhos (joelho de segurança)
- Não para uso bilateral
♦ Joelho com controle de fluidos (hidráulico e pneumático): possibilita cadência variável, a velocidade de marcha pode ser alterada
- Flexão reduzida do joelho permite balanço mais precoce
- Mais adequado para pacientes jovens e ativos
♦ Joelho com atrito variável (controle da cadência): permite a marcha em diferentes velocidades, mas não é durável
♦ Joelho com trava manual: consiste do joelho de atrito constante que possui uma trava em extensão, pode ser destravado
- Usado em pacientes fracos e instáveis
○ Próteses mais modernas
♦ Joelho computadorizado
- Mais pesado, possibilita uma marcha normal e a subida de degraus
- Também uma boa opção para um paciente jovem ativo
♦ Prótese de joelho Rheo Knee
- Fluido magneto-reológico
  - Intensidade do campo magnético muda com a viscosidade do fluido
  - Aplicação de carga influencia na resistência

d. Sistemas de suspensão
○ Suspensão é fornecida nas próteses de extremidade inferior pelo *design* em forma de soquete e bainhas de suspensão
○ Soquetes
♦ Fornecem controle confortável e distribuição uniforme de pressão
♦ Soquetes de sucção fornecem vedação hermética e são a modalidade primária de soquete
♦ Soquetes transfemorais
- Soquetes quadriláteros têm uma margem posterior que fornece uma plataforma para a tuberosidade isquiática **(Fig. 11.5)**
  - Diâmetro anteroposterior (AP) estreito
  - Dificuldade em manter o fêmur em adução
- Soquetes transfemorais mediolaterais estreitos distribuem forças de forma mais uniforme
  - Mais anatômico, comporta a tuberosidade isquiática
  - Aumenta o controle rotacional
♦ Soquetes transtibiais: sustentação do peso pelo tendão patelar em todas as áreas de membro residual que toleram peso
- Tendão patelar que sustenta o soquete supracondilar/suprapatelar
  - Tem extensões proximais sobre os côndilos femorais distais e a patela
  - Recomendado quando o membro residual é curto, a fim de aumentar a área de superfície para distribuição da pressão
- Pressão proveniente da margem da prótese pode resultar em paralisia do nervo fibular
○ Bainhas protéticas
♦ Atrito e pressão negativa são usados para suspensão

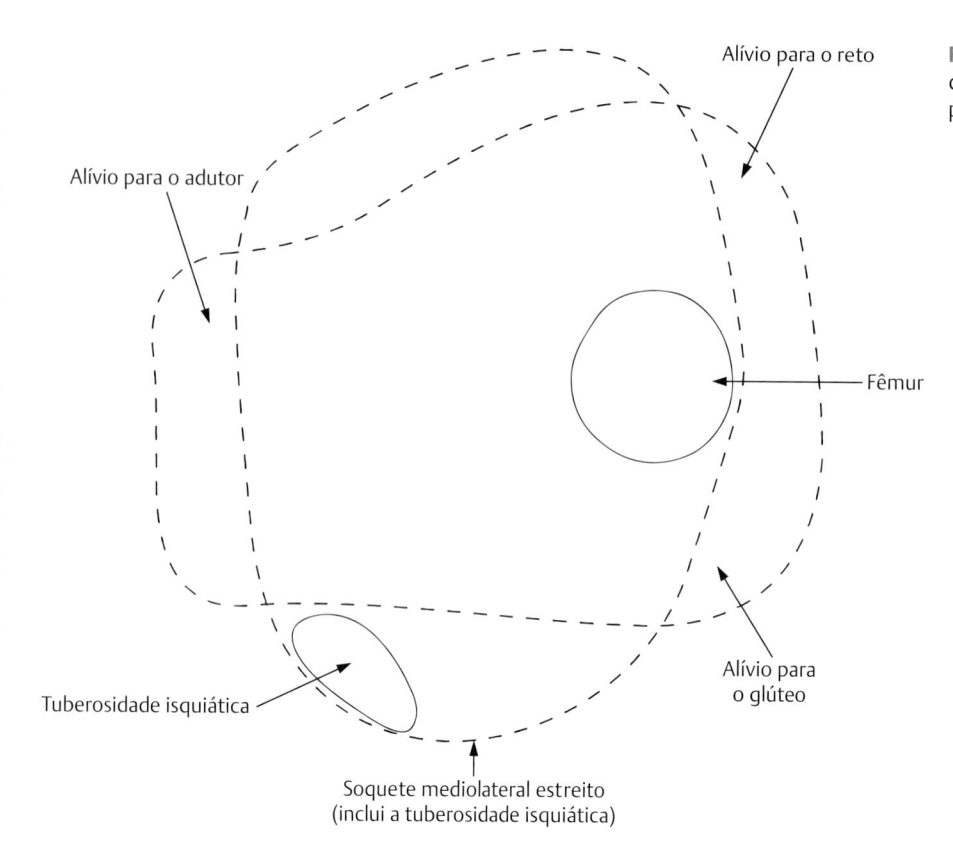

Fig. 11.5 Soquetes transfemorais: soquete quadrilátero *versus* mediolateral. A linha pontilhada é o soquete quadrilátero.

Alívio para o reto
Alívio para o adutor
Fêmur
Tuberosidade isquiática
Alívio para o glúteo
Soquete mediolateral estreito (inclui a tuberosidade isquiática)

- ◆ Suspensão transtibial
  - Revestimento de gel com um pino de travamento é o método de eleição
  - bainha desliza sobre o coto e o pino de travamento encaixa no soquete
  - Permite flexão irrestrita do joelho, mínima ação do pistão
  - Mais adequada para pacientes jovens sem flutuação do volume do coto
- ◆ Suspensão transfemoral
  - Suspensão por pressão negativa (vácuo) frequentemente é utilizada
  - Peso corporal estável é necessário para um encaixe perfeito
  e. Problemas comuns do uso de próteses
  - Problemas cutâneos
    - ◆ Dermatite de contato, cistos, cicatrizes
    - ◆ Membro residual doloroso causado por ossificação heterotrófica, proeminências ósseas, prótese com encaixe inadequado, neuromas etc
    - ◆ Úlceras do membro residual são primeiramente tratadas com cuidados locais da ferida e ajuste da interface entre o membro residual e a prótese
  - Problemas com os pés protéticos
    - ◆ Pé ou calcanhar protético com flexão plantar que é muito macio pode resultar em extensão excessiva do joelho
    - ◆ Pé ou calcanhar protético dorsiflexionado que é muito rígido pode causar flexão excessiva do joelho
  - Problemas com as próteses transtibiais
    - ◆ Efeito pistão na fase de balanço: suspensão ineficaz
    - ◆ Efeito pistão na fase de apoio: mau encaixe do soquete
    - ◆ Problemas de alinhamento
      - Prótese medializada
        - Causa distensão em varo no joelho
        - Pontos de pressão distal/lateral e proximal/medial

- Prótese lateralizada
  - Causa distensão em valgo no joelho
  - Pontos de pressão distal/medial e proximal/lateral; geralmente a cabeça da fíbula
- Prótese anterior causa extensão do joelho
- Prótese posterior causa flexão do joelho
♦ Problemas relacionados ao pé
  - Idem aos problemas do pé protético citados acima
○ Problemas com a prótese transfemoral
♦ Curvatura lateral do tronco: prótese curta, abdutores do quadril fracos
♦ Marcha abduzida: mau encaixe do soquete medialmente
♦ Marcha de circundução: prótese longa, atrito excessivo do joelho
♦ Aumento da lordose lombar: contraturas em flexão do quadril, extensores do quadril fracos e suporte anterior do soquete insuficiente
♦ Encaixe terminal: flexão inadequada do joelho
♦ Batida medial: causada por joelho varo, rotação externa excessiva do joelho ou fraqueza muscular
♦ Batida lateral: causada por joelho valgo, rotação interna do joelho ou fraqueza muscular
○ Escadas
♦ Os amputados tendem a conduzir a subida de degraus com o membro normal
♦ Descida de degraus é conduzida pelo membro protético

4. Órteses
   - Descrição
     a. Uma órtese é um dispositivo usado para controlar o movimento dos segmentos do corpo, e para tratar articulações dolorosas, fraqueza muscular, e instabilidade ou contratura articular
     b. Podem ser estáticas, dinâmicas ou uma combinação de ambas
        ○ Órteses estáticas são dispositivos rígidos usados para apoiar a parte do corpo em uma posição específica
        ○ Órteses dinâmicas são dispositivos que controlam o movimento do corpo para uma função ideal
     c. Geralmente não indicadas para correção de deformidades fixas ou espásticas que não sejam facilmente controladas manualmente
   - Sapatos
     a. Saltos com amortecedores (SACH) ou negativos são usados em tornozelo rígido para reduzir o momento de flexão do joelho
     b. Sapatos com caixa larga são usados para limitar a pressão sobre uma proeminência óssea, especialmente em diabéticos
     c. Superfície plantar de um pé com a sensibilidade comprometida é protegida por um material de dissipação de pressão
     d. Hastes de aço podem ser usadas para estender a alavanca de pé e prevenir deformidade no dedo, a qual é observada após uma amputação parcial do primeiro raio
        ○ Também utilizados para tratar metatarsalgia e hálux rígido (extensão de Morton)
     e. Solas tipo Rocker ajudam a transferir o peso corporal para frente durante a deambulação, e podem diminuir a força de dobramento em um mediopé ou tornozelo artrítico ou rígido
        ○ Utilizadas para o alívio não cirúrgico da dor de propulsão causada por uma pseudoartrose de Lisfranc; retira a carga da junção tarsometatarsiana (TMT)
        ○ Usada para tratar metatarsalgia, hálux rígido, com hastes de aço
   - Órteses de pé
     a. Três tipos: rígida, semirrígida, macia
        ○ Rígida: limita o movimento articular, estabiliza as deformidades flexíveis

- Semirrígida: possibilita a dorsiflexão e/ou flexão plantar
- Macia: maior capacidade de absorção de choque; acomoda deformidades fixas do pé, especialmente com neuropatia
b. Uma calcanheira é uma palmilha rígida de plástico
- Cobre a superfície plantar do calcanhar e se estende posteriormente, medialmente e lateralmente
- Usada para prevenir desvio lateral do calcanhar no pé plano flexível
c. Órtese da University of California Biomechanics Lab (UCBL)
- Abrange o calcanhar e o mediopé, com paredes medial, lateral e posterior rígidas
- Recomendada como tratamento não cirúrgico inicial para a deformidade adquirida do pé plano em adultos
    ♦ Pacientes idosos com um estilo de vida sedentário têm a taxa de satisfação mais elevada com esse tratamento
d. Órtese tornozelo-pé Arizona
- Combina a órtese UCBL com um suporte de amarrar de tornozelo
- Fornece um suporte mais rígido do retropé

- Órtese tornozelo-pé (AFO)
  a. Consiste em uma placa de base com estribos, suporte vertical e uma faixa de panturrilha
  b. Usada para controlar a articulação do tornozelo
  c. Pode ser rígida para prevenir movimento do tornozelo ou pode permitir o movimento livre ou assistido por mola
  d. A posição do tornozelo indiretamente afeta a estabilidade do joelho; flexão plantar do tornozelo fornece uma força de extensão ao joelho, e dorsiflexão do tornozelo fornece uma força de flexão ao joelho
  e. Após uma artrodese do retropé, os objetivos primários são absorção da força reativa do solo, proteção dos sítios de fusão e proteção do mediopé
  f. Pode ser útil como um método não cirúrgico para tratar a deformidade adquirida do pé plano em adultos
  g. AFO não articulada
     - Usada para a deformidade do pé em equino
     - Exerce força de flexão sobre o joelho durante o recebimento do peso
     - Descrita pela quantidade de rigidez da órtese
  h. AFO articulada
     - Permite padrão de marcha mais natural
     - Usada para pé plano
     - Pode ser usada na presença de movimento subtalar
     - Articulações do tornozelo ajustáveis podem estabelecer o limite desejado de dorsiflexão e plantiflexão do tornozelo

- Órtese joelho-tornozelo-pé (KAFO)
  a. Estende-se da coxa superior até o pé
  b. Usada para controlar uma articulação do joelho instável ou paralisada
     - Quadríceps fraco ou paralisado
     - Fornece estabilidade articular medial e lateral
  c. Inclui órteses para joelho
     - Órteses elásticas de joelho para o tratamento de doença patelar
     - Metal ou plástico usado para um ligamento cruzado anterior instável
  d. Articulações do joelho
     - Múltiplos tipos de articulações do joelho, incluindo eixo único, excursão posterior, policêntrica e dinâmica (extensão ativa com mola ou bobina)

- Órtese quadril-joelho-tornozelo
    a. AFO acrescentada mais uma articulação mecânica do joelho, suportes verticais da coxa, articulação do quadril e cinta
    b. Fornece estabilidade pélvica e do quadril
    c. Raramente utilizada por adultos paraplégicos, pois é incômodo e requer grande gasto energético
    d. Crianças com mielomeningocele lombar utilizam órteses de reciprocação
        ○ Órtese quadril-joelho-tornozelo-pé modificada (KAFO) é usada para permanência na posição ortostática e simulação da deambulação
- Órtese de cotovelo
    a. Órtese articulada para cotovelo fornece estabilidade limitada para cotovelos instáveis
    b. Órteses acionadas por mola têm sido utilizadas para tratar contraturas em flexão e extensão do cotovelo
- Órtese punho-mão
    a. Mais comumente usada para tratamento pós-operatório, após lesão ou cirurgia reconstrutiva
    b. Tala tipo oponente pré-posiciona o polegar, porém, compromete a sensação tátil
    c. Órteses de mão acionadas pelo punho são usadas em tetraplégicos com lesão na região cervical inferior
        ○ Podem ser acionadas pelo corpo por tenodese ou motorizadas
        ○ Pacientes com lesão em C5 podem usar órtese Ratchet
        ○ Pacientes com lesão em C6 podem usar órtese acionada pelo punho e ativada pela musculatura extensora para fornecer pinçamento
- Órteses para fratura
    a. Tratamento valioso para fraturas isoladas do úmero, tíbia e fíbula
    b. Podem ser usadas em fraturas simples do pé e tornozelo, entorse de tornozelo, lesões simples da mão
- Órteses pediátricas
    a. Órteses dinâmicas são usadas por crianças para controlar o movimento, porém limitar a imobilização
    b. Suspensório de Pavlik é usado para a displasia de desenvolvimento do quadril
- Órteses de coluna
    a. Coluna cervical
        ○ Vários colares, halos colete
    b. Coluna toracolombar
        ○ Estabiliza mecanicamente a coluna, reduz a dor
        ○ Órteses três pontos alcançam controle pelo comprimento do braço de alavanca e limitação do movimento

5. Reabilitação do AVE e lesão craniana fechada
    - Descrição
        a. Espasticidade adquirida em adultos secundária ao AVE ou lesão craniana fechada
            ○ Equilíbrio é o melhor preditor da função
            ○ Tratamento não cirúrgico
                ♦ Órtese, gesso seriado, bloqueio de pontos motores
                ♦ Imobilização de uma articulação em neutro não previne contraturas
                ♦ Intervenção é necessária quando a gama funcional é insuficiente
                ♦ Injeções anestésicas locais antes de engessar podem aliviar a dor e permitir correção máxima
                ♦ Bloqueadores de nervo aberto podem ser necessários para prevenir a injeção de nervos com grandes contribuições sensoriais
            ○ Tratamento cirúrgico
                ♦ Deve ser adiado até que o paciente desenvolva máxima recuperação motora espontânea: 6 meses para AVE, 12-18 meses para lesão cerebral traumática (TBI)

- Os pacientes devem ser examinados para déficits cognitivos, motivação e percepção da imagem corporal
- Pacientes devem ter uma memória em curto prazo adequada para o aprendizado
- **Risco aumentado de ossificação heterotópica em pacientes com lesão cerebral traumática**
- Membro inferior
  a. Equilíbrio é o melhor preditor da capacidade de deambulação de um paciente após uma lesão cerebral adquirida
  b. Objetivos do tratamento de tornozelo com equinismo dinâmico
     - Estabilidade do tornozelo na posição neutra durante o contato inicial com o solo
     - Altura do tornozelo durante a fase de balanço
  c. Tratamento não cirúrgico
     - AFO ajustável com dorsiflexão e flexão plantar do tornozelo travadas em neutro para uso durante o período de recuperação
  d. Tratamento cirúrgico
     - Cirurgia para equilíbrio motor, necessária quando o equinismo dinâmico supera a órtese e o tutor não permanece fixo no local
     - Transposição lateral completa ou parcial do tibial anterior; usada para atividade fora de fase do músculo tibial anterior durante a marcha, produzindo uma deformidade dinâmica em varo
- Membro superior
  a. Objetivos não funcionais
     - Liberação cirúrgica da contratura estática realizada para cuidados de enfermagem e higiene quando as contraturas estiverem causando maceração ou ruptura cutânea
  b. Objetivos funcionais
     - Melhorar o deslizamento da extremidade superior (balanço do braço) durante a deambulação
     - Aumentar a função preênsil da mão
     - Pode possibilitar que o paciente unimanual se torne bimanual por meio do aumento da função da mão
       - Quando o objetivo é a melhora funcional, os pacientes devem ser avaliados para capacidade cognitiva, motivação e percepção da imagem corporal
       - Alongamento da unidade muscular do músculo agonista deformante, junto com transferências tendinosas de antagonistas, são usadas para alcançar equilíbrio muscular

6. Reabilitação de lesão da medula espinal
   - Mobilidade
     a. O nível da lesão da medula espinal determina a mobilidade
     b. Lesão em C4 ou superior: requer cinta-colete e colar cervical
     c. Lesão em C5: cadeira de rodas controlada pela boca
     d. Lesão em C6: os pacientes podem usar cadeira de roda manual e órteses punho-mão acionadas pelo punho
     e. As transferências são dependentes com a lesão em C4, assistidas com a lesão em C5 e independentes com a lesão em C6
   - Atividades da vida diária
     a. Pacientes com lesão em C6 podem se arrumar e se vestir sozinhos
     b. Pacientes com lesão em C7 podem cortar carne e controlar o intestino e bexiga através de estimulação retal e cateterismo intermitente
   - Disreflexia autonômica
     a. Evento hipertensivo potencialmente catastrófico pode ocorrer com lesões acima de T6
     b. Hiperatividade simpática aguda
     c. Geralmente causada por cateter urinário obstruído ou impactação fecal

d. Tratamento: cateterizar o paciente, controlar a pressão arterial com anti-hipertensivos
- Cirurgia
   a. Artrodese de coluna é usada para prevenir o desenvolvimento tardio de dor e deformidade
      - Artrodese anterior ou posterior, ou ambas, com fixação interna, deve ser realizada logo após a lesão
   b. Espasticidade e contratura podem causar problemas com a higiene ou úlceras de pressão
      - Urossepse é a causa mais comum de morte
      - Feridas de pressão são evitáveis com roupas de cama apropriadas e mudança frequente de posição
      - Bloqueadores percutâneos de nervo motor podem ser usados para tratar deformidades
      - Quando a deformidade é uma contratura estática, liberação muscular ou desarticulação podem melhorar a capacidade de sentar ou a capacidade de transferência
7. Síndrome pós-pólio
   - Pólio é uma doença viral que afeta as células do corno anterior da medula espinal
      a. Sensação está intacta; fraqueza motora
      b. A síndrome pós-pólio não é uma reativação do vírus, mas sim a inativação adicional de células nervosas como resultado da idade
      c. Ocorre após a meia-idade
   - Pacientes afetados usam uma grande quantidade de suas capacidades para atividades da vida diária
   - Tratamento
      a. Exercícios limitados combinados com períodos de repouso: método mais adequado para otimizar a função dos músculos
      b. Liberação da contratura, artrodese, transposições tendíneas quando a deformidade supera a capacidade funcional
      c. Órteses leves ajudam os pacientes a permanecerem funcionalmente independentes
8. Fisioterapia e reabilitação
   - indicador negativo mais forte de um resultado bem-sucedido da reabilitação para distúrbios crônicos é a alta intensidade de dor pré-reabilitação
   - Tipos de exercícios
      a. Isotônicos: tensão muscular constante à medida que o comprimento do músculo varia
      b. Isoinerciais: aplicação de uma contração muscular durante toda a amplitude de movimento (ROM) contra uma resistência/carga constante, em que o sistema de medida considera aceleração e velocidade para manter a mesma inércia, mesmo quando a direção da ROM muda
      c. Isométricos: contração muscular sem movimento articular (mesmo comprimento)
      d. Isocinéticos: velocidade de contração muscular constante, com resistência variável durante toda a ROM
         - Pedalar em velocidade constante com resistência variada
   - Contração muscular
      a. Concêntrica: encurtamento muscular durante uma contração
      b. Excêntrica: alongamento muscular durante uma contração
         - Contrações excêntricas são úteis no tratamento de tendinopatias de estágio final
         - Comprovadamente tão bem sucedida quanto a cirurgia para tendinopatia patelar (joelho do saltador)
         - Também comumente usada na tendinopatia do calcâneo
      c. Modo mais eficaz de fortalecer a musculatura esquelética

- Definições dos exercícios
  a. Periodização: programa de condicionamento em que mudanças na especificidade, intensidade e volume do treinamento são organizadas em ciclos para ajudar a conquistar ganhos de força/resistência
  b. Pliometria: utiliza o ciclo alongamento-contração (excêntrica-amortização/pausa-concêntrica) para treinar os músculos, tecido conjuntivo e o sistema nervoso; começa com a carga excêntrica de um músculo, uma pausa breve/fase de transição e, então, uma rápida contração para gerar um movimento vigoroso
- Amplitude de movimento
  a. Programas de exercícios para a reabilitação musculoesquelética devem primariamente focar na ROM não dolorosa
  b. Ativa: movimento de uma articulação que um paciente pode ativamente realizar sem assistência
  c. Ativo-assistida: movimento de uma articulação que um paciente faz com assistência de um fisioterapeuta para aumentar o movimento
  d. Passiva: o movimento de uma articulação que um fisioterapeuta pode realizar em um paciente
- Tipos de alongamento
  a. Estático: alongamento lento e constante
  b. Balístico: esforço muscular ativo através de um movimento pendular
  c. Dinâmico: flexibilidade crescente através de movimentos específicos ao esporte; geralmente parte de um aquecimento
  d. Facilitação neuromuscular proprioceptiva (PNF): utiliza o alongamento passivo e isométrico. O músculo é passivamente alongado e, então, isometricamente contraído contra resistência na posição alongada. Em seguida, é novamente passivamente alongado por relaxamento pós-isométrico através da ROM aumentada resultante
  e. Alongamento ativo isolado (AIS): método em que o atleta ativamente contrai o músculo agonista para isolar um alongamento ao músculo direcionado e, então, mantém a posição de alongamento máximo por 1 a 2 segundos. O alongamento é, então, liberado e repetido de seis a dez vezes
- Exercícios em cadeia cinética aberta *versus* fechada
  a. Exercícios em cadeia cinética aberta
    - Movimentos contra resistência com o pé ou a mão, os quais não entram em contato com a superfície fixa
    - **Exercícios em cadeia aberta são evitados no período de reabilitação precoce do ligamento cruzado anterior (ACL) para evitar maiores tensões de cisalhamento sobre o enxerto**
    - Exemplos: extensões do joelho, exercícios de rosca
  b. Exercícios em cadeia cinética fechada
    - Movimentos contra resistência com o pé ou mão em contato com o solo, parede ou outra superfície fixa, envolvendo, portanto, o membro na sustentação de peso
    - Exemplos: agachamentos, flexões de braço, *leg press*
    - Preferível nos estágios iniciais da reabilitação
    - Mais seguro e protetor em razão da natureza compressiva das cargas aplicadas
      ♦ Menor cisalhamento, translação e distração das articulações na cadeia

9. Modalidades e técnicas de fisioterapia
- Avaliação da capacidade funcional: medida sistemática da capacidade de um paciente em realizar tarefas relevantes
  a. Ajuda a avaliar a recuperação, determinar as metas e auxilia no retorno do paciente ao trabalho

- Simulação do trabalho: replicação das atividades de trabalho em ambiente controlado para ajudar no retorno de um trabalhador lesionado ao nível pré-mórbido da função
- Ultrassonografia: aplica energia térmica profunda a 0,8 a 3 MHz aos tecidos profundos
- Ultrassonografia pulsada: usada para massagem localizada de tecidos profundos para redução de edema em lesões agudas
- Fonoforese: utiliza ultrassom para fornecer localmente medicamentos aos tecidos
- Estimulação elétrica neuromuscular (NMES): modalidade que utiliza estimuladores elétricos, incluindo corrente alternada modulada em *burst*. Útil para manter a massa e força muscular durante a imobilização prolongada
- Estimulação elétrica nervosa transcutânea (TENS): forma de estimulação elétrica para dor aguda e crônica
- Estimulação de alta voltagem (HVS): utiliza um pulso monofásico para atuar nas proteínas plasmáticas negativamente carregadas em um cenário de lesão aguda, a fim de criar um potencial elétrico que resulte em menos edema no sítio da lesão
- Crioterapia/gelo: resfria o tecido para 0 a 23°C, a fim de reduzir o metabolismo tecidual local, promover vasoconstrição, diminuir edema ou hemorragia, diminuir a eficiência muscular e melhorar o alívio da dor amenizando a transmissão neuromuscular
- Calor: aquecer o tecido a 37 a 43°C; tipicamente útil para espasmos, cólicas abdominais, cólicas menstruais e tromboflebite superficial
- Iontoforese: fornecimento de um medicamento carregado pela pele via estimulação elétrica direta. Os medicamentos fornecidos através desta modalidade incluem dexametasona, lidocaína e acetato

12

Biomecânica e Bioestatística

Gregory R. Waryasz ▪ *Michael J. Rainbow*

I. Mecânica Newtoniana

1. Grandeza vetorial e escalar
   - Vetor **(Fig. 12.1)**
     a. Magnitude e direção (orientação)
     b. Direção especificada por
       ○ Ângulo
       ○ **Valores úteis: seno (30 graus) = cosseno (60 graus) = 0,5, seno (45 graus) = cosseno (45 graus) ≈ 0,7, seno (60 graus) = cosseno (30 graus) ≈ 0,9**
       ○ Resolvidos em componentes ao longo dos eixos x, y e z
     c. Exemplos: velocidade, aceleração, força, momento
   - Escalar
     a. Somente magnitude
     b. Exemplos: massa, tempo, temperatura, celeridade
2. Propriedades de massa
   - Massa: propriedade de um corpo físico que determina sua resistência a alterações na velocidade (aceleração) e na força da atração gravitacional
     a. Unidades: quilogramas (kg)
   - Densidade: quantidade da massa por unidade de área, ou por unidade de volume
     a. Unidades: kg/m^2 (por unidade de área) ou kg/m^3 (por unidade de volume)
     b. Símbolo: letra grega rô, ρ
   - Centro de massa (COM): ponto único, hipotético, em que toda a massa de um objeto está concentrada
     a. O COM do corpo humano está localizado na pelve/abdome inferior (anterior à S2) quando na posição ortostática ou durante a marcha **(Fig. 12.2a, b)**
     b. A localização do COM depende da distribuição da massa (p. ex., posição relativa dos segmentos corporais) **(Fig. 12.2c)**
     c. **Há quantidades iguais de massa em cada lado do COM em um determinado plano, o COM é o ponto de equilíbrio**
   - Momento de inércia de massa: distribuição da massa de um objeto em torno de um eixo
     a. Massa multiplicada pelo comprimento ao quadrado ($I_0 = r^2 * m$), em que I_0 é o momento de inércia de massa, r^2 é a distância da massa até o eixo, e m é a massa
     b. Resistência à rotação em torno de um eixo
     c. **Momento de inércia é o análogo rotacional da massa**

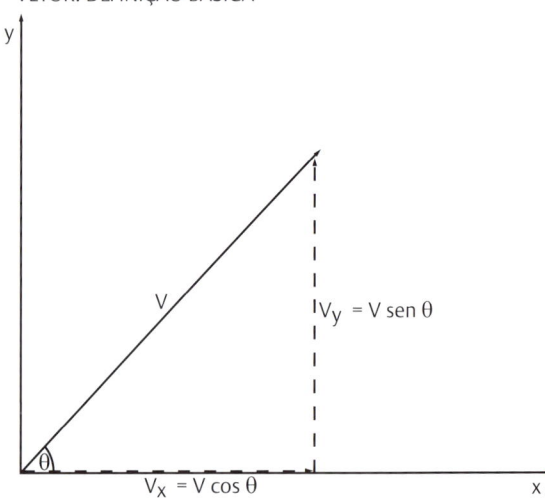

Fig. 12.1 Vetor: definição básica. Vetor V tem magnitude V e direção θ. V pode ser dividido em dois vetores direcionados ao longo dos eixos x e y com magnitudes $V_x = V * \cos(\theta)$ e $V_y = V * \sen(\theta)$, respectivamente.

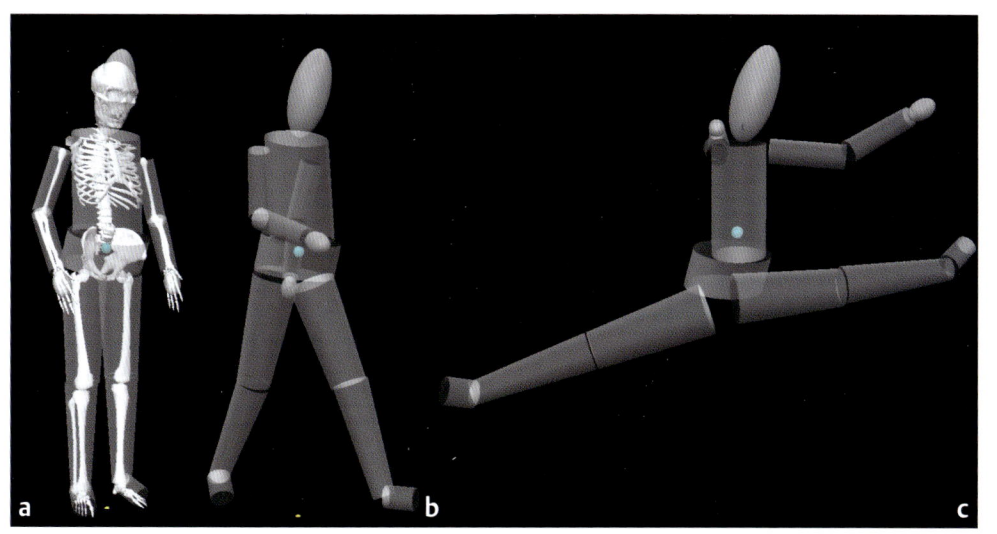

Fig. 12.2 (a,b) O centro de massa (COM) do corpo humano está localizado na pelve/abdome inferior (anterior à S2) quando na posição ortostática ou durante a marcha. **(c)** A localização do COM depende da distribuição da massa (p. ex., posição relativa dos segmentos corporais).

- Momento de inércia polar: medida da dificuldade em girar uma seção transversal em torno de um eixo perpendicular a ela ($J = r^4$)
  a. Um momento polar de inércia maior aumenta a resistência à torção de um eixo
- Momento de inércia de área: propriedade de uma seção transversal que caracteriza sua deflexão sob carga ou $I_A = r^4$
  a. Um momento de inércia de área maior requer mais tensão para desviar um eixo
3. Velocidade e celeridade
   - Velocidade é uma quantidade vetorial igual à distância/tempo em uma direção
   - Celeridade (velocidade escalar média) é uma quantidade escalar igual à distância/tempo
   - Unidades: metros/segundo (metros por segundo)
4. Aceleração
   - Aceleração é uma quantidade vetorial
   - Magnitude é igual à celeridade/tempo ou distância/tempo^2
   - Unidades: metros/segundo^2
   - Exemplo: aceleração da gravidade (g) é 9,81 m/s^2
5. Velocidade angular (ω)
   - $\omega = v/r$, em que v é a velocidade tangencial de um objeto e r é a distância até o eixo de rotação
   - Unidades: radianos/segundo (rad/s) (360 graus/s = 2*PI radianos/s)
   - **Algumas articulações são capazes de alcançar velocidades angulares muito altas; por exemplo, o ombro é capaz de uma rotação interna de ~ 9.000 graus/s ou 1.500 rpm durante um arremesso de beisebol**
6. Aceleração angular (α)
   - $\alpha = \omega/\text{tempo}$
   - Unidades: radianos/s^2 ou graus/s^2
7. Força = massa * aceleração (segunda lei de Newton)
   - **Descrição de Layman: empuxo ou impulsão**
   - Força é um vetor (magnitude e direção)
   - Unidades: newtons (N) = kg * m/s^2
8. Momento (torque): força * distância perpendicular **(Fig. 12.3)**
   - **Descrição de Layman: força rotacional**
   - Distância perpendicular é chamada de braço de momento de força ou braço de alavanca
   - Unidades: newton-metros

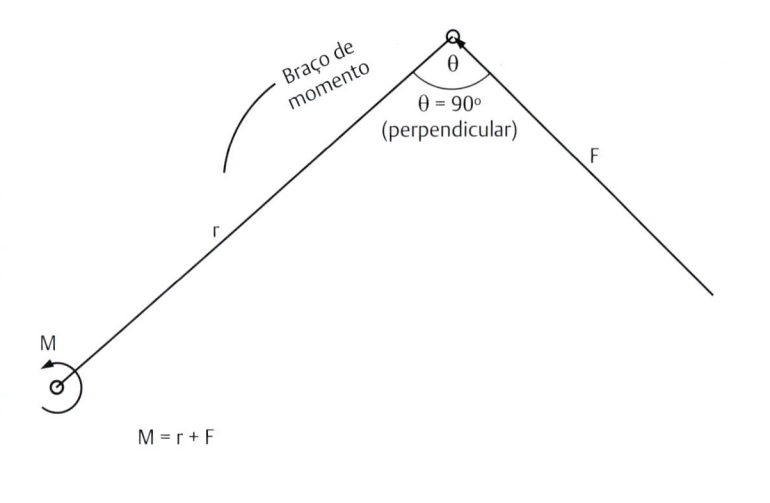

Fig. 12.3 Momento ou torque é igual ao braço de momento (braço de alavanca) * força. Braço de momento é a distância perpendicular do ponto de aplicação da força até o momento aplicado. **(a)** Caso 1: força é perpendicular a *r*. **(b)** Caso 2: força não é perpendicular a *r*. Braço de momento é a distância perpendicular *r* * sen θ. M, braço de momento; f, força.

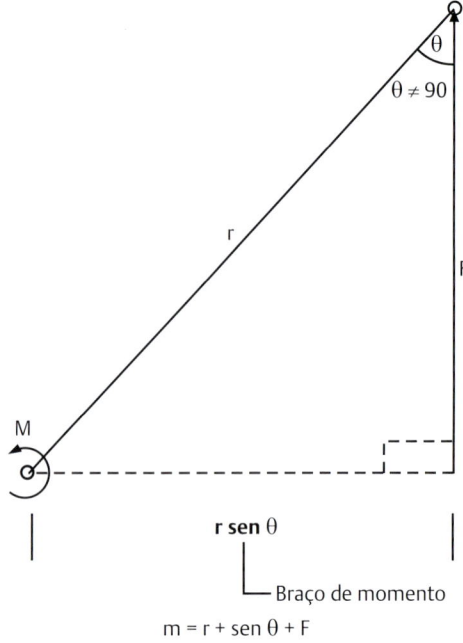

- Momento é um vetor (magnitude e direção)
- **Em biomecânica, momento geralmente é calculado em torno do centro de rotação de uma articulação**

9. Trabalho (*W*): a força e o deslocamento causado pela força (trabalho = força * distância)
   - Energia: capacidade de realizar trabalho
   - Unidades: joules
10. Potência (*P*): energia por unidade de tempo
    - *P* = força * velocidade
    - *P* = momento * velocidade angular
    - Unidades: joules/segundo ou watts
    - **Durante a corrida, a potência de explosão da articulação do tornozelo no impulso é de ~800 watts. Para comparação, o consumo de energia de um smartphone durante uma ligação é de ~3 watts**
11. Leis de Newton
    - Primeira lei (inércia): se a força resultante for zero, o corpo não irá se movimentar ou irá se movimentar com velocidade constante
    - Segunda lei: a força é igual à massa multiplicada pela aceleração ($F = m * A$)
    - **Análogo rotacional da segunda lei de Newton é $M = I * \alpha$, em que *M* é o momento, *I* é momento de inércia de massa e α é a aceleração angular**
      a. Exemplo: peso = massa * aceleração da gravidade ($w = m*g$)
    - Terceira lei (ação-reação): para cada ação há uma reação oposta de mesma intensidade
      a. Exemplo: força de reação do solo e peso (**Fig. 12.4**)

II. Aplicação da Mecânica Newtoniana

1. Estática: ações de forças e momentos sobre objetos rígidos em um sistema em equilíbrio estático (**Fig. 12.4**)

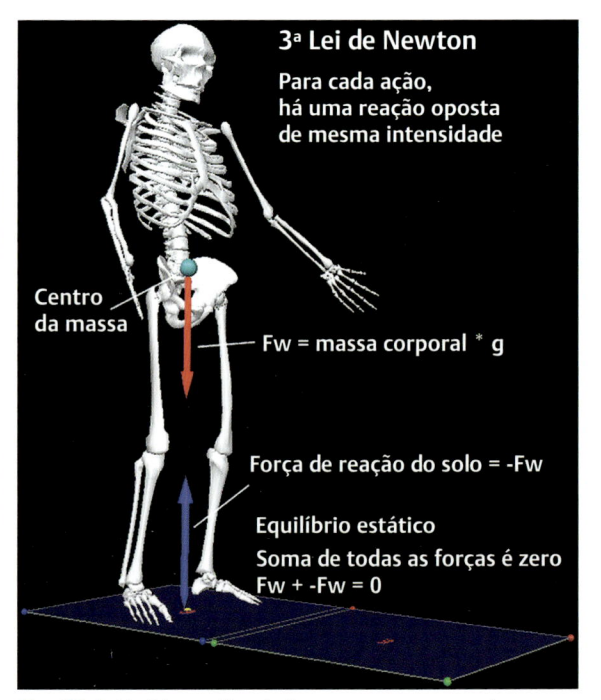

Fig. 12.4 Estática: ações de forças e momentos sobre objetos rígidos em um sistema em equilíbrio estático. Exemplo: durante o ortostatismo estático, a força de reação do solo é igual e oposto ao peso. FW, força de reação do solo; g, aceleração da gravidade.

- Soma das forças = 0
- Soma de todos os momentos = 0
2. Dinâmica: corpos em aceleração, com forças e momentos relacionados
    - Soma de todas as forças = massa * aceleração
    - Soma de todos os momentos = momento de inércia * aceleração angular
3. Análise
    - Definições das forças (**Fig. 12.5**)
      a. Força normal é perpendicular à superfície em que atua

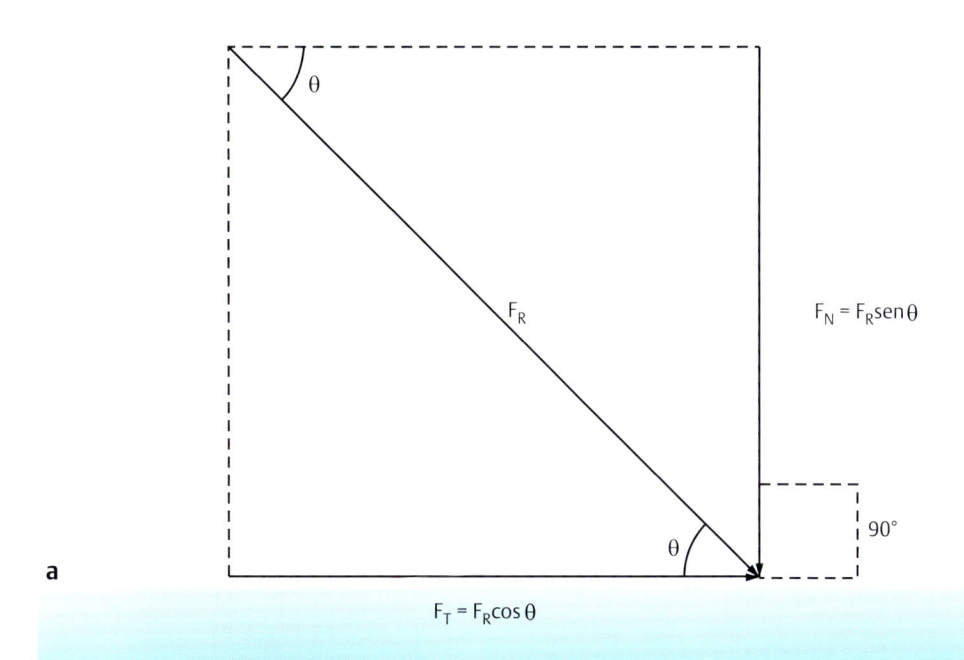

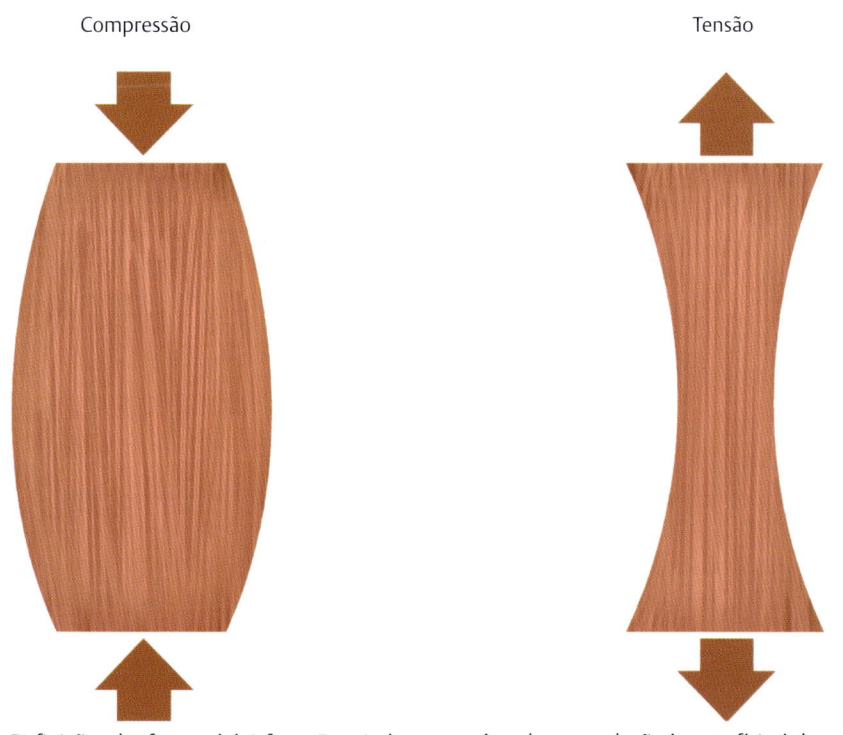

Fig. 12.5 Definições das forças. **(a)** A força F_R agindo em um ângulo com relação à superfície é decomposta em uma força normal F_N perpendicular à superfície e uma força tangencial F_T que é paralela à superfície. **(b)** Exemplo de forças atuando em compressão e tensão.

- b. Força tangencial é paralela à superfície em que atua
- c. Força compressiva encurta um corpo na direção da força
- d. Força de tensão alonga um corpo na direção da força
- Diagrama de corpo livre: usado para resolver problemas de estática e dinâmica
  - a. Desenhar apenas um corpo que contenha incógnitas sendo resolvidas
  - b. Desenhar todas as forças e momentos conhecidos em seus pontos de aplicação
  - c. Desenhar forças e momentos desconhecidos, incluindo aqueles de corpos que estão em contato
  - d. Não incluir forças internas que se originam e terminam no corpo livre
- Exemplo de problema de estática: determinar a força do tendão do músculo bíceps ao segurar uma bola (**Fig. 12.6**)

III. Biomecânica

1. Definições
   - Biomecânica: estudo da estrutura e função de organismos vivos usando os princípios da mecânica
   - Cinemática: estudo do movimento sem considerar as causas do movimento
   - Cinética: estudo do movimento e suas causas (forças, momentos)
   - Cinesiologia: estudo dos movimentos humanos
2. Visão geral das articulações e suas características
   - Graus de liberdade rotacional
     - a. Número de movimentos translacionais e rotacionais que uma articulação possui de um total possível de seis (três rotações x, y e z, e três translações x, y e z)
       - **Exemplos: a articulação do quadril tem três graus de liberdade rotacional, o punho tem dois graus de liberdade rotacional (flexão-extensão, e desvio radial-ulnar), e a patela tem seis graus de liberdade**
     - b. Rolamento e deslizamento: as articulações rolam e deslizam para manter a congruência (p. ex., articulação do joelho e articulação total do joelho)
     - c. Aproximações mecânicas das articulações humanas: articulações são modeladas como articulações mecânicas com graus variados de liberdade (**Fig. 12.7**)
   - Atrito: força que atua na direção oposta do movimento
     - a. Coeficiente de atrito é a razão entre a força de atrito e a força normal. Exemplos: 0,002 a 0,04 para articulações humanas, 0,05 a 0,15 para um metal com polietileno de ultra alto peso molecular (UHMWPE)

IV. Biomecânica de Articulações Individuais

1. Ombro
   - Combinação do movimento glenoumeral e escapulotorácico
     - a. Abdução: 120 graus de movimento glenoumeral e 60 graus de movimento escapulotorácico em ura razão de 2:1; a abdução total é de 165 graus
   - Artrodese: 15 a 20 graus de abdução, 20 a 25 graus de flexão anterior, 40 a 50 graus de rotação interna
2. Cotovelo
   - Amplitude de movimento (ROM): 150 graus de flexão, 0 graus de extensão, 90 graus de pronação, 90 graus de supinação
     - a. ROM funcional é de 30 a 130 graus (extensão/flexão), 50 graus (pronação/supinação)

1.

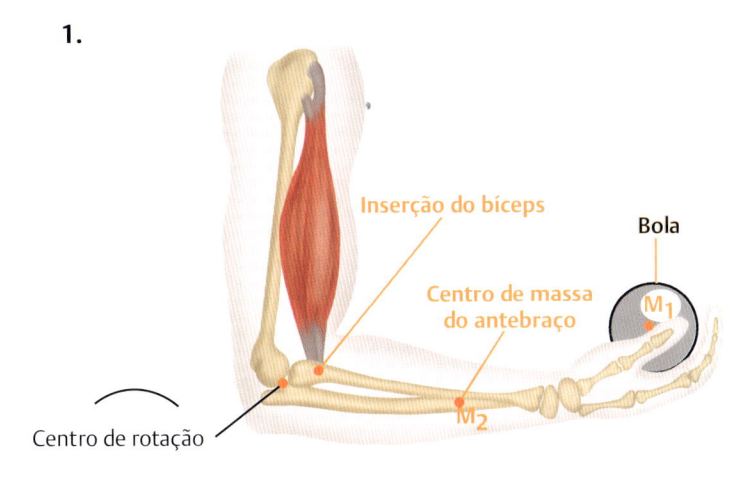

Inserção do bíceps
Bola
Centro de massa do antebraço
M_1
M_2
Centro de rotação

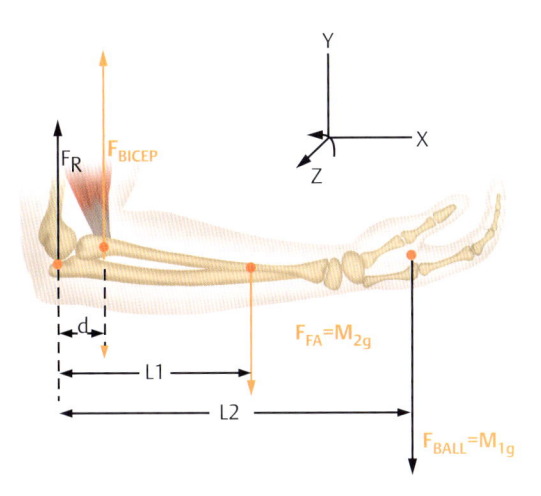

2.

F_R
F_{BICEP}
Y
X
Z
d
L1
L2
$F_{FA} = M_2 g$
$F_{BALL} = M_1 g$

3.

(A) (B)

$\sum F = 0 . \sum M = 0$ (Calcula o centro em torno do centro de rotação)

(A) $F_R + F_{BICEP} - F_{FA} - F_{BALL} = 0 = \sum F$

(B) $(F_R * 0^0) + (F_{BICEP} * d) - (F_{FA} * L_1) - (F_{BALL} * L_2) = 0 \sum M$

$$F_{BICEP} = \frac{F_{FA} L_1 + F_{BALL} L_2}{d}$$

Poderia conectar a (A) e resolver a força de reação articular

Fig. 12.6 Exemplo de problema estático: determinar a força do tendão do músculo bíceps ao segurar uma bola. F_R é a força de reação articular, F_{BICEP} é a força exercida pelo bíceps, F_{FA} é o peso do antebraço, e F_{BALL} é o peso da bola. 1, cenário físico; 2, traduzido em vetores de força; 3, equação estática.

Plana/Artródia

Vértebras

Dobradiça

Úmero
Ulna

Esferoide

Escápula
Úmero

Selar

Metacarpo proximal do polegar
Osso do carpo (trapézio)

Pivô

Rádio
Ulna

Elipsoide

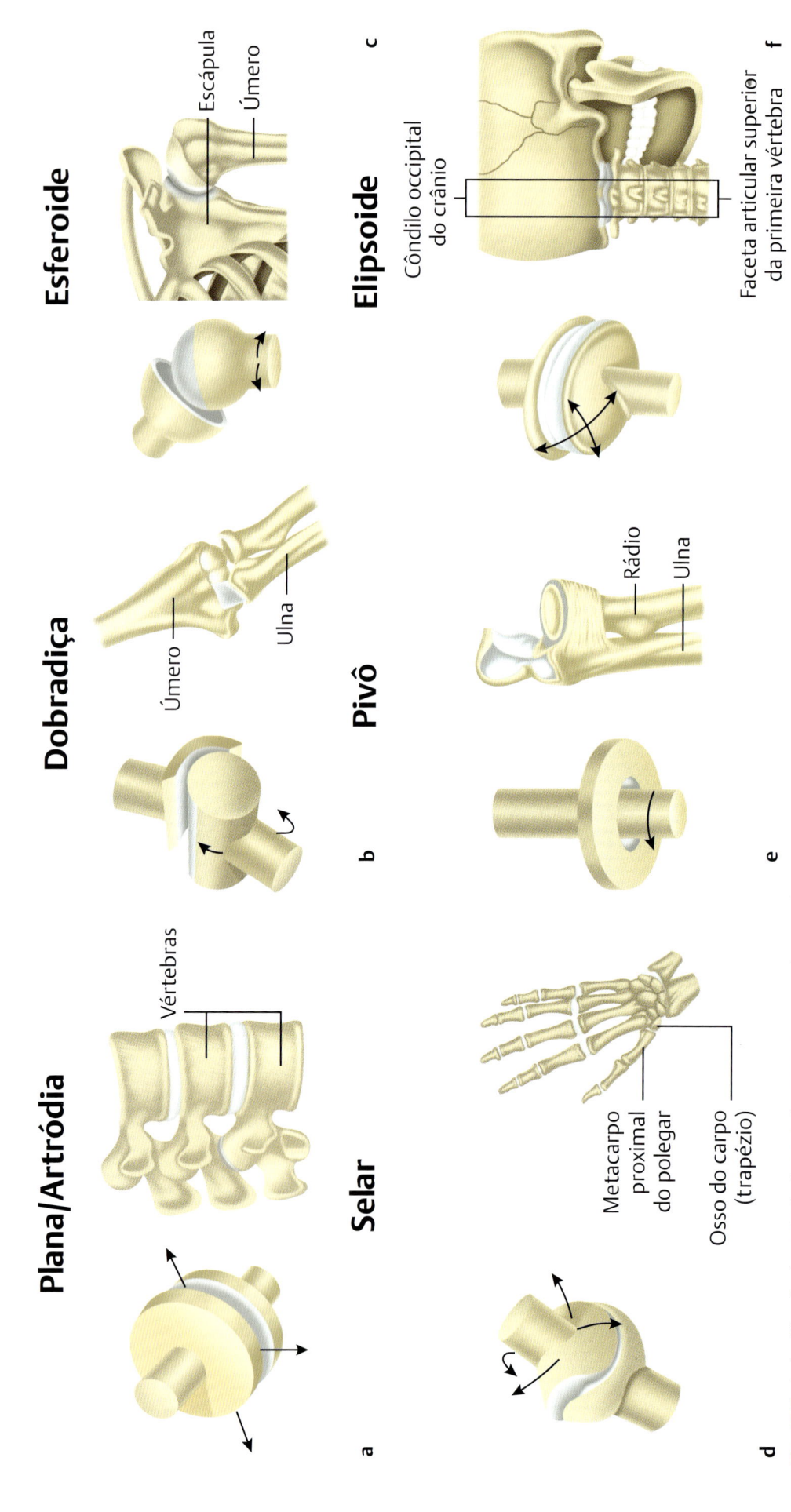

Côndilo occipital do crânio
Faceta articular superior da primeira vértebra

Fig. 12.7 A classificação das articulações pelo formato. As setas indicam a direção em que os elementos do esqueleto podem se mover ao redor do eixo ou eixos da articulação. Anfiartroses (não demonstradas aqui) são "rígidas", pois sua mobilidade é consideravelmente restringida pelo formato de suas superfícies articulares e pelos ligamentos restritos (exemplos incluem a articulação tibiofibular proximal e a articulação sacroilíaca). (a) Articulação plana/artródia. O único movimento permitido é uma translação (deslizamento) de um membro sobre o outro (exemplo: faceta articular vertebral). (b) Articulação em dobradiça. Esta articulação tem um eixo de movimento, resultando em dois movimentos primários (exemplo: partes da articulação do cotovelo). (c) Articulação esferoide. Este tipo de articulação tem três eixos de movimento mutuamente perpendiculares, resultando em seis movimentos primários (exemplo: articulação do quadril). (d) Articulação selar. Esta é uma articulação biaxial com quatro movimentos primários (exemplo: a articulação carpometacarpal do polegar). (e) Articulação em pivô. Esta é uma articulação uniaxial com dois movimentos primários (exemplo: a articulação radioulnar proximal). (f) Articulação elipsoide. O único movimento permitido é uma translação (deslizamento) de um membro sobre o outro (exemplo: faceta articular vertebral).

- Artrodese
  a. Unilateral: 90 graus de flexão
  b. Bilateral: 110 graus de flexão para a mão alcançar a boca, 65 graus de flexão para higiene perineal

3. Mão/punho
   - ROM do punho: 65 graus de flexão, 70-90 graus de extensão, 20 graus de desvio radial, 35 graus de desvio ulnar
     a. ROM funcional: 10 graus de flexão, 35 graus de extensão, 0 graus de desvio radial, 15 graus de desvio ulnar
   - Artrodese do punho: 10 a 20 graus de extensão; se bilateral, unir o punho contralateral a 0-10 graus de flexão palmar ou realizar uma artroplastia total do punho
   - ROM da mão: articulação metacarpofalangeana (MCP) possui 100 graus de flexão e 60 graus de abdução/adução; articulação interfalangeana proximal (PIP) possui 110 graus; articulação interfalangeana distal (DIP) possui 80 graus de flexão
   - Artrodese da articulação da mão: MCP do dedo, 20-40 graus de flexão; DIP, 40-50 graus de flexão; PIP, 0-5 graus de flexão; MCP do polegar, 25 graus de flexão; interfalangeana (IP), 20 graus de flexão

4. Quadril
   - Articulação esferoide
   - ROM: 115 graus de flexão, 30 graus de extensão, 50 graus de abdução, 30 graus de adução, 45 graus de rotação interna, 45 graus de rotação externa
   - Força de reação articular pode ser 3 a 6 vezes o peso corporal
   - Marcha de Trendelenburg é, essencialmente, uma redução na força de reação articular e momento abdutor ao desviar o peso para o dimídio afetado. Este padrão de marcha compensa os abdutores fracos do quadril
     a. Uma bengala na mão oposta pode produzir um momento adicional para reduzir o momento de abdução do quadril
   - posição da artrodese é de 25-30 graus de flexão, 0 graus de abdução/rotação

5. Joelho
   - Flexão e extensão envolvem rolamento e deslizamento. O recuo posterior maximiza a flexão
   - Mecanismo de *screw home*: rotação externa da tíbia durante os últimos 15 graus de extensão
   - ROM: 0 graus de extensão, 130 graus de flexão
     a. Em extensão completa, há mínima rotação; em 90 graus de flexão, é possível alcançar 45 graus de rotação externa e 30 graus de rotação interna
     b. Requer 110 graus de flexão para levantar de uma cadeira após uma artroplastia total de joelho (TKA)
   - patela desliza 7 cm caudalmente durante a flexão total
   - Estabilizadores: ligamento cruzado anterior (ACL)/ligamento cruzado posterior (PCL) para anterior e posterior
   - Artrodese: 0 a 7 graus de valgo, 10 a 15 graus de flexão
   - Eixo mecânico **(Fig. 12.8)**
     a. Eixo anatômico do fêmur é ao longo da diáfise
     b. Eixo mecânico do fêmur é do centro da cabeça femoral ao centro do joelho
     c. Eixo anatômico da tíbia é ao longo da diáfise
     d. Eixo mecânico da tíbia é do centro do platô ao centro do tornozelo
   - Patela: aumenta o braço de alavanca para aumentar a extensão, há perda de 30% do poder de extensão após a patelectomia

6. Pé e tornozelo
   - Articulação do tornozelo (tibiotalar) (também conhecida como articulação talocrural)
     a. ROM: 25 graus de dorsiflexão, 35 graus de flexão plantar, 5 graus de rotação
     b. Artrodese: dorsiflexão neutra, 5-10 graus de rotação externa, 0-5 graus de retropé valgo
   - Articulação subtalar (tálus-calcâneo)
     a. ROM: 5 graus de pronação, 20 graus de supinação; ROM funcional é de 6 graus
   - Articulação transversa do tarso (tálus-navicular, calcâneo-cuboide)
     a. Inversão/eversão
   - Pé
     a. Três arcos
        - Longitudinal medial
        - Longitudinal lateral
        - Transverso
7. Coluna vertebral
   - ROM
     a. Occipital-C1: 13 graus de flexão/extensão, 8 graus de curvatura lateral, 0 graus de rotação
     b. C1-C2: 10 graus de flexão/extensão, 0 graus de curvatura lateral, 45 graus de rotação
     c. C2-C7: 10-15 graus de flexão/extensão, 8-10 graus de curvatura lateral, 10 graus de rotação
     d. Coluna torácica: 5 graus de flexão/extensão, 6 graus de curvatura lateral, 8 graus de rotação
     e. Coluna lombar: 15-20 graus de flexão/extensão, 2-5 graus de curvatura lateral, 3-6 graus de rotação
   - Alinhamento
     a. O normal é 55 a 60 graus de lombar; a maioria das lordoses se localiza em L4-S1

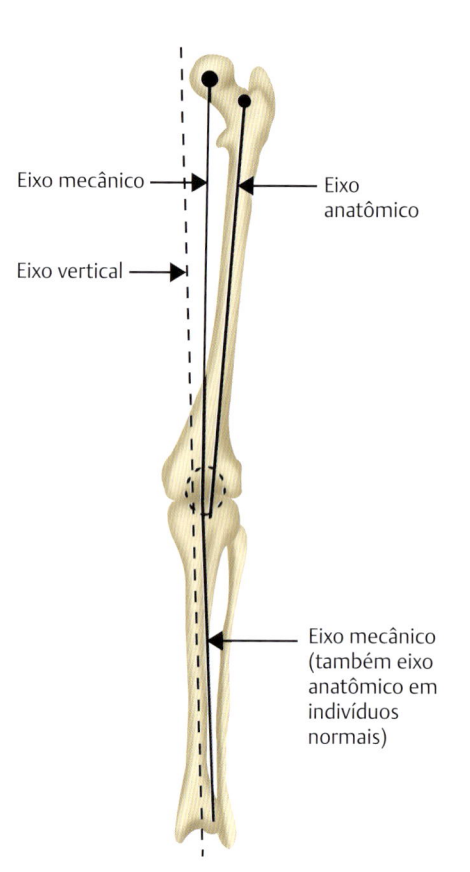

Fig. 12.8 Eixo mecânico. Eixos dos membros inferiores.

V. Biomateriais

1. Básico
   - Propriedades estruturais: depende do formato
     a. Rigidez à flexão, rigidez à torção, rigidez axial
   - Propriedades do material: independente do formato
     a. Elasticidade, limite de escoamento, rúptil/dúctil, resistência
2. Definições
   - Cargas: forças atuando sobre um objeto (p. ex., compressão, tensão, cisalhamento, torção)
   - Relaxamento da carga: cargas máximas reduzidas ao longo do tempo com a mesma quantidade de alongamento
   - Deformação: elástica é temporária, plástica é permanente
   - Elasticidade: capacidade de uma estrutura em retornar ao seu formato original após remoção da carga
   - Tensão: força dividida pela área (N/m^2) (**Fig. 12.9**)
     a. Tensões normais são perpendiculares à superfície em que atua
     b. Tensões de cisalhamento são paralelas à superfície em que atua
     c. Relaxamento de tensão: redução na tensão sob deformação constante
     d. Enxerto de ACL na reconstrução sofre relaxamento de tensão

- Deformação: medida da distensão causada pela carga **(Fig. 12.10)**
    a. Em uma dimensão: alteração no comprimento/comprimento original
    b. Pode resultar de tensões normais ou tensões de cisalhamento
    c. Taxa de deformação é a deformação dividida pelo tempo em que a carga é aplicada
- Lei de Hooke: a tensão é proporcional à deformação, dentro de um limite (a zona elástica)
- Módulo de elasticidade de Young (E) **(Fig. 12.11)**
    a. E = tensão/deformação, em que E é a curva na faixa elástica da curva de tensão-deformação
    b. Um material com um E mais elevado é resistente a forças maiores do que aqueles com um E mais baixo
    c. Definido como tensão na ruptura dividida pela tensão na deformação

3. Curva tensão-deformação **(Fig. 12.12)**
   - **Módulo elástico relativo de materiais ortopédicos comuns (em ordem descendente)**
       a. Cerâmica
       b. Liga de cobalto-cromo
       c. Aço inoxidável
       d. Titânio
       e. Osso cortical
       f. Polimetilmetacrilato (PMMA) (cimento)
       g. Polietileno
       h. Osso esponjoso
       i. Tendão/ligamento
       j. Cartilagem
   - Deformação elástica: quando a curva tensão/deformação é linear e a força aplicada ao material é linear ao deslocamento; o material retorna ao seu formato original após a força ser removida; materiais mais rígidos apresentam uma curva mais íngreme
   - **Quanto mais íngreme a curva, mais rígido o material. Materiais rúpteis têm uma curva íngreme e, essencialmente, nenhuma deformação plástica antes da ruptura**
   - Limite de escoamento (tensão de limite elástico): ponto de transição na curva tensão/deformação, onde a força aplicada cria uma alteração não linear no deslocamento; após este ponto, o material sofre deformação elástica
   - Deformação plástica: quando a curva tensão/deformação é não linear, e a força aplicada leva ao deslocamento que não retorna ao seu formato original após a força ter sido removida (permanentemente deformado)
   - Energia (medida em joules (J)): Energia absorvida pelo material é igual à área sob a curva (zonas elástica e plástica)
   - Força máxima e ponto de ruptura: máxima força de um material até o ponto em que o material se rompe
       a. Material com pouca deformação plástica é rígido (p. ex., cerâmica)
       b. Material com uma ampla gama de deformação plástica é dúctil (p. ex., cobre)
   - Resistência (energia de deformação, J/m^2): material capaz de absorver grande quantidade de energia antes de se romper; possui uma área grande sob a curva de deformação plástica
   - **Materiais que são fortes e dúcteis são resistentes, pois são capazes de absorver altas quantidades de energia antes de se romper, como observado pela grande área sob a curva**
   - Força: quantidade de força necessária para que um material alcance seu ponto de ruptura

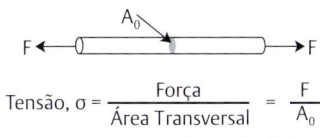

Tensão, $\sigma = \dfrac{\text{Força}}{\text{Área Transversal}} = \dfrac{F}{A_0}$

Fig. 12.9 Tensão: força dividida pela área transversa (N/m^2).

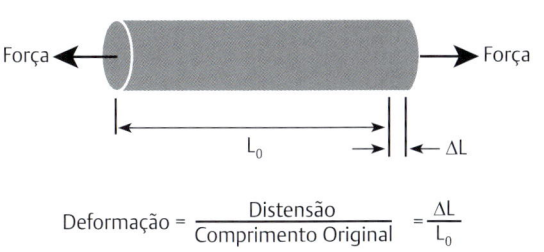

Deformação = $\dfrac{\text{Distensão}}{\text{Comprimento Original}} = \dfrac{\Delta L}{L_0}$

Fig. 12.10 Deformação: medida da distensão causada pela carga.

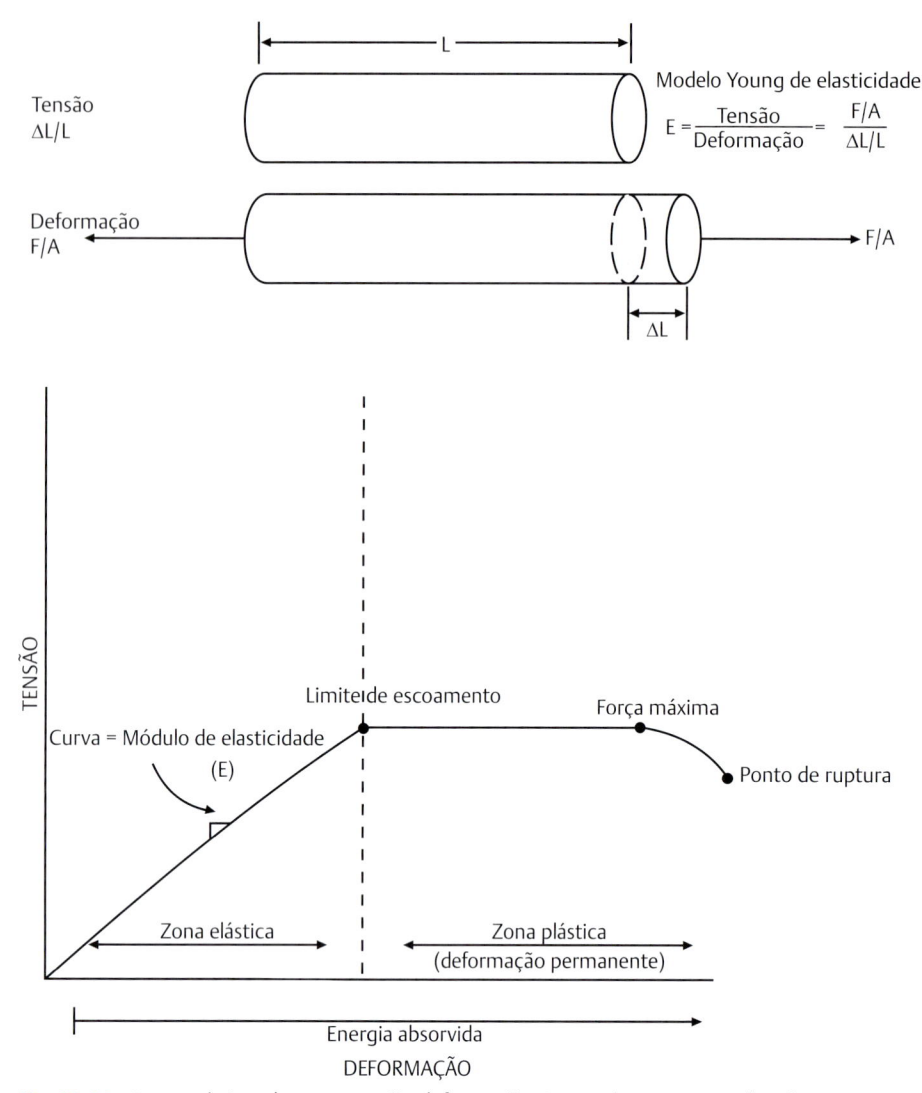

Fig. 12.11 Características da curva tensão-deformação. A, uma área transversal; F, força; L, comprimento.

4. Materiais **(Tabela 12.1)**
   - Rúptil: pequena quantidade de deformação entre o limite elástico e o ponto de ruptura; portanto, estes materiais exibem pouca ou nenhuma deformação plástica antes da ruptura
     a. Exemplos: PMMA, concreto, vidro, ferro fundido
        - **Rúptil = Duro; curva plástica pequena**
   - Dúctil: grande quantidade de deformação entre o limite elástico e o ponto de ruptura; portanto, estes materiais sofrem uma grande quantidade de deformação plástica antes da ruptura
     a. Exemplos: aço, alumínio, náilon, Teflon
        - **Dúctil = Resistente; curva plástica grande**
   - Materiais viscoelásticos: comportamento tensão-deformação dependente do tempo-taxa; a magnitude e taxa da carga determinam as características; exibe histerese (as características dependem no ambiente atual e prévio); resistência à tração é afetada pela taxa de deformação aplicada
     a. Exemplos: osso e ligamentos

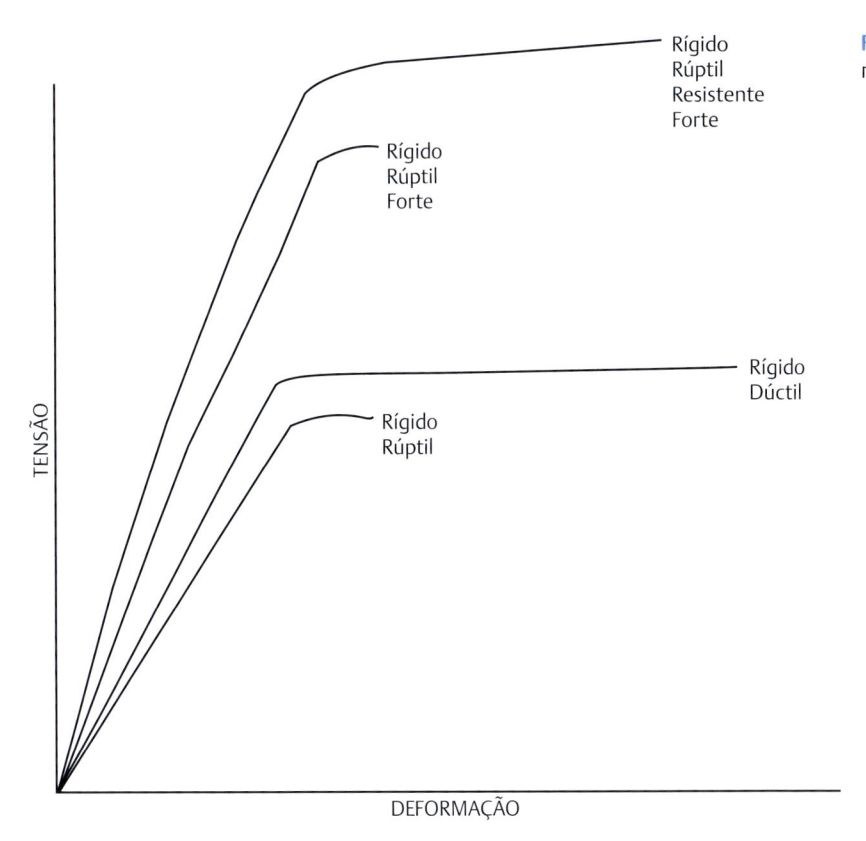

Fig. 12.12 Curva tensão-deformação para materiais rúpteis *versus* dúcteis.

(Gráfico TENSÃO × DEFORMAÇÃO com curvas rotuladas: Rígido Rúptil Resistente Forte; Rígido Rúptil Forte; Rígido Dúctil; Rígido Rúptil)

- Materiais isotrópicos: propriedades mecânicas permanecem as mesmas, independente da direção da carga
  a. Exemplos: bola de golfe
- Materiais anisotrópicos: propriedades mecânicas mudam com base na direção da carga
- **Osso é um material anisotrópico, possibilitando a ocorrência de fraturas com direções variadas de força aplicada**
  a. Exemplo: osso pode suportar uma maior carga axial do que cargas radiais
- Materiais homogêneos: estrutura ou composição uniforme

5. Metais
   - Definições
     a. Ruptura por fadiga: função da carga cíclica com tensões abaixo da resistência da tração final; as etapas incluem início de uma rachadura, propagação da rachadura e ruptura catastrófica; causa mais comum de ruptura na ortopedia
        ○ Limite de fadiga: tensão máxima permitida para evitar que um material se rompa, independente do número total de ciclos de carga
     b. Escoamento (deformação a frio): deformação contínua/progressiva em razão de força constante sobre um período de tempo prolongado
     c. Resistência: capacidade de um material em absorver energia e deformar plasticamente sem se romper
   - Corrosão: dissolução química de metais
     a. Galvânica: dissolução entre diferentes metais que resulta em destruição eletromecânica; exemplos: cobalto-cromo e aço inoxidável, placa e parafusos se diferentes metais são usados
        ○ Potencial eletroquímico criado entre dois metais no contato físico quando imersos em um meio que é condutor

Tabela 12.1 Ordem do Módulo de Young

Tântalo	Rigidez
Cerâmica à base de alumina	Mais elevada
Cerâmica à base de alumina reforçada por zircônia	
Cerâmica à base de zircônia	
Liga cobalto-cromo	
Aço inoxidável	
Liga de titânio	
Osso cortical	
Cimento (PMMA)	
Polietileno (UHMWPE)	
Osso esponjoso	
Tendão/ligamento	
Cartilagem	Mais baixa

Abreviações: PMMA, polimetilmetacrilato; UHMWPE, polietileno de ultra alto peso molecular.

- Aço inoxidável 316L e cobalto-cromo são altamente suscetíveis à corrosão galvânica
- Titânio sofre autopassivação, formando uma superfície protetora de óxido, resultando em imunidade à corrosão galvânica
  b. Fissura: fissura por fadiga com baixa tensão de oxigênio; exemplo, buracos em placas ou taça acetabular não cimentada
  - Aço inoxidável 316L é o metal mais provável de sofrer corrosão fissurante
  c. Tensão: áreas com altos gradientes de tensão
  d. Atrito: ocasionado devido à abrasão causada por pequenos movimentos sob carga ou micromovimentos; exemplo: artroplastia modular com junções cônicas
  e. Pites: corrosão localizada, porém simétrica, que forma "pites" sobre as superfícies metálicas
  f. Corrosão oxidativa: reação química envolvendo uma alteração no estado de oxidação do polietileno ou metal
  g. Corrosão por degradação: degradação pela exposição a um ambiente adverso
- Tipos de metais usados na ortopedia
  a. Aço (316L)
     - Ferro-carbono, cromo, níquel, molibdênio, manganês
     - Módulo de elasticidade é mais rígido do que o titânio
  b. Titânio
     - Baixa resistência ao desgaste, pode provocar uma resposta histiocítica
     - Simula mais de perto a rigidez axial e torcional do osso; possui um módulo de elasticidade de Young similar ao osso
     - Forma dióxido de titânio (TiO_2) quando exposto ao oxigênio. Este processo de autopassivação cobre a superfície do titânio e ligas de titânio com um revestimento cerâmico não reativo para tornar o material mais biocompatível
  c. Cobalto (ligas de cobalto-cromo)
     - Cromo, molibdênio, cobalto fazem farte da liga de cromo
     - Menos debris metálicos no quadril total do que com o titânio
  d. Tântalo
     - Muito resistente à corrosão
     - Frequentemente usado em implantes onde o crescimento ósseo interno é desejado
- Materiais não metálicos
  a. Polietileno: UHMWPE
     - Viscoelástico e altamente suscetível à abrasão
     - Desgaste do UHMWPE é mais provável de ser causado por inclusões de partes terciárias
     - Termoplástico: alterado pela temperatura e altas doses de radiação
       - Radiação gama: aumenta a formação de ligações cruzadas na cadeia polimérica para melhorar as características de desgaste (reduz fadiga e fratura)
       - Anelamento: para reduzir os radicais livres
     - Partículas de 0,1 a 1 μm são as mais reativas
     - Desgaste catastrófico total da articulação ocorre devido ao alinhamento do joelho em varo, inserções finas < 6 mm, superfícies planas/não conformes, e tratamentos térmicos ao inserto
     - Desgaste por atrito do polietileno é causado pela parte traseira do inserto na artroplastia total de joelho, resultando em osteólise
  b. PMMA (cimento ósseo): atua como uma argamassa para união mecânica com o osso
     - Resistência final alcançada em 24 horas
     - Redução da porosidade aumenta a resistência e diminui as rachaduras (mistura a vácuo, centrifugação)

- Cimentação pode resultar em uma queda acentuada na pressão arterial
- Desgaste leva à resposta macrofágica (frouxidão da prótese)
c. Silicone: usado em articulações que não sustentam peso; exibe baixa resistência e desgaste; uma complicação é a sinovite
d. Cerâmica: elementos metálicos e não metálicos (alumina ou dióxido de zircônio)
    - Características: rúptil, alto módulo, alta resistência à compressão, baixa resistência à rachadura
    - Menos atrito e desgaste diminuído
    - Pode ser revestida em fosfato de cálcio (hidroxiapatita) para aumentar a ligação e promover cicatrização óssea
    - Sofre principalmente deformação elástica antes da ruptura, tem uma capacidade muito pequena de qualquer deformação elástica antes da fratura
e. Ácido polilático: carbono revestido e novo polímero reforçado por fibras de carbono
- Implantes
a. Parafusos
    - Passo: distância entre filetes adjacentes
    - Avanço: distância percorrida em uma rotação ou volta
    - Diâmetro de raiz/principal: refere-se ao diâmetro mínimo/interno
    - Diâmetro externo: atua para aumentar a resistência ao arrancamento
    - Distância de trabalho: a distância do osso atravessado por um parafuso
    - Maximização da resistência ao arrancamento com diâmetros externos maiores, diâmetros de raiz menores e passo fino
        ◆ Aumento da resistência ao arrancamento do parafuso na osteoporose com a colocação do parafuso paralelamente ao padrão trabecular, boa preensão do osso cortical, uso de um parafuso de bloqueio ou um construto de ângulo fixo, e reforço com PMMA
b. Placas
    - Placa de travamento: absorve as forças axiais dos parafusos
        ◆ Não comprime o osso
        ◆ Redução da deformação interfragmentar superior à da placa convencional
    - Placa de não travamento: auxilia na redução; se possível, deve ser colocada no lado de tensão dos ossos longos para minimizar os esforços de flexão na placa
        ◆ Placa de compressão com dobra côncava (termina arqueada em direção ao osso) ajuda a a. criar compressão das regiões corticais distantes e próximas de uma fratura; útil para fraturas transversas
        ◆ Placa de compressão dinâmica de contato limitado (LCDC) provoca menos osteopenia induzida pelo contato entre o implante e o osso do que a placa de compressão padrão
        ◆ Placa de compressão dinâmica causa compressão pela colocação periférica de um parafuso cortical em um orifício na placa
    - Híbrida: adjunto sem travamento na redução; parafusos de bloqueio criam um dispositivo fixo
    - Distância de trabalho da placa/parafuso: o comprimento entre os dois parafusos mais próximos à fratura; uma menor distância aumenta a rigidez
        ◆ **Rigidez de flexão é t^3, em que t é a espessura da placa**
c. Pinos intramedulares
    - Momento de inércia polar elevado proporciona rigidez e resistência às forças de torção
    - Rigidez torcional (momento de inércia polar) e de flexão (momento de inércia de área)

- Pinos maiores proporcionam uma rigidez e resistência aumentadas
- Rigidez de flexão é r^4, em que r é o raio
- Pinos de titânio podem dobrar mais facilmente do que os pinos de aço inoxidável e, portanto, requerem menor força axial para impulsionar o pino pelo canal, reduzindo o risco de cominuição iatrogênica
- Parafusos de bloqueio são mais propensos a se romper na região dentro do pino em razão de flexão de quatro pontos do parafuso provocada pelo pino

d. Fixação externa
- Possibilita que as extremidades da fratura entrem em contato entre si
- Fixador convencional
  - Melhora as técnicas de estabilidade
  - Aumento no número de pinos
    - **Pinos de maior diâmetro**
    - **Diminui a distância osso-haste**
    - **Pinos/hastes em planos diferentes**
    - **Maior espaço entre os pinos**
    - **Pinos centrais próximos da fratura**
    - **Pinos periféricos distantes da fratura**
    - **Maior massa das hastes ou empilhamento duplo das hastes**
    - **Contato com a extremidade da fratura**
- Circular (Ilizarov)
  - Melhora as técnicas de estabilidade
    - Fios de maior diâmetro/fios adicionais
    - Diâmetro do anel reduzido
    - Uso de fios com oliva
    - Fios/pinos atravessando em ângulos de 90 graus
    - Tensão do fio elevada (130 kg)
    - Anéis centrais próximos do sítio de fratura
    - Espaço entre os anéis reduzido
    - Maior número de anéis

e. Ajuste biológico/unidade de implante ósseo
- Ajuste de interferência: ajuste mecânico ou ajuste de pressão sobre a interface do tecido fibroso
- Ajuste de bloqueio: microtravamento do PMMA ao osso esponjoso
- Ajuste biológico: crescimento tecidual interno
- Reabsorção óssea se o material possui um módulo aumentado (E)
- Falha do implante em materiais com módulo reduzido (E)
- Tamanho ideal do poro para crescimento ósseo interno é de 50 a 150 μm

6. Osso
- Propriedades mecânicas: o colágeno apresenta um baixo módulo de elasticidade, boa resistência à tração e boa força compressiva
- Osso é viscoelástico
  a. Sua característica de força-deformação é dependente da taxa de carga
- Osso é anisotrópico
  a. Seu módulo é dependente da direção da carga
  b. É mais fraco no cisalhamento do que na tração, e do que na compressão
- Teor mineral determina o módulo elástico
- Osso cortical é mais adequado para resistência ao torque
- Osso esponjoso é mais adequado para resistir forças compressivas e de cisalhamento
  a. 25% tão denso quanto, 10% tão rígido quanto e 500% mais dúctil do que o osso cortical

- Adaptação do osso senil aumenta o diâmetro interno e externo para as alterações do deslocamento nas propriedades mecânicas
- Há uma taxa de fraturas de 15 a 30% dos aloenxertos estruturais corticais usados na cirurgia oncológica e na artroplastia, devido à falha de remodelamento e em permanecer desvascularizado
- Calo ósseo ajuda a minimizar a tensão em um sítio de cicatrização da fratura por meio do aumento do diâmetro do osso
- **Momento de inércia é proporcional a r^4; o calo ósseo aumenta o raio do sítio da fratura, aumentando, dessa forma, o momento de inércia e a rigidez**
- *Stress shielding*: diminuição da tensão fisiológica no osso devido a uma distribuição de carga das estruturas mais rígidas
  a. Quando ocorre com implantes, resulta em osteoporose no osso adjacente, visto que as tensões ósseas normais estão reduzidas
  b. Cartilagem exibe *stress shielding* dos componentes da matriz sólida devido ao seu elevado teor de água
- Forças de fratura
  a. Tensão: tração muscular provoca fraturas transversas
  b. Compressão: carga axial do osso esponjoso provoca fraturas por esmagamento ou compressão. O osso é mais forte na compressão
  c. Cisalhamento: fratura é paralela à carga aplicada. O osso é mais fraco em respostas às tensões de cisalhamento
  d. Flexão: pode produzir um fragmento transverso, oblíquo ou em asa de borboleta Fraturas segmentares são causadas pela flexão de quatro pontos. As maiores resistências à tração se encontram na superfície periosteal
  e. Torção: resulta em fratura espiral
  f. Cominuição: causada pela quantidade de energia transferida ao osso

7. Ligamentos
   - Fibras orientadas de forma paralela quando resistem a tensões articulares maiores, mas podem estar orientadas em qualquer direção
   - Imobilização prolongada diminui o limite de escoamento e a resistência à tração
8. Tendões
   - Fibras dispostas em paralelo
   - Forte apenas na tensão; demonstra deformação a frio e relaxamento de tensão
9. Cartilagem articular
   - Bifásica: fase sólida depende da matriz estrutural; fase líquida é causada por deformação e desvio da água na matriz sólida
   - Componente sólido está sujeito ao *stress shielding*

VI. Bioestatística

1. Princípios da pesquisa
   - Tipos de estudo
     a. Prospectivo: avalia os resultados no futuro
     b. Retrospectivo: avalia os resultados no passado
     c. Longitudinal: avalia os resultados em diferentes pontos no tempo
     d. Observacional
       - Relato de caso: único paciente
       - Série de casos: alguns pacientes com uma lesão específica
       - Caso-controle: alguns pacientes com uma doença específica comparados ao controle
       - Coorte: pacientes com exposição ou características similares, estudados ao longo do tempo; pode ser prospectivo ou retrospectivo

- Estudo transversal: população é estudada em um tempo específico e todas as medidas são realizadas sem seguimento. Estes estudos ajudam a descrever a prevalência de uma doença em uma fase específica no tempo
- Tipos de estudos
  a. Nível 1: estudos controlados randomizados; revisão sistemática dos ensaios controlados randomizados nível I; teste de um critério diagnóstico padrão-ouro
  b. Nível 2: estudo de coorte prospectivo; estudo controlado randomizado de baixa qualidade, revisão sistemática de estudos de nível 2; desenvolvimento de um critério diagnóstico
  c. Nível 3: estudo caso-controle; estudo de coorte retrospectivo; revisão sistemática dos estudos de nível 3
  d. Nível 4: série de casos; estudos caso-controle com padrão de referência deficiente
  e. Nível 5: opinião de especialista
- Problemas encontrados na pesquisa
  a. Variáveis de confusão: fatores fora do escopo do estudo que podem possivelmente influenciar o resultado
  b. Validade interna: lida com a qualidade do delineamento da pesquisa e o quão bem o estudo é controlado e pode ser reproduzido
  c. Validade externa: capacidade de extrapolar o estudo a uma população inteira de interesse
  d. Viés: erro sistemático não intencional que representa uma ameaça à validade interna de um estudo; exemplos incluem seleção dos sujeitos, perda do acompanhamento, viés do observador e viés de memória
    - Geradores eletrônicos de números aleatórios ajudam a prevenir o viés de seleção
    - Viés da pausa temporal: tempo entre as terapias, de modo que o efeito da primeira terapia possa desaparecer

2. Epidemiologia
- Definições
  a. Prevalência: todos os diagnósticos de uma doença existente em uma população
  b. Incidência: número de novos diagnósticos de uma doença em um intervalo de tempo específico
  c. Risco relativo: razão entre duas incidências em um coorte. A coorte tratada/exposta é o numerador e a coorte não tratada/não exposta é o denominador. Estima a probabilidade
    - Se > 1, a incidência do resultado é maior no coorte tratado/exposto
    - Se = 1, a incidência de um resultado é a mesma entre os coortes
    - Se < 1, a incidência de um resultado é maior no coorte não tratado/não exposto
  a. Razão de chances: as probabilidades do resultado em dois coortes em um estudo caso-controle
- Tabela de contingência (**Tabelas 12.2** e **12.3**)
  a. Sensibilidade: teste positivo em pacientes que realmente possuem a doença (Positivos verdadeiros/Número total de pacientes com a doença)
  b. Especificidade: teste negativo no paciente que realmente não possui a doença (Negativo verdadeiro/Número total de pacientes sem a doença)

Tabela 12.2 Tabela de Contingência

	Doença Presente	Doença Ausente
Teste Diagnóstico Positivo	Positivos verdadeiros (A)	Positivos falsos (B)
Teste Diagnóstico Negativo	Negativos falsos (C)	Negativos verdadeiros (D)

Tabela 12.3 Equações da Tabela de Contingência

Sensibilidade	= A/A+C
Especificidade	= D/B+D
Valor preditivo positivo	= A/A+B
Valor preditivo negativo	= D/D+C
Razão de verossimilhança positivo	= Sensibilidade/(1 − Especificidade)
Razão de verossimilhança negativo	= (1 − Sensibilidade)/Especificidade

    c. Valor preditivo positivo: o quão bem um teste positivo se correlaciona com uma doença realmente presente (Verdadeiros positivos/Número total de pacientes com teste positivo)

    d. Valor preditivo negativo: o quão bem um teste negativo se correlaciona com uma doença realmente ausente (Negativos verdadeiros/Número total de pacientes com teste negativo)

    e. Razões de verossimilhança: probabilidade de uma doença em um resultado de teste

- Um valor de 1: sem aumento ou redução na probabilidade da doença
- Razão de verossimilhança positiva: > 1, indica alta probabilidade de uma doença, desde que o resultado do teste seja positivo
- Razão de verossimilhança negativa: < 1, indica alta probabilidade de ausência da doença, desde que o resultado do teste seja negativo
- **Testes com sensibilidades mais elevadas tendem a ser melhores testes de rastreio**

- Teste de hipóteses
  a. Definições
     - Estatística descritiva
        - Média: soma de todos os pontos, dividido pelo número total de amostras
        - Mediana: o valor médio dos pontos das amostras
        - Moda: pontuação mais frequente observada em uma amostra
        - Desvio-padrão: um valor calculado para descrever a variabilidade dos dados coletados; 68,27% dos valores encontram-se em 1 desvio padrão da média
        - Variância: quantidade igual ao desvio padrão ao quadrado
        - Intervalo de confiança: um valor calculado para descrever quantitativamente a precisão da média, da razão de chances ou do risco relativo
            - Intervalo de confiança de 95% significa que é 95% aceito que o valor esteja dentro dos pontos dos dados
     - Tamanho do efeito: magnitude estimada da diferença nas médias entre dois grupos

- Tipos de testes estatísticos (definições breves)
  a. Teste t de Student: compara dois grupos
     - Teste t de amostras dependentes (pareadas): compara dados contínuos e normalmente distribuídos dos sujeitos em dois pontos diferentes no tempo
     - Teste t de amostras independentes: compara dados contínuos e normalmente distribuídos de dois grupos separados
  b. ANOVA (análise de variância): apropriado para três ou mais grupos de dados contínuos e normalmente distribuídos
  c. MANOVA (análise multivariada de variância): uma variação da ANOVA, reservada para três ou mais grupos com múltiplas variáveis independentes
  d. ANCOVA (análise de covariância): usada quando uma análise estatística possui fatores de confusão
  e. Análise *post-hoc*: para ser finalizada após a ANOVA para determinar as diferenças entre todas as combinações de cada par em três ou mais grupos

f. Correlação e regressão
   - Coeficiente de correlação: descreve o quão bem duas variáveis estão relacionadas
g. Testes para dados categóricos
   - Qui-quadrado: usado para dois ou mais grupos de dados categóricos
   - Teste exato de Fisher: similar ao qui-quadrado, mas melhor para grupos menores ou quando o número de um resultado específico é muito baixo

- Erro
  a. **Tipo 1 (erro α): erro falso-positivo; probabilidade que o resultado do teste esteja errado quando a hipótese nula é rejeitada (geralmente p = 0,05)**
  b. **Tipo 2 (erro β): erro falso-negativo; probabilidade que o resultado de um teste esteja errado quando o estudo não rejeita a hipótese nula (aceitando a hipótese nula quando é, na verdade, não verdadeiro; aceito em 20%)**
     - Poder estatístico de um estudo é um menos o erro tipo 2. O poder é a probabilidade de encontrar uma associação significativa em um estudo de pesquisa quando uma realmente existe
  c. Precisão: capacidade de um estudo em identificar positivos verdadeiros e negativos verdadeiros
     - **Poder é uma função da frequência da doença e do número de indivíduos testados**

Índice Remissivo

Entradas acompanhadas por um *f* ou *t* em itálico indicam figuras e tabelas, respectivamente.

A

Abatacept, 18*t*
Abaulamento tibial
   anterolateral, 157
   anteromedial/hemimelia fibular, 157
   posteromedial, 157
Abscesso(s)
   de Brodie, 29
   epidurais, 215
Abuso, 163
Aceleração, 519
   angular, 519
Acetábulo, 106, 318
Acetaminofen, 36
Ácido
   polilático, 531
   tranexâmico, 262
Aço, 530
Acondroplasia, 4, 26, 42, 142
Adalimumabe, 18*t*
Adamantinoma, 61
Adriamicina/doxorrubicina, 42
Adson, teste de, 296*t*
Adução, 219
Afrouxamento asséptico, 240, 258
Agentes quimioterápicos, 42*t*
Aloenxertos, 7, 336
Aminoglicosídeos, 31
Amplitude de movimento, 468
   do quadril, 319*f*
   normal do ombro, 268*f*
Amputação(ões), 500
   abaixo do cotovelo, 507
   acima do cotovelo, 507
   com desarticulação do ombro e
     transumeral proximal, 508
   do dedo e raio, 505
   do membro
     inferior, 505
     superior, 504
   marcha e, 495
   no paciente vítima de trauma, 502
   pediátricas, 502
   transfemoral, 506
   transmetatarsianas e do mediopé, 505
   transtibial, 506
   transumeral, 505
Anakinra, 18*t*
Análise citogenética, 24
Anemia
   de Fanconi, 426
   falciforme, 29
Anestesia, 35
Anestésicos locais, 35
Aneurisma/pseudoaneurisma, 418
Angiolipoma, 74
Angiossarcoma, 80
Ângulo
   alfa, 222*f*
   centro-bordalateral, 221*f*
   coxa-pé, 140
   de borda do centro e linha de
     Southwick, 139*f*
   de deslizamento de Southwick, 140*f*
   de Kite, 141*f*
   quadricipital, 255*f*
Antebraço, 170, 349
   múculos do, 383*t*
Anticoagulantes, 33
Antrax, 423
Apofisite do mecanismo extensor, 342
Apoio móvel, 255
Apreensão
   anterior, teste de, 296*t*
   teste de, 296*t*
Artéria
   axilar, 288
   radial, 369
   subclávia, 288
   ulnar, 368, 417
Articulação(ões), 14
   acromioclavicular, 272
     doença degenerativa da, 310
   de Lisfranc, 439
   do cotovelo, 402
   do tornozelo, 526
   escapulotorácica, 272
   esferoide, 218, 525
   esternoclavicular, 272
     doença de generativa da, 310
   glenoumeral, 268*f*
   intercuneiforme, 439
   interfalangeanas, 357
   MCP, 403
   metacarpofalangeana, 357, 439
   naviculocuneiforme, 439
   patelofemoral, 256
   PIP, 403
   radioulnar distal, 352
   radioulnar proximal, 313*f*
   subtalar (tálus-calcâneo), 526
   tarsometatársica, 439
   tibiotalar, 437
Artrite(s), 161
   da DRUJ, 398
   da ST, 482
   degenerativa primária, 316
   do mediopé, 482
   do retropé, 482
   enteropática, 211
   inflamatórias, 17, 17*t*
   não inflamatórias, 17, 17*t*
   pós-traumática, 302, 399
   psoriática, 18, 211, 403
   reativa, 18
   reumatoide, 17, 207, 316, 402, 483
     juvenil, 161, 403
   séptica, 28, 29, 162, 422
   tibiotalar, 482
Artrodese, 304
   da articulação da mão, 525
   do punho, 525
Artrogripose, 147, 428
Artropatia
   de Charcot, 302, 474
   inflamatória fator reumatoide, 483
Artroplastia
   anatômica total do ombro, 305
   de recapeamento do quadril, 226
   de ressecção do quadril/remoção do
     implante, 239
   de revisão do ombro, 304
   total
     controle sanguíneo durante, 262
     de joelho, 244, 249
     de quadril, 218, 225, 226
     do ombro, 303, 304
     reversa do ombro, 304, 305

Artroscopia, 289
   de quadril, 319
   do joelho, 333
Aspirina, 34
Ataxia de Friedreich, 146
Atrito, 522
Atrofia muscular espinal, 146
Autoenxerto, 6
Axonotmese, 23

B

Bacitracina, 32
Bainhas do tendão flexor, 362
Bifosfonatos, 13
Bioestatística, 533
Biologia molecular, ferramentas de, 24
Biomateriais, 526
Biomecânica, 522
   da fixação, 87
   das fraturas, 87
   de articulações individuais, 522
   do pé, 464
   do tornozelo, 464
Bloqueio
   interescalênico, 36
   supraclavicular, 36
Braço, músculos do, 384t
Bursite, 321
   da pata de ganso, 344
   do iliopsoas, 322
   pré-patelar, 344
   retrocalcânea, 487
   trocantérica
      banda iliotibial, 220
      maior, 321

C

Calcâneo, 431
Calcinose tumoral, 60
Camptodactilia, 427
Canal de Guyon, 409
Câncer, 24
   metástase, 9
Capsulite adesiva, 306
Carga e deslocamento
   modificado, teste de, 296t
   teste de, 296t
Cartilagem articular, 14
Cefalosporinas, 31
Celeridade, 519
Células, 23
Células ósseas, 2t
Centro de massa (COM), 518
Cerâmica, 531
Certolizumabe, 18t
Choque
   espinal, 190
   neurogênico, 83, 190
   séptico, 83
Cicatrização
   da cartilagem, 16

   de ferimento, 35
Ciclo celular, 24
Ciclofosfamida, 42
Cifose, 151, 213
Cimentação, 232
Cinemática, 522
Cinesiologia, 522
Cinética, 522
Cisalhamento, 533
Cisplatina, 42
Cisto(s)
   facetários, 204
   ósseo
      aneurismático, 45
      unicameral, 45
   retinaculares, 396
Citometria de fluxo, 24
Classificação
   de Ficat, 224t
   de gravidade da lesão (ISS), 83
   de Nurick, 199
   de Ranawat, 200
   de Vancouver, 242, 243t
   neurogênica, 205t
   vascular, 205t
Clavícula, 164, 264
Clindamicina, 31
Clinodactilia, 427
Coalisão do tarso, 159
Cobalto, 530
Coccidiomicose, 422
Coccigodínia, 207
Colágeno, 14
Coloradial, 168
Coluna
   cervical, 151
      condições degenerativas da, 197
   lombar, 179
      condições degenerativas da, 201
   tibial, 174
   torácica, 179
   vertebral, 149, 176, 177
      deformidade da, 212
      distúrbios inflamatórios da, 207
      infecções da, 214
Cominuição, 533
Complexo
   articular atlantoaxial, 178
   de Buford, 272
   disco intervertebral, 181
   ligamentar colateral lateral, 274
Compressão, 533
   abdominal, teste de, 296t
   ativa (O'Brien), teste de, 296t
   do nervo
      axilar, 412
      ciático, 325
      cutâneo femoral lateral, 325
      ilioinguinal, 325
      obturatório, 325
      supraescapular, 307
Concussão, 346

Condições degenerativas
   da coluna cervical, 197
   da coluna lombar, 201
Côndilo lateral, 168
Côndilo medial, 168
Condroblastoma, 55
Condrodisplasia metafisária, 143
   de Schmid, 26
Condroma periosteal, 51
Condromatose sinovial, 79
Condrossarcoma, 56
   de células claras, 56
   desdiferenciado, 57
Consolidação da fratura, 5
Contato
   equatorial, 230
   polar, 230
   polar médio (ideal), 230
Contração muscular, 21
Contratura
   de Dupuytren, 420
   do cotovelo, 317
   isquêmica de Volkmann, 418
Controle da Dor, 35
Contusão do quadríceps, 325
Cordoma, 65
Corpúsculos
   de Meissner, 22
   de Pacini, 23
Corticosteroides, 9, 36
Cotovelo, 167, 272, 369
   articulações do, 402
   da liga menor, 315
   de babá, 170
   de tenista, 370
   distúrbios do, 311
   do arremessador, 315
   do golfista, 312, 370
   testes no exame físico do, 311t
Coumadin, 33
Coxa vara, 155
Crepitação escapulotorácica, 311
Crista ectodérmica apical, 27
Curva tensão-deformação, 527

D

Danos ortopédicos, 83
Dedo
   em gatilho, 396
   em garra, 160
Defeito
   de Hill-Sachs, 295
   osteocondral, 345
Deficiência
   focal do fêmur proximal, 155
   metabólica, 473
Déficit de rotação interna glenoumeral (GIRD), 309
Deformação
   elástica, 527
   plástica, 527

Deformidade
    adquirida do pé plano em adultos, 470
    da coluna vertebral do adulto, 212
    de Bunionette, 481
    de dedo cruzado, 481
    de Haglund, 487
    de Madelung, 430
    do pé cavovaro, 471
Degeneração walleriana, 23
Densidade mineral óssea, 12
Deposição de cristais, 19
Dermatofibrossarcoma protuberante, 73
Desarticulação
    do joelho, 506
    do quadril, 507
    do tornozelo (Syme), 505
Desgaste, 230
    abrasivo, 230
    adesivo, 230
    do terceiro corpo, 230
    em faixa, 230
    linear, 230
    por deslizamento, 230
    volumétrico, 230
Deslizamento anterior, teste de, 296t
Diálise renal, 30
Diatese de Dupuytren, 420
Discinesia escapular, 311
Discite, 153
Discos de Merkel, 22
Displasia, 221
    acetabular, 221
    cabeça-colo, 221
    cleidocraniana, 26, 144
    diastrófica, 26, 144
    epifisária múltipla, 26, 143
    espondiloepifisária, 143
    femoral, 221
    fibrosa, 60
    osteofibrosa, 61
Dissociação
    escapulotorácica, 91
    occipitocervical, 192
Distrofia muscular
    de Becker, 145
    de Duchenne, 145
    facioescapuloumeral, 145, 308
Distúrbios
    da primeira articulação
        metatarsofalangeana, 478
    de neurônios motores superiores,
        sequelas dos, 485
    do cotovelo, 311
    do pé diabético, 472
    dos dedos menores, 480
    inflamatórios da coluna vertebral, 207
    vasculares, 417
Doença(s)
    Angelman, 26
    articular degenerativa, 482
    autoimune, 402

Blount
    do adolescente, 157
    infantil, 157
Buerger, 418
Charcot-Marie-Tooth, 22, 471
    tipo 1, 27
degenerativa
    da articulação acromioclavicular, 310
    da articulação esternoclavicular, 310
    discal, 204
    patelofemoral, 343
Freiberg, 481
Gaucher, 27
Hand-Schuller-Christian, 59
Hoffa, 344
Huntington, 26
infecciosa, 28
Kienböck, 419
Legg-Calvé-Perthes, 154
Lyme, 162
manguito rotador, 301
metabólica do osso, 9, 10t
Osgood-Schlatter, 156
óssea metastática, 66
Paget, 59
Panner, 314
Prader-Willi, 26
Preiser, 419
quadril, 221
Raynaud, 418
vascular periférica, 473
vasoespástica, 418
Dor
    cervical axial, 198
    lombar, 201
    na articulação sacroilíaca, 206
    no calcanhar
        plantar, 485
        posterior, 486
Dorsalgia crônica pós-operatória, 204
Drogas
    anti-inflamatórias não esteroidais, 36
    antirreumáticas, 18t
Duplicação
    do dedo mínimo, 428
    do polegar, 428

E

E-caderina, 24
Elastofibroma, 72
Elevação da perna estendida, 185
Embolia
    gordurosa, 35
    pulmonar, 32
êmbolo gorduroso, 85
Eminência iliopectínea, 101
Encondroma, 51
Endoneuro, 22
Energia, 527
Ensaio imunológico enzimático, 24
Envelhecimento, estrutura óssea com, 12

Enxerto(s)
    autólogo
        osso-tendão patelar-osso, 336
        quádruplo de ísquiotibiais, 336
    fibular vascularizado, 225
    ósseos, 6
Epicondilite
    lateral, 370
    medial, 312, 370
Epicôndilo medial, 168
Epineuro, 22
Equilíbrio do plano sagital, 254t
Escalar, 518
Escápula, 165, 264
Esclerodermia, 404
Escoliose, 149, 212
    idiopática juvenil, 149
    idiopática do adolescente, 149
Escorbuto, 13
Escore
    de Gravidade de Traumatismo e Lesão
        (TRISS), 83
    FRAX, 12
    Revisado de Traumatismo, 83
Esfericidade, 229
Espinha ilíaca
    anteroinferior, 101
    anterossuperior, 101
    posterossuperior, 101
Esplenomegalia, 348
Espondilite anquilosante, 18, 210, 211f
Espondiloartropatias
    soronegativas, 18, 210, 483
Espondilolistese, 149
    lombar, 206
Espondilose, 149
Esportes, patologia da perna
    associada a, 345
Estabilidade
    dinâmica, 233
    estática, 233
Estações de Clark, 209
Estadiamento, 39
Estágio, 39
Estenose
    cervical, 200
    lombar, 204
Estímulo de acoplamento capacitivo, 6
Estresse em valgo, 311
Estrogênio, 8
Estudos clínicos, 37
    caso-controle, 37
    coortes, 37
    randomizado e controlado, 37
Etanercept, 18t
Etoposida, 42
Exame
    da marcha, 219, 246
    físico
        do joelho, 332, 334t
        do pé, 466

do quadril, 321
do tornozelo, 466
Exostoses hereditárias múltiplas, 27
Exposição marinha, 30
Extensor curto dos dedos, 449
Extremidade
  inferior, 116, 153
  superior, 89, 163
Extrusão, 202

F

Facetas articulares, 181
Fascite
  necrosante, 29
  nodular, 72
  plantar, 485
Fator
  de crescimento endotelial vascular, 24
  V de Leiden, 263
Fêmur, 173
Fenômeno de Raynaud, 418
Feridas/ferimentos
  por arma de fogo, 87
  por perfuração, 494
    no pé, 30
Fibra muscular, 21
Fibrodisplasia ossificante progressiva, 13
Fibroma
  aponeurótico calcificante, 71
  condromixoide, 55
  desmoplástico, 58
Fibromatose, 71
Fise, 4
Fise femoral distal, 173
Fixação
  biomecânica da, 87
  externa, 532
Flexão, 533
  do quadril, 219
Flexor longo do polegar, 98
Fluido sinovial, 16
Fluoroquinolonas, 32
Folga radial, 229
Fondaparinux, 34
Força, 527
Formação do osso, 4
Fratura(s)
  abertas, 84
  acetabulares, 114
  antebraço, 97
  avulsão da tuberosidade, 488
  biomecânica das, 87
  Bosworth, 131
  boxeador, 392
  C1 (atlas), 192
  C2, 193
  cabeça
    do fêmur, 117
    radial, 94
  calcâneo, 176, 488
  carpo, 389
  clavícula, 89
  colo
    do fêmur, 118
      ipsolateral, 123
      por esforço, 119
  coluna cervical subaxial, 194
  complicações gerais de, 85
  côndilo occipital, 192
  coronoide, 94
  corpo vertebral, 12
  cuboide, 493
  cuneiformes, 493
  diáfise
    do fêmur, 122
    do úmero, 93
    radial com instabilidade DRUJ (Galeazzi), 97
    tibial, 128
    tibial-fibular, 128
  duas colunas, 93
  enforcado, 193
  escápula, 90
  específicas em pediatria, 163
  espinha/tubérculo da tíbia, 127
  estresse
    do calcâneo, 486
    do colo femoral, 323
    do MT, 493
    do olécrano, 315
    na tíbia, 346
  explosão de Jefferson, 193
  extra-articulares, 488
  falanges, 176, 393, 494
    distal, 393
    média, 393
  fêmur, 121, 261
    distal, 123
  fíbula, 130
  fise, 5, 163
  fragilidade, 12
  Galeazzi, 171
  galho verde, 163
  intertrocantéricas, 119
  intra-articulares, 488
  Maisonneuve, 131, 132f
  metacarpais, 392
  Monteggia, 171
  navicular, 491
  olécrano, 94
  patela, 126, 261
  pélvicas, 112t
  periprotética, 242, 261
    do fêmur, 123
  pilão, 130
  platô tibial, 127
  por avulsão da espinha ilíaca anterossuperior, 325
  processo
    anterior, 488
    lateral do tálus, 491
  quinto MT, 493
  rádio, 97
    distal, 98, 387
  sacro, 113
  Seymour, 176, 393
  subtrocantéricas, 121
  sustentáculo, 488
  tálus, 176, 490
  tarso, 176
  terço distal da clavícula, 90
  tíbia/fíbula, 127
  tibial, 261
  Tillaux, 176
  toracolombares, 195
  tornozelo, 131
  triplanar, 175
  tuberosidade, 491
  ulna (do cassetete), 97
  úmero
    distal, 93
    proximal, 92
  vertebrais por compressão, 195
Fratura-luxação TMT, 492

G

Gânglio, 78
Gangrena gasosa, 422
Gene(s)
  1 de resistência a multidrogas, 24
  homeobox, 27
  supressores de tumor, 24
  Wnt, 27
Gigantismo, 4
Gingko, 34
Ginseng, 34
Glicoproteína CD44, 24
Golimumabe, 18t
Gota, 19, 404, 483
Grandeza vetorial e escalar, 518
Graus de liberdade rotacional, 522

H

Hálux
  rígido, 478
  valgo, 475
    do adulto, 475
    juvenil e do adolescente, 477
  varo, 477, 479
Hastes intramedulares, 89
Hawkins, teste de, 296t
Hemangioendotelioma, 65
Hemangioma, 64, 80
hemangiossarcoma, 65
Hemiartroplastia, 226
Hemimelia
  da tíbia, 156
  fibular, 156
Hemofilia, 17
Heparina, 34
Hepatite C, 7
Herança
  dominante autossômica, 25

ligada ao X, 25
mendeliana, 25
recessiva autossômica, 25
Hérnia(s)
de disco, 202
lombar, 203f
recorrente, 204
torácica, 201
do esporte, 323
Hidroxiapatita, 7
Hidroxicloroquina, 18t
Hiperostose esquelética idiopática difusa, 210, 211f
Hiperparatireoidismo
primário, 10
secundário, 11
Hiperplasia angiofibroblástica, 312
Hipertireoidismo, 9
Hipofosfatasia, 11
Hipoparatireoidismo, 9
Hipoplasia
da glenoide, 309
do polegar, 429
Hirudina, 34
Histiocitoma
fibroso maligno, 73
ósseo fibroso maligno/fibrossarcoma, 58
Histiocitose de células de Langerhans, 59
Histoplasmose, 422
Homeostasia de cálcio, 8
Hormônio(s)
de crescimento, 9
da tireoide, 9
Hornblower, teste de, 296t

I

Ifosfamida, 42
Impacto
de Neer, teste de, 296t
femoroacetabular, 324
Incisura ciática
maior, 101
menor, 101
Índice
acetabular, 139f
de Insall-Salvati, 257
Infecção(ões)
articulação periprotética, 237
polpa do dedo, 421
espaço profundo, 422
coluna vertebral, 214
espaço intervertebral, 214
pé diabético, 475
pós-operatórias, 217
Infliximabe, 18t
Instabilidade
atlantoaxial, 207
carpal, 391
do ombro, 295
glenoumeral recorrente/crônica, 298
lateral da patela, 343
metatarsofalangeana, 481
sindesmótica, 132
Integrina, 24
Investigações pediátricas por imagem, 136
Iontoforese, 36

J

Joanete
de alfaiate, 481
pediátrico, 160
Jobe, teste de, 296t
Joelho, 325
abordagens cirúrgicas abertas do, 332
artroscopia do, 333
exame físico do, 332, 334t
musculatura e inervação do, 332
patologia do, 335
valgo, 157

K

Kim, teste de, 296t

L

Laceração
da dura-máter, 204
de menisco, 335
Lamelar, 3
Leflunomida, 18t
Lei(s)
de Hooke, 527
de Wolff, 4
de Newton, 520
Leiomiossarcoma, 77
Lesão(ões)
ALPSA, 295
axonal difusa grave, 347
benignas produtoras de cartilagem, 51
da articulação
acromioclavicular, 165
esternoclavicular, 165
metatarsofalangeana, 494
da DRUJ, 392
da medula espinal, 190
de avulsão, 111
de Bankart, 295
de Lisfranc, 176, 492
de menisco, 339
de Morel-Lavallee, 109
de Perthes, 295
de Stener, 392
de tornozelo/teto (Plafond), 130
do ACL, 335
do anel pélvico, 109
do antepé, 493
do canto posterolateral (PLC), 341
do gastrocnêmio, 344
do joelho, 125
do LCL, 341
do MCL, 340
do navicular e mediopé, 491
do nervo, 23
periférico, 485
do PCL, 338
do plexo braquial, 148
do quadril, 116
do tendão do calcâneo, 346
esplênica, 348
malignas produtoras de cartilagem, 56
multiligamentar do joelho, 341
musculotendíneas, 322
ósseas, 39
da notocorda, 65
fibrosas e histiocíticas, 57
reativas benignas, 45
semelhantes a tumor, 59
por avulsão, 116
por injeção de alta pressão, 423
tendínea, 394
Ligamento(s)
carpais, 356
colateral
medial, 313
ulnar, 313
cruzado
anterior, 328
posterior, 328
da mão direita, 358f, 359f
de Grayson, 420
espinais, 181
glenoumerais, 271t
iliolombar, 179
iliolombares, 101
púbicos, 101
sacroespinal, 101
sacroilíacos, 101
sacrotuberoso, 101
Ligante 12 de quimiocina, 24
Linezolida, 32
Linfoma, 62
de Hodgkin, 63f
Linha(s)
cardeais radiográficas, 107
de Chamberlain, 208
de Hilgenreiner, 139f
de Klein, 140f
de McCrae, 208
de McGregor, 208
de Perkin, 139f
de Ranawat, 208
de Shenton, 139f
de Wackenheim, 209
Lipoma, 73
atípico, 74
pleomórfico, 74
Lipossarcoma, 74
Lubrificação, 229
de limites, 16
elasto-hidrodinâmica, 16
Lúpus eritematoso sistêmico, 18

Luxação(ões), 233
  acromioclaviculares, 90
  congênita da cabeça radial, 316, 430
  da DIP, 393
  da patela, 126
  da PIP, 393
  de Bosworth, 131
  do cotovelo, 95
    posterolateral, 274
  do joelho, 125, 156, 174
  do quadril, 116, 173
  do tornozelo, 169
  esternoclavicular, 89
  glenoumeral, 92, 166
    traumática, 295
  perilunar, 391
  peritalares, 491

M

Macrodactilia, 429
Macrolídeos, 31
Malignidade intestinal e hematológica, 30
Manobra de Spurling, 185
Mão
  em fenda, 427
  músculos da, 376t
  tumores da, 426
Marcha
  agachada, 148
  com joelho rígido, 148
  de bailarina, 148
  de Trendelenburg, 525
  e amputação, 495
  patológica, 498
Marcos ósseos, 101
Margens cirúrgicas, 40
Massa, 518
Materiais
  anisotrópicos, 529
  isotrópicos, 529
Matriz óssea, 1
Mecânica Newtoniana, 518, 520
Mecanismo piezoelétrico, 6
Medicina nuclear, 37
Medula espinal, 181
Melorreostose, 45
Menisco(s), 332
  discoide, 340
  lateral, 332
    discoide, 156
  medial, 332
Metabolismo ósseo, 8
Metais, 529
Metaloproteinases da matriz, 24
Metatarso(s), 431
  aducto, 158
Método de Harris, 192
Metotrexato, 18t, 42
Microfraturas trabeculares, 335
Mielodisplasia, 152
Mielografia por CT, 202

Mieloma
  cervical, 199
  múltiplo, 64
  osteosclerótico, 64
Miosite ossificante, 44
Mordida(s), 30
  humana, 422
MRI, 202
Mucopolissacaridose, 27, 144
Músculo(s)
  da coxa, 102t
  da mão, 376t
  da pelve, 102t
  do antebraço, 383t
  do braço, 283t, 384t
  do ombro, 283t
  esquelético, 19

N

Narcóticos, 36
Navicular, 431
Necrose avascular, 477
Nervo(s)
  ciático, 101
  cutaneofemoral lateral, 101
  femoral, 101
  fibular
    profundo, 453
    superficial, 449
  genitofemoral, 101
  mediano, 362
  musculocutâneo, 412
  obturatório, 101
  radial, 365
  safeno, 453
  sural, 453
  tibial, 449
  ulnar, 365
Neurapraxia, 23
Neurilemoma, 75
Neurite
  braquial, 413
  do plexo braquial, 306
Neurofibroma(s), 75
  múltiplos, 76
Neurofibromatose, 27, 76 146
Neurofibrossarcoma, 76
Neuroma de Morton, 453, 484
Neuropatia
  compressiva, 404
  diabética, 472
Neurotmese, 23
Níveis de evidência, 38
Northern blot, 24

O

Ocronose, 19
Oesteoartrite da primeira articulação
  metatarsofalangeana, 478
Olécrano, 170

Ombro, 89, 295
  da liga menor, 310
Oncogenes, 24
Onicomicose, 422
Órtese(s), 511
  da University of California
    Biomechanics Lab (UCBL), 512
  de coluna, 513
  de cotovelo, 513
  de pé, 511
  joelho-tornozelo-pé (KAFO), 512
  para fratura, 513
  pediátricas, 513
  punho-mão, 513
  quadril-joelho-tornozelo, 513
  tornozelo-pé (AFO), 512
    Arizona, 512
Osacromiale, 309
Ossificação
  carpal, 356, 357f
  do ligamento longitudinal posterior, 200
  heterotópica, 13, 86
Osso, 3, 532
  acessórios, 431
Osteoartrite, 17, 225, 247, 316, 482
  neuropática (Charcot), 17
  primária, 302, 400
Osteoartropatia hipertrófica
  pulmonar, 404
Osteoblastoma, 43
Osteoblastos, 1, 2
Osteocalcina, 1
Osteócitos, 1, 2
Osteoclastos, 1, 2
Osteocondrite dissecante, 314, 344
  do joelho, 156
Osteocondroma, 53
Osteocondroses, 147
Osteocondutores, 7
Osteodistrofia hereditária de Albright, 10
Osteodistrofia renal, 11
Osteogênese imperfeita, 11, 145
Osteólise, 235, 257
  distal da clavícula, 309
Osteomalacia
  oncogênica, 11
  por deficiência de vitamina D, 10
Osteoma osteoide, 43
Osteomielite, 29, 70, 86, 162
  crônica, 29
  direta aguda, 29
  hematogênica aguda, 28
  multifocal de cultura negativa, 70
  subaguda, 29
  vertebral, 152, 214
Osteonecrose, 130, 223, 249, 419
Osteonectina, 2
Osteoporose, 13, 70, 147
Osteossarcoma
  intramedular de alto grau, 46
  parosteal, 50

periosteal, 51
telangiectásico, 49
Osteotomia(s), 248
  de Smith Petersen, 214
  de subtração pedicular, 214
  do tubérculo tibial, 245
  extra-articular, 248
  femoral
    distal, 248
    proximal, 223
  periacetabular de Ganz, 223
  produzindo valgo, 223
  tibial alta, 248
  trocantéricas, 241, 241f

P

Panarício herpético, 422
Parafusos, 531
Paralisia
  cerebral, 147
  das pregas vocais e rouquidão, 186
  de Klumpke, 164
  do nervo acessório espinal, 412
  do nervo fibular, 258, 485
  do nervo radial, 93
  do nervo torácico longo, 412
  do serrátil, 307
  do trapézio, 307
  total do plexo, 164
Paroníquia, 421
Pars interarticularis, 179
Partes moles, fisiologia de, 19
Patela, 174
Pé, 176
  anatomia, 431
  avaliação radiográfica do, 468
  biomecânica do, 464
  calcaneovalgo, 158
  cavo, 160
  chato
    em crianças começando a andar, 159
    flexível, 159
  equinovaro, 148
  exame físico do, 466
  navicular acessório, 159
  torto, 158
Pelve/acetábulo, 98
Penicilinas, 31
Perda de osso segmentar, 86
Perfusão dos tendões
  extensores, 394
  flexores, 394
Perineuro, 22
Pinos intramedulares, 531
Placa(s), 531
  de bloqueio, 88
  em ponte, 88
Plasmacitoma solitário, 64
Plasmídios, 24
Plataforma rotatória, 255
Plexo braquial, 286f, 413

PMMA (cimento ósseo), 530
Poços de herniação sinovial, 60
Polegar
  do caçador/esquiador, 392
  em gatilho pediátrico, 428
  flexionado, 427
Polidactilia, 160
  central, 429
  pós-axial, 428
  pré-axial, 428
Polietileno, 530
Polimialgia reumática, 18
Pólio, 515
Poliomielite, 472
Pós-esplenectomia, 31
Potência, 520
Profilaxia antibiótica, 30
Proliferação osteocondromatosa
  parosteal bizarra, 55
Propriedades de massa, 518
Proteínas morfogênicas do osso, 6
Proto-oncogenes, 24
Protrusão, 202
Pseudo-hipoparatireoidismo, 10
Pseudoacondroplasia, 26, 143
Pseudoartrose, 6, 86
  atrófica, 6
  congênita da clavícula, 149
  da falange distal, 393
  hipertrófica, 6
Pseudogota, 19, 404
Pseudoluxação, 152
Pubalgia atlética, 323
Punho, 371
  reumatoide, 403

Q

Quadril, 172, 318
  amplitudes de movimento do, 319f
  artroscopia de, 319
  displásico, 141f
  exame físico do, 321
  patologia do, 321
Quadriplegia transitória, 348
Queda de braço, teste de, 296t
Queimações/lesões do plexo braquial, 306
Queimadura por gesso, 163
Quimioterapia, 40

R

Rabdomiossarcoma, 77
Radiação, 40
  pós-operatória, 41
  pré-operatória, 41
Radiculopatia
  cervical, 198
  lombar, 203, 221
Rádiodistal, 171
Raiva, 30
RANKL, 24

Raquitismo, 10
  hereditário dependente de
    vitamina D, 11
  hipofosfatêmico (resistente à
    vitamina D) ligado ao X, 11
Reabilitação de lesão da medula
  espinal, 514
Reação(ões)
  da cadeia da polimerase, 24
  de hipersensibilidade, 25
Reanimação, 83
Recolocação, teste de, 296t
Reflexo radial invertido, 185
Resistência, 527
  antibiótica, 32
Resposta imunemediada
  pela célula, 25
  por anticorpo humoral, 25
Ressalto
  patelar, 259
  teste de, 296t
Ressonância magnética, 37
Retalho
  de Moberg, 425
  em IPa, 425
  radial do antebraço, 425
Retirada (liftoff), teste de, 296t
Rifampina, 32
Rigidez do joelho, 258
Rituximabe, 18t
Rivaroxabana, 34
Ruptura
  articular glenolabral, 295
  da banda sagital, 402
  distal do tendão
    do bíceps, 312
    do tríceps, 313
  do extensor longo do polegar, 98
  do tendão patelar/quadríceps, 125
  tendínea do mecanismo extensor, 342

S

Sacro, 179
Sarcoma, 71
  alveolar de partes moles, 81
  de células claras, 81
  de Ewing, 68, 70f
  de partes moles, 39
  epitelioide, 81
  pleomórfico, 73f
    indiferenciado, 73
  sinovial, 79
Sarcômero, 19
Schawnnoma benigno, 75
Segunda lei de Newton, 519
Sequestro, 202
Série de casos, 37
Silicone, 531
Sinal(is)
  da gaivota, 115
  da lágrima, 218
  de Froment, 378, 379, 408

de Hoffman, 185, 199
de Jeanne, 380, 409
de Kanavel, 422
de Lhermitte, 185, 199
de Tinel, 370, 373
de Waddell, 202
de Wartenberg, 378, 379, 409
do crescente, 224f
do sulco, 298
Sindactilia, 428
Sindesmose, 464
Síndrome(s)
  Apert, 26, 430
  atrito da banda iliotibial, 344
  banda de constrição, 429
  Brown-Séquard, 191
  cabeça da ulna, 403
  cauda equina, 203
  Charcot-Marie-Tooth, 146
  colágeno/tecido conjuntivo, 145
  compartimental, 84, 418
    crônica induzida pelo exercício, 345
    do pé, 494
  compressão
    crônica, 23
    da faceta patelar lateral, 343
    nervosa do quadril, 325
  corpo adiposo anterior, 344
  coxim plantar, 486
  CREST, 418
  cuboide, 493
  desfiladeiro torácico, 307, 411
  dor regional complexa, 98
  Ehlers-Danlos, 145
  Erb-Duchenne, 164
  espaço quadrangular, 308, 412
  exostose múltipla hereditária, 54
  Holt-Oram, 426, 428
  Horner, 148, 185, 188, 414
  Hunter, 27
  Hurler, 27
  impacto ulnocarpal, 398
  interseção, 397
  Jansen, 144
  Klippel-Feil, 151
  Kniest, 143
  Larsen, 146
  lesão medular incompleta, 191
  Letterer-Siwe, 59
  Maffucci, 53
  Marfan, 145
  martelo hipotenar, 417
  Mazabraud, 61
  McCune-Albright, 61, 147
  McKusick, 144
  medular
    anterior, 191
    central, 184, 191
  Morquio, 27
  músculos do esqueleto, 145
  nervo interósseo anterior, 408
  neurológicas, 146

Ollier, 53
osso trígono, 431
Parsonage-Turner, 306, 413
PIN, 410
Poland, 430
pós-pólio, 472, 515
pronador, 406
Reiter, 18, 211
Schmidt, 144
"segundo impacto", 347
transtorno de crescimento, 142
túnel
  do carpo aguda, 389
  do tarso, 484
    anterior, 485
VATER, 426
Vaughan-Jackson, 402
Sinfalangismo, 427
Sinostose radioulnar, 427
Sinóvia, 16
Sinovite
  transitória, 161
  vilonodular pigmentada, 78
Sistema
  de classificação do traumatismo, 83
  nervoso autônomo, 185
  RANK-RANKL, 236
Skewfoot, 159
Sobrecarga em extensão em valgo, 315
Somitos, 27
Southern blot, 24
Speed, teste de, 296t
Sporothrix schenckii, 422
Spurling, teste de, 296t
Stress shielding, 533
Subluxação
  do bíceps, 300
  do quadril, 148
  rotatória atlantoaxial, 152
Sulco
  de Ranvier, 4
  teste de, 296t
Sulfassalazina, 18t
Suprimento sanguíneo ao osso, 4

T

Tabagismo/nicotina, 6
Tálus, 431
  vertical congênito, 159
Tântalo, 530
Tendão
  do quadríceps, 125
  patelar, 125
  tibial anterior, 488
Tendinite
  calcária, 305
  do bíceps, 300
  do mecanismo extensor, 342
Tendinopatia
  do bíceps, 300
  insercional do calcâneo, 487

Tendões, 23, 362
  extensores, 402
  fibulares, 487
  flexores, 362, 394, 402
Tenossinovite
  de De Quervain, 396
  dos tendões flexores, 422
  estenosante, 396
  do FHL, 488
Tensão, 533
Terapia hiperbárica com oxigênio, 35
Terminais de Ruffini, 23
Teste
  Adson, 296t, 411
  Allen, 417
  apreensão anterior, 296t
  apreensão, 296t
  blocos de Coleman, 471
  carga e deslocamento, 296t
    modificado, 296t
  cisalhamento labral, 220
  compressão
    abdominal, 296t
    ativa (O'Brien), 296t
    carpal de Durkan, 373
  deslizamento anterior, 296t
  deslocamento do pivô, 370
    lateral, 311
  Elson, 378
  estiramento do nervo femoral, 185
  exame
    do cotovelo, 311t
    do ombro, 296t
  FABER, 221
  Finkelstein, 374
  gancho, 311, 370
  gaveta posterior, 338
  Hawkins, 296t
  Hornblower, 296t
  impacto, 220
    de Neer, 296t
  instabilidade do polegar, 380
  Jobe, 296t
  Kim, 296t
  movimento de, 311
  ordenha, 311
  Phalen, 373
  queda de braço, 296t
  recolocação, 296t
  ressalto, 296t
  retirada (*liftoff*), 296t
  Roos, 411
  Speed, 296t
  Spurling, 296t
  sulco, 296t
  tecla do piano, 374
  Thomas, 220
  Trendelenburg, 220, 220f
  Watson, 374, 391
  Wright, 296t, 411
  Yergason, 296t
Tetraciclinas, 31

TGF-β, 24
Tíbia, 175
    proximal, 174
Titânio, 228, 530
TNF-α, 24
Tocilizumabe, 18t
Torção, 533
Torcicolo, 149
Tornozelo, 175
    anatomia, 431
    avaliação radiográfica do, 468
    biomecânica do, 464
    exame físico do, 466
Toxicidade
    por chumbo, 13
    por vitamina D, 9
Trabalho, 520
Transcrição reversa (RT)-PCR, 24
Translocações cromossômicas, 42
Transposições tendíneas, 485
Trauma, 387
Traumatismo, 83, 163
    de coluna vertebral, 190
Tríade
    da mulher atleta, 348
    de Virchow, 32, 263
Triângulo femoral, 108f
Trimetoprim/sulfametoxazol, 32
Tromboangeíte obliterante, 418
Trombose venosa profunda, 32, 85
Tubérculo tibial, 174

Tuberculose na coluna vertebral, 216
Tumor (es)
    benignos produtores de osso, 42
    da mão, 426
    de células gigantes, 67
        da bainha do tendão, 78
    de músculo de partes moles, 77
    de Nora, 55
    de origem desconhecida, 66
    de partes moles, 71
        de origem fibrogênica, 71
        de origem lipogênica, 73
        de origem neural, 75
        de origem vascular, 80
        de tecido sinovial, 78
    desmoide extra-abdominal, 72
    glômico, 76
    hematopoiéticos, 62
    malignos produtores de osso, 46
    vasculares, 64
Túnel
    do carpo, 405, 405t
    ulnar, 409

U

úlcera de Marjolin, 70
úmero, 166, 264, 267f
    proximal, 166
    supracondilar, 167

V

Vancomicina, 31
Varredura óssea, 63f
Velocidade, 519
    angular, 519
Vetor, 518
Viés, 37
    cruzado, 37
    detecção, 37
    período de intervalo, 37
    reconvocação, 37
    seleção, 37
Vincristina, 42

W

Warfarina, 33
Western blot, 24
Wright, teste de, 296t

X

Yergason, teste de, 296t

Z

Zona(s)
    de atividade polarizante, 27
    de fise, 4
    dos tendões flexores, 394